# 内 容 提 要

　　海藻酸盐基生物医用材料的基础研究、规范化生产和其产品衍生的多样化及临床应用，是近年来生物医药领域和临床医学中十分关注且热衷的课题。本书汇集了十多位专家渊博的知识、丰富的工作实践经验及所掌握最新国内外动态，历经近两年时间编写而成。

　　《海藻酸盐基生物医用材料与临床医学》系统阐述了海藻酸盐基生物医用材料的制备原理、关键技术、行业标准，以及近年来海藻酸盐基生物材料在肿瘤治疗、心脏介入治疗、再生医学、器官移植、野战急救等重要医学领域的应用前景，从生物材料制备原理和技术革新的角度，尝试解决临床医学的棘手问题，突破医学治疗手段的瓶颈，形成新的治疗技术与手段。本书对海藻酸盐基生物医用材料研究和开发的新热点、新技术、新成果进行系统阐述，开创了生物材料基础研究与临床医学相结合的新领域，对推动海藻酸盐基生物医用材料的系统研究、开发和临床应用具有重要的指导意义。

　　本书的读者对象主要是生物医用材料和生物医药领域中从事科研、生产与管理工作的人员；同时，也可供临床医生、高等院校师生及科研机构的相关工作人员作为参考。

# 编委会名单

# 编 委 简 介

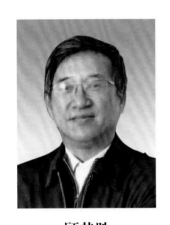

**顾其胜**
教授级高级工程师

1953 年出生，1970 年参加工作，1977 年毕业于上海第一医科大学。1977～1992 年在卫生部上海生物制品研究所血液部任总支书记兼副部长；1993～1995 年创办了上海建华精细生物制品厂，任厂长；1995 年创建了上海其胜生物材料技术研究所，任所长；1995～2008 年以研究所的原创技术创办了上海其胜生物制剂有限公司，任总经理；2005～2010 年投资并组建了青岛博益特生物材料有限公司，任董事长；2009 年～2010 年投资并组建了成都普川生物医用材料股份有限公司，任总经理助理；2010～2012 年在上海景峰制药股份有限公司任总工程师和首席科学家；2013 年在山东颐诺生物科技有限公司任总经理。

曾与同济大学、四川大学、东华大学、上海水产研究所等多所高校和科研院所密切合作，联合带教大批硕士、博士及博士后研究生，承担或参与"863"项目、"十一五"支撑项目、"十二五"专项等多项国家、省部级课题，发表论文 130 余篇，主编学术专著 10 部，申请发明专利 32 项（授权 11 项），主持和参与国家行业标准起草 10 余项；在社会活动方面，担任中国生物材料和生物医学工程等相关学会、协会的理事（常务理事），兼任《中国修复重建外科杂志》等多本杂志的编委；在成果转化方面，已利用自有技术成功转化 7 项生物材料医用产品（其中 4 项为国家重点新产品），获国家科技进步二等奖 1 项、省部级奖励 3 项、其他地方或军队系统奖项数十项。

顾其胜教授是一位在生物医用材料领域中能将科研成果成功转化为产品的专家能手。业已成功转化了透明质酸系列产品、壳聚糖系列产品、胶原蛋白系列产品和海藻酸盐类系列产品。

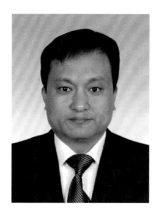

**王庆生**

硕士、主治医师

北京大学经济管理学院硕士,清华大学经济管理学院硕士,颐兴集团创始人,颐诺生物科技有限公司总裁。胸中丘壑,善谋善断,引入先进管理理念,打造集团化战略管理模式,坚持人才兴企、创新发展的人才战略,为集团的国内纵深及国际拓展奠定了扎实基础。5 年间将集团迅速发展为拥有上千员工的生产团队、专业技术团队和管理团队的高新技术生物医用产品领军集团,是滨州乃至山东省医疗器械行业异军突起的黑马。在其运筹帷幄下,集团公司已成功打造医用高分子耗材、生物材料及急救器械三大产品技术及产业化平台,营销网络覆盖北美、欧洲、东南亚等 30 余个国家和地区。已发表生物医学学术论文 2 篇、行政管理论文 3 篇,申请生物医用材料及医疗器械领域发明专利 10 项、实用新型专利 16 项。

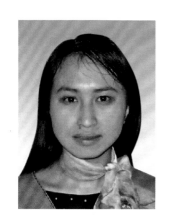

**位晓娟**

博士、副研究员

北京大学博士后,2007 年毕业于中国海洋大学,获理学博士学位。先后师从奚廷斐教授、顾其胜教授、刘万顺教授等知名专家,主要研究方向为生物医用材料与生物活性物质,对天然生物医用材料(包括天然多糖、蛋白质)有丰富的产品开发及产业化经验,参与多项生物医用材料产业化项目的攻关或转化。曾就职于上海交通大学附属第六人民医院四肢显微外科研究所、上海其胜生物制剂有限公司,从事生物医用材料的研发及转化、功能评价、标准制订、临床研究及申报注册等工作,在转化医学领域具有扎实的技术和经验积累。

2013 年入选中国生物医学工程学会分会青年委员。曾参与多项国家和省部级科技项目(国家"863"项目、国家自然科学基金项目、上海市纳米专项等),现作为子课题负责人在研国家"863"主题项目 1 项。多次参与国际、国内学术会议并做会议发言,申请发明专利 11 项,发表学术论文 20 余篇,参编学术专著 2 部。

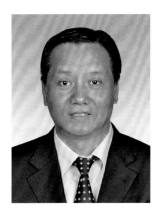

**靳向煜**
研究员、博士生导师

东华大学纺织学院非织造材料与工程学科研究员，东华大学纺织学院副院长、非织造材料与工程系主任，东华大学产业用纺织品教育部重点实验室副主任。主要研究方向：新型非织造工艺技术及产品、土工合成材料的设计及应用、非织造材料制造及产业化项目设计。承担水刺复合高性能纤维过滤材料关键技术及产业化、热风穿透黏合复合导流层材料关键技术及产业化等项目研究，主编学术专著2部，获多项省部级奖励。

现担任中国产业用纺织品行业协会常务理事、中国土工合成材料工程协会常务理事、教育部非织造材料与工程专业分委会副主任、上海纺织工程学会学术委员、《产业用纺织品》编委、《中国非织造布和产业用纺织品》编委；同时兼任产业用纺织品教育部研究工程中心副主任、上海纺织工程学会学术委员。

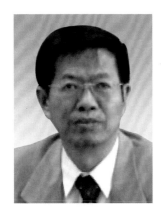

**奚廷斐**
研究员、博士生导师

北京大学前沿交叉学科研究院生物医用材料与组织工程中心主任，北京大学深圳研究院生物医学工程中心主任，前中国药品生物制品检定所医疗器械检验中心主任，享受国务院政府特殊津贴，中央组织部联系专家。曾任日本国立医药品食品卫生研究所客座研究员，澳大利亚卫生部治疗品管理局国际访问学者。现任亚洲生物材料学会联合会理事长、中国生物材料学会副理事长等多项职务及多家学术期刊编委。兼任国家科技奖励专家库专家、国家发改委生物医学工程专项专家、国家食品药品监督管理局新药评审专家、国家食品药品监督管理局医疗器械评审专家、国家自然科学基金委学科评审组专家等多项职务。

长期从事生物医用材料、人工器官和组织工程的评价和标准研究，承担或参与国家、部级课题30余项，获省部级及地方奖项10余项，发表学术论文250多篇（SCI收录60余篇），主编或参编学术专著18部，主持或参与起草国家或行业标准15项，授权发明专利6项。

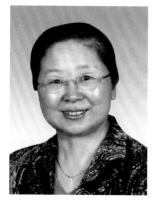

**莫秀梅**

教授、博士生导师

东华大学生物材料与组织工程学教授,东华大学生物材料与组织工程课题组组长。兼任中国生物材料学会会员、中国生物医学工程学会生物材料分会理事及 *Frontiers of Materials Science* 杂志编委。主要研究方向:静电纺纳米纤维在生物医学中的应用,包括小血管、神经、皮肤、骨和软骨等组织的再生,药物及活性物质的缓释;新型生物材料的研究开发,包括医用水凝胶,可降解聚合物的合成及应用研究;三维快速成型制备组织工程支架及在骨和软骨再生中的应用。已带领团队成功完成蛋白-多糖双组分医用胶黏合剂、蛋白-多糖复合纳米纤维的制备,发表论文 200 多篇,申请发明专利 20 多项(授权 7 项)。

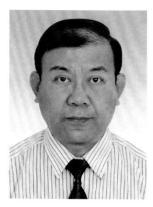

**马小军**

研究员、博士生导师

中国科学院大连化学物理研究所生物技术部副部长、生物医用材料工程课题组组长。国务院特殊津贴获得者,国家科学技术奖评审委员,国家自然科学基金委评审委员,国家"863"计划材料领域评审专家,辽宁省生物化工重点学科带头人,教育部重点实验室学委会委员,中国生物材料学会理事,中国生物化工专业委员会委员。1989~1993 年作为访问学者于加拿大多伦多大学医学院从事微囊化人工器官及治疗糖尿病的研究。主要研究方向:材料选择、改性及加工成型;微囊化人工器官;微囊化细胞培养;药物控制释放载体、组织工程支架等。

先后承担多项国家自然科学基金委、"973""863""十一五"支撑计划、国家重大专项及科学院战略先导等项目,获省部级奖项 6 项,申请专利 60 余项(授权 28 项),发表论文 200 余篇(SCI 收录 89 篇),参编专著 10 部(章),在海洋多糖高分子材料的制备及其在微囊化组织工程与人工器官方面的应用研发领域的成果达到国际先进水平。

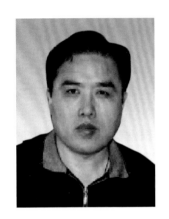

**周长忍**
教授、博士生导师

暨南大学二级教授、生物医学工程专业博士生导师。现任暨南大学理工学院党委书记、人工器官与材料教育部工程研究中心主任。1995 年被广东省遴选为"千百十工程"跨世纪人才,1998 年获国务院侨办高等学校"优秀教师"称号,2002 年获教育部"优秀中青年骨干教师"称号,2006 年受聘为教育部教学指导委员会生物医学工程专业委员会委员,2009 年被聘为第六届国务院学位委员会生物医学工程学科组成员,2011 年被聘为国家人力资源部博士后管委会专家组成员、国家科学技术奖励评审专家。兼任中国生物医学工程学会理事,生物材料分会副主任委员,广东省人体生物组织工程学会副会长,广东省材料学会副理事长,《生物医学工程杂志》《中华生物医学工程杂志》《广州化学》《生物医学工程临床与应用》编委等。主要研究领域为组织工程、生物降解材料、血液相容性材料、缓释控释材料、医用纳米材料及生物材料的生物学评价和加工处理等。培养博士、硕士研究生 80 多名,主编学术专著 2 部,参编学术专著 3 部,发表学术论文 320 多篇,获国家科技发明专利 10 项,获省部级奖励 5 项。

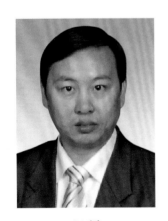

**赵珺**
副主任医师、
硕士生导师

医学博士,上海交通大学附属第六人民医院血管外科副主任医师。主要研究领域为微创腔内(介入)方法治疗各种主动脉夹层、动脉瘤、血管狭窄性疾病,以及重症糖尿病足、颈动脉斑块、下肢静脉曲张、静脉血栓等疾病。业已形成微创治疗各种动、静脉疾患的临床特色,其中微创腔内(介入)方法治疗主动脉夹层、动脉瘤、血管狭窄性疾病等临床经验尤为丰富。所独创的多种手术方式和操作手法,如率先应用先心封堵器治疗主动脉瘤和夹层、裸支架联合弹簧圈治疗主动脉夹层等在国内外均为首次应用。此外,对血管腔内治疗器具有深入研究,近 10 年来实施血管外科标志性手术——主动脉瘤和夹层瘤各种手术逾千例,帮助国内 200 余家医院开展了主动脉疾病微创的腔内治疗手术,发表学术论文 70 余篇,参编专著 4 部,获 7 项血管疾病治疗器具国家专利。

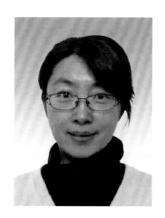

**于炜婷**

博士、副研究员

中国科学院大连化学物理研究所副研究员。主要从事天然高分子生物材料、生物微胶囊技术及其用于细胞、药物载体的研究。作为项目负责人承担国家自然科学基金项目、科技部"973"项目子课题、国家海洋局海洋公益性行业科研专项任务、大连市青年人才基金项目等多项课题。参加国家自然科学重点基金项目和面上项目、国家科技部"863"项目、"973"项目等多项国家级课题研究。发表SCI论文50余篇，授权国际专利2项、中国发明专利20项，申请PCT专利3项、中国发明专利50余项，参编著作章节3章。获得辽宁省科技进步二等奖、大连市技术发明一等奖和海洋工程科学技术一等奖各1项。

# 前　言

　　海洋植物海藻中提取的海藻酸(alginic acid)已广泛用于食品、日用品和生物医药等许多领域。早在20世纪70年代,美国FDA已将其作为"公认安全物质"用于食品及药品添加剂。作为一种生物医用材料,海藻酸早在20世纪就以牙科印模材料和伤口敷料在临床上广泛应用,并备受医生和患者的认可。随着科学技术的发展,海藻酸盐基生物医用材料得到更为深入的研究开发及更广泛的临床应用:如海藻酸盐基血管栓塞剂在肿瘤介入治疗中取得了实质性进展;海藻酸盐基黏合剂用于伤口的止血与封闭潜力巨大。此外,海藻酸盐基微囊及其组织工程支架的应用潜能日益凸显,有望在不久的将来投入产业化生产。更值得关注的是,近年来有研究显示,将海藻酸盐基水凝胶注入心肌壁后可增加左心室的射血量,揭示其有用于心力衰竭治疗的潜力;若通过介入方式从冠脉的血管支架向心肌坏死区域导入海藻酸水凝胶,则可有效减缓甚至部分恢复缺血性心肌坏死。上述研究进展均彰显了海藻酸盐基生物医用材料开发与应用的美好前景。

　　本书内容主要是从科研与生产、临床应用与实践出发,以海藻酸盐基普通医用敷料和功能性医用敷料为切入点,逐步衍生至新型海藻酸基医用材料系列产品的开发,每一章节均结合其生物学功能着重叙述临床应用的实践与可行性,理论联系实际、科研联系产品、产品结合应用,以研、产、用联动组合推动海藻酸基生物医用制品行业向纵深发展。

　　在本书编写中,我们组织了北京大学前沿交叉学科研究院、东华大学纺织学院、东华大学生物材料与组织工程实验室、中国科学院大连化学物理研究所、暨南大学理工学院、上海交通大学附属第六人民医院、山东颐诺生物科技有限公司和上海其胜生物材料技术研究所等7家单位的十余位专家及奋战在科研、生产与临床一线经验丰富的年轻学者共同参与本书的编写工作。本书汇聚了多位专家、学者多年来研究、实践的宝贵经验,可读性强。

　　本书共分十章:主编顾其胜教授带领团队负责第一章、第二章和第十章;靳向煜教授(东华大学纺织学院,教学与应用经验丰富)负责第三章;奚廷斐教授(北京大学前沿交叉学科研究院,德高望重且造诣深厚)负责第四章;莫秀梅教授(东华大学生物材料与组织工程实验室,在生物电纺材料领域成绩卓著)负责第五章;马小军教授(中国科学院大连化学物理研究所,长期从事海藻酸盐基微囊研究且成果斐然)负责第六章;周长忍教授(暨南大学理工学院,在组织工程支架材料研究领域独树一帜)负责第七章;赵珺教授

（上海交通大学附属第六人民医院心血管外科，临床经验丰富且科研工作扎实）负责第八章；位晓娟博士（北京大学博士后，基础扎实，研究—生产—临床全面发展的后起之秀）负责第九章。上述的每位专家都结合自己多年来工作实践所积累的宝贵经验，组织相关人员撰写所负责的相关章节，最后由顾其胜、王庆生、位晓娟负责审编与统稿。

在公开发表的科学文献及我国CFDA的行业标准中，对海藻酸物质命名并不一致，有的采用全称，即海藻酸；有的省略了"海"字直接简称为藻酸。同样，海藻酸盐形式的表述也有不同，如钠盐形式可直接称为海藻酸钠，也可简称为藻酸钠；钙盐形式可直接称为海藻酸钙，也可简称为藻酸钙等。在本书的编辑中，有关该物质的命名采用全称。此外，作者在本书编辑过程中查阅大量相关文献资料时发现，由多所高校、科研院所的教授带领团队从事海藻酸相关的各项专题研究，发表了多篇硕士、博士论文，这是一个十分令人鼓舞的现象，表明该领域的研究队伍始终在发展且有效延续，有助于相互交流并共同推动海藻酸盐基生物医用材料的发展。

由于参编人员来自不同单位和学科，在各章节之间的衔接、平衡及规范用语等诸多方面可能存在不足或缺陷。另外，尽管本书编写花费了两年多时间，但仍存在编写、审稿等时间上的不足，因此错误和遗漏在所难免，敬请广大读者不吝指正。

本书的读者对象主要是医药科研工作者，尤其是生物医用材料及其组织工程与再生医学企事业单位的生产与科研人员、大学及科研院所的专业技术人员及临床各科室的医生。本书还可供各大专院校的师生作为参考读本。

顾其胜

2015 年 1 月 13 日

# 目　　录

## 第三章
## 海藻酸盐基非织造医用敷料的工业化制造 94

## 第四章
## 海藻酸盐基栓塞剂的制备与应用 163

## 第五章
# 海藻酸盐基水凝胶的制备与应用

### 第八章
# 海藻酸盐基敷料在创面中的应用

# 第一章
# 海藻酸概述

    海藻是生长在大海中的藻类,是植物界的隐花植物,包括数种不同类以光合作用产生能量的生物。海藻通常被认为是简单的植物,其主要特征为:无维管束组织,无真正根、茎、叶的分化现象;不开花,无果实和种子;生殖器官无特定的保护组织,常直接由单一细胞产生孢子或配子;无胚胎的形成。由于藻类的结构简单,有的植物学家将其与菌类一同归类在低等植物的"叶状体植物群"。

    海藻在海洋资源中有着特殊的重要地位。植物海藻类主要包括在水中随波逐流的浮游藻类和海底、滩涂生长的大型藻类,世界上的海藻种类估计可达 10 万余种。根据光合作用所产生的颜色不同,海藻类植物主要分为三大类:绿藻型、蓝藻(红藻)型和杂色藻型,按照海藻学分类可分为 12 个门:蓝藻门、红藻门、黄藻门、褐藻门、绿藻门、隐藻门、金藻门、甲藻门、硅藻门、裸藻门、轮藻门和原绿藻门。海藻酸盐大部分来源于褐藻门的海藻类植物。海藻酸盐是最丰富的海洋生物高聚物,也是储量丰富度仅次于纤维素的天然生物高聚物。商业用海藻酸盐的主要来源为泡叶藻、公牛藻、昆布属植物、巨藻、马尾藻类海草和喇叭藻,其中最常用的为昆布属植物海带、巨藻和泡叶藻。

    我国海岸线长达 18 000 km,包括热带、亚热带和温带海域,海藻物种十分丰富。中国科学院海洋研究所丁兰平等近来对我国大型海藻区系划分、区系的种类组成、分布特征、研究成果、现状和存在的问题等进行了较为全面的分析和总结。他们认为,中国海藻区系可划分为 4 个小区:黄海西区、东海西区、南海北区和南海南区。大型海藻物种数达 1 277 种,其中褐藻门 11 目 24 科 62 属 298 种(及变种)、蓝藻门 6 目 21 科 57 属 161 种(及变种)、红藻门 15 目 40 科 169 属 607 种(及变种)和绿藻门 11 目 21 科 48 属 211 种(及变种)。

    微生物种类繁多,可产生海藻酸的主要有假单胞菌属和固氮菌属,这两个菌属也是主要的海藻酸生产工程菌。假单胞菌属和固氮菌属所涉及的产生海藻酸生物合成的基因非常近似且其生物合成的调节仅略有区别,但是,不同菌株来源的海藻酸的结构差异却很大。研究表明,棕色固氮菌能产生与海洋海藻源的海藻酸十分相似的含有大段聚古洛糖醛酸(guluronic acid,G)的结构片段,而绿脓杆菌来源的海藻酸则缺乏大段聚古洛糖醛酸结构片段。相反,绿脓杆菌产的海藻酸中甘露糖醛酸(mannuronic acid,M)含量高达 60%~80%,形成柔韧黏性生物膜。因此,用这两种工程菌通过调控完全可以产生高纯度聚古洛糖醛酸和聚甘露糖醛酸。过去数十年的研究已对微生物产海藻酸的生物合成及其调控有了较为深入的了解,现已能够获得特定结构的海藻酸。如今,使用微生物工程菌得到不同结构海藻酸或通过表达提高产量生产高值海藻酸将会引起人们越来越多的重视。微生物工程菌生产海藻酸最大的优势是其发酵条件可控,产物单一,结构稳定和易于纯化。目前,细菌培养发酵每升中可制取 7 g 海藻酸盐,而且可以通过特定调节定制聚古洛糖醛酸或聚甘露糖醛酸固定比率的海藻酸盐产物,有望不久用于大规模工业化生产。

# 第一节　历　史　巡　礼

## 一、海藻酸的研发与生产

早在 1881 年,苏格兰化学家 Stanford 首先从褐藻中分离提取了一种物质,并命名为 algin(褐藻胶),加入酸则可形成凝胶,故又称 alginic acid(海藻酸),并且申请了相关专利。但是,由于 Stanford 当时并没有将海藻酸予以纯化,因产品纯度不高而被误认为是一种含氮的物质。尽管他曾提出许多使海藻酸商业化的建议,但都无一成功。15 年后,Krefting 从挪威产的褐藻中制备了纯海藻酸,命名为 tangsaure,经分析,该物质不含氮。此后,Stanford 研发的海藻酸在英国开始投入生产并用于废水处理。1929 年,美国成立 Kelco 公司开始海藻酸的规模生产,这是迄今最年长的海藻酸盐加工企业。随后,挪威、法国和日本等国相继研发和生产海藻酸盐基产品。

2011 年 12 月,英国公有财产的工艺创新中心在 www.thecrownestate.co.uk 网站上对《加工海洋巨藻类的产品选择》总结报告中这样描述:"海藻工业提供了各种各样的产品,每年销售价值约 60 亿美元,但是大多数(大约 50 亿美元)用于食品。"目前为止,非食品类产品中部分来自海藻是基于其凝胶特性。凝胶晶状物质是非常大的分子,溶于水后为配制食品提供了黏稠性,此类物质进一步分为琼脂、海藻酸盐和角叉菜胶等。此外,还有小部分海藻类产品用于其他用途,如肥料、动物饲料和化妆品等。海藻酸盐的各类用途主要基于其三种不同的属性:水溶液的增稠性、钙离子的单价置换形成凝胶性和成膜性。海藻酸国际市场已发生了大规模整合:美国国际特品公司(ISP)旗下的 Kelco 公司欲退出;美国 FMC(欧洲)公司停止了在苏格兰的生产,却欲收购 ISP 旗下海藻酸部分;日本

Kimica 公司预期在智利市场大规模发展。在过去 10 年中,海藻酸盐生产量的大量扩张,很重要的一个原因是中国迈进了这一市场。此外,他们还认为当前有一半的海藻酸销售是用于纺织品,该市场的增长趋势相对平缓。海藻酸盐在医药方面的应用(约占食药总数的 20%,主要是活性物质的控制缓释)则以 2%~4% 的速度增长,而在食品领域的应用(占食药总数的 80%)只有 1%~2% 的增长速度。总体而言,生产商面临的巨大压力仍然是生产成本问题。Bixler(2010)预估了海藻酸盐行业的总体趋势(表 1-1),海藻酸盐的价格在 1999~2009 年间,从大约 10 美元/kg 涨到了 12 美元/kg。

表 1-1　1999~2009 年海藻酸销售价值和数量的变化(Bixler, 2010)

| 年　份 | 销售额(百万美元) | 数量(t) | 单价(美元/kg) |
|---|---|---|---|
| 1999 | 255 | 23 000 | 9.8 |
| 2009 | 318 | 26 500 | 12.0 |

如今,综观海藻酸的性能特征,结合全球市场趋势及理解全球海藻酸行业变化的关键之一是源自海藻的各种类型而表现出的该材料性能特征。海藻酸盐是含两种糖单元的碳水化合物,由 D-甘露糖醛酸(M)和 L-古洛糖醛酸(G)组成,其水状胶质的胶凝性能与 L-古洛糖醛酸的含量有明显相关性。简言之,海藻酸中 L-古洛糖醛酸的含量越高,混合物的凝胶强度越强。随着行业的不断发展,需要更高水平的 L-古洛糖醛酸与低成本效益的性能有机结合,市场的变化集中反映在相应的海藻收获,或者说取决于所收获的海藻。从表 1-2 中可以看出,占主导地位的各种海藻的收获已经改变,从泡叶藻(*Ascophyllum*)和巨藻(*Macrocystis*)

（低 G，1999 年 58% 的市场份额）明显转向到昆布属植物（*Laminaria*）和巨海藻（*Lessonia*）（高 G，2009 年 81% 的市场份额）。1999～2009 年海藻酸海藻的地理收割所反映出的实况见表 1-2，从表中可以看出低 G 含量的海藻收割在减少，而高 G 的海藻收割大幅度增加。

表 1-2　1999～2009 年海藻酸海藻的地理收割（Bixler，2010）

| 海藻种类 | 地　　域 | 提取物类型 | 1999 年产量（t） | 2009 年产量（t） |
| --- | --- | --- | --- | --- |
| *Laminaria* spp. | 法国、爱尔兰、英国、挪威 | 中/高 G | 5 000 | 30 500 |
| *Lessonia* spp. | 智利、菲律宾 | 中/高 G | 7 000 | 27 000 |
| *Laminaria* spp. | 中国、日本 | 中 G | 13 000 | 20 000 |
| *Macrocystis* | 美国、墨西哥、智利 | 低 G | 35 000 | 5 000 |
| *Flavicans* | 智利、菲律宾 | 高 G | 3 000 | 4 000 |
| *Ascophyllum* | 法国、冰岛、爱尔兰、英国 | 低 G | 13 500 | 2 000 |

早在 20 世纪 50 年代初，中国最早由中国科学院海洋研究所开始进行海藻酸的提取和纯化方面的研究。著名藻类植物学家曾呈奎率先创立海带栽培技术并获得成功。1959 年人工养殖海带年产量达 3 万吨。随后，山东、辽宁、江苏、浙江、福建、广东和海南相继开始了研发与大规模生产。调研显示，中国海藻酸的大规模生产大多是在 20 世纪 50～60 年代中发展起来的，70 年代起中国开创了海藻工业。这主要归功于海带的栽培和养殖技术不断提高，使得如今中国的海带年产量占全球总产量的 90%，海藻酸的年产量占全球总产量的 60%。早期的海藻生产主要是用于提取甘露醇、碘、钾等。随着生产规模的逐渐扩大，海藻的用途随之拓展。据中国海藻工业协会 2012 年发布的《中国海藻产业发展状况汇报》，2011 年中国海藻养殖总面积 10 多万公顷，总产量（干重）150 万吨（其中海带占一半左右）。

据联合国粮食和农业组织（FAO）2012 年世界渔业和水产养殖状况的报告显示，2010 年世界养殖水生藻类总产值为 57 亿美元，养殖藻类集中在不多的物种上。2010 年世界海藻产量的 98.9% 来自海带（主要在中国沿海海域），只有 31 个国家和领地记录有海藻养殖生产。全球海藻养殖产量 99.6% 来自 8 个国家，分别为：中国（58.4%，1 110 万吨），印度尼西亚（20.6%，390 万吨），菲律宾（9.5%，180 万吨），韩国（4.7%，90.17 万吨），朝鲜（2.3%，44.43 万吨），日本（2.3%，43.28 万吨），马来西亚（1.1%，20.79 万吨），坦桑尼亚联合共和国（0.7%，13.2 万吨）。

目前，藻类的世界年产量据估计在 3 000 万吨以上，每年以 3%～4% 的速率增长，主要生产国有法国、日本、阿根廷、澳大利亚、加拿大、智利、爱尔兰、墨西哥、挪威、南非、英国（苏格兰和北爱尔兰）、美国和中国等 20 多个国家。生产海藻酸盐的国家包括中国、美国、英国、法国、日本和挪威等。上述大多数国家收获的种类均来自自然资源，来自养殖的原料一般对于海藻酸盐生产过于昂贵。中国养殖的大量海带主要作为食用和提取食用碘等，仅当生产过剩时用于海藻酸盐生产。最大的海藻酸盐供应商是山东明月海藻集团有限公司。提取海藻酸的主要原料大致集中在：① 昆布属，主要生产国是中国、挪威、英国（苏格兰）、爱尔兰、法国、朝鲜、韩国和日本。② 巨藻属，主要生产国是北美国家。③ 泡叶藻属，主要生产国是加拿大、英国（苏格兰）和爱尔兰。

海藻酸曾被称为褐藻酸、藻朊酸等，当其与一价以上金属阳离子结合后转化为海藻酸盐（alginate）。市场上一般常用的是海藻酸钠（sodium alginate），为水溶性海藻酸盐，使得其应用大为拓展。除了钠盐之外，水溶性海藻酸盐还有海藻酸钾、海藻酸镁、海藻酸铵等。海藻酸钙是非水溶性的海藻酸盐类，也是常见的海藻酸盐之一，根据其钙盐浓度可沉淀制成不同大小及不同形式的颗粒。

## 二、海藻酸盐基纤维及敷料

海藻酸盐作为一种增稠剂，在纺织品印花中借其剪切稀化特性对纺织品的色质起到增色和增亮的作用,因此约有一半的海藻酸盐用于纺织品领域。结合本著作的命题及内容,作者着重介绍医疗所用的海藻酸盐基纤维及敷料。早在1930年,美国和英国等一些国家就开始商业化生产海藻酸盐,当时主要应用在织物印花、食品、造纸、焊条和制药上,作为敷料用于伤口愈合的海藻酸盐当时还不到总产量的4%。直到1983年,英国正式推出商业用海藻酸盐基伤口敷料,海藻酸盐用于创伤愈合得以推广并逐渐进入其高峰期。2011~2012年,仅英国市场上就有19种不同的海藻酸盐基敷料在临床上广泛使用,我国对海藻酸盐基纤维商业化的研发与生产则是20世纪80年代后开始的。

甘景镐等1981年报道了对海藻酸盐基纤维的研究情况,该课题组结合国外对海藻酸盐基纤维的研究,采用含5%海藻酸钠的纺丝溶液,通过湿法纺丝制备海藻酸钙纤维。

孙玉山等在1990年详细研究了海藻酸盐基纤维的生产工艺,为了改善海藻酸钙纤维的化学稳定性,课题组采用纤维素醋酸酯、聚乙烯醇、甲壳质等对纤维进行涂层处理,使纤维具有一定的化学稳定性,可以在生理盐水中维持2周保持不溶解,在用锌、铝、铁、铬等金属离子处理海藻酸钙纤维后,纤维可以在生理盐水中浸渍2个月不溶解。

1993年由杭州仁德医药有限公司生产的海藻酸钙海绵面市,产品呈纤维细团,主要用在拔牙后止血及鼻出血。这是我国第一家获准上市的海藻酸盐基生物医用材料产品。

朱平等在2004年报道了武汉纺织大学的课题组通过大量筛选适用于纺丝用的海藻酸原料,开发出性能良好的功能性海藻酸盐基纤维并自主设计研发制造了国内首条适用于海藻类纤维规模化生产的湿法生产线,年纺丝能力达500 t。他们经过8

年的研究与开发,攻克了从海藻中提取功能性海藻酸盐基纤维的关键技术。据中国化学纤维工业协会介绍,20世纪80年代,中国就对这一项目立项,但久久未有突破。掌握此技术的英国和美国两家垄断企业,年产海藻酸不足100 t,产值却高达55亿美元。朱平发明的这一技术,所用海藻来自海洋纯天然材料,以纯水作为溶剂,生产过程和产品使用中都不会造成环境污染。与普通纤维材料相比,其吸湿性、阻燃性和抗菌性优势明显。

2013年7月18日,"十一五"863计划海洋技术领域重点项目"海藻资源制备纤维及深加工关键技术开发"在青岛通过中华人民共和国科学技术部(科技部)组织的技术验收。该项目由夏延致领导的课题组自2003年起开展海藻酸盐基纤维研究工作,采用完全绿色生产工艺,自主研发和设计了完善的海藻类海洋纤维试验示范生产线,进行了一定规模的产业化生产。项目组在纤维级海藻酸钠原料制备工艺、高效溶解、自动过滤、分纤及海藻酸盐基纤维纺丝工艺等方面取得了10余项关键技术的突破,并在纤维产品的应用开发、专用设备研究、产业化生产线建设等方面取得了重要进展。据报道,他们研发并建成了一条年产1 000 t生产能力的纤维级海藻酸钠原料生产线,为加快海藻酸盐基纤维产业发展奠定了基础。至此,从海藻粗加工制取海藻酸盐基纤维,再通过纺织加工和印染加工一直到家纺和服装、军用纺织品及医用纺织品等终端纺织品形成完整的海藻酸盐基纤维产业链。

随着海藻酸盐基纤维的工艺成熟并大量供应市场,2008年开始,广东、江苏、浙江和山东十多家企业相继推出了医用海藻酸盐基敷料并获得我国食品药品监督管理总局(CFDA)批准上市,具体详情请参阅本章第五节。

## 第二节 来源、组成与结构

### 一、海藻酸的来源

#### (一)藻类海藻酸
目前,世界各国生产海藻酸所用的原料从植

物的分类而言,主要是褐藻门下的海带目和墨角藻目。在这2个目下约有10科20属50种藻类可被利用。我国沿海地区利用的有近10科30种(表1-3)。

表 1-3　我国生产海藻酸所取的原料种类

| 编号 | 原藻科 | 原 藻 种 类 |
|---|---|---|
| 1 | 海带科 | 海带、裙带菜、昆布、绳藻 |
| 2 | 点叶藻科 | 萱藻、囊藻、点叶藻、鹅肠藻 |
| 3 | 网地藻科 | 网地藻、大团扇藻、印度网地藻、褐舌藻 |
| 4 | 马尾藻科 | 海蒿子、海黍子、鼠尾藻、羊栖菜、半叶马尾藻、铜藻、马尾藻、喇叭藻、棱翼喇叭藻、裂叶马尾藻、瓦氏马尾藻、匍枝马尾藻、多孔马尾藻 |
| 5 | 铁钉菜科 | 铁钉菜、叶状铁钉菜 |
| 6 | 囊状藻科 | 簇生囊叶藻 |
| 7 | 墨角藻科 | 鹿角菜 |

表 1-5　2 种藻中不同部位的海藻酸含量（%）

| 部　位 | 裂叶马尾藻 | 巨　藻 |
|---|---|---|
| 叶片 | 16.0 | 22.4 |
| 颈部 | 24.5 | 29.8 |
| 气囊 | 19.9 | 23.3 |

表 1-6　2 种海带及其不同部位的海藻酸含量（%）

| 海带种类及其部位 | 海 藻 酸 含 量 |
|---|---|
| 狭叶海带 | 15～40 |
| 叶 | 15～26 |
| 柄 | 27～33 |
| 极北海带 | 14～24 |
| 叶 | 9～19 |
| 柄 | 19～23 |

尽管有 30 多种原料可供提取海藻酸，但目前常用的仍为海藻和马尾藻等。在制备海藻酸时需要关注以下几个问题：不同原料中海藻酸含量不同、同一原料不同部位其海藻酸含量不同、同一原料不同采集季节其海藻酸含量也不同，这些对于在大规模生产中恒定生产条件是十分重要的前提。

1. 不同原料中的海藻酸含量　由于海藻的种类颇多，全面描述篇幅太大，为说明问题，本节仅以生产常用原料，即海带和马尾藻 2 科 6 种原料为例予以说明，见表 1-4。

表 1-4　6 种原料中海藻酸的含量（%）

| 原藻科 | 原藻种类 | 日　本 | 中　国 |
|---|---|---|---|
| 海带科 | 海带 | 17.1～22.5 | 14.2～20.8 |
| | 裙带菜 | 22.1～28.8 | 28.0～35.9 |
| | 昆布 | 16.0～34.3 | 13.0～25.6 |
| 马尾藻科 | 海蒿子 | 22.3 | 10.7～26.1 |
| | 海黍子 | 15.8 | 16.3～24.4 |
| | 鼠尾藻 | 14.3～18.8 | 12.5～26.2 |

从表 1-4 中可以看出不同科别中海藻酸含量的区别和同一科、不同种类的差异。同样，不同地域同一种类中的海藻酸含量也不一样。即使同一种原料也有一定的含量范围，这可能不仅仅是各种检测方法之间的区别，还可能是由同一原料中不同部位中的含量不同所致。

2. 同一原料不同部位的海藻酸含量　同一原料的藻类其不同部位中的海藻酸含量也不同，以裂叶马尾藻、巨藻和海带为例，如表 1-5、表 1-6 所示。

3. 不同采集季节的影响　不同采集季节的影响可大到相差 50% 以上；同一季节不同地方也相差甚大。Chapman 报道，在加拿大东岸生长的长海带，5 月和 11 月含量最高，而 3～9 月含量最低。纪明侯等对青岛海带的海藻酸含量经 2 年连续观察发现 5～6 月为最高值，而 7～9 月为最低；对大连的海带分析发现 3～5 月为最高值，7～8 月为最低值。显然，不同地域、不同季节、同一种类的原料中海藻酸含量区别甚大。此外，同一种原料在不同采集地点，其含量也不尽相同。综上所述，在描述海藻酸生产时，常将上述综合在一起表述，即列表所示生产采集原料的日期、地点和采集原料的科目及种类，并注明该种所用部位，这样对稳定生产及保证质量是一个有力的保障。

（二）菌类海藻酸

目前被认知的产生海藻酸的有 2 种菌属，即假单胞菌属和固氮菌属（表 1-7）。

表 1-7　产生海藻酸的菌株

| 菌　株 | M/G 比率 |
|---|---|
| 棕色固氮菌<br>褐球固氮菌 | 范围较大 |
| 铜绿假单胞菌 | 1:0～0.6:0.4 |
| 荧光假单胞菌 | 0.6:0.4 |
| 栖菜豆假单胞菌 | 0.95:0.05 |

续　表

| 菌　　株 | M/G 比率 |
|---------|---------|
| 豌豆绿假单胞菌 | 0.83：0.17 |
| 恶臭假单胞菌 | 0.6：0.4 |

注：M/G 比率指海藻酸分子中甘露糖醛酸（M）与古洛糖醛酸（G）的比率。

1. 假单胞菌　这是一种自然界及人体中广泛存在的微生物,一般不是原发性致病菌。然而,产生黏性物质的菌株所造成的次级感染的可能性则可大大增加。假单胞菌感染的主要症状是慢性呼吸道感染并伴随囊纤维化。经抗生素处理后,黏性菌株取代非黏性菌株成为主要致病菌,这种菌株可向其胞外分泌大量海藻酸盐。菌株的致病性似乎与海藻酸盐的产生有关。但是如果把细菌从患者肺部转移至体外进行固体或液体培养时,该细菌又往往不产生黏多糖,因此认为,该种细菌产生海藻酸盐并不是普遍现象。实验表明,非黏性菌株对人体无害,所分泌的海藻酸盐对其本身的细菌起到了保护作用,致使抗生素不易进入杀死细菌。同时,实验还表明,海藻酸盐的存在使巨噬细胞吞噬能力下降。该菌属细菌产生的海藻酸盐经分析,发现有的仅为单个 G 残基现象,即为 G 型,而无 M 残基。

2. 固氮菌　在各种培养条件下该菌都能产生海藻酸盐,因此可考虑将其作为工程菌。实验发现,用该工程菌产生海藻酸盐,受其培养条件中营养成分的调节,其中最为显著的是,如存在高 C/N 比时,胞外黏多糖的产生就增加。另外还发现,在培养基中 $Ca^{2+}$ 低含量水平时,古洛糖醛酸含量就低（10%～20%）。反之,在培养基中 $Ca^{2+}$ 呈现高含量水平时,古洛糖醛酸含量就高。$Ca^{2+}$ 浓度对海藻酸盐组成的调节是通过对 C－5 异构酶的影响所完成的。

细菌培养制备海藻酸为生产海藻酸提供了另一种来源。许多种革兰阴性细菌产生与藻类海藻酸相似的多糖,同时它们也具备了工业化生产所需的条件。在选择生产海藻酸盐的菌株时,需要考虑以下几个问题。① 菌类海藻酸与藻类海藻酸的相似性。② 大规模生产的便利程度。③ 生产所需的各种耗费。④ 在某些应用上它是否能取代藻类产品。⑤ 对细菌产品的使用,法律或其他方面可能提出的质疑。海藻酸盐合成中存在的问题如下。

① 细菌产生不仅仅是一种多糖。② 因合成内部储存产物,如聚羟基丁酸酯对反应底物的竞争。③ 细菌利用碳源和不严格条件下生长的能力不强。④ 生物合成途径烦琐。⑤ 生产所需的消耗较藻类海藻酸大。目前看来,细菌培养还不能代替藻类提取成为海藻酸盐主要的生产手段。所有来自革兰阴性菌株,如假单胞菌属和固氮菌属的细菌海藻酸盐,其产物与藻类海藻酸盐不同之处在于存在不同程度的与 D－甘露糖残基相连的乙酰化基团。乙酰化会影响变构酶程度,从而影响海藻酸盐的化学结构。乙酰化也会影响海藻酸盐的理化性质,包括黏度和与 $Ca^{2+}$ 的作用。乙酰化海藻酸钙凝胶的弹性系数随乙酰化程度的增加而下降,但是,乙酰化海藻酸钙凝胶的吸水性却大大增加,同时乙酰化海藻酸盐对降解海藻酸盐的裂解酶更加不敏感。由于存在细菌的内源性海藻酸盐裂解酶,所以,细菌培养制备海藻酸盐的分子量差异很大。

## 二、海藻酸的组成

如将海藻酸用硫酸进行充分水解,随之浓缩后进行纸色谱法检测,可以看出,在其水解产物中有 D－甘露糖醛酸（M）和 L－古洛糖醛酸（G）。在此基础上,许多学者又对海藻酸水解液甘露糖醛酸与古洛糖醛酸的摩尔比值进行了进一步的分析。发现摩尔比值相差甚大,即 M/G 比在 0.4～3.1。纪明侯等曾对我国产的马尾藻和海带中所含海藻酸的 M/G 比进行分析,结果发现,马尾藻所含海藻酸的 M/G 比在 0.8～1.5,而海带海藻酸 M/G 比可高达 2.26。经过大量的研究和进一步分析表明,D－甘露糖醛酸和 L－古洛糖醛酸在不同种类海藻或海带中的含量不一样,同一藻体不同部位的 M/G 比也有差异,而且该 M/G 比有着藻类采集不同季节的季节性变化。经过深入的分子学研究,进一步表明海藻中的海藻酸在其生物合成中由 D－甘露糖醛酸随着成熟而出现部分在分子水平上转变成 L－古洛糖醛酸,其转化的量和位置随海藻的种类、生态环境的变化、季节的转换等有着十分密切且十分明显的变化。如今,全世界工业用的海藻酸主要是海带、巨藻和泡叶藻等,这些常用的海藻中其化学组成也有明显差异,现将相关数据列表如下（表 1－8）。

表 1-8　全球工业上常用的不同海藻中制备的海藻酸的化学组成

| 海藻来源 | $F_G$ | $F_M$ | $F_{GG}$ | $F_{MM}$ | $F_{GM/FMG}$ | $F_{GGG}$ | $F_{GGM}$ | $F_{MGM}$ | $N_{G>1}$ |
|---|---|---|---|---|---|---|---|---|---|
| 泡叶藻（Ascophyllum nodosum） | 0.39 | 0.61 | 0.23 | 0.46 | 0.16 | 0.17 | 0.07 | 0.09 | 5 |
| 巨藻 LN（Lessonianigrescens） | 0.41 | 0.59 | 0.22 | 0.40 | 0.19 | 0.17 | 0.05 | 0.14 | 6 |
| 巨藻 MP（Mocrocystis pyrifera） | 0.42 | 0.58 | 0.20 | 0.37 | 0.21 | 0.16 | 0.04 | 0.02 | 6 |
| 掌状海带（Laminaria digitata） | 0.41 | 0.59 | 0.25 | 0.43 | 0.16 | 0.20 | 0.05 | 0.11 | 6 |
| 极北海带（叶）［Laminaria hyperborea（leaf）］ | 0.49 | 0.51 | 0.31 | 0.32 | 0.19 | 0.25 | 0.05 | 0.13 | 8 |
| 极北海带（柄）［Laminaria hyperborea（stipe）］ | 0.63 | 0.37 | 0.52 | 0.26 | 0.11 | 0.48 | 0.05 | 0.07 | 15 |
| 公牛藻（Durvillea antarctica） | 0.32 | 0.68 | 0.16 | 0.51 | 0.17 | 0.11 | 0.05 | 0.12 | 4 |

众所周知,海藻酸的组成及其序贯决定着其许多重要的功能。如,凝胶强度-结构性能和凝胶的化学稳定性均取决于所用的海藻酸组成及序贯,凝胶扩散、凝胶透明性、凝胶收缩与膨胀也都受海藻酸组成的影响。所以,海藻酸组成的表征为成功用于医疗器械提供了十分重要的信息。

简言之,海藻酸组成及序贯与如下功能有关。① 为凝胶和支架材料提供了机械强度。② 对离子和螯合物提供了化学稳定性。③ 为结合聚离子提供电荷密度。④ 影响凝胶及支架材料的膨胀和收缩。⑤ 决定最后产物的透明度。⑥ 借其孔径大小和孔隙及电荷决定其扩散性质。⑦ 决定其生物学特性。如表 1-8 所示,其成分的异质性是海藻酸的一个内在特性。也就是说,与一个特定样本的链的确切序贯不同,海藻酸只能得到一个平均值。对海藻酸成分研究是在二元模块和三元模块基础上测其组成及平均块长度进行分析。虽然现有的技术难以产生更为严谨的测定方法和获得十分精确的数据,但是,在平均化学组成与一些物理和生物学性质的关系上,目前所获得的参数已表现出其卓越的稳健性。如表 1-8 所述,表中的参数是由核磁共振(NMR)所获得的结构元素,也已被美国材料试验协会(ASTM)收录并采用(F2259)。这些元素是两个频率为 $F_M$ 和 $F_G$ 的聚合物单体、4 个二元序列(MM、MG、GM 和 GG),以及 8 个三元序列(MMM、MMG、MGM、MGG、

GMM、GMG、GGM 和 GGG)。特别值得注意的是 G 块的平均程度(⋯MGGGGG⋯GGGM),也就是只有 G 的连续序列(双连序列分别为 MGG 和 GGM)。如只包含一个 G(⋯MGM⋯)则不算在 G 块中。因此,平均 G 块的长度用下列公式表示:

$$\bar{N}_{G>1} = \frac{F_G - F_{MGM}}{F_{GGM}} \qquad (1-1)$$

将海藻酸用过碘酸氧化后,先甲基化,再还原,最后水解生成 2,3-二氧-甲基甘露糖和 2,3-二氧-甲基古洛糖。红外吸收光谱表明分子内无足够内酯或单元间酯连接。进一步用硼氢化钾还原,经过碘酸钠处理,再用硼氢化钾还原,生成 2,3-二氧-甲基赤藓醇,说明甘露糖醛酸和古洛糖醛酸只是以 1,4-糖苷键连接。实验结果表明,海藻酸是 1-4 连接 β-D-甘露糖醛酸和 α-L-古洛糖醛酸无分支的线性共聚糖。所有的藻类海藻酸都是仅含这两种糖醛酸。但多糖中二单糖的排列顺序是随机的。使用高分辨率的[3]H 和[13]C-NMR 可使我们清楚地认识海藻酸的排列。据此可以测出单体频度、双体频度及三体频度,然后依据分子式计算平均块长度。

$$\bar{N}_{G>1} = (F_G - F_{MGM})/F_{GGM} \qquad (1-2)$$

$$\bar{N}_{M>1} = (F_M - F_{GMG})/F_{MGG} \qquad (1-3)$$

在各种统计学方法中,以二维马尔可夫描述海藻酸顺序最为精确,海藻酸的组成和块结构因制品

不同而不同。总之,通过酶消化法或化学方法,都证实海藻酸长链的不均匀性。目前已确定有这样一些嵌块,即 MMM、GGG、MMG、MGG、MGMG 等。因此通常采用 MM、MG、GG 和 MMG(MGG) 等来表述。

我们知道,组成海藻酸分子的古洛糖醛酸和甘露糖醛酸这两种糖单位不仅是其含量及排列组合上的不同而导致性能上的差异,其立体构象上的不同也同样反映出其理化性质上的差异,而且这些构象特征的表现也是其反映生物学功能的基础。圆二色谱是用光学方法研究生物大分子三维空间结构和分子不对称性的有效方法。因此,该方法能方便有效地对海藻酸分子进行构象分析。许多学者用圆二色谱法对海藻酸钠与一价和二价离子间的相互作用进行了大量研究,观察并发现了海藻酸分子在诸种条件下的构象变化并获得了许多数据。实验表明,圆二色谱在 200～220 nm 谱带上有海藻酸钠的特异吸收峰。当与像钙这样的二价离子相互作用时,与对照一价离子相比,前后的界点显示其构象随钙离子量的增加而呈直线性关系。综合分析表明,海藻酸盐分子存在 β 折叠和双螺旋功能区。分子中 G 段的排列序贯是构成双螺旋功能区的物质基础,该双螺旋功能区还存在随温度而发生从有序到无序的可逆性变化。

同样,我们说在一定浓度下,海藻酸钠溶液的黏度取决于该聚合物的分子量,进一步分析发现,其特性黏度还是海藻酸盐分子构象的函数。影响微观构象变化对特性黏度,称为 Haug 氏的三角

形,如图 1-1 所示。影响链刚度和扩展对特性黏度反映 Mark-Houwink-Sakurada 方程所给出的图解。半经验方程(the semi-empiric equation)解释了特性黏度随其分子链扩展增加而增加。正常海藻酸钠溶液的指数值在 0.73～1.31,主要取决于该溶液中的离子强度及海藻酸盐的 G/M 组成成分。增加离子强度,海藻酸链从对应的杆状向随机曲卷的构象转变,进一步增加离子强度导致其链结构进一步变化使其崩溃并沉淀。

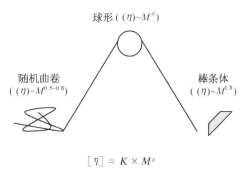

$$[\eta] = K \times M^a$$

图 1-1 Haug 氏的三角形

### 三、海藻酸的结构

多年来,经过科学家们不懈努力,或采用水解后酸碱滴定,或采用 α 射线图分析,或采用各种化学方法,现已完全阐明了海藻酸的基本结构。就单体而言,包括甘露糖醛酸(M)和古洛糖醛酸(G),但该 M 和 G 又可分为 β 型和 α 型,即 β-D-M、α-D-M 和 β-L-G、α-L-G,现将 M 和 G 单体的结构几何图描述如下(图 1-2)。

β-D-M    IC    CI

A.

α-D-M    IC    CI

B.

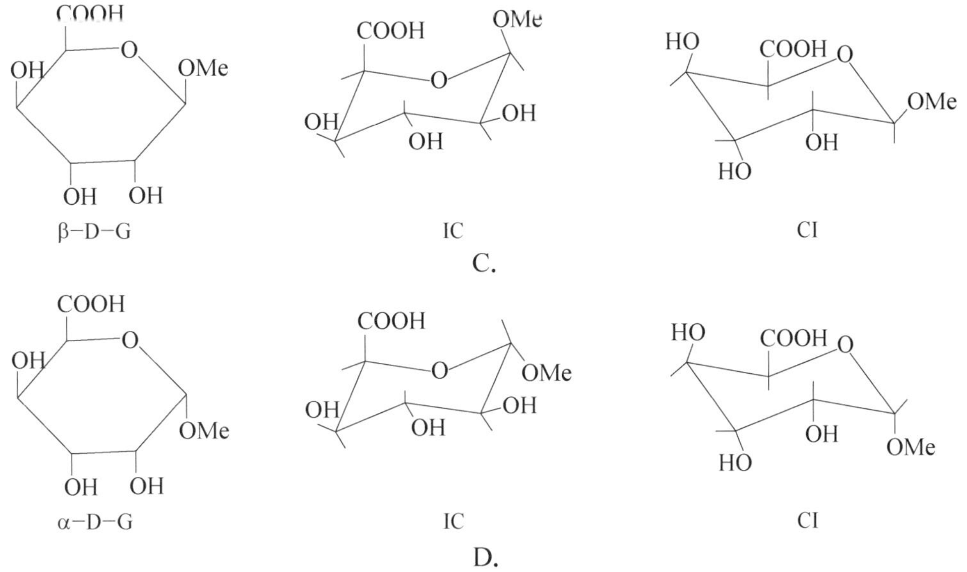

COOH

OH      O      OMe

OH    OH

β-D-G

COOH      OMe

O

OH      OH

OH

IC

HO    COOH    O

OMe

HO      OH

CI

C.

COOH

OH      O

OH      OMe

OH    OH

α-D-G

COOH

O      OMe

OH      OH

OH

IC

HO    COOH

O

OMe

HO      OH

CI

D.

图 1-2　M 和 G 单体结构

A. β-D-M；B. α-D-M；C. β-D-G；D. α-D-G

（一）单体结构

业已证明,海藻酸是由 β-D-甘露糖醛酸和 α-L-古洛糖醛酸所组成,但这两种糖醛酸是如何排列的,即其一级结构序贯是如何连接的呢? 许多科学家用酸水解和酶水解,然后对水解产物进行纸上层析,结果表明,在甘露糖醛酸临近位上有甘露糖醛酸,即 MM;同样,在古洛糖醛酸临近位上有古洛糖醛酸,即 GG;但也有在甘露糖醛酸临位上接古洛糖醛酸

的,即 MG。所以分子结构就出现了 MM、GG 和 MG（图 1-3）。当然也可衍生为 MMM…、GGGG…和 MMGMGMGG…等三聚体乃至多聚体结构。这里可将 M 和 G 均聚物区段分别称为 M 模块和 G 模块,其中还有分散 MG 交替排列的 MG 模块等。现将 GGMMG…的构象描述如下（图 1-4）,同时在图 1-5 中展示海藻酸 M 模块和 G 模块的模块分布示意图。

（二）双体结构

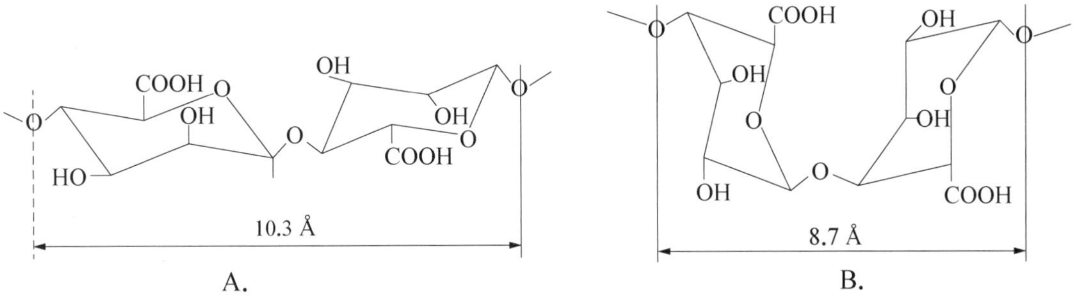

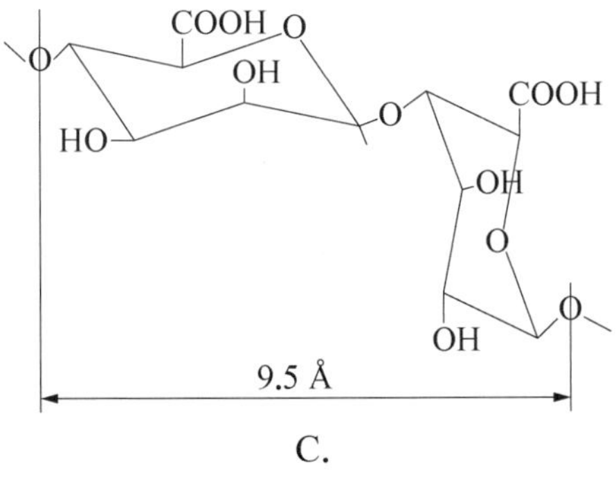

COOH    O

OH    OH

OH

OH    OH

COOH

HO

|← 10.3 Å →|

A.

O    COOH

OH    OH

O

OH    OH

OH

COOH

|← 8.7 Å →|

B.

COOH    O

OH

O    OH

HO

COOH

OH

OH

OH

|← 9.5 Å →|

C.

图 1-3　双体结构几何图

A. MM 双体；B. GG 双体；C. MG 双体

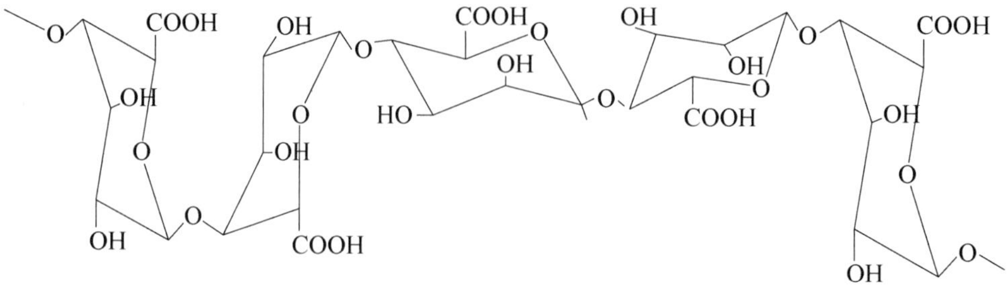

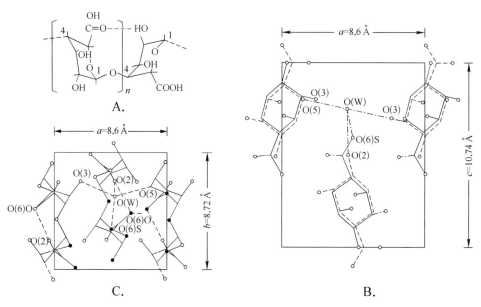

图 1-4　双体链的构象

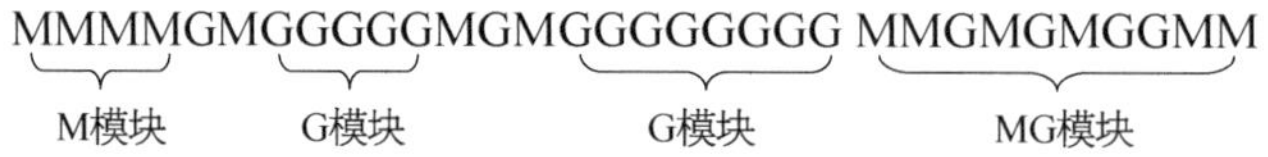

MMMMGMGGGGGMGMGGGGGGGG MMGMGMGGMM

M模块　　　G模块　　　　G模块　　　　　MG模块

图 1-5　藻酸盐的模块分布

## （三）立体结构

Atkins 曾用 X 射线衍射法研究了海藻酸中甘露糖醛酸和古洛糖醛酸的晶体结构。由甘露糖醛酸折射图可知，甘露糖醛酸晶体系斜方晶胞，其中 $a = (7.6 \pm 1)$ Å，$b = (10.4 \pm 0.1)$ Å，$c = (8.6 \pm 1)$ Å；而古洛糖醛酸晶体也是斜方晶胞，$a = (8.6 \pm 1)$ Å，$b = (8.7 \pm 0.1)$ Å；$c = (10.7 \pm 1)$ Å（1 Å = 0.1 nm）。在此引用其发表的甘露糖醛酸和古洛糖醛酸 X 射线纤维衍生图（图 1-6，图 1-7）

从上述几种单体、双体、双体链的构象、模块以及立体结构，我们可以了解海藻酸盐高聚物的许多性质。① 通过 $^{13}$C-NMR 分析，海藻酸盐可能含有 4 种糖苷键，即双平伏键（MM 结构）、双直立键（GG 结构）、平伏-直立键（MG 结构）和直立-平伏键（GM 结构）。② 在海藻酸盐均聚物模块中，古洛糖醛酸残基呈现出 $^{1}$C$_{4}$ 构象，而甘露糖醛酸残基却呈现出 $^{4}$C$_{1}$ 构象。③ 对海藻酸盐进行黏度数据分析，结果显示出其分子链稳固的劲度呈 GG＞MM＞GM 的变化。④ 在海藻酸盐模块中 α-L-古洛糖醛酸的双直立键阻碍了围绕糖苷键的旋转，这就可能影响海藻酸盐的刚性和伸展性。当然，其分子链上带电基团之间的静电排斥也将增强链的

图 1-6　古洛糖醛酸的立体结构

A. 呈压紧状多聚古洛糖醛酸重复单位及 O(2)…O(6)D 的链内氢键；B. 古洛糖醛酸晶胞的 *ab* 面投影［点线为氢键，为避免混乱，只划出一个水分 O(W)，表示其四面环境］；C. 古洛糖醛酸晶胞的 *ac* 面投影（----线为链中另一个单体；---线为氢键，＊表示可能是 2 个结合氢原子）

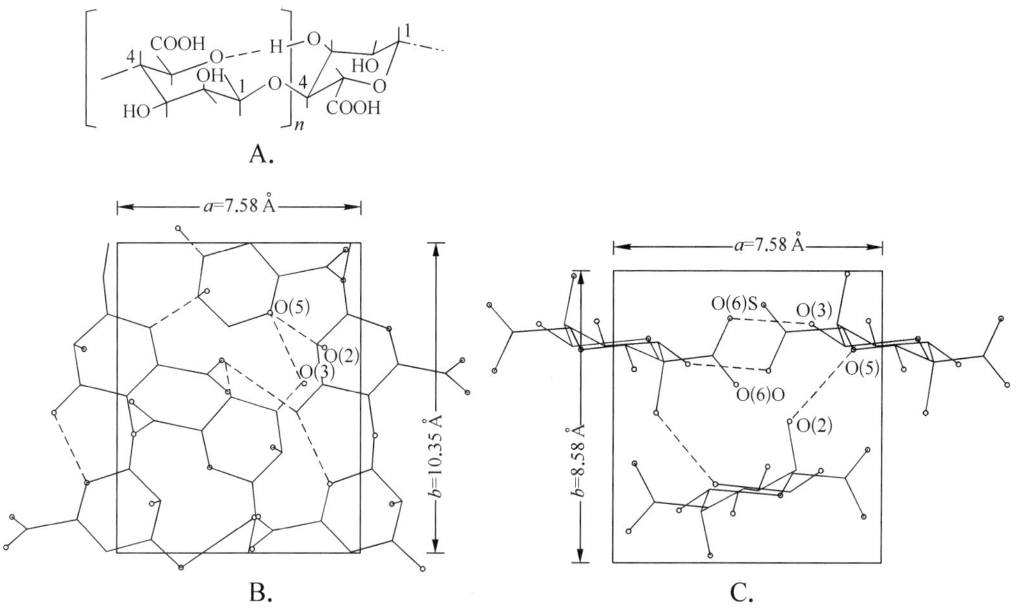

图 1-7　甘露糖醛酸的立体结构

A. 呈片状多聚甘露糖醛酸重复单位及 O(5)···O(3)-H 链内氢键；B. 甘露糖醛酸晶胞的 ab 面投影(点线为氢键)；C. 甘露糖醛酸晶胞的 ac 面投影(点线为氢键)

伸展性。⑤ 借高分辨率的 NMR 可测定一价物频率 $F_M$ 和 $F_G$，4 个最邻近的(二单元组)频率 $F_{GG}$、$F_{MG}$、$F_{GM}$ 和 $F_{MM}$，以及 8 个次邻近的(三单元组)频率，借助于这些频率可计算平均长度大于 1 的 G 模块和 M 模块长度。

通过测定海藻酸钠溶液的黏度值可反映其分子量。许多方法均可直接检测其分子量，本作者推荐用凝胶渗透色谱(GPC)与多角度激光散射测定仪(SEC-MALLS)联用法测定海藻酸钠平均分子量及其分子量分布。需解释的是，在恒定了原料来源供应后，其生产工艺及制造条件对所制备的海藻酸盐的黏度值具有决定性作用。究其原因，在纯天然高分子状态下，由于采用的各种提制和纯化工艺，只能导致其分子量下降，不是使分子量提升，除

非采用交联技术以增大其分子量。值得注意的是，检测的黏度值与海藻酸配制的浓度相关。通常把海藻酸钠溶液分为低、中、高三种黏度值，其所反映的分子聚合度及其不同浓度下的测定值见表 1-9。

表 1-9　海藻酸钠的聚合度和不同浓度下水溶液黏度值

| | 聚合度 | 0.5%浓度 | 1.0%浓度 | 2.0%浓度 |
|---|---|---|---|---|
| 高黏度 | 680 | 35 | 350 | 6 000 |
| 中黏度 | 400 | 10 | 65 | 600 |
| 低黏度 | 80 | 2 | 4 | 10 |

从表 1-9 不难看出，随着分子聚合度下降，黏度值急剧下降，在低聚合度前提下，即使提高海藻酸钠的浓度，黏度值还是越来越小。

# 第三节　提取工艺及理化性质

## 一、提取工艺

海藻酸主要的提取原料是海带或海藻等海洋植物。从海藻类植物中提取，除了欲提取所需的海藻酸外，还应了解在海藻类植物中所含有的成分。

据分析，主要成分有海藻黄素、叶绿素、黑褐色素、纤维质、粗蛋白、少量不饱和脂肪酸、甘露醇及微量元素，如碘、钾等。因此，在提取海藻酸的同时，应尽可能将这些不需要的杂物去除干净。通常有两种做法：① 综合利用工艺，分别将各有效成分借

分级分离的工艺予以提取并加以利用。② 分离纯化工艺,将不需要的物质破坏乃至尽可能全部去尽。因大多数工艺中都用了次氯酸钠,在此简述一下次氯酸钠的作用机制。次氯酸钠的作用主要是氧化反应,它不仅可使不饱和脂肪酸氧化、有机色素氧化及使蛋白质变性,还能使碘化物氧化游离出碘,这些氧化物等均可用吸附剂如活性炭和硅藻土等吸附去除。但用次氯酸钠的最大缺陷是它可以使海藻酸分子发生降解,表现出溶液黏度急剧下降,即形成了低聚性海藻酸。如今已有许多改良工艺,下面简述从海藻类植物中提取海藻酸和从细菌培养物中分离海藻酸。

### (一)藻类海藻酸的制备

1. 从海带中提取海藻酸 人工养殖海带的成功为提取海藻酸提供了取之不尽的原料,因此,现在大量的海藻酸是从海带的综合利用中所提取制备的,其工艺流程如下:

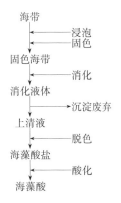

(1) 海带清洗干净后,用 10 倍量以上的纯水浸泡,常温下至少 12 小时,使藻体膨胀软化并反复搓洗。然后加甲醛使达初始浓度 1%,这一步主要是将海带色素固定在其表皮上,否则会影响最终产品使产品色泽变暗。甲醛浸渍至少应在 12 小时以上,浸泡和固色后,充分洗涤、沥干并切碎。

(2) 消化过程的反应条件为:按原料重量的 10 倍加入碳酸钠,使其达到一定的浓度,在 40~60 ℃消化 4~6 小时,必要时可加入少量催化剂助消化。当物料达到糊状时即为消化终点。

(3) 上述经消化后的糊状胶液,加一定量的水稀释搅拌数小时,静置数小时后过滤,取上清液。

(4) 在上清液中加入一定量的乙醇,随后再加入次氯酸钠进行脱色。

(5) 在上述胶液中加入盐酸并充分搅拌,静置后再测 pH。使 pH 达 1.5 左右,废弃上清酸液获取沉淀。这一步酸化,不仅仅是将海藻酸盐转化成海藻酸,还可利用这一步再做进一步纯化。因此,此步酸化中添加的酸种类、浓度、搅拌和静置等反应都应仔细控制。

2. 从海藻中制备海藻酸 除海带外,大量的海藻,如马尾藻、巨藻等都是提取海藻酸的天然原料,其制备工艺与海带中提取海藻酸基本相同。从海草中制备海藻酸的工艺流程如下:

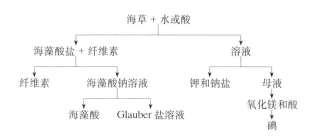

此外,还有两种重要的从海藻中提取海藻酸的工艺流程,即 Green 和 La Glaahec-Herter 工艺流程。

(1) Green 冷流程:先将新鲜干草用 0.33% HCl 沥取。然后切碎,用 $NaCO_3$(每吨干草加 40~50 kg)在 pH10 的条件下消化。第一次消化大约 30 分钟,然后视消化状态可重复消化。粗浆可重新匀浆,在 pH9.6~11 的条件下加入 6 倍水,得到粗品。滤液在搅拌情况下加入 10%~11% $CaCl_2$,完毕后停止搅拌,静止数小时去除液体,收取海藻酸钙沉淀。进一步加水和次氯酸钠。分离的沉淀加入 5% HCl 使反应物转化成海藻酸。沉淀用 HCl 洗涤数次,干燥,储存。具体工艺流程如下:

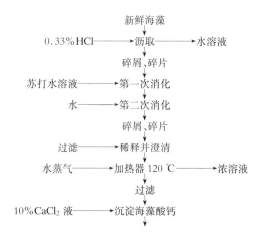

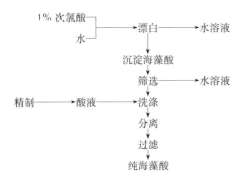

（2）La Glaahec-Herter 流程：1 份海藻加 3 份 0.8%～1%CaCl₂，以去除昆布多糖、甘露醇和其他盐。用水洗涤去除盐，用 5%HCl 处理去除碱性石灰盐。再次用蒸馏水洗涤。然后用 4% 苏打液 2 倍于海藻体积消化。104 ℃下浸渍持续 2 小时，同时撕碎海藻至浆液加水稀释至 3∶7。混悬液剧烈通气，如果使用氧气和 H₂O₂，需要机械搅拌。液体快速通过离心机，使之产生气泡。澄清后，加入脱色胶，使液体脱色。离心去除脱色胶。pH 维持在 2.8～3.2，浓盐酸沉淀。沉淀物放在篮中沥干，然后干燥。在 Na₂CO₃ 提取前用甲醛和乙醇预处理海草，可以分离杂质类其他化合物，并且还能防止海藻酸分子降解，以获得高黏度的海藻酸盐。提取过程中海藻酸盐制品的黏度明显随 pH 增加而下降。残余酸可以重新循环利用数次而不减少海藻酸盐产量，具体工艺流程如下：

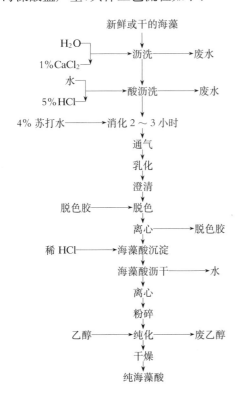

（二）菌类海藻酸的制备——从假单胞菌中提取海藻酸盐

从平板上刮下黏性菌株，加入 25 倍体积生理盐水溶液稀释。搅拌至均匀，20 000 g（转速）离心约 1 小时，去掉沉淀。缓慢加入 3 倍体积 95%乙醇，搅拌，生成沉淀，3 000 g（转速）离心 30 分钟收取后，以 95%乙醇洗涤 2 遍，无水乙醇洗涤 1 遍，P₂O₅ 真空干燥，280 nm 和 260 nm 检查无蛋白和核酸污染。如需进一步纯化，可将样品溶于 0.1 mol/L Tris 缓冲液（pH7.4），浓度 5 mg/ml。每 1 ml 加 1 mg 蛋白酶，37 ℃温育 48 小时。该消化物透析 17 小时，40 倍体积的透析水换 2 遍，20 000 g 离心去除形成的沉淀。用 3 倍体积 95%乙醇沉淀多糖，然后用 80%乙醇、95%乙醇、无水乙醇、乙醚依次洗涤数次后真空干燥。如果还含有核酸的样品可进一步用核酸酶予以消化。每 0.1 ml 醋酸缓冲液（pH6.0）加 2 mg 酶，然后重新分离多糖。这里需要指出的是来自铜绿假单胞菌的海藻酸盐不含多聚古洛糖醛酸连续所形成的 G 区；相反，如从瓦恩兰德固氮菌提取的海藻酸则含多聚古洛糖醛酸。含与不含 G 区的海藻酸在 Ca²⁺ 存在时会表现出不同的性质，如含有 G 区的海藻酸盐在 Ca²⁺ 存在下会形成刚性凝胶；反之，则形成柔性凝胶。所以，不论从海藻酸中还是从菌类中提取海藻酸，都会受上述各种条件的影响，需引起足够的重视。

## 二、海藻酸及其盐的理化性质

### （一）理化性质

海藻酸系灰白色丝状物。蒽酮反应和硫酸咔唑反应呈阳性，福林酚反应呈阴性。紫外扫描无核酸（260 nm）和蛋白质（280 nm）特征吸收峰。红外线光谱出现 3 200 cm⁻¹、1 600 cm⁻¹、1 400 cm⁻¹、1 020 cm⁻¹ 和 800 cm⁻¹ 等多糖特征吸收峰。

1. 定性　① 取供试品加水，时时振摇至分散均匀后溶解。加氯化钙溶液后会生成大量胶状沉淀。② 取①项下的供试品溶液，加稀硫酸，生成大量胶状沉淀。③ 取供试品加水，加新鲜配制的 1，3－二羟基萘的乙醇溶液与盐酸摇匀，煮沸冷却，加水与异丙醚振摇，上层溶液应显深紫色。④ 取供试品进行炽灼后的残渣加水溶解，显钠盐的反应。

2. 聚电介质　由于古洛糖醛酸和甘露糖醛酸两者的残基上都具有羧基,在中性 pH 时,海藻酸呈聚阴离子,该电荷明显地影响其在溶液中的外形尺寸,或者反言之,海藻酸聚阴离子能感受外加盐类的强烈影响,这就是我们常说的受溶液中离子强度的影响。众所周知,溶液中离子强度($I$)与德拜长度($K^{-1}$)相关。也就是说,静电相互作用的距离是由所支持盐来甄别的,其反应公式为:

$$K^{-1} \propto \frac{1}{\sqrt{I}} \qquad (1-4)$$

海藻酸的理化分析大多是在 0.1 mol/L NaCl 溶液中实施的。海藻酸的许多特性如黏度、回转半径和持续长度均取决于所用介质的离子强度。在海藻酸特性黏度与离子强度之间常推荐下列公式:

$$[\eta] = S \frac{1}{\sqrt{I}} \qquad (1-5)$$

式中:$S$ 表示曲线的斜率。

查看海藻酸的分子结构,鉴于古洛糖醛酸的长度为 4.35 Å 和甘露糖醛酸的长度为 5.17 Å 就能得出这样的结论,即这两者的单价抗衡离子均可凝结。与此相反,若是二价离子,该聚电介质就会显示出对双重电荷离子附加的"非键"化学亲和力。基于热量测定的理论计算来揭示非凝胶二价离子,像 $Mg^{2+}$ 的亲和力,发现 G 块>MG 块>M 块。该理论不仅进一步揭示了以前人们所熟知的海藻酸与钙结合的"蛋盒"结构,而且某种程度可以把真实溶液的理论推至理想溶液。古洛糖醛酸的解离常数是 3.65,甘露糖醛酸的解离常数是 3.38。古洛糖醛酸含量高时,pH 就高。来源于 *L. hyperborea* 的海藻酸在 0.1 mol/L NaCl 中 pH 是 3.74,而来源于 *L. digitata* 的海藻酸 pH 则是 3.42。

3. 吸水性　海藻酸干粉吸水性很强,完全干燥非常缓慢且十分困难。通常情况下,市售的海藻酸和海藻酸钠产品中含 10%～20% 的水分。基本干燥且水分在 10% 以内的海藻酸盐放到水溶液中会慢慢吸水膨胀,膨胀程度变化很大,随后逐渐呈现出完全溶解。实验结果表明,纯海藻酸盐纤维的吸水率为其自身质量的 2.2 倍,海藻酸钙冻干膜的吸水率可高达 985.0%,接近自身质量的 10 倍。

4. 可溶性　海藻酸既不溶于有机溶剂也不溶于水。在 pH2.85 时,海藻酸能从溶液中沉淀出来。海藻酸沉淀与 pH、多聚化程度和离子强度有关。KCl 是最有效的沉淀剂。一定 pH 下,海藻酸可以分解成两部分:一部分含较高含量 G,另一部分含较多含量 M。海藻酸的铵盐和镁盐均可溶于水,但与该电解质浓度有关。富含 M 的海藻酸盐易被 KCl 沉淀,而富含 G 的海藻酸盐易被 NaCl 沉淀。加入与水混溶的有机醇和铜,海藻酸盐更易沉淀析出。沉淀剂的需要量取决于使用溶液的极性,溶剂极性越低,需要量越少。海藻酸铵盐需要大量极性较低化合物沉淀。大多数多价和二价海藻酸盐不溶于水和有机溶剂,但可在水中发生一定程度膨胀。海藻酸与海藻酸盐的可溶性与金属离子的反应有关,可能是聚合物依靠其分子上的羟基和羧基连在一起,乙酰基团使多聚物链相互保持一定距离,从而防止交联。海藻酸盐部分乙酰化后,不被 $CaCl_2$ 沉淀。

5. 黏度　海藻酸不溶于水,但结合了一价盐离子如 NaCl 后,形成的海藻酸钠就能完全溶解于水。海藻酸钠水溶液的一个显著性质是具有明显黏度,然而,其溶液的黏度与海藻酸分子量、配成溶液时加入海藻酸的量(浓度)、溶液中的离子强度、配制溶液的温度、配液时搅拌速度(剪切力)、溶液的 pH 等都密切相关。

(1) 分子量对黏度的影响:分子量越大,其分子链之间的缠绕密度和与溶剂的接触面增大,表现出的特性黏度也越大。在同一浓度下,随着分子量的增大其溶液的黏度值呈数倍量增加。

(2) 浓度对黏度的影响:实验数据表明,海藻酸盐的浓度对溶液的黏度表现出指数增长。举例说明,1% 浓度海藻酸钠溶液的黏度值如是 100 mPa·s,2% 浓度海藻酸钠溶液的黏度值就达 6 000 mPa·s,3% 浓度海藻酸钠溶液的黏度值高达 18 000 mPa·s。

(3) 温度对黏度的影响:配制天然生物高分子时,温度对溶液黏度的影响不可忽视。实验数据显示,在同一浓度下,当其配制温度在 10 ℃ 时,其黏度值是 500 mPa·s,20 ℃ 时的黏度值是 400 mPa·s,40 ℃ 时其黏度值降至 250 mPa·s,60 ℃ 时其黏度值只有 180 mPa·s,随着温度的上升其黏度几乎下降了 60%。所以,通常规模化生产中尽可能避免高温操作。在此,还需关注海藻酸钠溶液状态的储存。有报道认为,高黏度海藻酸钠在不同储存温度下一年后出现不同程度的下降。因此,若以溶液状态进行海藻酸钠储存,则应做货架期试验。

(4)剪切力对黏度的影响:海藻酸盐溶液的流变学性能在特定的海藻酸盐浓度下显假塑性。实验数据显示,浓度 1% 以下的海藻酸盐溶液在剪切速率低于 10 s$^{-1}$ 时,其黏度几乎恒定不变。当剪切速率从 100 s$^{-1}$ 提高到 10 000 s$^{-1}$ 时,其海藻酸盐溶液的黏度值呈现出急剧下降,即从 1 000 mPa·s 降至 10 mPa·s。

(5)离子强度对黏度的影响:海藻酸分子是一种高聚电解质,在没有外加离子时,其分子链间电荷排斥和吸引平衡作用下呈高度线性自由伸展状态。当加入一定量的盐形成离子强度时,海藻酸分子上的功能基团与离子结合产生离子键和范德瓦耳斯力等,使分子扭曲、缠绕及相互交错,溶液黏度随之升高。但是,随着盐浓度不断增加,溶液黏度反而从原来的不断上升开始转向为下降,直至产生沉淀。所以,离子强度对黏度的影响呈现山坡形,随着盐浓度增加其溶液黏度逐渐增加,到了山顶,再增加盐浓度其溶液的黏度开始出现下降直至沉淀。

6. 离子结合和成胶性能 从工业和生物技术的角度而言,海藻酸盐最显著的特点就是能有效地结合各种阳离子。尤其是二价阳离子,举例来说,如 Ca$^{2+}$、Sr$^{2+}$ 和 Ba$^{2+}$,最终导致形成水凝胶。不仅如此,它还显示出高度的选择性和结合力。其顺序为:Mg$^{2+}$ < Mn$^{2+}$ < Ca$^{2+}$ < Sr$^{2+}$ < Ba$^{2+}$ < Cu$^{2+}$ < Pb$^{2+}$。结合的亲和力主要取决于海藻酸盐的成分,即随着海藻酸分子中 G 块量的增加而增加。实质上就是海藻酸分子中 G 序贯对离子的整合作用机制。Smidsr 曾对三种海藻酸片段结合二价离子的亲和力强度说明如下:① GG 块:Ba > Sr > Ca ≫ Mg;② MM 块:Ba > Sr ≈ Ca ≈ Mg;③ MG 块:Ba ≈ Sr ≈ Ca ≈ Mg。

来源于掌状海带的海藻酸盐与金属离子亲和性顺序是:Pb > Cu > Cd > Ba > (SrCa) > (CoNi) >

Zn > Mn。二价离子形成的海藻酸盐胶有双折射性和缩水性。亲和性越高,则双折射性和缩水程度越高,海藻酸盐胶的强度与其浓度和结合程度成正比。Ba$^{2+}$、Sr$^{2+}$、Ca$^{2+}$ 与海藻酸盐较强的结合性在工业生产上有广泛应用。Ca$^{2+}$ 选择性吸附在多聚古洛糖醛酸残基顺序间。Ca$^{2+}$ 卡在 $^{1}C_4$ 椅式构象的 G 残基间。这一构象被称为"蛋盒"模型,即链间连接区相邻 G 残基排列模型。形成连接区的能力依赖于多聚甘露糖醛酸块长度。如果将水移去,"蛋盒"结构不受影响,圆二色光谱变化很少。而多聚半乳糖醛酸钙同样处理后结构变化很大,Mg$^{2+}$ 与海藻酸盐结合比 Ca$^{2+}$ 低,而且并不生成凝胶。单价阳离子也能与多价阴离子材料作用,但不形成凝胶,凝胶最初形成所需二价阳离子量随阳离子亲和性增加而减少。凝胶形成和离子结合是两个相互关联的过程。Mg$^{2+}$ 结合力较弱,不引起凝胶形成。凝胶的强度与阳离子亲和性有关。高度乙酰化的细菌海藻酸与藻类海藻酸在结合离子程度与选择性结合不同,但是如果这两类海藻酸都脱去乙酰基,两者变得相似。结果表明,藻类海藻酸乙酰化后离子结合与选择性大大降低。

7. 衍生物 海藻酸三乙醇胺溶于 75% 乙醇水溶液。海藻酸三丁胺、海藻酸苯三甲基胺和海藻酸苄三甲基胺都溶于无水乙醇。绝大多数只要有 1 个长碳氢链的四胺化合物加入海藻酸盐溶液中都能引起沉淀。酯类衍生物中最重要的是丙烯甘油酯,它是一种安全的食品添加剂。它与海藻酸盐不同,丙烯甘油酯不被酸沉淀,在酸性条件下仅形成黏性溶液。海藻酸与氯磺酸反应,以吡啶作催化剂可以制备硫酸海藻酸。大幅度降解后的低聚海藻酸寡糖可以用作抗凝剂。海藻酸钠和氯乙酸在 NaOH 存在下相互作用可以生成羧甲基海藻酸的钠盐溶液。海藻酸在负压下与无水氨作用形成酰胺类海藻酸。

8. 沉淀反应 可溶性海藻酸盐溶液中加入二价金属离子,可沉淀析出海藻酸盐。绝大多数情况下,金属离子引起海藻酸盐沉淀的有效性与它们的亲离子顺序和选择系数顺序相一致。但是 Ba 比 Cu 或 Pb 能更有效地引起沉淀。海藻酸盐的钠离子和加入的钠离子产生不同的效果。离子强度的增加使海藻酸盐轻易沉淀,但是碱基置换反应使得二价金属离子和海藻酸盐不能完全结合。由于这两个因素,对于有高选择性系数的 Cu 和 Pb,加入 NaCl 后,引起沉淀所需的金属较少;而对于低选择性系数的 Cr 和 Ni,加入钠盐后引起沉淀所需的海藻酸盐更多;对于中间值的金属离子,则受海藻酸浓度的影响。高浓度时,加入 NaCl 促进沉淀,低浓度时则阻碍生成沉淀。

9. 稳定性　海藻酸盐分子的稳定性主要取决于所处环境,如温度、pH 及存在的污染物。海藻酸盐分子中两个单糖之间的糖苷键在酸碱条件下都十分敏感。在 pH 小于 5 以下的酸性环境下,其分子量出现明显下降,特别是在 pH4 或 pH3 条件下,海藻酸盐分子的酸水解速率比在 pH 中性时明显快得多,这就是海藻酸盐分子中糖苷键的酸水解。与此相反,在碱性条件下,海藻酸盐分子的糖苷键借 β-消除反应而引起链的断裂,如碳酸盐和磷酸盐离子就像催化剂一样,在 β-消除反应中起着碱催化反应作用。海藻酸盐分子的糖苷键还对

自由基十分敏感,该自由基可能来自商业样品中的污染物,如多元酚。多元酚通过氧化还原解聚反应使得海藻酸解聚,其解聚的原理是还原化合物自身氧化随后形成过氧化物(ROOH),这便形成了羟基残基类。这种解聚反应非常快,如同我们用高碘酸钠氧化剂处理海藻酸那样,使得海藻酸分子量明显下降。因此,安全稳定处理海藻酸的条件应该是 pH 中性,限制加热,避免高温灭菌。当然,γ 照射对于该多糖类物质也是有害的,所以尽可能避免。推荐采用除菌过滤的方法,即用 0.22 μm 过滤。

（二）产品标准

由于海藻酸盐理化性质,尤其是能与多价阳离子结合,使得海藻酸盐从传统的工业技术应用转到食品乃至生物医药领域的应用,这就要求各种海藻酸盐具有一定的技术要求及指标。本节将海藻酸、海藻酸钠、海藻酸钙、海藻酸钾和海藻酸铵 5 种产品的工业技术要求列表 1-10。

表 1-10　各种海藻酸盐的工业标准

| | 海 藻 酸 | 海 藻 酸 钠 | 海 藻 酸 钙 | 海 藻 酸 钾 | 海 藻 酸 铵 |
| --- | --- | --- | --- | --- | --- |
| 含量 | 91.0%～104.5% | 90.0%～106% | 89.4%～104.5% | 89.25%～105.5% | 88.7%～103.6% |
| 标准来源 | FAO/WHO1977 | GB1976-80 | FCC1981 | FAO/WHO1977 | FAO/WHO1977 |
| pH | 1.5～3.5 | 6.0～8.0 | — | — | — |
| 干燥失重（105℃ 4 小时） | ≤15% | ≤15% | ≤15% | ≤15% | ≤15% |
| 不溶物 | 氢氧化物 ≤1% | 水 ≤3.0% | — | 水 ≤1% | |
| 灰分 | 4% | 30%～37% | 13%～24% | 22%～33% | 4% |
| 砷盐 | $3\times10^{-6}$ | $2\times10^{-6}$ | $3\times10^{-6}$ | $3\times10^{-6}$ | $3\times10^{-6}$ |
| 铅盐 | $10\times10^{-6}$ | $4\times10^{-6}$ | $10\times10^{-6}$ | $10\times10^{-6}$ | $10\times10^{-6}$ |
| 重金属 | $40\times10^{-6}$ | $40\times10^{-6}$ | $4\times10^{-6}$ | $40\times10^{-6}$ | $40\times10^{-6}$ |

注:FCC—美国食品化学品法典;FAO/WHO—联合国粮农组织/世界卫生组织;GB—中国国家标准。

关于海藻酸钠和海藻酸钙的各国药典标准和医疗器械标准在第二章节全面论述。

# 第四节　生物合成与酶水解

## 一、生物合成

关于海藻酸的生物合成,在不同生物中的合成机制大致相同。

（1）菌类海藻酸盐生物合成机制如下:

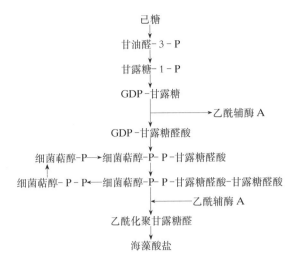

（2）藻类海藻酸盐生物合成机制为：

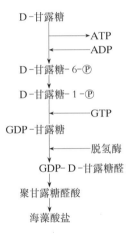

（3）实际上，原核生物和真核生物多糖合成机制基本类似，单糖经磷酸化活化，进一步生成核苷二磷酸糖 GDP-D-甘露糖，后者经 GDP-D-甘露糖脱氢酶作用生成 GDP-D-甘露糖醛酸，然后再进一步聚合成多聚甘露糖醛酸，具体如下：

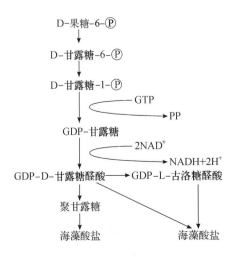

上述机制已被 Lin 等在墨角藻和棕色固氮菌中所证实。Lin 和 Hassid 曾推测多聚甘露糖醛酸经变构酶作用形成海藻酸的机制。Hellebust 和 Haug 在 1969 年测量不同掌状海带组织中光同化 $[^{14}C]HCO_3^-$ 合成海藻酸的情况，他们发现，海藻酸主要在阳光下合成，$[^{14}C]$嵌合进 M 块。黑暗时，海藻酸合成很低，M 块活性保持稳定，而 MG 块和 G 块中$[^{14}C]$活性增加。Larsen 和 Haug 在 1971 年报道有一种变构酶可将 D-甘露糖醛酸变构成为 L-古洛糖醛酸，他们在棕色固氮菌中进一步发现了 C-5 变构酶，Madgwick 也在褐藻中证实了变构酶的存在。多聚甘露糖醛酸 C-5 变构酶将部分甘露糖残基转变为古洛糖醛酸残基，这一步反应需要 $Ca^{2+}$ 存在，$Ca^{2+}$ 浓度可影响反应的产物，这已被变构后分析二体频率所证实。有些藻类海藻酸经细菌变构酶作用后，古洛糖醛酸含量可以增加 60%～70%。已经分离到产生多聚甘露糖醛酸的假单胞菌属的变异种，并且它可以被从野生体克隆的变构酶基因所纠正，显然，变构酶的存在对细菌海藻酸的多聚化并非必需。

变构酶活性随海藻种类不同而有差异，低 $Ca^{2+}$ 浓度可能有利于古洛糖醛酸频率的增加。藻类中海藻酸的合成也许与细菌中类似，先形成一个简单的同聚物，然后在胞外经酶变构形成海藻酸。藻类中变构酶的活性受各种因素的影响，不同含量磷酸盐培养基中生长的藻类，古洛糖醛酸含量随磷酸含量增加而升高。无论海藻的新老，这一现象均存在，说明变构酶系统在快速生长的新鲜海藻和生长缓慢的老海藻中均保持活跃。在这些条件下，酶的活动使得相邻甘露糖醛酸顺序的减少，而导致多聚古洛糖醛酸顺序的增加。Ouarrano 指出，受精导致海藻酸变构酶的活化。该物质起初是由海藻酸和 $Ca^{2+}$ 相互作用，形成海藻酸钙基质或凝胶，然后纤维化成分进一步沉降其上。海藻酸形成前的多糖变构并不仅限于海藻酸，更为复杂的肝素合成中也有类似现象。在葡聚糖合成过程中，含$^3H_2O$培养基中培养的软骨素得到的多聚物分析表明，$^3H$最初聚积在 L-依杜糖残基，然后在 D-葡萄糖醛酸残基上出现。若以葡聚糖为底物，情形可能相反。因此，糖醛酸残基的变构涉及目标糖残基 C-5 位 H 原子的释出，发生逆转，接着从水溶液中重新整合进 1 个 $^3$H 原子。细菌海藻酸合成在棕色固氮菌和铜绿假单胞菌中研究较多。从棕色固氮菌培养的上清液中能够分离获得多聚甘露糖醛酸 5 - 变构酶。该变构酶经硫酸铵沉淀、离子交换层析和亲和层析得到部分纯化。也可以进一步将它结合在环氧树脂活化的聚丙烯酰胺珠上。棕色固氮菌中的变构酶可以作用在大于 2 个相邻单位的甘露糖醛酸块上，多糖底物分子量至少是 1 000 000，该酶需要 $Ca^{2+}$ 稳定蛋白和活性。体外实验发现，底物和 $Ca^{2+}$ 摩尔浓度相匹配时，酶活力最高。$Ca^{2+}$ 浓度对古洛糖醛酸残基引入模式也有影响。低 $Ca^{2+}$ 浓度时，临近其他古洛糖醛酸残基处较易发生变构，高 $Ca^{2+}$ 浓度时，酶作用模式变得很随机。经细菌 C - 5 变构酶作用，藻类海藻酸中古洛糖醛酸含量可以从 40% 增加到 60%～70%。细菌中来自乙酰 CoA 的乙酰基团被乙酰化酶加到部分甘露糖醛酸残基上，变构酶对有 O - 乙酰基团的甘露糖醛酸残基则无法改变。Franklin 和 Ohman 从铜绿假单胞菌中分离到海藻酸乙酰化的 algF 基因。铜绿假单胞菌进行的遗传学研究面临几个问题，从囊泡纤维化患者分离的菌株不稳定，会变成不分泌外多糖的类型。许多早期海藻酸合成所需的酶因含量过低而检测不到。Darzins 和 Charraborty 最终分离得到 1 种稳定菌株，进一步得到 alg 的许多变种异株，用于克隆 alg 基因。亚克隆和互补分析表明，绝大多数 alg⁻ 突变株可以定位于 7 个互补组，鉴定得到部分基团和它们产物的活性如下：

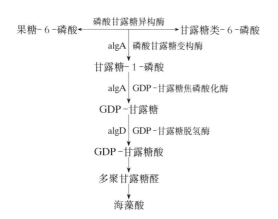

## 二、生物合成的分子遗传学

从菌类的生物合成遗传学方面的研究得知，在

铜绿假单胞菌中至少有 24 个基因直接与其合成有关（表 1 - 11），而来自棕色固氮菌中至少 13 个生物合成基因（表 1 - 12），其中 algE 就有 7 种异构酶（表 1 - 13）。

表 1 - 11　铜绿假单胞菌的海藻酸盐生物合成基因

| 序号 | 基　因 | 基　因　产　物 |
|---|---|---|
| 1 | aglA | 磷酸甘露糖异构酶/GDP - 甘露糖焦磷酸 |
| 2 | algB | 双组分调节系统 ntrC 亚组成员 |
| 3 | algC | 磷酸甘露糖变位酶 |
| 4 | algD | GDP - 甘露糖脱氢酶 |
| 5 | algE | 外膜孔道蛋白 |
| 6 | algF | O - 乙酰化 |
| 7 | algG | 甘露聚糖 C - 5 - 差向异构酶 |
| 8 | algH | 功能未知 |
| 9 | algI | O - 乙酰化 |
| 10 | algJ | O - 乙酰化 |
| 11 | algK | 聚合酶/输出功能 |
| 12 | algL | 海藻酸盐裂合酶 |
| 13 | algX | 功能未知，但是序列与 algJ 高度同源 |
| 14 | algR₁ | 双组分感觉传导系统的调节成分 |
| 15 | algR₂(algQ) | 蛋白激酶或激酶调节剂 |
| 16 | algR₃(algP) | 组蛋白样转录调节物 |
| 17 | algZ | algR 同系物传感器 |
| 18 | algU(algT) | 大肠埃希菌 $\sigma^E$ 全局应力应答因子同系物 |
| 19 | alg8 | 聚合酶/输出功能 |
| 20 | alg44 | 聚合酶/输出功能 |
| 21 | mucA | 反 σ 因子 |
| 22 | mucB | 反 σ 因子 |
| 23 | mucC | 调节剂 |
| 24 | mucD | 丝氨酸蛋白酶（HtrA）同物 |

到目前为止，是否还有其他基因参与海藻酸盐的生物合成？哪些基因对海藻酸盐生物合成是必需的？哪些又是辅助的？哪些起全局调控作用？哪些又是合成中的单一功能？这些问题都有待于进一步深入研究。但仅从表 1 - 11 中我们便可得知，其基因成簇处大多位于 34 min、9 min 和 68 min 处，当然也有个别为 10 min 和

13 min 及未知位置的。另外,有几个基因的基因产物是相同的,如 algF、algI、algJ 的基因产物都是 O-乙酰化,而 alg8、alg44 和 algK 的基因产物都是聚合酶及输出功能。此外,从其生物合成基因及调控中,我们可以得知,algB、algP、algQ、algR、algZ 都是调节子,而 algA～D 和 algU 则属于开关区域,起着操纵子的作用,余下大多为合成基因簇。

表 1-12 棕色固氮菌的海藻酸盐生物合成基因

| 序号 | 基 因 | 基 因 产 物 |
|---|---|---|
| 1 | algA | 磷酸甘露糖异构酶/GDP-甘露糖焦磷酸化酶 |
| 2 | algD | GDP-甘露糖脱氢酶 |
| 3 | algE$_{1\sim7}$ | 甘露聚糖 C-5-差向异构酶 |
| 4 | algG | 甘露聚糖 C-5-差向异构酶 |
| 5 | algJ | 海藻酸盐的输出 |
| 6 | algL | 海藻酸盐裂合酶 |
| 7 | algU | 大肠埃希菌 σ$^E$ 全局应力应答因子同系物 |
| 8 | alg8 | 聚合酶 |
| 9 | alg44 | 聚合酶/输出功能 |
| 10 | mucA | 反 σ 因子 |
| 11 | mucB | 反 σ 因子 |
| 12 | mucC | 调节剂 |
| 13 | mucD | 丝氨酸蛋白酶(HtrA)同系物 |

表 1-12 棕色固氮菌中的基因有与铜绿假单胞菌同源的,也有无明显同源的,早先的研究虽然尚未揭示,但日后也证明了棕色固氮菌有其独特的蛋白结构。例如编码为 E$_{1\sim7}$ Ca$^{2+}$ 依赖性甘露糖 C-5 差向异构酶,它们是由 2 种蛋白模块构成的重复体。模块 A 含 385 个氨基酸,模块 R 含 153 个氨基酸,每个蛋白 C 末端还含有 1 个 S 基序,在模块 A 中出现 1～2 次,而在模块 R 中出现 1～7 次。在模块 R 上含有 4～7 个由 9 个氨基酸组成的重复序列,该系列可能参与 Ca$^{2+}$ 的结合。最近的研究表明,棕色固氮菌与铜绿假单胞菌有许多同源之处。如棕色固氮菌中的 algD 与铜绿假单胞菌的 algD 基因相对应,这 2 个基因在蛋白水平上有 73% 的同源性,棕色固氮菌中,algJ 与铜绿假单胞菌中的 algE 基因相对应,在蛋白水平上有 50% 的同源性,棕色固氮菌基因 algE 中的 7 种差向异构酶见表 1-13。

表 1-13 棕色固氮菌基因 algE 中的 7 种差向异构酶

| 类型 | 分子质量 | 分 子 结 构 | 产 物 |
|---|---|---|---|
| algE$_1$ | 147 200 | A1 R1 R2 R3 A2 R4 | 双功能 G 模块 + MG 模块 |
| algE$_2$ | 103 100 | A1 R1 R2 R3 R4 | G 模块(短) |
| algE$_3$ | 191 000 | A1 R1 R2 R3 A2 A4 R5 R6 R7 | 双功能 G 模块 + MG 模块 |
| algE$_4$ | 57 700 | A1 R1 | MG 模块 |
| algE$_5$ | 103 700 | A1 R1 R2 R3 R4 | G 模块(中等) |
| algE$_6$ | 90 200 | A1 R1 R2 R3 | G 模块(长) |
| algE$_7$ | 90 400 | A1 R1 R2 R3 | 裂解酶活性 + G 模块 + MG 模块 |

海藻酸盐生物合成的调控十分复杂,涉及特异性合成基因的作用,涉及激活 alg 基因的环境因素,涉及遗传开关的操纵,还涉及多种修饰酶的协调作用。在此,介绍大家查阅德国 Rehm 博士有关细菌海藻酸盐的综述文章。本章综合上述的合成基因着重介绍甘露糖 C-5 差向异构酶,因为该酶决定着模块中差向异构反应的模式,即 MG 模块还是 G 模块,具体参见图 1-8。

β-D-甘露糖醛酸

C-5异构酶 algE$_4$

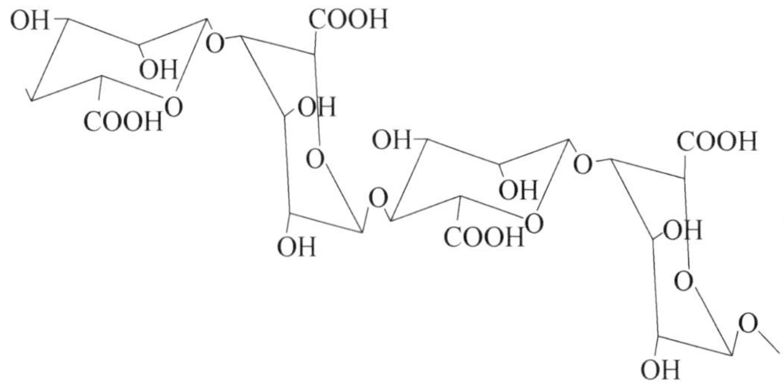

α-D-甘露糖醛酸

图 1-8 甘露糖醛酸 C-5 异构酶 algE₄ 的作用模式

### 三、海藻酸盐水解酶

海藻酸盐水解酶有许多来源,如海藻、海洋软体动物和微生物。多种褐藻的提取物如掌状海带、羽状马尾藻等都有海藻酸酶活性,墨角藻分子发育过程中就有一种结合在细胞壁上的海藻酸水解酶。部分海洋软体生物将海藻酸酶分泌到肠中,主要是为了促进消化褐藻组织。微生物是海藻酸盐酶的一个丰富来源,在 3 种合成海藻酸盐的细菌(啤酒假单胞菌、棕色固氮菌和褐球固氮菌)中均可以检测到酶活性。环状芽孢杆菌、海弧菌、产气克雷伯菌、铜绿假单胞菌和许多未确定的海洋和土壤细菌,都能产生可诱导性海藻酸盐酶。从肺炎荚膜杆菌中分离到的海藻酸水解酶基因已被克隆,而且在 Lac 启动子控制下可以在大肠埃希菌中大量表达。其他微生物来源包括 4 种海洋真菌和 1 种感染棕色固氮菌的噬菌体也都显示出海藻酸盐水解酶活性。细菌中海藻酸盐水解酶活性大多是由海藻酸所诱导,但也有个别是在代谢过程中所产生的报道。在无海藻酸盐的情况下,克隆海藻酸盐水解酶基因在大肠埃希菌中以基准水平表达,当用 IPTG 诱导后则出现过量表达,这样生成的酶就没有海藻酸的混杂。

虽然仅在培养液中可以观察到酶活性这一点证据,通常认为细菌海藻酸盐酶可以分泌出细菌菌体之外。但是,该酶是直接运送到细胞外还是细胞裂解后的结果,几乎没有任何实验来证明。为数不多的几个实验对酶进行了精确的定位,但均不曾达成结论性的结果。例如,有一组报道来源于产气克雷伯菌的海藻酸盐酶在胞外,而另一组报道它主要在胞内。实际上,两组可能都对,因为酶的胞内外

之比往往取决于细胞生长程度。克氏杆菌的酶可能是周围基质来源,与来源于褐球固氮菌和棕色固氮菌的海藻酸盐酶相似。酶从细胞出来进入周围基质或培养液暗示有前体形式存在。对肺炎荚膜杆菌克隆 alg 基因的初步分析表明,原海藻酸酶是翻译的主要产物,经细菌生长过程中合成酶处理后成为海藻酸盐酶的成熟形式。克隆酶在细胞中的分布取决于大肠埃希菌宿主株。所有海藻酸酶水解海藻酸盐都以 β-消除反应机制解聚。这些海藻酸酶水解酶(EC4、2、2、3)以 3 步反应发挥功能,机制与多聚醛酸的碱性降解机制相似。① 底物上的羧基与酶活性部分的正电荷氨基酸侧链形成盐键。② 形成共振稳定的烯醇酸阳离子中间物,伴随 C-5 为质子的碱性催化。③ 电子从羧基转移到 C-4 和 C-5 之间形成氢键,导致 4-O-糖苷键形成(图 1-9),该反应机制的一个结果是无论 β-O-甘露糖醛酸还是 α-L-古洛糖醛酸都产生了 β-消除反应,形成寡聚糖的非还原性末端均生成 4-脱氢-L-次藓基-六-4-烯-吡喃醛酸,因此想要确定断裂糖苷键 4-O-连接侧的醛酸是十分困难的。这一机制与其他多糖水解酶,如与透明质酸水解酶、果胶水解酶机制相似。虽然我们已熟知 β-消除反应机制,但是在确定海藻酸水解酶活性部位的残基方面的研究很少,从角蝾螺中分离的水解酶,如果经胱氨酸、色氨酸或赖氨酸残基化学修饰则失活。由动力学数据分析得到的临时性结论是酶活性部位至少有 1 个胱氨酸、色氨酸或赖氨酸残基。

海藻酸可能被上述水解酶以两个阶段降解。第一阶段,去聚合,黏度快速下降而且还原物质增加,为内水解酶所催化;第二阶段,黏度进一步减少,但是 4-脱氧-L-赤藓基-六-4-烯-吡喃醛酸

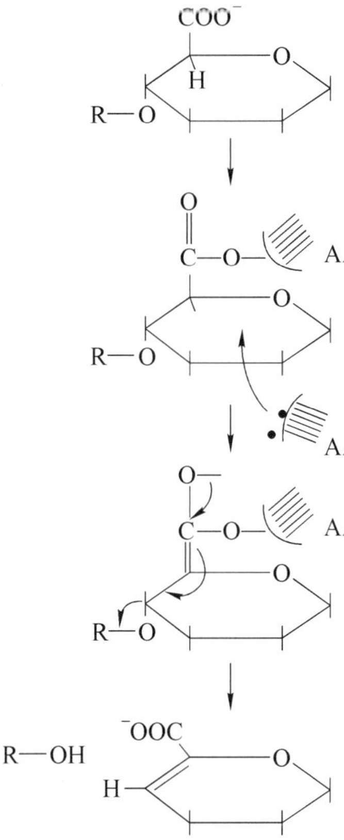

图1-9 海藻酸盐水解酶反应机制

和相应的寡糖大大增加。在证实这一特殊的海藻酸酶之前，需要纯化和分离这些有机物中各种不同的海藻酸降解酶，虽然其他多聚醛酸被水解酶所裂解，但是对于海藻酸可能是个例外。然而，海藻酸水解酶最可能的来源是褐藻，这是一个很大程度上未被开发的资源，它们在褐藻合子发育和组织重塑中起指导性作用。

海藻酸酶的检测和定量有几种方法，将海藻酸掺入固体生长培养基可以检测到产生海藻酸酶的细菌。海藻酸局部去聚合可以用稀盐酸、$CaCl_2$、阳离子变性剂如雷氏红。进一步使用海藻酸的块结构代替完整的多糖，可以判定酶底物的特异性。液体培养基中有一种直接检测细菌海藻酸酶的浊度测定法，其原理是未降解海藻酸和酸性血清蛋白溶液共沉淀。据称该方法比平板分析更灵敏，但是不适于筛选大量的分离物。有几种酶分析方法已经得到成功应用，其中最灵敏但也最难定量的是黏度测量。比较常规的方法是依据测量放出的还原性末端，用硫巴比妥酸分析不饱和糖或直接测量232 nm处的紫外吸收，由于其特异性不受粗酶制

品中其他化合物的干扰，硫巴比妥酸有最广泛的应用性。底物铺盖法适用于等电聚焦后海藻酸酶活性的测定。

用传统方法如硫酸铵沉淀、离子交换层析和凝胶柱层析可以纯化海藻酸水解酶。固定化海藻酸柱大大便利了从褐球固氮菌和棕色固氮菌中纯化海藻酸水解酶。粗提取物中判定海藻酸酶的等电点使得可以用比历史上经典方法更合理的方法来设计实验方案，例如，已知等电点色谱聚焦可以用来快速获取纯化的海藻酸水解酶。用凝胶柱层析和SDS - PAGE可以判定海藻酸水解酶是分子量从25 000～100 000大小的单一亚单位酶。然而，最近的报道表明，从土壤细菌混合培养液分离出的两种海藻酸水解酶具有更复杂的结构。对这些酶分析发现，任何一种酶都是由两个不同分子大小的亚单位组成（$E_1$，35 000 + 20 000；$E_2$，50 000 + 38 000）。目前还无证据表明两个亚单位均为酶活性所必需，而且凝胶层析和电泳检测到的分子大小有显著差异，这些结果最可能的解释是酶没有完全纯化。除分子大小外的其他物理性质也因酶来源的不同而显著改变。酶的等电点值从4.2～9.0，部分制品含几个蛋白带，这就很难说明酶的数重活性或翻译后的物理过程。圆二色光谱有限的数据表明海藻酸水解酶的二级结构变化很大，海洋细菌中分离出的针对多聚M的特异性水解酶有74%螺旋结构，而来源于角蝶螺的海藻酸盐酶却以β折叠为主。不同来源的酶中性pH时效力最高，一般酶最适pH在7.6～8.0，例外的有 D. salia 的水解酶，最适pH在5.5～6.0，而 B. pelagia JBHO水解酶最适pH在5.8，其他环状芽孢杆菌酶的最适pH在7.4。部分海藻酸水解酶的最适pH随溶液离子强度不同而发生显著的变化，其他多种生物聚合物的水解酶也有这一特点，这是因为低离子强度的微环境pH效应。培养液中的离子组成也会影响催化，绝大多数海藻酸水解酶在1～10 mmol/L低阳离子浓度时有最大活性。例如，来源于羽状马尾藻的海藻酸水解酶被 $Ca^{2+}$ 激活，而被 $Mn^{2+}$（特别是低浓度 $Mn^{2+}$）抑制。来源于铜绿假单胞菌的海藻酸水解酶，其最大活性时需要 $Ca^{2+}$，而另有些其他来源的海藻酸盐酶则需要 $Mg^{2+}$。绝大多数胞外海藻酸水解酶最大活性时需要中等的离子强

度,这与它们的外环境是海洋有关。海藻酸盐水解酶有许多用途,如分析海藻酸的精细结构和得到褐藻原生质体。Boyd 和 Turvey 曾用海藻酸水解酶来分析海藻酸块长度,结果与末端基团的分析结果相一致。海藻酸中 M/G 比可以通过 $K_m$ 估计值与标准样品相比较来判定,也可以被用来测定海藻酸中双体频率,但该方法已被 NMR 方法超越。粗制酶制品可以用来制备褐藻原生质体,这是褐藻遗传学修饰的重要一步,另外一个潜在用途是处理囊性纤维化的铜绿假单胞菌感染。体外实验表明,用海藻酸水解酶处理细菌后,巨噬细胞吞噬能力增强。因此,如果能设计出合适的给药途径,海藻酸水解酶将有助于改善病情。另外,选择性酶降解对制备有一定结构和理化性质的海藻酸,特别是满足制药工业中的需要,将有更大更广泛的用途。几种裂解酶的性质见表 1-14。

表 1-14　几种海藻酸水解酶的性质

| 酶　来　源 | 适宜 pH | $K_m$(mmol/L) | 分子量($\times 10^3$) | 等电点 | 序贯特异性 | 最终水解产物 | 定位 |
| --- | --- | --- | --- | --- | --- | --- | --- |
| 产气克雷伯菌 | 7.0 | 0.1 | 31.4 | 8.9 | G ▼ X | 三聚体 | 胞外 |
| 光合细菌 | 7.8 | 1.6 | 29 | 4.2~5.0 | MM ▼ M | 三聚体 | 胞外 |
| 棕色固氮菌 | 8.1~8.4 | 1.0 | 35~42 | 5.1 | M ▼ XM | 三聚体 | 周质 |
| 铜绿假单胞菌 | 7.0 | 6.0 | 39 | 9.0 | M ▼ X | 三聚体 | 周质 |

注:G—古洛糖醛酸;M—甘露糖醛酸;X—G、M 中任意一种;▼—水解断裂位。

## 四、海藻酸链在机体内的降解和解聚

海藻酸盐在哺乳动物体内是不容易降解的,因为哺乳动物体内缺乏一种酶,即针对能降解海藻酸的海藻酸酶(alginase),该酶能断裂海藻酸聚合物链。二价阳离子(如 $Ca^{2+}$)交联的海藻酸聚合物能向其周围基质中释放其二价阳离子与一价阳离子(如 $Na^+$)进行离子交换反应后使其溶解。尽管如此,许多商业获得的海藻酸平均分子量都比机体肾脏的肾清除率的阈值要高得多,因而也不能完全从机体内去除。值得注意的一项探索性研究表明,部分氧化的海藻酸在生理条件下能被降解,即使是轻微氧化的海藻酸也能在水溶液中降解。结果显示,这样的材料可用于药物和细胞释放的载体。用高碘酸钠部分氧化海藻酸就是一个范例,高碘酸钠氧化反应位于海藻酸分子中糖醛酸残基上顺二醇基的碳-碳键,改变了链的构象产生一种开链产物,导致海藻酸分子骨架的降解。该聚合物的降解速度主要取决于氧化程度以及反应介质中的温度和pH。一旦从海藻酸盐中分离获得的 G 块段单独形成凝胶,该 G 块段的氧化就能降解其形成的凝胶。例如,在 pH2.85 条件下从海藻酸盐分离得到聚古洛糖醛酸,然后用高碘酸钠氧化制备聚古洛糖

醛(PAG),在离子交联剂存在条件下,用己二酸二酰肼(AAD)共价交联 PAG 以形成凝胶。在醛与酰肼之间的反应非常快并且导致所形成的腙键水解。所以,所形成的凝胶在水介质中就被降解。在此反应中,所加的 AAD 浓度越高,凝胶降解的速度越快。即使在海藻酸分子一端接上大量的AAD,其所构成的 PAG 凝胶也只显示出缓慢的降解行为,这是由于大量的单端 AAD 分子允许重新穿越连接 PAG 链随之启动的腙键水解。这一发现清楚地表明,海藻酸钠一旦形成了软凝胶就会随着时间慢慢降解,而不像常规凝胶。此外,海藻酸凝胶的降解速率和力学性能可以通过调整海藻酸的分子量分布解耦。无论用离子或共价使得不论高低分子量的海藻酸部分氧化所形成的二元海藻酸凝胶都会导致快速降解。在 G 块长度选用大小错位的两种海藻酸盐制备的凝胶均显示快速的离子交换并导致凝胶分解。

以海藻酸盐为基础的生物医用材料在人体内降解的主要机制是通过胶体中的钙离子与体液中的钠离子交换作用从而分解材料。海藻酸盐链本身在生理条件下(pH7.4,37 ℃)相对稳定,糖苷键裂解的反应速率常数($k$)被估计为 $10^{-6}$ 小时$^{-1}$。分子量与反应速率常数一般关联性为(对于一个随

机解聚的线性链来说）：

$$\frac{1}{M_w} = \frac{1}{M_{w \cdot o}} + \frac{kt}{2M_o} \qquad (1-6)$$

式中：$M_{w \cdot o}$ 为开始降解的重量平均分子量；

$M_o$ 为每个糖残基的摩尔质量，海藻酸钠的摩尔质量为 198 g/mol。

以上述的反应速率常数，$M_{w \cdot o}$ 为 200 000 g/mol 的海藻酸盐会在 pH7.4，37 ℃的条件下约 80 天内降解为 100 000 g/mol。

海藻酸盐的糖苷键对酸（酸水解）和碱（碱性 β-消除反应）都很敏感。最理想的稳定性接近 pH6，实验显示在 pH7.4 产生的降解反应是由 β-消除反应占主导，相当于新合成的非还原端的糖为

4,5 不饱和衍生物（4-deoxy-L-erythro-hex-4-enepyrano-syluronate）（图 1-10）。

在 pH7.4，对 β-消除反应的敏感度可借由引入少量的经过碘酸氧化作用的残基而增加（图 1-11）。产生的二醛物相当不稳定，其反应速率常数在 pH7.4 及 37 ℃下高于无过碘酸氧化的海藻酸盐 1 倍多。值得注意的是，氧化作用明显地影响 $Ca^{2+}$ 对海藻酸盐的胶化作用，与其他在相同条件下进行的胶化反应相比，氧化后的海藻酸盐会产生较脆弱的凝胶，这似乎可以用因环状结构打开而增加链的弹性度来解释。为了得到可调控的降解速率，氧化的海藻酸盐可适量放入海藻酸盐水凝胶中用来培养肌肉母细胞。

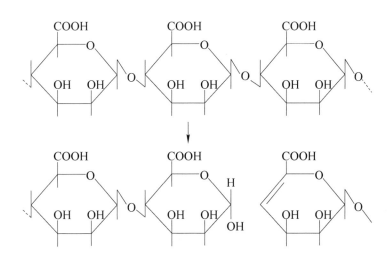

**图 1-10 海藻酸盐的碱性 β-消除反应**

非还原端的不饱和衍生物通常以△表示，相同的衍生物皆可从 M 和 G 形成。

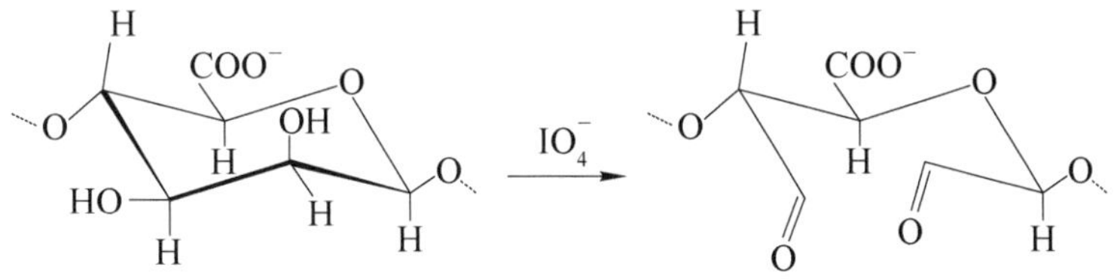

**图 1-11 海藻酸盐 C-2 和 C-3 间的高碘酸氧化反应**

会产生反应性但不稳定的二醛。M 和 G 两者都能被氧化。

如上所述，人体中没有海藻酸盐专一性降解酶。因此，用作为生物医用材料的海藻酸分子链在机体中的降解作用只会借由自发的 β-消除反应产生解聚。可催化 β-消除反应的海藻酸盐裂解酶存在于细菌体中。来自肺炎克雷伯菌

（*Klebsiella pneumonia*）的裂解酶 algA 可切开 GG 和 GM 的链接，但高度进化的具有 GG 专一性的酶变体则从基因工程获得。从棕色固氮菌（*Azotobacter vinelandii*）分离出的 algL 可切开 MM 和 MG 链接，也可作用在 O-乙酰化（细菌的）

的海藻酸盐上。

所有的生物聚合物（包括海藻酸盐）都对活性氧（ROS）引起的降解作用敏感。"自由基去聚合反应"或"氧化还原聚解反应"都是常用的名词，且作用机制相同。与自由基相关的降解作用，尤其是氢氧基（·OH），可从氧分子或水分子产生。活性氧的形成可由金属离子催化，如 $Cu^{2+}$、$Fe^{2+}/Fe^{3+}$，因此去除金属离子对于提取纯化的海藻酸盐极为

重要，此外，这些离子对海藻酸盐的亲和度很高，而且有可能在生产和加工的过程中累积。ROS 也有可能在以 γ 射线消毒生物医用材料的过程中产生，在此过程中海藻酸盐的聚解作用早已有文章发表。γ 射线也可被用来降解海藻酸盐以得到预设分子量的分子。综上所述，海藻酸盐的确切降解机制似乎还未被真正阐明，而降解作用的动力学似乎遵循随机聚解的模式，显示少有或并无偏好任何特定残基。

# 第五节　生物学功能与应用

## 一、生物学功能

### （一）生物骨架样作用

海藻酸在植物褐藻生长与成形中起到了生物骨架样作用，使该类植物组织产生强度和弹性。在菌类中对细菌的菌膜起到结构样作用。实验结果表明，海藻酸盐对铜绿假单胞菌形成三维菌膜是必需的，而且对膜的构成与结构也是十分重要的。如前所述，假单胞菌感染的致病性与海藻酸盐产生有关。实验表明，非黏性菌株所分泌的海藻酸盐能反作用于细菌本身起到保护细菌的作用，致使抗生素不易进入菌体杀死细菌。

### （二）细胞生物学功能

20 世纪 90 年代以来，人们一直在不断探索海藻酸盐对各种细胞的影响和作用。许多学者均采用海藻酸盐基水凝胶包埋各种细胞用以治疗相关疾病（表 1-15）和再生各种组织（表 1-16）。

表 1-15　海藻酸盐包埋非自体细胞治疗相关疾病

| 包埋的细胞类型 | 分泌出治疗性蛋白 | 治疗相关疾病 | 作者（年份） |
|---|---|---|---|
| 成纤维细胞 | 人生长激素 | 侏儒 | Chang 等（1994） |
| | 血管内皮生长因子 | 心血管疾病 | Keshaw 等（2005） |
| 成肌细胞 | 人凝血 IX 因子 | 血友病 | Hortelano 等（1996） |
| 肾细胞 | 内皮抑制蛋白 | 胞肿瘤 | Joki 等（2001）Read 等（2001） |
| 胰岛细胞 | 胰岛素 | 糖尿病 | Calafiore 等（2006）Zimmermamn（2007） |

表 1-16　海藻酸盐包埋细胞再生相关组织

| 包埋的细胞类型 | 工程化组织 | 作者（年份） |
|---|---|---|
| 神经前体细胞 | 神经 | Zielinski & Aebischer（1994） |
| 背根神经节 | 神经 | Bellamkonda 等（1995） |
| 成骨细胞 | 骨 | Kong 等（2003） |
| 软骨细胞 | 软骨 | Choi 等（2006）Hong 等（2007） |
| 间充质干细胞 | 骨 | Smith 等（2007） |
| 肝细胞 | 肝 | Khattak 等（2007） |
| 成纤维细胞/角化细胞 | 皮肤 | Hunt（2011） |

几十年的基础研究和临床应用业已证实，海藻酸盐水凝胶在临床相关疾病的治疗和再生组织方面具有巨大的潜能。本节着重就海藻酸盐基水凝胶包埋成纤维细胞、胰岛细胞、肝细胞和软骨细胞并施加影响后产生的相关作用及直接或间接对免疫细胞的作用与抗肿瘤作用阐述如下。

1. 海藻酸盐对成纤维细胞的影响　2011 年，Hunt 用海藻酸钙水凝胶包埋成纤维细胞和在水凝胶表面培养角质细胞构建双层皮肤移植物，进行了人工皮肤的系统性研究。他们使用 5%（$w/v$，下同）和 2% 海藻酸盐基水凝胶进行研究，通过荧光染色法、免疫化学和噻唑蓝试验（thiazolyl blue assay）等进行评价，结果显示，这两种浓度的水凝胶包埋可使成纤维细胞保持生存能力至少 150 天并保持可逆的有丝分裂和异化的抑制。通过逆转录聚合酶链反应（RT-PCR）和酶联免疫吸附试验，证实血管新生因子如血管内皮生长因子、白介

素-6(IL-6)和神经生长因于在两种水凝胶支架所包埋的成纤维细胞持续表达。组织学染色表明，水凝胶支架降解后，成纤维细胞分泌细胞外基质并促进皮肤修复。通过测量水凝胶支架释放的钙、水凝胶流变学特性的改变、形态和质量，比较随着时间的推移水凝胶支架的降解情况，发现5%海藻酸凝胶的降解比2%海藻酸水凝胶慢。通过逆转录聚合酶链反应，包埋在5%海藻酸水凝胶的成纤维细胞显示出表达角化细胞生长因子，以支持角化细胞的增殖和分化。通过组织学、免疫染色和逆转录聚合酶链反应，在5%海藻酸水凝胶表面培养的角化细胞看来能形成多层表皮结构。下面简单介绍其实验的主要几个结论。

(1) 对成纤维细胞生存能力和分解代谢活动的影响：包埋在5%和2%海藻酸水凝胶中的成纤维细胞被证明至少存活了150天，而且这些成纤维细胞基本上都能分泌各种因子以支持角化细胞生长和分化并促进再上皮化，分泌细胞外基质提供真皮修复和分泌因子支持内皮的补充以促进组织血管形成。结果还显示海藻酸包埋会抑制有丝分裂，初步推断这种对有丝分裂的抑制可以通过海藻酸水凝胶支架的降解释放所包埋的成纤维细胞予以逆转，从而进一步确认包埋成纤维细胞是存活的。有丝分裂抑制显示在共培养中包埋的成纤维细胞不会使角化细胞过度生长，不需要γ射线的照射或成纤维细胞做丝裂霉素C处理。包埋在海藻酸水凝胶里的成纤维细胞的有丝分裂抑制的可逆性也伴随着细胞的分解代谢抑制的可逆性。这种分解代谢的抑制作用可能是在无血管的支架中至少保持了150天的包埋其中的细胞还有生存能力的原因。代谢抑制的可逆性再次确认包埋后细胞的生存能力是一直维持的。同时表明随着体内支架降解，组织代谢的需求将增加，因此，支架应转为血管化是至关重要的因素。

(2) 上皮化再生：RT-PCR显示，包埋在5%海藻酸凝胶中的成纤维细胞能维持角质细胞生长因子的转录，角质细胞生长因子可支持角质细胞增殖与分化以达到表皮替代。角质细胞种在海藻酸凝胶的表面形成多层表皮层与角质细胞种到有丝裂霉素C处理的饲养层的Thincert TM膜进行比较。A/L培养14天后，组织学分析和PanK染色

表明，角化细胞在海藻酸水凝胶的表面形成了多层表皮，但这些多层并不连续，缺少角质层。另外，分化标记物的RT-PCR显示，与在Thincert TM膜进行生长的角质细胞相比较，在海藻酸盐表面生长的角质细胞改变了分化模式，这可能是由于角化细胞有限地黏附在海藻酸凝胶的表面所致，因为粘连是表皮发育的一种关键调节器。

(3) 海藻酸凝胶支架替代了正常的细胞外基质：组织学评估显示，没有证据表明在包埋期间细胞外基质积聚，但随着海藻酸水凝胶的降解，包埋的成纤维细胞能分泌胶原蛋白，因此，海藻酸水凝胶支架应该能替换正常细胞外基质促进皮肤修复。用电感耦合等离子质谱仪(ICP-MS)测定交联钙离子的释放和流变特性、形态和质量的变化来评估包埋在2%和5%海藻酸水凝胶中成纤维细胞和非细胞的退化，结果表明，随着时间的推移海藻酸水凝胶慢慢地降解，但至少在28天的培养期间可保持凝胶状形态和力学性能。在开始的7天，其海藻酸水凝胶的力学性能急剧下降，接下来的21天下降缓慢。开始7天的力学性能急剧下降是由于水凝胶支架中细胞的增加所致，但是，非细胞和包埋细胞之间的力学性能差异不能归因于不同细胞之间的钙释放。总体来说，降解分析的结果表明，5%海藻酸凝胶降解速度低于2%海藻酸水凝胶，并在培养时期保留更高的力学性能。

(4) 血管生成：支架的血管化是移植细胞维持生存和正常功能，以及支持组织生长的基础。移植血管化是通过血管生成所致，而血管生成又受诸多因子影响，如成纤维细胞生长因子(FGF-2)、血管内皮生长因子(VEGF)、白细胞介素-6(IL-6)和神经生长因子(NGF)等。RT-PCR分析表明，包埋在2%和5%海藻酸水凝胶中的成纤维细胞保持着VEGF、IL-6和NGF持续的转录，却并没有维持FGF-2的转录。酶联免疫吸附法(ELISA)评估包埋成纤维细胞的VEGF表达水平，结果显示，包埋在2%和5%海藻酸水凝胶中成纤维细胞表达的VEGF蛋白水平显示出可比性，大约为单层成纤维细胞培养中所表达水平的1/4。最终，如此低的血管生成因子的表达水平不足以导致增强内皮细胞补充或迁移到海藻酸水凝胶支架。

2. 海藻酸盐对胰岛细胞的影响　谈及海藻酸

盐对胰岛细胞的影响，客观地说，针对性研究海藻酸盐对胰岛细胞的作用与调控等的研究工作所见报道甚少。大多集中在用海藻酸盐制造微囊包埋胰岛细胞植入机体后，观察其释放胰岛素的多少及胰岛细胞存活时间的长短。因此，本节就海藻酸盐微囊的制备、包埋胰岛细胞的体外及动物实验和人体临床应用的情况简述如下。

（1）海藻酸钠微囊的制备：早在 1986 年，O'Shea 和 Sun 制备了海藻酸钠-聚赖氨酸-海藻酸钠（APA）微囊并进行了大量的研究后证明，APA 微囊化胰岛不但在体外长期培养具有良好的活性和功能，而且在同种或异种动物移植模型研究中显示出有效地逆转动物的高血糖状态，使糖尿病症状得以缓解且没有发生排斥反应。我们知道，单纯海藻酸钠制备的微囊不是十分稳定且存在一些不足，为了稳定海藻酸钠微囊同时调节其微囊的孔径结构而选择了用阳离子的聚赖氨酸。但聚赖氨酸的生物相容性差且其正电荷对机体组织细胞有影响，所以必须再包一层海藻酸钠以形成 APA 微囊。由于聚赖氨酸是人工合成的阳离子聚合物，不仅需要进口而且价格昂贵。近年来，用壳聚糖（葡糖胺聚糖）取代聚赖氨酸制备海藻酸钠-壳聚糖微囊。实验结果表明，壳聚糖作为制备微囊的生物材料具有与聚赖氨酸类似的反应活性。而且微囊膜有更好的机械强度，在实验动物体内能长时间保持完整的形态和结构，对囊内的细胞有优良的保护作用。也曾有研究人员采用氯化钡替代氯化钙作为交联剂制备海藻酸钠微囊，经猪胰岛移植治疗糖尿病的实验证实，该微囊能有效地抗排斥保护囊内细胞的功能，更重要的是它能克服由聚赖氨酸所致的微囊周围纤维化。

（2）体外及动物实验：自 20 世纪 70 年代起，许多动物试验及临床应用均证明进行胰岛移植可以有效地逆转因糖尿病引起的慢性高血糖状态，但由于机体对移植物的免疫排斥，使得移植的胰岛不能在体内长期存活，导致治疗的远期效果不理想。1980 年，Lim 和 Sun 首次用 APA 微囊化胰岛进行动物同种间及异种间移植，使链佐星（链脲霉素）或四氧嘧啶诱导的糖尿病模型动物血糖水平恢复正常，体重增加。实验证明，海藻酸钠微囊的免疫隔离膜通过免疫隔离作用，抑制了机体对移植物的免疫排斥反应，明显延长了异种胰岛的存活和功能的

维持时间。此后，随着动物胰岛的分离和纯化技术得到改进，使得微囊化异种移植的研究取得了重大进展，在啮齿类、犬类以及灵长类糖尿病动物中获得了成功。李崇辉等采用 Sun 的 APA 微囊胰岛制作技术，分别包裹大鼠胰岛和胰岛素分泌细胞系移植于糖尿病小鼠腹腔，结果表明，APA 微囊化大鼠胰岛或胰岛素分泌细胞移植，均可使糖尿病小鼠血糖水平降低至接近正常水平达 3 周至 110 天，明显高于未包囊组，而且移植微囊无明显组织反应。随后，Sun 等通过改善 APA 微囊膜的特性，将包埋的猪胰岛移植给 9 只自发性糖尿病猴，其中有 7 只停用胰岛素而血糖维持正常达 120～804 天。

（3）人体临床应用：第 1 例人体临床试验是在 38 岁患 1 型糖尿病男性患者身上实施了包埋胰岛的异体移植术。该患者所用的是尸体人胰岛，用海藻酸盐做微囊植入到该患者腹膜内，患者停止所有外源性胰岛素达 9 个月。需要强调的是，该患者因另患有肾移植并在使用抗排斥药。随后在 2005 年，又有 4 位患 1 型糖尿病的患者移植了微囊化胰岛。结果表明，患者的外源性胰岛素需求明显下降，但跟踪随访 7 年后发现，所有患者的外源性胰岛素的需求量又回到了移植前水平。在 2010 年的 2 例单独试验的患者身上也发现了同样的结果。有一个患者接受了经腹腔镜检查移植的胰岛，研究人员发现虽然该患者体内仍然能检测到 C 多肽，但却不能分泌足量的胰岛素以有效地控制糖尿病，其原因是移植的微囊周围已有纤维化且出现了胰岛的坏死，这与以前许多动物试验中所见的基本一样，说明需进一步改进微囊技术及相关内容。用其他生物材料所做的微囊化胰岛人体试验在此不做一一介绍。总的来说，使用包埋猪的胰岛异种移植获益的患者均可通过暂时减少糖尿病的负担而不需要有毒的抗排斥治疗，然而，最终治疗结果还是失败。目前正在积极研究改进现有技术，以期达到彻底治愈的目的。

3. 海藻酸盐对肝细胞的影响　Miura 等的研究表明，在藻酸钙水凝胶中培养的大鼠肝细胞，具有长期的白蛋白、尿素、糖原合成功能，以及对酚类和脂肪酸等肝毒性物质的去毒功能。Wang 等将肝细胞种植在海藻酸钠制成的膜上，通过用扫描电镜、免疫学及激光扫描共聚焦显微镜检测，发现肝

细胞在海藻酸钠膜上长势良好,功能表现正常,能够分泌白蛋白。说明海藻酸钠是肝细胞增殖潜在的可作为首先选择的生物材料,能有效促进新生肝脏细胞向有功能肝脏组织的成熟,维持和延长肝细胞的功能。Ginzberg 等将新生小鼠的肝细胞和肝干细胞分离后种植在大孔海藻酸盐的支架中培养,3 天内支架中的细胞就表达出成熟肝脏的酶基因(如色氨酸加氧酶),分泌出高水平的白蛋白,并完成第一阶段的药物代谢,细胞形成紧密的球状,建立起一种同型和异型的细胞与细胞之间的相互作用。到第 6 周,球状体细胞变成类器官,外表有一层被层粘连蛋白覆盖的成熟肝细胞。相反,种植在同样大孔的胶原支架中有活力的黏附细胞却没有表达出成人肝脏的酶类,也没有分泌白蛋白。Lin 等将骨髓间充质干细胞放入海藻盐酸支架里培养几天后,这些细胞显示出一些肝脏特有的标记和功能,表达编码白蛋白、甲胎蛋白、连接蛋白-32 和 CYP7A1 的基因。此外,这些细胞还能合成白蛋白和甲胎蛋白,表达 CK18 并能够储存糖原。广州中山大学附属第三医院肝胆外科林继宗等报道了海藻酸支架骨髓间质干细胞复合物在 70% 肝切除大鼠体内应用的实验研究,目的是评价海藻酸支架骨髓间质干细胞复合物在急性肝衰竭大鼠体内应用的可能性,为人工肝组织的体内应用提供基础。材料取骨髓间质干细胞种植于海藻酸支架后形成支架细胞复合物。动物分实验组和对照组,构建 70% 肝切除大鼠模型,实验组大鼠给予支架细胞复合物平铺于肝脏创面上,对照组给予单纯支架。4 周后取出支架细胞复合物后切片行白蛋白免疫组化检查支架上细胞的转归。同时比较两组大鼠生存率及肝功能变化情况。结果发现在体内应用后,骨髓间质干细胞能够在海藻酸支架上分泌白蛋白。实验组大鼠的生存率及肝功能情况优于对照组。结论是海藻酸骨髓间质干细胞复合物在急性肝衰竭大鼠体内能够起到部分肝功能支持的作用。

4. 海藻酸盐对软骨细胞的影响　许多研究结果表明,软骨细胞在海藻酸钙基质中生长良好,可以不断增殖并分泌软骨基质。Paige 等报道了将海藻酸钙基质上覆盖软骨细胞后成功地在裸鼠皮下构建出软骨组织。他们将缓慢聚合的海藻酸钙水凝胶作为可注射软骨细胞的载体,把刚从牛前肢

取得的关节软骨细胞与海藻酸钙水凝胶混合,然后注射到无胸腺小鼠体内。6 周后,在注射部位附近取下新形成的组织,进行组织学分析,结果表明有透明软骨的形成。免疫组织化学显示在海藻酸盐基质中有黏多糖和 Ⅱ 型胶原,Ⅱ 型胶原的存在证实了透明软骨的形成。郭全义在其博士毕业论文中,用藻酸钙凝胶培养羊的关节软骨细胞,发现软骨细胞能在藻酸钙凝胶中保持表型(分泌 GAG 和 Ⅱ 型胶原)及增殖;他还利用藻酸钙介导培养的软骨细胞和分泌的基质,成功地构建了组织工程化骨,经组织学和免疫组化鉴定,具有正常软骨组织的组织学和生化特性。随后有许多实验表明,藻酸钙凝胶具有良好的生物相容性,软骨细胞可在其中长期培养分裂增殖并持续分泌软骨特异基质,维持软骨细胞的正常表型。山西医科大学第二医院骨科黄永波报道了他们探索以海藻酸钠为载体的成年兔软骨细胞构建工程化软骨的可行性。取新西兰兔膝关节软骨,酶消化法得到高纯度软骨细胞与海藻酸钠混合,CaCl$_2$ 溶液中凝胶化后于 24 孔培养板中培养,分别在 2、4、6、8、10、12 周,取细胞盘,用 HE、AB2PAS 染色及免疫组化分析,测定细胞盘中蛋白多糖含量,并做透射电镜观察,结果显示成年软骨细胞在海藻酸钠中呈丛状或球状增殖,4 周时达增殖高峰,盘中 Ⅱ 型胶原及蛋白多糖的含量随培养时间延长逐渐增加,无 Ⅰ 型胶原产生。电镜观察软骨细胞超微结构无异常改变,由此可推断,海藻酸钠可保留软骨细胞分泌的基质,可用于工程化软骨的构建。李文辉等通过观察骨髓基质细胞复合藻酸钠形成的藻酸钙凝珠体外培养扩增后观察其细胞活力、组织形态学和细胞超微结构的变化,结果表明,复合骨髓基质细胞的藻酸钙凝珠亲水性好,营养物质易于渗透,适合细胞生长、增殖,骨髓基质细胞增生分裂能力活跃,通过体外培养,使体内骨髓基质细胞实现数目扩增是可行的,说明藻酸钙复合骨髓基质细胞用于组织工程方法修复骨软骨缺损具有可行性。

5. 海藻酸盐对免疫细胞的影响　Otterlei 等发现海藻酸钠能刺激人浆细胞大量产生 TNF-α、IL-6、IL-1。Fujihara 和 Naguno 研究发现,海藻酸钠能够增强体液免疫,促进淋巴细胞转化,对大鼠红细胞凝集有明显促进作用,降低胆固醇及对

抗由环磷酰胺引起的细胞下降,并能对抗$^{60}$Co、γ射线辐射等。海南医学院谭光宏等发明了"一种可以诱导肿瘤免疫反应的海藻酸盐基微颗粒的制备方法"并申请了发明专利,他们利用基因工程技术,构建了MIP-3α真核表达质粒并转化肿瘤细胞,通过筛选获得稳定表达MIP-3α的肿瘤细胞,同时培养大肠杆菌并溶于海藻酸盐溶液中,经高温高压消毒后将MIP-3α肿瘤细胞混匀于细菌海藻酸盐溶液中,然后采用雾化器将"MIP-3α肿瘤细胞细菌海藻酸盐溶液"进行雾化,并将雾化颗粒喷入氯化钙溶液中。经过纱网过滤后获得可以注射的MIP-3α肿瘤细胞细菌海藻酸盐基微颗粒,MIP-3α肿瘤细胞细菌海藻酸盐基微颗粒在体外培养环境中可以表达分泌MIP-3α蛋白,将微颗粒注入

小鼠膜腔,在肿瘤模型中证实有效抑制肿瘤生长和转移,具有明显的治疗肿瘤的作用。

6. 抗肿瘤效应 海藻酸盐能抑制各种小鼠肿瘤,如S180、欧利希腹水肿瘤、同种IMC癌瘤。海藻酸钠中MM块含量水平高,抗肿瘤活性也高,推测海藻酸盐的抗肿瘤活性受它们构象的影响。甘露糖醛酸残基是海藻酸盐中活性细胞动素的诱导者。但是M并不增加巨噬细胞的趋化性。因此,富含GG海藻酸盐的抗肿瘤活性较小,可能是因抑制巨噬细胞趋化性造成的(表1-17)。海藻酸盐中$Ca^{2+}$浓度较高时,对巨噬细胞诱导能力也高,而抗肿瘤活性在$Ca^{2+}$浓度较低时几乎没有。高GG块含量的海藻酸盐加入3 mmol/L $Ca^{2+}$后CD光谱接近于高MM含量的海藻酸盐。

表1-17 海藻酸盐抗肿瘤活性

| 海藻酸 | 分子量 (×10³) | MM/GG | 抗肿瘤活性(ILS,%) | | |
| --- | --- | --- | --- | --- | --- |
| | | | 50(×10⁻⁶ g/g) | 25(×10⁻⁶ g/g) | 6.3(×10⁻⁶ g/g) |
| EK-algNa | 2.36 | 3.01 | 162 | 154 | 73 |
| LN-algNa | 2.52 | 2.36 | 117 | 58 | 50 |
| LA-algNa | 2.25 | 2.20 | 31 | 46 | 38 |
| SF-algNa | 2.26 | 1.16 | 38 | 8 | 13 |
| MM-algNa | 2.34 | 0.73 | 67 | 20 | 0 |

注:$ILS = (T/C - 1) \times 100\%$,生活寿命的增加。

## 二、食品和医药领域的应用

海藻酸钠是从海藻中分离出来的一种多糖。因为它是天然的,与合成物相比,它具有良好的生物相容性。在20世纪70年代初,美国食品和药物管理局(FDA)给出了海藻酸钠作为食品和药物成分"一般认为安全"(GRAS)的地位。它通常被视为是一种无毒、无刺激性的材料。海藻酸钠早在1938年就被引入美国药典,并已被制药业广泛用来作为片剂结合剂。海藻酸钙凝胶对细胞无毒,因此适合用于药物输送等药物缓释方面应用。在食品工业中,海藻酸钠被广泛作为填充剂和增稠剂使用。就口服而言,海藻酸钠被认为是一种可生物降解的纤维,耐消化酶消化,并可能由结肠细菌对短链脂肪酸乙酸、丙酸和丁酸作用而部分发酵。在一项包含5位正常健康受试对象的小群体人体试验中,研究对象以175 mg/(kg·天)的剂量服用海藻

酸钠7天后,再以200 mg/(kg·天)的剂量服用16天,对血液学指标、血浆生化和尿液分析参数、血糖和血浆胰岛素浓度、呼气氢浓度等没有显著影响,期间未观察到过敏性反应。除了来自评估肌内注射和皮下暴露的自凝胶海藻酸钠小动物研究的初步数据外,在这些研究中剂量达到10 mg/kg时没有观察到死亡或异常临床症状,为海藻酸钠安全性提供了进一步证据。因此,海藻酸盐作为人体临床上应用的生物医用材料是十分安全且有发展潜力的。

### (一)食品工业上的应用

海藻作为食物可以直接食用,十分安全。世界卫生组织(WHO)和联合国粮食和农业组织(FAO)下属的食品添加剂联合专家委员会(JECFA)都明确规定:"海藻酸钠的每日容许摄入量(ADI)无需特殊规定。"作为食品和功能食品的添加剂使用,国际食品法典委员会(CAC)在《食品

添加剂通用法典标准》中规定："按照良好的生产规范（GMP），海藻酸、海藻酸钠、海藻酸钾、海藻酸铵、海藻酸钙均允许在食品中适量使用。"2011年，中国公布了最新版《食品添加剂使用卫生标准》（GB 2760—2011），标准规定："海藻酸钠、海藻酸钾可按生产需要适量添加于各类食品（例外食品除外）。"正是由于海藻酸盐的食用安全性，全世界生产的海藻酸盐80%以上都用在了食品工业上。在食品和功能食品中，海藻酸盐借其增稠作用、稳定作用、乳化作用、水合作用、胶凝作用、固化作用和黏合作用大量用在各类食品中（表1-18）。

表1-18　海藻酸盐在食品中的功能与效果

| 食品类型 | 主 要 功 能 | 实 际 效 果 |
|---|---|---|
| 果冻 | 增稠、胶凝、固化 | 弹性、爽滑 |
| 糖果 | 水合、胶凝、固化 | 柔软、韧性 |
| 面点 | 黏合、拉伸、水合 | 弹性、韧性、爽口 |
| 饮料 | 增稠、乳化、稳定 | 爽口、平滑、细腻 |
| 酒类 | 消泡、澄清、稳定 | 爽口、味稳 |

除食品添加外，海藻酸还可用于做仿食品，即人造食品，如人造水果、人造鸡蛋、人造奶油、人造虾肉、人造海蜇、人造素菜和人造鱼翅等。在功能食品方面，海藻酸可制造减肥饮料、降糖食品、降胆固醇食品和排铅奶粉。早在1997年，我国卫生部就曾批准海藻胶是具有排铅功能的物质，可用作各类保健食品。

**（二）制药工业中的应用**

**1. 胃药-海藻酸铝镁颗粒**　海藻酸铝镁颗粒可用于缓解胃酸过多引起的胃痛、胃灼热（烧心）、反酸，也可用于慢性胃炎。其药理作用是能中和胃酸，并能保护胃黏膜且作用时间长。该药为胃食管酸反流抑制剂。当被咀嚼时，口腔内的唾液使海藻酸与发泡剂起反应，生成充满气体的海藻酸钠凝胶，这种充满气体的泡沫层被称为"筏排"，它在胃内容物表面上浮动，由于胃内容物为酸性，故可在界面处沉淀出一层海藻酸，通过这种浮动"筏排"的物理作用阻止胃食管的酸反流，从而对下食管黏膜起保护作用。其抗酸成分（三硅酸镁、氢氧化铝）可通过保护胃和食管黏膜而避免胃酸的侵袭，起到辅助治疗的作用。本品的作用方式与普通抗酸药不同，因为海藻酸凝胶的黏稠度可以防止本品中和大量胃酸，故不对胃内容物的酸性有重大影响，但本品中的抗酸成分可以避免与胃酸迅速接触，所以本品不是中和胃酸，而是以接近中性的"筏排"形成胃内浮游物，可提高pH超过临界值4，从而对下食管黏膜起保护作用。

**2. 心血管药物-注射用藻酸双酯钠和藻酸双酯钠片剂**　中国海洋大学医药学院的李春霞在2012年总结藻酸双酯钠近30年的生产和临床应用情况时认为，藻酸双酯钠（PSS）是由中国海洋大学研制开发的中国第一个海洋糖类药物，为类肝素药物，临床主要用于缺血性心、脑血管疾病和高脂血症的防治。自1986年投产面市后，由于对心脑血管疾病的独特疗效，先后获国内外数项大奖，取得了显著的经济与社会效益。经国家食品药品监督管理局2012年数据检索，目前国内已批准藻酸双酯钠生产批准文号292个，其中原料药25个、片剂215个、注射液52个，涉及生产企业200余家，是中国上市海洋药物生产规模最大的品种。藻酸双酯钠在临床应用已有20余年，主要用于缺血性脑血管疾病，如脑血栓、脑栓塞、短暂性脑缺血发作及心血管疾病，如高血压、高脂蛋白血症、冠心病、心绞痛等疾病的防治。藻酸双酯钠在治疗心脑血管类疾病临床疗效方面的总有效率达80%～95%，并且随着临床用药和研究，还发现PSS对另外一些疾病也有很好的疗效，如癌症、糖尿病、慢性肾小球肾炎、肝炎、银屑病、不安腿综合征（restless legs syndrome，RLS）等。藻酸双酯钠经过20世纪90年代初的研究热潮和21世纪初的趋于平淡，近几年随着临床用药的深入和新的药效的发现，对其研究又逐渐增多，尤其是分子作用机制方面的报道成为热点。藻酸双酯钠是一种硫酸化多糖类化合物，以褐藻（如海带）提取物褐藻酸为基本原料，首先经过降解得到低聚褐藻酸，再通过化学修饰的方法引入丙二醇酯基和硫酸酯基，以$\beta$-D-(1,4)-甘露糖醛酸（M）和$\alpha$-L-(1,4)-古洛糖醛酸（G）为基本糖链骨架组成的聚阴离子化合物，具有肝素样的结构特征和生理作用。作为一种多糖类药物，PSS原料药的相对分子质量一般为10 000～20 000，其分布宽度＜1.80，其中甘露糖醛酸和古洛糖醛酸的比例约为7：3。藻酸双酯钠作为海洋多糖类药物的代表,在抗凝血、抗血栓、降血脂和改善微循环等方面具有极其重要的应用。

藻酸双酯钠的临床应用:藻酸双酯钠降低血液黏度,使凝血酶失活并抑制血小板黏附和聚集以及调整血浆胆固醇和脂蛋白活性是其主治心脑血管疾病和辅助治疗肾病、糖尿病等高凝性疾病的关键。围绕抗凝血和降血脂活性延伸的改善,器官组织微循环功效为其临床扩展应用奠定了基础;对神经细胞的保护作用使其对脑血管患者并发的神经系统损伤有治疗作用。藻酸双酯钠发挥临床药用功效是其多样的药理活性综合发挥作用的结果,具有对多病理靶点联合起效治疗疾病的特点,因此,广泛应用于临床(表 1 - 19)。

表 1 - 19　藻酸双酯钠的临床应用

| 类　别 | 临　床　应　用 |
| --- | --- |
| 心血管病 | 冠心病、肺心病、心绞痛、心衰、心肌梗死、弥散性血管内凝血 |
| 脑血管病 | 脑血栓、脑梗死、椎动脉缺血、眩晕症、偏头痛、假性延髓麻痹 |
| 高血脂 | 高黏血症、高脂血症、儿童过敏性紫癜高黏滞血症、动脉粥样硬化 |
| 肾病 | 肾病综合征、糖尿病肾病、慢性增殖性肾小球肾炎 |
| 糖尿病及并发症 | 2 型糖尿病、糖尿病肠病、糖尿病足、糖尿病周围神经病变 |
| 皮肤病 | 睑黄瘤、重症皮肤病、新生儿硬皮病 |
| 其他 | 肝炎、肺炎、痛风、不安腿综合征、突发性耳聋、系统性红斑狼疮 |

**3. 药用辅料**　在药品的各种剂型中海藻酸钠可以作为药用辅料或载体。

(1)片剂:海藻酸钠常用作增稠剂、助悬剂和崩解剂。作黏合剂,以浓度 3%～5%溶液使用;作速释片崩解剂,用量 1%～5%。多以细粉状干法与药物混匀,制粒压片或装胶囊,也可粉末直接压。制粒压片可改善裂片现象,制片用量即使增加到 1%以上或加大压力,崩解时间并不增加,优于明胶、淀粉。蒋新国等以盐酸普罗帕酮为模型药物,比较了海藻酸钠、壳聚糖及两者混合物骨架的缓释作用及释药特性。结果表明,海藻酸钠与壳聚糖混合物的缓释作用最好,释药速度受递质的影响较大,当两者比例为 1∶1 或 3∶2 时,缓释片在人工胃液和人工肠液中的释药规律相近。以盐酸普罗

帕酮、盐酸地尔硫䓬及硝酸异山梨酸酯为模型药物,与 5 种不同产地的海藻酸钠混合以制备缓释骨架片,释药的研究表明:海藻酸钠的分子量越大,释药速度越慢。聂淑芳等以海藻酸钠为亲水骨架材料,粉末直接压片制备长春西汀控释片,考察海藻酸钠用量及黏度,枸橼酸用量,释放介质离子强度和 pH 对药物体外释放行为的影响。结果显示,以上这些因素对药物体外释放行为均有显著影响。值得注意的是,通过调节处方中枸橼酸的用量可以使药物的体外释放达到表观零级释药行为。

(2)微球(微囊):海藻酸钠是一种阴离子聚电解质多糖,能与带正电荷的高分子化合物如壳聚糖通过静电作用形成微囊。这种载体对包封在微囊中的不同电性的药物具有不同的包载能力。这类聚电解质复合物既可作为药物的释放载体,从而提高微囊的稳定性和载药量,又可调节药物释放度,以及加强海藻酸钠的 pH 依赖性。其缓释原理为:当药物释放时,微囊最外层是易溶解的壳聚糖外层,一般不含被包封药物;中层是均匀分散有被包封药物的壳聚糖-海藻酸钠的复合膜;内芯是均匀分散有被包封药物的海藻酸钙芯料。在模拟胃液中释放时,壳聚糖外壳及中层复合膜中的部分壳聚糖溶解,其中复合膜中的部分壳聚糖不溶解是由于海藻酸盐的静电吸引作用造成。随着复合膜中部分壳聚糖的溶解,均匀分散其中被包封药物也部分渗出被释放,而复合膜中不溶的海藻酸盐阻止了壳聚糖的进一步溶解及被包封药物的释放。在模拟小肠液释放时,复合膜中的壳聚糖不溶,形成网状膜骨架结构,海藻酸及其钙盐通过膜慢慢渗出溶解,同时被包封药物也随之渗出溶解。按其性质可以分为缓释型、靶向型、漂浮型微球等。海藻酸钠作为缓释制剂的骨架材料受介质/环境的影响而具有 pH 敏感性,当在胃液中以难溶性凝胶骨架存在,释放较慢;而在肠液中,其凝胶骨架不断溶蚀,释药速度加快。高春风等以壳聚糖和海藻酸钠为载体制备雷公藤总苷提取物缓释微球,发现将药物包裹在海藻酸钠壳聚糖微球内,避免了药物与胃黏膜直接接触,减轻药物的不良反应,同时达到缓释的效果。江宇良等采用改进的乳化凝胶法制备复合海藻酸钠-淀粉复合微球,实现药物缓控释,减少服药次数,降低药物的毒副作用,提高药物的稳定

性和生物利用度。

海藻酸钠除了用于上述剂型外,在膜剂、脂质体、凝胶等制剂中也有应用。海藻酸钠凝胶具有强大的生物黏附性,可用于局部创伤修复敷料、鼻腔及眼部给药制剂、口腔药膜。马萍等用海藻酸钠作基质制成的替硝唑药膜放置在牙周袋内治疗牙周炎,疗效提高,避免了长期全身用药的不良反应。用海藻酸钠和壳聚糖制成的地尔硫舌下贴膜,其生物利用度是口服制剂的 2 倍,且不同的配比能赋予贴膜不同的释药速率。Hara 等采用海藻酸钠、磷脂、氯化钙为主要处方成分制备的海藻酸钠脂质体,释药稳定,无突释,显示较好的体外释药行为,且受外界离子环境影响小。也有人将脂质体包裹一层海藻酸钠,以增加脂质体的稳定性。戴传云等以牛血清蛋白为模型蛋白药物,采用内部-凝胶化法制备多囊脂质体-海藻酸钠微球,发现所制备的微球明显提高了脂类的稳定性,可用于蛋白质类药物的输送。此外还有海藻酸钠应用于眼部给药系统,给药后海藻酸钠遇水迅速胶化并吸附在眼睑周围,能够增加药物与眼部组织的接触面积,提高药物在眼部的黏附力,减少药物有效成分在泪液作用下流失,明显延长药物的治疗时间,并且改善眼部给药的不适感,提高了患者的顺应性,为眼部给药新剂型的发展提供了新方法。

### (三)医疗器械领域中的应用

1. 牙科印模材料　海藻酸盐作为生物医用材料,其产品的行政管理归在医疗器械范畴。长期以来海藻酸被用作牙科的印模材料,因为它能很快成胶,并有很大的硬度。海藻酸盐与其他材料相比的优点在于它能在体温下凝固,并且产生一个有较好重复性的模子。藻酸盐印模材料是一种弹性不可逆的印模材料。因该材料的分散介质是水,又称为水胶体印模材料。藻酸盐印模材料具有良好的流动性、弹性、可塑性、准确性,尺寸稳定,与模型材料不发生化学变化,价格低廉,使用方便等优点,成为目前国内外应用最广泛的一类印模材料。常用的有藻酸钠、藻酸钾、藻酸铵。市售的有粉剂型和糊剂型两种。粉剂型与水调和使用,糊剂型与胶结剂配合使用。但纯净的海藻酸盐溶胶,还不能满足印模材料的性能要求,须加入辅助材料,才能满足印模材料良好的流动性、可塑性和弹性,达到印模清

晰、精确度高等性能要求。

(1) 缓凝剂:常用的缓凝剂有无水碳酸钠、磷酸钠、草酸盐、磷酸三钠等。缓凝剂的作用是减缓海藻酸盐溶胶与胶结剂硫酸钙的反应速度。由于海藻酸盐溶胶与胶结剂硫酸钙的反应极快,无法满足临床需要的时间,需加入缓凝剂延长反应时间。

(2) 填料:滑石粉、硅藻土、碳酸钙等。填料在印模材料中,属于惰性材料。填料含量适当,能增加海藻酸盐基凝胶的强度,使制取的印模保持良好的形状稳定。填料通常是一些具有惰性的小粒子,难溶于水,也不参加化学反应。在材料中的作用,是充实体积,增加硬度,提高抗压强度。

(3) 增稠剂:如硼砂、硅酸盐等。增稠剂的主要作用是增加溶胶的稠度,提高材料韧性,调节印模材料的流动性,并且有一定的加速凝固作用,加在糊剂型印模材料中,一般最后加入,以免影响其他成分的混合。

(4) 指示剂:指示剂在印模材料中指示反应过程。如酚酞是碱性指示剂,pH8.3~10 时为红色,配成 10% 的乙醇溶液加入材料中。当印模材料与胶结剂反应生成凝胶弹性体时,碱性逐渐降低趋于中性,使取得的印模由最初的红色变为无色时,指示反应完成。

(5) 矫味剂和防腐剂:藻酸盐印模材料属于海带科。有海藻的腥味,加入一定量的矫味剂进行调节。糊剂型的印模材料是水胶体,在室温下易腐败,为了延长使用时间,加入适量的防腐剂,通常选防腐力强的麝香草酚或甲醛。

(6) 稀释剂:稀释剂又称分散介质,藻酸盐印模材料的分散介质是水,给使用带来很大方便。具体可参阅《中华人民共和国医药行业标准·牙科藻酸盐印模材料(YY 1027—2001)》中的详细要求。制取牙齿和口腔组织印模的粉状牙科藻酸盐印模材料应无杂质。调和后,均匀、不结团、不成粒且表面光滑,能形成光滑的可塑体。多年实践表明,藻酸盐印模材料与水调和后,具有弹性和回弹性,并有适宜的流动性和凝固时间。凝固后印模无需固定液处理,易除去黏附的血液和唾液。经 2% 戊二醛喷涂即可消毒且形变小,印模完整,清晰,准确,表面光洁和脱模方便,可以制取倒凹的口腔印模。截

至 2013 年 12 月,我们从 CFDA 网站查询到的藻酸盐印模材料的基本状况是:藻酸盐印模材料属Ⅱ类医疗器械,分类在 6863。CFDA 批准的国内生产企业有 23 家,CFDA 批准的国外企业有 7 家。

2. 医用敷料 海藻酸钙可以制成无纺布、绷带,广泛用于各类伤口的止血、急性烫伤、褥疮、二度烧伤等创面贴敷,可以使伤口减少感染机会,创面保持湿润,伤口愈合加快,在换药时对患者伤口没有影响。目前市面上的海藻酸盐基敷料绝大多数都是普通型海藻酸钙敷料,而功能型含银海藻酸钙敷料在国外已经十分普遍,国内尚无获准上市的国内企业生产的产品。

1)普通型海藻酸钙敷料:海藻酸盐类产品基本结构是由一定比例的海藻酸盐和水混合搅拌后通过湿法纺丝得到的海藻酸盐基纤维经无纺工艺制成的无纺布或毛束条。其工作原理是:主要通过海藻酸盐基敷料帮助伤口凝血、吸除伤口过多的分泌物、保持伤口维持一定的湿度,继而达到促进伤口愈合的目的。产品作用机制主要有以下几方面。① 高吸湿性:海藻酸盐作为一种亲水的多糖物质,可以吸收大量的伤口渗出液,使敷料在伤口上使用时间延长,减少更换次数和护理时间,降低护理费用。② 易去除性:海藻酸盐基纤维与渗出液接触后,通过离子交换形式形成柔软的凝胶。高 M 海藻酸盐基敷料可以用温热的盐水溶液淋洗去

除,高 G 海藻酸盐基敷料在治愈过程中,膨化较小,可以整片拿掉,这对伤口新生的娇嫩组织有保护作用。③ 高透氧性:海藻酸盐基纤维吸湿后形成亲水性凝胶,与亲水基团结合的"自由水"成为氧气传递的通道,氧气通过吸附—扩散—解吸的原理从外界环境进入伤口内环境,有利于伤口愈合。④ 凝胶阻塞性质:海藻酸盐基敷料与伤口渗出液接触时,纤维吸湿后膨化,大量的渗出液保持在处于凝胶状的纤维中。此外,单个纤维的膨化,减少了纤维之间的细孔,液体的扩散被停止,海藻酸盐基敷料所具有的"凝胶阻塞"性质限制了伤口渗出液的扩散。⑤ 生物降解性和相容性:海藻酸盐基纤维是一种生物可降解的纤维,对环境无污染。另外,其生物相容性使其在作为手术线时可不经二次拆线,减少了患者的痛苦。

海藻酸盐基敷料的主要适用证如下。① 处理渗液和局部止血。② 有中-重度渗出物及有腔隙的伤口,如压疮、褥疮伤口。③ 糖尿病足溃疡伤口、下肢静脉/动脉溃疡伤口。④ 烧伤科烧伤供皮区创面及难愈性烧伤创面。⑤ 肛肠科肛瘘术后创面渗血、渗液。

(1)国内生产厂家及其敷料产品:截至 2014 年 6 月 30 日,由国家食品药品监督管理局网站上查询获得 CFDA 批准的海藻酸盐基敷料详细资料(国内生产部分)见表 1 - 20。

表 1 - 20 CFDA 批准的海藻酸盐基敷料(国内生产)

| 类 别 | 产品名称 | 批 文 | 生产厂家 |
|---|---|---|---|
| Ⅲ类海藻酸盐基敷料 | 海藻酸钙医用敷料 | 国食药监械(准)字 2013 第 3641025 号 | 浙江川本卫生材料有限公司 |
| | 医用海藻酸钙敷料 | 鲁食药监械(准)字 2014 第 2640341 号 | 山东颐诺生物科技有限公司 |
| | 海藻酸盐敷料 | 粤食药监械(准)字 2014 第 2640015 号 | 深圳市源兴纳米医药科技有限公司 |
| | 海藻酸盐敷料 | 粤食药监械(准)字 2014 第 2640098 号 | 珠海市美浩科技有限公司 |
| Ⅱ类海藻酸盐基敷料 | 藻酸盐敷料 | 鲁食药监械(准)字 2013 第 2640069 号 | 威海沽瑞医用制品有限公司 |
| | 藻酸盐敷料 | 苏食药监械(准)字 2013 第 2640096 号 | 泰州市榕兴抗粘敷料有限公司 |
| | 藻酸盐伤口敷料 | 苏食药监械(准)字 2013 第 2640112 号 | 江苏南方卫材医药股份有限公司 |
| | 藻酸盐敷料 | 苏食药监械(准)字 2013 第 2640465 号 | 江阴奔翔生物科技有限公司 |

| 类　　别 | 产 品 名 称 | 批　　文 | 生 产 厂 家 |
|---|---|---|---|
| Ⅱ类海藻酸盐敷料 | 藻酸盐伤口敷料 | 苏食药监械(准)字 2013<br>第 2641334 号 | 江苏创英医疗器械有限公司 |
| | 海藻酸盐敷料 | 鲁食药监械(准)字 2013<br>第 2640524 号 | 山东峰源医用材料有限公司 |
| | 藻酸盐敷料 | 粤食药监械(准)字 2012<br>第 2640417 号 | 稳健实业(深圳)有限公司 |
| | 藻酸盐敷料 | 粤食药监械(准)字 2012<br>第 2640351 号 | 广州市科济医疗器械有限公司 |
| | 无菌海藻酸盐<br>伤口敷料 | 粤食药监械(准)字 2012<br>第 2640262 号 | 佛山市优特医疗科技有限公司 |
| | 藻酸盐敷料<br>(安适康藻酸盐敷料) | 苏食药监械(准)字 2010<br>第 2640086 号 | 苏州工业园区维康卫生材料有限公司 |
| | 藻酸盐医用膜 | 粤食药监械(准)字 2011<br>第 2640726 号 | 广东泰宝科技医疗用品有限公司 |
| | 藻酸锌钙盐敷料 | 沪食药监械(准)字 2011<br>第 2641087 号 | 上海贝琼齿材有限公司 |
| | 藻酸盐伤口敷料 | 苏食药监械(准)字 2012<br>第 2640924 号 | 创生医疗器械(中国)有限公司 |
| | 医用海藻酸钙敷料 | 鲁食药监械(准)字 2012<br>第 2640437 号 | 烟台万利医用品有限公司 |
| | 藻酸盐敷贴 | 苏食药监械(准)字 2010<br>第 2640563 号 | 云南白药集团无锡药业有限公司 |

　　(2) 国外生产厂家及其敷料产品：截至 2014 年 6 月 30 日，由国家食品药品监督管理局网站上查询获得 CFDA 批准的海藻酸盐基敷料详细资料(国外进口部分)见表 1 - 21。

表 1 - 21　CFDA 批准的海藻酸盐基敷料(国外进口)

| 类　　别 | 产 品 名 称 | 批　　文 | 生 产 厂 家 |
|---|---|---|---|
| Ⅲ类海藻酸盐基敷料 | 藻酸盐敷料 | 国食药监械（进）字 2012 第 3642729 号 | 明尼苏达矿业制造(上海)国际贸易有限公司 |
| | 藻酸盐敷料 | 国食药监械(进)字 2013 第 3642959 号(更) | 康乐保(北京)医疗用品销售有限公司 |
| | 藻酸钙伤口敷料 | 国食药监械（进）字 2013 第 3640803 号 | 保赫曼(上海)贸易有限公司 |
| | 高吸收藻酸钙敷料 | 国食药监械（进）字 2010 第 3642705 号 | 贝朗医疗(上海)国际贸易有限公司北京分公司 |
| | 藻酸盐水胶敷料 | 国食药监械(进)字 2011 第 3643006 号(更) | 法国优格制药公司北京代表处 |
| | 藻酸盐敷料 | 国食药监械（进）字 2013 第 3644646 号 | 康维德(中国)医疗用品有限公司 |
| | 藻酸钙银离子抑菌敷料 | 国食药监械(进)字 2013<br>第 3644103 号 | 绍兴托美医疗用品有限公司 |
| | 藻酸银敷料 | 国食药监械（进）字 2013 第 3645357 号 | 施乐辉医用产品国际贸易(上海)有限公司 |
| | 吸收性藻酸盐敷料 | 国食药监械(进)字 2014<br>第 3641247 号 | 瑞典墨尼克医疗用品有限公司北京代表处 |

| 类　别 | 产品名称 | 批　文 | 生产厂家 |
|---|---|---|---|
| Ⅲ类海藻酸盐基敷料 | 藻酸钙敷料 | 国食药监械(进)字 2014 第 3641346 号 | 施乐辉医用产品国际贸易(上海)有限公司 |
| | 藻酸盐银离子敷料 | 国食药监械(进)字 2014 第 3640084 号 | 瑞典墨尼克医疗用品有限公司北京代表处 |
| Ⅱ类海藻酸盐基敷料 | 藻酸钙敷料 | 国食药监械(进)字 2010 第 2640776 号 | 施乐辉医用产品国际贸易(上海)有限公司 |
| | 藻酸钙敷料 | 国食药监械(进)字 2012 第 2642210 号 | 绍兴托美医疗用品有限公司 |

2) 功能型含银海藻酸钙敷料：银的抗菌作用很早就为人所知，但其抗菌机制迄今为止尚未十分明确。已经报道了多种机制，其中被人们普遍接受的主要包括以下两种：与电子给体作用和催化产生活性氧。一方面，银离子可以与含有电子给体(包括氮、氧原子等)基团的分子螯合或吸附(如蛋白质、酶、肽聚糖)，从而阻碍细菌的正常新陈代谢，也可破坏 DNA 分子内嘧啶与嘌呤氮原子间的氢键，抑制 DNA 复制。也有报道银离子可使细菌物质传输系统发生异常，使之产生依赖性的能量堆积，破坏微生物电子传输系统、呼吸系统，导致死亡。此外，高价态银离子($Ag^{2+}$、$Ag^{3+}$)还原势极高，可强烈吸引细菌体内酶蛋白质，并迅速与之结合，致使细菌死亡。另一方面，微量银离子可激活空气或者水中的氧，产生活性氧离子($O^{2-}$)。活性氧离子($O^{2-}$)有极强的化学活性，能与细菌及多种有机物发生氧化反应，如这些活性氧可以导致 DNA 链中碱基之间的磷酸二酯键断裂，引起 DNA 分子单链或双链断裂，破坏 DNA 双螺旋结构，从而破坏微生物细胞的 DNA 复制而扰乱细胞的正常代谢，起到抑制或杀灭细菌的作用。

Medline 公司生产的 Arglaes 主要成分是海藻酸粉末和磷酸钙银。敷料与渗出液接触后，由于海藻酸盐颗粒吸收水分而形成胶体，而银化合物在与水接触后，5 天内持续有效地释放银离子，为高渗出伤口、深层感染伤口的愈合提供良好的愈合环境。该公司生产的另一种新产品 Extra Ag-Silver Alginate 是由含 G 型海藻酸钙、高吸水羧甲基纤维素钠和抗菌剂磷酸锆钠银的纤维非织造布构成。此种敷料的优点在于，羧甲基纤维素钠(CMC)的加入增强了敷料的柔韧性和吸水性。因为磷酸锆钠银具有钠离子响应功能，当含钠离子渗出液与敷料接触，银离子才逐渐被溶出，渗出液渗出量越大，银离子溶出越多。Smith & Nephew 的产品 Acticoat Absorbent 吸取了纳米晶银颗粒系列敷料的优点，它是由高吸湿性的高 M 型海藻酸钙纤维与纳米银颗粒结合而成，具有快速杀菌、快速形成凝胶、易清除、高吸湿等特点。载银敷料与伤口渗出液接触后，能提供伤口快速愈合的良好环境。

Johnson & Johnson 公司生产的 Silvercel 结合了银的广谱抗菌性能和海藻酸纤维的高吸湿性，采用了美国诺贝尔纤维科技公司开发的含银纤维，这种纤维是用纯银包起来的锦纶纤维，具有抗菌、防臭、调节温度的功能。海藻酸钙纤维在与伤口渗出液接触后能形成胶体，为伤口提供一个良好的愈合环境。Conva Tec 公司生产的 Aquacel Ag 是由含 112 mg/cm 氯化银的 CMC 非织造布制备的。该敷料具有很强的吸湿性，避免了伤口因过于潮湿而感染伤口边缘的危险。在与伤口渗出液接触后，CMC 吸收自身重量 22 倍的水分而形成胶体，与羧酸结合的银离子可持续释放出来而起到抗菌作用。由 Argentum Medical 公司生产的 Silverlon CA 是以海藻酸盐为载体材料添加银离子制得的抗菌敷料，载银量比 Aquacel Ag 多 87%，并且此敷料浸透后在相同吸湿能力的情况下比 Aquacel Ag 敷料机械强度大 20 倍。Laboratoires Urgo 公司生产的烧伤、感染伤口的专用敷料 Urgotul(优拓 SSD)是由抗菌因子 AgSD(抑菌率达 32 倍)、羧甲基纤维素和凡士林混合物浸渍过的聚酯网组成。AgSD 具有较强的抑菌作用，这两种材料的联合作用使产品具有良好的抗菌性能。

3. 栓塞剂　栓塞术是介入治疗的重要技术，也是介入放射学的三大技术之一。临床上将栓塞物经导管或传递系统靶向传递至病变器官的供应血管内，以达到控制出血、治疗肿瘤和血管性病变及消除患病器官功能的目的，已成为肿瘤治疗的重要手段之一。医用海藻酸基生物材料作为栓塞剂用于多种栓塞术已取得良好效果。Oerlemans 等以稀土元素或铁元素为交联剂制备海藻酸微球，发现直径 250 $\mu$m，阳离子含量为 $0.72\%\sim0.94\%$ 的微球用于 MRI 引导下的肿瘤栓塞治疗具有良好应用潜力。Forster 等用两种高分子量的海藻酸盐（$8\times10^5$ g/mol，M 含量 59%；$4\times10^5$ g/mol，G 含量68%）制备微球，用于绵羊子宫动脉栓塞模型，发现分子量高的海藻酸微球（无论是高 M 还是高 G 含量）具有良好的组织相容性，体内在位性好，3 个月后植入部位仍可清晰观察到微球结构，可作为一种半永久性栓塞剂用于肿瘤或出血栓塞。中国北京圣医耀公司研发生产的海藻酸微球用于多种实体性肿瘤的介入治疗、出血性病变的栓塞、功能亢进器官的栓塞等，疗效已得到临床证实，在此基础上推出的新一代海藻酸载药缓释系统用于肿瘤的栓塞治疗，也取得了实质性进展。北京圣医耀科技发展有限责任公司于 2001 年 4 月 2 日在北京中关村德胜科技园区注册。KMG 微球是该公司的创业产品，具有独立的知识产权（取得了国家发明专利 001234595）。公司于 2009 年获得中国 CFDA 批准上市《国食药监械（准）字 2009 第 3770407 号》，该公司介绍其开发的海藻酸钠微球血管栓塞剂（KMG）时是这样表述的：其基质材料取材于海带，是从天然植物褐藻中提取的 β-D-甘露糖和 α-L-古洛糖混合组成的多糖钠盐，是一种线性大分子，分子量 50 000～100 000，水合力强。海藻酸钠溶于水形成黏稠胶体，在钙离子作用下产生大分子链间交联固化，可根据临床需要加工成不同大小规格、圆形或类圆形的固态微球。海藻酸钠微球具有良好的生物相容性，无毒、无抗原性，栓塞后不引起化学或免疫作用，将靶器官血管永久性栓塞而达到治疗目的。海藻酸钠微球在血管内磷酸缓冲液的环境下，钙离子渐渐析出，微球以分子脱链的形式在栓塞后 3～6 个月内无毒降解。降解时不产生碎屑，最终降解产物为无毒的不参加机体代谢的多糖——甘露糖和古洛糖随尿液排出。栓塞剂的临床适应证相关报道见表 1-22。

表 1-22　栓塞剂的临床适应证

| 疾　病 | 临床适应证 |
|---|---|
| 胃肠道疾病 | 上消化道出血、下消化道出血、胆道出血、胃静脉曲张等 |
| 妇产科疾病 | 产后出血、子宫肌瘤、盆腔淤血综合征等 |
| 泌尿系统疾病 | 精索静脉曲张、血管源性阳痿、阴茎异常勃起等 |
| 呼吸系统疾病 | 支气管动脉畸形、肺动/静脉畸形等 |
| 肝脏疾病 | 复发性肝癌、巨大肝血管瘤、肝海绵状血管瘤等 |
| 创伤性疾病 | 各种严重的肝、脾、肾创伤等 |

**（四）生物科技上的应用**

海藻酸盐在生物科技领域也有许多应用。生物科技要求聚合物有特定结构和较好的物理性质。海藻酸盐凝胶的制备与食品工业相似。这种方法比起化学方法的优点在于酶和细胞失活的概率大大降低，固定化的细胞有细菌、蓝细菌、藻类、动植物细胞和植物原生质体。海藻酸钠在 EDTA 和 D-葡萄糖-8-内酯存在下可与 $Ca^{2+}$ 混合。内酯缓慢水解，逐渐降低 pH 并释放 $Ca^{2+}$。尽管这种方法在上述 pH 逐渐降低时会对细胞有影响。但是，它提供了一种降低或减小酶对细胞活性破坏的方法。由于 $Ca^{2+}$ 比 $Ba^{2+}$、$Sr^{2+}$ 或 $Al^{3+}$ 毒性小，因此用途更广。仔细选择海藻酸盐，多糖浓度和溶液黏度可以控制形成凝胶珠的大小。

**（五）其他用途**

在其他各领域中的应用见表 1-23。

表 1-23　海藻酸盐的其他用途

| 项　目 | 用　途 |
|---|---|
| 胚胎移植 | 细胞操作 |
| 食品 | 保鲜 |
| 添加剂 | 人工纤维、人工橡胶 |
| 软化剂 | 水处理 |
| 防水料 | 防水布、车篷等 |
| 乳化剂 | 橡胶生产 |
| 密封材料 | 防水材料 |
| 脱色材料 | 漂白、洗涤 |

## 第六节　国内外海藻酸盐性能对比

截至 2013 年 12 月，万方数据库检索显示，用"海藻酸"做关键词检索中国专利有 2 366 项：其中分类在医学或卫生学大类中的有 781 项，中文文献 800 余篇，行业标准 7 项，公开的应用技术成果近 300 项。用在医疗器械的产品方面，从国家 CFDA 网站检索得知，迄今 CFDA 批准的产品文号中，海藻酸相关产品 57 项，其中国产器械 36 项，进口器械 21 项。

### 一、国外海藻酸盐性能表征

世界上，大规模生产海藻酸钠等系列产品并大量供应市场的主要几个经典公司，如美国国际特品公司、挪威 Novamatrix 公司、丹麦丹尼斯克公司、日本喜美克公司等。作者曾多次到挪威 Novamatrix 公司参观学习和与其互相交流。下面以挪威 Novamatrix 公司为例，以列表形式详细介绍该公司对海藻酸钠产品的描述及供给状况，供读者参考（表 1 - 24，表 1 - 25）。

表 1 - 24　Novamatrix 公司市售的超纯级海藻酸钠产品

| 产品 | 超低黏度高 M 含量 | 低黏度高 M 含量 | 中黏度高 M 含量 | 超低黏度高 G 含量 | 低黏度高 G 含量 | 中黏度高 G 含量 |
|---|---|---|---|---|---|---|
| 黏度（mPa·s） | <20 | 20～200 | >200 | <20 | 20～200 | >200 |
| 分子量（×10³） | <75 | 75～200 | >200 | <75 | 75～200 | >200 |
| G/M | ≤1 | ≤1 | ≤1 | ≥1.5 | ≥1.5 | ≥1.5 |
| 内毒素（EU/g） | ≤100 | ≤100 | ≤100 | ≤100 | ≤100 | ≤100 |

续　表

| 产品 | 超低黏度高 M 含量 | 低黏度高 M 含量 | 中黏度高 M 含量 | 超低黏度高 G 含量 | 低黏度高 G 含量 | 中黏度高 G 含量 |
|---|---|---|---|---|---|---|
| 菌落总数（CFU/g） | ≤200 | ≤200 | ≤200 | ≤200 | ≤200 | ≤200 |
| 价格（美元/g）* | 面议 | 99.00 | 99.00 | 99.00 | 99.00 | 99.00 |

注：* 指产品 10 g 作为最小包装单位起售，但价格是以每克计算。因为超低黏度高 M 含量的海藻酸可供研究之用，所以客户可随时定购。另外，上述 6 种产品还有供实验室用的测定试剂盒，一盒装上述 6 种产品（每种规格装 2 g），每盒市售 650.00 美元。

表 1 - 25　Novamatrix 公司市售的无菌级海藻酸钠产品

| 产品 | 低黏度高 M 含量 | 中黏度高 M 含量 | 低黏度高 G 含量 | 中黏度高 G 含量 |
|---|---|---|---|---|
| 黏度（mPa·s） | 20～99 | 100～300 | 20～99 | 100～300 |
| 分子量（×10³） | 75～150 | 150～250 | 75～150 | 150～250 |
| G/M | ≤1 | ≤1 | ≥1.5 | ≥1.5 |
| 内毒素（EU/g） | ≤100 | ≤100 | ≤100 | ≤100 |
| 菌落总数（CFU/g） | 无菌 | 无菌 | 无菌 | 无菌 |
| 价格（美元/g）* | 199.00 | 面议 | 199.00 | 199.00 |

注：* 指产品每瓶中含有 0.25 g 无菌海藻酸钠产品，每瓶作为一个单包装起售。

Novamatrix 公司对其市售的超纯级海藻酸盐还做了许多相关的安全性和毒理学试验。首先他们明确告知，其超纯级海藻酸钠是在 GMP 厂区按照 ISO 13485：2003 制造出来的。超纯是指产品毒素含量低（每克产品小于 100 EU），然后取这样的产品按照美国 FDA 对药品主文件（DMF）要求进行了海藻酸钠的安全与毒理学试验，详见表 1 - 26。

表 1 - 26　Novamatrix 公司市售的超纯级海藻酸盐产品安全性检测

| 项　目 | 动　物 | 产品（黏度） | 浓　度 | 结　论 |
|---|---|---|---|---|
| 体外培养 V79 和 3T3 细胞的存活 | 3T3 大鼠成纤维细胞和 V79 中国仓鼠细胞 | 低黏度 132 mPa·s（聚 G）中黏度 230 mPa·s（聚 G） | 0～1 mg/ml | 细胞生存及克隆能力几乎没有影响 |
| 单剂量毒性试验（腹腔内途径） | 大鼠 | 中黏度 230 mPa·s 低黏度 132 mPa·s | 100 mg/kg、250 mg/kg、500 mg/kg | 无死亡，无异常临床症状，正常体重增加 |
| 单剂量毒性试验（腹腔内途径） | 小鼠 | 中黏度 230 mPa·s 低黏度 132 mPa·s 低黏度 30 mPa·s 低黏度 3.5 mPa·s | 100 mg/kg、250 mg/kg、500 mg/kg | 无死亡，无异常临床症状，正常体重增加 |

续 表

| 项 目 | 动 物 | 产品(黏度) | 浓 度 | 结 论 |
|---|---|---|---|---|
| 单剂量毒性试验(静脉途径) | 小鼠 | 高分子量黏度值 16 dl/g(聚 M) | 1 mg/kg、10 mg/kg、100 mg/kg | 1 和 10 mg/kg 无死亡<br>100 mg/kg 50%死亡<br>1 和 10 mg/kg,无临床症状 |
|  |  | 低分子量黏度值 6.8 dl/g(聚 M) | 1 mg/kg、10 mg/kg、100 mg/kg | 无死亡,无异常临床症状,正常体重增加 |
| 药化动力学 | 大鼠 | 聚 M($^{14}$C 标记) | 5 mg/kg | 口服:静脉不吸收<br>半衰期为 42 小时<br>肠胃道为 12.5 小时,由尿排泄 |

20 世纪 90 年代初,Novamatrix 公司将其药用级超纯海藻酸钠产品特性描述如表 1 - 27。

表 1 - 27 药用级超纯海藻酸钠产品表征

| 名称:Pronova™ | 编号×××××× |
|---|---|
| 产品:海藻酸钠<br>等级:药用级(符合欧洲药典) | |
| 理化性质 | |
| 结构① | 古洛糖醛酸(G)含量(40%～75%)<br>甘露糖醛酸(M)含量(25%～60%) |
| 性状 | 白色或微黄色,无任何气味 |
| 黏度② | (1%溶液)10～700 mPa · s |
| pH③ | 5.0～8.0 |
| 干燥失重 | 应小于 15.0% |
| 硫酸灰分 | 30%～36% |
| 颗粒大小④ | 0.075～0.8 mm(95%～100%) |
| 钙离子 | 应小于 0.5% |
| 氯离子 | 应小于 1.0% |
| 重金属总量 | 应小于 20×10$^{-6}$ |
| 砷(As)含量 | 应小于 3×10$^{-6}$ |
| 铅(Pb)含量 | 应小于 10×10$^{-6}$ |
| 铁(Fe)含量 | 应小于 300×10$^{-6}$ |
| 微生物 | 细菌菌落总数应小于 5 000/g<br>大肠杆菌:阴性<br>沙门菌:阴性<br>霉菌和酵母菌:应小于 200 CFU/g |
| 储存 | 在干燥冷室中储存 |
| 包装 | 25 kg 袋装 |

注:① 在结构描述中,G 与 M 比值是对应的,如 G 含量在 40%,余下 M 含量就是 60%,反之一样。如 M 含量是 45%,那么 G 含量就是 55%,检测结果误差在 10%。所以,其出厂报告中,给定的范围就是 G 含量 40%～50%、45%～55%、50%～60%,以此类推。同样对应剩下的就是 M 含量 50%～60%、45%～55%、40%～50%,以此类推。

② 在黏度值的表述中有:10～40 mPa · s、20～70 mPa · s、75～150 mPa · s、200～400 mPa · s、300～700 mPa · s、400～600 mPa · s 和 600～1 000 mPa · s,共计 7 种规格。

③ 在 pH 的表述中有:5.0～7.5、5.5～7.5、6.0～8.0。

④ 在颗粒大小的表述中有:0.8 mm(99%)、0.25 mm(99%)、0.125 mm(99%)、0.425 mm(99%)、0.125 mm(100%)、0.075 mm(95%),共计 6 种规格。

Novamatrix 公司公布的产品表征公告如表 1 - 28。

表 1 - 28 现今在售的 Pronova™超纯海藻酸盐产品表征

| 常用名称:海藻酸钠 | | |
|---|---|---|
| 储存条件:2～8 ℃ | | |
| 货架周期:5 年 | | |
| 包装材料:聚乙烯容器 | | |
| 测定项目 | 表征范围 | 分析方法 |
| 红外测试 | 阳性(符合) | AM - 050 |
| 粉末性状 | 白色至非白色 | AM - 057 |
| 溶液性状 | 清晰,无色至微黄色 | AM - 057 |
| 表观黏度 | 20～200 mPa · s | AM - 056 |
| pH | 5.5～8.5 | AM - 052 |
| 干物质含量 | ≥85% | AM - 001 |
| 甘露糖醛酸(M)或古洛糖醛酸(G) | ≥标示值% | AM - 063 |
| 蛋白质含量 | ≤0.3% | AM - 051 |
| 内毒素 | ≤100 EU/g | AM - 07 |
| 重金属 | ≤40×10$^{-6}$ | AM - 007 |
| 铅(Pb) | ≤10×10$^{-6}$ | AM - 007 |
| 汞(Hg) | ≤1×10$^{-6}$ | AM - 007 |
| 菌落总数 | ≤100 CFU/g | AM - 062 |
| 酵母与霉菌 | ≤100 CFU/g | AM - 062 |

对比之下可以看出，现在的产品表征，去除了以前的干燥失重、硫酸灰分、颗粒大小、钙离子、氯离子、砷和铁等项目的检测，增加了蛋白质、内毒素、汞含量、干物质含量等项目，尤其是细菌的菌落数从 5 000 CFU/g 锐减至 100 CFU/g，酵母和霉菌也从原来的 200 CFU/g 减至现在的 100 CFU/g。这说明该生产工艺尤其是杂质含量的控制提升了一个台阶，更重要的是对蛋白质特别是内毒素做了更为严格的控制。为了使广大读者了解更清晰，同时考虑我国在这方面的研发与生产均在起步阶段，以上数据对我们下一步开展工作有很大的借鉴作用。

### 二、国内海藻酸盐性能表征

为了对国内所供应的海藻酸钠和海藻酸钙原料的质量有全面客观的了解，我们从国药集团化学试剂有限公司和青岛某公司购买了海藻酸钠，从国外某公司购买了海藻酸钠用作对照组，另外还从国内某公司购买了海藻酸钙和从国外某公司购买了海藻酸钙用作对照组，并且还获得了美国某公司和国内某公司的海藻酸盐水凝胶。海藻酸钠、海藻酸钙和海藻酸盐水凝胶用美国 Thermo Scientific 公司的 Nicolet 6700 型傅里叶红外变换光谱仪、美国 Varian 公司的 MERCURY plus 400 型核磁共振波谱仪（NMR）、英国 Malvern 公司 Viscotek TDAmax 型多检测器凝胶渗透色谱仪（GPC/SEC 系统）和 Bohlin Gemini 2 型旋转流变仪、德国耶拿公司的 contr AA700 型原子吸收分光光度计及上海谱元仪器有限公司的 Alpha - 186AS 型紫外可见分光光度计进行海藻酸钠和海藻酸钙的红外吸收光谱、化学组成及序列结构、分子量及其分布、海藻酸盐水凝胶流变性能、产品中的重金属含量、蛋白质含量及灰分的测定分析，结果如下。

1. 红外吸收光谱 取适量海藻酸钠和海藻酸钙粉末，经溴化钾压片后，用美国 Thermo Scientific 公司的 Nicolet 6700 型傅里叶变换红外光谱仪进行红外光谱测试分析。国内外海藻酸钠和海藻酸钙的红外谱峰见表 1-29 和表 1-30。国内外海藻酸钠和海藻酸钙的红外谱见图 1-12、图 1-13、图 1-14 和图 1-15。

表 1-29 四个样品的红外图谱描述

| 序号 | 品 名 | 国别/产品批号 | 吸收峰位置(cm$^{-1}$) |
|---|---|---|---|
| 1 | 海藻酸钠 | 国内/20120717 | 3 423.7、2 926.5、1 618.8、1 418.0、1 302.9、1 094.8、1 031.8、947.5、889.5、819.2 等，具体见谱图 |
| 2 | 海藻酸钠 | 国外/H1207011 | 3 422.5、2 924.1、1 620、1 419.8、1 303、1 095、1 031、947.7、889.6、819.1 等，具体见谱图 |
| 3 | 海藻酸钙 | 国内/20121023017 | 3 423.6、2 926.6、1 618.5、1 423.7、1 300.6、1 807.1、1 033、880.7、819.4 等，具体见谱图 |
| 4 | 海藻酸钙 | 国外/AP4VJ - LT | 3 421.4、2 925.4、1 654.9、1 621.3、1 424.3、1 307.7、1 094.3、1 042.6、883.3、820.8 等，具体见谱图 |

表 1-30 海藻酸盐（钠、钙）红外图谱主要显示的特征峰

| 波数(cm$^{-1}$) | 归 属 |
|---|---|
| 3 423 | O—H 伸缩振动，$\nu_{O-H}$ |
| 2 925 | C—H 伸缩振动，$\nu_{C-H}$ |
| 1 620 | C=O 伸缩振动，$\nu_{C=O}$ |
| 1 420 | $\nu_{(COO^-)}$ |
| 1 303 | $\nu_{(COO^-)}$ |
| 1 094 | $\tau_{(CO)}$、$\delta_{(CCO)}$、$\delta_{(CC)}$ |
| 1 031 | $\tau_{(CO)}$、$\delta_{(CCO)}$、$\delta_{(CC)}$ |
| 947 | $\nu_{(CO)}$、$\delta_{(CCH)}$ |
| 883 | $\nu_{(CO)}$、$\delta_{(CCH)}$ |
| 819 | $\tau_{(CO)}$、$\delta_{(CCO)}$、$\delta_{(CCH)}$ |

注：1. $\nu$—伸缩振动；$\delta$—弯曲振动；$\tau$—卷曲振动。
2. 海藻酸钠和海藻酸钙的明确区别未标明。

美国的 ASTM F2064 - 00 和我国的 YY/T 0606.8—2008 中对海藻酸钠通过傅里叶变换红外光谱检测且其典型特征峰（cm$^{-1}$）表述为：3 375～3 390(b)，1 613(s)，1 416(s)，1 320(w)，1 125(s)，1 089(s)，1 031(s)，948(m)，903(m)，811(m)和 600～710(b)。括号中英文符号含义如下：s 表示强带，m 表示中级带，w 表示弱带，b 表示宽带。

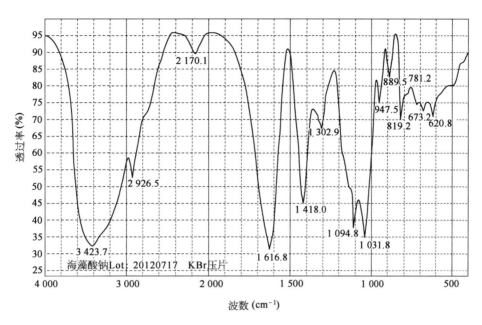

图 1-12 海藻酸钠的红外谱

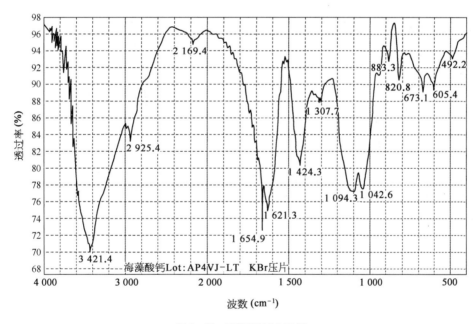

图 1-13 海藻酸钙的红外谱

国内不同厂家与国外产品的海藻酸钠和海藻酸钙的红外图谱见图 1-14、图 1-15。

上述红外光谱图显示,在 3 423 cm⁻¹ 附近有羟基的 O—H 伸缩振动峰,在 2 925 cm⁻¹ 附近有六元环上 C—H 伸缩振动峰,在 1 620 cm⁻¹ 附近有 C＝O 伸缩振动峰,这些海藻酸盐的特征峰谱与国内外文献报道的基本一致。作为不同的海藻酸盐,海藻酸钠与海藻酸钙的红外光谱只在指纹区(≤1 300 cm⁻¹)稍有差异。

2. 海藻酸钠平均分子量及其分子量分布的测试方法与数据分析  海藻酸钠的分子量决定它的某些特性,如黏度和(或)胶体拉伸率等。鉴于这些不同的特性对最终用途的影响,采用直接或间接的方法测定海藻酸钠的分子量是十分必要的。海藻酸钠是一个确定分子量范围的多分散体系。分子量可用数均分子量($M_n$)和重均分子量($M_w$)来表

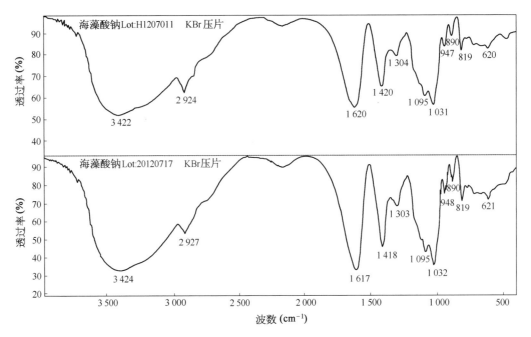

图 1-14 国内外海藻酸钠样品红外光谱

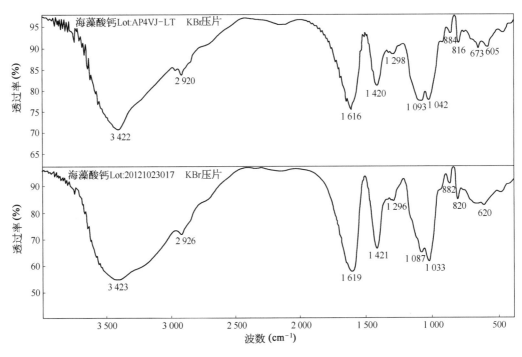

图 1-15 国内外海藻酸钙样品红外光谱

示,通过下述方法测定。

（1）依据特性黏数测定海藻酸钠分子量：特性黏数是描述单位质量聚合物在溶液中的流体力学体积,表征聚合物在特定溶剂和温度条件下的一种特性,与浓度无关,与聚合物的平均分子量成比例。特性黏度的计算公式为：

Mark-Houwink-Sakurada 方程 $[\eta] = KM^{\alpha}$

$$(1-7)$$

式中：$K$ 为常数；

$M$ 为平均分子量；

$\alpha$ 为描述聚合物组成的经验常数,通常为 $0.5 \sim 1$,当 $\alpha = 1$ 时,$M_{\eta} = M_w$。

对海藻酸钠而言,在离子强度为 0.1 时(如 0.1 mol/L NaCl 溶液),其指数 $\alpha$ 接近 1。通过测定特性黏度,并已知样品的 $K$ 值和 $\alpha$ 值,则可确定聚合物的黏均分子量。特性黏数可以通过乌氏黏度计测定。整个测定过程应确保温度恒定为 20 ℃,含有 0.1 mol/L NaCl 溶液和足够低的海藻酸钠浓度等条件下进行。具体操作方法为:精密称取 105 ℃ 干燥 6 小时的海藻酸钠 0.2 g,置于约 50 ml 的 0.1 mol/L NaCl 溶液中(内含 0.05%乙二胺四乙酸二钠),放置 24 小时后溶解并稀释至 100 ml,按《中华人民共和国药典》(2010 年版)二部附录Ⅵ G 第三法测定特性黏度($\eta$)(温度控制在 20 ℃±0.05 ℃),其中 $K = 2.0×10^{-5}$, $\alpha = 1$,代入 Mark-Houwink-Sakurada 方程,即可计算得到海藻酸钠的平均分子量。

(2)用凝胶渗透色谱(GPC)与多角度激光散射测定仪(SEC‐MALLS)联合测定海藻酸钠平均分子量及其分子量分布:多角度激光散射测定仪作为测分子量用的附加检测器,不需标准品校准,克服了样品与标准品的化学组成、分子结构及大小不同带来的误差。由于通常无法获得海藻酸钠的标准品,GPC 结合 SEC‐MALLS 方法为测定其平均分子量提供了新的途径。

色谱条件如下:采用 TSK G4000Pwx 色谱柱;多角度激光检测器及示差折光检测器;流动相为 0.1 mol/L NaNO₃ 溶液;流速为 0.5 ml/min。

采用 GPC 结合 SEC‐MALLS,在 690.0 nm 的波长和 25 ℃ 下测定散射光强。海藻酸钠溶液的溶剂为超纯水。将样品按上述色谱条件进样,测定分子量及其分子量分布。由 Zimm 图用外推法计算 $M_n$、$M_w$ 及分子量分布指数 $M_n/M_w$。

采用英国 Malvern 公司 Viscotek TDAmax 型多检测器凝胶渗透色谱仪(GPC/SEC 系统)和 Bohlin Gemini 2 型旋转流变仪进行了海藻酸盐分子量及其分布的检测。Viscotek TDAmax 凝胶渗透色谱仪自带的 Omnisec(GPC/SEC 软件)采集的多检测器色谱曲线见图 1‐16,其中曲线(a)为 RI 检测器流出曲线信号,曲线(b)为黏度检测器流出曲线信号,曲线(c)为多角光散射检测器(LALS)流出曲线信号。MarkHouwink 曲线和分子质量分布见图 1‐17,数据分析结果见表 1‐31。

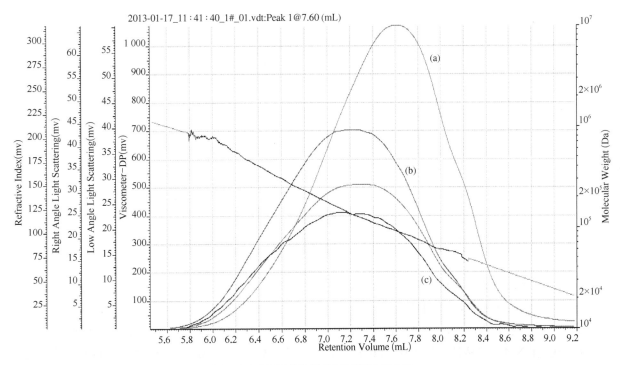

图 1‐16　FLAG1202 样品多检测器色谱曲线

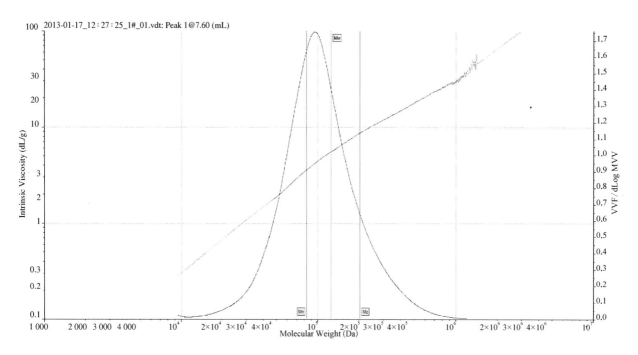

图 1-17 FLAG1202 样品 MarkHouwink 曲线和分子量分布

表 1-31 国内外海藻酸盐的分子量和分子量分布

| 项 目 | 海藻酸钠/原料批号 | | 国外海藻酸钠产品批号 |
| --- | --- | --- | --- |
| | 国内/20120717 | 国外/H1207011 | 国外/FLAG1202 |
| 分子量 $M_w$ | 268 741 ± 4 234 | 283 886 ± 4 356 | 125 502 ± 1 021 |
| 分子量 $M_n$ | 149 246 ± 7 311 | 188 438 ± 4 967 | 84 007 ± 4 676 |
| Z 均分子量 $M_z$ | 500 252 ± 15 445 | 485 771 ± 17 412 | 201 077 ± 2 894 |
| 分子量分布 | 1.80 ± 0.06 | 1.51 ± 0.04 | 1.50 ± 0.08 |

上述数据显示：国内的海藻酸盐样品与国外的海藻酸盐样品所测分子量有一定差距，分子量分布比较接近。

3. 化学组成及序列结构的 ¹H-核磁测试 我们采用了美国 Varian 公司的 MERCURY plus 400 型核磁共振波谱仪（NMR）测定海藻酸钠分子化学组成中 M 和 G 的含量，具体操作方法如下：称取 0.10 g 海藻酸钠溶于 100 ml 纯化水中，磁力搅拌过夜；用 0.1 mol/L 的 HCl 溶液调其 pH 为 5.61，置于沸水浴中 1 小时；用 0.1 mol/L 的 HCl 溶液调其 pH 为 3.81，置于沸水浴中 30 分钟；用 0.1 mol/L 的 NaOH 溶液调其 pH 为 7.63，旋转蒸发至 2~3 ml，冻干过夜；将冻干样品溶于 1.5 ml 的 $D_2O$ 中，再次冻干；用 1 ml $D_2O$ 溶解冻干样品 11 mg 备用；在 NMR 样品管中加入 0.7 ml 海藻酸钠样品，再加入 20 $\mu$l 0.3 mol/L 三乙烯四胺六乙酸溶液（称取 0.74 g 三乙烯四胺六乙酸，加入 4.7 ml $D_2O$，再加入 0.3 ml 40%氢氧化氘，混匀，用 20%氘代盐酸调 pH 至 5.17，备用）。¹H-核磁共振相关技术参数：质子谱带宽度 −0.5→9.5× $10^{-6}$，扫描次数 64，弛豫时间 2 秒，质子脉冲角度 30°，扫描时间 3.98 秒，检测温度 80 ℃。根据 ¹H-核磁共振光谱图，计算其 G、M 含量及 $N_{G>1}$ 等参数。海藻酸钠核磁共振光谱图见图 1-18，光谱参数及计算结果见表 1-32。

代入测得的积分值，得出 G 含量 $F_G$ 为 0.43，M 含量 $F_M$ 为 0.57，两组分 G/M 为 0.75，连续 M 单体的平均数量 $N_M$ 为 3.20，连续 G 单体的平均数量 $N_G$ 为 2.43，连续 G 单体的平均长度 $N_{G>1}$ 为 6.77，平均聚合度 $DP_n$ 为 19。国内的海藻酸钠样品，M 含量 57%，G 含量 43%。G/M＝0.75。国外的海藻酸钠样品，M 含量 40%，G 含量 60%。G/M＝1.5。

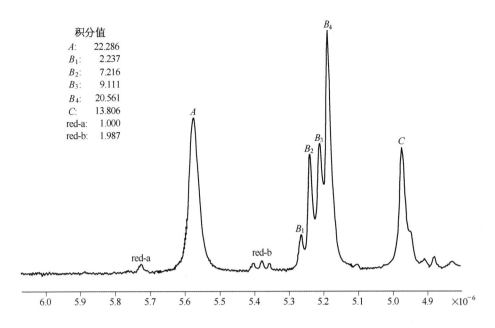

图 1-18 海藻酸钠 $^1$H-核磁共振光谱图

表 1-32 海藻酸钠 $^1$H-核磁共振光谱的参数及其计算

| 参 数 | 计 算 公 式 | 结果 | 参 数 含 义 |
|---|---|---|---|
| G | $= 0.5[A + C + 0.5(B_1 + B_2 + B_3)]$ | 22.71 | α-L-古洛糖醛酸(G) |
| M | $= B_4 + 0.5(B_1 + B_2 + B_3)$ | 29.91 | β-D-甘露糖醛酸(M) |
| GG | $= 0.5[A + C - 0.5(B_1 + B_2 + B_3)]$ | 13.36 | G 聚合嵌段 |
| MG = GM | $= 0.5(B_1 + B_2 + B_3)$ | 9.35 | G 和 M 聚合嵌段 |
| MM | $= B_4$ | 20.56 | M 聚合嵌段 |
| GGM = MGG | $= (B_1)0.5(B_1 + B_2 + B_3)/(B_1 + B_2)$ | 2.32 | G 和 M 聚合嵌段 |
| MGM | $= (B_2)0.5(B_1 + B_2 + B_3)/(B_1 + B_2)$ | 7.03 | G 和 M 聚合嵌段 |
| GGG | $= GG - GGM$ | 11.04 | G 聚合嵌段 |
| $F_G$ | $= G/(G + M)$ | 0.43 | G 含量 |
| $F_M$ | $= M/(G + M)$ | 0.57 | M 含量 |
| $F_{GG}$ | $= GG/(G + M)$ | 0.25 | G 聚合嵌段含量 |
| $F_{MM}$ | $= MM/(G + M)$ | 0.39 | M 聚合嵌段含量 |
| $F_{GM} = F_{MG}$ | $= MG/(G + M)$ | 0.18 | G 和 M 聚合嵌段含量 |
| $F_{GGG}$ | $= GGG/(G + M)$ | 0.21 | G 聚合嵌段含量 |
| $F_{MGM}$ | $= MGM/(G + M)$ | 0.13 | G 和 M 聚合嵌段含量 |
| $F_{GGM} = F_{MGG}$ | $= GGM/(G + M)$ | 0.04 | G 和 M 聚合嵌段含量 |
| M/G | $= F_M/F_G$ | 1.32 | M 和 G 的含量比 |
| $N_G$ | $= F_G/F_{GM}$ | 2.43 | 连续 G 单体的平均数量 |
| $N_{G>1}$ | $= (F_G - F_{MGM})/F_{GGM}$ | 6.77 | 连续 G 单体的平均数量大于 1 的数值,即不包括 MGM 在内的 G 单元平均长度 |
| $N_M$ | $= F_M/F_{MG}$ | 3.20 | 连续 M 单体的平均数量 |
| $DP_n$ | $= (M + G + red-a + red-b)/(red-a + red-b)$ | 19 | 平均聚合度 |

**4. 海藻酸盐水凝胶流变性能** 用英国 *Malvern* 公司 *Bohlin Gemini* 2 型高级旋转流变仪和 *HR* - 3 流变仪对海藻酸盐水凝胶进行检测分析,结果见表 1 - 33。

表 1 - 33 海藻酸盐水凝胶流变性能检测结果

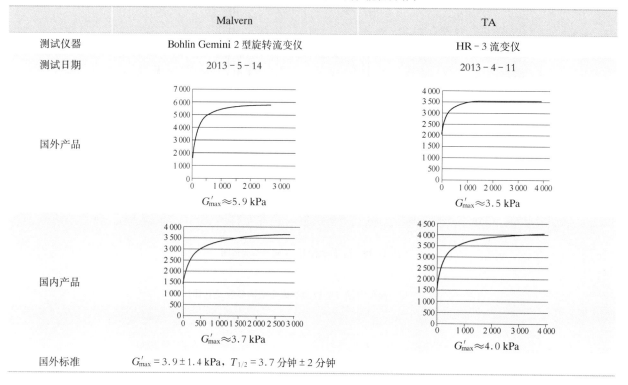

| | Malvern | TA |
|---|---|---|
| 测试仪器 | Bohlin Gemini 2 型旋转流变仪 | HR - 3 流变仪 |
| 测试日期 | 2013 - 5 - 14 | 2013 - 4 - 11 |
| 国外产品 | $G'_{max} \approx 5.9$ kPa | $G'_{max} \approx 3.5$ kPa |
| 国内产品 | $G'_{max} \approx 3.7$ kPa | $G'_{max} \approx 4.0$ kPa |
| 国外标准 | $G'_{max} = 3.9 \pm 1.4$ kPa, $T_{1/2} = 3.7$ 分钟 $\pm 2$ 分钟 | |

结果显示:国内产品在使用 Malvern 公司的流变仪测试后,其 $G'_{max}$ 值在国外要求的标准范围之内。而国外这一家公司的产品在使用 Malvern 公司的流变仪测试后,结果却超出其标准范围,其原因尚需进一步分析。

**5. 重金属含量** 精确称取海藻酸钠和海藻酸钙粉末 1.0 g 置于坩埚中,加 0.5 ml 硫酸炭化,冷却,加入 5 ml 稀硝酸溶解,溶解至 25 ml。同时制备空白溶液。按照《中华人民共和国药典》(2010 年版)的方法测定重金属总量(以铅计)、砷、铅的含量,结果见表 1 - 34。

表 1 - 34 重金属含量实验结果

| 项 目 | 海 藻 酸 钠 | | 海 藻 酸 钙 | |
|---|---|---|---|---|
| | 20120717 | H1207011 | 20121023017 | AP4VJ - LT |
| 重金属总量(%) | 0.001 | 0.001 4 | 0.001 3 | 0.001 4 |
| | YY/T 0606.8—2008:≤0.004% | | 新药转正标准:≤0.002% | |
| 砷(%) | 0.000 1 | 0.000 05 | 0.000 1 | 0.000 2 |
| | YY/T 0606.8—2008:≤0.000 15% | | 新药转正标准:≤0.000 2% | |
| 铅(%) | 0.000 2 | 0.000 1 | 0.000 2 | 0.000 1 |
| | YY/T 0606.8—2008:≤0.001% | | — | |

由以上实验结果可知,国内外海藻酸钠重金属总量及砷盐、铅含量均符合人体植入物要求;海藻酸钙的重金属总量及砷盐含量也符合药用要求。

**6. 蛋白质含量** 称取适量的海藻酸钠,置于试管中,加纯化水,充分搅拌混匀,使其完全溶解。并制备 0、1、2、4、6、8、10 μg/ml 的蛋白质标准液系列,在标准液系列管及样品试管中分别加入 5 ml 考马斯亮蓝 G250 溶液。混匀并放置 15 分钟,用分光光度计测定 595 nm 处各标准管和样品管的吸光度值,结果见表 1-35。

表 1-35　蛋白质含量实验结果

| 项　目 | 海　藻　酸　钠 | |
| --- | --- | --- |
| | 国内/20120717 | 国外/H1207011 |
| 蛋白质含量 | 10.5 mg/kg | 13.9 mg/kg |
| | YY/T 0606.8—2008:≤0.3% | |

由以上实验结果可见,国内外海藻酸钠产品中蛋白质含量均符合作为外科植入物的标准限量。

7. 灰分含量　海藻酸钠灰分含量见表 1-36。

表 1-36　灰分含量实验结果

| 项　目 | 海　藻　酸　钠 | | 海　藻　酸　钙 | |
| --- | --- | --- | --- | --- |
| | 国内/20120717 | 国外/H1207011 | 国内/20121023017 | 国外/AP4VJ-LT |
| 硫酸灰分(600 ℃) | 30.20% | 29.80% | 25.90% | 41.00% |
| | 《中国药典》(2010 年版,二部)要求:30%~36% | | 新药转正标准要求:31.0%~34.0% | |
| 灰分(800 ℃) | 25.70% | 19.50% | — | — |
| | YY/T 0606.8—2008要求:18%~27% | | | |

由灰分含量的实验结果可知,国内采购的海藻酸钠的灰分基本符合药用标准,国外该厂家的海藻酸钙的硫酸灰分也有超出标准范围 31.0%～34.0% 的。

8. 海藻酸钙粉末粒径　我们的实验目的是确定原材料的粉末粒径,为材料的加工和设备定制提供信息。用 Mastersizer3000 高速智能粒度仪对国内某公司的海藻酸钙粉末粒径进行检测。结果在 110～118 μm,提示国内的海藻酸钙在粒径方面比国外提供的粒径标准(70～95 μm)稍大。

9. 海藻酸盐含量　用原子吸收分光光度计对海藻酸钠和海藻酸钙进行其含量测定,结果见表 1-37。

表 1-37　海藻酸盐含量实验结果

| 品　名 | 国内/批号 | Na(%) | Ca(%) | 含量(%) |
| --- | --- | --- | --- | --- |
| 海藻酸钠 | 国内/20120717 | 6.2 | 0.1 | 98.18 |
| 海藻酸钙 | 国内/20121023017 | 0.04 | 2.8 | 98.77 |

2012 年广东省海藻酸盐敷料产品注册技术指导原则所提供的方法,对海藻酸钠和海藻酸钙样品溶液中的钠、钙离子浓度用原子吸收分光光度法进行测试并以其公式推导计算,得到测试样品中海藻酸钠和海藻酸钙的含量分别为 98.18% 和 98.77%。

通过对国内外所供应的海藻酸钠和海藻酸钙产品做了上述九项检测后有比较全面且客观的了解。为了从原料采购、生产的全过程和最终产品对海藻酸钠和海藻酸钙的品质认知和掌控,有必要着重进行以下逐项分析。

(1) 海藻酸盐的红外光谱显示,在 3 423 cm$^{-1}$ 附近有羟基的 O—H 伸缩振动峰,在 2 925 cm$^{-1}$ 附近有六元环上 C—H 伸缩振动峰,在 1 620 cm$^{-1}$ 附近有 C=O 伸缩振动峰,这些海藻酸盐的特征峰谱与文献报道的一致。作为不同的海藻酸盐,海藻酸钠与海藻酸钙的红外光谱只是在指纹区(≤1 300 cm$^{-1}$)稍有差异。作为一种多糖性物质,海藻酸盐用常规的红外光谱作为定性是必需且必要的。充分利用好该红外光谱是对海藻酸盐品质鉴别的第一步。

(2) 化学组成和序列结构是海藻酸盐的关键特性之一,如材料中 G 组分的含量、G 嵌段的长度、G/M 的比值等。研究表明只有 G 嵌段的海藻酸盐能与二价阳离子(如 Ca$^{2+}$ 等)交联形成凝胶。不同品种、产地和部位的海藻所提取的 G、M 组分存在差异,高 G 含量有助于提高凝胶的强度,G 含量在 50% 或 50% 以上的海藻酸盐还被认为不会引发免疫反应。本次核磁共振测试的国内样品就是富含 M 组分的海藻酸钠,G 含量只有 43%,G/M 为 0.75。而挪威 NOVAMATRIX 公司的 PRONOVA UP LVG 规格海藻酸钠产品 G/M≥1.5,则 G 含量 ≥60%。这里要充分明确的是,掌握了 G 或 M 确切的含量,不仅能指导生产水凝胶的品质,而且还能认识和指导水凝胶的生物学功能。

(3) 分子量及其分布是高分子生物聚合物的重要特性参数,与产品的加工性能及凝胶特性等直接且密切相关。多检测器凝胶渗透色谱法能快速测出高分子样品的分子参数,其中小角检测器(LALS)在尽可能接近零角度的前提下测定散射光强度,无需标准品,无需数据拟合、多角度外推或者校正等,检测多糖、病毒等大分子时尤为适用。

已有研究者采用此法来表征海藻酸盐的分子量、特性黏度、分子结构尺寸等信息。本次试验中的三个样品的分子量分布1.5～1.8，分布较窄，符合组织工程医疗产品1.0～3.0分布要求。通常，大工业生产中常用十分简便又省钱的黏度法测定，代入公式再算出分子量。该方法误差大且相对准确度差，所以我们还是建议用上述仪器检测为宜。

（4）流变学是研究生物聚合物在应力、应变、温度等条件下与时间因素有关的变形和流动的规律。如果某种生物聚合物具有流体特性，可以认为该生物聚合物具有黏性，如果某生物聚合物具有固体储能特性，可以认为该生物聚合物具有弹性。水凝胶同时具有黏性和弹性，可认为其具有黏弹性。在水凝胶的线性黏弹区内，利用振荡法对水凝胶进行时间扫描，可以确定在凝胶形成过程中，其凝胶强度随着时间发展的变化。在本次流变测试的两个水凝胶稳定后，国外的凝胶强度（弹性模量 $G'$）明显高于国内产品，可能与原材料 G 含量有关。国内的海藻酸钠，其 G 含量43%，G/M 为0.75；而国外的海藻酸钠，其 G 含量60%，G/M≥1.5。高 G 含量有助于提高水凝胶的强度。

（5）海藻酸盐主要从海洋的海藻中提取制备。人类活动加剧并导致海洋和大气污染加重，使海藻中重金属积聚逐渐增加。控制海藻酸盐中的重金属及有害元素，以免通过其医疗器械制成品在人体内聚集产生毒副作用。通过上述检测，海藻酸盐中的重金属含量已在生物医用材料用于人体的可接受范围。但这一指标在每批原料进货时有必要逐批检测，这不仅关系到最终产品的重金属含量指标的质量控制，还会在产品制造过程中对本品起到一定的作用，所以要特别关注。

（6）海藻酸盐在加工提取过程中条件的控制是否适宜，对最终产品中的蛋白质会有很大影响。蛋白质含量超标也十分容易引起最终产品在人体的超敏反应，尽管上述检测结果显示样品的蛋白质残留也符合组织工程产品用要求（≤0.3%），但是，作者还是要十分强调检测这一指标的重要性。

（7）海藻酸盐的 pH 是影响生物相容性的因素之一。对海藻酸盐溶液/浸提液的测试显示，其 pH 与空白对照液之差应≤1.5。海藻酸盐水凝胶的 pH 虽然也只是中性偏弱碱性，但测试结果显示，与空白对照液的差值已超过1.5。是否在海藻酸盐离子交联成胶后或浸提后有其他变化而导致这一结果还是有别的原因有待进一步验证。这里提醒读者注意的是，我们通常采用的蒸馏水作空白对照时，纯蒸水的 pH 应掌控在中性。

迄今为止，国际上除了已经大量应用的海藻酸盐印模材料和医用敷料之外，主要还有美国 FDA 所批准的和正在进行临床试验的其他许多海藻酸盐基医用制品，如表1-38所示。

表1-38　国际上经有关单位批准上市的以及临床试验中的海藻酸盐基产品

| 产品名称 | 公司单位 | 临床试验阶段 | 产品叙述 |
| --- | --- | --- | --- |
| 已批准产品：PROGENIX，DBM Putty（US：2006 and 2008） | 美敦力公司（Medtronic, Inc.） | — | 产品的组成包含去矿化的骨基质（DBM）、海藻酸钠和牛胶原蛋白。骨头移植替代物用在颈椎融合程序，骨空隙填充剂用在骨空隙或缺口，可由宿主的骨头吸收和取代 |
| Temporary，Ureteral Drainage，Stent(US：2002) | 波士顿科学公司（Boston Scientific） | — | 可被降解的支架用来辅助尿液从肾脏到膀胱 |
| Emdogain®（All major makets，US：1996） | Straumann | — | 注射型海藻酸丙二醇和牙釉基质蛋白。可稳定牙齿因重度牙周炎失去牙周组织后刺激组织的再生 |
| FOREseal | Les, Laboratoires Brothier S.A. | — | 使用海藻酸钙敷料预防癌症肺切除术后的气体泄漏。借由胶化作用充当缝合处的强化剂和密封剂 |
| 临床实验产品：*Monolayer，Cellular Device | Cliniques universitaires Saint-Luc-Universite Catholique de Louvain | 第 I 阶段（正在进行，2009年9月） | 将人类胰岛细胞封装进单层海藻酸盐的细胞装置供皮下注射于1型糖尿病患者 |
| GLP-1 CellBeads® | CellMed AG(BTG plc.) | | 海藻酸盐微胶囊含有可分泌升糖素类似胜肽-1（GLP-1）的异体间质干细胞。在颅内出血移除血肿（hematoma）后移植进脑组织腔 |

续表

| 产品名称 | 公司单位 | 临床试验阶段 | 产品叙述 |
|---|---|---|---|
| IK - 5001 | Ikaria, Inc. | 第Ⅱ阶段（尚未开始，2011年2月） | 注射型海藻酸钠和葡萄糖酸钙混合剂。用来预防和逆转心肌梗死后的左心室重塑（left ventricular remodeling）。在心脏衰竭后可用来取代及支持受损组织和减少心脏壁的压力 |
| DIABECELL® | Living Cell Technologies, Ltd. | 第Ⅱ阶段（正在进行，2011年6月） | 将可分泌胰岛素的猪胰岛细胞封装进海藻酸盐胶囊而得到免疫保护，可进行异种器官移植到1型糖尿病患者的腹腔中 |
| Algisyl - LVR™ | LoneStar Heart, Inc. | 第Ⅱ/Ⅲ阶段（尚未开始，2011年3月） | 注射型海藻酸盐水凝胶，可用于扩张型心肌症患者左心室（LV）的增厚和修复。在心脏衰竭后，注射海藻酸盐水凝胶进入LV壁会使LV变小，恢复LV形状，降低LV壁压力和改进LV整体功能 |
| Chondrocyte alginate gel suspension | Curis, Inc. | 第Ⅲ阶段（未知，2001年4月） | 使用注射型软骨细胞海藻酸盐胶悬浮液来治疗患有膀胱输尿管逆流的儿科患者。软骨细胞是从患者耳朵的软骨取得 |
| CARTIPATCH® | TBF Genie Tissulaire | 第Ⅲ阶段（正在进行，2010年10月） | 从自体取得、分离、培养和增生的软骨细胞移植。在手术进行前细胞被转移到一个作为支撑用的生物材料上，用来治疗膝盖软骨或是骨软骨缺损 |

注：＊指上述所有临床试验的状况及相关资料可由美国国立卫生研究院的网站上查询。

临床试验开始前，前期的临床试验先确定产品是否值得进一步研发。这些试验包括体外和体内（动物）试验，通过试验得到功效、毒理和药理学、化学性质及生产和控制的数据，以及临床发展计划信息。临床试验通常包括0、Ⅰ、Ⅱ、Ⅲ阶段，当Ⅲ期临床试验通过，才有可能获得批准。初始阶段在少量的人群中评估安全性、药效动力学和药代动力学，后来需要更大量的人群样本进行随机试验来检验效果。

（顾其胜　王庆生　亓怀燕）

## ◇参◇考◇文◇献◇

[1] 丁兰平,黄冰心,谢艳齐.中国大型海藻的研究现状及其存在的问题[J].生物多样性,2011,19(6):798-804.

[2] 高春梅,柳明珠,吕少瑜,等.海藻酸钠水凝胶的制备及其在药物释放中的应用[J].化学进展,2013,25(6):1012-1021.

[3] 高春梅,柳明珠,吕少瑜,等.海藻酸钠水凝胶的制备及其在药物释放中的应用[J].化学进展,2013,25(6):1012-1022.

[4] 顾其胜,王帅帅,王庆生,等.海藻酸盐敷料应用现况与应用进展[J].中国修复重建外科杂志,2014,28(2):255-258.

[5] 顾其胜,奚廷斐.海藻酸与临床医学[M].上海:上海第二军医大学出版社,2006:1-200.

[6] 顾其胜,周则红,关心.医用海藻酸盐产品标准与质量控制[J].中国修复重建外科杂志,2013,27(6):760-764.

[7] 顾其胜,朱彬.海藻酸盐基生物医用材料[J].中国组织工程研究与临床康复,2007,11(26):5194-5198.

[8] 纪明侯.海藻化学[M].北京:科学出版社,1997:

208-297.

[9] 李春霞,孙杨,管华诗.海洋药物藻酸双酯钠研究进展及启示[J].生命科学,2012,24(9):1019-1025.

[10] 林晓华,黄宗海,俞金龙.海藻酸纤维的研究发展及生物医学应用[J].中国组织工程研究,2013,17(12):2218-2224.

[11] 林晓华,黄宗海,俞金龙.海藻酸纤维的研究发展及生物医学应用[J].中国组织工程研究,2013,17(12):2218-2224.

[12] 鲁路,刘新星,童真.海藻酸盐凝胶化及其在软骨组织工程和药物控释领域的应用[J].高分子学报,2010,12:1351-1358.

[13] 钱龙,唐丽薇,黄庶识,等.海藻酸转化生物乙醇研究进展[J].中国生物工程杂志,2013,33(1):122-127.

[14] 秦益民.海藻酸[M].北京:中国轻工业出版社,2008:1-217.

[15] 王清华,钟文菲,何盟.藻酸盐敷料的临床应用:与传统材料特征的比较[J].中国组织工程研究与临床康复,2010,14(3):533-536.

[16] 王锐,莫小慧,王晓东.海藻酸盐纤维应用现状及发

展趋势[J].纺织学报,2014,2:27-29.

[17] 位晓娟,奚廷斐,顾其胜,等.医用海藻酸基生物材料的研究进展[J].中国修复重建外科杂志,2013,27(8):1015-1020.

[18] 钟城城,曲有乐,陈荫.微生物来源褐藻胶(alginate)生物合成及应用前景[J].生命的化学,2014,34(2):262-268.

[19] Andersen J,Strand BL,Formo K,et al. Alginates as biomaterials in tissue engineering[J]. Carbohydr Chem,2012,37:227-258.

[20] Augst AD,Kong HJ,Mooney DJ,et al. Alginate hydrogels as biomaterials[J]. Macromol Bio Sci,2006,6:623-633.

[21] Boguń M,Krucińska I,Kommisarczyk A,et al. Fibrous polymeric composites based on alginate fibres and fibres made of poly-ε-caprolactone and dibutyryl chitin for use in regenerative medicine[J]. Molecules,2013,18:3118-3136.

[22] Buder B,Alexander M,Krishnan R,et al. Encapsulated islet transplantation:strategies and clinical trials[J]. Immune Network,2013,13(6):235-239.

[23] Clark M. Technology update:rediscovering alginate dressings[J]. Wounds International,2012,3(1):1-4.

[24] Hay ID,Rehman ZU,Moradali MF,et al. Microbial alginate production,modification and its application[J]. Microbial Biotechnology,2013,6:637-650.

[25] Janarthanan M,Buvaeswari KM. A review on the application of alginate in various industries[J]. International Journal of Current Research and Development,2014,2(1):67-77.

[26] Lee KY,Mooney DJ. Alginate:properties and biomedical applications[J]. Prog Polym Sci,2012,37(1):106-126.

[27] Roshanbinfar K,Kordestani SS. Encapsulating beta islet cells in alginate,alginate-chitosan and alginate-chitosan-PEG microcapsules and investigation of insulin secretion[J]. Journal of Biomaterials and Tissue Engineering,2013,3(2):1-5.

[28] Sun JC,Tan HP. Alginate-based biomaterials for regenerative medicine applications[J]. Materials,2013,6:1285-1309.

[29] Umezul S,Hattal T,Ohmori H. Fundamental characteristics of bioprint on calcium alginate gel[J]. Japanese Journal of Applied Physics,2013,52(5):16-20.

# 第二章
# 海藻酸盐产品标准与检测方法

　　海藻酸及其盐类是一类用途十分广泛的生物医用材料，早已被广泛用作化工原料、饲料、食品、纺织品添加剂、药品和医疗用品。由于海藻酸盐用途众多，且所涉领域广阔，故而针对不同的应用领域其相应的产品检测标准也有较大差异，在本章中将主要针对海藻酸盐用于医疗产品领域中的技术指标及相应的检测方法进行重点阐述。

　　在我国，将海藻酸盐作为化工原料、饲料和食品添加剂已有几十年的应用历史并形成了一套较为成熟的控制标准。将海藻酸经化学修饰后制成的藻酸双酯钠药品用于临床已有30余年。因此，海藻酸盐基的药品及其药用辅料的药典标准也早已建立并实施了多年。然而，近年来随着国际上海藻酸基生物医用材料及其医疗用品的飞速发展，迫切需要建立相应的标准及技术要求以规范其生产所用的原料及其产品。美国实验与材料协会（ASTM）2006年发布了《作为生物医学和组织工程医用产品初始材料的海藻酸盐的表征和试验标准指南》。我国国家食品药品监督管理总局组织了生物材料的专家，参照了美国的ASTM F2064—2006，结合本国实际起草并出版了中华人民共和国医药行业标准（YY/T 0606.8—2008）《组织工程医疗产品 第8部分：海藻酸钠》。由于本书的作者都是从事生物医用材料及其医疗产品的开发与应用，而且本书主要论述海藻酸基生物医用材料在医疗器械行业内的应用。因此，本章的标准论述重点也放在医疗器械标准。但是，为了让广大读者全面了解海藻酸盐在工业、食品、药品和器械中的应用，本章也对海藻酸的所有标准都做了一一介绍。值得指出的是，本章第四节详细介绍了海藻酸盐基生物医用材料标准中技术指标对应的检测方法。目的是供读者直接引用，避免应用标准技术指标时还要到处寻找其对应的检测方法。

## 第一节　海藻酸盐的国内标准

　　海藻酸盐是一种多用途的天然生物原料，主要来源于海洋中的褐色海藻。近年来，国外已经开发出了从酵母菌中发酵生产海藻酸的工艺。海藻酸又名褐藻酸、海带胶、藻酸盐，是由海带中提取的天然多糖（碳水化合物），其分子式为$(C_6H_7O_6)_n$，性状为白色或淡黄色无定形粉末，无臭、无味。海藻酸盐应用领域极为广泛，我国依据所应用领域的不同制定了相应的技术标准。为了便于不同用途的海藻酸盐标准有一个较为全面的了解,就需要为海藻酸盐不同领域中的具体用途进行一个简要的介绍。

## 一、工业标准

### (一)海藻酸盐的工业应用

海藻酸盐在工业中主要应用在印染、造纸、电工和化工等行业。

1. 印染工业

(1)印花浆:海藻酸钠用作经纱上浆、整理浆、印花浆等已有悠久的历史,但主要是用在印花浆方面。海藻酸钠用作活性染料色浆,具有独特性能。纤维和活性染料进行化学反应,将染料固定在纤维上,在染色过程中所用印花浆应不干扰或不参与化学反应键合。若色浆参与反应,就会固定在纤维上,造成染过的纤维手感发硬、变脆、色泽不好。当使用海藻酸钠作印花浆时,既不影响活性染料与纤维的染色过程,又能印出花纹清晰、颜色鲜艳、给色量高、手感好的产品,不仅适合于棉布印色,也适用于羊毛、丝、合成纤维的印花。

中等黏度和低黏度的海藻酸钠都适用于从筛网式印花浆到滚筒式印花浆的要求。实际上,用低黏度的海藻酸钠制备印花浆较稳定,这使制备较高含量的印花浆成为可能。这种印花浆可导致在干燥过程中产生致密的膜,使着色率增加。

(2)人造纤维:海藻酸钠与石棉短纤维混合,经过醋酸钙溶液凝固处理,可防止石棉纤维飞扬,影响人体健康。此外,还可直接将海藻酸盐用作人造纤维原料。例如,将各种海藻经过化学处理后产生黏性溶液(一般为藻酸钠溶液),将这种溶液喷入凝结浴中成为某种金属藻酸盐。它们包括:① 藻酸钙铬纤维,非易燃品。② 藻酸钙纤维,它们在弱碱性肥皂溶液中极易溶解,因此不适于一般纺织用途,通常在某些生产工序中作临时线用。

2. 造纸工业 造纸上浆用水溶性海藻酸钠代替部分松香纸浆分散剂或纸张表面上浆,能增加纸张表面光滑度,并能调节印刷墨水、蜡、油的吸收,提高纸张的耐揉性。

3. 电工工业 电焊条被负:焊条药皮材料与海藻酸钠混合,可黏合被负药皮,并湿润药皮材料,使得在挤压过程中有足够的塑性,而且在使用焊接过程中容易燃烧成灰,减少飞溅。

4. 化工涂料 海藻酸钠可应用于树脂涂料、橡胶膏化剂。海藻酸钠在涂料工业中主要是利用自身存在的较大黏性,能够将涂料中其他成分黏附在一起,从而形成一种膏状物。

5. 在农业方面的应用 在农业方面,海藻酸盐可作为种子处理剂、杀虫剂、抗病毒材料和动物饮料等。其中在海藻酸盐鱼饲料中通常作为一种辅助黏合剂。由于海藻酸盐分子中的聚β-D-甘露糖和聚α-L-古洛糖的高分子链上带有羧基,能与基料中 $Ca^{2+}$ 生成水不溶性钙盐,它的黏性为面粉的 5 倍,尤其在含盐度高的水域更适合使用,所以在鱼饲料中通常用海藻酸盐替代淀粉作为黏合剂。

### (二)海藻酸盐产品的工业级标准

海藻酸盐在上述工业用途中的质量控制标准为中国农业部颁布的 SC/T 3401—2006,该标准用于控制海藻酸盐产品质量,是一份推荐性标准,符合该标准的海藻酸盐产品通常被称为工业级海藻酸盐。标准具体内容见表 2-1。

表 2-1　SC/T 3401—2006 标准的具体内容

| 序号 | 项　目 | 指　标 |
|---|---|---|
| 1 | 黏度(mPa·s) | 标准中未规定 |
| 2 | 色泽 | 白色至浅黄色或浅黄褐色 |
| 3 | 水分(%) | ≤15.0 |
| 4 | 水不溶物(%) | ≤0.6 |
| 5 | 黏度下降率(%) | ≤20.0 |
| 6 | pH | 6.0~8.0 |
| 7 | 含钙量(%) | ≤0.4 |

在该标准中,按海藻酸盐产品黏度划分为低黏度(<150 mPa·s)、中黏度(150~400 mPa·s)和高黏度(>400 mPa·s)三个规格。针对每一个具体的用途,其黏度的要求均不相同。例如,在印染业中就需要低黏度的海藻酸盐产品,而在人造纤维中则要求黏度较高的海藻酸盐产品,所以标准中仅提及应控制黏度这个技术项目,但是具体的技术要求未做规定,需要企业与顾客进行协商后进行确定。色泽、水分含量、水不溶物、黏度下降率、pH和含钙量 6 个技术项目均是对海藻酸盐产品中存在的各类杂质进行控制的技术项目,通过对该 6 个

技术项目的控制才能有效地确保原料中海藻酸盐的纯度。

在该部颁标准的基础上,依据自身产品的特点,企业可以确定相应的产品标准,表 2-2 中所列是将海藻酸盐作为饲料添加剂的质量标准。

表 2-2　海藻酸盐作为饲料添加剂的企业质量标准

| 序号 | 技 术 项 目 | 技 术 要 求 |
|---|---|---|
| 1 | 水分含量(%) | ≤15 |
| 2 | 灰分含量(%) | ≤30 |
| 3 | 褐藻酸钙含量(%) | ≥15 |
| 4 | 外观 | 褐色或深褐色粉末状物质 |
| 5 | 含碘量(%) | 0.16~0.26 |

表 2-3 中所列为海藻酸盐作为工业原料应用于印染方面的质量标准。

表 2-3　海藻酸盐作为印染添加剂的企业质量标准

| 序号 | 技 术 项 目 | 技 术 要 求 |
|---|---|---|
| 1 | 粒度 | 40 目筛能够 100% 通过(通过时间为 1 分钟) |
| 2 | 黏度(1% 浓度的溶液) | 低黏度:50~<150 mPa·s<br>中黏度:≥150~<400 mPa·s<br>高黏度:≥400~800 mPa·s |
| 3 | 水分含量(%) | ≤15.0 |
| 4 | 灰分含量(%) | ≤30.0 |
| 5 | pH | 6.0~8.0 |
| 6 | 含钙量(%) | ≤0.4 |

## 二、食品标准

### (一)海藻酸盐在食品领域的应用特点

海藻酸盐在食品领域中的应用主要利用了海藻酸盐的四种性质:稳定性、增稠性、水合性和凝胶性。

1. 稳定性　海藻酸钠用以代替淀粉、明胶作为冰淇淋的稳定剂,可控制冰晶的形成,改善冰淇淋口感,也可稳定糖水冰糕、冰果子露、冰冻牛奶等混合饮料。许多乳制品,如精制奶酪、掼奶油、干乳酪等利用海藻酸钠的稳定作用可防止食品与包装物的粘连性,可作为乳制食品覆盖物,使其稳定不变,并防止糖霜酥皮开裂。

2. 增稠与乳化性　海藻酸钠用于色拉(一种凉拌菜)调味汁和布丁(一种甜点心)、果酱、番茄酱及罐装制品的增稠剂,以提高制品的稳定性质,减少液体渗出。

3. 水合性　在挂面、粉丝、米粉制作中添加海藻酸钠可改善制品组织的黏结性,使其拉力强、弯曲度大、减少断头率,特别是对面筋含量较低的面粉,效果更为明显。在面包、糕点等制品中添加海藻酸钠,可改善制品内部组织的均一性和持水作用,延长储藏时间。在冷冻甜食制品中添加可提供热聚变保护层,改进香味逸散、提高熔点。

4. 胶凝性　海藻酸钠可做成各种凝胶食品,使其保持良好的胶体形态,不发生渗液或收缩,适用于冷冻食品和人造仿型食品。也可用来覆盖水果、肉、禽类和水产品作为保护层,与空气不直接接触,延长储藏时间。还可作为面包的糖衣、加馅填料、点心的涂盖层、罐头食品等的自凝形成剂,在高温、冷冻和酸性介质中仍可维持原有的形体。亦可代替琼胶制成具有弹性、不黏牙、透明的水晶软糖。

### (二)食品级海藻酸盐产品的质量控制标准

食品是一种直接关系到人民身体健康的产品,海藻酸盐作为食品中的添加剂必须进行有效的质量控制,我国早在 1980 年就颁布了一份国家标准,用于控制作为食品添加剂的海藻酸盐产品,该标准的编号为 GB 1976—1980,这是一份强制性的国家标准,该标准的现行有效版本编号为 GB 1976—2008,具体内容见表 2-4。

表 2-4　GB 1976—2008 的具体内容

| 序号 | 技 术 项 目 | 技 术 要 求 |
|---|---|---|
| 1 | 色泽及性状 | 乳白色至浅黄色或浅黄褐色粉状或粒状 |
| 2 | 黏度(mPa·s) | 标准中未做规定 |
| 3 | pH | 6.0~8.0 |
| 4 | 水分含量(%) | ≤15.0 |
| 5 | 灰分(以干基计)(%) | 18~27 |
| 6 | 水不溶物(%) | ≤0.6 |
| 7 | 透光率(%) | 应符合规定(依据要求而定) |
| 8 | 铅(mg/kg) | ≤4.0 |
| 9 | 砷(mg/kg) | ≤2.0 |

该标准与工业级海藻酸盐产品的规格划分一致，也按黏度分为低黏度（＜150 mPa·s）、中黏度（150～400 mPa·s）和高黏度（＞400 mPa·s）三个规格，主要区别在于增加了对灰分、透光率和铅、砷含量的检测和控制要求，因为上述技术指标若超标将直接影响人体健康，其中铅含量超标将导致儿童智力生长缓慢。由于海藻酸盐在食品中仅作为一种添加剂，因此其透明度可以依据不同的需求而定，故在该标准中并未做出强制性的规定。

在该国家标准的基础上，企业对海藻酸、海藻酸钠、海藻酸铵和海藻酸钙4个产品制定了相应的企业标准，表2-5中所列为用作食品添加剂的海藻酸、海藻酸钠、海藻酸铵和海藻酸钙产品标准。

表2-5 用作食品添加剂的海藻酸、海藻酸钠、海藻酸铵和海藻钙产品标准

| 技术项目 | 海藻酸 | 海藻酸钠 | 海藻酸铵 | 海藻酸钙 |
|---|---|---|---|---|
| 化学式 | $(C_6H_8O_6)_n$ | $(C_6H_7O_8Na)_n$ | $(C_6H_7O_6NH_4)_n$ | $[(C_6H_7O_6)_2Ca]_n$ |
| 单元结构 | 176.13（理论值）200（实际平均值） | 198.11（理论值）222（实际平均值） | 193.16（理论值）217（实际平均值） | 195.16（理论值）219（实际平均值） |
| 分子量 | 10 000～600 000 | 10 000～600 000 | 10 000～600 000 | 10 000～600 000 |
| 性状 | 白色或黄褐色丝状、颗粒状、粉末状物质 | 白色或黄褐色丝状、颗粒状、粉末状物质 | 白色或黄褐色丝状、颗粒状、粉末状物质 | 白色或黄褐色丝状、颗粒状、粉末状物质 |
| 可溶性 | 不溶于水和有机溶剂，微溶于碳酸钠、氢氧化钠和磷酸三钠 | 易溶于水，不溶于乙醇和乙醚 | 易溶于水，不溶于乙醇和乙醚 | 微溶于水，不溶于乙醇和乙醚 |
| pH | 2.0～3.5 | — | — | — |
| 水分含量 | ≤15% | ≤15% | ≤15% | ≤15% |
| 硫酸灰分 | ≤8% | — | ≤7% | — |
| 水不溶物 | ≤2% | ≤2% | ≤2% | — |
| 砷盐含量 | ≤2 mg/kg | ≤2 mg/kg | ≤2 mg/kg | ≤2 mg/kg |
| 铅含量 | ≤4 mg/kg | ≤4 mg/kg | ≤4 mg/kg | ≤4 mg/kg |
| 微生物限量 | ≤5 000 CFU | ≤5 000 CFU | ≤5 000 CFU | ≤5 000 CFU |

### 三、医药标准（药品、器械）

#### （一）海藻酸盐在医药领域的应用

1. 牙科印模料 过去牙科印模主要用橡胶、石膏等混合物，近年来已被海藻酸钠印模代替，海藻酸钠印模具有操作简便、印出的齿形准确等优点。海藻酸钠印模料与凝固剂分装两包，使用时将两者用水调和，数分钟后即可凝固成型。

2. 止血剂 海藻酸钠溶液在酸性或钙盐溶液中具有纤维状沉淀，其分子结构呈线形，利用此机制可制成各种剂型的止血剂，如止血纱布、止血海绵、烫伤纱布和喷雾止血剂等。

3. 对放射性元素及有害金属的阻、排作用 海藻酸钠具有对某些元素的特殊交换能力，不但有预防锶吸收的效果，而且还有一定的治疗作用，当被放射性锶污染之后，口服一定量的海藻酸钠，可将消化道中的放射性锶很快吸收并排出体外。

4. 药膏、药片及其制剂 利用海藻酸钠增稠和凝胶的特性，作为药品各种剂型的添加剂，如海藻酸钠与羊毛脂调和制成硫黄软膏，可医治皮肤病，还可与磺胺药物混合作眼膏及与苯基醋酸汞等混合作避孕膏。低聚海藻胶作肠用胶囊，使药物在肠道中停留和吸收时间大大延长，从而提高药物的疗效。

#### （二）医药级藻酸盐产品的质量控制标准

1. 我国对应用于医药领域的海藻酸盐产品的质量控制标准 尽管海藻酸盐产品在医药领域中的应用极为广泛，但是我国将海藻酸盐产品应用于医药领域的时间相对较晚，目前主要执行《中国药典》（2010年版）药用辅料部分新增品种和修订

[9005－38－3]中的规定,具体内容见表2－6。

表2-6 《中国药典》(2010年版)[9005-38-3]
海藻酸钠的具体内容

| 序号 | 项目 | 指　标 |
|---|---|---|
| 1 | 性状 | 白色至浅棕黄色粉末,几乎无臭,无味。在水中溶胀成胶体溶液,在乙醇中不溶 |
| 2 | 鉴别试验 | 与氯化钙溶液混合生成胶状沉淀<br>与稀硫酸混合生成胶状沉淀<br>与含1,3-二羟基萘的乙醇＋盐酸＋异丙醚混合后的溶液显深紫色<br>炽灼残渣加水后显钠盐的鉴别反应 |
| 3 | 氯化物 | ≤1.0% |
| 4 | 干燥失重 | ≤15.0% |
| 5 | 炽灼残渣 | 30.0%～36.0% |
| 6 | 重金属(以铅计) | 0.004% |
| 7 | 砷盐 | 0.000 2% |
| 8 | 微生物限度 | 细菌总数≤1 000 个/g;霉菌及酵母菌≤100 个/g;大肠埃希菌 0 个/g;沙门菌 0 个/10 g |

该药典标准的内容与食品级国家标准GB 1976—2008中控制项目大致相似,两份标准均对海藻酸盐产品中可能存在的各种有害健康的杂质含量进行了限定。

2. 我国对应用于医疗器械领域的海藻酸盐产品的质量控制标准　目前国内市场上还没有声称符合医疗器械级的海藻酸钠产品,表2-7中列出了海藻酸钠作为组织工程医疗产品的产品标准。

表2-7 用作组织工程医疗产品的海藻酸盐产品标准

| 序号 | 项目 | 指　标 |
|---|---|---|
| 1 | 性状 | 白色或淡黄色粉末状固体 |
| 2 | 鉴别 | 傅里叶变换红外光谱典型特征峰(cm⁻¹):3 375～3 390(b),1 613(s),1 416(s),1 320(w),1 050～1 125(b),903(m),600～710(b) |
| 3 | 结构组成 | ¹H-核磁共振图谱与对照图谱一致 |
| 4 | 平均分子量及其分子量分布 | 平均分子量应符合产品标示值并注明检测方法<br>分子量分布数值在1.0～3.0 |
| 5 | 干燥失重 | ≤15.0% |
| 6 | 灰分 | 18.0%～27.0% |

| 序号 | 项目 | 指　标 |
|---|---|---|
| 7 | 重金属含量 | 总含量(以铅计)≤0.004%,其中:砷含量≤0.000 15%,铅含量≤0.001% |
| 8 | 蛋白质含量 | ≤0.3% |
| 9 | 细菌内毒素 | ≤0.5 EU/ml |
| 10 | 微生物限度 | 细菌总数≤200 CFU |
| 11 | 细胞毒性试验 | ≤1 级 |
| 12 | 皮内刺激试验 | 原发性刺激指数(PⅡ)应不大于0.4 |
| 13 | 致敏试验 | 应无皮肤致敏反应 |
| 14 | 急性全身性毒性 | 应无急性全身性毒性 |
| 15 | 溶血试验 | 溶血率≤5% |
| 16 | 植入试验 | 皮上植入14天、30天和90天,组织反应与阴性对照无显著差异 |
| 17 | 遗传毒性试验 | 应无遗传毒性 |

该行业标准之所以对生物相容性试验指标做出规定,原因在于该标准适用于制备组织工程医疗产品及外科植入物的海藻酸钠,至于其他非植入性的医疗器械产品,企业可参考GB/T 16886.1选择相应的评价试验项目,从而确保作为医疗器械产品的生物安全性要求。

3. 两份医药质量控制标准对比　表2-6、表2-7中所列的两份医药级海藻酸盐标准均是着眼于医药领域的应用而制定的,它们之间有相同点,如相同的控制项目(性状、鉴别、干燥失重、灰分、重金属含量及微生物限度6个控制项目),但是由于标准适用的范围不同,上述6个项目的技术指标或检测方法又存在差异,如器械标准规定的鉴别试验检测方法为傅里叶红外光谱分析法。同时,它们之间也存在不同的控制项目。医疗器械标准出于对植入和组织工程产品安全性的考虑,增加了对产品组成和序列结构、平均分子量及其分布、细菌内毒素、蛋白质含量及细胞毒性、皮内刺激、致敏、急性全身毒性、溶血、植入、遗传毒性共11项生物学评价试验的控制要求,所以相对于药品国家药典控制更严格,也是十分必要的。

**四、企业标准的制定原则**

针对不同领域的海藻酸盐产品,生产企业在制定企业标准时可以借鉴的经验有下述几点。

(1)需要了解是否存在与之相关的海藻酸盐

国家/行业标准，以便进行参考或引用。

（2）需要明确产品的预期用途和适用领域。

（3）需要明确国家和行业是否对该类产品有法律、法规等必须遵循的强制性要求，必须将上述强制性的要求列入标准中。

（4）检测项目的设置应该合理和可行，还应充分考虑企业的检测能力和生产能力，不能随意降低检测要求，也不能无限制增加不必要的检测项目和检测精度要求。

上述 4 点均应该在企业标准中有所体现，只有满足了上述 4 个方面的要求，制定出的产品企业标准才具有科学性、合理性和可行性。

# 第二节　海藻酸盐国外标准

近年来，随着各国对海洋资源及产物的开发和研究的大力支持，国际社会对海藻酸盐类医用产品的重视再趋升级，许多海藻酸盐基的药物和医疗器械产品得到开发、转化和应用。为了便于对各种医用海藻酸盐产品进行有效的质量控制并促进海藻酸盐医用产品行业的健康有序发展，美国和欧盟相继提出了对海藻酸盐的技术控制指标。其中，美国实验与材料协会（ASTM）颁布的 F2064—2006 对海藻酸盐作为原料应用于药品和医疗产品类产品的描述最为详尽。本节将以美国和欧盟在此方面进行的标准化工作为例进行详细解说。

## 一、美国标准

### （一）美国实验与材料协会（ASTM）医疗器械标准

美国 ASTM 标准中所概括的海藻酸盐应用范围为生物医学和组织工程医用产品，例如能够从固定的活细胞中提供受控药物缓释的生物基质材料，标准中所列的技术指标均是针对用于该类用途的海藻酸盐原料和辅料。

该标准共分为八个部分：范围、参考文件、术语、意义和用途、化学和物理测试方法、产品开发中应考虑的问题、海藻酸盐的安全性和毒性及关键词。此外，还包括两个非强制性附录。

标准通过上述八个部分将海藻酸盐作为药物缓释的生物基质所涉及的各个方面进行了规范，其中最为关键的部分是：第五部分，化学和物理测试方法；第六部分，产品开发中应考虑的问题；第七部分，海藻酸盐的安全性和毒性。

ASTM F2064—2006 作为用于生物医学和组织工程医用产品原料的海藻酸盐的特性和试验标准指南，明确规定了该标准的适用领域为生物医学领域和组织工程领域，上述两个领域是近些年来发展最为迅速的医药新领域，主要包括基于海藻酸盐特有的赋形性和良好的可塑性等物理化学特性制备缓释材料、细胞基质及支架等。

表 2-8 所示为美国 ASTM F2064—2006 规定的试验项目和指标。

表 2-8　用作生物医学和组织工程海藻酸盐的产品标准

| 序号 | 项　目 | 检测方法和指标 |
|---|---|---|
| 1 | 鉴别 | 方法一：参照《美国药典》方法<br>方法二：傅里叶变换红外光谱典型特征峰（cm$^{-1}$）：3 375～3 390（b），1 613（s），1 416（s），1 320（w），1 125（b），1 089（b），1 031（s），948（m），903（m），811（m） |
| 2 | 组成和序列结构 | 高分辨率$^1$H 和$^{13}$C-核磁共振光谱法检测，应与典型的标准图谱一致 |
| 3 | 平均分子量 | 方法一：依据特征黏度测定（未规定具体指标）<br>方法二：尺寸排阻色谱法结合多角度激光散射仪测定（未规定具体指标） |
| 4 | 分子量分布 | 取决于最终用途和分子量影响程度，通常数值在 1.5～3.0 |
| 5 | 黏度 | 未规定具体指标 |
| 6 | 干燥失重 | 采用重量分析法，105 ℃干燥 4 小时（未规定具体指标） |
| 7 | 灰分 | 采用重量分析法，800 ℃灼热至少 6 小时（未规定具体指标） |
| 8 | 重金属含量 | 参照 USP 方法 |
| 9 | 蛋白质含量 | 采用荧光蛋白质定量分析法（未规定具体指标） |
| 10 | 细菌内毒素 | 采用凝胶法、终点分析法、动力学分析法（未规定具体指标） |
| 11 | 微生物限度 | 采用相关方法（未规定具体指标） |

需要关注的是,ASTM F2064—2006 是一个试验指南标准,主要提供检测项目及检测方法的建议,而对于上述控制项目大部分未给出具体控制指标,制造商需要根据所生产产品的实际情况制定适宜的控制指标。

**(二)美国药典委员会(USP)药品标准**

美国药典委员会(USP)是一家非营利性科研机构,为全世界生产、经销、使用的药品、食品成分和膳食补充剂的质量、纯度、鉴定和浓度设立标准。美国药典委员会制定的标准由药品与食品管理局(FDA)在美国范围内强制实施,世界范围内有130多个国家/地区参考、采用、转化这些标准并形成符合各国需求的相关标准或指南等文件。

早在 1938 年海藻酸钠已被收录入《美国药典》,表 2-9 列出了美国 USP35-NF30 版(2012)规定的海藻酸盐产品试验项目和指标。

表 2-9　美国 USP35-NF30 版药典规定的海藻酸盐产品标准

| 序号 | 项　目 | 检测方法和指标 |
|---|---|---|
| 1 | 鉴别 | 与氯化钙溶液混合,生成大量胶状沉淀;与稀硫酸混合,生成大量胶状沉淀 |
| 2 | 含量 | 90.8%～106.0%(平均当量 222.00,按干燥品计算) |
| 3 | 干燥失重 | ≤15% |
| 4 | 灰分 | 18.0%～27.0% |
| 5 | 重金属含量 | 砷盐≤$1.5\times10^{-6}$,铅≤0.001%,以铅计重金属总含量≤0.004% |
| 6 | 微生物限度 | 细菌总量≤200 CFU/g,不得检出沙门菌和大肠埃希菌 |

与《欧洲药典》相比,《美国药典》没有规定海藻酸钠产品性状、溶液外观、含钙量、氯化物及表观黏度 5 项控制项目,而增加了产品纯度(物质含量)的控制要求。

**二、欧洲标准**

欧洲也是世界上较早将海藻酸盐产品应用于医药领域的地区之一,为了对医用海藻酸盐产品的质量进行有效控制,欧洲国家很久以前就将海藻酸作为一种原料药载入《欧洲药典》,表 2-10 是《欧洲药典》(EP7.0 版)中对海藻酸的控制标准。

表 2-10　《欧洲药典》(EP7.0 版)中海藻酸钠产品标准

| 序号 | 项　目 | 指　标 |
|---|---|---|
| 1 | 性状 | 白色至浅棕黄色粉末,缓慢溶于水形成黏性的胶体溶液,几乎不溶于乙醇 |
| 2 | 鉴别试验 | 与氯化钙溶液混合生成胶状沉淀<br>与稀硫酸混合生成胶状沉淀<br>与含 1,3-二羟基萘的乙醇 + 盐酸 + 异丙醚混合后的溶液显深紫色<br>炽灼残渣加水后显钠盐的鉴别反应 |
| 3 | 溶液外观 | 浊度不超过Ⅱ号浊度标准液,颜色不深于相应颜色 6 号色 |
| 4 | 钙含量 | ≤1.5% |
| 5 | 干燥失重 | ≤15.0% |
| 6 | 硫酸灰分 | 30.0%～36.0%(按干燥品计) |
| 7 | 重金属含量 | ≤$20\times10^{-6}$ |
| 8 | 氯化物 | ≤1.0% |
| 9 | 微生物限度 | 需氧菌≤1 000 CFU/g;霉菌及酵母菌≤100 CFU/g;不得检出大肠埃希菌和沙门菌 |
| 10 | 表观黏度 | 采用 10 g/L 溶液在 20 ℃ 以 20 r/min 的转速检测其动态黏度值(未规定具体控制指标) |

从该海藻酸欧洲标准中可以看出,欧洲对海藻酸作为原料药的质量控制标准相对较为宽泛,原因在于海藻酸作为医药原料的应用范围极为广泛,例如,海藻酸盐既可用作口服型的减肥药物(海藻酸盐作为主要成分),也可作为抗生素的缓释胶囊(海藻酸盐作为缓释材料),所以在该标准中主要强调了两方面的信息。① 强调了对海藻酸的定性检测,即首先确定待检物必须是海藻酸,检测项目包括性状、鉴别试验。② 强调了对海藻酸中可能存在的各种杂质含量的控制,包括氯化物含量、重金属含量、水分含量、硫酸灰分含量和微生物限量 5 方面的控制,从而确保了作为原料药的海藻酸的纯度。

**三、国内外医药级海藻酸钠质量控制标准对比**

**(一)药品级海藻酸钠欧洲、美国和中国药典对比**

在药品方面,目前国内外的海藻酸钠标准主要有《欧洲药典》、《英国药典》、《美国药典》和《中国药典》,其中《英国药典》的海藻酸钠标准与《欧洲药典》要求一致。本书着重以《欧洲药典》、《美国药典》和《中国药典》为主要依据来分析国内外对该产品质量控制的现况和趋势,具体见表 2-11。

表 2-11 海藻酸钠国内外药品标准比较

| 检测项目 | 《欧洲药典》(EP7.0 版) | 《美国药典》(USP35-NF30) | 《中国药典》(2010 年版，二部) |
|---|---|---|---|
| 性状 | 白色至浅棕黄色粉末。缓慢溶于水形成黏性胶体溶液，几乎不溶于乙醇(96%) | — | 白色至浅棕黄色粉末，几乎无臭，无味。在水中溶胀成胶体溶液，在乙醇中不溶 |
| 鉴别 | 取 0.2 g 本品溶解于 20 ml 水中，于 5 ml 上述溶液中加 1 ml 氯化钙溶液生成大量胶状沉淀<br>10 ml 上述溶液中加 1 ml 稀硫酸生成大量胶状沉淀<br>5 mg 本品加水 5 ml，加新制 1,3-二羟基萘乙醇溶液(10 g/L)1 ml 和盐酸 5 ml，煮沸 3 分钟，冷却。加水 5 ml 与异丙醚 15 ml，振摇。同时做空白试验。与空白组比较，实验组异丙醚萃取层呈现紫色较深<br>硫酸灰分溶于 2 ml 水中，溶液显钠盐鉴别反应 | 往 5 ml 1%的本品溶液中加 1 ml 氯化钙溶液，立即生成大量胶状沉淀<br>往 10 ml 1%的本品溶液中加入 1 ml 4N(2 mol/L)硫酸，生成大量胶状沉淀 | 取本品 0.2 g，加水 20 ml，时时振摇至分散均匀。取溶液 5 ml，加 5% 氯化钙溶液 1 ml，即生成大量胶状沉淀<br>取上述鉴别项下供试品溶液 5 ml，加稀硫酸 1 ml，生成大量胶状沉淀<br>取本品约 10 mg，加水 5 ml，加新制的 1% 1,3-二羟基萘的乙醇溶液 1 ml 与盐酸 5 ml，摇匀，煮沸 3 分钟，加水 5 ml 与异丙醚 15 ml，振摇。同时做空白试验。上层溶液应显深紫色<br>取炽灼残渣项下的残渣，加水 5 ml 使溶解，显钠盐的鉴别反应 |
| 含量 | — | 90.8%～106.0%（平均当量 222.00，按干燥品计算） | — |
| 溶液外观 | 浊度不超过Ⅱ号浊度标准液；颜色不深于相应颜色 6 号色 | — | — |
| 钙 | ≤1.5% | — | — |
| 干燥失重 | ≤15% | ≤15% | ≤15% |
| 灰分* | 硫酸灰分 30.0%～36.0%(按干燥品计算) | 总灰分 18.0%～27.0%(按干燥品计算) | 按干燥品计算，遗留残渣应为 30.0%～36.0% |
| 重金属 | ≤20×10^{-6} | 砷盐≤1.5×10^{-6}，铅≤0.001% 以铅计的重金属总量≤0.004% | 以铅计的重金属总量≤40×10^{-6}，砷盐≤0.000 2% |
| 氯化物 | ≤1.0% | — | ≤1.0% |
| 微生物限度 | 总需氧菌≤10^3 CFU/g；总霉菌及酵母菌≤10^2 CFU/g；不得检出大肠埃希菌和沙门菌 | 细菌总量≤200 CFU/g，不得检出沙门菌和大肠埃希菌 | 每 1 g 供试品中细菌数≤1 000 个，霉菌及酵母菌≤100 个，不得检出大肠埃希菌；每 10 g 供试品不得检出沙门菌 |
| 表观黏度(可选) | 配制 10 g/L 的溶液(按干燥品计算)，在 20℃以 20 r/min 的转速测其动态黏度 | — | — |

注：*《欧洲药典》(EP7.0 版)表述为硫酸灰分，《美国药典》(USP35-NF30)表述为总灰分，《中国药典》(2010 年版，二部)表述为炽灼残渣。

在上述三个标准中，对药品级海藻酸钠质量控制项目和控制指标既有相同性，也有不同之处。

1. 鉴别　鉴别试验是用理化方法或生物学方法来证明该药品的真实性。药典利用海藻酸能与钙离子生成胶状沉淀及在酸性环境下析出海藻酸胶状沉淀的性质进行鉴别。《中国药典》与《欧洲药典》基本一致，比《美国药典》增加了钠盐鉴别试验和显色反应，以区别海藻酸钠盐及其他海藻酸盐。

2. 干燥失重　干燥失重是对海藻酸盐水分含量的检测。海藻酸盐本身含有一定量的水分，其水分含量又是一个受多因素影响的参数，这些影响因素包括生产工艺、包装形式、储存环境及运输方式等。此外，海藻酸盐的水分含量直接影响并反映货架寿命。因此要使水分获得有效的控制并保持在适宜的水平，只有通过工艺、包装及环境等因素进行控制，才能满足规定的要求。此指标在三个标准中要求一致。

3. 灰分　灰分是衡量产品中所含杂质的一个控制指标。在一定条件下，产品中有机物燃烧挥发，剩下的是无机盐和不被燃烧的杂质。在海藻酸钠灰分的测试中，样品处理流程（加硫酸与否）和燃烧温度至关重要。同一样品不同的测试条件，得到的灰分成分可能不一致。《欧洲药典》和《中国药典》测试硫酸灰分，要求灰分在 30.0%～36.0%，《美国药典》测试总灰分，要求总灰分在 18.0%～27.0%。企业在制定产品标准时，一定要根据具体的试验方法(条件)来确定产品要求。

4. 重金属　产品中重金属检测通常包括两部分:以铅计的重金属总量和部分如砷、镉、汞、铅等重金属物质含量。重金属在体内积聚,过多易造成中毒,需进行控制。三部药典要求的侧重点各不一致:《欧洲药典》要求总量较低($\leq 20 \times 10^{-6}$),《美国药典》和《中国药典》要求重金属含量$\leq 40 \times 10^{-6}$,另对砷(铅)限量做出了规定。

5. 微生物限度　影响微生物限度的因素很多,如原材料、生产工艺、工作环境、包装防护等。微生物限度不仅易影响最终产品质量,而且还会造成再生性副反应,如细菌分泌的内毒素过高易导致人体发热等不良反应。三部药典对细菌总量及致病菌(沙门菌、大肠杆菌)的要求进行了各自的规定。

6. 几项特殊说明

(1)《美国药典》对海藻酸盐含量进行分析测试,以反映其含量。

(2)《欧洲药典》对海藻酸盐样品溶液颜色及钙含量做出要求,以控制原材料或加工过程中引入的杂质含量。

(3)《欧洲药典》和《中国药典》要求对海藻酸盐氯含量进行监控,以控制原材料或加工过程中引入的杂质含量,保证产品纯度。

(4)《欧洲药典》还建议海藻酸盐用作赋形剂时表观黏度可作为质量控制指标,有助于提高加工过程的一致性和药品使用性能。

(二)医疗器械级与药品级海藻酸钠标准对比

国外的海藻酸钠医疗器械标准主要是以美国材料与试验协会标准 ASTM F2064—2006 作为生物医学和组织工程医疗产品应用原料的海藻酸钠表征和测试标准指南,国内标准基本上参照了美国该标准略加修改而制定的行业标准《YY/T 0606.8—2008·组织工程医疗产品　第8部分:海藻酸钠》。两标准主要内容对比见表2-12。

表 2-12　国内外海藻酸钠医疗器械标准比较

| 检测项目 | ASTM F2064—2006 | YY/T 0606.8—2008 |
|---|---|---|
| 性状 | — | 白色或淡黄色粉末状固体 |
| 鉴别 | 方法一:《美国药典》中的方法<br>方法二:傅里叶红外光谱典型特征峰($cm^{-1}$):3 375～3 390(b),1 613(s),1 416(s),1 320(w),1 125(b),1 089(b),1 031(s),948(m),903(m),811(m) | 傅里叶红外光谱典型特征峰($cm^{-1}$):3 375～3 390(b),1 613(s),1 416(s),1 320(w),1 050～1 125(b),903(m),600～710(b) |
| 组成和序列结构 | 高分辨率$^1H$ 和$^{13}C$-核磁共振光谱(NMR)法:典型的核磁共振图谱 | $^1H$-核磁共振图谱与对照图谱一致 |
| 平均分子量 | 方法一:依据特性黏度测定<br>方法二:尺寸排阻色谱法结合多角度激光散射仪测定 | 平均分子量应符合产品标示值并注明检测方法 |
| 多分散性 | 取决于最终用途和分子量的影响程度,通常范围为1.5～3.0 | 分子量分布值在1.0～3.0 |
| 水溶液黏性 | 测试需控制温度、浓度、离子强度、分子量等 | — |
| 干物质含量 | 重量分析法:105℃干燥4小时 | ≤15% |
| 灰分 | 重量分析法:800℃灼烧至少6小时 | 总灰分:18.0%～27.0%(基于干物质计算) |
| 内毒素含量 | 凝胶法、终点分析法、动力学分析法 | ≤0.5 EU/ml |
| 蛋白质含量 | 基于荧光的 NanoOrange™蛋白质定量分析法 | ≤0.3% |
| 重金属 | 《美国药典》中的方法:比色法,重金属含量(以铅计)不能超过一限定值 | 以铅计的重金属总量≤0.004%,砷盐≤0.000 15%,铅≤0.001%(质量分数) |
| 微生物限度 | 微生物测试相关方法 | 细菌总量≤200 CFU |
| 细胞毒性试验 | — | 细胞毒性反应不大于1级 |
| 皮内刺激试验 | — | 原发性刺激指数(PII)不大于0.4 |
| 致敏试验 | — | 应皮肤致敏试验 |

| 检测项目 | ASTM F2064—2006 | YY/T 0606.8—2008 |
|---|---|---|
| 急性全身毒性试验 | — | 应无急性全身毒性试验 |
| 溶血试验 | — | 溶血率应不大于 5% |
| 植入试验 | — | 皮下植入 14 天、30 天和 90 天,组织反应与阴性对照无显著差异 |
| 遗传毒性试验 | — | 应无遗传毒性 |

美国 ASTM F2064—2006 作为一个指南,主要是对产品安全性和有效性有关的各类物理、化学及生物学检测方法的阐述,未列出更多具体的控制指标,因此由用户根据最终用途确定。YY/T 0606.8—2008 的制定以 ASTM F2064—2006 为参照,两者除生物学性能外,在要求项目上并无明显不同,但国内标准明确了各相关的具体要求。

与国内外药品标准相比,器械标准主要有以下不同。

1. 鉴别　两标准都将红外光谱作为鉴别试验,因为几乎所有的有机化合物中的特征功能基团均能吸收一定频率的红外射线。傅里叶变换红外光谱的检测目的是测定特定的红外光谱照射情况下是否能够出现只有海藻酸钠才能够具有的特征吸收峰,从而确定待检物质是否是海藻酸钠,这是一个仪器分析的定性检测项目,方便快捷。

2. 组成及序列结构　用 $^1$H-核磁共振方法测试,根据谱图可计算获得包括 M 含量、G 含量、M/G 比等表征海藻酸钠关键参数的化学成分及序列结构。研究表明,结构影响功能,海藻酸钠的组成及序列结构会影响其生物活性,企业应根据产品预期用途选择合适组成及序列结构的材料。

3. 平均分子量及分子量分布　海藻酸钠的分子量对其理化性能有关键影响作用,如力学强度、黏度和胶体拉伸率等,上述特性直接关系到产品的最终用途,因此,对于特定临床应用需求的海藻酸盐产品,需要测试平均分子量及分子量分布。

4. 内毒素含量　作为生物学和组织工程学原料所必须进行检测的指标,它在海藻酸钠中存在量的多少直接关系到产品生物相容性的试验结果。细菌内毒素过高将导致人体发热等不良症状。

5. 蛋白质含量　海藻酸主要是从海藻中提纯获得,不同的提纯工艺均可使海藻酸成品中带有微量的蛋白质。蛋白质含量一旦超过一定量就可能使人体出现超敏反应,因此需要严格控制。

6. 生物学性能　对医疗产品而言,安全性和有效性是最重要的两项评判标准,而安全性列于首位,生物学性能指标是安全性评判标准之一。中国医疗产品行业标准 YY/T 0606.8 将生物学性能指标依据 GB/T 16886.1 进行了明确。企业在制定产品标准时,应根据产品的预期用途和风险管理评价来确定生物学性能评价指标。

# 第三节　海藻酸盐基医药产品质量控制指标

尽管本书着重将海藻酸盐作为生物医用材料用于人体临床进行产品质量控制予以论述,但海藻酸盐基医药产品质量控制的每一个指标都有其重要的意义。本节依据《中国药典》(2010 年版)和 YY/T 0606.8—2008《组织工程医疗产品　第 8 部分:海藻酸钠》和广东省对 II 类海藻酸盐敷料申报技术的要求,对海藻酸盐医药品质量控制的每一个技术指标进行其目的与意义的阐述。

## 一、鉴别

任何一种物质首先是要利用物理、化学或生物学方法来证明待检物质的真实特性,即唯一性或专一性。说明就是这种物质的特征反应。我国药典对海藻酸钠的鉴别试验是利用海藻酸能与钙离子生成胶状沉淀及在酸性环境下析出海藻酸胶状沉淀的性质进行鉴别,来证实其本质就是海藻酸钠,而 YY/T 0606.8—2008《组织工程医疗产品 第 8 部分:海藻酸钠》建议采用傅里叶变换红外光谱法进行检验。因为几乎所有的有机化合物的特征功能基团均能吸收一定频率的红外射线而表现出其特征峰。傅里叶变换红外光谱的检测目的是测定在特定的红外光谱照射情况下是否能够出现与标准海藻酸盐所具有的特征吸收峰相一致的图峰,从而确定该待检物质就是海藻酸盐。这是对一个待检物质进行定性分析的技术指标。所有检测指标都首先考虑是否能确认该物质的特性,继后再做详细的分析,所以这项技术指标十分重要且十分必要,而且为首选。

## 二、组成和序列

一种物质的结构组成发生改变将会影响其理化及生物学性能,海藻酸盐是 1,4-糖苷键连接的由 β-D-甘露糖醛酸(M)和 α-L-古洛糖醛酸(G)单元组成的线性链状阴离子多糖聚合物,糖醛酸单元沿着聚合物链排列成 G 嵌段、M 嵌段及 MG 嵌段等。不同的 M/G 值可导致海藻酸盐水凝胶强度不一致,更可能导致海藻酸盐生物活性不一致。海藻的种类、部位及生长区域与生长季节的不同可能导致化学组成及序列结构不同。为了确定适宜的生产原料,YY/T 0606.8—2008《组织工程医疗产品 第 8 部分:海藻酸钠》中建议采用 $^1H$-NMR 法进行检验,根据谱图可计算获得包括 M 含量、G 含量、M/G 等描述海藻酸钠参数的化学成分及序列结构,为企业根据产品预期用途及生产工艺选择合适组成及序列结构的材料提供依据。由此,不同的 G 或 M 含量的产品表现出不同的物理化学性能和差异甚大的生物学性能,所以,测定海藻酸盐的组成和序列结构不仅仅表现在对生产原材料的控制,更是产品性能的重要体现。

## 三、分子量及其分布

高聚物的平均分子量及其分布不仅可用于表征聚合物的链结构,而且也是决定高分子材料性能的基本参数之一,因为聚合物分子量小,性能达不到要求,当分子量大至某种程度的时候,其熔融状态的流动性很差,给加工成型造成困难,兼顾到产成品的性能和加工性能两方面的要求,需要对聚合物的分子量及分布加以控制。海藻酸盐产品的使用性能如刚性、黏度和胶体拉伸率等与平均分子量及其分子量分布有密切关系,这些特性的不同对产品最终用途造成影响。测定海藻酸盐的平均分子量及其分布是其产品质量控制的重要项目。由于海藻酸盐是一个确定分子量范围的多分散体系,其分子量可以用数均分子量和重均分子量来表示,所以 YY/T 0606.8—2008《组织工程医疗产品 第 8 部分:海藻酸钠》中建议采用特性黏度测定海藻酸钠的分子量和凝胶渗透色谱与多角度激光散射测定仪联合测定海藻酸盐的平均分子量及其分子量分布。

## 四、干燥物质含量

干燥物质含量的测定几乎是化学原料药的必检项目,其准确的测定与否影响着化学性质的判断和含量测定结果。水分包括分子水分和物质水含量,干燥物质含量的检测实质是海藻酸盐中水分含量检测,由于每种物质均存在一定量的水分,而水分含量又是一个受多因素影响的参数,这些影响因素包括环境、生产工艺、包装形式、储存环境及运输方式等,所以要使水分获得有效的控制并保持在适宜的水平,只有通过工艺、包装及环境等各个环节有效地进行控制,才能够确保产品符合要求,而且水分含量又直接影响并反映货架寿命。干燥物质含量也是确保原料中有效成分,即海藻酸盐量多少的先决条件。所以测定海藻酸盐的干燥物质含量是产品质量控制的重要技术指标。

## 五、灰分含量

在化学原料药的质量控制中,灰分也是常规且必须控制的项目,灰分量的大小直接影响产品中有机物质含量的多少,所以灰分是衡量海藻酸盐中所含杂质的一个控制指标。在一定的燃烧温度下,产品中的有机物质将被燃烧,所剩余的物质就是海藻酸盐中所含有的各种无机盐和无法燃烧的杂质。在灰分检测中同一样品不同的测试条件下(是否加硫酸处理和炽灼温度),最终得出的灰分含量会有明显差异。在《中国药典》(2010 年版,二部)附录

ⅧN中严格控制产品的炽灼温度为700～800 ℃，并且对添加的硫酸量控制在0.5～1 ml。所以企业在制定产品标准时，一定要根据具体的试验方法（条件）来确定产品要求。

### 六、重金属含量

海藻酸盐主要从海洋的海藻中提取制备。人类活动加剧导致海洋和大气的污染加重，易使海藻中重金属积聚过多，且金属离子对海藻酸盐的亲和度很高，如果在生产和加工的过程中不加以去除会造成逐步累积。控制海藻酸盐中的重金属及有害物质，以免通过海藻酸盐医疗器械制成品在人体内聚集过多产生毒副作用。且重金属及有害元素的限量控制目前已作为医药用品标准提高措施之一，也应成为海藻酸盐医疗产品质量控制中重点关注的因素。在海藻酸盐生产过程中引入铅的概率较高，而铅易在体内蓄积导致中毒。重金属在一定条件下能与显色剂作用显色，《中国药典》（2010年版，二部）附录ⅧH采用硫代乙酰胺试液或硫化钠试液作为显色剂，重金属含量以铅（Pb）的限量表示。

### 七、氯化物含量

氯化物在人体的含量维持一个适当水平不会影响健康，若过量则会导致慢性中毒、消化系统疾病、皮肤的改变甚至致癌。从海藻酸盐提取工艺来看，在其提取过程中添加次氯酸钠进行脱色处理，沉淀处理时采用氯化氢进行洗涤，由于氯离子与海藻酸盐的亲和度高，在生产和加工的过程中如果不加以去除则会逐步累积，从而造成海藻酸盐医疗器械产品的氯含量超出人体的可接受限度，对患者健康造成潜在危害。控制氯含量的同时还可控制原材料或加工过程中引入的杂质含量，保证产品纯度。《中国药典》（2010年版）利用氯化物在硝酸酸性溶液中与硝酸银试液作用，生成氯化银的白色浑浊液，与一定量标准氯化钠溶液在相同条件下生成的氯化银浑浊液比较，以判断供试品中氯化物的含量是否超过了限量。

### 八、蛋白质含量

海藻酸盐主要是从海藻中提纯获得。海藻中含大量植物蛋白质，海藻酸盐生产加工条件的控制是否适宜对最终产品中蛋白质的含量存在很大的影响。最终产品的蛋白质含量超标十分容易引起人体或动物超敏反应，为了证实生产工艺的合理性及避免海藻酸盐产成品在临床应用中出现不良反应，应有效控制蛋白质含量。此外，蛋白质作为海藻酸盐成分中存在的一种杂质，含量的多少也可反映出海藻酸盐产品的纯度。依据蛋白质在酸性环境中能与考马斯亮蓝结合呈现青色，并且呈色的深浅与蛋白质的浓度成正比的关系，建议采纳考马斯亮蓝法检测蛋白质的含量。

### 九、内毒素含量

细菌内毒素含量是作为生物学和组织工程学原料所必须进行检测的指标，它在海藻酸盐中存在量的多少将直接关系到生物相容性试验结果。细菌内毒素（致热源）进入机体数分钟至1小时内，患者出现突然发冷、寒战、面色苍白、四肢冰冷、烦躁不安等，持续0.5～1小时，寒战消失后即可发生高热，体温39～40 ℃，高热持续4～6小时，严重者谵妄、昏迷甚至死亡。如果作为人体植入物，更要对产品细菌内毒素提出严格要求。为了避免上述不良情况的出现，就该对海藻酸盐原料的细菌内毒素含量进行控制，使其含量处于一个人体可接受的范围或更低。要将细菌内毒素的含量控制在一定的范围并非易事，因为细菌内毒素含量多少是一个多因素共同作用的结果，其中原材料、生产环境、人员操作、内包装物等因素都可能导致产品初始污染菌增加，并导致产品细菌内毒素增加。生产企业应分析并控制这些因素或过程，以降低产品污染细菌内毒素的风险。

### 十、微生物限度

微生物限度检查法系检查非规定灭菌制剂及其原料、辅料受微生物污染程度的方法。检查项目包括细菌数、霉菌数、酵母菌数及其他控制菌检查。微生物数量的控制需从生产工艺、生产环境、包装方式、消毒方式、储存方式和运输方式等多个方面进行综合控制，因为微生物是一种无处不在的微小生物，只有通过对环境、生产、储存、运输全过程进行全面的风险控制才能将其数量控制在一定范围。

微生物限度不仅易影响最终产品质量,而且还会造成再生性副反应,如细菌分泌的内毒素过高,用于人体易导致发热等不良反应。

## 十一、生物学评价试验

对医疗器械而言,安全性和有效性是最重要的两项评判标准,而安全性列于首位,生物学性能指标即是安全性评判标准之一。中国医疗器械行业标准YY/T 0606.8将生物学性能指标依据GB/T 16886.1进行了明确。企业在制定产品标准时,应根据产品的预期用途和风险管理评价来确定生物学性能评价指标。

医疗器械生物学评价原则:在进行生物学评价时,医疗器械按临床使用部位和接触时间来分类,并选择其相应必须做的生物学评价试验。在选择试验时应注意以下事项。

在考虑一种材料与组织间的相互作用时,不能脱离整个医疗器械的总体设计。一个好的医疗器械必须具备有效性和安全性,这就涉及材料的各种性能。

对一个产品的生物学评价,不仅和制备产品的材料性能有关,还和加工工艺有关,所以应该考虑加入材料中的各种添加剂,以及材料在生理环境中可浸提出的物质或降解的产物。在产品标准制定时,应对最终产品的可浸提物质的化学成分进行定性和定量的要求和分析,这样可以控制和减少最终产品对生物体的危害。

应考虑到灭菌可能对医疗器械产品的潜在作用,以及伴随灭菌而产生的毒性物质。所以进行生物学评价时,应该用灭菌过的产品或灭菌过的产品中有代表性的样品作为试验样品或作为制备浸提液样品。

一般先进行体外试验,后进行动物试验。如果体外试验通不过,就不必做动物试验。经验告诉我们,一般先进行溶血试验和细胞毒性试验。

进行生物学试验必须在专业的实验室(应通过国家有关部门的认证),并经过培训且具有实践经验的专业人员进行。

由于材料和器械的复杂性和使用的多样性,一般是在最终产品的标准中确定合格或不合格的指标。

如果产品的材料来源或技术条件发生变化,产品的配方、工艺、包装或灭菌条件及产品用途等改变时,要对产品重新进行生物学评价。

### (一)细胞毒性试验

细胞毒性试验是评价医疗器械引起细胞毒性反应的潜在可能性。通过采用适当的生物学参数来确定哺乳动物细胞的体外生物学反应,判断供试品及其浸提液直接或间接接触细胞一段时间后,是否会引起细胞的生长抑制、功能改变、溶解、凋亡或死亡等一系列毒性反应,预测器械最终在生物体内应用时是否有可能出现组织细胞反应及其程度。

运用体外细胞毒性检测技术,不仅可以快速、灵敏、有效地对供试品的体外细胞生物学行为做出判断,而且还能在最大限度上减少实验动物的使用量,为体内动物试验提供重要的信息,即有助于对一种医疗器械是否有必要采用昂贵的体内试验做出科学的判断。

### (二)皮内刺激试验

该试验通过皮内注射材料浸提液,观察局部皮肤反应以评价材料可沥滤物是否具有潜在的非特异性急性毒性刺激作用。该试验为一高敏感性试验,可广泛用于评价与人体各部位接触的器械或材料可沥滤物质非特异性急性毒性作用。

ISO 10993-10:2010中指出,对于植入医疗器械或外部接入医疗器械,皮内注射试验更为接近实际应用。对不能保证无菌但仍认为是无污染的实验样品,也适宜采用皮内试验进行评价。

皮肤刺激试验方法学比较成熟,具有耗用动物少、试验简单、用时短等特点,适用于各类表面接触医疗产品。其他一些刺激试验(口腔、直肠、阴茎刺激等试验)由于尚未形成规范的试验方法,因此在ISO 10993中仅列为参考性方法,适用于预期应用于这些部位的医疗产品或材料,并且只有在用其他方法不能得到安全性数据的情况下才考虑进行。

### (三)致敏试验

很多外源性化学物质对免疫系统的不良反应剂量往往低于毒性剂量。在很多的试验中未观察到明显的中毒反应却出现免疫功能的变化。由于免疫系统反应的灵敏性,致敏潜能的评价被推荐为医疗器械三项基本生物学评价之一。

皮肤致敏试验的体外方法还没有被确认用于常规使用,目前对医疗器械的致敏作用只能通过动物试验进行评价,ISO 10993 - 10:2010 给出了小鼠局部淋巴结试验(LLNA)、豚鼠封闭贴敷试验和豚鼠最大剂量试验(GPMT)三种皮肤致敏试验方法,用于测定医疗器械的致敏潜能,即接触性皮炎和迟发型(Ⅳ型)超敏反应。

该试验属体内试验,方法学相对比较成熟,灵敏度较高,因此为各类医疗产品必须评价的项目之一。但试验复杂,耗用动物较多,条件要求高,用时长。因此,尽管该试验适用范围广,但应慎重选用。局部淋巴结试验(LLNA)是一种对动物保护方面有所改善的致敏试验方法。与豚鼠致敏试验相比,LLNA 具有试验周期短、终点更为客观,所用试验材料较少和免除注射弗氏佐剂等优点,因此,已被经济合作与发展组织(OECD)接受作为豚鼠致敏试验的唯一替代方法。同时,不少专家尝试用体外试验来取代体内试验,但尚未得到满意的结果。还要注意,供试品有潜在致敏性不一定就限制其使用,还要综合考虑医疗产品的使用给患者带来的益处。

**(四)急性全身毒性试验**

该试验将医疗产品、材料和(或)其浸提液在24 小时内一次或多次作用于一种动物模型,测定其潜在的危害作用。该试验适用于医疗产品、材料中毒性可溶出物和降解产物吸收的情况。

急性全身毒性试验是根据医疗产品的使用特性(医疗产品与人体的接触途径),将医疗产品浸提液或材料挥发物在 1 天内以静脉注射、口服、腹腔注射或吸入、皮肤接触等途径作用于试验动物体内,通过观察动物的全身反应来评价医疗产品所释放的毒性物质的体内试验。该试验具有试验简单、成本低、用时短等特点。主要适用于短期、长期外部接入和植入医疗产品。

全身毒性试验还包括热原试验,检测医疗产品浸提液的材料性致热反应。只做该项试验尚不能区分热原反应是因材料本身还是因内毒素污染所致,因此,若要评价医疗产品材料是否释放致热性物质时,应设法排除细菌内毒素的影响。

**(五)溶血试验**

该试验用于评价血液接触医疗产品、材料或一个相应的模型/系统对血液或血液成分的作用。特殊的血液相容性试验,还可设计成模拟临床应用时医疗产品或材料和形状、接触方式和血流动态。

与循环系统接触的医疗产品/材料要考虑进行血液相容性评价。血液相容性评价试验目前还处于发展阶段。GB/T 16886.4—2003 或 ISO 10993 - 4:2002 中给出了评价血液相容性试验方法和分类,按其主要过程或被测体系分为五类。① 血栓形成。② 凝血。③ 血小板和血小板功能。④ 血液学。⑤ 免疫学(补充系统)。试验类型分为体外、半体内和体内试验。标准规定,应从每一类试验中选择一个或数个试验进行评价,测得器械与血液接触作用的最大信息。

溶血试验是血液相容性试验检测项之一,也是最为常见的血液相容性试验。用于在体外测定由医疗产品、材料和(或)其浸提液与血液直接接触,通过测定红细胞释放的血红蛋白量以判定供试品的体外溶血程度。

**(六)植入试验**

该试验是评价活体组织与试验样品材料的相互反应。用外科手术或介入法,将生物材料或制品植入动物的适当部位(肌肉、皮下、骨),在一定的周期后,用肉眼观察和显微技术评价生物材料和制品对活体组织的局部毒性作用。采用动物体内植入试验可从宏观和微观水平评价组织对材料和制品的生物相容性。但应注意材料的理化性质,如形状、密度、硬度、表面光洁度、酸碱度及植入部位、材料是否固定等可能影响局部组织的反应性。

GB/T 16886.6 或 ISO 10993 中都对植入后局部反应试验的范围、要求、时间等做出详细的描述,以保证医疗器械和材料在人体使用的安全性。

材料植入后局部反应试验在整套生物学评价中占有非常重要的地位,它不能被其他生物学试验所取代。同时要注意整套生物学试验合理的评价程序,应强调在植入后局部反应试验前应先进行器械和材料的全面信息分析,并先进行体外试验评价。如细胞毒性试验、溶血试验等,而最终进行植入试验时最好采取循序渐进的方法,先进行短期试验,并尽可能减少动物数量。

### (七) 遗传毒性试验

遗传毒性试验是通过直接检测原发性遗传学终点或检测导致某一点的 DNA 损伤过程伴随的现象,来确定医疗器械(材料)或浸提液等物理、化学和生物因素产生遗传物质损伤并导致遗传性改变的能力。对医疗器械(材料)或其浸提液进行遗传毒性试验的意义在于判断在每种试验系统中诱发了突变的医疗器械(材料)或其浸提液对人可能造成的遗传损伤,预测医疗器械(材料)或其浸提液对哺乳动物的潜在致癌性,评价医疗器械(材料)或其浸提液的遗传毒性。

# 第四节　海藻酸盐相关检测方法

本节主要依据《中国药典》(2010 年版)、GB/T 16886、ISO 10993 和 GB/T 14233 等一系列标准中介绍的检测方法对海藻酸盐质控中每一项检测方法予以详细的介绍,以便读者可以依据并直接引用这些检测方法进行检测。

## 一、性状

随机抽取样品,在自然光照下用正常视力或矫正视力观察,海藻酸盐应为白色或浅棕黄色粉末,几乎无臭、无味。在水中溶胀成胶体溶液,在乙醇中不溶。

## 二、鉴别

### (一) 傅里叶变换红外光谱法

1. 试验原理　傅里叶变换红外光谱(FI-IR)的原理:化合物受红外辐射照射后,使分子的振动和转动运动由较低能级向较高能级跃进,从而导致对特定频率红外辐射的选择性吸收,形成特征性很强的吸收光谱。傅里叶变换红外光谱仪由光学台(包括光源、干涉仪、样品室和检测器)、记录装置和数据处理系统组成,由干涉图变为红外光谱图需经快速傅里叶变换。该仪器现已成为最常用的仪器。

2. 仪器与用具　傅里叶变换红外光谱仪、光谱打印系统和恒温箱。

3. 试样的制备　在药物分析中,通常测定的都是透射光谱,采用的制样技术主要有压片法、糊法、膜法、溶液法、衰减全反射法和气体吸收池法。最为常用的为压片法。

(1) 取供试品 1～1.5 mg,置玛瑙研钵中,加入干燥的溴化钾或氯化钾细粉 200～300 mg(与供试品的比约为 200:1)作为分散剂,充分研磨混匀,置于直径为 13 mm 的压片模具中,使铺展均匀,抽真空约 2 分钟,加压至 $0.8 \times 10^6$ kPa(8～10 t/cm²),保持压力 2 分钟,撤去压力并放气后取出制成的供试片,目视检测,片子应呈透明状,其中样品分布应均匀,无明显的颗粒状样品。

(2) 将制成的供试品压片用 128 扫描,在分辨率为 4 cm⁻¹ 下记录在 4 000～400 cm⁻¹ 的背景光谱。记录一张空白 IR 卡的 IR 光谱,然后用 128 扫描在 4 cm⁻¹ 分辨率下记录样品的 IR 光谱,用透光率的方式表示,标记峰。

(3) 海藻酸盐的典型频率(cm⁻¹)为: 3 375～3 390(b), 1 613(s), 1 416(s), 1 320(w), 1 050～1 125(b), 903(m) 和 600～710(b),其中,s 表示强带;m 表示中级带;w 表示弱带;b 表示宽带。

(4) 结果的判定:在定性鉴别中,主要着眼于供试品光谱与对照光谱全谱谱形的比较,即首先是谱带的有无,然后是各谱带的相对强弱。若供试品的光谱图与对照光谱图一致,通常可判定两化合物为同一物质,若两光谱图不同,则可判定两化合物不同。但下此结论时,需考虑供试品是否存在多晶现象,纯度如何,以及其他外界因素的干扰。由于各种型号的仪器性能不同,试样制备时研磨程度的差异或吸水程度不同等原因,均会影响光谱的形状。因此,进行光谱比对时,应考虑各种因素可能造成的影响。

### (二) 化学鉴别法

利用海藻酸盐与氯化钙、稀硫酸等混合产生特定化学反应,以对检品进行鉴别定性,《中国药典》

中规定了以下几种。

(1) 取海藻酸钠样品 0.2 g,加水 20 ml,时时振摇至分散均匀。取溶液 5 ml,加 5%氯化钙溶液 1 ml,即生成大量胶状沉淀。

(2) 取海藻酸钠样品 0.2 g,加水 20 ml,时时振摇至分散均匀。取溶液 5 ml,加稀硫酸 1 ml,生成大量胶状沉淀。

(3) 取海藻酸钠样品约 10 mg,加水 5 ml,加新制的 1% 1,3-二羟基萘的乙醇溶液 1 ml 与盐酸 5 ml,摇匀,煮沸 3 分钟,冷却,加水 5 ml 与异丙醚 15 ml,振摇。同时做空白试验。上层溶液应显深紫色。

(4) 取海藻酸钠样品 0.5 g,置已炽灼至恒重的坩埚(若供试品分子中含有碱金属或氟元素,则应使用铂坩埚)中,精密称定,缓缓炽灼至完全炭化,放冷;除另有规定外,加硫酸 0.5~1.0 ml 使湿润,低温加热至硫酸蒸气除尽后,在 700~800 ℃ 炽灼使完全灰化,移置干燥器内,放冷,精密称定后,再在 700~800 ℃ 炽灼至恒重,即得炽灼后的残渣,加水 5 ml 使溶解,显钠盐的鉴别反应。

### 三、组成和序列结构

1. **简述** 核磁共振(NMR)波谱法主要用于有机化合物的定性和定量分析。核磁共振波谱是一种基于原子核特性的分析方法,通过原子核在静磁场中吸收与其裂分能级能量差所对应的特征频率的电磁能量而产生共振信号,其所涉及的电磁波为无线电波,频率在数兆赫(MHz)到 1 000 兆赫之间。核磁共振谱图通过谱峰化学位移值,谱峰裂分多重性、耦合常数值、谱峰相对强度和在各种二维谱中呈现的相关信号峰,提供分子结构中原子的连接方式、空间的相对取向等定性信息;核磁共振定量分析以结构分析为基础,在进行定量分析之前,首先对化合物的分子结构进行鉴定,再通过不同组分分子的特定基团谱峰的积分面积提供定量信息。

2. **使用和有效性** 采用 $^1$H - NMR 的方法进行测定时,海藻酸钠溶液的黏性有可能导致 NMR 谱线加宽,从而影响测定结果。因此在测定前,需要先通过条件温和的部分水解降低海藻酸钠样品的溶液黏性。把海藻酸钠溶解于 99% $D_2O$ 中之

后冻干,再将其溶解于 99.9% $D_2O$ 再冻干从而制备成低 $H_2O$ 含量的样品。三乙烯四胺六乙酸(TTHA)被用作螯合剂以防止二价阳离子与海藻酸钠反应,这种反应可以导致谱线加宽及信号强度的选择性丢失。

3. **试验试剂及仪器**

(1) 试剂:海藻酸钠样品、去离子水、HCl 溶液(1 mol/L、0.1 mol/L)、$D_2O$(99%~99.9%、99.9%)、三乙烯四胺六乙酸(TTHA,$D_2O$ 中 0.3 mol/L,HCl 或 NaOH 调 pH 至 5~5.5)。

(2) 仪器:分析天平、振荡器、pH 计、水浴(100 ℃)装置、冻干装置、NMR 仪(推荐 300 MHz 区域强度或更高)。

4. **样品的制备**

(1) 制备 100 ml 1 mg/ml 海藻酸钠水溶液。

(2) HCl 溶液(1 mol/L、0.1 mol/L)调 pH 为 5.6,将其置于 100 ℃ 水浴中 1 小时。

(3) HCl 溶液(1 mol/L、0.1 mol/L)调 pH 为 3.8,将其置于 100 ℃ 水浴中 30 分钟。

(4) NaOH 溶液(1 mol/L、0.1 mol/L)调 pH 为 7~8,冻干样品过夜。

(5) 在 99%~99.9% $D_2O$ 5 ml 中溶解海藻酸钠样品,再次冻干。

(6) 在 99.9% $D_2O$ 1 ml 中溶解海藻酸钠样品 10~12 mg。

(7) 在 NMR 样品管中加入 0.7 ml 海藻酸钠样品,再加入 20 μl 0.3 mol/L TTHA。

5. **试验结果** 将获得的核磁共振光谱图与海藻酸盐的标准核磁共振光谱图进行比对,比对结果一致就表明待检物质为海藻酸盐。海藻酸盐的标准核磁共振光谱图如图 2-1 所示。

### 四、分子量

海藻酸钠的分子量可影响其理化性能如黏度和(或)胶体拉伸率等,而上述性能则影响产品的最终用途。海藻酸钠是一个确定分子量范围的多分散体系,分子量可用数均分子量($M_n$)和重均分子量($M_w$)表示。采用直接或间接的方法均可测定海藻酸钠的分子量,企业质量控制中多采用乌氏黏度计法和凝胶渗透色谱(GPC)与多角度激光散射测定仪(SEC - MALLS)测定。

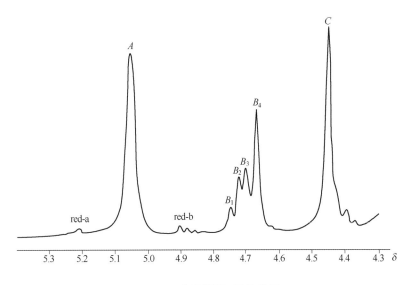

图 2 - 1 典型的 $^1$H - NMR 谱图

（一）黏度计法

1. 试验原理　由于海藻酸盐溶液属于非牛顿流体,非牛顿流体流动时所需剪应力随流速的改变而改变,高聚物的溶液、混悬液、乳液分散液体和表面活性剂的溶液属于此类。特性黏度是描述一个聚合物在溶液中流体力学体积,表征聚合物在特定溶剂和温度条件下的一种特性,即与浓度无关、与聚合物的平均分子量成比例。特性黏度的计算公式为:

Mark-Houwink-Sakurada(MHS)方程 $[\eta] = KM^a$

$$(2 - 1)$$

式中: $K$ 为常数;

$M$ 为平均分子量;

$a$ 为描述聚合物组成的经验常数,通常为 0.5~1。

当 $a = 1$ 时, $M_\eta = M_w$。

对海藻酸钠而言,在离子强度为 0.1(0.1 mol/L NaCl 溶液)时,其指数接近 1。通过测定特性黏度,并已知样品的 $K$ 和 $a$ 值时,则可确定聚合物的黏均分子量。特性黏度可以通过乌氏黏度计测定。整个测定过程应确保温度恒定为 20 ℃,含有 0.1 mol/L NaCl 溶液和足够低的海藻酸钠浓度等条件下进行。

2. 试验仪器和试剂

（1）仪器:恒温水浴装置、温度计、秒表、乌氏黏度计。

（2）试剂:0.1 mol/L 氯化钠溶液、0.05%乙二胺四乙酸二钠。

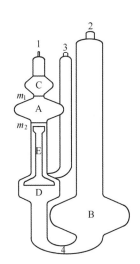

图 2 - 2　乌氏黏度计

1—主管;2—宽管;3—侧管;4—弯管;A—测定球;B—储器;C—缓冲球;D—悬挂水平储器;E—毛细管; $m_1$ $m_2$—环行测定线

（3）试验方法:精密称取 105 ℃干燥 6 小时的海藻酸钠 0.2 g,置于约 50 ml 0.1 mol/L 的 NaCl 溶液中(内含 0.05%乙二胺四乙酸二钠),放置 24 小时溶解并稀释至 100 ml,用 3 号垂熔玻璃漏斗滤过,弃去初滤液(约 1 ml),取续滤液(不得少于7 ml)沿洁净、干燥乌氏黏度计的管 2 内壁注入 B 中,将黏度计垂直固定于恒温水浴(水浴温度应为 25 ℃ ± 0.05 ℃)中,并使水浴的液面高于球 C,放置 15 分钟后,将管口 1、3 各接一个乳胶管,夹住管口 3 的胶管,自管口 1 处抽气,使供试品溶液的液面缓缓升高至球 C 的中部,先开放管口 3,再开放管口 1,使供试品溶液在管内自然下落,用秒表准确记录液面自测

定线 $m_1$ 下降至测定线 $m_2$ 处的流出时间,重复测定两次,两次测定值相差不得超过0.1秒,取两次的平均值为供试品溶液的流出时间($T$)。取经3号垂熔玻璃漏斗滤过的溶剂同样操作,重复测定两次,两次测定值应相同,为溶剂的流出时间($T_0$)。

（4）试验结果的计算:

$$特性黏数[\eta] = \frac{\ln \eta_r}{c} \qquad (2-2)$$

式中：$\eta_r$ 为 $T/T_0$；

　　　$c$ 为供试液的浓度(g/ml)。

平均分子量计算是利用特性黏度与分子量的相关性按经验公式计算。

**（二）凝胶渗透色谱（GPC）与多角度激光散射测定仪（SEC－MALLS）测定**

多角度激光散射测定仪作为测定分子量用的附加检测器,不需标准品校准,克服了样品与标准品的化学组成、分子结构及大小不同带来的误差。由于通常无法获得海藻酸钠的标准品,GPC 结合 SEC－MALLS 方法为测定其平均分子量提供了新的途径。

色谱条件如下：采用 TSK G4000Pwx 色谱柱；多角度激光检测器及示差折光检测器；流动相为 0.1 mol/L $NaNO_3$ 溶液；流速为 0.5 ml/min。

采用 GPC 结合 SEC－MALLS,在 690.0 nm 波长和 25 ℃下测定散射光强。海藻酸钠溶液的溶剂为超纯水。将样品按上述色谱条件进样,测定分子量及其分子量分布。由 $Z_{imm}$ 图用外推法计算 $M_n$、$M_w$ 及分子量分布指数 $M_w/M_n$。

**（三）两种方法的比较**

两种测定方法的比较结果见表 2-13。

表 2-13　两种分子量测定方法的比较

| 方　法 | 乌式黏度计法 | 多角度激光散射与凝胶渗透色谱结合法 |
|---|---|---|
| 分子量类型原理 | 可获得产品的黏均分子量<br>溶剂的黏度 $\eta^0$ 常因高聚物的溶入而增大,溶液的黏度 $\eta$ 与溶剂的黏度 $\eta^0$ 比值($\eta/\eta^0$)称为相对黏度($\eta_r$),常用在乌氏黏度计中的流出时间比($T/T_0$)来表示；当高聚物溶液的浓度较稀时,其相对黏度的对数值与高聚物溶液浓度的比值,即为该高聚物的特性黏数[$\eta$],根据高聚物的特性黏数可以计算其平均分子量 | 可获得产品的绝对分子量<br>待检溶液通过凝胶渗透色谱将不同分子量组分的海藻酸盐分离成不同的片段,然后将上述片段通过多角度激光散射仪对其进行分子量和分散性检测 |
| 应用范围 | 非牛顿流体 | 高分子量的多分散性物质 |
| 设备要求 | 乌氏黏度计 | 多角度激光散射仪和凝胶渗透色谱仪 |
| 操作性 | 操作简便,易学易理解 | 操作难度较高,要求操作人员对两种设备的基本原理和配套设施均应有相当的了解 |
| 费用 | 在设备和易耗品上的花费极少 | 在设备和易耗品上的花费较高,设备费用极为昂贵 |
| 待检样品用量 | 用量依据分子量的大小而定,一般在 0.01～0.2 g | 1～100 $\mu l$,一般采用微量进样器取样 |

## 五、水溶液的黏度

1. **试验原理**　黏度系指流体对流动的阻抗能力,黏性通常又被称为动力黏度。流体以 1 cm/s 的速度流动时,在每 1 $cm^2$ 平面上所需剪应力的大小称为动力黏度($\eta$),以 Pa·s 为单位。在相同温度下,液体的动力黏度与其密度($kg/m^3$)的比值,再乘以 $10^{-6}$,即得液体的运动黏度,以 $m^2/s$ 为单位。

2. **仪器与用具**　旋转式黏度计、小样适配器、循环式恒温水浴装置。

3. **试验方法**

1) 供试品溶液的制备方法：用去离子水制备接近最终用途的浓度(质量分数,干燥物品含量)的溶液。若假设分子量高于 50 000 g/mol,则制备溶液浓度为 1%；若假设分子量低于 50 000 g/mol,则制备溶液浓度为 10%。

2) 试验过程

（1）将小样适配器和循环水浴装置相连,以准确地控制供试品溶液的温度(25±0.05)℃,恒温 30 分钟。

（2）仔细调整仪器水平,检查仪器的水准器气泡是否居中,保证仪器处于水平的工作状态。

（3）估算供试品溶液的黏度,选择适宜的转子和转速。当估算不出供试品溶液的大致黏度时,应视为较高黏度,选用由小到大的转了(转了号由高到低)和由慢到快的转速。原则上高黏度的溶液选用小转子(转子号高),慢转速。低黏度的溶液选用大转子(转子号低)快转速。

(4)缓慢调节升降旋钮,调整转子在供试品溶液中的高度,使转子与供试品溶液充分接触,恒温15分钟左右。

(5)开启旋转式的黏度计进行测定,测定时间应恒定。

4. 试验结果的判定   试验结果直接从黏度仪上读取,应该注意的是该种黏度仪上还显示动力黏度与转速的百分比,为了确保测量精度,测量时量程百分比读数应在 10%~100%。

### 六、干燥物质含量

干燥物质含量的检测有三种方式:干燥失重法、费休水分测定法和甲醛法。

**(一)干燥失重法**

1. 原理   供试品在规定条件下干燥后所减失重量的百分率。减失的重量主要是水、结晶水及其他挥发性物质,如乙醇等。由减失的重量和取样量计算供试品的干燥失重。

2. 仪器与用具   扁形称量瓶、烘箱、干燥器、分析天平。

3. 试药与试液   干燥器中常用的干燥剂为硅胶、五氧化二磷或无水氯化钙。干燥剂应保持在有效状态,硅胶应显蓝色,五氧化二磷应呈粉末状,如表面呈结皮现象时应除去结皮物。无水氯化钙应呈块状。

4. 试验方法

(1)称取供试品混合均匀(如为较大的结晶,应先迅速捣碎使成 2 mm 以下的小粒)。称取约 1.0 g 精密称定。置于与供试品相同条件下干燥至恒重的扁形称量瓶中(供试品平铺厚度不可超过 5 mm,如为疏松物质,厚度不可超过 10 mm),精密称定。干燥失重在 1.0% 以下的品种可只做一份,1.0% 以上的品种应同时做平行实验两份。

(2)在 105 ℃ 干燥至恒重,干燥时称量瓶的瓶盖取下,置称量瓶旁或将瓶盖半开进行干燥;取出时,须将称量瓶盖好。

(3)置烘箱内干燥的供试品,应在干燥后取出

置于干燥器内放冷至室温(一般需 30~60 分钟),然后称定重量。

(4)由减失的重量和取样量计算供试品的干燥失重。

5. 记录与计算

(1)记录干燥时的温度、压力、干燥剂的种类、干燥与放冷至室温的时间、称重及恒重的数据、计算结果(如做平行实验,取其平均值)等。

(2)试验结果的计算

$$干燥失重 = \frac{W_1 + W_2 - W_3}{W_1} \times 100\%$$

$$(2-3)$$

式中:$W_1$ 为干燥前供试品的重量(g);

$W_2$ 为称量瓶恒重的重量(g);

$W_3$ 为干燥后(称量瓶 + 供试品)恒重的重量(g)。

6. 结果与判断   计算结果按"有效数字和数值的修约及其运算"修约,使其与标准中规定限度的有效数位一致。其数值小于或等于限度值时,判为符合规定;大于限度值时,判为不符合规定。如规定为高低限度范围,而测得的数值介于高低数值范围之内时,判为符合规定。

**(二)费休水分测定法**

1. 试验原理   利用碘在吡啶和甲醇溶液中氧化二氧化硫时需要定量的水参加反应的原理来测定样品中的水分含量。

2. 容量滴定法   根据碘和二氧化硫在吡啶和甲醇溶液中能与水起定量反应的原理;由滴定溶液颜色变化(由淡黄色变为红棕色)或用永停滴定法指示终点;利用纯化水首先标定出每 1 ml 费休试液相当于水的重量(mg),再根据样品与费休试液的反应计算出样品中水分含量。

3. 仪器与用具

(1)实验条件与要求:由于费休试液吸水性强,因此在配制、标定及滴定中所用仪器均应洁净干燥。试液的配制过程中应防止空气中水分的侵入,进入滴定装置的空气亦应经干燥剂除湿。试液的标定、储存及水分滴定操作均应在避光、干燥环境处进行。

(2)仪器及器具的处理:分析天平(感量 0.1 mg)、大台秤、水分测定仪或磨口自动滴定管

（最小分度值 0.05 ml）、电磁搅拌器。凡与试剂或费休试液直接接触的物品，玻璃仪器需在 120 ℃ 至少干烤 2 小时，橡皮塞在 80 ℃ 干烤 2 小时，取出置干燥器内备用。

（3）用具和装置：1 000 ml 干燥的锥形称量瓶一个，500 ml 干燥量筒一个，以及用作安全、洗气和放置干燥剂瓶 4 个（配有双孔橡皮塞），载重 1 000 g 的架盘天平及配套砝码。

4. 试剂　碘（将碘平铺于干燥的培养皿中置硫酸干燥器内干燥 48 小时以上，除去碘表面吸附的水分）、无水乙醇（AR，含水量＜0.1%，原包装）、吡啶、浓硫酸、无水氯化钙。

5. 费休试液的配制和标定

1）费休试液的配制：用大台秤称得 1 000 ml 锥形称量瓶的重量，再分别称取碘 110 g、吡啶 158 g 置锥形瓶中，充分振摇。加入吡啶后，溶液会发热，应注意给予冷却。用 500 ml 量筒量取无水甲醇 300 ml，倒入锥形瓶中，塞上带有玻璃弯管的双孔橡皮塞，称其总重量。将锥形瓶置于冰水浴中，缓缓旋开二氧化硫钢瓶的出口阀，气体流速以洗瓶中的硫酸和锥形瓶中溶液内出连续的气泡为宜。直至总重量增加至 72 g 为止，再用无水甲醇稀释至 1 000 ml，摇匀，避光放置 24 小时备用。

2）费休试液的标定

（1）精密量取纯化水 10～30 mg，用水分测定仪直接标定。

（2）精密量取纯化水 10～30 mg（视费休试液滴定度和滴定管体积而定），置干燥的具塞玻璃瓶中，除另有规定外，加无水甲醇适量，在避免空气中水分浸入的条件下，用本液滴定至溶液由浅黄色变为红棕色，或用电化学法［如《中国药典》（2010 年版，二部）附录ⅧA 永停滴定法等］指示终点；另做空白试验，按下式计算：

$$F = \frac{W}{A - B} \qquad (2-4)$$

式中：$F$ 为每 1 ml 费休试液相当于水的质量（mg）；
$\quad\quad W$ 为称取重蒸馏水的质量（mg）；
$\quad\quad A$ 为滴定所消耗费休试液的量（ml）；
$\quad\quad B$ 为空白所消耗费休试液的量（ml）。

标定应取 3 份以上，3 次连续标定结果应在

±1% 以内，以平均值作为费休试液的强度。

3）样品制备：由于海藻酸盐产品不溶于甲醇，所以在测定时应称取一定量的待检样品，用无水甲醇萃取 12 小时，振摇均匀后用卡尔费休试液滴定至溶液由浅黄变为红棕色。

$$供试品中水分含量（\%） = \frac{(A - B) \times F}{W} \times 100\%$$
$$(2-5)$$

式中：$A$ 为供试品所消耗的费休试液的体积（ml）；
$\quad\quad B$ 为空白所消耗的费休试液的体积（ml）；
$\quad\quad F$ 为每 1 ml 费休试液相当于水的质量（mg）；
$\quad\quad W$ 为供试品质量（mg）。

容量滴定法测定待测样品中水分可使用卡尔费休水分测定仪。

（三）甲苯法

1. 原理　通过测定供试品在甲苯加热回流条件下被蒸馏出的水量，根据水量和取样量计算供试品的含水量（%）。

2. 仪器与用具　分析天平、水分测定仪（由 500 ml 的短颈圆底烧瓶、水分测定管和外管长约 40 cm 的直形冷凝管三部分组成）、电热套（可调节温度）、防爆沸用品（玻璃珠或瓷片碎块）。

3. 操作方法

（1）取供试品适量（相当于含水量 1～4 ml），精密称定，置 500 ml 短颈圆底烧瓶中，加甲苯约 200 ml，必要时加入干燥、洁净的沸石或玻璃珠数粒，将仪器各部分连接，自冷凝管顶部加入甲苯，使甲苯充满水分测定管的狭细部分。

（2）将圆底烧瓶置电热套中缓缓加热，待甲苯开始沸腾时，调节温度，使每秒馏出 2 滴，待水分完全馏出，即测定管的刻度部分的水量不再增加时，将冷凝管内部先用甲苯冲洗，再用饱蘸甲苯的长刷或其他适宜的方法，将管壁上附着的甲苯推下，继续蒸馏 5 分钟，放冷至室温。

（3）拆卸装置，如有水黏附在水分测定管的管壁上，可用蘸甲苯的铜丝推下，放置，使水分与甲苯完全分离（可加亚甲蓝粉末少量，使水染成蓝色，以便分离观察），检读水量。

4. 记录与计算

（1）记录供试品的重量、环境温度、蒸馏时间、

检读水量等。

（2）计算

$$水分（\%） = \frac{V}{W} \times 100\% \qquad (2-6)$$

式中：$W$ 为供试品的重量（g）；

$V$ 为检读的水的体积（ml）。

5. 结果与判定　计算结果按"有效数字和数值的修约及其运算"修约，使其与标准中规定限度的有效数位一致。其数值小于或等于限度值时，判为符合规定；大于限度值时，判为不符合规定。如规定为高低限度范围，而测得的数值介于高低数值范围之内时，判为符合规定。

## 七、灰分含量

1. 试验原理　灰分的检测方法只有一种，就是高温燃烧法。高温燃烧的工作原理就是海藻酸盐中能够燃烧的物质通过高温得以充分燃烧，剩余物质的量就是海藻酸盐中存在的无机物质的量。

2. 试验仪器和试剂　仪器有马弗炉、坩埚、坩埚钳、通风柜、分析天平。试剂为硫酸（分析纯）。

3. 试验方法　取洁净坩埚置马弗炉内，将坩埚盖斜盖于坩埚上，经加热至 700～800 ℃炽灼 30～60 分钟，停止加热，待马弗炉温度冷却至约 300 ℃，取出坩埚，置适宜的干燥器内，盖好坩埚盖，放凉至室温（一般约需 60 分钟），精密称定坩埚重量（应精确至 0.01 g）。再以同样条件重复操作，直至恒重，备用。取供试品 1.0 g 倒于坩埚中，然后精密称量（精确至 0.01 g），缓缓炽灼至完全炭化，放冷；滴加硫酸0.5～1 ml，使炭化物全部湿润，继续在电炉上低温加热至硫酸蒸气除尽，白烟完全消失（以上操作应在通风柜内进行）。将坩埚置马弗炉中，坩埚盖斜盖于坩埚上，在 700～800 ℃炽灼至完全灰化，移至干燥器内，放冷，取出精密称量即可。

4. 试验结果计算

$$N = \frac{M_2 - M_0}{M_1 - M_0} \times 100\% \qquad (2-7)$$

式中：$M_1$ 表示燃烧前的质量（坩埚质量 + 适量的海藻酸盐）；

$M_2$ 表示燃烧后的质量（坩埚质量 + 燃烧后的剩余物质量）；

$M_0$ 表示坩埚的质量；

$N$ 表示灰分含量。

5. 结果与判定　计算结果按"有效数字和数值的修约及其运算"修约，使其与标准中规定限度的有效数位一致。其数值小于或等于限度值时，判为符合规定（当限度规定为≤0.1%，而实验结果符合规定时，报告数据为"小于 0.1%"或为 0.1%）；其数值大于限度值时，判为不符合规定。

## 八、重金属含量

重金属杂质包括铅、汞、铋、砷、锑、锡、钙、银、铜和钼。重金属杂质含量的检测方法一般有两种：比色法和原子吸收光谱法。

### （一）比色法

1. 原理　重金属是指在规定实验条件下能与显色剂作用显色的金属杂质，《中国药典》（2010 年版，二部）附录Ⅷ H 采用硫代乙酰胺试液或硫化钠试液作为显色剂，以铅（Pb）的限量表示。

2. 仪器与用具　纳氏比色管 50 ml，应选择外表面无划痕，色泽一致，无瑕疵，管的内径和刻度线的高度均匀一致的质量好的玻璃比色管进行实验。配制与储存标准铅溶液用的玻璃容器均不得含铅。

3. 标准铅溶液的制备　称取在 105 ℃干燥至恒重的硝酸铅 0.159 9 g，置于 1 000 ml 量瓶中，加硝酸 5 ml 与水 50 ml 溶解后，用水稀释至刻度，摇匀，作为储备液。临用前，精确量取储备液 10 ml，置 100 ml 容量瓶中，加水稀释至刻度，摇匀即得，限当日使用（1 ml 相当于 10 μg 铅）。

4. 试验方法和结果　取 0.5 g 海藻酸盐按炽灼残渣检查法进行炽灼处理，然后取遗留残渣；或直接取炽灼残渣项下的遗留残渣（炽灼温度 500～600 ℃）；加硝酸 0.5 ml 蒸干，至氧化氮蒸气除尽后，放冷，加盐酸 2 ml，置水浴上蒸干后加水 15 ml，滴加氨试液至对酚酞指示液显微红色，再加醋酸盐缓冲液（pH3.5）2 ml 与水 15 ml，微热溶解后，移置纳氏比色管中，加标准铅溶液一定量，再加水稀释成 25 ml，作为甲管；另取配制供试液溶液的试剂，置蒸发皿中蒸干后，加醋酸盐缓冲液（pH3.5）2 ml 与水 15 ml，微热溶解后，移置纳氏比色管中，加标准铅溶液一定量，再加水稀释成 25 ml，作为乙管；再在甲乙两管中分别加硫代乙酰胺试液各 2 ml，摇匀，放置 2 分钟，同置白纸上，自上向下透视，乙管中显出的颜色与甲管比较，不得更深。

5. 结果判定　甲管与乙管比较，乙管呈现颜色浅于甲管，判为符合规定。

**（二）原子吸收光谱法**

1. 试验原理　待检供试品经过处理后，铅离子在一定 pH 条件下与 DDTC（二乙基二硫代氨基甲酸钠）形成配位化合物，经过 4 -甲基戊酮- 2 萃取分离，导入原子吸收光谱仪中，火焰原子化后，吸收 283.2 nm 共振线，其吸收量与铅含量成正比，与标准系列比较进行定量。

2. 试验仪器和试剂

（1）仪器：原子吸收分光光度计（包括火焰原子化器、原子吸收光谱仪）、马弗炉、干燥恒温箱、瓷坩埚、压力消化器和可调试电热板。

（2）试剂：试剂 A（4 份硝酸与 1 份高氯酸进行充分混合）；试剂 B（称取 30 g 硫酸铵，用水溶解并加水至 100 ml）；试剂 C（称取 25 g 枸橼酸铵，用水溶解并加水至 100 ml）；溴百里酚蓝水溶液（1 g/L）；试剂 D（称取 5 g 二乙基二硫代氨基甲酸钠，用水溶解并加水至 100 ml）；试剂 E（取 50 ml 氨水加入 50 ml 蒸馏水充分混合）；4 -甲基戊酮- 2（MIBK）；试剂 F（取 50 ml 硝酸慢慢加入 50 ml 水中）；试剂 G（取 3.2 ml 硝酸加入 50 ml 水中，稀释至 100 ml）；铅标准储备液〔准确称取 1.000 g 金属铅（纯度为 99.99%），分次加少量入试剂 F，加热溶解，总量不超过 37 ml，移入 1 000 ml 容量瓶，加水至刻度。混匀，此溶液每 1 ml 含 1.0 mg 铅〕；铅标准使用液（每次吸引铅标准储备液 1.0 ml 于 100 ml 容量瓶中，加试剂 G 或试剂 H 至刻度。如此经过多次稀释成每毫升含 10.0 ng、20.0 ng、40.0 ng、60.0 ng、80.0 ng 铅的标准使用液）。

3. 试验方法

（1）将待检海藻酸盐产品精确称取 1.0～2.0 g 于烧杯中，加入试剂 A 消化完全后，转移、定容于 50 ml 容量瓶中。

（2）精确吸取 25～50 ml 上述待检样品液及试剂空白液，分别置于 125 ml 分液漏斗中，补加水至 60 ml。加入试剂 C 2 ml，试剂 D 3～5 滴，用试剂 E 调节 pH 至溶液由黄变蓝，加试剂 B 10 ml，试

剂 D 10 ml，摇匀。放置 5 分钟左右，加入 MIBK 10.0 ml，剧烈振摇萃取 1 分钟，静置分层后，弃去水层，将 NIBK 层放入 10 ml 带塞刻度管中，备用。分别吸取铅标准使用液 0.00 ml、0.25 ml、0.50 ml、1.00 ml、1.50 ml、2.00 ml（相当于 0.0 μg、2.5 μg、5.0 μg、10.0 μg、15.0 μg、20.0 μg 铅）于 125 ml 分液漏斗中。

（3）开启设备（设备的相关参数为：空心阴极灯电流 8 mA；共振线 283.3 nm；狭缝 0.4 nm；空气流量 8 L/min；燃烧器高度 6 mm；BCD 模式）进行检测。

4. 试验结果的计算

$$X = \frac{(m_1 - m_2) \times 1\,000}{(m_3 \times V_2)/(V_1 \times 1\,000)} \quad (2 - 8)$$

式中：$X$ 表示待检样品中铅的含量（mg/kg）；

　　　$m_1$ 表示测定的样品液中铅的质量（μg）；

　　　$m_2$ 表示试剂空白液中铅的质量（μg）；

　　　$m_3$ 表示样品质量（g）；

　　　$V_1$ 表示样品处理液的总体积（ml）；

　　　$V_2$ 表示测定用样品处理液的总体积（ml）。

**（三）两种检测方法的比较**

上述两种重金属离子含量的检测方法目前各企业中均在使用，其中比色法的主要特点是由于使用的设备较为简单，所以费用投入较少，但是获得的结果易受主观因素的影响，并且无法获得待检物质重金属离子的准确含量；相对而言，原子吸收光谱法由于需要添置专用的检测设备，并且依据企业所需检测的重金属离子的种类和精度要求的不同，原子吸收光谱仪的价格差异也较大，但是较比色法投入的费用要大得多。尽管如此，该方法由于能够获得重金属离子含量的准确数值，所以需要获知重金属含量的精确数值时应该选用该方法，同时该种方法试验结果的重现性较好，不易受主观因素的影响，从而能够有效降低检测误差。

**九、氯化物含量**

1. 试验原理　微量氯化物在硝酸性溶液中与硝酸银作用生成氯化银浑浊液、与一定量的标准氯化钠溶液在同一条件下生成的氯化银浑浊液比较，以检查供试品中氯化物的限量。

2. 仪器与用具　纳氏比色管 50 ml,应选择外表面无划痕、色泽一致、无瑕疵、管的内径和刻度线的高度均匀一致的质量好的玻璃比色管进行实验。

3. 标准氯化钠溶液的配制　称取氯化钠 0.165 g,置 1 000 ml 量瓶中,加水适量使其溶解并稀释至刻度,摇匀,作为储备液。临用前,精密量取储备液 10 ml,置 1 000 ml 量瓶中,加水稀释至刻度,摇匀即得(每 1 ml 相当于 10 μg Cl)。

4. 试验方法　取海藻酸盐样品 2.5 g,加水溶解使成 25 ml(溶液如显碱性,可滴加硝酸使成中性),再加稀硝酸 10 ml;溶液如不澄清;应过滤;至 50 ml 纳氏比色管中,加水使成约 40 ml,摇匀即得供试品溶液。另取品种项下规定量的标准氯化钠溶液,置 50 ml 纳氏比色管中,加稀硝酸 10 ml,加水使成 40 ml,摇匀即得对照溶液。于供试品溶液与对照溶液中,分别加入硝酸银试液 1.0 ml,用水稀释成 50 ml,摇匀,在暗处放置 5 分钟,同置黑色背景上,从比色管的上方向下观察,比较所产生的浑浊。

供试品溶液如带颜色,除另有规定外,可取供试品溶液两份,分置 50 ml 纳氏比色管中,一份中加硝酸银试液 1.0 ml,摇匀,放置 10 分钟,如显浑浊,可反复过滤,至完全澄清,再加规定量的标准氯化钠溶液与水适量使成 50 ml,摇匀,在暗处放置 5 分钟,作为对照溶液;另一份中加硝酸银试液 1.0 ml 与水适量使成 50 ml,摇匀,在暗处放置 5 分钟;与对照溶液同置黑色背景上,从比色管上方向下观察,比较所产生的浑浊。

5. 结果与判定　供试品管的浑浊浅于对照管的浑浊,判为符合规定;如供试品管的浑浊浓于对照管,则判为不符合规定。

### 十、钙含量

1. 试验原理　$Ca^{2+}$ 能定量与 EDTA 生成稳定的配合物,其稳定性较钙与钙指示剂所形成配合物强。在适当的 pH 范围内,$Ca^{2+}$ 先与钙指示剂形成配合物,再用 EDTA 滴定,达到定量点时,EDTA 从指示剂配合物中夺取钙离子,使溶液呈现游离指示剂的颜色(终点)。根据 EDTA 的消耗量,即可计算出钙的含量。

2. 仪器与用具　分析天平、马弗炉、坩埚。

3. 试液

(1) 0.1 mol/L 乙二胺四乙酸二钠(EDTA)标准滴定溶液的配制。

(2) 取乙二胺四乙酸二钠 40 g,加水 1 000 ml,加热溶解,冷却,摇匀。

(3) 0.1 mol/L 乙二胺四乙酸二钠(EDTA)标准滴定溶液的标定。

称取于 800 ℃±50 ℃ 马弗炉中灼烧至恒重的工作基准试剂氧化锌 0.3 g,用少量水湿润,加 2 ml 盐酸溶液(20%)溶解,加 100 ml 水,用氨水溶液(10%)调节溶液 pH 至 7～8,加 10 ml 氨-氯化铵缓冲溶液(pH≈10)及 5 滴铬黑 T 指示液(5 g/L),用配制好的乙二胺四乙酸二钠溶液滴定至溶液由紫色变为纯蓝色,同时做空白试验。

乙二胺四乙酸二钠标准滴定溶液的浓度按下式计算:

$$c(\text{EDTA}) = \frac{m \times 1\ 000}{(V_1 - V_2) \times M} \quad (2-9)$$

式中: $m$ 为氧化锌质量(g);

　　$V_1$ 为乙二胺四乙酸二钠的体积(ml);

　　$V_2$ 为空白试验乙二胺四乙酸二钠溶液的体积(ml);

　　$M$ 为氧化锌摩尔质量(g/moL,81.39 g/mol)。

(4) 临用前取 0.1 mol/L 乙二胺四乙酸二钠(EDTA)标准滴定溶液 10 ml 加水稀释成 100 ml 即得 0.01 mol/L 乙二胺四乙酸二钠(EDTA)标准滴定溶液。

4. 试验方法　精确称取 0.5～1 g 供试品,将精确称取后的样品置于称量瓶中,放入烘箱或干燥箱中进行干燥(50 ℃下干燥 2 小时),干燥时称量瓶的瓶塞应打开。将干燥后试样置于坩埚内,缓缓炽灼约 20 分钟,放冷,加过氧化氢(双氧水)少许,继续灼烧至无块状物存在,在 700～800 ℃ 使完全灰化,由暗红色完全转变成白色。放冷,加(1＋3)盐酸溶液 10 ml,浓硝酸数滴,小心煮沸,转入 100 ml 容量瓶中,用蒸馏水稀释至刻度,摇匀,作为试验液。

准确移取上述试验液 5 ml 于 250 ml 锥形瓶中,加 50 ml 蒸馏水、5 ml 氢氧化钠溶液、10%三乙醇胺溶液 1 ml,加钙红指示剂 0.1 g,用 EDTA 标准溶液($c＝0.01$ mol/L)滴定由酒红色突变为亮

蓝色,即为终点。按下式计算钙含量:

$$钙含量(\%) = \frac{cv \times 0.040\,08}{m \times (5/100)} \times 100\%$$

$$(2-10)$$

式中:$c$ 为 EDTA 滴定液浓度(mol/L);

$v$ 为滴定所消耗的 EDTA 体积(ml);

$m$ 为样品质量(g)。

## 十一、蛋白质含量

组成蛋白质的基本单位是氨基酸。氨基酸通过脱水缩合形成肽链,蛋白质是一条或多条多肽链组成的生物大分子。不同品种应针对自身蛋白质特性选择适宜的测定方法并做相应的方法学验证,同时应尽可能选用与待测品种蛋白质结构相同或相近的蛋白质作为对照品。

### (一)考马斯亮蓝法

1. 原理　依据在酸性溶液中考马斯亮蓝 G250 与蛋白质分子中的碱性氨基酸(精氨酸)和芳香族氨基酸结合形成蓝色复合物,在一定范围内其颜色深浅与蛋白质浓度成正比,以蛋白质对照品溶液做标准曲线,采用比色法测定供试品中蛋白质含量。

2. 仪器　分析天平、分光光度计、旋涡式混合器。

3. 试剂

(1) 考马斯亮蓝 G250 试液(酸性染色剂):称取考马斯亮蓝 G250 100 mg 溶解于 50 ml 95% 乙醇中,再加入 85%(体积分数)的磷酸 100 ml,并用蒸馏水稀释至 1 000 ml,混匀,滤过,取滤液即得。置棕色瓶内,如有沉淀产生,使用前再过滤。

(2) 蛋白质标准液:精确吸取 5% 人血清白蛋白标准液 0.2 ml 于 1 000 ml 称量瓶中,用蒸馏水稀释至刻度,4 ℃下储存。

4. 样品的制备　取海藻酸钠约 5 mg,精确称重,置于试管中,加 1 000 ml 蒸馏水后精确称重。充分振荡混匀,使其完全溶解,按以下公式计算样品管中海藻酸钠含量(μg/g)。

$$\rho_1 = \frac{m_1 \times c}{m_2 \times d}$$

$$(2-11)$$

式中:$m_1$ 为海藻酸钠的质量(μg);

$m_2$ 为海藻酸钠和蒸馏水的质量(g);

$c$ 为海藻酸钠测定浓度值(%);

$d$ 为该浓度下测得的海藻酸钠密度(g/ml)。

5. 测定步骤

(1) 按表 2-14 制备蛋白标准液系列。

表 2-14　蛋白标准液制备标准

| 试 管 号 | 0 | 1 | 2 | 3 | 4 | 5 |
|---|---|---|---|---|---|---|
| 蛋白质标准溶液(ml) | 0 | 0.1 | 0.2 | 0.4 | 0.8 | 1.0 |
| 蒸馏水(ml) | 1.0 | 0.9 | 0.8 | 0.6 | 0.2 | 0 |
| 蛋白质浓度(μg/ml) | 0 | 1 | 2 | 4 | 8 | 10 |

(2) 在标准液系列的各试管及样品试管中分别加入 5 ml 考马斯亮蓝 G250 溶液。用旋涡式混合器使试管中溶液充分混合,并在 (20±10) ℃ 下放置 15 分钟。用 0 号管作对照,用分光光度计测定 595 nm 处各标准管和样品管的吸光度。

(3) 用标准管绘制吸光度-浓度曲线,根据样品的吸光度值从曲线上查样品管的蛋白含量。

(4) 结果表示:按下式计算海藻酸钠蛋白质含量($\rho_4$,%):

$$\rho_4 = \frac{\rho_2}{\rho_1} \times 100\%$$

$$(2-12)$$

式中:$\rho_1$ 为样品管中海藻酸钠含量(μg/g);

$\rho_2$ 为样品管中蛋白质含量(μg/g)。

## 十二、细菌内毒素含量

### (一)试验原理

细菌内毒素检查法系利用鲎试剂来检测或量化由革兰阴性菌产生的细菌内毒素,以判断供试品中细菌内毒素的限量是否符合规定的一种方法。它主要是利用鲎属变形细胞(LAL)能够与内毒素发生凝集反应。细菌内毒素的量用内毒素单位(EU)表示。

细菌内毒素国家标准品系自大肠杆菌提取精制而成,用于标定、复核、仲裁鲎试剂灵敏度和标定细菌内毒素工作标准品的效价。

细菌内毒素工作标准品系以细菌内毒素国家标准品为基准标定其效价,用于试验中鲎试剂灵敏度复核、干扰试验及设置的各种阳性对照。

细菌内毒素检查用水系指细菌内毒素含量小

于 0.015 EU/ml（用于凝胶法）或 0.005 EU/ml（用于光度测定法）且对内毒素试验无干扰作用的灭菌注射用水。

**（二）主要设备、用具与材料**

1. 设备　分析天平（精度为 0.1 mg 以下）、电热干燥箱（温度应能达到 250 ℃）、恒温水浴箱（37 ℃±1 ℃）、旋涡混合器、水银温度计或酒精温度计（精度在 1 ℃以下）。

2. 用具　移液管、凝集管、三角瓶、试管、洗耳球、封口膜、75%乙醇棉球、剪刀、砂轮。

所用玻璃器皿须经 250 ℃干烤 30 分钟以上。若使用塑料器械，如微孔板和微量加样器配套的吸头等，应选用标明无内毒素并且对试验无干扰的器械。

3. 材料　鲎试剂、细菌内毒素国家标准品或细菌内毒素工作标准品、细菌内毒素检查用水。

**（三）试验准备**

玻璃器皿表面可能存在的外源性内毒素的去除，玻璃器皿置干燥箱 250 ℃干烤 30 分钟以上，在不打开金属容器的情况下，可在两天内使用，否则须再次干烤除去可能存在的外源性内毒素。

**（四）供试品溶液的制备**

一般要求供试品溶液的 pH 在 6.0~8.0，对于过酸、过碱或本身有缓冲能力的供试品，需调节被测溶液（或其稀释液）的 pH，可使用酸、碱溶液或适宜的缓冲液调节 pH。酸或碱溶液须用细菌内毒素检查用水在已去除内毒素的容器中配制。缓冲液必须经过验证不含内毒素和干扰因子。

**（五）凝胶法操作方法**

1. 鲎试剂灵敏度复核　鲎试剂灵敏度的复核目的不仅是考察鲎试剂的灵敏度是否准确，也是考察检验人员操作方法是否正确及试验条件是否符合规定。因此要求每个实验室在使用一批新的鲎试剂进行供试品干扰试验或供试品细菌内毒素检查前必须进行鲎试剂灵敏度复核试验。

1）试验操作

（1）细菌内毒素标准溶液的制备：取细菌内毒素国家标准品或工作标准品一支，轻弹瓶壁，使粉末落入瓶底，然后用砂轮在瓶颈上部轻轻划痕，75%乙醇棉球擦拭后开启，启开过程中应防止玻璃屑落入瓶内。

鲎试剂灵敏度定义为在本检查法规定的条件下能检测出内毒素标准溶液或供试品溶液中的最低内毒素浓度，用 EU/ml 表示。根据鲎试剂灵敏度的标示值（λ），将细菌内毒素国家标准品或细菌内毒素工作标准品用细菌内毒素检查用水溶解，用封口膜将瓶口封严，置旋涡混合器上混合 15 分钟。然后进行稀释，然后制成 2.0λ、1.0λ、0.5λ 和 0.25λ 4 个浓度的内毒素标准溶液，每稀释一步均应在旋涡混合器上混匀 30 秒。

（2）待复核鲎试剂的准备：取规格为 0.1 ml/支的鲎试剂 18 支，轻弹瓶壁使粉末落入瓶底，用砂轮在瓶颈轻轻划痕，75%乙醇棉球擦拭后开启，启开过程中应防止玻璃屑落入瓶内。每支加入 0.1 ml 检查用水溶解，轻轻转动瓶壁，使内容物充分溶解，避免产生气泡。若待复核鲎试剂的规格不是 0.1 ml/支，取若干支按其标示量加入检查用水复溶，充分溶解后将鲎试剂溶液混合在一起，然后每 0.1 ml 分装到 10 mm×75 mm 凝集管中，要求至少分装 18 支管备用。

（3）加样：将已充分溶解的待复核鲎试剂 18 支（管）放在试管架上，排成 5 列，其中 4 列 4 支（管），1 列 2 支（管）。4 列 4 支（管）按每列每支分别加入 0.1 ml 2.0λ、1.0λ、0.5λ、0.25λ 的内毒素标准溶液；另 2 支（管）加入 0.1 ml 检查用水。

（4）加样结束后，将鲎试剂用封口膜封口，轻轻振摇混匀，避免产生气泡，连同试管架放入 37 ℃±1 ℃水浴或适宜恒温器中，试管架保持水平状态，保温 60 分钟±2 分钟。

（5）观察并记录结果：将试管架从水浴中轻轻取出，避免振动，将每管拿出缓缓倒转 180°观察，若管内形成凝胶，且凝胶不变形，不从管壁滑脱者为阳性，记录（+）；未形成凝胶或形成的凝胶不坚实、变形并从管壁滑脱者为阴性，记录（-）。保温和拿取试管过程应避免受到振动造成假阴性结果。

2）试验结果计算：当最大浓度 2.0λ 的 4 管均为阳性，最低浓度 0.25λ 的 4 管均为阴性，阴性对照管均为阴性时实验为有效，按下式计算反应终点浓度的几何平均值，即为鲎试剂灵敏度的测定值（λ$_C$）。

$$\lambda_c = \lg^{-1}\left(\sum X/4\right) \quad (2-13)$$

式中：$X$ 为反应终点浓度的对数值（lg）。

反应终点浓度是系列浓度递减的内毒素溶液中最后一个呈阳性结果的浓度。

3）结果判断：当 $\lambda_c$ 在 0.5～2.0λ（包括 0.5λ 和 2.0λ）时判定该批鲎试剂灵敏度复核合格，可用于干扰试验和供试品细菌内毒素检查，并以 λ（标示灵敏度）为该批鲎试剂的灵敏度。每批新的鲎试剂在用于试验前都要进行灵敏度的复核。

2. 干扰试验

1）干扰试验的目的：干扰试验的目的是确定供试品在多大的稀释倍数或浓度下对内毒素和鲎试剂的反应不存在干扰作用，为能否使用细菌内毒素检查法提供依据，并且验证当供试品的配方和工艺有变化，鲎试剂来源改变或供试品阳性对照结果呈阴性时供试品是否存在干扰作用。

由于干扰试验检验的是在供试品存在的情况下内毒素与鲎试剂的反应是否正常，与所使用鲎试剂的灵敏度无关，因此在干扰试验中原则上可使用任一灵敏度的鲎试剂，但建议使用较低灵敏度（0.5 EU/ml 或 0.25 EU/ml）的鲎试剂，尽可能避免供试品所含的内毒素对干扰试验造成的阳性影响。

2）干扰试验：检验在某一浓度下的供试品对于鲎试剂与内毒素的反应有无干扰作用。

（1）干扰试验溶液的制备：按鲎试剂灵敏度复核试验项下，用细菌内毒素检查用水和未检出内毒素的供试品溶液或其不超过最大有效稀释倍数（MVD）的稀释液分别将同一支（瓶）细菌内毒素工作标准品制成含细菌内毒素工作标准品 2.0λ、1.0λ、0.5λ 和 0.25λ 4 种浓度的内毒素溶液，每稀释一步均应在旋涡混合器上混合 30 秒。用细菌内毒素检查用水和用供试品溶液或其稀释液制成的每一浓度平行做 4 支，另取细菌内毒素检查用水和供试品溶液或其稀释液各做 2 支阴性对照管。

（2）鲎试剂的准备：取规格为 0.1 ml/支的鲎试剂 36 支，轻弹瓶壁使粉末落入瓶底，用砂轮在瓶颈轻轻划痕，75%乙醇棉球擦拭后开启备用，防止玻璃屑落入瓶内，每支加入 0.1 ml 检查用水溶解，轻轻转动瓶壁，使内容物充分溶解，避免产生气泡，

若待复核鲎试剂的规格不是 0.1 ml/支，取若干支按其标示量加入检查用水复溶，充分溶解后将鲎试剂溶液混合在一起，然后每 0.1 ml 分装到 10 mm×75 mm 凝集管中，要求至少分装 36 支管备用。

（3）加样：将准备好的鲎试剂取其中 18 支（管）放在试管架上，排成 5 列，其中 4 列 4 支（管），1 列 2 支（管）。4 列 4 支（管）按每列每支分别加入 0.1 ml 2.0λ、1.0λ、0.5λ、0.25λ 的内毒素标准溶液；另一列 2 支（管）加入 0.1 ml 检查用水作为阴性对照。

将另外 18 支（管）放在试管架上，排成 5 列，其中 4 列 4 支（管），1 列 2 支（管）。其中的 4 列 4 支（管）按每列每支分别加入 0.1 ml 2.0λ、1.0λ、0.5λ、0.25λ 的内毒素标准溶液；另一列 2 支（管）加入 0.1 ml 供试品溶液作为样品阴性对照。

加样结束后，将鲎试剂用封口膜封口，轻轻振摇混匀，避免产生气泡，连同试管架放入 37 ℃ ±1 ℃水浴或适宜恒温器中，试管架保持水平状态，保温 60 分钟 ±2 分钟。

（4）实验结果计算：如两组最大浓度 2.0λ 均为阳性，最低浓度 0.25λ 均为阴性，阴性对照管 4 管均为阴性时，按式(2-14)计算用细菌内毒素检查用水制成的内毒素标准溶液的反应终点浓度的几何平均值（$E_s$）和式(2-15)计算用供试品溶液或其稀释液制成的内毒素溶液的反应终点浓度的几何平均值（$E_t$）。

$$E_s = \lg^{-1}\left(\sum X_s/4\right) \quad (2-14)$$

$$E_t = \lg^{-1}\left(\sum X_t/4\right) \quad (2-15)$$

式中：$X_s$、$X_t$ 分别为细菌内毒素检查用水和供试品溶液或其稀释液制成的内毒素溶液的反应终点浓度的对数值（lg）。

（5）结果判断：当 $E_s$ 在 0.5～2.0λ（包括0.5λ 和 2.0λ），且 $E_t$ 在 0.5～2.0$E_s$（包括 0.5$E_s$ 和 2.0$E_s$）时，则认为供试品在该浓度下不干扰试验，可在该浓度下对此供试品进行细菌内毒素检查。

当 $E_t$ 不在 0.5～2.0$E_s$（包括 0.5$E_s$ 和 2.0$E_s$）时，则认为供试品在该浓度下干扰试验。应使用适宜的方法排除干扰，对供试品进行更大倍数的稀释，是排除干扰因素的简单有效方法。当鲎试剂、

供试品的来源、供试品的配方或生产工艺有变化时,须重新进行干扰试验。

3. 供试品细菌内毒素检查　在细菌内毒素检查中,每批供试品必须做 2 支供试品管和 2 支供试品阳性对照,同时每次实验须做 2 支阳性对照和 2 支阴性对照。

1) 供试品溶液的制备

(1) 首先计算供试品的最大有效稀释倍数,按下式计算:

$$MVD = \frac{cL}{\lambda} \qquad (2-16)$$

式中: $L$ 为供试品的细菌内毒素限值;

$c$ 为供试品溶液的浓度,其中当 $L$ 以 EU/ml 表示时, $c$ 为 1.0 ml/ml,当 $L$ 以 EU/mg 或 EU/U 表示时, $c$ 的单位为 mg/ml 或 U/ml。

(2) 阳性对照液的制备:用检查用水将标准品稀释成 $2\lambda$ 浓度的内毒素标准溶液。

(3) 供试品阳性对照液的制备:用待检测的供试品溶液或其稀释液将内毒素标准品制成 $2\lambda$ 浓度的内毒素溶液。

(4) 阴性对照:细菌内毒素检查用水。

(5) 鲎试剂的准备:取规格为 0.1 ml/支的鲎试剂 8 支,轻弹瓶壁使粉末落入瓶底,用砂轮在瓶颈轻轻划痕,75% 乙醇棉球擦拭后开启,启开过程中应防止玻璃屑落入瓶内。每支加入 0.1 ml 检查用水溶解,轻轻转动瓶壁,使内容物充分溶解,避免产生气泡。若待复核鲎试剂的规格不是 0.1 ml/支时,取若干支按其标示量加入检查用水复溶,充分溶解后将鲎试剂溶液混合在一起,然后每 0.1 ml 分装到 10 mm×75 mm 凝集管中,要求至少分装 8 支管备用。

(6) 加样:取 8 支(管)溶解好的鲎试剂,其中 2 支加入 0.1 ml 供试品溶液或稀释液(其稀释倍数不得超过 MVD)作为供试品管,2 支加入 0.1 ml 阳性对照溶液作为阳性对照管(PC),2 支加入 0.1 ml 检查用水作为阴性对照(NC),2 支加入 0.1 ml 供试品阳性对照液作为供试品阳性对照管(PPC)。

(7) 将试管中的溶液轻轻混匀后,用封口膜封闭管口,垂直放入 37 ℃±1 ℃ 水浴或适宜的恒温器中,保温 60 分钟±2 分钟。保温和取放试管过程中应避免受到振动造成假阴性结果。

2) 结果判断:将试管从恒温器中轻轻取出,缓缓倒转 180°,管内凝胶不变形,不从管壁滑脱者为阳性,记录为(+);凝胶不能保持完整并从管壁脱者为阴性,记录为(-)。供试品管 2 支均为(-),应认为符合规定;如 2 支均为(+),应认为不符合规定;如 2 支中 1 支为(+),1 支为(-),按上述方法另取 4 支供试品管复试,4 支中 1 支为(+),即认为不符合规定。阳性对照管为(-)或供试品阳性对照管为(-)或阴性对照管为(+),试验无效。

## 十三、微生物限度

1. 简述　微生物限度检查法系检查非规定的灭菌制剂及其原料、辅料受微生物污染程度的方法。也是用于评价生产企业的原料、辅料、设备、器具、工艺流程、环境和操作者的卫生状况的重要手段和依据。

检查项目包括细菌数、霉菌数、酵母菌数及控制菌检查。细菌、霉菌和酵母菌计数均采用平板菌落计数法,这是活菌计数的方法之一,也是目前国际上许多国家常用的一种方法。以在琼脂平板上的细菌、霉菌和酵母菌形成一个独立可见的菌落为计数依据。该法测定结果只反映在该规定条件下所生长的细菌(一群嗜中温、需氧和兼性厌氧菌)、霉菌和酵母菌的菌落数。不包括对营养、氧气、温度、pH 和其他因素有特殊要求的细菌、霉菌和酵母菌。

微生物限度检查应在环境洁净度 10 000 级下的局部洁净度 100 级的单向流空气区域进行,检查的全过程必须严格遵守无菌操作,防止再污染,防止污染的措施不得影响供试品中微生物的检出。单向流空气区域、工作台及环境应定期按《医药工业洁净室(区)悬浮粒子、浮游菌和沉降菌的测试方法》的现行国家标准进行洁净度验证。

本检查法中细菌及控制菌培养温度为 30~35 ℃;霉菌、酵母菌的培养温度为 23~28 ℃。

检验结果以 1 g、1 ml、10 g、10 ml 或 10 cm² 为单位报告,特殊品种可以最小单位包装报告。

2. 检验量

(1) 一般供试品的检验量为 10 g 或 10 ml;膜

剂为 100 cm²,贵重药品、微量包装药品的检验量可以酌减。要求检查沙门菌的供试品,其检验量应增加 20 g 或 20 ml(其中 10 g 或 10 ml 用于阳性对照试验)。

(2)检验时,应从 2 个以上最小包装单位中抽取供试品,膜剂不得少于 4 片。

(3)一般应随机抽取不少于检验用量(两个以上最小包装单位)3 倍量的供试品。

3. 供试液的制备　取供试品 10 g,加 pH7.0 的无菌氯化钠-蛋白胨缓冲液至 100 ml,用匀浆仪或其他适宜的方法,混匀,作为 1∶10 的供试液。必要时加适量无菌聚山梨酯 80,并置水浴中适当加温使供试品分散均匀。

供试液的制备若需用水浴加温时,温度不应超过 45 ℃,时间不得超过 30 分钟。

4. 供试液的稀释(10 倍递增稀释法)

(1)取 2～3 支灭菌试管,分别加入 9 ml pH7.0 的氯化钠-蛋白胨缓冲液灭菌稀释剂(此时操作一般为:左手执试管并将塞打开,倾斜,右手执 10 ml 吸管吸量。切勿在酒精灯火焰的正上方操作,以免火焰将供试液中的菌细胞杀灭)。加稀释剂后,试管塞应立即塞上。

(2)另取 1 支 1 ml 灭菌吸管吸 1∶10 均匀供试液 1 ml,加入装有 9 ml pH7.0 的氯化钠-蛋白胨缓冲液灭菌稀释剂的试管中,混匀,即得 1∶100 供试液。以此类推,根据供试品污染程度,可稀释 1∶10³、1∶10⁴ 等适宜稀释级。每递增 1 稀释级,必须另换一支吸管。

稀释时,吸管插入第 1 级稀释液内不低于液面 2.5 cm,反复吸吹约 10 次。吸液时,应先吸至高于吸管上部刻度少许,然后提起吸管,贴于试管内壁调整液量置刻度,吸管移至第 2 级稀释管的内壁近液面处(勿接触液面)缓慢地放出全部供试液(吸管内应无黏附或残留液体),然后将吸管放入消毒缸内。

5. 计数方法的验证　当建立产品的微生物限度检查法时,应进行细菌、霉菌及酵母菌计数方法的验证,以确认所采用的方法适合于该产品的细菌、霉菌及酵母菌的测定,若产品的组分或原检验条件发生改变可能影响检验结果时,计数方法应重新验证。

验证时,按供试液的制备和细菌、霉菌和酵母菌计数所规定的方法及要求,对供试品的抑菌活性及测定方法的可靠性进行验证。对各试验菌的回收率应逐一进行验证。

1)验证用菌株

大肠埃希菌(*Escherichia coli*)〔CMCC(B)44 102〕

金黄色葡萄球菌(*Staphylococcus aureus*)〔CMCC(B)26 003〕

枯草芽孢杆菌(*Bacillus subtilis*)〔CMCC(B)63 501〕

白色念珠菌(*Candida albicans*)〔CMCC(F)98 001〕

黑曲霉菌(*Aspergillus niger*)〔CMCC(F)98 003〕

菌液的制备:接种大肠埃希菌、金黄色葡萄球菌、枯草芽孢杆菌的新鲜培养物至营养肉汤培养基中或营养琼脂,培养 18～24 小时;接种白色念珠菌的新鲜培养物至改良马丁培养基中或改良马丁琼脂培养基上,培养 24～48 小时。上述培养物用 0.9% 无菌氯化钠溶液制成每 1 ml 含菌数为 50～100 CFU 的菌悬液。接种黑曲霉的新鲜培养物至改良马丁琼脂斜面培养基上,培养 5～7 天,加入 3～5 ml 含 0.05%(体积分数)聚山梨酯 80 的 0.9% 无菌氯化钠溶液,将孢子洗脱。然后,用适宜的方法吸出孢子悬液至无菌试管内,用含 0.05%(体积分数)聚山梨酯 80 的 0.9% 无菌氯化钠溶液制成每 1 ml 含孢子数 50～100 CFU 的孢子悬液。

菌悬液制备后,若在室温下放置应在 2 小时内使用,若保存在 2～8 ℃的菌悬液可以在 24 小时内使用。黑曲霉菌的孢子悬液保存在 2～8 ℃,可在验证过的储存期内替代对应的新鲜孢子悬液使用。

2)验证方法:验证试验分 4 组,至少应进行 3 次独立的平行试验,并分别计算供试品组和对照组试验的菌回收率。

(1)供试品组:取最低稀释级的供试液,按每 1 ml 供试液加入 50～100 CFU 试验菌,按菌落计数方法测定其菌数。平皿法计数时,取试验菌液、供试液各 1 ml 分别注入平皿中,立即倾注琼脂培养基;薄膜过滤法计数时,取供试液 2 ml 进行过滤,冲洗液冲洗,并在最后一次的冲洗液中加入试验菌。

（2）活菌组：取上述试验菌液，测定其加入的试验菌菌数。

（3）稀释对照组：为考察供试液制备过程中对微生物影响的程度，可用相应的稀释液代替供试品，加入试验菌，使最终菌浓度为每 1 ml 含 50～100 CFU，按供试品组的供试液制备的方法和菌落计数方法测定其菌数。

$$供试品组的菌回收率(\%) = \frac{供试品组平均菌落数 - 空白组平均菌落数}{活菌组的平均菌落数} \times 100\%$$

$$(2-17)$$

$$对照组的菌回收率(\%) = \frac{对照组平均菌落数}{活菌组的平均菌落数} \times 100\%$$

$$(2-18)$$

（4）结果判断：对照组的菌回收率应不低于 70%。若供试品的菌回收率均不低于 70%，则可按该供试液制备方法和菌落计数法测定供试品的细菌、霉菌、酵母菌数；若任一次试验中供试品组的菌回收率低于 70%，应建立新的方法，消除供试品的抑菌活性，并重新验证。

（5）验证试验可与供试品的细菌、霉菌、酵母菌计数同时进行。

**6. 适用性检查**

（1）取大肠埃希菌、金黄色葡萄球菌、枯草芽孢杆菌各 50～100 CFU，分别注入无菌平皿中，立即倾注营养琼脂培养基，每株试验菌平行制备 2 个平皿，混匀，凝固，置 30～35 ℃培养 48 小时，计数；取白色念珠菌、黑曲霉菌各 50～100 CFU，分别注入无菌平皿中，立即倾注玫瑰红钠琼脂培养基，每株试验菌平行制备 2 个平皿，混匀，凝固，置 23～28 ℃培养 72 小时，计数；取白色念珠菌 50～100 CFU，注入无菌平皿中，立即倾注酵母浸出粉胨葡萄糖琼脂培养基，平行制备 2 个平皿，混匀，凝固，置 23～28 ℃培养 72 小时，计数。同时用相应的对照培养基替代被检培养基进行上述试验。

（2）结果判定：若被检培养基上的菌落平均数不小于对照培养基上菌落平均数的 70%，且菌落形态大小与对照培养基上的菌落一致，判定该培养基的适用性检查符合规定。

**7. 供试品检查** 计数方法包括平皿法和薄膜过滤法。检查时，按已验证的计数方法进行供试品的细菌、霉菌、酵母菌菌数的测定。

按计数方法的验证试验确认的程序进行供试液的制备，用稀释液稀释成 1∶10、1∶10²、1∶10³ 等稀释级的供试液。

1）平皿法

（1）根据菌数报告规则取相应稀释级的供试液 1 ml，置直径 90 mm 的无菌平皿中，注入 15～20 ml 温度不超过 45 ℃的溶化的营养琼脂培养基或玫瑰红钠培养基或酵母浸出粉胨葡萄糖琼脂培养基，混匀，凝固，倒置培养。每个稀释级每种培养基至少制备 2 个平板。

（2）阴性对照试验：取试验用的稀释液 1 ml，置无菌培养皿中，注入培养基，凝固，倒置培养。每种计数用的培养基各制备 2 个平板，均不得有菌生长。

（3）培养：细菌计数平板倒置于 30～35 ℃培养箱中培养 3 天。霉菌、酵母菌计数平板倒置 23～28 ℃培养箱中培养 5 天，必要时，可适当延长培养时间至 7 天，逐日观察菌落生长情况，点计菌落数。

（4）菌落计数：一般将平板置菌落计数器上或从平板的背面直接以肉眼点计，以透射光衬以暗色背景，仔细观察。菌落蔓延生长成片的平板不宜计数。点计菌落数后，计算各稀释级供试液的平均菌落数，按菌数报告规则报告菌数。若同稀释级两个平板的菌落平均数不小于 15，则两个平板的菌落数不能相差 1 倍或以上。

（5）菌数报告规则：宜选取细菌、酵母菌平均菌落数小于 300 CFU、霉菌菌落平均数小于 100 CFU 的平板计数作为菌数报告（取两位有效数字）的依据。

当仅有 1 个稀释级的菌落符合上述规定，以该级的平均菌落数乘以稀释倍数报告菌数；当有 2 个或 2 个以上的稀释级的菌落数符合上述规定，以最高的平均菌落数乘以稀释倍数值报告。

如各稀释级的平板均无菌落生长，或仅最低稀释级的平板有菌生长，但平均菌落数小于 1 时，以小于 1 乘以最低稀释倍数报告菌数。

2）薄膜过滤法

（1）薄膜过滤法主要起到富集微生物、分离去除样品中对微生物生长产生干扰的因素的作用，可以有效地提高检验结果的灵敏度和可靠性,是近年来微生物检查领域中日益广泛应用的一种技术手段。

(2)薄膜过滤法采用的滤膜孔径应不大于0.45 $\mu m$。滤膜直径一般为50 mm,为便于计数,以及减轻供试液堵塞滤膜的情况,在便于操作的前提下,可以选用直径更大的滤膜或薄膜过滤器。采用不同直径的滤膜,冲洗量应进行相应的调整。选择滤膜材质时应保证供试品及其溶剂不影响微生物充分被截留。滤器及滤膜使用前应采用适宜的方法灭菌。使用时,应保证滤膜在过滤前后的完整性。

(3)水溶性供试液过滤前,先将少量的冲洗液过滤以湿润滤膜,油类供试品,其滤膜和过滤器在使用前应充分干燥。为挥发滤膜的最大过滤效率,应注意保持供试溶液及冲洗液覆盖整个滤膜表面。供试液经滤膜过滤后,若需要用冲洗液冲洗滤膜,每张滤膜每次冲洗量为100 ml。总冲洗量不得超过1 000 ml,以避免滤膜上的微生物受损伤。

(4)取相当于每张滤膜含1 g、1 ml或10 cm²供试品的供试液,加至适量的稀释剂中,混匀,过滤。若供试品每1 g、1 ml或10 cm²所含的菌数较多时,可取适宜稀释级的供试液1 ml进行试验。用pH7.0的无菌氯化钠-蛋白胨缓冲液或其他适宜的冲洗液冲洗滤膜,冲洗方法和冲洗量同"计数方法的验证"冲洗后取出滤膜,菌面朝上贴于营养琼脂培养基或玫瑰红钠培养基或酵母浸出粉胨葡萄糖琼脂培养基平板上培养。每种培养基至少制备一张滤膜。

(5)阴性对照试验:取试验用稀释液1 ml,照上述薄膜过滤法操作,作为阴性对照。阴性对照不得有菌生长。

(6)培养和计数:培养条件和计数方法同平皿法,每片滤膜上的菌落数应不超过100 CFU。

(7)菌数报告规则:以相当于1 g、1 ml或10 cm²供试品的菌落数报告菌数;若滤膜上无菌落生长,以<1报告菌数(每张滤膜过滤1 g、1 ml或10 cm²供试品),或<1乘以最低稀释倍数的值报告菌落。

## 十四、生物学评价

在进行生物学评价时,医疗器械按临床使用部位和接触时间来分类,并选择其相应必须做的生物学评价试验。

**(一)细胞毒性试验**

1. 试验原理 体外细胞毒性试验的目的是评价医疗器械引起细胞毒性反应的潜在可能性。通过采用适当的生物学参数来确定哺乳动物细胞的体外生物学反应,判断供试品及其浸提液直接或间接接触细胞一定时间后,是否会引起细胞生长抑制、功能改变、溶解、凋亡或死亡等一系列毒性反应,预测器械最终在生物体内作用时是否有可能出现组织细胞反应及其程度。

2. 化学试剂 胰蛋白酶/EDTA溶液、磷酸盐缓冲液(PBS)、MTT[3-(4,5-二甲基噻唑-2-基)-2,5-二苯基四唑盐溴化物]、分析纯异丙醇等。

3. 主要设备和用具 培养箱(37 ℃、湿化、5%CO₂气体)、层流柜、水浴锅、相差显微镜、天平、离心机、振荡器、细胞计数器、酶标仪(96孔板适用、配置570 nm滤光片,参照650 nm)、组织培养瓶或组织培养皿、69孔组织培养板。

4. 试验前准备 与供试液接触的所有器具应采用可靠方法灭菌,置压力蒸汽灭菌器内121 ℃30分钟,或置电热干燥箱内160 ℃2小时。

5. 试验方法

(1)细胞系:试验用细胞株可采用L929细胞为试验细胞,细胞培养物应无支原体,试验采用传代48～72小时生长旺盛的细胞。

(2)浸提介质:含血清或无血清细胞培养液、质量浓度为9 g/L的氯化钠注射液。

(3)对照样品:阴性对照样品可采用经确认过不产生细胞毒性反应的材料,例如高密度聚乙烯;阳性对照样品可采用经确认过的可重现细胞毒性反应的材料,例如用有机锡作稳定剂的聚氯乙烯、质量浓度为5 g/L的苯酚溶液或体积分数为5%的二甲基亚砜(DMSO)溶液。

(4)供试液制备:无菌供试品直接取样制备供试液;未灭菌供试品宜采用与成品相同的灭菌过程或其他适宜方法灭菌;供试液制备方法按GB/T 16886.12的规定。

(5)细胞悬液制备:将已培养48～72小时生长旺盛的细胞用消化液消化后加入细胞培养液,吸管吹打混匀后用血细胞计数板在显微镜下计数,按式（2-19）计算细胞密度：

$$C = \frac{n}{4} \times 10^4 \qquad (2-19)$$

式中：$C$ 为细胞密度（个/ml）；

　　　$n$ 为计数板四角四大格内细胞总数（个）。

根据实测细胞密度，加入适量细胞培养液配制成试验要求密度的细胞悬液备用。（也可采用浊度仪测定细胞密度）

6. 试验步骤

（1）制备细胞悬液，调整密度为 $1 \times 10^5$ 个细胞/ml。以每孔 100 $\mu$l 培养基加到 96 孔组织培养微量滴定板的外围孔中，在其余孔中加入 100 $\mu$l 密度为 $1 \times 10^5$ 个细胞/ml 的细胞悬液（$1 \times 10^4$ 个细胞/孔）。细胞孵育 24 小时（5% $CO_2$，37 ℃，>90% 湿度）以形成半融合单层。在相差显微镜下检查培养板各孔细胞增长相对相等。

（2）孵育 24 小时后吸弃培养基，每孔加入 100 $\mu$l 含适当浓度的浸提液或阴性对照或阳性对照的处理培养基或空白。继续孵育 24 小时（5% $CO_2$，37 ℃，>90% 湿度）。

（3）24 小时接触培养后，在相差显微镜下仔细检查细胞接种的系统误差及对照组与试验组细胞的生长特性。记录供试品浸提液至细胞毒性作用导致细胞形态学方面的改变，但这些记录不作为任何细胞毒性的定量测定。若对照组细胞的生长不良表明试验存在误差，并可能会因此而放弃该试验。

（4）小心移除培养基，这一步很重要，因为浸提液中的化学还原剂也会还原 MTT，导致假阴性结果。将 50 $\mu$l MTT 溶液加到每一试验孔中，继续在 37 ℃培养箱中孵育 2 小时。然后弃去 MTT 溶液。每孔加入 100 $\mu$l 异丙嗪溶液。振荡平板，置于配置 570 nm 滤光片的酶标仪上测定光密度（参照波长 650 nm）。

（5）结果观察与判定：按下式计算供试品浸提液的细胞存活率：

$$存活率 = \frac{100 \times OD_{570e}}{OD_{570b}} \times 100\% \qquad (2-20)$$

式中：$OD_{570e}$ 为供试品 100% 浸提液组的光密度平均值；

$OD_{570b}$ 为空白组光密度平均值。

活细胞减少是由于供试品浸提液组细胞代谢活性降低，生成的蓝紫色结晶甲瓒量少，光密度值也低。细胞存活率较低，供试品潜在的细胞毒性就较高。若供试品 100% 浸提液组的细胞存活率下降至小于空白的 70% 时，即被认为具有潜在的细胞毒性。供试品 50% 浸提液组的细胞存活率应至少与 100% 浸提液组的细胞存活率相同或较高，否则宜重复试验。

（二）皮内刺激试验

1. 试验目的　本试验通过皮内注射材料浸提液，观察局部皮肤反应以评价供试品可沥滤物是否具有潜在的非特异性急性毒性刺激作用。注意任何显示为皮肤、眼、黏膜组织刺激物的材料，或是 pH≤2 或 pH≥11.5 的材料，不应进行皮内试验。

2. 试剂　质量浓度为 9 g/L 的氯化钠注射液、新鲜精制植物油。

3. 主要设备和器具　压力蒸汽灭菌器、皮下注射器。

4. 试验前准备

（1）器具灭菌：与供试液接触的所有器具置压力蒸汽灭菌器内 121 ℃ 30 分钟。

（2）试验动物和使用数量：应使用 3 只健康、初成年的白化兔，雌雄不限，同一品系，体重不低于 2 kg。初试应考虑使用 1 只动物。如没有出现明显的阳性反应（红斑或红肿记分大于 2），应至少再使用 2 只动物进行试验。在使用了至少 3 只动物后，如为疑似反应或不明确，应考虑进行复试。

5. 试验步骤

1）动物试验部位准备：动物皮肤状况是试验的关键因素，只能使用皮肤健康无损伤的动物，一般在试验前 4～24 小时将动物背部脊柱两侧的背毛除去（10 cm×15 cm 区域），作为试验和观察部位。如使用脱毛剂除毛应证实无皮肤刺激作用，以避免干扰试验结果。

2）供试液的注射

（1）在每只兔脊柱一侧的五个点皮内注射 0.2 ml 用极性溶剂制备的浸提液（图 2-3）。应根据试验材料的黏性选用最小规格的注射针进行皮内注射。

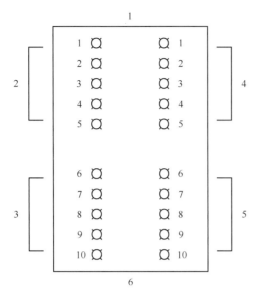

**图 2 - 3　注射点排列**

1—头端；2—0.2 ml 极性浸提液注射点；3—0.2 ml 极性溶剂对照液注射点；4—0.2 ml 非极性浸提液注射点；5—0.2 ml 非极性溶剂对照液注射点；6—尾端

（2）同样在每只兔脊柱同一侧的后五个点皮内注射 0.2 ml 极性溶剂对照液。

（3）在每只兔的脊柱另一侧注射用非极性溶剂制备的浸提液和非极性溶剂对照液，操作步骤同上（图 2 - 3）。

（4）如采用其他溶剂，使用该溶剂制备的浸提液和溶剂对照液重复上述步骤。

3）动物观察：注射后即刻并在 24 小时、48 小时和 72 小时观察记录各注射点周围皮肤反应情况。按表 2 - 15 给出的记分系统评判试验和对照部位皮肤红斑和水肿记分值。在 72 小时评分时可经兔耳静脉注射适量的活体染料，如锥虫蓝或伊文思蓝。活体染料可使刺激局部皮肤着色，显示出刺激区域范围，有助于反应评价。

表 2 - 15　皮内反应记分系统

| 反　　　应 | 记　分 |
| --- | --- |
| 红斑和焦痂形成 | |
| 无红斑 | 0 |
| 极轻微红斑（勉强可见） | 1 |
| 清晰红斑 | 2 |
| 中度红斑 | 3 |
| 重度红斑（紫红色）至焦痂形成 | 4 |
| 水肿形成 | |

续　表

| 反　　　应 | 记　分 |
| --- | --- |
| 无水肿 | 0 |
| 极轻微水肿（勉强可见） | 1 |
| 清晰水肿（肿起，不超出区域边缘） | 2 |
| 中度水肿（肿起约 1 mm） | 3 |
| 重度水肿（肿起超过 1 mm，并超出接触区） | 4 |
| 刺激最高记分 | 8 |

注：记录并报告注射部位的其他异常情况。

4）结果评价：按标准中规定计算出每只动物试验样品或空白对照的记分。三只动物记分相加后除以 3 得出每一试验样品和相应空白对照的总平均记分。试验样品记分减去空白对照记分得出试验样品最终记分。如试验样品最终记分不大于 1.0，则符合试验要求。在任何观察期，如试验样品平均反应疑似大于空白对照反应，应另取三只家兔复试，如试验样品最终记分不大于 1.0，则符合试验要求。

5）试验报告中应给出供试品名称、生产批号、供试液制备方法、试验剂量、试验部位观察记录、结果判定等信息。

**（三）致敏试验**

用于测试迟发型超敏反应最常用的两种方法是豚鼠最大剂量试验（GPMT）和封闭式贴敷试验（Buehler 试验）。海藻酸盐制剂的致敏试验一般宜采用最大剂量致敏试验法。

**1. 试验原理**　该试验通过皮内注射诱导、斑帖激发的方式将试验材料或其浸提液作用于豚鼠，在规定的时间内观察豚鼠激发部位皮肤反应，以评价产品是否具有引发迟发型超敏反应的潜能。

**2. 试剂**　质量浓度为 9 g/L 的氯化钠注射液、新鲜精制植物油、二硝基氯苯（dinitrochlorobenzene，DNCB）、十二烷基硫酸钠、弗氏完全佐剂。

**3. 主要设备和器具**　压力蒸汽灭菌器、电剃刀、皮下注射器、玻璃研钵。

**4. 试验前准备**

（1）器具灭菌：与供试液接触的所有器具置压力蒸汽灭菌器内 121 ℃ 30 分钟。

（2）试验动物和使用数量：试验使用健康、初成年的白化豚鼠，雌雄不限，同一远交品系白化豚鼠，试验开始时体重为 300～500 g。雌鼠应未产并无孕。材料组至少 10 只动物,对照组至少 5 只。为了确定微弱致敏物,或为统计学分析的需要,可能要加大动物使用数量,一般试验组可用 20 只,对照组可使用 10 只动物。

5. 弗氏完全佐剂制备　无水羊毛脂与液状石蜡的体积比为 4∶6(冬季使用比例为 3∶5)。将无水羊毛脂加热溶解后取 40 ml 置研钵中,稍冷却后边研磨边加液状石蜡,直至 60 ml 液状石蜡加完。置压力蒸汽灭菌器内 121 ℃ 30 分钟,即制备成弗氏不完全佐剂,4 ℃保存备用。

在弗氏不完全佐剂中按 4～5 mg/ml 加入死的或减毒的分枝杆菌(如卡介苗或结核杆菌),即得弗氏完全佐剂。

6. 试验步骤

1)试验准备:试验前 24 小时除去动物背部毛发。如使用脱毛剂应证实无刺激或致敏作用。

每注射点皮内注射 0.1 ml。

对于局部应用,将适宜的滤纸或吸收性纱布块(4～8 cm²)在试验样品中浸透,贴敷于除毛皮肤上,再用封闭式包扎带缠绕动物躯干固定。

2)预试验:预试验是为了确定主试验中所用试验样品的浓度。用通用溶剂制备的未稀释的浸提液不需要进行预试验。

为了对主试验期间可能发生的皮肤激发状况进行评价并对读数进行解释,应考虑对全部动物进行弗氏完全佐剂(FCA)注射的预处置。将试验样品的系列稀释物局部应用于动物腹侧部位,至少采用 3 动物。24 小时后除去封闭性包扎带和敷贴片,按表 2-16 给出的 Magnusson 和 Kligman 分级标准评价贴敷部位的红斑与水肿反应程度。

表 2-16　Magnusson 和 Kligman 分级

| 敷贴试验反应 | 等　级 |
| --- | --- |
| 无明显改变 | 0 |
| 散发性或斑点状红斑 | 1 |
| 中度融合性红斑 | 2 |
| 重度红斑和水肿 | 3 |

为主试验的局部诱导阶段所选择的最高浓度可导致轻度红斑,但不对动物产生其他有害作用。

为主试验的激发阶段选择的最高浓度不产生红斑。

3)主试验

(1)皮内诱导阶段:按图 2-4 所示,在每只动物去毛的肩胛骨内侧部位成对皮内注射 0.1 ml。

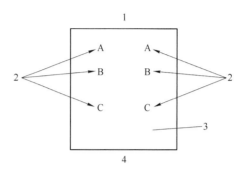

图 2-4　皮内注射点部位

1—头部;2—0.1 ml 皮内注射点;3—去毛的肩胛骨内侧部位;4—尾部

部位 A:注射弗氏完全佐剂与选定的溶剂以 50∶50(体积比)混合的稳定性乳化剂。对于水溶性材料,溶剂选用生理盐水(符合《中国药典》要求)。

部位 B:注射试验样品(未经稀释的浸提液);对照组动物仅注射相应溶剂。

部位 C:试验样品(部位 B 中采用的浓度)以 50∶50 的体积比与弗氏完全佐剂和溶剂(50%)配制成的稳定性乳化剂混合后进行皮内注射;对照组注射空白液体与佐剂配制成的乳化剂。

(2)局部诱导阶段:皮内诱导阶段后 7 天(±1 天),按部位 B 中选定的浓度,采用面积约 8 cm²的敷贴片(滤纸或吸收性纱布块)局部贴敷于每只动物的肩胛骨内侧部位,覆盖诱导注射点。如按最大浓度未产生刺激反应,应在局部敷贴应用前 24 小时±2 小时,试验区用 10%十二烷基硫酸钠进行预处理,按摩导入皮肤。用封闭式包扎带固定敷贴片,并于 48 小时±2 小时后除去包扎带和敷贴片。

最好新鲜制备浸提液,浸提液储存如超过 24 小时,浸提液在储存条件下的稳定性宜进行验证。

对照组动物使用空白液同法操作。

(3)激发阶段:局部诱导阶段后 14 天(±1 天),用试验样品激发全部试验动物和对照动物。按部位 C 中选定的浓度,将适宜的敷贴片或载样器皿置于试验样品或介质对照中浸透,局部贴敷于诱导阶段未试验部位,如每只动物的上腹部。该浓度的稀释液可同法贴敷于其他未试验部位。用封闭式包扎带固定，并于24小时±2小时后除去包扎带和敷贴片。

4）动物观察：除去敷贴片后24小时和48小时观察试验组和对照组动物激发部位皮肤情况，特别推荐在自然或全光谱光线下观察皮肤反应。按表2-18给出的Magnusson和Kligman分级标准对每一激发部位和每一观察时间皮肤红斑和水肿反应进行描述并分级。为了将结果评价偏差降至最低，特别推荐在不知试验处置信息的情况下进行读数。

5）结果评价

（1）按Magnusson和Kligman分级标准，对照组动物等级小于1，而试验组中等级大于或等于1时一般提示致敏。如对照组动物等级大于或等于1时，试验组动物反应超过对照组中最严重的反应则认为致敏。如为疑似反应，推荐进行再激发以确认首次激发结果。试验结果显示为试验和对照动物中的阳性激发结果的发生率。

（2）试验组动物出现反应的动物数量偶尔多于对照组动物，但反应强度并不超过对照组，在此情况下，应在首次激发后1～2周进行再次激发，方法与首次激发相同，只是应用动物的另一腹侧部位。

6）试验报告：试验报告中应给出供试品名称、生产批号、供试液制备方法、试验剂量、试验部位观察记录、结果判定等信息。

**（四）急性全身毒性试验**

1. **试验目的**　本试验系将医疗产品浸提液注入小白鼠静脉和腹腔内，在规定时间内观察小白鼠有无毒性反应和死亡情况，以判定供试品是否具有潜在的急性全身毒性作用。

2. **试剂**　质量浓度为9 g/L的氯化钠注射液、新鲜精制植物油。

本节各试验中所用新鲜精制植物油推荐采用符合《美国药典》规定的棉籽油或芝麻油，也可使用其他经验证证实无生物学毒性反应的植物油。

3. **主要设备和器具**　压力蒸汽灭菌器、动物天平、皮下注射器。

4. **试验前准备**

（1）器具灭菌：与供试液接触的所有器具置压力蒸汽灭菌器内121 ℃30分钟。

（2）试验动物准备：试验采用健康、初成年小白鼠，同一品系并同一来源，雌鼠无孕，体重17～23 g。试验前使小白鼠适应实验室环境。做过本试验的小白鼠不得重复使用。每种浸提液用小白鼠10只，随机分为供试品和浸提介质对照两组，每组5只。复试时每组取18～19 g的小白鼠10只。

5. **试验方法**

1）供试液制备：按GB/T 16886.12规定选择适宜的浸提条件，每种供试品制备质量浓度为9 g/L的氧化钠注射液和植物油两种浸提液。同条件制备浸提介质对照液。

2）供试液注射：自尾静脉分别注入氯化钠注射液浸提液和介质对照液，以不超过0.1 ml/s的恒定速度注射，注射剂量为50 ml/kg，或由腹腔分别注入植物油浸提液和介质对照液，注射剂量为50 ml/kg。

3）注射后动物反应观察：注射完毕后，观察小白鼠即时反应，并于4小时、24小时、48小时和72小时观察和记录试验组和对照组动物的一般状态、毒性表现和死亡动物数，在72小时时称量动物体重。动物反应观察判定按表2-17规定。

表2-17　毒性反应观察

| 反应程度 | 症　　状 |
| --- | --- |
| 正常，无症状 | 注射后无毒性症状 |
| 轻微 | 注射后有轻微症状但无运动减少、呼吸困难或腹部刺激症 |
| 中度 | 注射后出现明显的腹部刺激症状、呼吸困难、运动减少、眼睑下垂或腹泻（体重下降至15～17 g） |
| 重度 | 注射后出现虚脱、发绀、震颤或严重腹部刺激症状、腹泻、眼睑下垂或呼吸困难（体重急剧下降，一般低于15 g） |
| 死亡 | 注射后死亡 |

4）结果判定

（1）在72小时观察期内，试验组动物的反应不大于对照组动物，则判定供试品无急性全身毒性反应。

（2）如试验组动物有2只或2只以上出现中度毒性症状或死亡，则判定供试品有急性全身毒性反应。

（3）如试验组动物出现轻微毒性症状，或不超过 1 只动物出现中度毒性症状或死亡,或虽无毒性症状但组内动物体重普遍下降,则另取小白鼠 10 只为 1 组进行复试,复试结果如符合要求,判定供试品无急性全身毒性反应。

试验报告中应给出供试品名称、生产批号、供试液制备方法、注射剂量、动物反应情况、结果判定等信息。

（五）溶血试验

1. 试验目的　本试验系将医疗器械产品与血液直接接触,通过测定红细胞释放的血红蛋白量以判定供试品的体外溶血程度。本试验不适用于评价带药剂的器械。

2. 试剂　草酸钾、质量浓度为 9 g/L 的氯化钠注射液、新鲜抗凝兔血。

采集时间不超过 24 小时的新鲜枸橼酸钠抗凝人体全血如经验证确认适用时可替代兔血用于本试验。

3. 主要设备　电热恒温水浴、分光光度计、离心机。

4. 供试品制备

（1）由器械各组成部件称取 15 g。管类器具切成约 0.5 cm 长小段;其他类型器具切成约 0.5 cm×2 cm 条状或相应大小块状。

（2）器械如为低密度材料或其他不适宜剪切的样品质量的情况下,可按 GB/T 16886.12 规定的浸提比例制备供试品,切成上述规定的尺寸。

5. 新鲜稀释抗凝兔血制备　根据试验用血量由健康家兔心脏采血。如采血 10 ml,加质量浓度 20 g/L 草酸钾溶液 0.5 ml,制备成新鲜抗凝兔血。取新鲜抗凝兔血 8 ml,加质量浓度 9 g/L 的氯化钠注射液 10 ml 稀释。

6. 试验方法

（1）供试品组每管加入供试品 5 g,或按 GB/T 16886.12 规定的浸提比例加入供试品,再加入氯化钠注射液 10 ml;阴性对照组每管加入氯化钠注射液 10 ml;阳性对照组每管加入蒸馏水 10 ml。每组平行操作 3 管。

（2）全部试管放入恒温水浴中(37 ℃±1 ℃)保温 30 分钟后,每支试管加入 0.2 ml 稀释兔血,轻轻混匀,置(37 ℃±1 ℃)水浴中继续保温 60 分钟。

（3）倒出管内液体以 800 g 离心 5 分钟。

（4）吸取上清液移入比色皿内,用分光光度计在 545 nm 波长处测定吸光度。

7. 结果计算　供试品组和对照组吸光度均取 3 管的平均值。阴性对照管的吸光度应不大于 0.03,阳性对照管的吸光度应为 0.8±0.3,否则应重新试验。

供试品溶血率按式(2-21)计算:

$$溶血率 = \frac{A - B}{C - B} \times 100\% \qquad (2-21)$$

式中：$A$ 为供试品组吸光度;

　　　$B$ 为阴性对照组吸光度;

　　　$C$ 为阳性对照组吸光度。

8. 结果判定　根据医疗产品预期临床用途和器械材料特性确定适宜的合格判定指标。按本试验检验医疗产品时,合格判定指标一般规定为溶血率应小于 5%。

（六）植入试验

1. 试验目的　本试验系将医疗产品材料植入动物肌肉或皮下组织内,通过观察植入后试样周围组织反应程度,以评价供试品的生物相容性。

本试验适用于预期与人体内组织接触的非降解聚合物材料制造的医疗产品生物学安全性评价。

本试验还可设计为同时对供试品的亚急性(亚慢性)毒性作用进行评价。

2. 试剂　戊巴比妥钠、硫喷妥钠、2%碘酊、75%乙醇溶液、质量浓度为 9 g/L 的氯化钠注射液。

3. 主要设备和用具　压力蒸汽灭菌器、电热干燥箱、常规外科手术器械、穿刺针。

4. 试验前准备

1）器具灭菌:与供试品接触的所有器具置压力蒸汽灭菌器内 121 ℃ 30 分钟或电热干燥箱内 160 ℃ 2 小时。

2）试验动物准备

（1）应按照国家标准和(或)ISO 10993-2 规定的实验动物要求饲养动物。

（2）应根据植入试验样品的大小、试验周期、动物寿命,以及种属间硬组织和软组织生物反应的差异等因素选择试验动物。

（3）皮下组织和肌肉内的短期试验,一般可选用小鼠、大白鼠、豚鼠和家兔中的一种。

（4）皮下组织、肌肉和骨内的长期试验，一般可选用大鼠、豚鼠、家兔、狗、绵羊、山羊、猪或其他寿命较长的动物中的一种。

（5）试验样品与对照材料应以相同条件植入到同一年龄、性别，同一品系同种动物的相同解剖部位。植入物的数量和大小根据试验动物及其解剖部位的情况而定。

3）供试品和对照样品制备：按 GB/T 16886.6 的规定制备相应尺寸的皮下或肌内植入样品。将植入样品清洗干净后沥干，浸入 75% 乙醇溶液内浸泡 20 分钟或采用其他适宜方法灭菌，植入前用质量浓度为 9 g/L 的氯化钠注射液浸洗。

5. 试验方法

1）动物麻醉和消毒：动物麻醉可采用质量浓度 30 g/L 戊巴比妥钠或质量浓度 20 g/L 硫喷妥钠，亦可采用其他适宜麻醉剂。按外科常规手术要求以 2% 碘酊和 75% 乙醇溶液消毒试验区域。

推荐的动物麻醉方法：家兔用质量浓度 30 g/L 戊巴比妥钠静脉注射 1.0 ml/kg，或质量浓度 20 g/L 硫喷妥钠静脉注射 1.3～2.5 ml/kg；大白鼠、小鼠和家兔用质量浓度 20 g/L 戊巴比妥钠腹腔注射 2.3 ml/kg；大白鼠用质量浓度 10 g/L 硫喷妥钠静脉或腹腔注射 5.0～10.0 ml/kg。

2）试验步骤：根据供试品具体特性选择下列适用方法。

（1）皮下组织植入试验：按 GB/T 16886.6 中第 4 章方法进行，常用动物背部植入，可用手术刀片切开植入点皮肤，用止血钳分离皮下组织，制备 1～2 cm 的皮下囊植入试样，用医用缝合线缝合皮肤切口。亦可用穿刺针与皮肤成 30°角刺入皮下，取一探条插入针头内将试样推入皮下组织内。（套针植入法对试验部位组织的创伤轻微，可降低由于手术创伤造成的对试验结果的干扰）

（2）肌内植入试验：按 GB/T 16886.6 中第 5 章方法并参照①法进行。优先采用套针植入法，可用手术刀片切一很小的切口，亦可直接用穿刺针刺入皮肤内，用探条将试样推入深度 1～2 cm 的肌肉内。采用手术植入法时，切开植入点皮肤后分离皮下组织和筋膜，用止血钳分离肌肉，将试样推入肌肉内。用医用缝合线缝合肌筋膜和皮肤切口。植入时如有过量出血，应选择另一位置植入。

6. 结果观察

1）临床观察：植入后 1 天、3 天和 5 天观察植入点皮肤反应，有无出血、红肿和试样排出等异常现象。

2）解剖观察：根据供试品评价需求确定适宜的植入周期。植入后一般可于 1 周、4 周、12 周、26 周或更长周期时分别无痛处死试验动物，解剖后肉眼观察植入部位组织有无异常病变。切取包裹试样周围 0.5～1.0 cm 的组织，置质量分数为 10% 的甲醛溶液中固定。（甲醛溶液用质量浓度为 9 g/L 的氯化钠溶液进行 10 倍稀释）

3）组织病理学检查：将固定组织石蜡包埋后切片，进行 HE 和 VG 两种染色，在光学显微镜下观察，比较供试品与对照品周围组织反应，如炎症细胞和其他细胞存在情况、试样周围纤维囊腔形成和试样与组织界面处的其他异常情况等。

4）组织反应分级

（1）推荐的炎性反应分级见表 2 - 18。

表 2 - 18　炎性反应分级

| 级别 | 炎 性 反 应 |
| --- | --- |
| 0 | 试样周围未见炎性细胞 |
| I | 试样周围仅见极少量淋巴细胞 |
| II | 试样周围可见少量嗜中性粒细胞和淋巴细胞，偶见多核异物巨细胞 |
| III | 试样周围可见以嗜中性粒细胞浸润为主的炎性反应，并可见组织细胞、吞噬细胞、毛细血管和小血管 |

（2）推荐的纤维囊腔形成分级见表 2 - 19。

表 2 - 19　纤维囊腔形成分级

| 级别 | 纤维囊腔形成 |
| --- | --- |
| 0 | 囊壁较薄，由少量胶原纤维和 1～2 层纤维细胞组成 |
| I | 囊壁有变薄而致密趋势，由少量胶原纤维细胞组成，偶见成纤维细胞 |
| II | 试样周围形成囊腔结构，主要由成纤维细胞、胶原纤维和少量纤维细胞组成 |
| III | 试样周围形成疏松的囊壁，可见毛细血管和成纤维细胞 |

7. 结果判定　分析比较供试品与阴性对照品之间组织反应的差异，综合评价供试品与活体组织

间的生物相容性。本试验合格判定指标的确定可在验证的基础上(比如与同类型已经临床认可的器械进行比较)规定医疗产品炎性反应和囊腔形成等级。

### (七)遗传毒性试验

医疗器械遗传毒理学是现代遗传学和毒理学的一个共同分支,也是研究医疗器械(材料)或其浸提液等物理、化学和生物因素对有机体遗传作用的一门科学。遗传毒性试验是通过直接检测原发性遗传学终点或检测导致某一终点的 DNA 损伤过程伴随的现象,来确定医疗器械(材料)或其浸提液等物理、化学和生物因素产生遗传物质损伤并导致遗传性改变的能力。对医疗器械(材料)或其浸提液进行遗传毒性试验的目的包括:判断在每种试验系统中诱发了突变的医疗器械(材料)或其浸提液对人可能造成的遗传损伤、对哺乳动物的潜在致癌性及评价医疗器械(材料)或其浸提液的遗传毒性。

1. **遗传毒性试验方法分类** 遗传毒性试验方法的分类有多种,根据实验对象的不同分成体外和体内试验两类。

(1)推荐的体外遗传毒性试验方法包括以下几种。

OECD 试验 471:鼠伤寒沙门菌回复突变试验(Ames 试验);

OECD 试验 472:大肠杆菌回复突变试验;

OECD 试验 473:哺乳动物体外细胞遗传学试验;

OECD 试验 476:哺乳动物细胞体外基因突变试验;

OECD 试验 479:哺乳动物细胞体外姐妹染色单体互换试验;

OECD 试验 480:啤酒酵母基因突变试验;

OECD 试验 481:啤酒酵母有丝分裂重组试验;

OECD 试验 482:哺乳动物胞体外 DNA 损伤、修复和程序外 DNA 合成试验。

(2)推荐的体内遗传毒性试验如下。

OECD 试验 474:微核试验;

OECD 试验 475:哺乳动物体内骨髓细胞遗传试验——染色体分析;

OECD 试验 478:啮齿动物显性致死试验;

OECD 试验 483:哺乳动物生殖细胞遗传学试验;

OECD 试验 484:小鼠斑点试验;

OECD 试验 485:小鼠可遗传易位试验。

按照反映的遗传学终点可将遗传毒性试验分为三类:检测基因突变、染色体畸变、DNA 效应的试验。

2. **遗传毒性试验的选择原则**

1)按器械或材料的分类进行选择:在对医疗产品或材料进行生物学评价时,要充分考虑其化学成分,包括接触状况和器械及其成分与人体接触的性质、程度、次数和周期。不同类型的器械应区分对待。下列医疗产品应考虑做遗传毒性试验。

(1)接触黏膜或损伤表面的时间超过 30 天的表面器械。

(2)接入组织、骨、牙,或接触循环血液时间超过 24 小时,或间接血路接触超过 30 天的外部接入器械。

(3)植入骨、组织,或接触血液时间超过 24 小时的植入器械。

试验采用哺乳动物或非哺乳动物的细胞培养或其他技术。测定由器械、材料和(或)其浸提液引起的基因突变、染色体结构和数量的改变,以及 DNA 或基因的其他毒性。用已知无遗传毒性材料制造的器械,或是用适当的分析方法能够鉴定浸提液的全部主要成分无遗传毒性的器械或材料,可不进行遗传毒性试验。

2)遗传学终点的选择原则:应避免选用单一的遗传学终点进行试验。首先要做一系列的体外试验。在一组试验中,至少包括三项试验,其中至少两项试验应采用哺乳动物细胞为靶细胞。试验应尽量从对 DNA 的影响、基因突变和染色体畸变三种水平反映出对遗传毒性的影响。

GB/T 16886.3 推荐采用 OECD 指南的 Ames 试验和哺乳动物体外细胞遗传学试验,必要时可进一步进行哺乳动物细胞体外基因突变试验。

动物体内试验应在相应的体外试验做完后进行,如果体外试验清楚地表明材料、器械或浸提液不符合要求,则不应进行动物试验。如果科学上已经证实或体外试验结果已表现出潜在的遗传毒性,则应进行体内试验,该标准推荐 OECD 指南中的微核试验、体内哺乳类骨髓细胞遗传毒性试验、啮齿类动物显性致死试验、哺乳类动物生殖细胞遗传试验、小鼠斑点试验和小鼠可遗传易位试验。可根据器械的特点和材料的性质选做。

对于一种医疗产品(材料)或其浸提液应当先用原核细胞或体细胞的体外试验按遗传学终点合理配套进行充分试验,并对有阳性反应的终点验证其在体内的真实性,再行选用生殖细胞诱变试验进行遗传危害评价。

3)样品制备方法选择:当对材料或整个医疗产品进行遗传毒性试验时,应按照 GB/T 16886.12 及 ISO 10993-3 的要求制备样品。试验应在浸提液、加严浸提液或材料和医疗产品的单个化学组分上进行,最高试验浓度应在 OECD 导则规定的范围之内。若采用加严浸提条件时,应注意该条件不得改变材料的化学特性。

**3. 常规体外试验项目及目的** 遗传毒性试验主要是一系列体外试验,至少包括 3 项试验,其中至少 2 项试验应采用哺乳动物细胞为靶细胞。试验应尽量从对 DNA 的影响、基因突变和染色体畸变 3 种水平反映出对遗传毒性的影响。用哺乳动物或非哺乳动物细胞、细菌、酵母菌或真菌测定试验材料、器械或材料浸提液是否引起基因突变、染色体结构畸变及其他 DNA 或基因变化的试验。遗传毒性的试验方法有体外遗传毒性,如鼠伤寒沙门菌回复突变试验、哺乳动物体外细胞遗传学试验、哺乳动物细胞体外基因突变试验等和体内遗传毒性试验如微核试验、哺乳动物体内骨髓细胞遗传试验——染色体分析、小鼠斑点试验、小鼠可遗传易位试验等。一般的遗传毒性试验包括鼠伤寒沙门菌回复突变试验(Ames 试验)、小鼠骨髓细胞染色体畸变试验及小鼠精子畸变试验。

**4. 样品制备** 制备待检的海藻酸盐产品时,针对可溶的海藻酸盐可直接使用 0.1% 浓度的海藻酸盐溶液作为待检溶液,针对不可溶的海藻酸盐产品可使用相应的浸提介质进行浸提。在进行样品制备过程中应该注意下述几点。

(1)选择的浸提介质应该尽量采用生理介质,若浸提介质本身对细胞可能产生毒性,试验中就应充分考虑这一因素。例如,当选择的水溶剂中

DMSO 浓度大于 5 g/L 时,就会对细胞产生毒性。

(2)在合理的情况下,对于不可溶的海藻酸盐应该将表面积与浸提液体积之比尽可能地提高。

(3)浸提过程应在密闭容器中进行,并使其顶端空间尽可能小,从而降低环境对浸提过程的影响。

(4)为了保证结果的可比性,浸提温度最好采用 37 ℃,浸提时间不少于 24 小时。

**5. 试验方法**

1)鼠伤寒沙门菌回复突变试验

(1)试验目的:致癌性试验是用以评价在实验动物的寿命期内,经过一次或多次接触待测液是否引起基因突变、染色体结构畸变及其他 DNA 或基因变化的试验。

(2)仪器和试剂:试验中需要的仪器和试剂主要有洁净工作台、恒温培养箱、恒温水浴箱、低温高速离心机和低温冰箱;各种培养基。

待测液:以无菌、无热原生理盐水对海藻酸盐溶液做 10 倍稀释后,待用。

转酸营养缺陷型鼠伤寒沙门菌:T97、TA98、TA100 和 TA102。

(3)实验方法

增菌培养:将上述菌株置于 5 ml 营养肉汤培养基中,在 37 ℃ 振荡(100 次/min)培养 10~12 小时,使活菌个数达到 $10^9$ 个/ml。

菌株鉴定:为确保上述缺陷型菌株的有效性,应分别进行下述菌株检定:组氨酸需求试验(his 试验)、脂多糖屏障缺陷鉴定(his⁻ 突变)、对紫外线敏感性鉴定(uvrB 修复缺陷型的鉴定)、抗氨苄青霉素(PKM101)试验(菌株 R 因子丢失鉴定)、四环素(PAQI)抗性的鉴定、自法回变数(his⁺)的测定和对阳性或阴性突变剂的敏感性鉴定。

大鼠肝微粒体酶(S-9)的诱导和制备:选健康的雄性大白鼠(体重 150~200 g)。将多氯联苯溶于玉米油中,浓度为 200 mg/ml,腹腔一次注射 500 mg/kg。然后处死大白鼠将肝脏取出称重,并用 0.15 mol/L 氯化钠洗涤干净,每克肝脏加 0.15 mol/L 氯化钠 3 ml。将肝脏绞碎,离心,其上层液即为 S-9。S-9 在使用前需进行下述鉴定:无菌检查、蛋白含量测定、细胞色素 P450 测定和 S-9 活力测定。

预培养法：分别取 0.1 ml 待测液、0.5 ml S-9 混合液和 0.1 ml 细菌培养液。将三者移入无菌小试管内混合，在 37 ℃ 振荡培养 20 分钟，再加入 2 ml 顶部培养基，混均匀后倾倒在底层培养基平皿上，待固化后，将平皿翻转，在 37 ℃ 孵化 48 小时，观察结果。

平板掺入法：将含 0.5 mmol/L 组氨酸生物素的顶层培养基 2 ml 分装于小试管中，45 ℃ 恒温水浴中保温，每管依次加入 0.1 ml 待测液、0.1 ml 细菌培养液和 0.5 ml S-9 混合液，混均匀后倾倒在底层培养基平皿上并使之均匀分布。待固化后，将平皿翻转，在 37 ℃ 孵化 48 小时，观察结果。

（4）试验结果：记录实验组和对照组的回变菌落数，每个实验组的回变菌落数以平均值和标准差表示。待测液的回变菌落数高于阴性对照回变菌落数 2 倍以上，并有计量-效应关系或某一个或某几个计量点的可重复性，有统计学意义的炎性反应，则判为诱变阳性。

2）小鼠骨髓细胞染色体畸变试验：试验动物为昆明种雄性小鼠，体重 25～30 g。试验组分别给予待检海藻酸盐样品（400 mg/kg、200 mg/kg、40 mg/kg、20 mg/kg）相当于海藻酸盐 $LD_{50}$ 剂量的 1/5、1/10、1/50 和 1/100。以蒸馏水为阴性对照，以 50 mg/kg DMSO 为阳性对照。每组用 5 只小鼠，连续灌胃 5 天，处死前 6 小时腹腔注射秋水仙素（4 mg/kg），颈椎脱臼处死后取股骨骨髓。0.075 mol/L KCl 溶液低渗，1 000 r/min 离心，甲醇和冰醋酸（3∶1）固定 3 次，空气干燥，Giemsa 染色，油镜下分析染色体畸变。

小鼠骨髓细胞染色体畸变试验结果为：骨髓细胞染色体畸变类型主要有断裂、断片、缺失、环状染色体、单体互换、裂隙等。海藻酸盐 4 个剂量组致小鼠骨髓细胞染色体畸变率，各组与阴性对照组相比无显著性差异（$P>0.05$），4 个海藻酸盐剂量组与 DMSO 阳性对照组相比，依据畸变率的大小判定小鼠骨髓细胞染色体畸变试验结果是否呈阴性。

3）小鼠精子畸变试验

（1）材料和方法：实验动物为昆明种雄性小白鼠，体重 25～28 g，将动物分成 4 组，即阳性对照组（DMSO 20 mg/kg）、阴性对照组（蒸馏水）、

330.89 mg/kg 与 55.13 mg/kg 海藻酸盐染毒组。除环磷酰胺为腹腔注射染毒外，其他各组均经口灌胃给药，连续给药 5 天。给药后 4 周，颈椎脱臼处死动物，取出一侧附睾，放入盛有 2 ml 生理盐水的容器中剪碎，以 3 层滤纸过滤，滤液以 1 000 r/min 离心 5～10 分钟，弃去上清液，再加入 2 ml 生理盐水，以其混悬液涂片，干后以甲醇固定。将玻璃片完全干燥后，用 2% 伊红染色 1～1.5 小时，在高倍显微镜下观察精子形态，每只动物检查 1 000 个精子来计算精子畸形率。

（2）试验结果：对染毒高剂量组、低剂量组、阴性对照组和阳性对照组的精子畸形率和精子形态畸形（精子形态畸形主要发生在头部，表现为无钩、香蕉形、无定型、双头、尾部畸形和双体及混合型等）情况进行综合考虑后，判定小鼠精子畸变试验结果是否呈阴性。

**（八）亚急性（亚慢性）全身毒性试验**

1. 试验目的　本试验系将医疗产品植入动物体内或将医疗产品浸提液注入动物静脉、腹腔或皮下，在大于 24 小时但不超过试验动物寿命的 10% 时间（如大鼠是 90 天）内，测定器械或其浸提液一次或多次作用或接触对试验动物的影响，以判定供试品是否具有潜在的亚急性（亚慢性）全身毒性作用，本试验可设计成与植入试验结合进行。

2. 试剂　质量浓度为 9 g/L 的氯化钠注射液、新鲜精制植物油。

3. 主要设备和器具　压力蒸汽灭菌器、动物天平、皮下注射器。

4. 试验前准备

1）器具灭菌：与供试液接触的所有器具置压力蒸汽灭菌器内 121 ℃ 30 分钟。

2）试验途径选择：试验接触途径应尽可能与器械的临床应用相关，可选择的适用途径有：① 体内植入；② 静脉注射；③ 腹腔注射；④ 皮下注射。

3）试验动物选择：体内植入首选家兔。静脉、腹腔或皮下接触首选大白鼠。试验应采用健康、初成年动物，同一品系并同一来源，雌性动物未产并无孕。家兔体重 2.0～3.0 kg；啮齿动物最好在离乳后 6 周龄内，不大于 8 周龄；犬最好 4～6 月龄，不大于 9 月龄；试验开始时，所用动物体重差异

应不超过平均体重的±20%。每一试验剂量组需要的动物数量根据试验目的来确定,推荐的动物种属和每剂量组最少动物数量见表2-20。应在试验前使试验动物适应实验室环境。

表2-20　动物种属和数量

| 试验类型 | 啮齿动物<br>(如小鼠、大白鼠) | 非啮齿类动物<br>(如家兔、犬) |
|---|---|---|
| 亚急性毒性 | 10只(雌、雄各5只) | 4只(雌、雄各2只) |
| 亚慢性毒性 | 20只(雌、雄各10只) | 8只(雌、雄各4只) |

注:亦可根据器械具体应用情况使用单一性别动物,但应说明理由。

4)试验组设定

(1)每一种供试品应设立供试品组和对照组。

(2)静脉、腹腔或皮下接触途径的供试品组一般应设高、中、低3个剂量水平组。如根据器械材料成分和结构方面的相关数据预期不会出现毒性反应时,可考虑设定为单剂量组(不低于中剂量组浓度),即限定性试验。

推荐的剂量水平设定1:

高剂量——可使动物产生毒性反应但无死亡;

中剂量组——能产生可观察到的微弱毒性反应;

低剂量组——不产生任何毒性症状。

推荐的剂量水平设定2:

高剂量组——中剂量组的2倍浓度;

中剂量组——根据GB/T 16886.12的要求制备的浓度;

低剂量组——中剂量组的2倍稀释浓度。

(3)对照组分为阴性对照组或试剂对照组,可设定为单剂量组。

5.试验方法

1)供试品(液)制备

(1)采用体内植入方式时按GB/T 16886.6规定制备适宜的供试样品。

(2)采用静脉注射途径时按GB/T 16886.12规定选择适宜的浸提条件,用质量浓度为9 g/L的氯化钠注射液制备器械浸提液。同条件制备浸提介质对照液。

(3)采用腹腔和皮下注射途径时按GB/T 16886.12规定选择适宜的浸提条件,根据试验评价目的可用质量浓度为9 g/L的氯化钠注射液和(或)植物油制备器械浸提液。同条件制备浸提介质对照液。

2)试验操作

(1)体内植入时按GB/T 16886.6规定进行。对照组可植入阴性对照样品,或仅进行与供试品组相同的手术步骤而不植入阴性对照样品。

(2)静脉途径接触时,供试品组和介质对照组分别自动物的静脉注入氯化钠注射液浸提液或介质对照液;腹腔或皮下途径接触时,供试品组和介质对照组分别自动物的腹腔或皮下注入氯化钠注射液浸提液或植物油浸提液和介质对照液。单次静脉快速注射时一般在1分钟内注射完毕,亦可根据供试液具体情况采用慢速注射,大白鼠静脉注射速度通常不超过2 ml/min。根据评价需求和供试液具体情况确定注射剂量体积,各动物种属最大注射剂量体积见表2-21。

表2-21　最大注射剂量体积

| 动物种属 | 静脉注射体积<br>(ml/kg) | 腹腔注射体积<br>(ml/kg) | 皮下注射体积<br>(ml/kg) |
|---|---|---|---|
| 小鼠 | 50 | 50 | 50 |
| 大白鼠 | 40 | 20 | 20 |
| 兔 | 10 | 20 | 10 |
| 犬 | 10 | 20 | 2 |

3)试验接触周期:静脉、腹腔和皮下接触时一般每周7天进行试验操作,也可根据供试品具体情况每周操作5天。亚急性全身毒性试验接触周期为14～28天,静脉注射接触时小于14天。亚慢性全身毒性试验接触周期通常为90天,但不超过动物寿命期的10%,静脉注射接触时为14～28天。慢性全身毒性试验接触周期一般为6～12个月。

4)动物体质量和饲料、水消耗:试验期间至少每周测量一次动物体重。试验接触周期超过2周时还需每周测量一次动物饲料和水的消耗量。

5)临床观察:每日观察和记录供试品组和对照组动物的一般状态,如皮肤、被毛、眼和黏膜改变,以及呼吸、循环、自主和中枢神经系统和行为表现等状况。记录死亡的动物数并及时进行尸检,垂死动物及时隔离并处死。

6.临床病理学检查　应根据供试品预期毒性

作用选择下列适宜检查项目。

试验前和试验接触终结时用检眼镜对高剂量组和对照组动物进行眼科检查,如发现有眼部改变迹象时应检查全部试验动物。

试验接触周期内和(或)接触终结时进行血液学方面的检查,包括凝血(PT、APTT)、血红蛋白浓度、血细胞比容、血小板计数、红细胞计数、白细胞计数和白细胞分类计数等。

试验接触周期内和(或)接触终结时进行临床血液生化方面的检查,包括电解质平衡、碳水化合物代谢和肝、肾功能。某些供试品由于其特定的作用模式,可能还需测定白蛋白、ALP、ALT、AST、钙、氯化物、胆固醇、肌酸酐、GGT、葡萄糖、无机磷、钾、钠、总胆红素、总蛋白、甘油三酯、尿氮、各种酶类等,评价免疫毒性时可考虑测定总免疫球蛋白水平。可根据试验接触周期确定适宜的检查次数,如试验周期为 26 周时在试验进行到 13 周时安排检查一次。

尿液检验不作为常规检验,仅在预期或观察到有这方面的毒性反应的情况下才考虑进行。检验时在试验接触的最后一周内定时采集(如 16～24 小时)尿液,推荐进行以下项目检验:外观、胆红素、尿糖、酮体、隐血、蛋白、沉渣、比重或渗量、尿量等。

7. 大体病理学检查

(1)试验接触终结时,将全部试验动物无痛处死后进行大体尸检,包括体表及体表开孔、头部、胸(腹)腔及内脏等。

(2)将试验动物的肝、肾、肾上腺取下后尽快称量其湿重。根据供试品预期作用途径选择需进一步进行组织病理学检查的器官或组织,取下后置于适宜的固定液中。这些器官和组织包括肝、肾、肾上腺、脾、心脏、肺,以及供试品作用靶器官、显有大体损害迹象或尺寸改变的器官和组织和供试品植入部位组织。

8. 组织病理学检查

(1)对从高剂量组和对照组试验动物体上取下的器官和组织进行详尽的检查,如高剂量组动物显示毒性损害应对全部动物进行检查。

(2)对全部显示有大体损害迹象或尺寸改变的器官和组织进行检查。

(3)检查中、低剂量组动物肺脏是否有炎症迹象可提供动物健康状况信息,必要时考虑对动物的肝、肾进行检查。

9. 结果评价

(1)列表给出各种试验数据,并采用适宜的统计学方法对数据进行分析评价。

(2)分析评价试验接触剂量与毒性反应产生的相关性、异常反应的发生率和严重程度,包括行为和临床性异常、大体损害、显微镜下改变、靶器官的鉴别、死亡率,以及任何其他有意义的一般性和特异性反应。

(九)与血液相容性试验

下列试验从血栓形成、凝血、血小板和补体系统 4 个方面对与血液接触器械进行血液(器械)相互作用评价。可根据器械预期临床用途并按照 GB/T 16886.4 的相关要求选择适宜的试验,合格与否的判定也应遵循 GB/T 16886.4 中确定的基本原则。试验所用阴性对照品应是经临床应用认可的或经确认过的器械或材料。

1. 体内静脉血栓形成试验 本试验系将医疗产品植入动物静脉内,以评价供试品在试验条件下血栓形成的潜在性。

1)试剂:硫喷妥钠、质量浓度 9 g/L 的氯化钠注射液、75%乙醇溶液、肝素。

2)主要设备和器具:压力蒸汽灭菌器、静脉切开手术包。

3)试验前准备

(1)供试品和手术器械采用适宜方法灭菌。

(2)试验动物采用成年健康犬或羊至少两只。

4)供试品和对照品制备:供试品和阴性对照样切成约 15 cm 长的段。如供试品不适宜直接植入,可将器械材料涂层于直径 1 mm、长 15 mm 的手术缝合线表面,制成试材线。同批号缝合线作为对照样。试验前用 75%乙醇溶液浸泡试材线和对照线 10 分钟后,用质量浓度 9 g/L 的氯化钠注射液冲洗沥干备用。

5)试验方法

(1)动物麻醉可静脉注射硫喷妥钠,注射剂量为 20 mg/kg。亦可采用其他适宜的麻醉方法。

(2)动物麻醉后除去动物两侧颈静脉处毛发,将动物颈静脉试验区域清洁消毒。用手术刀片切开皮肤和静脉,将供试品和阴性对照样分别插入两侧颈静脉,沿静脉朝心脏方向插入约 12 cm。缝合封闭插口处并用缝合线环绕样品将其体外部分缝合固定在动物皮肤组织上。

(3) 如为试材线样品则用 18 号注射针分别穿刺上述 2 条静脉,将试材线和对照线经注射针送入两侧静脉约 12 cm。拔出注射针,使样品线飘浮在静脉内,用粘贴胶带将样品体外部分固定在动物皮肤上。

(4) 根据器械预期临床用途选择 4 小时或 6 小时静脉内留置时间。4 小时或 6 小时后静脉注射肝素,注射剂量为 50 U/kg。动物全身肝素化后 5～15 分钟,静脉注射麻醉剂使动物深度麻醉,经腋窝动脉放血处死动物。切下植入样品的两侧静脉。

6) 结果判定:将植入样品的静脉纵向剖开,肉眼观察植入样品表面和血管内膜表面血栓形成情况。按表 2－22 规定确定器械和对照样的血栓形成分级,根据两者间的差异分析判定供试品的抗血栓形成性能。本试验合格判定指标的确定可在验证的基础上(如与同类型已经临床认可的器械进行比较)规定医疗产品的血栓形成等级。

表 2－22　血栓形成反应分级

| 血栓形成等级 | 血栓形成观察 |
| --- | --- |
| 0 | 无血栓形成(样品插入口处可能会有小血凝块) |
| 1 | 极轻微血栓形成,如在一处有血凝块或非常薄的血凝块 |
| 2 | 轻微血栓形成,如多处有极小的血凝块 |
| 3 | 中度血栓形成,如血凝块覆盖植入样品长度小于1/2 |
| 4 | 重度血栓形成,如血凝块覆盖植入样品长度大于1/2 |
| 5 | 血管闭塞 |

2．全血凝固时间试验　本试验系将器械与动物静脉血液接触,通过观察供试品对凝血时间的影响,以评价供试品是否为内源凝血系统激活物。

1) 试剂:新采取的兔血。

2) 主要设备和器具:电热恒温水浴箱、电热恒温干燥箱、硅化注射器、聚丙烯试管。

3) 试验方法:根据供试品特性选择下列之一方法进行试验。

(1) 试管法(Lee-White 法):设供试品组和对照组[空白对照组和(或)阴性对照组],每组 3 支内径为 8 mm 的聚丙烯试管。供试品组每支试管内放置切割下的 1 cm 长的供试品(指圆柱形样品。如为其他形状,参照 GB/T 16886.12 规定的浸提比例,应使供试品完全浸没于 1 ml 血液中);空白对照组只加入 1 ml 血液;阴性对照组同供试品组操作,加入与试验器械同类型的已经临床认可的产品试样。全部试管置(37±1)℃水浴箱内;从兔静脉采血,用两个硅化注射器抽取,少量血液进入第 1 个注射器后废弃,即刻更换第 2 个注射器,当血液进入第 2 个注射器时即刻开动秒表计时。取血后弃去针头,沿试管壁注入血液 1 ml。将全部试管置(37±1)℃水浴箱内;血液离体 3 分钟后,每隔 30 秒将第 1 支试管轻轻倾斜至约 30°,直至血液不再流动为止。再以同样方式依次观察各组第 2、3 管,以第 3 管血液凝固时间为凝血时间,记录各组试管凝血时间。

(2) 导管法:供试品制成内径 3～4 mm、外径 4～5 mm 的导管,相同尺寸的医用硅橡胶管件为阴性对照管。将各 50 cm 长的供试品管和对照管清洗后沥干备用;麻醉试验家兔,将连接试验导管的静脉针刺入兔颈静脉内,使兔静脉血液依次充盈 50 cm 长的供试品和对照导管,用止血钳夹住导管两端并开始计时;试验导管置室温(20～25 ℃)下,分别于开始计时后每隔 5 分钟剪取约 5 cm 长的一段导管,放入一个已装有 15 ml 低渗溶液(用 6 ml 质量浓度 9 g/L 的氯化钠溶液加 9 ml 蒸馏水配成)的烧杯中,将管内血液全部挤出,观察有无血凝块和血栓条。至出现肉眼可察血凝块为试验终点;出现肉眼可察血凝块即是试验样品的凝血时间。

4) 结果判定:比较供试品凝血时间与对照品的差异,根据两者间的差异分析判定供试品的抗凝血性能。本试验合格判定指标的确定可在验证的基础上(如与同类型已经临床认可的产品进行比较)规定医疗产品的凝血时间。

3．部分凝血激活酶时间(PTT)试验　本试验系通过测定与医疗产品接触后的贫血小板血浆的凝血时间,以评价供试品是否为内源凝血系统激活物。

(1) 试剂:氯化钙、兔脑浸液、新鲜枸橼酸钠抗凝人体全血或新鲜抗凝兔血、质量浓度 9 g/L 的氯化钠注射液。0.1 mol/L 的草酸钠溶液或 0.13 mol/L 的枸橼酸钠溶液与人体全血或兔血比例为 1:9。

(2)主要设备和器具:电热恒温摇式水浴箱、离心机、血凝仪、聚丙烯试管。

(3)供试品和对照品制备:将供试品和对照品切成试验所需长度清洗沥干备用。阳性对照品可采用天然橡胶或其他适宜材料。阴性对照品选择与试验器械同类型的上市器械。试验中所用血浆作为空白对照。

(4)试验方法:用于试验的新鲜枸橼酸钠抗凝人体全血或新鲜抗凝兔血采集时间应小于 4 小时。将人体全血或兔血以 2 000 g 离心 10 分钟分离出贫血小板血浆(PPP),将 PPP 分装于聚丙烯试管中封盖储存在 2~8 ℃或冰浴中;将供试品和对照品分别插入聚丙烯管中,完全浸泡于同等体积的 PPP 中,置(37±1)℃摇式水浴箱中以 60 r/min 与 PPP 接触 15 分钟。每组各平行操作 3 管。不加试验样品的空白对照管同法操作;从管中取出试验样品,将 PPP 置于冰浴中试验。每管 PPP 中分别加入等量的兔脑磷脂混悬液(用质量浓度 9 g/L 的氯化钠注射液 1:100 稀释)和 0.025 mol/L 的氯化钙溶液。用血凝仪分别测定各管凝血时间(秒)并计算各组平均凝血时间,按下式计算各组平均凝血时间占空白对照百分数。

$$BC = \frac{t}{t_0} \times 100\% \qquad (2-22)$$

式中:$BC$ 为各组平均凝血时间占空白对照百分数(%);

　　　　$t$ 为供试品(阴性对照、阳性对照)平均凝血时间;

　　　　$t_0$ 为空白对照平均凝血时间。

(5)结果判定:比较供试品平均凝血时间和占空白对照百分数与各对照品之间的差异,分析判定供试品的抗凝血性能。本试验合格判定指标的确定可在验证的基础上(如与同类型已经临床认可的产品进行比较)规定医疗产品平均凝血时间占空白对照的百分数。

4. 体外自发性血小板聚集试验　本试验通过测定与医疗产品接触后的富血小板血浆中的血小板在不加聚集诱导剂条件下产生的聚集,以评价供试品对血小板功能的潜在影响。

(1)试剂:新鲜枸橼酸钠抗凝人体全血或新鲜抗凝兔血。

(2)主要设备和器具:血小板聚集仪、离心机、聚丙烯试管。

(3)试验方法:用于试验的新鲜枸橼酸钠抗凝人体全血或新鲜抗凝兔血采集时间应小于 4 小时。将全血以 200 g 离心 10 分钟,取出上层富血小板血浆(PRP);将吸出 PRP 后余下的血液以 2 000 g 离心 10 分钟,取出上层贫血小板血浆(PPP)。

设供试品组和对照组[空白对照组和(或)阴性对照组],每组 3 支内径为 8 mm 的聚丙烯试管。供试品组每支试管加入 1 ml PRP 并放置切割下的 0.1 g 供试品;阴性对照组同供试品组操作,加入与供试品同类型的已经临床认可的上市医疗产品试样;空白对照组只加入 1 ml PRP。全部试管封盖置于 20~25 ℃室温下与 PRP 接触 1 小时。

分别取一定量的 PRP 和 PPP 加入到比浊管中,在血小板聚集仪中分别将 PRP 及 PPP 的透光度调节为 90 和 10。将 PRP 在聚集仪中搅拌 10 秒。测定各组聚集反应。

(4)结果计算:按下式计算各组血小板最大聚集率($MAR$):

$$MAR = \frac{h_1}{h_0} \times 100\% \qquad (2-23)$$

式中:$MAR$ 为血小板最大聚集率(%);

　　　　$h_1$ 为距 PRP 基线的高度;

　　　　$h_0$ 为 PRP 基线与 PPP 基线之间的高度。

(5)结果判定:比较供试品和对照品之间血小板聚集率差异,分析评价供试品对血小板功能的潜在影响。聚集率大于 20% 可确定自发性聚集,提示血小板激活异常现象。本试验合格判定指标的确定可在验证的基础上(如与同类型已经临床认可的产品进行比较)规定医疗产品血小板聚集率。

5. 血小板黏附试验　本试验通过测定血小板黏附于医疗产品表面的状况,评价供试品对血小板性能的影响,判断医疗产品的抗凝血性能。

1)试验血源:新鲜枸橼酸钠抗凝人体全血或动物血(羊血、兔血等)。

2）供试品和对照品制备

（1）取 1 g 直径 0.5 mm 的玻璃珠，填入一根直径 3 mm、长 120 mm 的聚四氟乙烯管中，两端分别用直径 3 mm、长 20 mm 硅橡胶管嵌接。在嵌接处用直径 2 mm、长 2 mm 的聚四氟乙烯管与一层尼龙网 96 $\mu$m（160 目）于聚、硅两管之间，以防玻璃珠漏出。制备 3 个玻璃珠柱为空白对照组。

（2）将玻璃珠涂以 2% 甲基硅油，按同法制备 3 个涂硅玻璃珠柱，为阴性对照组。

（3）将供试品制成微球，称取与对照组面积相同的量，按同法制备 3 个柱，为供试品组。

（4）对于不能制备成微球的医疗产品，按照一定比例制备溶液注入上述玻璃珠柱内，充满后驱出多余溶液，2～3 分钟后通入氮气 20 分钟，除去残留溶液，反复 2 次，经干燥后制备 3 个柱，为供试品组。

3）试验方法：用硅化注射器取人或动物静脉血，首先取血液 0.5 ml 各 3 次，接着将血液以 0.5 ml/15 s 的速率通过各柱，将通过各柱的血液 0.5 ml 注入含乙二胺四乙酸二钠（EDTA）1 mg 的硅化试管中混匀。

分别对未通过及已通过玻璃珠柱的血液做血小板计数，必要时用扫描电镜观察血小板黏附状况。

4）结果计算：供试品组和对照组血小板数均取 3 管的平均值，按下式计算各组血小板黏附率。

$$PA = \frac{A - B}{A} \times 100\% \qquad (2-24)$$

式中：$PA$ 为血小板黏附率（%）；

　　　$A$ 为黏附前血小板数；

　　　$B$ 为黏附后血小板数。

5）结果判定：比较供试品组和对照组之间血小板黏附率的差异，分析评价供试品对血小板功能的潜在影响。本试验合格判定指标的确定可在验证的基础上（如与同类型已经临床认可的产品进行比较）规定医疗产品血小板黏附率。

6. 补体激活试验　本试验系将医疗产品与标准人血清接触，使用酶免疫测定技术检验补体系统活化期间形成的 C3a 片段，以判定供试品对人血清补体激活作用的程度。

1）试剂：标准人血清（NHS）、眼镜蛇毒因子（CVF）、C3a 酶免疫测定试剂盒。

2）主要设备：电热恒温水浴箱、酶标仪。

3）供试品制备：由器械各组成部件切取试样，不同材料的组件分别测定。与血清接触比例按 GB/T 16886.12 规定并应根据器械材料特性确定适宜比例（如 3.0 cm$^2$：0.5 ml 或 0.1 g：0.5 ml），应使供试品与血清充分接触。

每一试管血清体积一般设置为 0.5 ml，亦可根据试验需要加大血清体积。

4）对照品设置

（1）阳性生物材料对照品：可采用橡胶检查手套，乳胶是一种高度激活 C3a 的材料，与血清接触比例为 3.0 cm$^2$：0.5 ml。

（2）低激活性生物材料对照品：可采用低密度聚乙烯，这是一种低度激活 C3a 的生物材料，与血清接触比例按 GB/T 16886.12 规定。

（3）阳性对照为眼镜蛇毒因子（CVF）：是一种补体系统强激活物，用于确定最大补体活化作用，与血清比例为 CVF40 $\mu$l：0.5 ml。

（4）低浓度 C3a 对照品（C3a 含量小于 200 ng/ml）：为 C3a 酶免疫测定试剂盒中配置，用作对照测定；标准人血清（NHS）：用作激活 C3a 的基线对照。

5）试验方法：将各组样品分别置于聚丙烯管中，加入适当体积的 NHS，阳性对照（CVF/NHS）和 NHS 对照也置于聚丙烯管中。每组各平行操作 3 管。

全部试管放在（37±1）℃ 水浴中孵育 60 分钟。在孵育期间至少振摇 1 次以保证血清与样品充分接触。

孵育 60 分钟后，将试管置冰浴中以阻止补体的进一步活化。将各组血清移至另外的聚丙烯管中。必要时用样品缓冲液稀释供试品和对照品血清：橡胶检查手套接触血清稀释至 1：5 000 和 1：7 500；低密度聚乙烯接触血清稀释至 1：2 000。全部血清样和稀释样保持在冰浴中以阻止补体的进一步活化。

将各组血清移至酶标板上，每组加两孔。在酶标仪上按 C3a 酶免疫测定试剂盒使用说明书操作。在 450 nm 波长处测定各孔吸光度。

6）结果计算：根据试剂盒配带的标准品系列稀释液（如 550 137.5～275 ng/ml）的吸收值绘制出标准曲线。

计算出各组平行操作的两孔吸光度平均值（相

对标准偏差 ±20%)，根据该值计算出每一供试品和对照品的 C3a 最终浓度。各组样品的 C3a 浓度以 ng/ml 表示。

在实验室多次验证的基础上确定 CVF(最高激活物)、NHS 对照品和低浓度 C3a 对照品的适宜 C3a 浓度，每次试验上述对照品 C3a 浓度均应在此范围内，否则应查找原因重新进行试验。

试验对照品参考 C3a 浓度范围：CVF(最高激活物)产生的 C3a 浓度应大于 50 000 ng/ml；NHS 对照品 C3a 浓度应小于 15 000 ng/ml；低浓度 C3a 对照品应小于 200 ng/ml。

供试品检验结果表述为 C3a 绝对浓度和 C3a 百分数。按式(2-25)计算供试品 C3a 浓度占阳性生物材料对照品 C3a 浓度的百分数：

$$PC = \frac{c_1 - c_0}{c_2 - c_0} \times 100\% \qquad (2-25)$$

式中：$PC$ 为供试品 C3a 浓度占阳性生物材料对照品 C3a 浓度的百分数(%)；

$c_1$ 为供试品 C3a 浓度；

$c_2$ 为阳性生物材料对照 C3a 浓度；

$c_0$ 为 NHS 对照品 C3a 浓度。

7) 结果判定：比较供试品 C3a 浓度与各对照品之间的差异，分析评价供试品对人血清补体激活作用的程度，本试验合格判定指标的确定可在验证的基础上(如与同类型已经临床认可的产品进行比较)规定医疗产品 C3a 浓度值和 C3a 百分数。

(顾其胜　位晓娟　李美珍　王庆生)

## ◇ 参 ◇ 考 ◇ 文 ◇ 献 ◇

[1] 顾其胜,奚廷斐.海藻酸与临床医学[M].上海：第二军医大学出版社,2006：42-99.

[2] 顾其胜,周则红,关心.医用海藻酸盐产品标准与质量控制[J].中国修复重建外科杂志,2013,6：760-764.

[3] 国家技术监督局.GB/T 16886.6—1997 医疗器械生物学评价 第6部分：植入后局部反应试验[S].北京：中国标准出版社,1997.

[4] 国家食品药品监督管理局济南医疗器械质量监督检验中心.GB/T 16886.3—2008 医疗器械生物学评价 第3部分：遗传毒性、致癌性和生殖毒性试验[S].北京：中国标准出版社,2008.

[5] 国家食品药品监督管理局济南医疗器械质量监督检验中心,天津医用生物监材料监测研究中心.GB/T 14233.2—2005 医用输液、输血、注射器具检验方法第2部分：生物学试验方法[S].北京：中国标准出版社,2005.

[6] 国家食品药品监督管理局中检所医疗器械质量监督检验中心.YY/T 0606.8—2008 组织工程医疗产品第8部分：海藻酸钠[S].北京：中国标准出版社,2008.

[7] 国家水产品质量监督检验中心.SC/T 3401—2006 印染用褐藻酸钠[S].北京：农业出版社,2006.

[8] 国家药典委员会.中华人民共和国药典(二部)[S].北京：化学工业出版社,2010.

[9] 中国水产科学研究院黄海水产研究所.GB 1976—2008 食品添加剂：海藻酸钠[S].北京：中国标准出版社,2009.

[10] 中国药品生物制品检定所,中国药品检定总所.中国药品检验标准操作规范[S].北京：中国医药科技出版社,2010.

[11] 中华人民共和国国家质量监督检验检疫总局.GB/T 16886.4—2003 医疗器械生物学评价 第4部分：与血液相互作用试验选择[S].北京：中国标准出版社,2003.

[12] 中华人民共和国国家质量监督检验检疫总局.GB/T 16886.5—2003 医疗器械生物学评价 第5部分：体外细胞毒性试验[S].北京：中国标准出版社,2003.

[13] 中华人民共和国国家质量监督检验检疫总局,中国国家标准化管理委员会.GB/T 16886.10—2005 医疗器械生物学评价 第10部分：刺激与迟发型超敏反应[S].北京：中国标准出版社,2005.

[14] 中华人民共和国国家质量监督检验检疫总局,中国国家标准化管理委员会.GB/T 16886.11—2011 医疗器械生物学评价 第11部分：全身毒性试验[S].北京：中国标准出版社,2011.

[15] 中华人民共和国国家质量监督检验检疫总局,中国国家标准化管理委员会.GB/T 16886.1—2011 医疗器械生物学评价 第1部分：风险管理过程中的评价与试验[S].北京：中国标准出版社,2011.

[16] 中华人民共和国国家质量监督检验检疫总局,中国国家标准化管理委员会.GB/T 16886.12—2005 医疗器械生物学评价 第12部分：样品制备与参照样品[S].北京：中国标准出版社,2005.

# 第三章
# 海藻酸盐基非织造医用
# 敷料的工业化制造

近年来,我国海藻酸盐基生物医用敷料呈现飞速发展的态势。国家食品药品监督管理总局(CFDA)官网检索结果显示,近三年内可上市销售的海藻酸盐敷料制造商从原有的几家增加到三十几家,其中外商企业达三分之一。这一数字表明海藻酸类敷料已引起了国内外诸多厂商的高度重视和市场的广泛关注,同时国内以棉花、纱布和绷带为主的常规普通敷料正在悄然发生巨大的革命性变化。为此,本章以海藻酸盐基非织造医用敷料的工业化制造从海藻酸盐原料、器械设备、工艺技术、产品特性与表征等详细论述,不仅可给读者提供相关纺织科学的基础知识和工艺技术,而且可作为海藻酸盐基非织造医用敷料的研究和工业化制造提供参考,以进一步推动和提升先进生物医用敷料的产业发展。

## 第一节  海藻酸盐基纤维的定义及基本概念

### 一、生物医用纤维的定义及原料

#### (一)纺织纤维的定义及结构特征

1. 纺织纤维定义  纤维是指由连续或不连续的细丝组成的物质。在动植物体内,纤维在维系组织方面起到重要作用。纤维用途广泛,可纺成纱线和绳类,造纸或非织造时可以制成纤维(网)层,同时也常用来制造其纤维制品,及与其他材料共同组成复合材料。通常人们将长度比直径大千倍以上且具有一定柔韧性和强力的纤细物质统称为纤维。天然纤维是自然界存在的,可以直接取得,根据其来源分成植物纤维、动物纤维和矿物纤维三类。人造纤维是将聚合物经一定的加工(纺丝、拉伸、定型

等)后形成细而柔软的细丝,形成纤维一般是指细而长的材料。纤维具有弹性模量大、塑性形变小、强度高等特点,有很高的结晶能力,分子量小,通常为几万。一般认为,纤维是一种细长的几何物体,其长度与最大的平均横向尺寸的比至少为10∶1,其截面积小于$0.05 \, mm^2$,宽度小于$0.25 \, mm$。作为组成传统织物的基本单元,纺织纤维的直径一般为几微米至几十微米,长度与直径之比一般大于1 000∶1,还应具有一定的柔曲性、强度、模量、伸长率和弹性等。但随着纤维的制备技术进步和用途拓宽,其定义也在变化。一方面,一些一维尺度的材料也经常以纤维命名,如纳米纤维。最细的碳纳米管直径小于$1 \, nm$,长度可以达到数微米,长径

比达千倍以上,也属于纤维范畴。另一方面,一些作为结构材料的纤维,对于长径比、柔曲性等的要求已没有纺织纤维那么严格。

2. 纺织纤维结构的一般特征　作为纺织纤维从宏观要求必须具有一定的长度和细度、有较高的长径比、具备形成一维材料的基本条件。在微观分子排列上,要求有一定的取向,以提高纤维必要的轴向强度;并具有较好的侧向作用力,即分子间的作用力,以保持纤维形态的相对稳定。

从聚集态结构的角度看,要求分子排列有一定的结晶和取向,使分子间和轴向作用力增强,从而使纤维具备必要的强度和形态稳定性;有一定的无定形区,以使纤维具有可加工性和吸湿、可染的特性。非晶区的特征主要用玻璃化温度($T_g$)、非晶区密度、非晶链段的取向等来描述。从大分子组成和结构来说,分子量要较高且分子量分布应比较窄、支链较短、侧基较小,更利于获得黏度适当的熔体或浓度足够高的溶液。

3. 纤维的聚集态结构　纤维的聚集态结构即为纤维高聚物的结晶与非晶结构、取向与非取向结构,以及通过某些分子间共混方法形成的"织态结构"等。

(1) 纤维的结晶结构:将纤维大分子以三维有序方式排列形成稳定点阵,最终形成有较大内聚能和密度并有明显转变温度的稳定点阵结构,称为结晶结构。

(2) 纤维的非晶结构:纤维大分子高聚物呈不规则聚集排列的区域称为非晶区,或无定形区。晶区的分布可以在整个纤维尺度上,也可以在几个分子宽度上的分布。这种分布涉及结晶颗粒或晶区的大小、晶区与非晶区的过渡程度,还有晶格的形式与组合。

(3) 纤维的取向结构:不管天然纤维还是化学纤维,其纤维大分子的排列都会或多或少地与纤维轴相一致,这种大分子链节与纤维轴向的平衡程度称作取向度,是一个平均值。取向度的高低主要影响纤维的模量、强度和延伸性,取向结构使纤维诸多性能产生各向异性。

(4) 纤维的分子结构:纺织纤维的分子一般都是线形长链分子,多为大分子或高分子,由 $n$($n$ 为 $10^2 \sim 10^5$ 数量级)个重复结构单元(链节或单基)

相互连接而成。若纤维大分子的分子量为 $M$,单基的分子量为 $m$,则聚合度(重复结构单元数 $n$)为:

$$n = \mathrm{Int}(M/m) \qquad (3-1)$$

聚合度 $n$ 反映纤维大分子单基构成的个数,与纤维分子量有关,直接影响分子链的长度和纤维的强度。大分子结构通常包括分子内(分子链)结构和分子间(超分子)结构两部分。纤维分子链结构既包括分子的结构,也包括大分子的化学结构,简称链结构或化学结构。链结构又分为链节(单基)构造与构型的近程结构(属于化学结构)和分子链空间形态的远程结构。链段是指分子可以运动的最小独立单元,是一个热力学统计值,并不等于单个链节的长度。

生物医用纤维(biomedical fibers)也称生物医学纤维。究其定义,《材料大词典》和《纺织词典》中均无相关条目,这表明生物医用纤维目前还是一个比较新的概念,但只要了解与"生物医学纤维"相关的另外两个概念即"生物医学材料"和"纤维",就不难理解生物医学纤维的定义。

(二) 生物医学纤维的定义

生物医学材料几乎可以加工成任意的几何形状,包括三维的块状,二维的薄膜状、纸状、纤网状,一维的纤维状和准零维的纳米粉体状,其中,维状的生物医学材料就是生物医学纤维。因此,生物医学纤维是生物医学材料学科和纤维学科交叉的产物。在纤维学科领域,生物医学纤维属于功能类纤维,就长度而言有长丝、短纤维、超短纤维等。在生物医学材料领域,生物医学纤维绝大部分属于生物医用高分子材料。大部分生物医学纤维为惰性,但甲壳质纤维等具有生物活性,其产品既有不可吸收材料又有生物吸收材料,既有单一材料又有复合材料,既可用于骨科、牙科等硬组织,也可用于软组织的替代与修复,还可制作与血液接触的人工器官或器械,功能及用途呈现多样性。简言之,生物医学纤维是用于对生物体进行诊断、治疗、修复或替换其病损组织、器官或增进其功能的一类功能纤维。

生物医学纤维由于长径比大,通过纺织或非织造技术与手段能够有效设计与加工多种具有特殊用途的生物医用制品,因而在生物医学材料中具有重要的地位。目前,生物医学纤维已成为生物医学材料的重要分支,生物医学纤维及其制品产业已成为现代纺织行业中经济增长最快的领域,具有非常可观的市场前景。

## 二、海藻酸盐基纤维的概念与发展

### (一)海藻酸盐基纤维的基本概况

21世纪"绿色产品、绿色消费"将主导世界纺织品和服装的潮流。人们的环保意识不断加强,"回归自然、保护环境"愈来愈凝入纺织服装和医疗、卫生用纺织品的研发和制造中。当前医疗、卫生用纺织品的研发中使用最多的纺织纤维是天然纤维、再生纤维和合成纤维,其中合成纤维主要原料是石油,属不可再生资源。随着石油资源的日趋紧张,加上生产中的高消耗、高污染等问题,合成纤维面临很大的压力,因此各国都在积极研究开发利用其他纤维来代替合成纤维的课题。目前能够代替合成纤维的最理想纤维是生物可降解纤维,生物可降解纤维是指在自然界微生物如细菌、霉菌和藻类的作用下可完全分解为低分子化合物的纤维材料。生物可降解纤维是对环境友好的材料,它为人类提供了减少环境负担、在现代文明和自然界之间达到平衡的一种办法,因此将成为21世纪的主要生物质纤维之一。

21世纪是人类利用海洋的世纪,随着人类对海洋资源开发的深入,海洋资源在纤维生产领域也带来了新的技术和材料需求。利用海洋生物提取的甲壳质原料,纺织工业制造出了医疗或卫生级壳聚糖(葡糖胺聚糖)纤维。现在人们又将目光投向了海洋的藻类生物,海藻酸盐基纤维是指从海洋中一些棕色藻类植物中提取得到的海藻酸为原料制得的人造纤维。由于原料来自天然海藻,海藻酸盐基纤维具有良好的生物相容性、可降解吸收性等特殊功能。海藻酸盐基纤维是一种新型的绿色环保纤维,具有阻燃、防辐射、抗菌除臭、生物降解等多种功能,符合现代新材料发展的趋势,具有巨大的开发价值。

### (二)海藻酸盐基纤维的发展

**1. 国外海藻酸盐基纤维的发展** 英国化学家Stanford早在1881年发表的一项英国专利中,首

先介绍了从褐藻类海藻植物狭叶海带中提取的一种凝胶状物质,并命名为"algin",加酸后生成的凝胶为"alginic acid",即海藻酸。1944年,英国人Speakman和Chambcrlain在 *Nature* 上发表了海藻酸纤维的加工技术、制作方法及对6种不同分子量纤维的性能研究,使用落球时间表征海藻酸纺丝液的黏度大小,研究海藻酸纺丝溶液的黏度变化规律。图3-1所示为6种不同分子量的海藻酸纺丝溶液其纤维产品的断裂伸长率和断裂强度变化趋势,从图3-1可以看出,随着纺丝溶液黏度的增大,所制备的纤维断裂强度逐渐增大,但趋势不明显,纤维断裂强度的最小值为1.28 cN/dtex,而最大值为1.48 cN/dtex,由此看出分子量对海藻酸纤维强度的影响不大。随着海藻酸分子量的增大,纤维的断裂伸长率先增加,当落球时间达到12.9秒时,纤维的断裂伸长率达到最大,随后断裂伸长率缓慢下降,但最终结果要大于分子量最小值的纤维。结果表明,海藻酸的分子量对纤维的力学性能有一定影响,但影响程度不大。

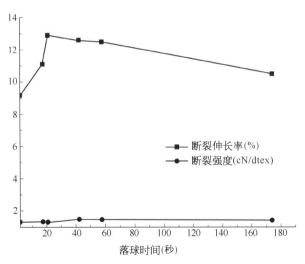

图3-1 海藻酸不同分子量对制备海藻酸钙纤维的影响

Speakman和Chambcrlain还对海藻酸钠溶液浓度对成纤性能的影响进行了研究,分别取浓度值为2.25%、3.92%、5.93%、7.48%和8.88%的海藻酸钠溶液制备纤维,图3-2表示为随着纺丝溶液浓度的变化,溶液黏度即落球时间的变化及最后加工制成的纤维的力学性能的变化趋势。结果表明随着浓度的增加,纺丝溶液的黏度增加,即落球时间变长;纤维的断裂强度随着浓度的变化先增

后减,且下降程度大于增加程度,断裂强度最大值出现在纺丝浓度为 3.92% 时,其原因是溶液的黏度太高使纺丝变得较困难,纤维的强度也大幅下降,但此时断裂伸长率不是最大值。纤维的断裂伸长率与纺丝溶液浓度成正相关。研究还发现,随着纺丝液中固体含量分数的提高,纤维的手感有明显改善,纤维的截面更趋向圆形。

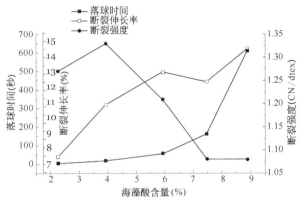

图 3 - 2　海藻酸溶液浓度与制成纤维性能的关系

海藻酸钠溶液经喷丝孔挤出后,初生丝中的溶剂挥发,经脱水干燥制成海藻酸盐基纤维。研究发现初生纤维的含水率高时,纤维的刚度偏低,相邻的纤维在脱水后很容易产生收缩而相互黏缠,干燥后形成黏合在一起的纤维束,纤维束中纤维根数与细度无法控制。这类纤维束材料手感粗糙,弯曲刚度较大,不易分梳。Speakman 和 Chambcrlain 在凝固浴中加入了 2.5% 的橄榄油,并用 1% 的乳化剂来分散橄榄油,此种方法生产的纤维上有一层橄榄油,能使纤维各自分离,干燥过程中纤维不易粘连。Tallis 把海藻酸钠溶液通过喷丝孔混入含有少量有机酸的氯化钙溶液,该项技术同样可以避免纤维之间的粘连难题。

1912～1940 年,德国、日本和英国学者将海藻酸盐通过聚合物挤出的方法得到可溶性海藻酸盐基纤维。英国研究人员较早从海藻酸钠高分子聚合物经过纺丝制得海藻酸钙纤维,再将纤维通过非织造方法制成非织造医用敷料。英国 BriCair 公司的"Kaltostat"产品是较早用于临床的海藻酸钙纤维非织造型伤口覆盖材料,该公司另一种产品"Katocarb"将海藻酸钙纤维、活性炭垫层和聚酯/黏胶非织造布加工成"三明治"复合结构伤口敷料,

用于治疗感染类伤口,其中与皮肤接触的面为海藻酸钙纤维(网)层。英国专利发明了一类外用止血绷带的制造工艺,该技术将海藻酸盐加工成薄膜或薄片的形式,作为止血剂与棉纱绷带复合,在临床中,绷带中的海藻酸盐缓慢释放,从而起到止血作用。一项美国专利介绍了由一种海藻酸钙纤维制成的创伤覆盖材料,该材料中的海藻酸钙纤维能够吸收伤口周围的蛋白酶等物质,降低伤口渗出液的黏度,促进伤口的有效愈合。1947 年已有研究显示海藻酸盐基纤维开始织造成纺织品、手术用纱布和伤口包覆材料。英国学者在 20 世纪 60 年代和 70 年代对 Stcriscal 公司销售的"Sorbson"产品进行了研究,发现该产品是利用海藻酸盐基纤维制备的、具有良好保湿性的创伤被覆材料,可治疗渗出液较多的溃疡类伤口,这种材料中海藻酸盐基纤维与创口渗出物接触,吸收其伤口渗出液后形成凝胶物质,可使伤口面保持湿润状态,促进伤口快速愈合。

世界首家实现海藻酸盐基纤维批量生产的公司是日本 Acordis 特种纤维公司。日本 Forest 公司从海藻胶粉中提取海藻酸钠高分子,以 $CaCl_2$ 作为凝固剂经湿法纺丝后,以甲醇替换水分制得海藻酸钙纤维,用于大规模制作毛巾和内衣等。

2. 我国海藻酸盐基纤维的发展　我国海藻酸盐基纤维发展历史比较短,甘景镐等最早报道了我国对海藻酸盐基纤维的研究情况,其课题组在 1981 年采用 5% 海藻酸钠的纺丝溶液,通过湿法纺丝制备海藻酸钙纤维,研究发现,凝固液中的钙离子由于不断被消耗而减少,影响纤维的加工,使用饱和的 $CaCl_2$ 水溶液作为凝固液更便于工艺控制。纤维制备的干燥压力设计为 2 000 Pa,温度 60 ℃,所制得的纤维强度为 0.44～1.76 cN/dtex。海藻酸钠高分子聚合物的黏度范围在 1.05～1.15 Pa·s,其黏均分子量一般为 $3×10^5～4×10^5$。

孙玉山等在 1990 年详细研究了海藻酸盐基纤维的生产工艺。通过湿法纺丝,利用在气体介质中拉伸后得到的纤维强度达 2.67 cN/dtex。同时,其课题组采用纤维素醋酸酯、聚乙烯醇、甲壳质等纤维进行涂层处理,改善了纤维的化学稳定性,可以在生理盐水中维持 2 周不溶解。若用锌、铝、铁、铬等金属离子处理海藻酸钙纤维后,则可在生理盐

水中浸泡 2 个月仍不溶解。

2004 年青岛大学夏延致课题组在海藻酸盐基纤维新的生产技术，就海藻酸盐基纤维在功能性、阻燃纺织品等方面的应用进行了创新和发展，开拓了海洋生物资源应用新领域。其研究的海藻资源制取纤维及深加工关键技术开启了中国海藻酸盐基纤维的工业化生产。2007 年青岛大学公开了一种壳聚糖接枝海藻酸盐基纤维及其制备方法与用途的专利，通过接枝的方法在海藻酸盐基纤维的表面覆盖一层壳聚糖物质，使纤维具备了良好的吸湿性和抗菌性，且无毒、无害，并有生物可降解性，适合于制造纱布做伤口敷料用。朱平团队介绍了纯海藻酸纤维的制造方法及工艺流程。其加工方法为湿法纺丝，过程为配制纺丝液后将纺丝液过滤脱泡以达到湿法纺丝工艺的要求，纺丝液经喷丝头喷出后进入凝固浴中进行冷却后经拉伸形成海藻酸纤维初生丝，再经卷绕机构卷绕成形。海藻酸钠纺丝溶液经过喷丝头进入到一定浓度的 $CaCl_2$ 凝固液中，发生离子交换形成海藻酸钙长丝，长丝经拉伸后被导入洗涤浴中，再经热空气烘干，然后卷绕到绕线筒管上。秦益民等将银离子加入到海藻酸钙纤维中后制备了含银的海藻酸钙纤维，并分析了含银海藻酸钙纤维的性能和其良好的抗菌性能。

### 三、海藻酸盐基纤维的基本结构与特性

海藻酸盐基纤维的原材料来自天然海藻中提取的海藻酸，即由 $\beta$-D-甘露糖醛酸（M）和 $\alpha$-L-古洛糖醛酸（G）两种单元经 1-4 糖苷键连接而成。图 3-3 是海藻酸的 G、M 单元结构，G 与 M 仅在 C-5 位结构有差别。Draget 等研究发现，相同单元数的 GG 均聚段的均方末端距是 MM 均聚段的 2.2 倍，表明 G 单元的刚性比 M 单元的刚性大，多聚甘露糖醛酸 $(M)_n$ 和多聚古洛糖醛酸 $(G)_n$ 以不规则的排列顺序分布于海藻酸分子链中，两者中间以交替 MG 或多聚交替 $(MG)_n$ 相连接。自然界中没有纯粹的 M 或 G 型海藻酸钠，一般都是两者共存，但存在 M 单元含量高（高 M 型）或 G 单元含量高（高 G 型）的海藻酸分子及两者比例相仿的 MG 混合型海藻酸分子。M 型分子中，M 含量一般为 60%～70%（G 为 30%～40%），G 型分子中 M 含量一般为 25%～35%（G 为 65%～75%），MG 型分子中 M 含量一般为 50% 左右（G 约 50%）。上述三种海藻酸分子由于两种单元的含量不同表现出不同性能，因而其使用侧重点也不相同。高 M 型含量的产品成胶快、吸收性能好，但纤维强度较弱，适合糜烂程度高、渗出严重的伤口，临床护理过程中也较易更换；高 G 型含量的产品相对成胶速度缓慢，吸收性能也较弱，但纤维强度则较强，适合中、轻度渗出液的伤口。研究开发不同类型高 M 型、高 G 型和 M/G 交互型的海藻酸纤维敷料，以适应不同伤口溃疡程度的临床需要。

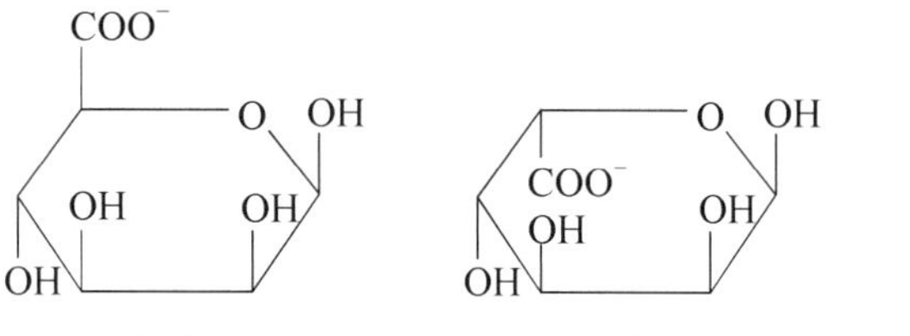

甘露糖醛酸(M)　　　　古洛糖醛酸(G)

图 3-3　海藻酸的 G、M 单元结构图

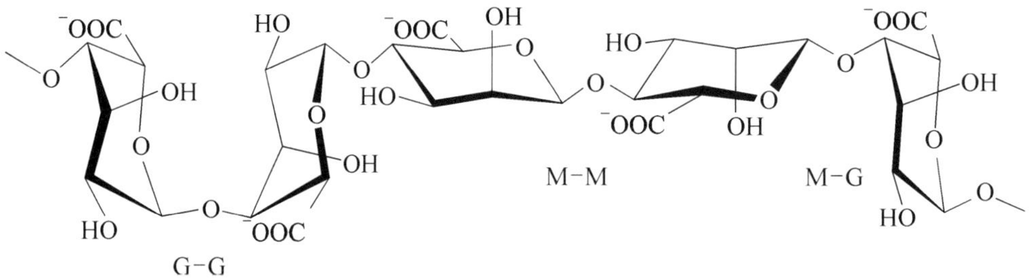

图 3-4　海藻酸结构式

海藻酸盐基纤维通常采用化学纤维的湿法工艺制备而成，首先将海藻酸高聚物溶解于溶剂中，配制成一定黏度的纺丝溶液，纺丝溶液经喷丝孔中挤压后进入凝固浴中形成固态不溶性藻酸盐长丝，再经水洗、牵伸、定型等工序，制得海藻酸盐基纤维。在湿法纺丝过程中，若凝固浴中含有某些二价

阳离子如 $Cu^{2+}$、$Zn^{2+}$、$Ca^{2+}$、$Sr^{2+}$、$Ba^{2+}$,海藻酸钠 G 单元上的 $Na^+$ 与二价金属阳离子发生离子交换反应,G 单元与 $Ca^{2+}$ 形成"蛋盒"结构,G 聚团堆积而形成交联网络结构,从而转变成水凝胶纤维而析出。凝固浴溶液的不同决定了纤维的种类,若凝固浴为盐酸溶液,则制得海藻酸盐基纤维,若凝固浴为氯化钙溶液,则制得海藻酸钙纤维,若凝固浴为锌的盐溶液,则制得海藻酸锌纤维。

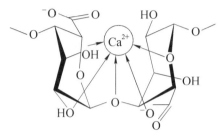

图 3-5　G 单元与 $Ca^{2+}$ 形成"蛋盒"结构的大分子片段

## 四、海藻酸盐基纤维的结构性能及表征

纤维的性能包括形态结构、吸湿性、力学性能、热学性能、化学性能等。由于凝固浴的不同,海藻纤维的种类不同,其性能也存在一定的差异,本节中主要介绍海藻酸钙纤维及海藻酸锌纤维的部分性能。

### (一)海藻酸钙纤维形态结构

朱平课题组采用扫描电镜即 SEM 观察海藻酸钙纤维的纵横向截面形态。

从图 3-6 可以看出海藻酸钙纤维纵向粗细均匀且表面有沟槽,横截面是不规则的锯齿状且无皮芯结构,与普通黏胶纤维的形貌相似。海藻酸钙纤维湿法纺丝固化成形过程中纺丝液中的溶剂挥发,使得纤维截面发生收缩。溶剂挥发的速度和程度的差异使纤维各向收缩程度的不同,造成纤维截面呈不规则的多边状结构。

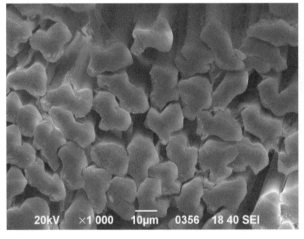
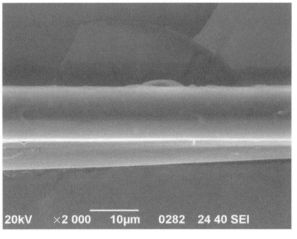

图 3-6　海藻酸纤维纵横向截面扫描电镜照片

### (二)海藻酸钙纤维性能表征

海藻酸钙纤维的一个突出特点是亲水性。纤维的亲水性包含吸湿性和吸水性两方面,通常把纤维吸收气相水分的性质称为纤维的吸湿性,吸收液相水分的性质称为纤维的吸水性。纤维的吸湿和吸水能力与纤维中大分子化学结构及纤维的形态直接相关。

海藻酸钙纤维大分子结构中含有大量的羟基和羧基,能够吸收空气中的水分,而且海藻酸钙纤维内无定形区较大,大分子链之间的缝隙宽、膨胀性好,纤维吸湿性强,可吸收近 20 倍的液体,可作

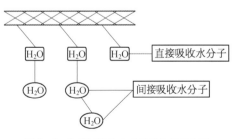

图 3-7　海藻纤维与水分子的作用示意图

为伤口敷料用于血液或渗出液的吸收。

(1)海藻酸钙纤维的吸湿性:纤维中的水分含量即吸附水的含量,通常用回潮率表示。回潮率

定义为纤维所含水分质量与干燥纤维质量的百分比。设 $G$ 为纤维的湿重,$G_0$ 为纤维的干重,$W$ 为纤维的回潮率,则

$$W = \frac{G - G_0}{G_0} \times 100\% \qquad (3-2)$$

各种纤维及其制品的实际回潮率随着环境湿度的变化而变化,湿度以大气环境中相对湿度表示。为了比较各种纤维材料的吸湿能力,将其放在统一的标准大气条件下一定时间后,使它们的回潮率在"吸湿过程"中达到一个稳态值,此时的回潮率为标准状态下的回潮率。

将海藻酸钙纤维在温度 20 ℃、相对湿度 65% 的标准大气条件下放置 24 小时后称重,然后在 105 ℃的烘箱内恒温干燥并且隔一定时间进行称重,当前后 2 次称量的差异不超过 0.05% 时称取其质量作为纤维干重,计算海藻酸钙纤维的回潮率。海藻酸钙纤维的回潮率较高,为 24%,远高于棉纤维(7%)和羊毛纤维(16%),达到黏胶纤维(24%)的上限。

(2) 海藻酸钙纤维的吸水性:纤维吸水性表示纤维材料对液相水分的吸收能力。很多学者在研究海藻酸盐基纤维吸水性时,不仅将其对水的吸收能力进行了研究,还将其对生理盐水和溶液 A(一种类似于伤口渗出液的混合液体)的吸收能力进行了研究。研究结果表明,海藻酸盐基纤维对自来水、蒸馏水、生理盐水和溶液 A 的吸收能力顺序为:生理盐水>溶液 A>自来水>蒸馏水。海藻酸钙纤维对生理盐水的吸收量最大,是由于生理盐水中钠离子的含量最高,海藻酸钙纤维中的钙离子和钠离子产生离子交换而发生溶胀。溶液 A 中的钠离子浓度和生理盐水的浓度一致,由于溶液 A 中含有钙离子,当纤维中的钙离子与溶液中的钠离子产生交换后,溶液中的钙离子又与纤维中的钠离子发生交换,使溶液中参与离子交换的钠离子减少,从而使纤维中钠离子的含量比较低,降低吸收量。海藻酸钙纤维对自来水和蒸馏水的吸收量相对较低。

(三)力学性能

力学性能主要指纤维的拉伸力学性能,常用的检测指标有强伸性、初始模量、屈服点、断裂比功等,其中强伸性指标最为常用。强伸性指纤维断裂时的强力或相对强度和伸长率或应变。具体指标如下。

1. 强力 又称绝对强力、断裂强力。是指纤维能承受的最大拉伸外力,或单根纤维受外力作用拉伸到断裂时所需要的力,单位为 N。

2. 断裂强度 又称相对强度,是考虑纤维粗细不同,表示纤维抵抗外力破坏能力的指标,可用于比较不同粗细纤维的拉伸断裂性能,简称比强度或比应力。其定义为每特纤维能承受的最大拉力,单位为 N/tex。

3. 断裂应力 为单位截面积上纤维能承受的最大拉力,标准单位为 N/㎡。

4. 断裂长度 以长度形式表示的相对强度指标,其物理意义在于设想将纤维连续地悬挂起来,直到其自重而断裂时的长度,即纤维重力等于其断裂强力时的纤维强度,单位为 km。

5. 断裂比功 拉断单位体积或者单位纤维重量所需做功的大小,单位为 N/tex。

6. 屈服点 纤维拉伸曲线上"虎克区"和屈服区的转变点。

对于海藻酸盐基纤维的拉伸性能,目前还没有统一的标准结果,许多学者对海藻酸盐基纤维进行了强度实验,结果表明,海藻酸盐基纤维的断裂强度在 2.2～2.4 cN/dtex,断裂伸长率为 25% 左右。M 和 G 含量不同,则纤维强度有一定差异,一般地,高 G 型纤维强度低于高 M 型纤维,但断裂伸长率高于高 M 型纤维。图 3-8 所示为几种不同纤维拉伸曲线。由图 3-8 可以看出,在拉伸初始阶段,海藻酸钙纤维强力变化很快,拉伸曲线初始阶段斜率较大,即纤维的初始模量较高。拉伸曲线中曲线斜率变化的点为屈服点,由图中可以看出海藻酸钙纤维屈服点出现的位置与壳聚糖纤维及黏胶纤维屈服点位置相似。

(四)耐化学性

海藻酸钙纤维的耐化学性较差,不耐强酸。室温条件下,纤维在强酸溶液中发生溶胀,在弱酸溶液中虽不溶胀,但温度升高后会发生轻微溶胀。究其原因,可能是酸性条件下,氢离子与纤维中的部分钙离子发生交换导致原先呈整合结构的大分子链解体,纤维发生部分溶胀,强度降低。此外,海藻酸钙纤维对硫酸的稳定性最差,硫酸对纤维大分子

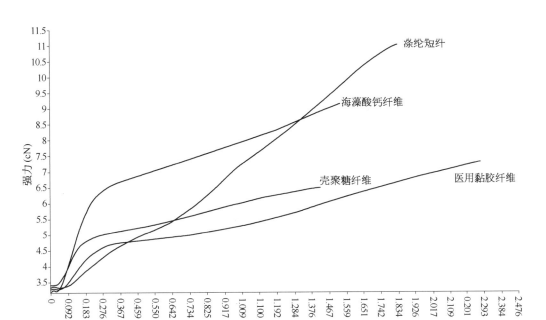

图3-8 不同纤维拉伸断裂曲线

中苷键的水解起催化作用,切断海藻酸钙纤维大分子链,使得纤维大分子的聚合度降低,造成大分子链的断裂。这种催化作用随温度的升高和浓度增加而明显增强。海藻酸钙纤维的耐碱性比耐酸性差,相同温度下,海藻酸钙纤维在酸溶液中处于溶胀状态,在氢氧化钠碱性溶液中则处于完全溶胀状态,这是由于纤维的离子交换性所致,即纤维中的钙离子与氢氧化钠碱溶液中的钠离子发生交换形成可溶性的海藻酸钠,使得纤维完全溶胀。海藻酸钙纤维在含有钠离子的盐溶液中发生离子交换,即使低温、短时间内也容易发生溶解,耐盐性很差,为海藻酸钙纤维用作医用敷料奠定基础。

**（五）红外光谱特征**

红外光波长介于光和微波波长之间,即 $0.75 \sim 1\,000\,\mu m$,其中 $0.27 \sim 2.5\,\mu m$ 为近红外区,$2.5 \sim 25\,\mu m$ 为中红外区,$25 \sim 1\,000\,\mu m$ 为远红外区。通常红外光谱指波长为 $2.5 \sim 25\,\mu m$ 的吸收光谱,绝大多数有机化合物的基团振动频率位于中红外区。当红外光的振动频率与分子中某个基团的振动频率相等时,分子吸收能量,从基态跃迁到能量较高的振动能级,将分子吸收光的频率与辐射光强度变化记录下来就得到红外光谱图。红外光谱是测定官能团最有力的工具,其特征性非常强,有机化合物中各种官能团在红外图谱中都有特征吸收,

这些特征吸收是解析化合物结构的重要信息。红外光谱图多采用透过率(%)为纵坐标,表示吸收强度,以波数($cm^{-1}$)为横坐标,表示吸收峰的位置。

如图3-9所示,$2\,924\,cm^{-1}$ 处有一吸收峰为海藻酸钠分子六元环上 C—H 的伸缩振动吸收峰,而海藻酸钙纤维在此处的吸收较弱,其原因是海藻酸钙纤维大分子中的蛋盒结构,限制了六元环上 C—H 的伸缩振动,偶极矩变化较小,吸收峰较弱。$3\,439\,cm^{-1}$ 处为海藻酸钠分子六元环上 O—H 的伸缩振动峰,海藻酸钙纤维光谱中该峰值也较弱,蛋盒结构的存在使得 O—H 伸缩振动峰的位置向低波数移动。海藻酸钙纤维大分子中 O—H 伸缩

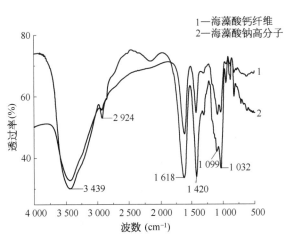

图3-9 海藻酸钙纤维及海藻酸钠红外光谱

振动峰变宽,说明只是部分羟基参与配位,其他羟基相互缔合,在较高波数形成吸收并与低波数峰重叠而使得峰形变宽。在 1 032 cm$^{-1}$ 处为 C—O 的伸缩振动吸收,海藻酸钠分子中 C—O 伸缩振动吸收较弱,而海藻酸钙纤维中由于钙的交联形成的 C—O—Ca—O—CO—基团结构,使得 C—O 的伸缩振动吸收明显增强。

### (六)热分解性能

TG 实验测试结果显示,海藻酸钙纤维和海藻酸钠高分子的热分解过程相似,都分为四个阶段进行。第一阶段发生在 20～200 ℃,海藻酸钙纤维、海藻酸钠高分子的 N 值分别为 23.83% 和 20.12%,此过程为结合水的失去并伴随部分糖苷键的断裂;第二阶段海藻酸钙纤维发生在 200～420 ℃、海藻酸钠发生在 200～300 ℃,其 N 值分别为 34.07% 和 35.74%,该过程是海藻酸钙纤维和海藻酸钠裂解为较为稳定的中间产物,对应着糖苷键的断裂、相邻羟基以水分子的形式脱去;第三阶段海藻酸钙纤维发生在 420～580 ℃、海藻酸钠发生在 300～580 ℃,其 N 值分别为 6.05% 和 9.93%,对应着中间产物的进一步分解并脱羧放出二氧化碳,产物部分碳化;第四阶段均发生在 580～800 ℃,N 值为 15.5%,为海藻酸钙纤维和海藻酸钠的碳化物进一步氧化分解,而最终反应生成氧化钠和氧化钙。

对比海藻酸钠高分子和海藻酸钙纤维热分解过程,可以看出,在裂解阶段海藻酸钠的裂解温度为 200～300 ℃,海藻酸钙纤维的裂解温度是 200～420 ℃,但是海藻酸钠在此阶段的 N 值高于海藻酸钙纤维,且海藻酸钠高分子的最大失重速率为 8.9%,远远高于海藻酸钙纤维的 4.6%,表明海藻酸钙纤维的热稳定性优于海藻酸钠,可能系钙离子的交联作用提高纤维大分子的作用力所致。

有学者认为钙离子对海藻酸钙纤维阻燃性的贡献主要包括三个方面。① 在热分解的第一阶段海藻酸钙纤维的 N 值比海藻酸钠大,而第二阶段却正好相反,原因在于海藻酸钠的裂解是聚合度降低生成活性中间体且两平行反应相竞争的过程。而钙离子的催化作用降低了活性中间体在低温区的反应活化能,促进海藻酸钠生成焦炭的反应,增加海藻酸钙纤维在低温区的 N 值;海藻酸钠在低温区分解产生的可燃性气体由于温度较低不发生燃烧而发生挥发,减少了纤维燃烧过程的热量释放。② 海藻酸钙纤维第二阶段的裂解温度范围远大于海藻酸钠,裂解时间也长于海藻酸钠、N 最大值出现时间较晚,分解速率显著小于海藻酸钠,其原因可能是与钙离子的交联作用增强了海藻酸钠分子间的作用力,延缓分子的断裂速率并促进分子间内交酯的生成。③ 热分解的第三阶段海藻酸钙纤维的热失重比海藻酸钠小,原因是纤维热分解过程中钙离子可以转变成碳酸钙而覆盖在纤维表面,阻止可燃性气体的释放和氧气向纤维内部的扩散,而且碳酸钙分解时吸收部分热量而降低纤维表面温度的同时产生二氧化碳,有利于阻碍纤维的热分解。当温度升高到碳酸钙分解完全后,就丧失了上述作用,海藻酸钙纤维第三阶段未分解的部分在第四阶段全部分解,因而其第四阶段的 N 值与海藻酸钠持平。

### (七)燃烧性能

纤维的燃烧是纤维物质遇到明火高温时的快速热降解和剧烈化学反应的结果。其过程是纤维受热分解,产生可燃气体并与氧气反应燃烧,所产生的热量反馈作用于纤维,导致纤维进一步裂解、燃烧和炭化,直至全部烧尽或炭化。描述纤维燃烧性的指标包括极限氧指数(LOI)、着火点温度($T_1$)、燃烧时间和火焰温度($T_B$)等。

极限氧指数表征纺织材料的可燃性,指试样在氧气和氮气的混合气体中维持完全燃烧状态所需要的最低氧气体积分数。LOI 数值愈大,表明燃烧时所需要的氧气的浓度愈高。根据 LOI 数值的大小,可将纤维燃烧性能分为四类:不燃(≥35)、难燃(26～34)、可燃(20～26)、易燃(≤20)。海藻酸钙纤维较难燃烧,在火焰中阴燃、有白烟、离火自熄。实验结果证明,海藻酸钙纤维的极限氧指数为 34～34.5,属难燃纤维。

燃烧温度指纤维材料燃烧时火焰区中的最高温度值,故又称火焰最高温度,可反映纤维材料在燃烧过程中的反应速度及其热能的释放量。燃烧温度越高,纤维的燃烧性越强,对纤维进一步燃烧的正反馈作用越强,是表达纤维材料着火后燃烧剧烈性的指标。

点燃温度指纤维产生燃烧所需的最低温度,

是燃烧的激发点温度,又称着火温度。该值取决于纤维的热降解温度和裂解可燃气体的点燃温度,其值愈高,纤维愈不易被点燃。

燃烧时间($t$)是指纤维放入可燃环境(有氧、高温)中,从放入到燃烧所需要的时间。燃烧时间反应纤维被点燃的快慢程度,取决于纤维的导热系数、比热容、热降解速率、点燃温度等。纤维的燃烧时间越短,越易被快速点燃。

研究发现海藻酸钙纤维在燃烧过程中,离开火焰即会熄灭,具有一定的阻燃性。其阻燃机制是:首先,分子结构中的羧基在受热分解时能释放出大量的水和二氧化碳,水汽化吸收大量的热量,降低了纤维表面的温度,同时生成的二氧化碳和水蒸气可以将纤维分解出的可燃性气体的浓度冲淡,从而达到阻燃的效果。其次,燃烧过程中羧基也可与羟基发生反应,脱水形成内交酯,改变其裂解方式,减少可燃性气体的产生,提高炭化程度。

由图3-10(图片来自朱平课题组研究结果)可以看出,燃烧过程中,棉纤维的热释放速率远高于海藻酸钙纤维,而$CO_2$的生成速率却低于后者,海藻酸钙纤维大分子结构的特殊性和钙离子的催化作用使得其阻燃性能极为出色。

从海藻酸钙纤维的热分解过程中可以看出,纤维分解过程中释放出大量的水和$CO_2$,具有阻燃效果。此外,海藻酸钙纤维分子结构中的羧基既能吸收空气中的水分、受热分解释放出$CO_2$,又可与羟基反应脱水形成内交酯、减少可燃性气体的产生,是海藻酸钙纤维自阻燃性的分子结构基础。

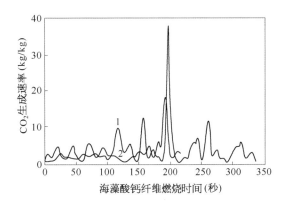

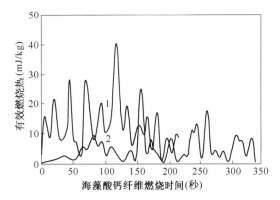

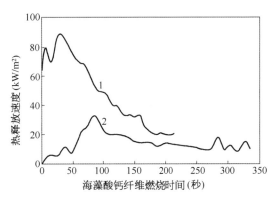

图3-10 海藻酸钙纤维和棉纤维燃烧性能

1—棉纤维;2—海藻酸钙纤维

# 第二节 海藻酸盐基纤维的工业化研发

## 一、海藻酸钠提取的工艺技术

目前世界范围内提取海藻酸钠可分为四类工艺方法:酸凝酸化法、钙凝酸化法、钙凝离子交换法和酶解提取法,国内厂家主要采用钙凝酸化法。

1. **酸凝酸化法** 此种提取海藻酸钠方法的工艺流程为:

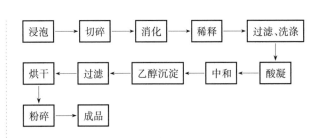

酸凝酸化法中酸凝的沉降速度很慢,通常需要8～12小时,而且胶状沉淀的颗粒也很小,不易进行过

滤,工业制备过程的中间产物海藻酸聚合物不稳定,易降解,存在着聚合物原料黏度和产品制成率都比较低的问题。

2. 钙凝酸化法　钙凝酸化法的工艺流程为:

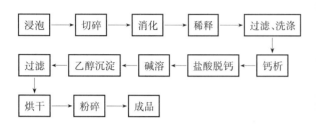

该工艺解决了钙析速度的问题,沉淀颗粒较大,但在脱钙过程中由于采用盐酸洗脱的方式,所得中间产物海藻酸不稳定、易降解,因此产品制成率和聚合物黏度不高。

3. 钙凝离子交换法　钙凝离子交换法的工艺流程为:

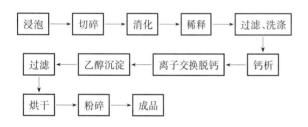

该提取海藻酸盐的工艺流程中,钙析速度较快、沉淀颗粒较大,所得产品收率较高,可达42.6%,黏度为2 840 mPa·s左右,远高于目前国际上工业化海藻酸盐产品黏度(150～1 000 mPa·s),而且所得制品均匀性好,储存过程中聚合物黏度稳定。

4. 酶解提取法　酶解提取法是近几年发展的新工艺,其流程为:

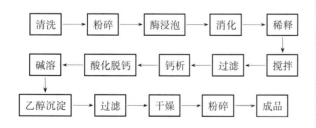

酶解提取法是指在一定条件下用纤维素酶溶液浸泡海带,经过分解海带细胞壁,加快海藻酸钠的溶出,浸出质量很高。但酶解提取法目前尚未大量用于生产,主要原因在于其生产成本高、能量消耗大,

以及不能完全酶解纤维素、酶解时间长、条件不易控制、技术含量高、需增加大量设备才能实现连续化生产、提取率偏低等多种技术问题亟待解决。

海藻酸盐制备的原材料主要是海洋中的新鲜海带植物。出于大规模生产的需要,来自各种产地的新鲜海带都需晒干备用。在此自然晒干过程中,海带原料存在着紫外光照射降解的风险。制备海藻酸盐的新鲜海带首先需要浸泡,将切好的海带段,放进转化容器罐内,加10%的甲醛浸泡使得海带吸水膨胀。此工艺技术另一项重要作用是材料的固色,将海带中的酚类和甲醛络合生成体型络合物,使得各种酚类物质不易溶出,从而保证产出的藻酸盐产品有更好的色泽。甲醛的加入还可起一定的抑制降解作用。

## 二、海藻酸盐纺丝工艺

### (一)纺丝溶液的制备

1. 纺丝溶液的配制　海藻酸钠溶液浓度越高,湿法纺丝过程中需脱除的溶剂越少,纤维成形速度越快。如其他条件不变而增加纺丝原液中聚合物的浓度,则所得初生纤维的密度较大,纤维中微孔数量减少,纤维整体结构比较均匀,有利于改善纤维的力学性能。海藻酸盐基纤维湿法纺丝生产过程中的突出问题是海藻酸钠粉末颗粒与工艺水之间的均匀混合技术,由于海藻酸钠粉末颗粒遇水形成黏性凝胶造成均匀混合的困难。聚合物固体含量的高低直接影响纺丝工序的顺利与否,海藻酸钠溶液浓度过低会造成无法纺丝或纤维成形差,浓度过高黏度增大,则聚合物无法通过溶体管道系统不能纺丝,在配制纺丝溶液时需特别注意。

2. 纺丝溶液的过滤　溶解后的海藻酸钠纺丝溶液中还存在一定的未溶解高分子物质、原料夹带的凝胶块、纺丝设备和管道中带入的机械杂质等。这些微粒在纺丝过程中会阻塞喷丝孔,造成单丝断头或在成品纤维结构中形成薄弱环节,使纤维强度降低。纺丝溶液的过滤一般采用板框式压滤机,选用能承受较高溶体压力并具有一定过滤精度的过滤材料或机织物,需连续进行2～4道的过滤以保证海藻酸盐纺丝的稳定性。

3. 纺丝溶液的脱泡　在海藻酸钠溶液的制备过程中需要进行溶体的搅拌、输送而混入一定数量尺寸不一的气泡,如不加以去除则将影响纤维成形质量。过滤时气泡会破坏滤材的毛细结构,造成溶液渗漏。纺丝成形时气泡会造成纤维断头或毛丝,而且微小的气泡则容易形成气泡丝,大大降低纤维的强度,甚至使纺丝工序无法正常进行。因此,必须严格控制纺丝液中的气泡含量。一般采用抽真空法加速气泡的去除,控制气泡在溶液中的体积分数不大于 0.001%。

### (二)凝固浴制备

**1. 凝固浴的浓度** 当海藻酸钠从喷丝口喷出进入到 $CaCl_2$ 凝固浴时,$Ca^{2+}$ 与海藻酸钠丝条中的 $Na^+$ 进行离子交换,在丝条表面形成不溶于水的海藻酸钙皮层。$CaCl_2$ 浓度太低,则 $Ca^{2+}$ 与 $Na^+$ 的交换速度缓慢,导致凝固能力过弱、皮层结构很薄,牵伸时拉伸张力稍大便容易导致纺丝线的丝束发生断裂,纤维成形过程不够稳定。反之,$CaCl_2$ 浓度太高,则双扩散速度快,凝固能力太强,细流表面过快地形成皮层使双扩散减慢,反而阻碍皮层的进一步增厚。相应地,纤维的最大拉伸比也较小,而纤维中钙钠比例的不同会严重影响纤维性能。当钙钠比例增大时,纤维的吸水能力下降但强度增大;当钙钠比例减小时,纤维的成胶性能更好,强度则相应地减小。

**2. 凝固浴的温度** 凝固浴的温度直接影响凝固浴中的凝固剂和溶剂的扩散速度从而影响成形过程,因此凝固浴温度和凝固浴浓度也是影响成形过程的主要因素。凝固浴温度降低,凝固速度下降,凝固过程比较均匀,初生纤维结构紧密,成品纤维的强度和钩接强度提高。随着凝固浴温度的上升,分子运动剧烈,双扩散过程快,成形速度亦快,但因凝固浴温度升高而导致凝固速度过快,会造成与凝固剂浓度过低等类似的弊病,如初生纤维结构疏松、皮芯层差异较大及纤维强度明显下降。

**3. 凝固浴循环量** 在纺丝成形过程中,纺丝原液中的溶剂不断地进入凝固浴,使凝固浴中溶剂浓度不断变化,同时凝固浴的温度也有所变化。而凝固浴的浓度和温度直接影响纤维的品质,因此必须不断地使凝固浴循环,以保证凝固浴浓度和温度在工艺要求的范围内波动从而确保纤维品质稳定。凝固浴中浸入速度低,丝条在凝固浴中的停留时间就增加,凝固时间就较充分,有助于改善纤维的质

量与性能。

### (三)纺丝工艺流程

纺丝工艺流程为:纺丝前准备→纺丝→凝固→牵伸→清洗→干燥→卷绕。

(1)纺丝原液进入纺丝箱,由搅拌器连续进行搅拌,使纺丝溶液均匀化。

(2)通过计量泵精确控制纺丝流量,或定量挤出聚合物。

(3)溶体过滤器是生产化纤的必要装置,经专用烛形过滤器过滤或分离溶液中的杂质颗粒。

(4)经过鹅颈管至纺丝板中的喷丝孔喷出。

从喷丝孔中压出的原液细流进入凝固浴。原液细流中的溶剂向凝固浴液扩散,浴液中的沉淀剂向细流扩散,这种扩散称为双扩散。通过扩散使原液细流达到临界浓度,聚合物于凝固浴液中析出而形成纤维。凝固指使用酸、碱、盐、有机溶剂等做凝固浴,使喷丝液凝固成形,制成初生丝。牵伸定型工艺是控制牵伸比对初生丝进行牵伸,并加热定型。湿法纺丝设备组成主要包括纺丝箱、计量泵、纺丝组件、喷丝板(喷丝头一般采用黄金与铂的合金材料制成)、凝固浴槽、牵伸机构(包括一次牵伸和二次牵伸)、清洗槽(漂白、整理)、干燥箱、卷绕机。图 3-11 所示为湿法纺丝流程图。

纺丝原液被循环管道送至纺丝机,通过计量泵计量,然后经烛形滤器、连接管而进入喷丝板(头)。在喷丝头上有规律地分布诸多的纺丝孔,孔径为 0.05~0.08 mm。从喷丝孔眼中挤出的原液细流进入凝固浴,原液细流中的溶剂向凝固浴扩散,凝固剂向细流渗透,从而使原液细流达到临界浓度,在凝固浴中析出而形成纤维。湿纺中的扩散和凝固是物理化学过程,但某些化学纤维在湿纺过程中还同时发生化学变化,例如黏胶纤维、纤维素黄酸钠分解成为纤维素再生纤维。湿法纺丝速度(指卷取初生纤维的第一导丝盘速度)由于受溶剂和凝固剂双扩散速度和凝固浴的流体阻力等限制,远比熔纺速度低。第一导丝盘的线速度与纺丝原液的挤出速度之比称为喷丝头拉伸比。湿纺拉伸比一般为负值、零,或是很小的正值,目的是提高成形过程的稳定性。纺丝原液是兼具黏性和弹性的弹黏体,原液从喷丝孔压出时有孔口胀大效应(巴勒斯效应),使挤出细流的直径大于喷丝孔孔径。湿纺过

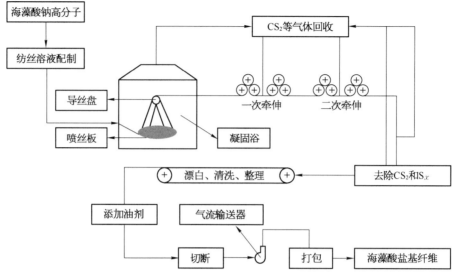

图 3-11 海藻纤维湿法纺丝工艺示意图

程中,胀大比一般为1~2。在第一导丝盘的拉伸力作用下,挤出细流在越过最大直径后逐渐变细,细化过程一直持续到原液细流完全固化为止。湿纺中细流直径的变化不仅是拉伸形变的结果,而且还与质量传递过程有关。从喷丝头到固化点的一段纺程为纤维成形区,是纤维结构形成的关键区域。湿纺初生纤维由于含有大量液体而处于溶胀状态。大分子具有很大的活动性,而且取向度很低,其形态结构与纺丝工艺条件关系极为密切。选择和控制纺丝工艺条件,可制得不同横截面形状或特殊毛细孔结构和特殊性能的纤维。湿纺有各种不同的成形方式,纺丝机也有各种不同的结构,例如有单浴法或双浴法、深浴法或浅浴法、漏斗成形或管中成形等。湿法长丝纺丝机的卷绕装置有离心罐式或筒管式。纺制短纤维时通常采用纺丝后处理联合机,各纺丝部位成形后的初生纤维被集合成束,连续进行后处理。湿纺不仅需要种类繁多、体积庞大的原液制备和纺前准备设备,而且还要有凝固浴、循环及回收设备,其工艺流程复杂、厂房建筑和设备投资费用大、纺丝速度低,因此成本较高。制造切段纤维时可采用数万孔的喷丝头或集装喷丝头组来提高生产能力。一般只有不能用熔体纺丝的合成纤维,例如聚丙烯腈纤维和聚乙烯醇纤维,才适于用高聚物溶液湿纺生产切段纤维和长丝束。海藻酸盐基纤维湿法纺丝工艺流程如下:

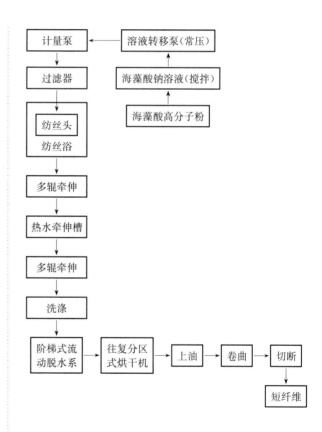

**(四)后加工技术**

1. 漂白 为使产品有比较好的色泽,工业生产中一般会加入次氯酸盐或过氧化氢进行漂白脱色,而海藻酸钠在氧化剂的存在下会发生氧化降解。

2. 干燥 GB 1976—1980 中规定海藻酸盐基纤维的水含量必须≤15%,纤维必须经专门的烘干机内烘干以符合规定的质量指标要求。海藻酸盐基的热降解性在高于60℃时表现十分明显且纤维具有很好的吸水性能，干燥工艺是关键控制技术，若直接简单烘干会使海藻酸盐基纤维变得干而硬，不利于后续的切断和卷曲工序操作。因此，要对烘干过程中的温度、时间、速度等技术参数进行严格控制。

### 三、工艺技术的改进

孙玉山等通过对海藻酸钙纤维的加工工艺、后处理技术等进行改善从而提高了海藻酸钙纤维的可纺性及纤维细度均匀性。在纺丝原液中添加次氯酸钠可以增加纤维的可纺性，主要是因为次氯酸钠可以使大分子发生一定程度的降解而降低溶液的黏度，提高溶液流动性能。此外，次氯酸钠的加入可除去溶液中的杂质金属离子，防止不溶性海藻酸盐纤维的生成，从而提高海藻酸盐的可纺性。初生纤维丝芯层与皮层之间因为凝固条件的不同而存在不同的凝固程度，采用喷孔直径较小的喷丝板可减少这种差异从而提高纤维直径的均匀性，得到截面更加均匀的纤维制品。对海藻酸钙纤维用纤维素醋酸酯、聚乙烯醇、锌离子、铝离子、铁离子等进行表面涂层可以提高海藻酸钙纤维的耐盐性。朱平等用环氧氯丙烷对海藻酸钠高分子进行交联后制成海藻酸钙纤维，发现交联后的海藻酸钙纤维断裂强度显著提高。

海藻酸锌纤维的制备包括直接法和间接法。直接制备法同海藻酸钙纤维的湿法纺丝过程相同，仅将凝固浴换为氯化锌水溶液。中国专利 96121462.7 中使用黏度为 0.07 Pa·s 的海藻酸钠制成纺丝溶液，通过喷丝孔挤入质量分数为 10% 的氯化锌凝固浴中，制成海藻酸锌纤维。海藻酸锌纤维还可以通过处理海藻酸钙纤维间接得到，由于海藻酸和钙离子的结合力相比于其他金属离子的结合力要小很多，因此，海藻酸钙纤维可以和其他金属离子的水溶液发生离子交换从而获得相应的海藻酸盐纤维。锌离子能参与人体中多种酶的构成，在伤口的愈合过程中，人体中酶的生物活性加大导致锌离子的大量损失，海藻酸锌纤维敷料可对创面进行局部补锌从而促进伤口的愈合，锌离子对枯草芽孢杆菌有明显的抑制作用，止血效果优于海藻酸钙纤维。

### 四、海藻酸盐基纤维的应用

海藻酸盐基纤维以其优异的高吸湿性、成胶性、阻燃性、生物降解性和防辐射等性能已在医疗、保健、环保等行业广泛应用。

1. 医疗用纺织品的开发应用　海藻酸盐基纤维具有良好的生物相容性、吸湿性及降解性，在医疗领域主要用于制备非织造布创伤被覆材料。1980 年以来，海藻酸盐基纤维纱布得到广泛应用，其优越性已被临床应用证实。海藻酸盐基纤维被覆材料具有高吸湿性，可以吸收近 20 倍体积的液体，与伤口体液接触后能吸除伤口过多的渗出物，帮助伤口凝血，同时由于该纤维具有成胶性，其中的 $Ca^{2+}$ 会与渗出物中的 $Na^+$ 发生交换形成水凝胶，可使氧气通过阻止细菌侵染，进而促进伤口的愈合。目前海藻酸盐基纤维作为医用纱布绷带和创伤敷料已实现产业化。

2. 保健纺织品的开发应用

（1）远红外和负离子功能纺织品：研究表明，通过在纤维纺丝过程中加入各种具有保健功能的添加剂或织物后整理可获得各类保健性纺织品。例如可以将远红外粉末直接加入海藻酸盐基纤维的纺丝液，制备出具有远红外放射功能的海藻酸盐基纤维，并利用它制成内衣，使其促进身体血液循环。

（2）抗菌防臭纺织品：纺织品的抗菌防臭功能主要通过加入抗菌剂来实现，可利用抗菌金属离子（如银离子）或天然抗菌剂（如壳聚糖芦荟等）制备抗菌海藻酸盐基纤维。例如德国 Alceru-Schwarza 公司新开发一种具有抗菌功能的 Lyocell 海藻酸盐基纤维，能抑制大多数种类的细菌。秦益民等将银离子加入海藻酸的纺丝液中制得高吸湿抗菌海藻酸盐基纤维，青岛大学制备的一种壳聚糖接枝海藻酸盐基纤维也具有良好的吸湿性和抗菌性。

（3）防辐射纺织品：改变凝固浴中金属离子的种类使海藻酸盐基纤维吸附大量的金属离子，可以很好地屏蔽电磁波，起到防辐射的作用。据报道，秘鲁纺织业利用秘鲁海域中盛产的杉藻研制出海藻酸盐基纤维服装，包括帽子、夹克、上衣、内衣和泳装等，能够有效防止紫外线的伤害，从而预防严重的眼部疾病和皮肤癌等皮肤疾病，据称这种海藻酸盐基纤维能够抵御 99.7% 的紫外线侵袭。

3. 功能服装面料的开发应用 海藻酸盐基纤维吸湿性好,缺点是强度弹性及色泽不够理想,所以在纱线原料的选用上多采用混纺或交织技术,例如将海藻纤维与莫代尔(modal)纤维、黏胶、棉纤维等纺织原料进行混纺,可弥补海藻酸盐基纤维性能上的不足。又如采用 32% 海藻酸盐基纤维-60% 莫代尔-85% 牛奶纤维三合一混纺色纱,并添加氨纶长丝,织造具有一定弹性和抗菌性的色织针织坯布,对产品的有关技术指标进行的检测结果显示,所得纤维各种性能良好,其产品物理指标和外观质量均达到纺织一等品要求。

# 第三节　海藻酸盐基纤维敷料的制造技术

非织造材料生产系统中的短纤维成网工艺包括干法成网和湿法成网工艺,这两种工艺处理的原料都是短纤维。湿法成网是指纤维在水中悬浮的湿态状况下采用造纸方法成网。干法成网是相对于湿法成网而言的,是指在干态条件下将海藻酸类纤维制备成纤网。

## 一、干法成网

干法成网技术涉及两个工序:纤维准备和纤网制备。纤网是非织造加工过程中最重要的半成品,对最终成品的形状、结构、性能及用途影响很大。纤网均匀度、纤网面密度和纤网结构是评定纤网类别和质量的三个基本要素。在纤网制备基础上再经后道加固及一些后加工处理,可制成各种非织造产品。干法成网技术包括机械梳理成网和气流成网,不同的成网方式所形成的纤网结构也不一样,无论对于何种结构类型的纤网,都可以采用客观的质量评定指标来给予判别。

纤网面密度指标用于区分纤网类别,如低面密度纤网形成的薄型非织造材料、高面密度纤网形成的厚型非织造材料等。纤网面密度是指纤网中所含纤维的质量,通常用单位面积纤网质量来表示。在纤网制备过程中,纤网面密度控制是指:① 维持纤网面密度在规定的范围之内。② 尽可能减少面密度偏差的变化范围。控制纤网面密度,意味着控制原材料成本和提高纤网质量。

评定纤网类别的另一个指标是纤网结构,纤网结构中的基本指标是指纤维在纤网中的排列方向,一般以纤维定向度来表示。纤维排列顺着机器输出方向(MD 方向)的称纵向排列;顺着垂直于机器输出方向(CD 方向)的排列称横向排列;如纤维沿纤维网各个方向排列,则称杂乱排列。纤维在纤网中呈单方向(如纵向或横向)排列数量多少程度称定向度。纤维数量沿纤网各个方向排列的均匀程度称杂乱度,杂乱度越高表示纤维沿各方向排列越均匀。

判断纤网中纤维的排列方式一般通过测定纤网的纵、横向断裂强力的比值来获得;如要判别纤维在纤网中排列的杂乱度,除了采用纵、横向断裂强力的比值表示外,还可进一步测定纤网其他方向(如 30°、45°、60° 等)的断裂强力值,用这些数值来予以更准确的表征。纤维定向度高的纤网,其纵、横向断裂强力比值或比 1 大得多,或比 1 小得多;纤维杂乱度高的纤网,其纵、横向断裂强力比值则接近 1。纤网结构对最终非织造材料制品的物理机械性能有直接影响,定向度高的纤网制成的成品,其各方向的物理机械性能往往差异很大,这一特性被称作各向异性;而杂乱度高的纤网制得的成品,其各方向的物理机械性能则可能非常相似,被称作各向同性。典型的纤维排列方向和梳理纤网如图 3-12 所示。

由于纤维在纤网中的排列方向对非织造材料的性能有重大影响,特别是对材料的强力特性有直接影响,多年来一直是人们研究的对象,近来又研究出显微照相技术与计算机图像分析技术相结合的方法,对纤维在纤网中的整体取向情况用频率分布函数(对离散型数据)或概率密度函数(对连续数据)来描述。在这一方法中采用纤维取向角 $\theta$ 来表征纤维在纤网中的定向状态,纤维取向角 $\theta$ 定义为纤维轴线与纤网长度方向(MD 方向)的中心线或其平行线之间形成的夹角(图 3-13)。纤维

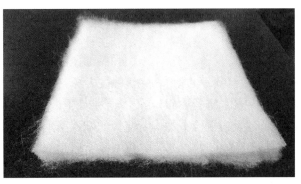

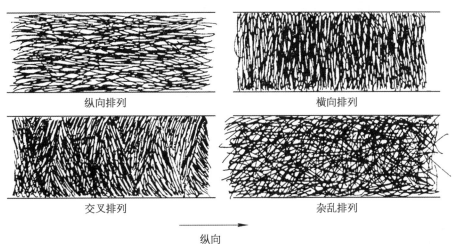

纵向排列 横向排列

交叉排列 杂乱排列

纵向

图 3 - 12 纤网及其中纤维的排列

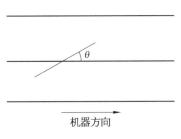

机器方向

图 3 - 13 纤维取向角

取向频率分布函数和概率密度函数可采用直角坐标或极坐标图来表示。

实际应用中,主要还是采用测定纤网纵、横向断裂强力比值来确定纤网的定向度或杂乱度状况,由于纤网强力比较低,直接测定比较困难,往往将纤网先经加固处理,再测定它们的纵、横向断裂强力比值。

1. 成网前准备 纤网生产的准备工序是指纤维的前处理加工,良好的准备工序是保证纤网质量的必要条件。干法成网加工中的准备工序,主要包括纤维的混合、开松及施加必要的助剂。

1) 配料成分的计算:纤维混合时,配料成分

可按质量用式(3 - 3)计算:

$$\frac{某种纤维}{质量(kg)} = \frac{混料纤维}{总质量(kg)} \times \frac{某种纤维}{配料成分(\%)}$$

$$(3 - 3)$$

2) 助剂的施加:准备工序中添加油剂的目的是减少纤维的摩擦和增加含湿量,防止纤维产生静电,以达到加柔、平滑而又有良好抱合性的要求。合成纤维一般在纺丝过程中已施加了油剂,但考虑到纤维储存、运输过程中油剂会有所挥发,同时由于非织造生产设备运转速度比较高,开松打击及分梳元件与纤维、纤维与纤维之间摩擦强烈,容易产生静电。因此通常在开松前,把稀释后的油剂以雾点状均匀地喷洒到纤维堆中,再堆放 24~48 小时,使纤维均匀上油,变得润滑、柔和。

油剂的组成成分中一般包含润滑剂、柔软剂、抗静电剂和乳化剂等,由于各种纤维对水的亲疏性不同,所以采用的油剂种类也不同。

3) 混合与开松工艺:混合与开松工艺是将各种成分的纤维原料进行松解,使大的纤维块、纤维

团离解,同时使原料中的各种纤维成分获得均匀的混合。这一处理总的要求是混合均匀、开松充分并尽量避免过度损伤纤维。

混合与开松的设备选择必须结合纤维密度、纤维长度、含湿量、纤维表面形状等因素来选择。设备选定后,还要根据生物质纤维特性及对混合开松的要求考虑混合、开松道数,工作元件的调整参数(如元件的隔距、相对速度)。开松混合设备大多利用棉纺、毛纺或化纤开松混合机台配置而成。其中称量式开混联合工艺流程由称量装置、开松机、棉箱及气流配送系统组成。混合开松后的纤维由气流输送和分配到后道成网设备的喂入棉箱中。由于采用了称量装置,混料中各种成分比较准确。这种工艺流程适用于加工的纤维范围为 $1.54 \sim 6.67$ dtex,长度 $38 \sim 65$ mm。其流程如下:

原料组分(按混合比称重)→开松→混合→精开松→末道纤维箱。

该工艺路线的优点是:① 混合均匀,不受纤维种数和类型的限制。② 产量稳定,不受纤维组分间比率的影响。③ 应用灵活,改变整批原料成分时,不需附加设备。

4) 开松与混合设备

(1) 混合机:典型的多仓混合机采用"横铺直取"方法,其原理是:气流将纤维送入多个直立储存槽中,在气流压缩下,经 $90°$ 的转向形成多个水平纤维层,水平前进的纤维层被斜帘上的角钉垂直抓取进入储存箱,这种方式称作"直放横铺,横铺直取",使纤维获得均匀混合。

斜帘上方的均匀罗拉和前方的剥取罗拉上都装有角钉,由于它们和斜帘间的相对运动,可对斜帘角钉抓取的纤维进行开松,角钉的间距大,因此角钉的开松作用比较柔和。而储存箱中的开松锡林,表面包缠有金属针布,其形状如锯条,锯条的间距以及锯条上齿尖的间距比起角钉的间距要小,可以对被角钉松解的纤维进一步开松。由于间距小,开松元件上工作件(齿数)增多,因此开松锡林的开松作用比起角钉要强。开松元件的这种配置方式,称作"前疏后密",针对纤维从纤维包中取出时,比较紧密,用配置较疏的角钉先对纤维松解,随后再用配置较密的金属针布对已松解的纤维进一步开松,既避免了损伤纤维,又能逐步地获得良好的开松效果。

(2) 精开松机:精开松机用于对纤维的进一步开松,通过气流接受已经预开松的纤维原料,经由弹簧加压的沟槽罗拉与给棉板形成的握持状态下接受开松,预开松作用比较柔和,而在精开松机中,纤维处于握持状态下被开松,同时梳针打手上梳针的配置密度也高,显然开松作用更强烈,可以进一步将已预开松的纤维开松成小块或束纤维状态,为下一步在梳理机上分梳成单纤维创造条件。

(3) 棉箱喂料机:对于纤维成网来说,均衡、稳定地供给筵棉对纤网的质量至关重要。所以纤维原料经混合、开松后,要通过一喂料系统来为后道梳理加工供应原料,按其方式又可分成气流式喂入和振动式喂入两种类型。

气流式棉箱喂料机中,纤维在气流作用下进入棉箱储料槽,气流可从槽壁上的网孔逸出到过滤器。储料槽底部装有锯齿给棉罗拉及给棉板,原料在给棉罗拉及给棉板的握持下,由开松罗拉开松成细小均匀的纤维簇进入喂槽;此时由压缩风机吹出的压缩空气也进入喂槽,使纤维原料形成密实而均匀的筵棉,由一对沟槽罗拉经导网板输出。精确喂棉机属定容喂入方式,由喂槽容积和筵棉喂入速度控制原料喂入过程中的变异值,使喂棉量稳定。

振动式棉箱由配棉斗、给棉罗拉、打手下棉箱、有机玻璃窗、振动板罗拉等部件组成。配棉斗前方机台送来的原料通过抽插式滤网滤去空气,经给棉罗拉和打手输送至下棉箱,下棉箱中的棉花高度由一直光电开头控制,由于设有上振动式振动板,将上棉箱由打手送达的原棉振实,并保证有效提高密度的均匀稳定,并由出棉罗拉均匀地配给下道梳理机。

2. 梳理  梳理是干法非织造材料的成网生产中的一道关键工序。它将开松混合的纤维梳理成由单纤维组成的薄纤网,供铺叠成网,或直接进行纤网加固,或经气流成网,以制备呈三维杂乱排列的纤网。传统梳理机各回转件的三大作用即分梳、剥取和提升。

1) 梳理的作用:纤维原料的梳理是通过梳理机来实现的,梳理加工要实现下列目标。① 彻底分梳的纤维原料,使之成为单纤维状态。② 使纤维原料中各种纤维成分进一步均匀混合。③ 进一步清除原料中的杂质。④ 使纤维平行伸直或杂乱排列。

梳理机上的工作元件如刺辊、锡林、工作辊、剥取辊、盖板以及道夫等其表面都包覆有针布,针布的类型有钢丝针布(也称弹性针布)和锯齿针布(或称金属针布)。图3-14是一种典型的罗拉式梳理机。针布的齿向配套、相对速度、隔距及针齿裂度不同,可以对纤维产生如下不同的作用。

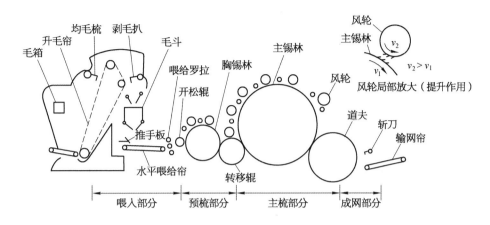

图3-14 罗拉式梳理机

(1)分梳作用:分梳作用产生于梳理单元件的两个针面之间,其中一个针面握持纤维,另一个针面对纤维进行分梳,属一种机械作用。并且还要符合下列条件:① 两个针面的针齿倾角相对,也称平行配置。② 两个针面具有相对速度,且一个针面对另一个针面的相对运动方向需对着针尖方向。③ 具有较小的隔距和一定的针齿密度。

根据分梳时针齿的受力状况,工作辊和锡林上的针齿受纤维的作用力 $F$、分力 $P$ 使两个针都具有抓取纤维的能力,故起到分梳作用。通过分梳可以使纤维伸直,平行并分解成单纤维。在罗拉式梳理机上,梳理作用发生在预梳部分和主梳部分。预梳部分以喂给罗拉和刺辊作为分梳元件,对喂入的纤维进行预分梳。预分梳的程度可用下式来表示:

$$N = \frac{V_{给} \times G \times n}{V_{刺} \times T \times 10^5} \qquad (3-4)$$

式中:$N$ 为预分梳度(根/齿);

$V_{给}$ 为喂给罗拉的表面速度(m/min);

$G$ 为喂给纤维层单位面积质量(g/m²);

$n$ 为纤维根数(根/mg);

$V_{刺}$ 为刺辊转速(r/min);

$T$ 为刺辊表面总齿数(齿/转)。

预分梳度 $N$ 表示工作时,预分梳元件(刺辊)上每个齿的纤维负荷量(以纤维根数表示)。每个齿的纤维负荷量越低,则预分梳效果越好。从式(3-4)可以看出,要降低纤维负荷量,可以提高刺辊的转速($V_{刺}$),或降低喂给罗拉的表面速度($V_{给}$),或降低喂给筵棉的单位面积质量($G$)。

主梳理部分以工作辊和主锡林作为分梳元件,对经过预分梳的纤维进一步梳理。梳理的程度用式(3-5)来表示:

$$C = K_c \frac{N_c \times n_c \times L \times r}{P \times N_B} \qquad (3-5)$$

式中:$C$ 为梳理度(齿/根);

$N_c$ 为锡林针布的齿密(齿尖数/25.4 mm²);

$n_c$ 为锡林转速(r/min);

$N_B$ 为纤维细度(dtex);

$r$ 为纤维转移率(%);

$P$ 为梳理机产量[kg/(台·h)];

$L$ 纤维长度(mm);

$K_c$ 为比例系数。

梳理度 $C$ 表示工作时,一根纤维上平均作用的齿数。梳理度太小,则纤维难以得到足够分梳,纤维易形成棉结;如追求过高的梳理度,则可能降低梳理机的产量,一般来说,梳理度值为3时比较合适。

(2)剥取作用:当两针面的针齿倾角呈交叉配置时,如纤维原在 $B$ 针面上,当 $V_A > V_B$ 时,或

$V_B$ 与 $V_A$ 反向时,则产生剥取作用,即 $B$ 针面上的纤维被 $A$ 针面剥取,转移到 $A$ 针面上。

剥取时,针齿的受力状况作用力 $F$ 的分力 $P$ 使锡林上的针齿具有抓取纤维的能力,而剥毛辊上的针齿不具有抓取能力,故锡林上的针齿剥取剥毛辊上的纤维。在针齿的剥取作用下,纤维可从一个工作元件转移到另一个工作元件,使纤维进一步得到梳理,如纤维从工作辊转移到剥取辊,再转移到锡林,在下一级工作辊和锡林间进行梳理;或者使纤维以纤维网方式输出,如从锡林转移到道夫。

(3)提升作用:当两针面的针齿呈平行配置时,$V_A$ 和 $V_B$ 同向,当 $V_B > V_A$ 时,$B$ 针面对 $A$ 针面的相对运动方向对着针背方向,则原在 $A$ 针面上的纤维被提升。提升时,针齿的受力状况作用力 $F$ 的分力 $P$ 使提升轮和锡林上的针都不具有抓取纤维的能力,故对纤维起到了起出(提升)作用。

(4)针布:针布是产生梳理作用的关键器材,用于非织造材料生产的梳理机上主要使用金属针布以适应于高速生产,钢丝针布(也称弹性针布)用得不多。金属针布的优点是:具有对纤维良好的握持和穿刺分梳能力;能阻止纤维下沉,减少充塞;针面负荷轻,不需要经常抄针,起出嵌入针槽的纤维;针尖耐磨性好,不需经常磨针;针尖不易变形;有利于高速度、紧隔距、强分梳的工艺要求。通常对非织造专用梳理机针布的技术要求有:平整度、表面粗糙度、锐利度、硬度及角度的正确性。

2)梳理机:非织造生产中用的梳理机种类很多,有单锡林、双锡林、罗拉-锡林式、盖板-锡林式、单道夫、双道夫、带或不带凝聚辊、杂乱辊等。就其主梳理而言,可分为两大类:盖板-锡林式和罗拉-锡林式。

盖板-锡林式梳理机的活动盖板沿着梳理机墙板上的曲轨缓缓移动,其向着锡林一面装有针布,与锡林上的针布配合起分梳作用。纤维在锡林盖板区受到梳理的同时,还在两针面间交替转移,时而沉入针面(盖板或锡林),时而抛出针面,纤维进一步获得反复混合。

罗拉-锡林式梳理机是非织造生产中使用最多的梳理机,按配置的锡林数、道夫数、梳理罗拉、针布的不同及带或不带凝聚辊或杂乱辊等可分成很多种类。通过变换梳理罗拉和针布的配置,可加工

长度为 38~203 mm、纤度为 1.1~55 dtex 的短纤维。在罗拉-锡林式梳理机中,梳理产生于工作罗拉和锡林的针面间,剥取罗拉的作用是将梳理过程中凝聚在工作罗拉上的纤维剥取下来,再转移回锡林,以供下一个梳理单元梳理,由剥取罗拉、工作罗拉和锡林组成的单元也称为梳理单元或梳理环(图 3-15),通常在一个大锡林上最多可配置 5~6 对工作罗拉和剥取罗拉,形成 5~6 个梳理单元,对纤维进行反复梳理。

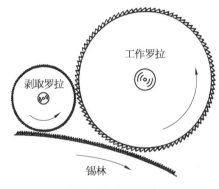

图 3-15 梳理单元

罗拉-锡林式梳理机构的特点是:① 梳理线少,仅 2~6 条。② 属间歇式梳理,对长纤维损伤少。③ 基本上没有短纤维排出,有利于降低成本。④ 罗拉梳理主要是利用工作罗拉对纤维的分梳、凝聚与剥取罗拉的剥取、返回,对纤维产生分梳和混合作用,产量很高。

罗拉-锡林梳理机的基本配置如图 3-16 所示,由喂入罗拉、刺辊、锡林、工作罗拉、剥取罗拉、道夫和斩刀或剥棉罗拉组成,到最终输出纤网。其各工作元件上的针布配置类似于开松混合装置上的开松元件,从前到后针布的密度配置也是"前疏

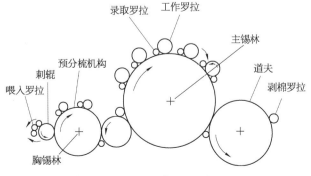

图 3-16 罗拉-锡林梳理机基本配置图

后密"，针布的粗细配置为"前粗后细"，以满足梳理过程中彻底分梳又尽量减少纤维损伤的要求。

3）高速梳理和杂乱梳理成网：由于梳理机是非织造材料生产中的关键设备，为满足非织造材料高速生产及其最终不同结构产品的要求，通过配置不同的工作元件，开发了很多种类的梳理机。例如单锡林双道夫、双锡林双道夫、带凝聚罗拉的杂乱梳理机、带杂乱辊的杂乱梳理机等。

（1）单锡林双道夫：梳理机为保证输出单纤维状态的均匀纤网，通常锡林表面的纤维负荷很轻，每平方米的纤维负荷量不到 1 g，理论上纤维负荷量越小，分梳效果越好。在锡林转速恒定情况下，降低纤维负荷就必须限制纤维喂入量，从而导致梳理机的产能受限。随着制造业的发展，锡林类的大型回转件的转速得以提高，单位时间内纤维携带量增加，为便于锡林上的纤维及时被剥取转移，避免剥取不清，残留纤维在以后梳理过程中因纤维间搓揉形成棉结影响纤网质量，在锡林后配置两只道夫，可转移出两层纤网，达到增产的目的（图 3-17）。

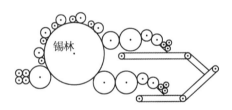

图 3-17　单锡林双道夫罗拉式梳理机

（2）双锡林双道夫：单锡林双道夫是通过提高锡林转速、在不增加锡林表面单位面积纤维负荷量情况下，增加单位时间内纤维量，即在保证纤维梳理质量前提下提高产量。双锡林双道夫（图 3-18）在原单锡林双道夫基础上再增加一个锡林，梳理工作区面积扩大了一倍且梳理质量更容易控制。

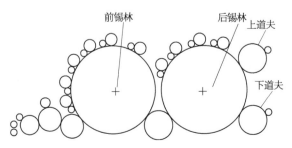

图 3-18　双锡林双道夫梳理机

（3）带凝聚罗拉的杂乱梳理：普通梳理机输出的纤网，其中的纤维沿纵向（MD 方向）平行排列，属纵向定向纤网，这样的纤网加固成非织造材料，其纵/横向的物理性能，特别是纵/横向断裂强力差异很大。要缩小纤网各方向的结构差异，可通过在道夫后面加一对凝聚罗拉（图 3-19）。由于道夫与第一个凝聚罗拉的线速度比为 2∶1～1.75∶1，第一个凝聚罗拉与第二个凝聚罗拉的线速度比为 1.5∶1，即 $V_{道夫} > V_{凝1} > V_{凝2}$，纤维在上述两个转移过程中存在负牵伸，纤维转移过程中受到推挤作用，由于纤维属柔性材料，在推挤作用力下，纤维排列改变方向，最终形成一种纤维呈杂乱排列的纤网，其纵/横向断裂强力比为 5∶1～6∶1。

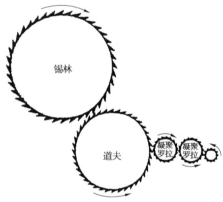

图 3-19　采用凝聚罗拉的梳理机

（4）带杂乱罗拉的杂乱梳理：如图 3-20A 所示，在锡林和道夫间设置高速旋转的杂乱罗拉，杂乱机制是靠高速旋转产生的气流和针齿使锡林上纤维浮起，由于杂乱罗拉与锡林附面层气流在三角区引起的湍流（图 3-20B），使纤维卷曲、变向混合。采用杂乱罗拉生产出的纤网，其外观结构与采用凝聚罗拉产生的纤网不同，但杂乱的效果相似，其纵/横向断裂强力比为 4∶1～3∶1。

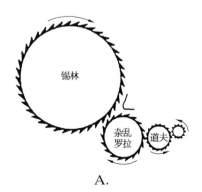

A.

纤网(图 3 - 22)。

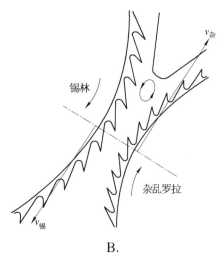

B.

图 3 - 20　采用杂乱罗拉的梳理机

（5）组合式杂乱梳理：将凝聚罗拉和杂乱辊两种配置组合（图 3 - 21），在锡林和道夫间插入高速旋转的杂乱罗拉，并在道夫后再安装一对凝聚罗拉，将两种杂乱效应组合起来，进一步提高输出纤网中纤维排列的杂乱程度。

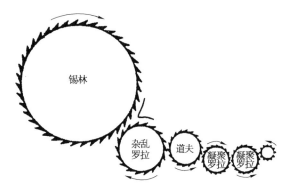

图 3 - 21　杂乱罗拉与凝聚罗拉联合应用的杂乱梳理机

4）机械铺网：梳理机生产出的纤维网很薄，通常其面密度不超过 20 g/m²，即使采用双道夫两层薄网叠合也只有 40 g/m² 左右。生产中用的厚纤网一般需通过进一步铺网来获得，铺网就是将一层层薄纤网进行铺叠以增加其面密度和厚度。铺网方式有平行式铺网和交叉式铺网，都属于机械铺网。网铺叠后如经杂乱牵伸装置牵伸，可使厚纤网形成机械杂乱纤网。

（1）平行式铺网：主要有串联式铺网和并联式铺网两种。

串联式铺网：串联式铺网是把梳理机直向串联排列，将各机输出的薄纤网叠合形成一定厚度的

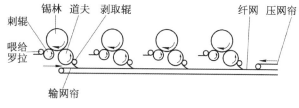

图 3 - 22　串联式铺叠成网

并联式铺网：该铺网方式是将多台梳理机平行放置，梳理机输出的薄纤网经 90°折角后，再一层层铺叠成厚网（图 3 - 23）。

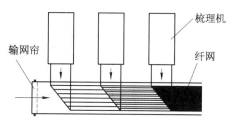

图 3 - 23　并联式铺叠成网

以上两种方法制取的纤维网，结构上都是纵向（MD 方向）定向纤网，其优点是：外观好、均匀度高，但铺制的网厚受限制。由于配置的梳理机数量多、占地面积大，特别是当后道加固设备的生产速度低于梳理机纤网输出速度时，梳理机的利用效率低。此外，产品的宽度受梳理机工作宽度的限制。这种方式铺制成的纤网，主要用作医用卫生材料、服装衬、绝缘材料等。

（2）交叉式铺网：该铺网方式是在梳理机后专门加上一台铺网机，梳理机输出的纤网垂直于铺网机做往复运动，并以交叉方式铺叠，将平行式铺网中纤网的直线运动变成复合运动，当梳理机以确定速度输出薄纤网时，铺叠成的厚纤网可按后道加固设备要求以不同的速度输送，不需要降低梳理机的输出速度，梳理机的使用效率大幅度提高，产品的宽度也不受梳理机工作宽度限制，适应性能明显提高。这种铺网方式在干法机械梳理成网加工中广泛采用，按其铺叠方式又可以分成立式（驼背式）铺网机、四帘式铺网机和双帘夹持式铺网机。

立式（驼背式）铺网机：如图 3 - 24 所示，梳理机道夫输出的薄纤网经斜帘到顶端的横帘，再向下

进入直立式夹持帘。夹持帘被滑车带着来回摆动，使薄纤网在成网帘上做横向往复运动，铺叠成一定厚度的纤网。

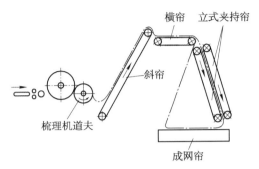

图 3-24 立式铺叠成网

立式铺网机由于夹持帘的摆动运动方式限制了铺叠速度的提高，现绝大多数已被四帘式铺网机取代。

四帘式铺网机：如图 3-25 所示，梳理机送出的薄纤网，经定向回转的输网帘和补偿帘，到达铺网帘。其中补偿帘不仅做回转运动，还同时沿水平方向做往复运动，往复运动距离按需要的最终纤网宽度设置，于是薄纤网被往复铺叠到成网帘上形成一定厚度的纤网，其面密度范围为 100~1 000 g/m² 或更高，可由成网帘速度、梳理机输出薄纤网面密度及配置多台梳理机等方式调节。

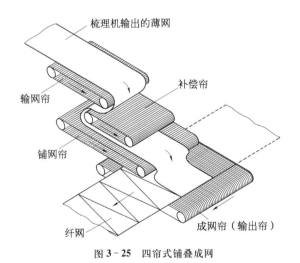

图 3-25 四帘式铺叠成网

成网帘上铺叠的纤网，其形状如图 3-26 所示。设道夫输出的薄纤网宽度为 $W$(m)且纤网运行到铺网帘的宽度不变（事实上由于张力牵伸略变

窄），如铺网帘的往复速度为 $V_2$(m/min)、成网帘的移动速度为 $V_3$(m/min)、在成网帘上铺叠成的纤网宽度为 $L$(m)，则铺叠后纤网层数 $M$ 可近似地用下式表示：

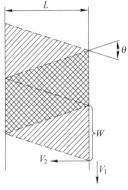

图 3-26 纤网的形状

$$M \approx \frac{W \times V_2}{L \times V_3} \tag{3-6}$$

式(3-6)表明，铺网层数 $M$ 与铺网帘往复速度 $V_2$ 和薄纤网宽度 $W$ 成正比，与成网帘移动速度 $V_3$ 和铺网宽度 $L$ 成反比。层数 $M$ 越多越均匀，一般实际生产中要求达到 6~8 层，才能保证纤网的均匀性。

$\theta$ 角俗称铺网角，铺网角过大，铺叠成的纤网均匀度差。显然 $\theta$ 角的大小与铺网层数有关，铺网层数越少，$\theta$ 角越大。因此从式(3-7)及实际生产要求的铺网层数，可导出相应的 $\theta$ 角表达式：

$$\theta = 2\mathrm{arctg}\,\frac{V_3}{V_2} \tag{3-7}$$

$$或 \quad \theta \approx 2\mathrm{arctg}\,\frac{W}{M \cdot L} \tag{3-8}$$

双帘夹持式铺网机：四帘式铺网机中帘子对薄纤网仅起托持和传输作用，铺网速度高时，由于周围气流相对速度增加，会造成薄纤网飘移，影响铺网质量。为了适应高速铺网要求，采用双层平面塑料帘子夹持薄纤网的铺网机（图 3-27）。薄纤网经前帘和后帘进入两层塑料网之间，在夹持状态下做往复运动，避免了意外牵伸和气流干扰，可实现高速铺网，同时又改善了纤网均匀度。为了减少塑料网帘运行过程中静电积聚，通常对网帘做抗静电涂层处理；网帘接头处采用斜面黏合搭接，保证网帘平稳运转；机上还装有网帘整位装置，防止网帘运行中歪斜跑偏，这些措施使纤网的喂入速度提高。

（3）纤网杂乱牵伸机：采用交叉铺网机铺叠的纤网，纤维在纤网中大体呈横向排列，为增加纤网结构的杂乱度，减少其纵/横向断裂强度值的差异，在交叉铺网机后可配置一台杂乱牵伸机。其工作原理是通过多级小倍数（图 3-28）牵伸，使纤

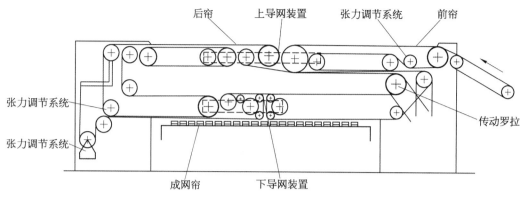

图 3 - 27 双帘夹持式铺网机

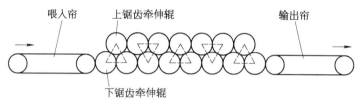

图 3 - 28 纤网杂乱牵伸机

中原来呈横向排列的部分纤维朝纵向移动。

牵伸机的工作特点如下。① 图 3 - 28 所示的纤网牵伸机配置五组辊筒,每组包括三个辊筒,构成五个牵伸区。牵伸区数量可按实际需要调整。② 牵伸区内上下辊筒间距可调,一个辊筒到另一个辊筒间的牵伸,由可变换皮带轮和同步齿形带构成的机械变速系统来确定。③ 辊筒上包覆特殊金属针布,在整个牵伸过程中可加强对纤维运动的控制,以满足设定的牵伸倍数要求。④ 以可编程控制器控制伺服电机的方式驱动每个牵伸区的辊筒运转。各牵伸区的牵伸倍数不同,前区大,后区小,以保证纤网均匀性,牵伸倍数见表 3 - 1。全机可采用工业计算机进行控制。⑤ 主要应用于面密度较小的非织造材料($30\sim150 \text{ g/m}^2$)生产线。如衬垫材料、医疗卫生材料,生产速度最高可达 90 m/min,产品的纵横向强力比接近 1 : 1.5,物理机械性能趋于各向同性。

表 3 - 1 纤网杂乱牵伸机的牵伸倍数

| 组成一个牵伸区的牵伸辊传动件齿数比 | 38 : 36 : 34 | 38 : 37 : 36 |
|---|---|---|
| 牵伸区固定牵伸倍数 | 1.117 | 1.055 |
| 15 辊总最小牵伸倍数 | 1.738 | 1.307 |
| 21 辊总最小牵伸倍数 | 2.178 | 1.460 |
| 27 辊总最小牵伸倍数 | 2.720 | 1.620 |

## 二、气流成网

用气流成网方式制取的纤网,纤维在纤网中呈三维分布,结构上属杂乱度较高的纤网,物理机械性能上基本显示各向同性的特点。

1. 气流成网原理　气流成网的基本原理如图 3 - 29 所示。纤维经开松混合后,喂入高速回转的锡林或刺辊,进一步梳成单纤维。在锡林或刺辊的离心力和气流联合作用下,纤维从锯齿上脱落,靠气流输送,凝聚在成网帘(或尘笼)上形成纤网。

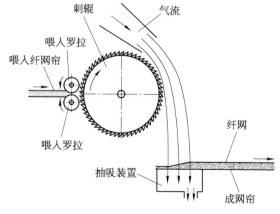

图 3 - 29 气流成网的基本原理简图

气流成网加工时,纤维良好的单纤维状态及其在气流中均匀分布是获得优质纤网的先决条件。

机械梳理成网时,道夫从锡林上转移纤维形成纤网时纤维始终处于针布的机械控制中,容易保持原有的单纤维状态。而气流成网时,即使在前道良好的开松、混合、梳理加工中形成单纤维状态,在气流输送形成纤网过程中,气流对单纤维状态的控制远不如机械方式稳定可靠,常常会因为纤维"絮凝"造成纤网不匀率增大。其中,气流状态是重要影响因素,供给的气流在输送管道中不能产生明显的涡流。被加工的纤维规格及性能也是重要影响因素之一,一般来说纤维细且长、卷曲度高以及易产生静电的,容易在气流输送中形成"絮凝",反之短且粗、卷曲度低并不易产生静电的纤维,最终形成的纤网均匀度好。因此某些类型纤维,如黄麻、椰壳纤维、金属纤维等无卷曲且不易产生静电的纤维,由于纤维间抱合力差,采用机械梳理难以形成纤网,但用气流成网技术反倒能形成均匀度很好的纤网,其他布开花纤维、鸭绒等短纤维采用气流成网也比采用机械梳理成网更合适。

气流成网中为提高纤维在最终纤网中排列的杂乱度,输送管道在结构上往往采用文丘利管(图3-30)。这种管道实际上是一种变截面管道,即管道中任意两个截面的截面积不相等,且管道从入口到出口逐步扩大。按流体力学原理,气体在常压下可视为不可压缩的。即:

$$Q_1 = Q_2$$
$$Q_1 = S_1 V_1, \quad Q_2 = S_2 V_2$$
$$\because S_1 < S_2$$
$$\therefore V_1 > V_2 \qquad (3-9)$$

式中:$Q_1$为流入气流量;
$\quad\quad Q_2$为流出气流量;

$S_1$为截面 1 的面积;
$S_2$为截面 2 的面积;
$V_1$为截面 1 处的气流速度;
$V_2$为截面 2 处的气流速度。

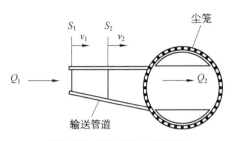

图3-30　气流成网中输送管道

由于纤维有一定长度,在文丘利管中,其头、尾端处于两不同截面,因此纤维头、尾端速度是不同的,头端速度低于尾端速度,于是纤维产生变向,形成杂乱排列。

此外,由于流出气流是以近似于垂直的方向从凝棉尘笼表面小孔中流出的,纤维沿气流的流线运行时,虽然受气流扩散作用变向,但大体上也是以近似于垂直的方向落在尘笼表面的,因此有一定比例的纤维沿纤网厚度方向排列,特别是当形成的纤网比较厚时,纤维的这种取向更明显,这也就是气流成网形成的杂乱式结构不同于梳理成网杂乱结构的原因,前者形成的是纤维呈三维取向的纤网;后者是二维取向的纤网,即使经交叉铺网后,也是二维取向纤网的叠加。两者都可形成杂乱纤网,但杂乱结构是有差异的。

2. 气流成网的方式　按照纤维从锡林或刺辊上脱落的方式、气流作用形式以及纤维在成网装置上的凝棉方式,可以把气流成网方式归纳为五种,如图3-31所示。

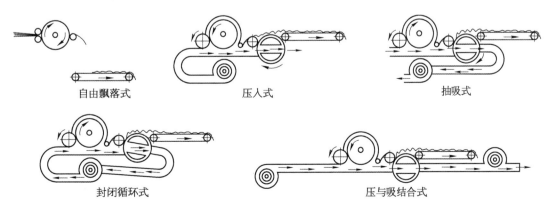

图3-31　五种气流成网方式

（1）自由飘落式：纤维靠离心力从锡林或刺辊上分离后，因自重及惯性而自由飘落到成网帘上形成纤网，主要适用于短、粗纤维，如麻、矿物纤维、金属纤维等原料成网。

（2）压入式：压入式气流成网过程中，纤维除靠离心力外，还借助吹入气流从锡林或刺辊上分离，并经气流输送到成网装置上形成纤网，其工作原理类似于布开花机和粗纱头机。这类机器适宜于加工含杂多的短纤维，纤网的均匀度和抱合力都较差。

（3）抽吸式：与压入式相反，通过抽吸气流在成网装置内产生负压，由于压力差，在纤维输送管道内形成气流，将锡林或刺辊上分离的纤维吸附在成网帘装置表面形成纤网。这类成网机的抽吸气流横向速度分布的均匀性和稳定性，直接影响纤网的均匀度。

（4）封闭循环式：是压入式和抽吸式两种成网方式的组合，由于气流循环是闭路的，原料中的杂质往往沉积在机器内，需定期清理，不然对纤网质量有影响。通常采用同组风机同时提供抽吸和压入作用，因此调节气流时，抽吸和压入气流同时产生变动。

（5）压与吸结合式：属压入式和抽吸式两种方式的组合。但与封闭循环式不同之处在于采用两组风机，分别提供抽吸和压入作用，可对抽吸和压入气流进行分别调节，加强了对气流的控制，同时抽吸气流可直接排到机外，原料中的杂质不会影响纤网的质量。

3. 影响气流成网均匀度的主要因素　改善气流成网均匀度的关键，是把握好纤维、气流及其两相混合流之间的关系。从生产技术角度看，具体体现在三个方面。

1）喂入均匀的筵棉：气流成网中使用的气流输送纤维管道通常很短，而气流的速度很高（＞15 m/s），纤维在管道中逗留时间很短，气流主要对纤维起输送、扩散作用，对纤维量的均匀分布调节作用微弱。后道往往不配置铺网系统，难以通过薄纤网铺叠来弥补质量均匀度的差异。因此喂入气流成网机的筵棉均匀与否，对纤网均匀度有着直接的、决定性的影响，严格控制并改善喂入纤维层的均匀度是获得气流成网均匀性的首要途径。

2）纤维在气流中的均匀分布和输送：在喂入纤维层均匀前提下，纤维能够在气流中均匀分布和输送，是形成均匀纤网的关键，这一阶段的状态取决于下列三个因素。

（1）单纤维化程度：由于气流不具备分梳功能，若在输送管道中出现纤维簇、纤维团，将直接反映到最终的纤网上，因此原料单纤维状态的好坏，直接影响纤网的质量。气流成网中对前道开松、除杂、混合、分梳处理要进一步加强，其加工对象也多偏重于容易形成单纤维状态的纤维原料。

（2）剥离纤维的气流速度：纤维被从刺辊或锡林的齿尖上剥离、伸直，并以单纤维状态均匀地分布在输送气流中，与剥离纤维的气流速度有直接关系。实验表明，以气流剥取道夫齿尖上的纤维时，气流速度应大于道夫速度的 3～4 倍。从刺辊或锡林上剥取时，纤维在离心力作用下可从齿尖上脱落，因此气流的速度可减至 2～3 倍，此时的高速气流有助于纤维伸直、在气流中均匀分布，避免互相缠绕。剥离气流的运动方向应配置在刺辊或锡林的切线方向。

（3）输送纤维的气流流量：单纤维输送成网的理想流体应使气流有足够的容积以保证纤维/气流两相混合流中，各根纤维不与相邻纤维缠结，理论上测算时，将每根纤维看作以长度为直径的球体，该球体体积即每根纤维所需的最大气流量，这一关系可用式（3-10）表示：

$$Q = K \times PL^2/D \qquad (3-10)$$

式中：$D$ 为纤维纤度；

　　　$L$ 为纤维长度；

　　　$P$ 为设备的纤网产量；

　　　$K$ 为与状态有关的特定系数；

　　　$Q$ 为所需的气流流量。

式（3-10）表明，输送纤维的气流流量与纤维长度的平方成正比，说明气流成网中，纤维长度对纤网均匀度影响很大，这也是气流成网偏重于加工短、粗纤维的原因。

一定体积的流体中所含纤维的重量，通常称为纤维流密度。纤维在流体中的密度超出某一数值,原有的单纤维会重新"絮凝"成纤维束、纤维团,在纤网上出现"云斑"、束纤维现象,破坏纤网均匀度。试验表明,纤维在流体中的分布除与纤维的几何尺寸有关外,还受其他性状的影响,如种类、静电性能等,不同的纤维要求的纤维流密度也不同,如棉纤维最大纤维流密度为 $1.2 \sim 1.5 \ g/m^3$,聚酰胺纤维可达 $3 \sim 4 \ g/m^3$。气流流量大可降低纤维流密度,但也造成产量低、能耗大等问题。

3) 流体管道及尘笼表面:除上述因素外,气流成网的均匀性还与流体管道的配置及尘笼表面的吸附条件有关。由此产生的因素有流体状态、流体流向和尘笼表面吸附条件三方面。

流体状态:高速气流是输送纤维、形成纤网的关键因素。其中最重要的是气流在输送风道中不能产生明显的涡流,避免纤维在涡流中回旋而无法有序地沉积在尘笼上。输送风道往往设计成弓形渐扩管,使气流速度逐渐减小,减弱气流的冲力,纤维可均匀凝聚在尘笼表面,不再产生移动。

流体流向:流体流向对纤维最终凝聚在尘笼表面的状态有关。通常,输送风道的中心线与尘笼的水平线呈 $30° \sim 60°$ 角度,使纤网在尘笼的 $1/4 \sim 1/3$ 表面上形成。如果气流运动方向与尘笼凝聚面的交角接近 $90°$,则纤维易冲入网眼,造成泄出气流不畅或堵塞,引起气流流动紊乱,破坏纤网均匀性。

尘笼表面吸附条件:成网尘笼是用于凝聚纤维并在表面形成纤网的重要装置,其孔眼结构要为输送纤维的气流提供阻力最小的泄出通道,避免气流冲力反弹、破坏尘笼表面已形成的纤网。在气流吸口截面积相同条件下,呈曲面的尘笼比平面的网帘具有更大的展开面积,一方面可增加气流泄出通道面积,另一方面使纤维在吸附表面的停留时间增加,有助于获得较均匀和厚实的纤网。

## 三、针刺加固技术

针刺加固最早应用于制毡生产中,针刺加固是一种典型的机械加固方法。随着新技术、新材料的不断应用,对针刺机的主轴传动偏心轮平衡机构、针梁、针板做了进一步改进,使针刺频率有很大提高。目前,针刺机的最高频率可达 3 000 次/min,最大幅宽可达 16 m。

### (一)针刺原理

针刺加固的基本原理是:用截面为三角形或其他形状且棱边带有钩刺的针,对蓬松的纤网进行反复针刺,如图 3-32 所示。当成千上万枚刺针刺入纤网时,刺针上的钩刺就带住纤网表面和里层的一些纤维随刺针穿过纤网层,使纤维在运动过程中相互缠结,同时由于摩擦力的作用和纤维的上下位移对纤网产生一定的挤压,使纤网受到压缩。刺针刺入一定深度后回升,此时因钩刺是顺向,纤维脱离钩刺以近乎垂直的状态留在纤网内,犹如许多纤

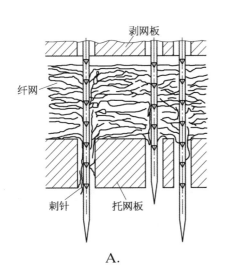

A.

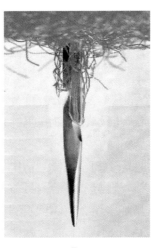

B.

图 3-32 针刺加固原理(A)和刺针穿刺纤网(B)

维束"销钉"钉入了纤网,使已经压缩的纤网不会再恢复原状,这就制成了具有一定厚度、一定强力的针刺非织造材料。

针刺过程由专门设计的针刺机完成,图3-33所示为针刺机原理图。纤网由压网罗拉和送网帘握持喂入针刺区。针刺区由剥网板、托网板和针板等组成。刺针镶嵌在针板上并随主轴和偏心轮的回转做上下运动,穿刺纤网。托网板起托持纤网作用,承受针刺过程中的针刺力。刺针完成穿刺加工做回程运动时,由于摩擦力会带着纤网一起运动,利用剥网板挡住纤网,使刺针顺利地从纤网中退出,以便纤网做进给运动,因此剥网板起剥离纤网的作用。托网板和剥网板上均有与刺针位置相对应的孔眼以便刺针通过。在针刺过程中,纤网的运动由牵拉辊传送。

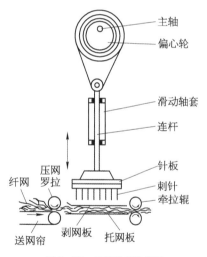

图 3 - 33　针刺机原理简图

用针刺加固生产的非织造材料具有通透性好、物理机械性能优良等特点,广泛用于制造土工布、医疗敷料、过滤材料、人造革基材、地毯、造纸毛毯等产品。按产品外观,针刺工艺可分为平纹针刺、毛圈条纹针刺、花纹针刺和绒面针刺非织造布等。

经梳理之后的纤网其纤维间的抱合作用较小,纤网比较蓬松,强度差。纤网经加固后,纤维缠结增加,纤网紧实、强度增加。图3-34所示为梳理后的纤网及针刺加固后纤网,其上的针刺明显可见。图3-35为针刺非织造布微观结构图。图3-35A为针刺非织造布扫描电镜图,可清晰反映内部纤维之间的排列现象与缠结作用,非织造布为多孔材料,且孔径尺寸大小不一;图3-35B为表层纤网及其孔隙分布示意图;图3-35C为表层纤网孔隙内切圆示意图,纤维之间孔隙形状多样,不同细胞可通过孔隙进入纤维内部,沿孔隙延伸方向生长。通过改变加固工艺、工艺参数、纤网结构等方式可调节纤维之间的孔隙,以引导细胞仅沿表层水平生长而不沿纤维间孔隙生长进入敷料内部,避免在去除敷料时对伤口造成二次创伤。

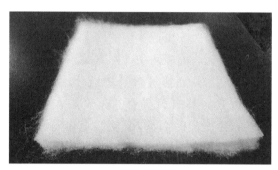

未经加固纤网

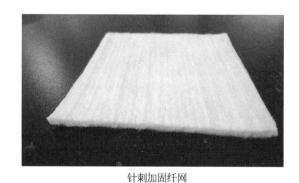

针刺加固纤网

图 3 - 34　梳理及加固后纤网对比照

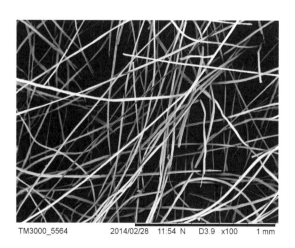

TM3000_5564　　2014/02/28　11:54 N　D3.9 x100　1 mm

A.

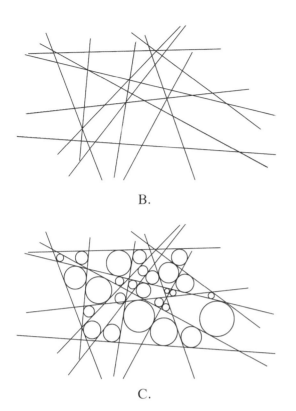

B.

C.

图 3-35　针刺非织造纤维缠结

A. 针刺非织造布扫描电镜图；B. 针刺非织造布纤网及其孔隙分布示意图；C. 针刺非织造布纤网孔隙内切圆示意图

### （二）针刺机的机构

针刺机的种类繁多，按所加工纤网的状态可分为预针刺机和主针刺机；按针板与纤网的相对位置，有向上刺、向下刺与对刺三种形式；按针板配置数量，有单针板、双针板、四针板三种形式。针刺机的机构可以归纳如下：送网（喂入）机构、针刺机构、牵拉机构、花纹机构（仅花纹针刺机有）、传动和控制机构、附属机构和机架。

1. 送网机构　针刺机的机型不同，送网机构也不相同。喂入预针刺机的纤网高度蓬松而且纤维的抱合力很小，为保证纤网顺利喂入针刺区不产生拥塞，一般预针刺机对其送网机构要求较高。预针刺机采用的送网方式如下。

（1）压网罗拉式：是预针刺机上常用的一种送网方式，如图 3-36 所示。高蓬松的纤网经压网罗拉压缩喂入剥网板和托网板之间进行针刺加固，然后经牵拉辊拉出，预针刺工序即告完成。

压网罗拉式送网预针刺机存在明显的缺点，即由于压网罗拉钳口与剥网板、托网板间还有段距离，喂入的纤网虽经压网罗拉压缩，但由于纤网本

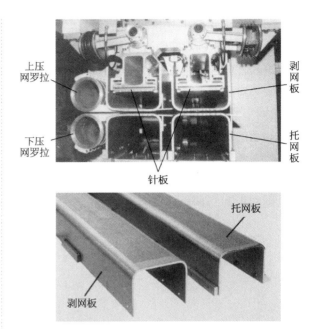

图 3-36　压网罗拉式喂入机构

身的弹性，在离开压网罗拉后，仍会恢复至相当蓬松状态而导致拥塞，此时纤网受到剥网板和托网板进口处的阻滞，纤维上下表面产生速度差异，有时在纤网上产生折痕，影响了预刺纤网的质量，为了克服这一缺点，可将剥网板安装成倾斜式，使进口大出口小，即成喇叭状，或者将剥网板设计成上下活动式。

（2）压网帘式：为了克服拥塞现象，可将压网罗拉设计为压网帘，压网帘与送网帘相配合，形成进口大、出口小的喇叭状，使纤网在输送过程中受到逐步压缩，钳口式的夹持喂入纤网，钳口离预针刺机第一排刺针的距离仅 12 mm 左右，有效地减少了纤网的意外牵伸及回弹，图 3-37 为压网帘式送网机构。

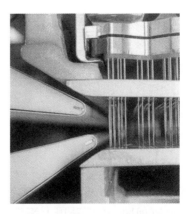

图 3-37　压网帘式送网机构图

图 3-38 为 CBF 送网机构。这种送网机构的特点是在喂入辊的沟槽中嵌入导网片,以帮助纤网顺利进入针刺区。还有一种在压网帘和喂入辊之间加装一对压网小罗拉的送网机构,如图 3-39 所示,压网小罗拉有效地缩短了纤网的自由区,更好地对运动的纤网进行控制,防止纤网在压网帘与喂入辊之间产生拥塞。这些措施的目的都是为了避免或减少纤网的回弹和意外牵伸,使纤网能顺利地进入剥网板和托网板之间针刺区,进行针刺加固工艺。

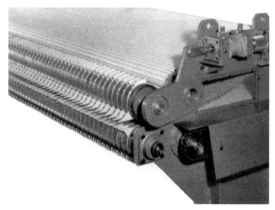

图 3-38 "CBF"送网装置图

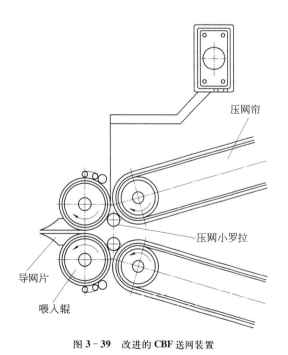

图 3-39 改进的 CBF 送网装置

(3) 双滚筒式:图 3-40 所示为典型的双滚筒预针刺机和原理图,该机采用上滚筒和下滚筒

来代替常用的剥网板和托网板,可避免蓬松纤网进入针刺区时发生拥塞现象。上、下针梁与针板均装在滚筒内,滚筒上开有数万个小孔,以便刺针通过。由于刺针通过滚筒上的小孔刺入纤网,而滚筒是连续转动的,因此刺针在刺入纤网时还必须有一个与滚筒表面回转速度近似相等的前移(步进)运动,其运动轨迹呈椭圆形。

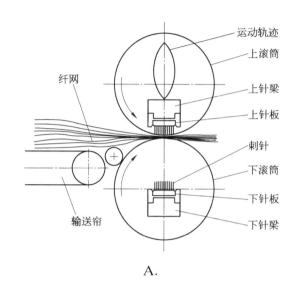

A.

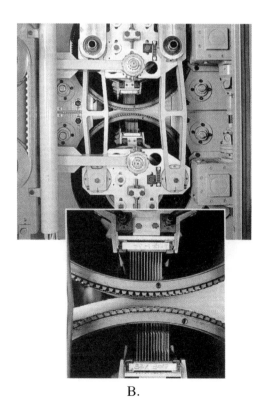

B.

图 3-40 双滚筒预针刺机和原理图

A. 双滚筒预针刺机原理图;B. 双滚筒预针刺机

2．针刺机构　针刺机构是针刺机的主要机构，直接决定和影响针刺机的力学性能及所加工的非织造产品的性能。

1）针刺机构的一般要求

（1）运转平稳，振动小。这是针刺机的最基本要求。针刺动程（mm）等于偏心轮偏心距的 2 倍，针刺动程越小，振动越小，越有利于提高针刺频率。但是，动程过小会影响纤网从剥网板和托网板之间顺利通过而产生拥塞。通常情况下，预针刺的针刺动程略大（一般在 50～70 mm），以便放大剥网板和托网板之间的距离，减少拥塞，而主针机的针刺动程较小，一般在 30 mm 左右，最小可达 25 mm。

（2）针刺机的针刺频率（次/min）即每分钟的针刺数，反映针刺机的技术水平。常用针刺机的频率一般在 800～1 000 次/min，最高的可达 3 000 次/min。针刺频率越高，对设备制造加工要求越高，技术水平越高。因此，现在许多针刺机的针梁和针板都采用轻质合金材料，有的甚至采用碳纤维复合材料。

（3）针板的植针孔应与托网板和剥网板的孔眼相对应。另外一项重要参数是针板上的植针密度（枚/m），也叫布针密度，是指一米长针刺板上的植针数。布针密度越高，针刺效率越高，对针板用材及机械设计要求也相应增加。预针刺机的布针密度较低，为 1 000～3 000 枚/m；主针刺机较高，达 4 500 枚/m 以上，最高可达 10 000 枚/m。

（4）针板应坚固耐用，不易变形，其装卸应方便，有的针板采用了气动夹紧技术。

（5）偏心轮与针梁之间的传动联结一般采用连杆和滑动轴套，轴套内加油脂润滑。为了减小磨损，采用了摇臂式导向装置，如图 3-41 所示。当针梁上下高速运动时，扇形齿圆弧面与齿条平面进行滚动摩擦代替连杆-轴套的滑动摩擦，解决了连杆-轴套式导向装置由于滑动摩擦造成的磨损、发热、易漏油污等问题，有利于针刺机的高速运转。

（6）工作幅宽（m）是指针刺机的最大有效宽度。一般为针板长度的整数倍，通常一块针板的长度为 0.7～1.1 m，不同型号的针刺机有一定差异。常见的工作幅宽为 2 m、2.5 m 和 3.2 m 等，最宽可达 16 m。

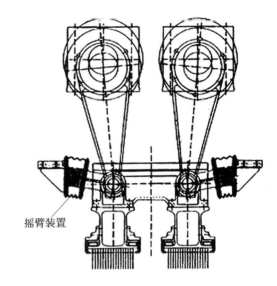

摇臂装置

图 3-41　摇臂式导向装置

（7）自动化程度高，减振性能好，动力消耗较低。

2）针刺方式：针刺的方式有许多种。按针刺的角度可分为垂直针刺和斜向针刺，其中垂直针刺又可分为向上刺和向下刺两种，如图 3-43 所示。按针板数的多少有单针板、双针板（图 3-42）和多针板之分，如图 3-44 所示。按针刺方向有单向针刺和对刺两种，其中对刺式又可分为异位对刺和同位对刺两种，同位对刺又可分为同位交错刺和同位同时刺，如图 3-45 所示。异位对刺式所生产的产品强力高、收缩较小，多用于人造革基布等的生产。对同位对刺式针刺机而言，针板的运动常为同向运动，如图 3-46A 所示；若采用相向运动，如图 3-46B 所示，布针密度需减少一半。

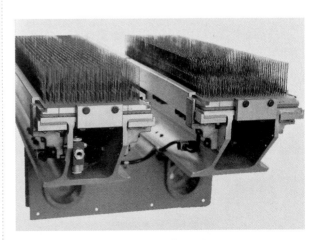

图 3-42　双针板机构

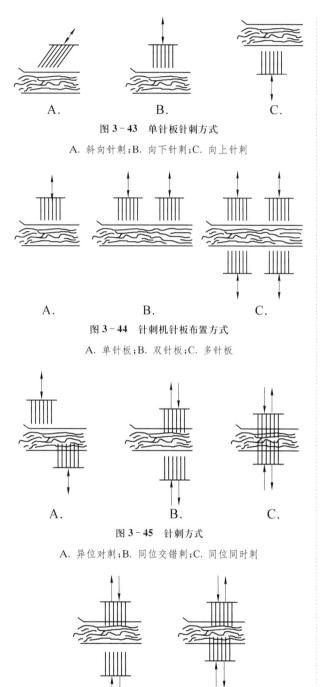

图 3 - 43　单针板针刺方式

A. 斜向针刺；B. 向下针刺；C. 向上针刺

图 3 - 44　针刺机针板布置方式

A. 单针板；B. 双针板；C. 多针板

图 3 - 45　针刺方式

A. 异位对刺；B. 同位交错刺；C. 同位同时刺

图 3 - 46　同位(A)或异位(B)针刺

3. 牵拉机构　牵拉机构亦称输出机构，由一对牵拉辊组成。牵拉辊是积极式传动，其线速度必须与喂入辊线速度相配合，牵拉速度太快会增大附加牵伸，影响产品质量，严重时甚至引起断针。牵拉辊、喂入辊、送网帘的传动方式有间歇式和连续式两种，一般认为，当针刺机的主轴速度超过 800 r/min 时，可采用连续式传动。与间歇式传动相比，连续式传动不仅机构简单，而且机台运转平稳，可减少振动、提高速度。

**（三）针刺机类型和工艺特点**

针刺机的种类除按加工纤网的状态分为预针刺机和主针刺机外，还可按产品的形式分环状针刺机和管状针刺机等。表征针刺机性能的主要指标包括针刺频率、植针密度、工作幅宽和针刺动程。

1. 预针刺机　预针刺机主要针对成网工序后高蓬松且纤维间抱合力很小的纤网（层）进行针刺，因此其送网机构设计与主针刺机要求不同，基本目的是保证高蓬松的纤网（层）顺利喂入针刺区而不产生拥塞和过大的意外牵伸。送网机构主要包括压网罗拉式、压网帘式和双滚筒式。根据"逐渐加固"的原则，预针刺机大多为单针板、双针板及滚筒式等形式，有时也可配置多针板对刺方式。

通常预针刺机的针刺动程大于主针刺机，根据纤网厚度和工艺特点将预针刺机的主要特性列于表 3 - 2（表中"—"表示纤网）。△ 表示单针板向上针刺，▽ 表示单针板向下针刺，△△ 表示双针板向上针刺，▽▽ 表示双针板向下针刺，▽▽△△ 表示双针板上下对针刺。

图 3 - 47 为带"CBF"预针刺机照片和设备原理图，"CBF"送网装置的压网帘和送网帘相配合，形成进口大、出口小的纤网输送通道，使纤网逐步被压缩后被喂入针刺机，配置"CBF"送网装置通常作为预针刺机使用。

表 3 - 2　典型预针刺机的性能

| 序号 | 参数 工作幅宽(m) | 布针密度(枚/m) | 针刺频率(次/min) | 针刺动程(mm) | 针刺方式或针板数量 |
|---|---|---|---|---|---|
| 1 | 1.5～7.5 | 2 000～5 000 | 1 200 | 50～60 | ▽ 或 △ |
| 2 | 1.5～7.5 | 4 000～10 000 | 1 200 | 50～60 | ▽▽ 或 △△ |
| 3 | 1.0～6.6 | 6 000～15 000 | 1 500 | 40～70 | ▽▽ 或 △△ |
| 4 | 2.5～6 | 8 000～15 000 | 1 500 | 50～60 | ▽▽ △△ |

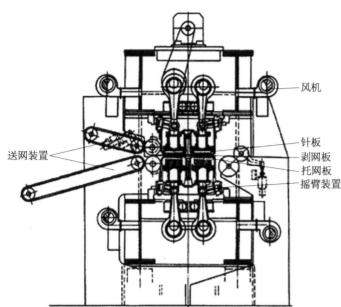

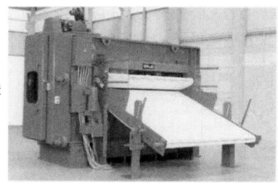

送网装置

风机

针板
剥网板
托网板
摇臂装置

图 3-47 带"CBF"预针刺机

椭圆形运动针刺机不仅可用于纺丝成网的纤网进行预针刺,还可用于通常的预针刺和修面针刺。椭圆形运动针刺机主要技术参数为针刺频率3 000 次/min 时,针刺速度可高达 150 m/min,刺针水平动程调节范围为 0~0.1 mm。图 3-48 所示为刺针的椭圆形运动轨迹。

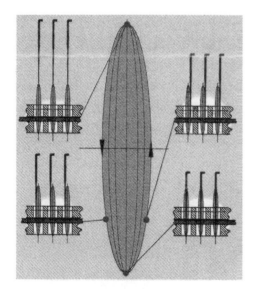

图 3-48 刺针的椭圆形运动轨迹

普通针刺机由于针梁垂直运动,在刺针刺入纤网期间刺针会使纤网滞留一段时间,刺针离开纤网后,纤网的速度马上从零提升到原有的速度,从而导致纤网的牵伸和变形。而针梁的椭圆形运动可

使刺针与纤网同步移动则避免了这些缺陷,除可获得高车速之外,还可大大减少牵伸并改善针刺产品的表面平整性,减少纵横向牵伸和断针现象。针梁的椭圆形运动由垂直和水平两个方向的运动组成,水平方向的运动可减少刺针与纤网之间的速差。为满足针板椭圆运动的需要,剥网板和托网板都开狭长孔,以便针梁能随纤网同步移动。

2. 主针刺机 主针刺机主要加工对象是经过预针刺的纤网,对预针刺后的纤网做进一步的加固。主针刺机的剥网板与托网板之间的间距缩小,针刺动程变小,植针密度增大,针刺频率提高,针刺的方式比预针刺机多。甚至生产同一种非织造材料,采用的主针刺机的形式也不相同。

1)双针板和对刺式针刺机

(1)双针板主针刺机有双针板向下刺和双针板向上刺两种。图 3-49 所示为双针板向下针刺的针刺机,这类针刺机因具有双针板,针刺效率成倍提高,还可减少设备,缩短工艺流程,多用于高针刺密度产品的加工。

(2)对刺式主针刺机可同时对纤网的两面进行针刺,针刺效率大为提高,一般作为主针刺使用。对刺式针刺机通常有双针板对刺式和四针板对刺式两种。其中双针板对刺式针刺机,又可分为同位对刺和异位对刺两种。表 3-3 列举了部分多针板主针刺机的性能。

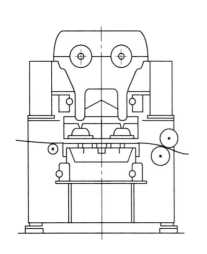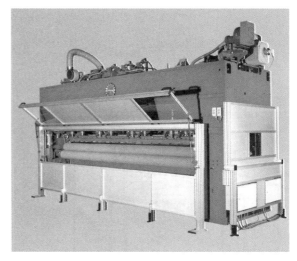

图 3-49 双针板针刺机

表 3-3 典型多针板主针刺机的性能

| 序 号 | 工作幅宽(m) | 布针密度(枚/m) | 针刺频率(次/min) | 针刺动程(mm) | 针刺方式 |
|---|---|---|---|---|---|
| 1 | 1.5~7.5 | 6 000~20 000 或 4 000~15 000 | 3 000 | 25~60 | $\nabla\nabla$ 或 $\overline{\triangle\triangle}$ |
| 2 | | 8 000~20 000 | | | $\dfrac{\nabla}{\triangle}$ |
| 3 | 1.5~7.5 | 8 000~30 000 | 1 200 | 40~50 | $\dfrac{\nabla\nabla}{\triangle\triangle}$ |
| 4 | 1.5~7.5 | 4 000~10 000 | 1 200 | 40~50 | $\dfrac{\nabla}{\triangle}$ 或 $\dfrac{\nabla}{\triangle}$ |

2) 弧形针板针刺机:图 3-50 为弧形针板针刺机,针刺机针梁下的针板采用弧形针板、托网板、剥网板取代了传统的平直形针板、剥网板、托网板。使纤网以弯曲的形式,并以一定角度从刺针下通过。纤网进入针刺区后便受到不同方向的针刺,先受到右倾地斜向针刺,随着剥网板、托网板弧线的变化,又受到垂直针刺,最后受到左倾的斜向针刺。因此在一道针刺过程中,纤网与刺针运动方向的角度是变化的,即纤网会在不同方向受到针刺,使纤网得到更充分的缠结加固,提高了针刺效率。

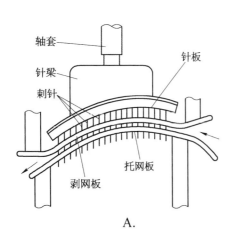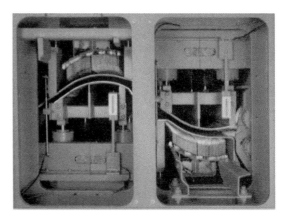

A.          B.

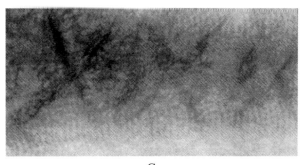
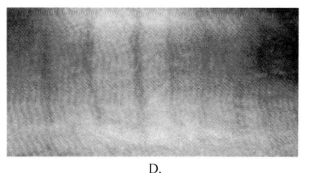

C. D.

**图 3 - 50　弧形针板针刺机原理与结构**

A. 弧形针板针刺原理；B. 弧形针板针刺区；C. 弧形针板针刺纤网缠结结构；D. 普通针刺纤网缠结结构

### （四）刺针

1. 概述　刺针是针刺机最重要的机件，其规格、质量对产品有直接的影响。因此，对刺针的形状、规格设计、选材及制造工艺都有一定要求：① 针的几何尺寸要正确，针杆要平直，表面要光洁、无毛刺。② 针尖应光滑，针的弹性要好，表面硬度要高、耐磨。③ 刺针不能"宁弯不断"，即若刺针弯到一定程度应能从针柄处断裂，否则弯曲的刺针将会损伤纤网或托网板或碰弯其他刺针。刺针在穿刺纤网时要经受较大的针刺阻力，刺力可达10～30 N。刺针一般都是用优质钢丝借成型模具冲压并经热处理而成。

刺针由带有弯头的针柄、针腰（有的无针腰）、针叶和针尖四部分组成。其中针叶为刺针的工作段，是刺针的主要区段。按针叶的截面及外观形状可将刺针分为四种类型。如图 3 - 51 所示：A 为普通刺针，是应用最多的一种，其针叶的截面为三角形，三个棱边上一般各有三个相互错开的钩刺（也称倒刺或刺钩），它主要用于预针刺或一般针刺

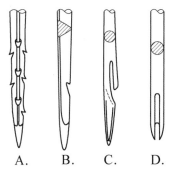

A. B. C. D.

**图 3 - 51　刺针的种类**

A. 普通刺针；B. 单钩刺针；C. 侧向叉形针；D. 叉形针

毡的加工；B 为单钩刺针，仅在一个棱上有一个倒刺，可用于成圈加工；C 为侧向叉形针，集中了普通针与开叉针的结构特点，可用于长绒毛型花色生产；D 为叉形针，在针头上有一倒叉口，可冲带大量纤维，使之形成毛圈结构。

2. 刺针的结构　对每一种刺针而言，任何一个细小部分的变化都会影响刺针的性能和纤维的缠结作用、纤网的外观。

（1）针尖形状：针尖形状根据加工对象及结构要求，可以有许多变化与设计。图 3 - 52A 为常见的 6 种刺针针尖形式（不包括叉形针），其中，1 为 PP 磨光针尖（polished point）；2 为 RSP 圆角针尖（rounded set point）；3 为 LBP 小球头针尖（light ball point）；4 为 BP 球头针尖（ball point）；5 为 HBP 大球头针尖（heavy ball point）；6 为 SNP 剪裁针尖（snip point）。在加工有底布或有纱线层的产品时，一般用球头针尖而不用尖锐的针尖，以减少针尖对纱线的损伤。对于 SNP 剪裁针尖，可减轻刺针穿刺纤网时的弯曲现象。

在针刺非织造加工过程中，由于刺针穿刺纤网时与纤网中纤维发生摩擦，在使用一定时间后，会造成刺针针尖的磨损，见图 3 - 52B。图 3 - 52C 为非正常磨损的失效针尖。

（2）钩刺结构：钩刺的结构可以有许多变化。图 3 - 53 为钩刺的结构与参数，其中，$L$ 为刺喉长度，$l$ 为钩刺的下凹深度，$H$ 为钩刺的总高度，$h$ 为钩刺的翘起高度，$\theta$ 为钩刺的下切角度。钩刺越大，针刺时每个钩刺带动的纤维量也越多，针刺效率也越高，同时针刺力也越大，因此刺针的损伤和磨损也越严重。根据钩刺的结构可将钩刺分为标

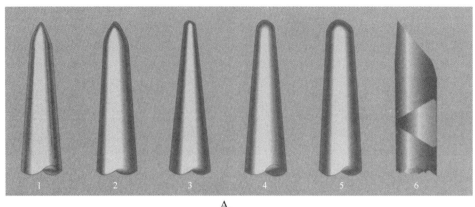

A.

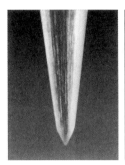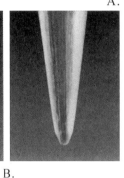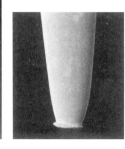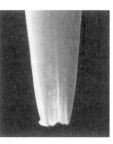

B.                                    C.

图 3 - 52　刺针针尖形状与磨损现象

A. 刺针的针尖形状；B. 新刺针针尖与工作过刺针针尖（正常磨损）的对比；C. 失效针尖（非正常磨损）

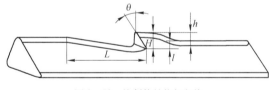

图 3 - 53　钩刺的结构与参数

准式钩刺、圆角钩刺、无突钩刺、中突钩刺等若干种。

　　传统的冲齿钩刺存在较锋利的锐边，易引起钩刺冲带纤维的断裂，目前刺针大多采用模压钩刺结构，该钩刺结构针刺时对纤维的损伤较轻，见图 3 - 54。

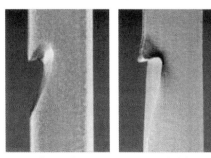

模压钩刺　　　冲齿钩刺

A.

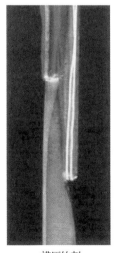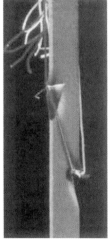

模压钩刺　　　冲齿钩刺

B.

图 3 - 54　典型的刺针钩刺结构及其对纤维的作用

A. 典型的钩刺结构；B. 钩刺对纤维的损伤作用

在针刺非织造加工过程中,钩刺冲带纤维时发生摩擦,在使用一定时间后,会造成刺针钩刺的磨损。当钩刺磨损发展到图3-55B的情形时,已完全失效,不能冲带纤维。

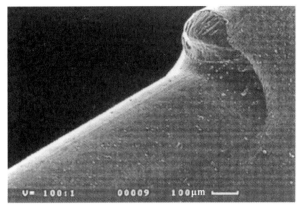 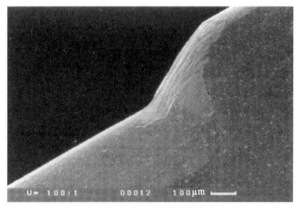

图3-55 刺针钩刺的磨损过程

A. 初期磨损;B. 后期磨损

(3)针柄弯头的相对弯曲方向:针柄弯头的相对弯曲方向也有几种变化。图3-56为普通刺针的弯头偏转角度。有的针板背面带有凹槽,刺针的弯头只能嵌在凹槽内(图3-57),不能随意安放。针板植针孔既要保证刺针插入后不摇动,又要便于刺针拆卸。为了防止刺针频繁拆装引起针板植针孔磨损,大多数针板的植针孔中设置有用塑料或金属制成的针柄套。一定工作周期后,更换磨损的针柄套即可。如果生产非织造材料需要衬有经纬纱层,则须考虑刺针对衬基布的损伤,不同截面形状的刺针如单棱边钩刺、两棱边钩刺、三棱边钩刺或多棱边钩刺的刺针结构均会造成衬基布的经纬纱损伤。图3-58A为不同截面形状刺针和开钩刺棱排列角度对经纬纱损伤的关系。针刺机针板上必须设置定向沟槽,针柄弯头的朝向应使刺针钩刺的朝向符合排列角度的要求,以减少钩刺对纱线的损伤。图3-59B所示,单棱钩刺针开钩刺棱与纤网喂入方向夹角为40°左右时,针刺后机织基

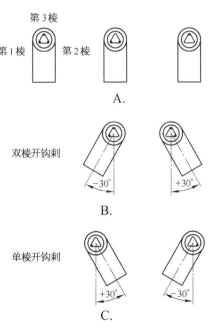

图3-56 普通刺针的弯头朝向

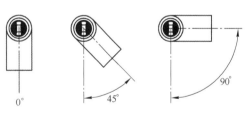

图3-57 叉形刺针的弯头朝向

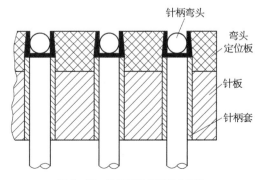

图3-58 针板结构与刺针的定位

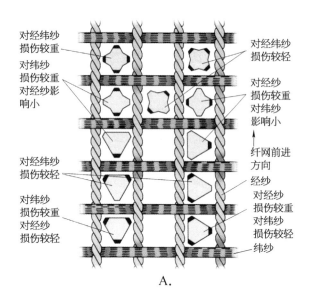

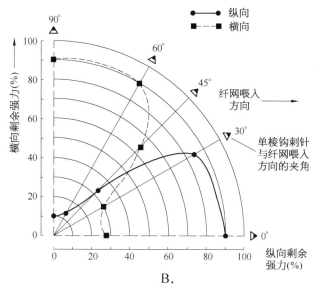

**图 3 - 59　钩刺排列角度对机织基布经纬向强力的影响**

A. 开钩刺棱排列角度与经纬纱线损伤的关系；B. 单棱钩刺针排列角度对机织基布经纬向强力的影响

布的纵横向强力可剩余 50% 左右。如果用叉形针加工非织造布，不同弯头朝向可改变叉口的方向，从而可生产出绒面或毛圈条纹。

（4）针叶截面形状：针叶的截面形状有圆形、三角形、正方形、菱形等，并可在一个或多个棱边上开钩刺。

（5）刺针的几何尺寸：刺针的几何尺寸是表达刺针规格的重要参数，图 3 - 61 为普通刺针的形状及尺寸，刺针总长度一般在 76～114 mm。

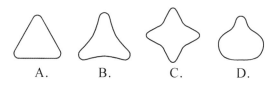

**图 3 - 60　典型的刺针针叶截面**

A. 常用的三角形截面，在各个方向上均有良好的抗弯强度；B. 三叶形截面，有利于钩刺冲带更多的纤维；C. 十字星形截面，四个棱边均可开钩刺，有利于提高冲带纤维的效率；D. 水滴形截面，单棱边开钩刺，常用于机织物增强的造纸毛毯、过滤材料等针刺，可减轻对织物损伤

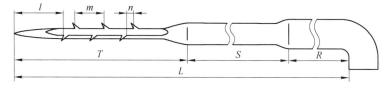

**图 3 - 61　刺针的形状及几何尺寸**

$L$—刺针总长度；$R$—针柄长度；$S$—针腰长度；$T$—针叶长度；$l$—第一个钩刺至针尖的距离；$m$—同棱相邻钩刺间距；$n$—相邻二棱钩刺间距

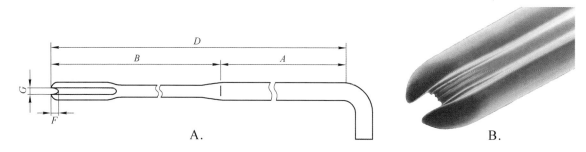

**图 3 - 62　叉形针结构与针槽的磨损**

A. 形状与尺寸；B. 针槽磨损现象
$A$—针柄长度；$B$—针叶长度；$D$—刺针总长度；$F$—开叉深度；$G$—开叉宽度

刺针的针叶、针腰和针柄的粗细分别以针叶号、针腰号和针柄号表示。号越大,表示越细。生产中经常提到的是针叶号(有时简称针号)。普通刺针针叶号的大小与针叶截面三角形的高相对应。例如14号针所对应的截面三角形的高为1.8 mm。

(6)钩刺的排列各有不同,一般分为标准、中等和加密三种类型,如表3-4所示。

表3-4　钩刺的排列(mm)

| 类型 \ 制造公司 | | Groz-Beckert公司 | 胜家公司 | Foster公司 |
|---|---|---|---|---|
| 标准型(R) | T | 29.3 | 30 | 28.5 |
| | M | 6.3 | 6.3 | 6.3 |
| | N | 2.1 | 2.1 | 2.1 |
| 中等型(M) | T | 29.3 | 30 | 28.5 |
| | M | 4.8 | 4.5 | 4.8 |
| | N | 1.6 | 1.5 | 1.6 |
| 加密型(C) | T | 29.3 | 30 | 28.5 |
| | M | 3.3 | 3.3 | 3.9 |
| | N | 1.1 | 1.1 | 1.3 |
| 超密型(C) | T | 29.3 | | |
| | M | 1.3 | | |
| | N | 0.43 | | |

3.刺针规格的表示　刺针规格一般按下列顺序和方式表示:

| 针柄号 | × | 针腰号 | × | 针叶号 | × | 刺针总长度 | × | 刺针类型 | × | 厂家自编品号 |

例如一枚德国格罗兹(Groz-Beckert)公司生产的刺针的标号为:15×18×32×31/2 R330G91002,其代号的含义分别为:

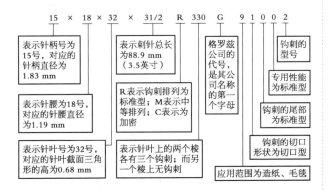

15 × 18 × 32 × 31/2 R 330 G 91002

表示针柄号为15号,对应的针柄直径为1.83 mm
表示针腰为18号,对应的针腰直径为1.19 mm
表示针叶号为32号,对应的针叶截面三角形的高为0.68 mm

表示刺针总长为88.9 mm(3.5英寸)
R表示钩刺排列为标准型;M表示中等排列;C表示为加密
表示针叶上的两个棱各有三个钩刺;而另一个棱上无钩刺
应用范围为造纸、毛毯

格罗兹公司的代号,是其公司名称的第一个字母

钩刺的型号
专用性能为标准型
钩刺的尾部为标准型
钩刺的切口形状为切口型

不同公司在刺针的表示上有细小的差别,如原德国胜

家公司推荐的一种能使纤网得到较高针刺密度的刺针,规格为 15×18×40×3.5RB22,A06/06B222PP。其中,B22 表示针叶长度是 22 mm;A06/06 表示模压刺针,钩刺的高度和深度均为0.6 mm;B222 是表示针叶的三个棱上均各有两个钩刺;PP 则表示针尖经过磨光处理。所以在具体选购刺针时,可参考制造厂家提供的刺针规格参数说明书。

4.刺针的选用　针刺非织造生产中,主要根据纤维细度选择刺针的号数,通常纤维较细时,选用大号的刺针,反之则选用小号的刺针。表 3-5 为不同纤维纤度适用的刺针号数,号数越大,针叶的外接圆直径(外径)越小。

表3-5　不同纤维纤度适用的刺针号数

| 纤维纤度(d) | 针号 | 针叶三角高(mm) | 纤维纤度(d) | 针号 | 针叶三角高(mm) |
|---|---|---|---|---|---|
| 0.1~1.5 | 42 | 0.43 | 10~18 | 36~34 | 0.58~0.63 |
| 1.5~6 | 40~38 | 0.48~0.53 | 18~30 | 36~32 | 0.58~0.68 |
| 6~10 | 38 | 0.53 | >30 | 30或更粗 | 0.73或更大 |

当数台针刺机组成一条生产线时,为了减少针刺产品表面的条痕(针痕)现象,刺针选用一般应掌握"细—粗—细"的原则。即预针刺的刺针可以选得略细,以使纤网在较缓和针刺作用下压缩加固。而在主针刺时,按"先粗后细"的顺序选用刺针,以减少针刺产品表面的针痕。

只有一台针刺机但需要对非织造材料反复进行针刺加工时,可在针刺机的针板前几列(喂入侧)植入较细的刺针,有利于纤网的加固。

刺针的新旧程度显著影响针刺效率,也影响产品的性能,因此应定期更换刺针。在换针时,一般采用逐渐替换的办法,以减少刺针更新造成产品性能的突然波动。经验表明,在规定的时间内先更换整个针板上全部刺针的1/4~1/3,过一段时间再更换1/4~1/3,依此类推,可保证针刺非织造材料的质量稳定性。

(五)针刺工艺

1.针刺工艺参数

(1)针刺密度 $D_n$(刺/cm$^2$):针刺密度是指纤网在单位面积(1 cm$^2$)上受到的理论针刺数,它是针刺工艺的重要参数。假设针刺机的针刺频率为

$n$（刺/min）；输出速度为 $V$（m/min）；植针密度为 $N$（枚/m）。则：

$$D_n = \frac{N \times n}{10\ 000 \times V} \qquad (3-11)$$

植针密度往往是固定的，一般情况下通过调整针刺频率和输出速度这两个工艺参数来满足产品对不同针刺密度的要求。

与针刺密度相关的另一工艺参数为针刺道数，针刺道数为纤网在相同植针密度、输出速度与针刺频率的针刺机上受到针刺的遍数。针刺密度越大，产品的强力越大、越硬挺，但是，如果纤网已达到足够紧密度，继续针刺就会造成纤网中纤维的过度损伤或断针，反而会使产品的强力下降。图 3-63 为纤网的强力与针刺密度的关系曲线。其工艺是：假设每台针刺机的针刺密度为 76.7 刺/cm²，则实际针刺密度应为每台针刺机的针刺密度乘以总针刺机台数；纤网定量为 265 g/cm²。从实验曲线上看出，针刺密度 460～690 刺/cm² 时为该工艺条件下针刺密度的临界点，产品断裂强力最大。针刺非织造工艺中，若原料发生变化，关系曲线和最佳针刺密度也会发生相应的变化。值得强调的是，相同针刺密度条件下，若刺针的型号规格不同，针刺效果并不相同，非织造材料的物理机械性能也有差别。在针刺生产工艺中，针刺密度应根据不同原料、不同刺针型号规格和产品要求予以反复验证。

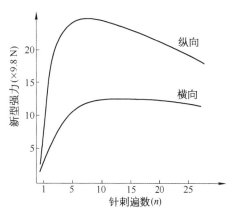

图 3-63　针刺遍数（针刺密度）与产品断裂强力的关系

针刺密度与产品力学性能的关系如下：随针刺密度的增加，针刺非织造材料的体积密度（g/cm³）增加，断裂强度增加；但针刺密度达到一

定值（临界点）后，纤网中纤维损伤加剧，产品强力反而下降。

（2）针刺深度：针刺深度是刺针穿刺纤网后，突出在纤网外的长度（mm）。在一定范围内，随着针刺深度的增加，三角刺针每个棱边上钩刺带动纤维量和纤维移动的距离增加，纤维之间的缠结更充分，产品的强力提高，但若刺得过深，部分移动困难的纤维在钩刺作用下发生断裂反而导致产品强力降低，结构变松。针刺深度通常为 3～17 mm。应根据如下原则确定具体工艺针刺深度：① 由粗、长纤维组成的纤网应选择较大的针刺深度。② 厚型纤网应选择较大的针刺深度，有利于纤维在厚度区域范围内有效缠结。③ 致密度高的产品针刺深度可选择深一些，反之，可浅一些。④ 预针刺时，针刺深度可选择大一些，随着主针刺道数的增加可逐渐减少针刺深度。⑤ 合理选择刺针的型号和规格。

（3）步进量：针刺步进量指针刺机每针刺一个循环非织造纤网所前进的距离。一般短纤非织造材料针刺的步进量为 3～6 mm/针。一旦针板的布针方式确定，步进量的设定将会显著影响布面的平整和光洁性。若步进量与刺针之间的间距成整数倍，就有可能导致重复针刺而产生针刺条痕。布针方式和植针密度保持不变时，步进量不同，针迹效果亦完全不一样。布针方式可以归结为纵向基本等距和纵向杂乱两种。纵向基本等距布针方式早期为"人"字形方式较多，如图 3-64A 所示。近年来纵向杂乱方式已有两种，如图 3-65B、C 所示。三种布针方式中，B、C 型布针效果较好。研究表明，A 型布针方式的理想步进量范围过窄，在生产中易出现纵横向的针迹。而 B、C 型布针方式

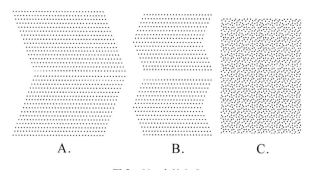

图 3-64　布针方式
A. A 型；B. B 型；C. C 型

的理想步进量范围较广，基本上能满足针刺产品对表面质量的要求，但不是所有的步进量都普遍适用，若选用的步进量不当可能产生条纹。在实际生产中，若产品表面有明显的纵横向针迹，可以适当提高或降低针刺频率以改变步进量，从而改善针刺非织造产品的表面质量。

2. 针刺力 针刺力指刺针穿刺纤网时受到的阻力。图3-65为多钩刺针在一定条件下测得的针刺力动态曲线。刺针刚开始刺入纤网时针刺力增加缓慢，当第一个钩刺带住纤维时针刺力迅速增加。随着针刺深度的增加刺入纤网中的钩刺数增加，被钩刺带住的纤维量增加，针刺力也持续增加。当刺到一定深度时，纤网中纤维被钩刺有效握持使得摩擦阻力增大，针刺力达到最大值，随后因部分纤维断裂或钩刺穿过纤维网，针刺力逐渐下降。针刺力在一定程度上反映了纤网的可针刺性。通常，纤网中的纤维越长、越细，纤维间摩擦系数越大，针刺力也越大。而针刺力过大既会损伤纤维也会使刺针断裂。因此，在纤网结构和纤维性能一定的情况下，可通过调整针刺工艺，如针刺深度、针刺密度，施加油剂等改变针刺力。针刺力还与纤网中纤维的特性关系密切，图3-66为几种不同原料纤网的针刺力曲线。图中针刺力以千克力（kgf）为单位，1 kgf = 9.806 65 N。

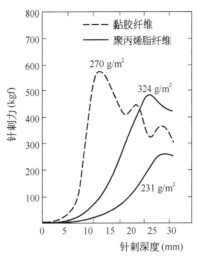

图3-66 不同原料纤网的针刺力曲线

产效率、满足产品质量要求及某些特殊要求，需要将数台针刺机及有关设备（复合机、热定型机等）按一定顺序排成一个工艺流程进行工业化生产。

工艺流程的基本模式大致有两种。一种模式是将预针刺机与数台主针刺机连成一条流水线，经过预针刺的纤网可以直接喂入主针刺。这样排列有利于连续化生产，可以提高生产效率，减轻劳动强度。另一种模式是间断式，将预针刺和主针刺分开安装，经预针刺的纤网先进行卷绕，然后再运至主针刺机前退卷，喂入主针刺机。如果有两台以上主针刺机，可以将主针刺机排成一条生产线。间断式排列应变性好，翻改品种方便，例如为了提高产品的均匀度，可将两层预刺纤网同时喂入主针刺机。应针对具体情况具体分析如何安排工艺流程，不能一概而论。

根据用途要求，将经过选择的海藻酸盐基纤维开松、混合、梳理、铺网、经针刺加固后制成符合技术指标要求的海藻酸盐基纤维非织造卷材，其典型的工艺流程为：

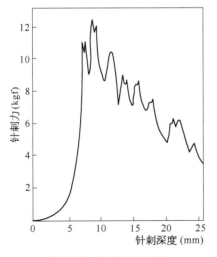

图3-65 针刺力动态曲线

3. 针刺工艺流程设计 针刺工艺流程灵活多变，便于柔性设计。仅一台针刺机也能生产出针刺加固非织造材料，但是在多数情况下，为了提高生

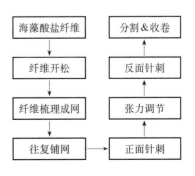

海藻酸盐非织造卷材经过分切、四边封包装、金属

探测、检验等流程,制成一定规格标准的敷料产品。目前市场常见敷料规格包括 10 cm × 10 cm、10 cm×5 cm、5 cm×5 cm、10 cm×1 cm 等,包装工序流程为:

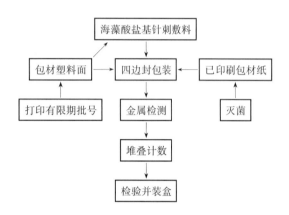

用于水刺加固的纤网可以是干法成网、聚合物纺丝成网、浆粕气流成网、湿法成网,也可以将上述几种成网进行组合再经水刺加固成形。其工艺流程为:

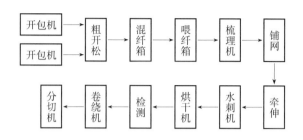

水刺工艺与针刺工艺均为机械加固。针刺是用刺针上的倒向钩刺在运动时带动纤网内钩住的纤维向网内运动,造成纤网内纤维相互缠结抱合加固。水刺工艺加固是依靠高压水,经过喷水板,形成微细的高压水针对托网帘(转鼓)上运动的纤网进行连续喷射,在水针直接冲击力、反射作用力和真空抽吸力多重作用下,纤网中的纤维发生位移、穿插、抱合、缠结,形成无数的机械结合,从而使纤网得到加固。水针通常垂直于纤网方向进行喷射,垂直喷射可最大限度地利用水喷射能量且不破坏纤网外观结构。水针使纤网中一部分表层纤维发生位移,相对垂直朝网底运动,当水针穿透纤网后,受到托网帘(转鼓)对高压水流的反弹,以不同的方位散射到纤网的反面。图 3-67 为水刺加固原理图和设备图片。水刺头下方配置真空抽吸水装置(箱),利用负压作用将托网帘下或转鼓上的水经孔眼迅速吸入水箱内腔,再被抽至水气分离器处理,进入水处理系统。

## 四、水刺加固工艺和原理

水刺法非织造工艺是一种新型的非织造材料加工技术,水刺工艺也被称为射流喷网(spunlacing)或水力缠结工艺(hydroentanglement)。水刺非织造工艺是通过高压水流对纤网进行连续喷射,在水力作用下使纤网中纤维运动位移而重新排列和相互缠结,使纤网得以加固而获得一定的物理机械性能。水刺法非织造材料具有强度高、手感柔软、悬垂性好、无化学黏合剂及透气性好等特点,是理想的医疗纺织品的加工方法。

### (一)水刺加固原理

水刺法工艺主要由纤维成网系统、水刺加固系统、水循环及过滤系统、干燥系统四大部分组成。

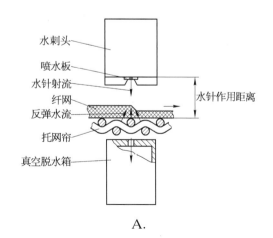

A.

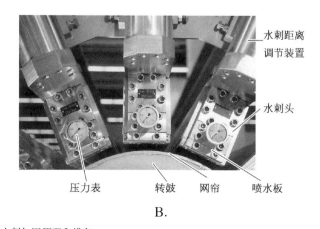

B.

图 3-67 水刺加固原理和设备

A. 水刺加固原理图;B. 水刺加固设备

研究水刺非织造材料的形成主要是分析纤网中纤维受水流作用的运动及其规律。水流体的流动形式种类很多,可以是定常的或非定常的,均匀的或非均匀的,层流的或湍流的,一维的、二维的或三维的,有旋的或无旋的。根据流体动力学理论分析,水刺工艺有三维结构且在垂直于流动的任一截面内速度会存在差异,但为便于实际的工程应用,可近似认为水射流从喷水板水孔垂直喷射相距很近的纤网平面,水针流动参数主要依赖于一维空间坐标。

在选择水刺技术路线时,根据所设计的产量和加工纤网面密度范围合理配置水泵压力和流量参数是工艺要求的保证。距离内一喷水板喷水孔流出的水针是以自由流线为界的射流形式流出的,由于水压在数百万帕以上,沿此流线速度是恒定的(忽略空气阻力),有利于水针的能量利用,见图 3-68。若需提高水刺工艺中水针的速度,必须增大水泵的工艺压力并减少管路中的阻力损失。

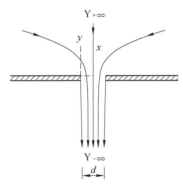

图 3-68 射流水孔口流线的运动形态

水刺工艺利用高压高速的微细水针连续不断地冲击纤网,水针呈圆柱状,单位面积内冲带的纤维量很高,而且不受纤维的排列方向和纤网运动方向的影响。图 3-69A 为水刺医用非织造材料实物图,图 3-69B 和图 3-69C 分别为同等距离下拍摄的水刺加固非织造材料水针痕和针刺加固非织造材料针刺痕实物图。两种加固方式所形成的非织造材料结构存在较大差异,前者较为轻薄疏松、水刺痕迹细密,后者则较为紧密厚实、针刺痕迹明显且针孔较大。图 3-69D 和图 3-69E 分别为水刺非织造布表面及截面 SEM 图。与针刺非织造材料相同,水刺非织造材料结构也为多孔结构,但其纤维之间的缠结为柔性缠结,这也是水刺非织

造材料较针刺非织造材料柔软的原因之一。

**(二)水刺加固技术**

水刺加固生产线中的机械设备主要包括水刺头、喷水板、高压水泵、输送网帘(托网帘)或水刺转鼓、真空脱水器、水处理系统及过滤装置、水循环装置等。

**1.水刺工艺与设备** 水刺机类型可分为平网式水刺加固机、转鼓式水刺加固机和转鼓与平网相结合的水刺加固机几种形式,应根据成网(干法、湿法、聚合物挤压成网)工艺和产品结构(复合、叠合、加筋等)要求进行合理地选择水刺非织造工艺技术路线。水刺非织造加工工艺中,纤网需按工艺要求合理控制水的喷射能量,即纤网的水刺次数、水压、水流量、喷水孔径、喷水孔排列密度、纤网运行速度等工艺参数以保证非织造材料的物理机械性能和外观质量。

水刺机主要由预湿器、水刺头、输送网帘(托网帘)或转鼓、脱水箱、水气分离器组成。经成形后的纤网被送入水刺区进行预加湿处理,预湿使蓬松纤网压实,排除纤网中的空气,使得纤网能更有效地吸收水针能量,加强水刺过程中纤维的缠结效果。加湿可影响纤网密度,使加工纤网的表面张力变大、润湿角较小。纤网的预湿工艺应根据不同纤维的表面张力和润湿效果予以确定,合理选择预湿水刺头的流量、水压和抽吸真空度等参数极为关键,还必须考虑纤网的致密度、吸湿性、纤维截面形状和纺丝油剂等因素。

图 3-70A 所示为带孔转鼓与输网帘同步夹持式输送纤网进入预湿区,预湿水刺头根据纤维种类、吸湿性能、纤网面密度、生产速度等合理设定水压及流量,水流通过带孔转鼓和脱水箱的抽吸作用被迅速而充分润湿纤网。图 3-70B 是双网夹持式预湿装置,该装置可减少纤网在预湿过程中产生意外的位移,有效地压缩蓬松纤网输入预湿区。双网夹持式预湿装置的预湿效果与带孔转鼓的预湿装置各有特点,夹持角 α 大小会影响纤网表面质量,对于高面密度纤网喂入宜采用双网夹持式,水压一般在 50~6 000 kPa。

随着预湿纤网含湿率增加,水分子进入纤维改变了纤维分子间的结合状态,纤维的塑性变形增加且柔软易变形,纤维表面摩擦系数也随之增大。预湿工艺使高压水流冲击下纤维易于相互缠结,纤维间摩擦系数增大,可有效地使强力极低的纤网顺利

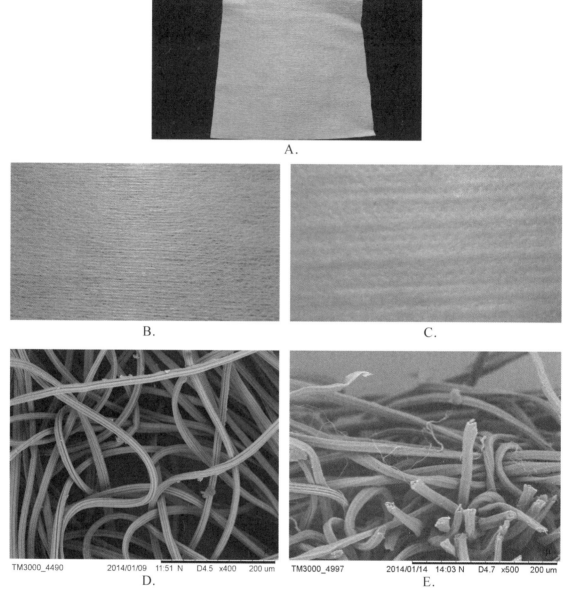

图 3 - 69　水刺加固与针刺加固非织造医用材料

A. 水刺加固非织造医用材料;B. 水刺医用材料针痕;C. 针刺医用材料针痕;D. 水刺纤维网表面结构 SEM 图;E. 水刺纤网截面结构 SEM 图

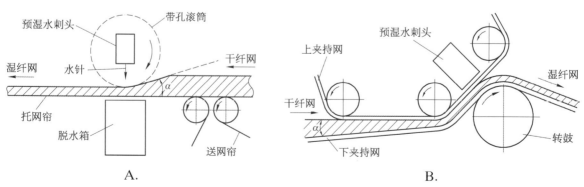

图 3 - 70　水刺法预湿装置

A. 带孔转鼓与输网帘夹持纤网式;B. 双网帘夹持纤网式

进入水刺区,减少纤网在加固过程中由于张力所引起的意外牵伸,保持纤网的结构稳定。

(1) 平网式水刺机组:平网式水刺工艺流程见图 3-71,水刺头位于输网帘(托网帘)上,输网帘下方对应水刺头位置配置脱水箱,经输网帘输送,纤网做平面运动并接受水刺头的水喷射能量。输网帘的组织结构可根据产品外观等要求进行更换,平网式水刺机组机械结构简练。

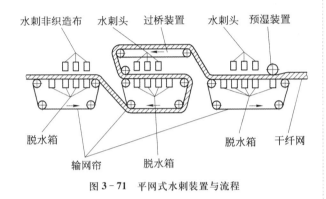

图 3-71 平网式水刺装置与流程

平网式水刺机在运行过程中要求输网帘有一定的张力且张力大小可调。当输网帘被牵引运动时有横向移动的倾向力(跑偏现象),松边、张力变化及导辊不平行等都是致使网帘跑偏的原因。此外,平网式水刺机的机械加工精度及网帘编织受限,需用纠偏装置保持网帘在横向上居中走正运动。平网式水刺机网帘纠偏系统由传感装置、控制器、触发动力装置三个主要部分组成。

(2) 转鼓式水刺机组:转鼓式水刺机中,水刺头沿着转鼓圆周排列(图 3-72),转鼓表面开有随机排列或有规律排列的微孔,转鼓内胆对应每个水刺头装有固定的悬臂式真空脱水器。输送网帘金属套在真空脱水器的外面并随着转鼓而转,纤网接受呈圆周式排列的水刺头的水喷射能量。

工艺过程中纤网吸附在转鼓上水刺,转鼓做圆周运动有利于高速生产,纤网呈圆弧状弯曲,形成外周体积密度较小、内周体积密度较大的结构,有利于水针在纤网中的穿透。转鼓表面微孔结构、转鼓金属材料对水针的反弹效果及真空脱水箱的真空度均会影响对纤网缠结加固。

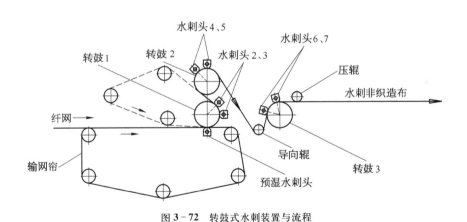

图 3-72 转鼓式水刺装置与流程

(3) 转鼓加平网式水刺机组:转鼓式水刺工艺加工多种花纹或开孔非织造材料需要更换转鼓套,成本昂贵、灵活性差,单一转鼓式机组工艺难以满足要求,主要表现在:① 转鼓的更换操作比塑料网帘困难,尤其在宽幅套鼓拔出时易造成套鼓的损坏。② 转鼓表面的微孔结构适合加固纤网但不适合加固清晰有孔非织造材料,缺少塑料网帘按经纬线排列编织而成织物结构对产品风格的影响。③ 塑料网帘的编织方法可采用平纹、半斜纹和斜纹等织物结构的变化,制造出织物结构相对应的外观图形。

2. 水刺头装置

1) 水刺头的结构:水刺头是水刺非织造工艺中产生高压集束水流的关键部件,由进水管腔、高压密封装置、喷水板和水刺头外壳等构成。水刺头的高压密封方式分为两类:油压密封和水压自密封(图 3-73)。

在图 3-73B 中,高压泵输送的高压水通过过滤腔后进入动态水腔,再经均流孔均匀进入均流腔(静态水腔),使水刺头系统内水流更均匀分布以保证水针射流质量的一致性。高压水通过喷水板上

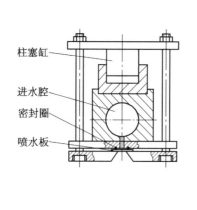

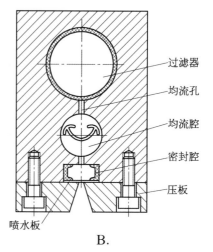

图3-73　水刺头结构和其在转鼓水刺机上的工作位置

A. 油压密封结构；B. 水压自密封结构

的微孔向纤网喷射，使纤网加固。水刺头均采用优质不锈钢材料制造，水刺头结构设计须考虑可快速更换喷水板的因素。水刺工艺压力根据产品面密度大小通常设两个范围：3～15 MPa 或 3～30 MPa。

2）喷水板：喷水板是一条长方形金属薄片，厚度为 0.8～1.5 mm，宽度为 20～30 mm，多用优质不锈钢材料 AISI430 或 AISI316 制成，硬度 HV160～250。喷水板喷水孔排列形式分单排和多排两种，生产中应根据产品要求予以配置。喷水孔的结构对水针紧密区长度有很大影响，选择良好的喷水孔结构可降低能耗，使水针喷射能量集中。

（1）喷水孔孔形的基本结构：图3-74 为喷水孔的基本结构。由工程流体力学可知，水针射流从喷水板小孔中喷出，称为管嘴出流，按其形状可分为圆柱形喷水孔（A）、圆锥收缩型喷水孔（B）、流线收缩型喷水孔（C）。受制造工艺局限，圆锥形和流线形喷水孔的出口端均为圆柱形。

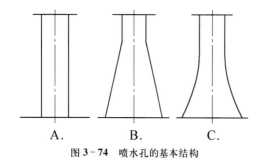

图3-74　喷水孔的基本结构

A. 圆柱形喷水孔；B. 圆锥收缩型喷水孔；C. 流线收缩型喷水孔

（2）喷水孔孔型的选择：各种不同类型喷水孔的孔口系数可由工程流体力学实验予以确定，如表3-6所示。

表3-6　各种不同类型喷水孔孔口系数实验值

| 种　类 | 名　称 | | | |
| --- | --- | --- | --- | --- |
| | 流速系数（$\varphi$） | 流量系数（$\mu$） | 效率（$e$） | 阻力系数（$\xi$） |
| 圆柱形 | 0.82 | 0.82 | 0.67 | 0.50 |
| 圆锥收缩型 | 0.96 | 0.94 | 0.92 | 0.09 |
| 流线收缩型 | 0.98 | 0.98 | 0.96 | 0.04 |

此外，就水针射流扩散程度而言，流线形＜圆锥形＜圆柱形，就孔口系数而言，流线形喷水孔水流集束性最佳。研究表明，喷水孔的机械加工精度影响水针质量。通常，喷水孔孔径公差 ±0.001～0.002 mm，微孔长度公差 ±0.01～0.02 mm，孔壁粗糙度 $Ra$ 为 0.025 mm。

3. 输送网帘　输送网帘是用高强低伸聚酯或聚酰胺长丝、金属丝按织造工艺参数要求目数、花纹、规格编织而成。

根据水刺加固原理，输网帘托持纤网喂入水刺区，高压微细水针连续喷射穿刺及水针穿透纤网冲击在输网帘的经纬丝上形成反弹水柱，使纤网中纤维间相互缠结。输网帘有三个重要功能。① 顺利输送和有效托持纤网进入水刺区。② 输网结构能有效滤水、排气并有利于水针的反弹，提高纤网的缠结效果。③ 按不同的网眼结构（目数与花纹）产生相应外观结构的产品。

几种常用类型的输网帘编织结构和微孔网见图 3 - 75，水刺生产中输网帘和打孔网帘种类很多，在此不一一举例。通常为了改善非织造布的产品结构和性能，水刺用输网帘和打孔网帘需要进行专门设计。

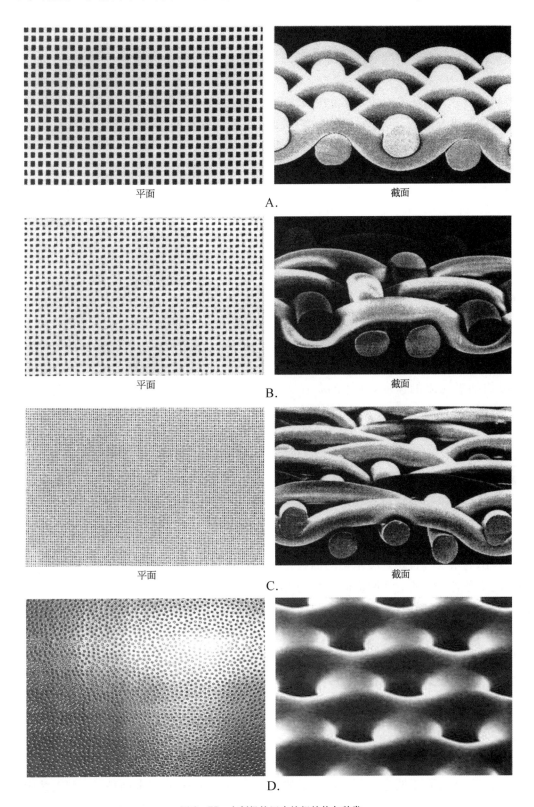

**图 3 - 75　水刺机输网帘编织结构与种类**

A. 平纹组织；B. 斜纹组织；C. 缎纹组织；D. 微孔网反弹层

目前,所用的输网帘材料主要为聚酯和聚酰胺,与早期的金属网丝相比,具有在负重情况下疲劳延伸小、强度高的特点。在温度和湿度有变化的非织造水刺工艺生产环境中,输网帘需具备性能稳定、不易变形、耐磨性和耐腐蚀性好等特点,通过对输网帘表面进行树脂处理,可有效防止油剂和微细纤维的附着。

输送帘结构可分为循环编织和开式织法两种。循环编织时经线为纵方向线,纵向呈不弯曲变形,横向的纬线呈弯曲状,经线弯曲减少了网的延伸和幅缩,磨损仅产生于纬线使经线保持应有的强度。开式编织时纵向线在编织时为经线、横向线为纬线,编织成网后经线为磨损状,加工形式与环织相同,接头在网的末端。采用不同编织工艺的输网帘可制造不同结构、网眼、花纹的水刺法非织造材料,尤其对于小目数非织造材料的制造正确选配输网帘至关重要。

**4. 真空吸水箱脱水** 真空吸水箱的脱水机制是靠纤网两面压力差挤压脱水及空气流穿过纤网层时将水带走。输网帘或转鼓微孔网的厚度影响抽吸气流的速度,同样的负压条件下,网帘的厚度(密度)增加,抽吸气流的速度减小。

水刺头下部的真空吸水箱是一种靠鼓风机抽吸作用进行吸水(脱水)的强制脱水器件,由真空箱主体和真空系统两部分组成。真空箱主体对已经水刺的纤网和水刺下来的水进行抽吸脱水,真空系统则提供真空箱主体脱水过程所需要的真空度并将脱水过程脱出的水及气带走。吸水箱的面板设计必须满足两个条件:保证沿纤网横向脱水均匀一致;避免抽吸力的局部集中,造成输网帘与面板的局部磨损。

脱水面板开孔形状可设计成圆孔形、长孔形、长条形等,不同面板开孔形状有不同开孔面积,孔的形状及形式对真空吸水箱的脱水性能有很大的影响。长条缝形吸水箱的抽吸面积最大,抽吸作用分布于整个水刺头幅宽上,脱水量大且均匀,脱水过程中网帘受吸力和水针冲击力产生的轻微凹陷作用,拖过面板,可将附于网底来不及被吸走的水刮下。

**5. 水循环与水过滤系统** 水刺非织造生产工艺的用水量一般为 $10\sim15$ t/d,水刺非织造材料规模生产线每小时需用循环水量为 $150\sim250$ m³(根据原料的吸水性)。为节约用水、减少生产成本,必须将约 95% 的循环工艺水经过水处理后循环使用。高压水针对纤网冲击时会发生纤维脱落、水刺后残留在水中的各类油(助)剂、水中微生物的繁殖等均会影响水质,造成喷水板喷水孔堵塞,影响产品的质量和外观,必须对水质进行处理。故水的循环过滤系统是水刺工艺的一个重要部分。

(1) 水刺非织造工艺用水的要求:水刺法非织造工艺中用水可取地表水或地下水。这些取自自然界的水中不可避免地含有一定杂质,比如泥沙、悬浮物、溶解的有机物和无机物及微生物等,对非织造材料的生产和产品的质量造成下列负面影响。① 水中悬浮物含量高,过滤器负担增加,滤袋、滤芯的使用寿命缩短。② 水中的有机物呈溶解状态或胶体分散状态,易沉积在喷水板上堵塞喷水孔,或黏附在纤网上会影响纤网的外观。③ 水中的微生物会在整个水循环过滤系统的容器和管路中产生黏液和腐浆,腐浆脱落后成为腐浆团,经高压水泵输送将快速堵塞喷水孔,造成水刺头压力突然上升,严重时造成停车。④ 溶解在水中的无机盐类,无论阴离子还是阳离子对水刺工艺都有影响。钙、镁离子易在水管路中和设备上产生污垢;铁、锰、铜等离子易生成有色物质,影响白色卫生材料的外观;氯离子含量较多易引起设备腐蚀。

(2) 水刺工艺用水的质量指标:水的质量对水刺生产及产品质量有重要影响,工艺用水必须保证一定的质量,对于不达要求的水应给予必要处理,同时还须考虑水处理的经济性。用水标准如下:pH $6.5\sim7.5$,固体含量不大于 $5\times10^{-6}$,颗粒尺寸不大于 10 μm,氯化物含量不大于 100 mg/L,碳酸钙含量小于 40 mg/L。若水质硬度过高则应安装水软化装置,对于较大杂质可在进水口安装 5 μm 精度的预过滤装置予以去除。

(3) 水过滤与水循环:水刺工艺中水的循环量很大,充分回收和利用工艺水可以减少新鲜水的用量,减轻直接排放污染,降低生产成本。水刺工艺水过滤装置可分为两人系统：合成纤维（包括黏胶纤维）水过滤系统和棉纤维（包括浆粕纤维）水过滤系统。图3-76为化学纤维用典型水刺工艺水过滤封闭循环系统示意图。

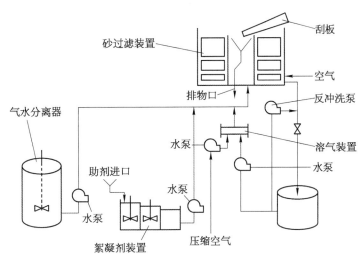

图3-76　典型气浮砂过滤系统

各段水刺后的水被抽吸至下方真空脱水箱中，然后分送至相连接的水气分离器，气体由真空泵抽入大气层，回用水由循环泵送至气浮器和砂过滤器进行连续自动过滤，杂质自动排除。过滤后的水再由过滤水泵送至袋式过滤器进行精度过滤。经过上述多段过滤处理后的水达到工艺用水的要求，被送入储水箱，补充的新鲜水一起进入储水箱，再由给水泵将水抽送至各水刺头的高压水泵循环使用。考虑到经济成本，两个系统的主要区别是针对所加工原料的不同特性，对水过滤系统的精度要求可以不同，必须合理选配水过滤系统来满足水刺工艺条件。

（4）高压水泵类型特性选择及其结构：水刺工艺中采用卧式高压三柱塞泵，由动力端和液体端两部分组成，比立式稳、振动小、装拆维修方便。高压三柱塞泵通常具有均匀的流量，压力脉动小。动力端结构为闭式箱形铸造结构，泵体材料有合金钢、马氏体或奥氏体不锈钢等，刚性好、结构简单、对称设计，按润滑方式不同分为飞溅润滑和压力润滑两种，见图3-77A。液力端的结构见图3-77B，主要技术参数包括泵推力（kg）、泵行程（mm）、柱塞直径（mm）、工作压力（MPa）、泵转速（r/min）、泵流量（L/min）和泵功率（kW）等。水泵排出压力与流量成反比关系，在同样泵速条件下，柱塞直径与流量成正比。水刺工艺中高压泵经配置相关附件，如进水口稳压器、出水口稳压器、循环阀、出口止回阀、公共底架、高压软管等满足水刺工艺条件要求。

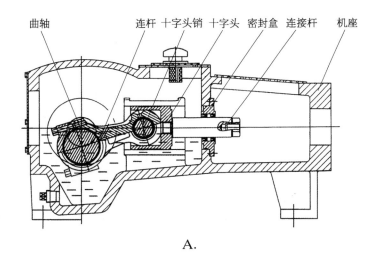

A.

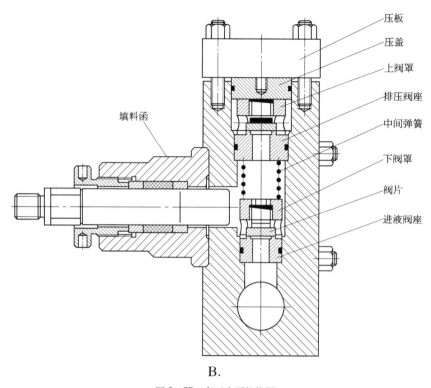

图 3-77 高压水泵机构图

A. 润滑动力端;B. 立式液力端

6. 烘燥装置　经水刺加固处理后,非织造材料中的水分有三种存在形式:游离水、毛细管水和结合水。游离水存在于纤维细胞腔体中和纤网的毛细管中。结合水以化学结合的形式存在于非织造材料中,有严格的重量比,实质上属于纤维材料自身结构组分,加热干燥法不能除去,只能通过燃烧或其他化学作用予以破坏和去除。吸附水和纤维之间的结合形式具有物理-化学性质,没有严格的重量比,但在吸附过程中常伴有热效应和纤网收缩现象。

根据非织造材料产品规格、性能要求,产量、车速等因素,烘燥装置主要有烘缸式烘燥机和热风穿透式烘燥机。多缸烘燥机的烘干过程为间歇性,由一系列反复循环的周期性干燥过程组成,每个周期都有短暂的升温和蒸发过程,其时间只有十分之几到百分之几秒,但由于存在升温、降温的周期循环过程,效率较低。该方法特别适合烘燥含黏合剂的水刺非织造材料。圆鼓气流穿透干燥时,湿态的水刺非织造材料没有降温过程,干燥效率明显高于多烘缸干燥。图 3-78 为热风穿透烘箱工艺原理,与

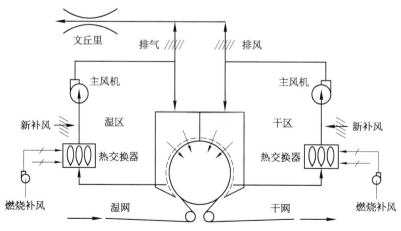

图 3-78 热风穿透烘箱工艺原理

其他干燥机相比,该装置将干、湿区分离,排湿性能好,干燥效率高。圆鼓直径为 1 500~5 400 mm,开孔率达 92% 左右,纤网包覆在圆鼓上方的筛网上,热气流自外向里穿透,包覆角度为 270°,进一步提高烘燥面积。

### (三)水刺工艺与产品性能

水刺工艺对非织造材料性能的主要影响工艺参数包括水刺道(级)数、水刺头数量、水压力、水刺距离、喷水孔的直径与流量、水针排列密度、生产速度、网帘结构、产品重量、脱水器的真空度等,这些工艺参数相互关联,影响水刺生产和非织造产品的结构和性能。

1. 输网帘结构和水刺距离对非织造材料性能的影响　纤网输送至水刺头下方时高压水针穿透纤网,在输网帘聚酯丝相交的交叉接点处水针受阻,水流向上和四周无规则分溅使得交织点上的纤维向四周运动并互相集结缠绕,纤网对应聚酯丝交织点的凸出部位处无纤维分布而产生网孔结构(图3-79)。在输网帘有孔部位水针可直接穿透,纤网中的纤维主要向下运动并受到交织点处纤维挤压,从而形成纵横向纤维集合区域,图3-79可见水刺非织造材料呈显著网状结构。

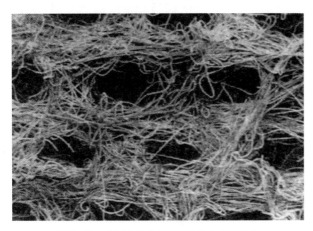

图3-79　带网孔的水刺非织造结构电镜照片

分析输网帘上聚酯丝交织点处纤维受力情况可推断水针作用下纤维的运动机制。图3-80所示为水针冲击输网帘上的纤网时,假设水针以垂直于纤网方向喷射输网帘(筒)上的纤网,根据工程流体力学在某一编织丝曲面 A 处水针主体将沿曲面分散,设此时沿曲面切线方向水针速度为 $V_A$,作用于纤维的质量流量为 $Q_A$,则可知道水针射流在 A 处对纤维的作用力 $P_A$。A 处纤维的运动阻力 $\sum F_A$ 主要包括两部分:因纤维与周边纤维之间的缠绕而引起的握持力和纤网中下层纤维的托持作用。编织丝表面对纤维的运动摩擦阻力可忽略不计。当 $P_A > \sum F_A$ 时,纤维向编织丝凹处运动。对于 B 处的纤维,水针射流由于推动纤维使得动能减弱,速度由 $V_A$ 降至 $V_B$,同时由于水针射流在运动过程中扩散而导致作用于纤维的流量减少,则 $P_B < P_A$,即水针射流在 B 处对纤维的作用力减小。而 B 处纤维的运动阻力 $\sum F_B$ 同样发生了变化,由于纤维运动引起纤维聚集造成缠绕作用增强,握持力加大,编织丝凹处纤维聚集度增加,托持力也加大,即 $\sum F_B > \sum F_A$。当 $P_B \leqslant \sum F_B$ 时,纤维即停止向编织丝凹处运动。

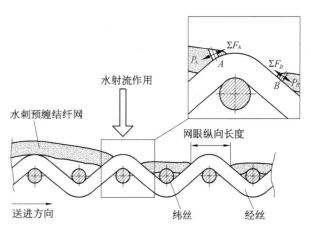

图3-80　水刺时纤网中纤维在输网帘上的运动机制

由以上分析可知,水针冲击形成网眼的主要影响因素是水针射流的流量和速度,适当提高水流量可使网眼清晰。编织丝凹凸尺寸差异与纤网面密度及体积密度的配合也非常重要,采用不同粗细的聚酯丝相间排列编织或采用特别的编织结构可使输网帘凹凸尺寸差异变大,凹处容积变大,容纳纤维的能力加大,则水刺非织造材料的网眼加大,接触输网帘表面可产生凹凸起伏的立体效果。采用大目数输网帘(较平整)或纤网面密度很大时则不易形成清晰的网眼结构。

图3-81所示为从喷水孔喷出的水针射流结构,$d$ 为喷水孔直径,区域1为核心区,保持射流出

口速度;2 为掺气区,速度逐渐下降;3 为滴水区。$S$ 为起始段长度,$L$ 为主体段长度,即 $AA'$ 至 $BB'$ 的空间距离。主体段中虽已掺入空气,但仍可保持较紧密的射流结构。根据工程流体力学圆截面射流的运动分析,雷诺数 $Re > 2\,300$ 等水温的圆截面水针轴对称非淹没射流,水到起始段和主体段中水针动量方程可用式(3-12)表示:

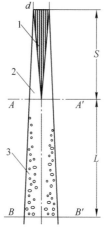

图 3-81　水针射流结构

$$\sum F = \oint_A \rho \vec{U}_A \cdot \mathrm{d}A$$
$$= \rho \left[ \int_{A_2} \vec{U}_2 V_2 \cdot \mathrm{d}A_2 - \int_{A_1} \vec{U}_1 V_1 \cdot \mathrm{d}A_1 \right]$$
$$(3-12)$$

在实际工程中,流速 $\vec{U}$ 在流过某一断面上分布难以确定,常采用平均流速 $V$ 代替 $U$ 来计算总流的动量。设 $AA'$ 至 $BB'$ 均匀渐变流过流断面,$V$ 与 $U$ 的方向相同。这样,

$$\sum F = \rho(\alpha_2 \vec{V}_2 v_2 A_2 - \alpha_1 \vec{V}_1 v_1 A_1)$$
$$(3-13)$$

考虑恒定不可压缩总流,$Q = \vec{V}_2 A_2 = \vec{V}_1 A_1$,

则 $$\sum F = \rho Q (\alpha_2 v_2 - \alpha_1 v_1) \qquad (3-14)$$

式中:$v_1$ 为水针初始速度(m/s);

　　$v_2$ 为水针主体段任意一点的速度(m/s);

　　$A_1$ 为喷水孔出口圆面积($\mathrm{m}^2$);

　　$A_2$ 为水针主体段任意一点处的圆截面面积($\mathrm{m}^2$);

　　$Q$ 为每孔水针流量($\mathrm{m}^3/\mathrm{s}$);

　　$\alpha_1$、$\alpha_2$ 为动量修正系数;

　　$\rho$ 为水的密度;

　　$F$ 为水针对纤网的冲击力(N)。

表 3-7 所示为两种水针初始速度时,纤网在不同水刺工艺距离条件下所受到的冲击力大小。

生产中合理控制喷水板与托网帘的水刺工艺距离非常必要,研究显示,水刺头压力由 $6.5\sim7.0$ MPa 提高到 $7.5\sim8.5$ MPa 后,即使喷水板作

表 3-7　两种水针初始速度 $U_0$ 时水刺冲击力

| $U_0 = 100$ m/s | 水刺工艺距离(mm) | 20 | 15 | 10 |
| --- | --- | --- | --- | --- |
| | 水刺冲击力(N) | 13.1 K | 23.1 K | 51.3 K |
| $U_0 = 124$ m/s | 水刺工艺距离(mm) | 20 | 15 | 10 |
| | 水刺冲击力(N) | 19.6 K | 35.5 K | 78.9 K |

注:K 为修正系数。

用距离增大一倍,水刺非织造材料纵向强力仍变化不大,仅横向强力有所降低。其原因可能是喷水板至托网帘的距离变大后,空气对高速运动的水针流束表面产生较大的摩擦阻力形成涡流,水针表面张力不能与摩擦力相平衡,水射流流束表面某处开始断裂、破碎并渗入空气,水针集束性变差。水针的轴心速度随着距离的增大而减小,在相同压力条件下,10 mm 处的水针冲击力比 20 mm 处约大 4 倍。

2. 水针能量与产品性能　　水压力是水刺法中的重要工艺参数,在纤网速度、喷水板规格、纤网面密度、水刺距离等相关工艺不变的条件下,水的压力提高可导致单位面积内纤网吸收的水针能量增多、发生位移的纤维量(冲带量)增加、参与缠结的纤维增多。纤网的缠结效果与非织造材料的结构稳定性、表面质量、物理机械性能密切相关。

衡量纤网受水针冲击的效果可用水的喷射能量表示。与针刺法的针刺密度概念不同,水刺非织造纤网接收水的喷射能量取决于水刺遍数和水压、水流量、喷水孔径、水针排列密度、纤网运行速度。

水刺纤网接受水针喷射能量可用式(3-15)求得:

$$E_m = \frac{\sum_{i=1}^{n} P_i V_i A_i \times 10}{g_0 v_0 W_B \times 60} \qquad (3-15)$$

式中:$E_m$ 为纤网接受水针喷射总能量(kW·h/kg);

　　$P_i$ 为第 $i$ 只水刺头水压(kPa);

　　$V_i$ 为第 $i$ 只水刺头水针速度(m/min);

　　$A_i$ 为第 $i$ 只水刺头喷水孔面积($\mathrm{m}^2$);

　　$v_0$ 为输送帘的纤网速度(m/min);

　　$g_0$ 为水刺后纤网面密度($\mathrm{g/m}^2$);

　　$W_B$ 为纤网宽度(m)。

根据成网工艺条件,初始喂入水刺区的纤网结

构疏松且抱合力极低,无法完全吸收过高的水刺能量,严重时造成纤网结构破坏,故宜采用低水压工艺。随着纤网中纤维的不断缠结,纤网结构越来越紧密,非织造材料强力不断提高,可逐渐加大水刺压力,但各个水刺头的压力不一定是连续递增,水刺能量与非织造强度关系如图 3-82 所示。

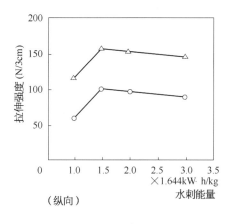

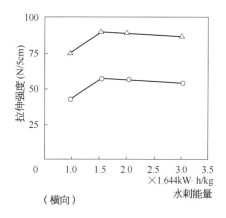

△—PES/PA 复合纤维(55 g/m²)　　○—PES 纤维(50 g/m²)

图 3-82　水刺能量对非织造材料强度影响

在工艺范围内,纤网正反面交替水刺的次数与强力成正比关系,水刺头的数量及交替水刺的次数对水刺非织造材料的性能和网面质量有重要的影响。纤网宽度和高压水泵压力流量的增加,水刺机能耗功率呈线性增加。

3. **水刺非织造材料的力学性能**　如图 3-83 所示,非织造材料受到张力时,纤维伸直,而纤维的伸直又受到周围纤维的阻碍形成径向压力。若纤维间的聚合程度能产生足够的压力以握持这根纤维,则产生非织造材料的自锁现象。在自锁情况下,纤维受到的张力越大,握持纤维的力也越大。水刺非织造材料与针刺非织造材料在产生自锁现象前,纤维之间均有一定的滑动。机织物由于纱线排列整齐且加以捻度,结合程度明显大,故自锁现象出现得早、纤维之间的滑动也少,拉伸曲线的斜率大。针刺非织造材料中纤维呈三维空间排列,纤网结构中纤维位移空间大,自锁现象前纤维之间滑动较大,拉伸曲线的初始阶段斜率小、伸长率大。而水刺非织造材料由于纤维的缠结紧密,纤维间相互包缠,拉伸时比针刺法非织造材料早出现自锁现象,拉伸曲线初始斜率较大、伸长率较小,上述结果有助于研究水刺非织造材料的收缩性能。

纤网中纤维排列的杂乱状况影响水刺非织造

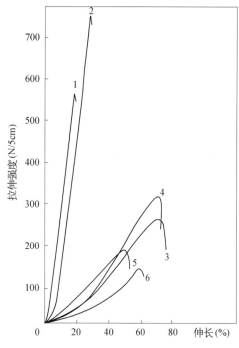

图 3-83　不同加工方式材料的拉伸曲线

1—机织物纵向拉伸强力(320 g/m²);2—机织物横向拉伸强力;3—针刺非织造纵向拉伸强力(230 g/m²);4—针刺非织造横向拉伸强力;5—水刺非织造布纵向拉伸强力(90 g/m²);6—水刺非织造布横向拉伸强力

材料各向拉伸性能,图 3-84 和图 3-85 所示为水刺非织造材料取样角 0°(横向)至 90°(纵向)与强度的关系,水刺非织造材料的拉伸强度随着取样角度变化而变化。纤网中纤维与纤维按不同取向排列并相互缠结、抱合而成结构网络,使非织造材料表现出各向异性的力学性能。平行网与凝聚网结构影响水刺非织造材料的力学性能。

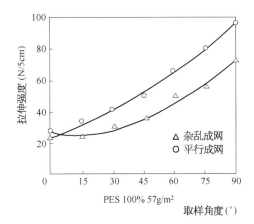

图 3-84　水刺聚酯非织造材料取样角度与强度的关系

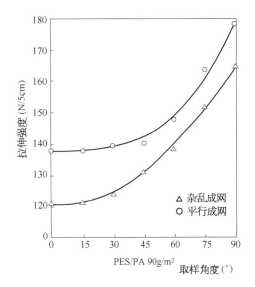

图 3-85　水刺聚酯/聚酰胺复合纤维非织造材料取样角度与强度的关系

水刺法非织造材料的撕裂强度(梯形法)曲线斜率比传统织物小,几何结构不同是主要原因。水刺非织造材料的纵向撕裂强度曲线呈较明显的锯齿波峰(图3-86),横向撕裂强度受水针射流作用方向与纤网的运动轨迹和输送帘的结构影响,曲线锯齿波形不明显。

随纤网面密度的增加,水刺加固非织造材料的强度呈线性增加,纵向伸长减小,纤维的缠结紧密,横向伸长增大(图3-87)。纤维原料性能的差异

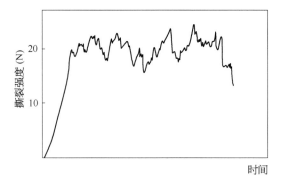

图 3-86　90 g/m² 水刺基布的纵向撕裂强度曲线

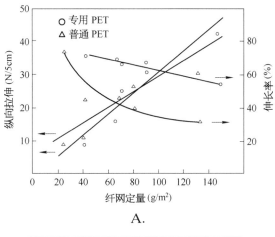

A.

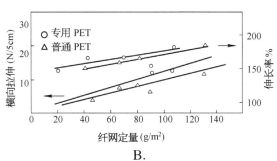

B.

图 3-87　水刺非织造材料面密度对拉伸性能的影响

A. 纤维面密度对纵向拉伸性能的影响;B. 纤网面密度对横向拉伸性能的影响

对水刺非织造材料的力学性能反应敏感。

在顶破力作用下,水刺法非织造材料根据纤网内纤维的排列取向朝各向伸长,沿剪切应力处纤网变形大,强度薄弱处的纤网开始断裂,其裂口以半圆形为主。随着面密度的增加,纤网内纤维抱合力显著增加,顶破强度也越大,则变形能力小的横向首先破裂,裂口呈近似直线的弧状。这是由于纤维面密度增加,纵向强度已远远大于顶破强度,虽纵向排列纤维发挥较大作用,但仍从相对非织造材料纵向强度较弱的横向处顶裂。非织造材料顶破强度随

面密度增加而显著提高,图 3 - 88 显示聚酯纤维非织造材料顶破强度显著高于棉纤维非织造材料。

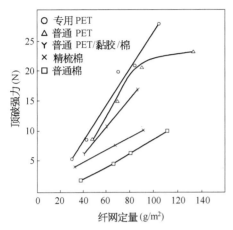

图 3 - 88　水刺非织造材料面密度与顶破强度的关系

机织物和针织物的弯曲变形以纤维和纱线的滑移、转动及弯曲扭转为主导,应力传递以摩擦为主。电镜观察显示,水刺法非织造材料中纤网加固依赖于纤维的缠结和钩接,纤维在缺乏积极的握持条件下进行水刺加固,包缠螺旋结构比纱线松散。纤网内纤维的滑动和转动自由度大,受力变形时纤维和钩接区的伸长及压缩变形能力强,弯曲性和悬垂性好。水刺非织造材料的拉伸弹性模量 E 均较小,受很小拉伸力时抵抗变形的能力小。图 3 - 89 为脱脂棉、黏胶纤维和聚酯纤维的水刺非织造材料的应力应变曲线,随着纤网强度的增加,初始模量上升。水刺棉纤维非织造材料的初始模量比聚酯非织造材料高,这与棉纤维经脱脂和漂白、油蜡等处理工序有关。

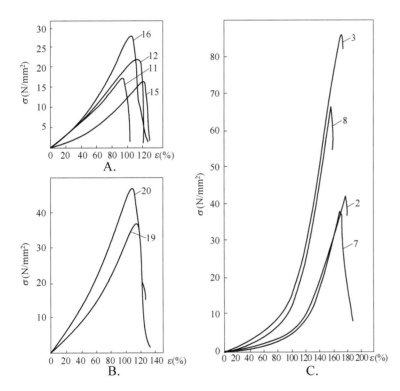

图 3 - 89　水刺法非织造材料拉伸曲线

2—PET(42 g/m²);3—PET(70 g/m²);7—PET(47 g/m²);8—PET(65 g/m²);11—脱脂棉(34 g/m²);12—脱脂棉(60 g/m²);15—脱脂棉(35 g/m²);16—脱脂棉(65 g/m²);19—黏/涤/棉(60 g/m²);20—黏/涤/棉(85 g/m²)

## 第四节　非织造医用敷料基本性能检测标准

### 一、非织造材料的基本性能

1. 物理性能　非织造敷料的物理性能是由反映非织造材料基本特征的几个参数所组成,也是特征性能指标,主要包括面密度(g/m²)、厚度(mm)、回潮率(%)、均匀度[不匀率(%)]等方面。这几项性能测试方法的国内外标准参见表 3 - 8。

表 3-8　国内外非织造材料的物理性能测试标准

| 测试项目 | 国家或地区(行业协会) | 标　准　号 | 备　　注 |
|---|---|---|---|
| 面密度 | 中国 | FZ/T 60003 | |
| | 国际标准化组织 | ISO 9073.1 | |
| | 美国试验与材料协会 | ASTM D 6242 | |
| | 欧洲用即弃材料及非织造材料协会 | EDANA ERT 40.3 | |
| 厚度 | 中国 | FZ/T 60004 | |
| | 国际标准化组织 | ISO 9073.2 | |
| | 美国试验与材料协会 | ASTM D 5736 | |
| | 欧洲联盟 | EN ISO 9073.2 | |
| | 欧洲用即弃材料及非织造材料协会 | EDANA ERT 40.3 | |
| 回潮率 | 中国 | GB/T 9995 | 烘箱干燥法 |
| | 中国 | GB 9994 | 公定回潮率 |
| | 美国 | ASTM D 2654 | |

2. 力学性能　非织造材料在使用过程和工程应用中会受到各种力的作用,如拉伸、撕裂、顶破、冲击、摩擦等作用。非织造材料结构在受到这些外力作用后,必然产生形变,乃至损伤、破坏。而非织造材料结构受力形变能力及力学性能的强弱,直接影响非织造材料的使用性能和寿命。国内外非织造材料力学性能测试标准见表 3-9。

表 3-9　国内外非织造材料力学性能测试标准

| 测试项目 | 国家或地区(行业协会) | 标　准　号 | 备　　注 |
|---|---|---|---|
| 断裂强力及伸长率 | 中国 | FZ/T 60005 | |
| | 国际标准化组织 | ISO 9073.3 | |
| | 欧洲用即弃及非织造材料协会 | EDANA ERT 20.2 | |
| | 美国试验与材料协会 | ASTM D 5035 | |
| 撕破(裂)强力 | 中国 | FZ/T 60006 | |
| | 国际标准化组织 | ISO 9073.4 | |
| | 美国试验与材料协会 | ASTM D 5733 | 梯形法 |
| | 美国试验与材料协会 | ASTM D 5734 | 落锤法 |
| | 美国试验与材料协会 | ASTM D 5735 | 舌形法 |
| | 欧洲用即弃及非织造材料协会 | EDANA ERT 70.2 | |
| 顶破(破裂)强力 | 中国 | FZ/T 60003 | |
| | 欧洲用即弃及非织造材料协会 | EDANA ERT 80.3 | |
| | 国际非织造材料工业协会 | INDA IST 30.1 | 液压膜法 |
| | 美国试验与材料协会 | ASTM D 3786 | 液压膜法 |
| | 德国 | DIN 53861.2 | |
| | 国际标准化组织 | DIN EN ISO 13938.1 | |

3. 吸收性能　医疗卫生用非织造材料一般都有吸水(血液、体内液体)、吸湿要求,而作为尿布、卫生巾的表面包覆材料,则要求非织造材料具有液体透过性能。另外,一些需功能整理的非织造材料,其表面张力的大小直接影响了对整理剂的吸附结合的程度。因此,非织造材料的吸收性能在上述

产品中尤为重要。体现这些性能的测试项目主要有吸液能力(吸液时间、吸液率、液体芯吸率)、液体穿透时间、液体反湿量、接触角等。国内外有关非织造材料对液体吸收性能的测试方法标准参见表3-10。

表3-10 国内外非织造材料液体吸收性能测试标准

| 测试项目 | 国家或地区(行业协会) | 标 准 号 | 备 注 |
|---|---|---|---|
| 液体穿透性 | 中国 | FZ/T 60017 | |
| | 德国 | DIN EN ISO 9073.8 | |
| | 国际标准化组织 | ISO 9073.8 | |
| 吸液能力 | 德国 | DIN 53923 | 吸水性 |
| | 德国 | DIN 53924 | 浸水速度 |
| | 美国试验与材料协会 | ASTM D 6651 | 吸附能力 |
| | 国际非织造材料工业协会 | INDA IST 10.1 | 吸液时间、吸液率、芯吸率 |
| | 国际非织造材料工业协会 | INDA IST 10.2 | 擦拭材料的吸收速率 |
| | 欧洲用即弃与非织造材料协会 | EDANA ERT 10.3 | 吸液时间、吸液率、芯吸率 |
| | 国际标准化组织 | ISO 9073.6 | 吸液时间、吸液率、芯吸率 |
| 液体反湿量 | 欧洲用即弃与非织造材料协会 | EDANA ERT 151.1 | |
| 接触角 | 美国试验与材料协会 | ASTM D 5946 | 聚合物薄膜 |
| | 美国试验与材料协会 | ASTM D 5725 | |

4. **透通性** 非织造材料中,黏合衬、卫生材料、过滤材料、服用材料等,根据其用途要求,产品都应有一定的透气性;非织造保暖絮片、太空棉等与人体接触的材料,其透湿性是舒适、卫生性能重要的指标,它直接影响服装排放汗、汽的功能;土工合成材料、过滤材料要求材料具有透水,而篷布、防雨布、雨衣、鞋材等必须具有良好的防水性能。非织造材料的透气、透湿、透水及防水功能统称为透通性。这几项指标的测试,目前我国均沿用纺织品的测试标准。表3-11为国内外纺织材料透通性测试方法标准。

表3-11 国内外纺织材料透通性测试方法

| 测试项目 | 国家或地区(行业协会) | 标 准 号 | 备 注 |
|---|---|---|---|
| 透气性 | 中国 | GB/T 5453 | |
| | 中国 | FZ/T 01072 | 透气量的换算 |
| | 美国试验与材料协会 | ASTM D 737 | |
| | 日本 | JIS K 7126 | 塑料薄膜材料 |
| | 德国 | DIN EN ISO 9237 | |
| 防水性 | 中国 | GB/T 4744 | 静水压 |
| | 中国 | GB/T 4745 | 沾水试验 |
| | 中国 | FZ/T 01038 | 淋雨渗透性 |
| | 德国 | DIN EN 20811 | 静水压 |
| | 德国 | DIN EN 24923 | 喷淋试验 |
| | 德国 | DIN EN 29865 | 邦迪斯门淋雨试验 |
| | 国际非织造材料工业协会 | INDA IST 80.1~IST80.8 | 拒液体性能 |

| 测试项目 | 国家或地区(行业协会) | 标　准　号 | 备　注 |
|---|---|---|---|
| 透湿性 | 中国 | GB/T 12704 | 透湿杯法 |
| | 日本 | JIS Z 0208 | 防湿包装材料 |
| 透水性 | 中国 | GB/T 15789 | 静水压 |
| | 法国 | NF G 38-016 | 静水压 |

5. 过滤性能　非织造材料由于其主体结构为单纤维的三维立体纤网结构,具有孔径小、孔径分布范围大、孔径率高等优点,广泛用于空气过滤和液体过滤。

过滤材料根据其应用性能要求测试项目繁多,主要有过滤效率、容尘量、截留粒径(最大孔径、孔隙分布)、孔隙率、透气量、滤阻、滤速等。相关产品标准及性能标准见表3-12。

表3-12　国内外过滤材料产品的相关标准

| 测试项目 | 国家或地区<br>(行业协会) | 标　准　号 | 标准名称 |
|---|---|---|---|
| 透气量 | 中国 | GB/T 5453 | 织物透气性的测定 |
| | 美国 | ASTM D 737 | Standard Test Method for Air Permeability of Textile Fabrics |
| 孔径 | 中国 | GB/T 14799 | 孔径测定方法 干筛法 |
| | 中国 | GB/T 17634 | 有效孔径的测定 湿筛法 |
| | 中国 | GB/T 2679.14 | 过滤纸和纸板最大孔径的测定 |
| | 美国 | ASTM E 1294 | Pro Size Characteristics of Membrane Filter using Automated Liquid Porosimeter |
| | 美国 | ASTM E 128 | Maximum Pore Diameter and Permeability of rigid Porous Filters for Laboratory Use |
| | 美国 | ASTM F 316 | Pore Size Characteristics of Membrane Filters by Bubble Point and Mean Flow Pore Test Discontinued |
| 过滤性 | 美国 | ASTM F 778 | Test Method for Gas Flow Resistance Testing of Filtration Media |
| | 中国 | GB/T 12625 | 袋式除尘器用滤料及滤袋技术条件 |
| | 中国 | JC/T 590 | 玻璃纤维针刺毡过滤材料 |
| | 中国 | JC/T 768 | 玻璃纤维过滤材料 |
| | 中国 | EJ 368 | 高效空气粒子过滤器性能测试方法 |
| | 中国 | GB/T 5453 | 一般通风用空气过滤器性能测试方法 |
| | 中国 | GB/T 5453 | 自吸过滤式防尘口罩通用技术条件 |
| | 中国 | GB/T 5453 | 高效过滤性能测试方法 透过率和阻力 |

## 二、创面敷料试验方法

1. 吸水性试验方法

试验条件:若无特殊规定,试验样品的状态调节和试验应在(21±2)℃、相对湿度(RH)为(60±15)%的条件下进行。

试验液A:由氯化钠和氯化钙的溶液组成,该溶液为含142 mmol 钠离子和2.5 mmol 的钙离子。该溶液的离子含量相当于人体血清或创面渗出液。在容量瓶中用去离子水溶解8.298 g 氯化钠和0.368 g 二水氯化钙并稀释至1 L。

(1)无膨胀吸收量:所谓无膨胀吸收量是指

在过量的试验液中且在无任何外力条件下的吸收总量。本试验是用于评价敷料(主要用于渗出液为中量至大量的创面)的性能,其中总吸收力为重要特性。该试验只适用于静态物理接触并在试验条件下30分钟内达到其最大吸收量的敷料。

试验方法(参照标准 YY/T 0471.1—2004 3.2)如下:将已知质量的 5 cm×5 cm(对于贴于创面上的敷料)或 0.2 g(对于腔洞敷料)样品置于培养皿内。加入预热至(37±1)℃的试验液,其质量为供试材料的 40 倍(±0.5 g)。移入干燥箱内,在(37±1)℃下保持 30 分钟。用镊子夹持样品一角或一端,悬垂 30 秒,称重。重复 9 次试验。以每 100 cm² (对于贴于创面上的敷料)或每克样品(对于腔洞敷料)吸收溶液的平均质量表示吸收量。

(2)液体吸透量(液体接触中的吸收与水蒸气透过之和):所谓液体吸透量是指敷料吸收的液体及通过敷料蒸发(排出)的液体总和。本试验用于评价应用超过 24 小时、以吸收渗出液和控制微生物环境为主的阻水性创面敷料的液体吸透量。图 3-90 为适宜的圆筒示例。

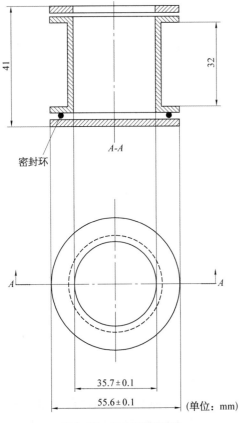

图 3-90　适宜的圆筒示例

试验方法(参照标准 YY/T 0471.1—2004 3.3)如下:切一片圆形敷料样品,使其适于夹在试验仪器上以防泄漏。敷料如有衬垫将其除去,使敷料的创面接触面向里贴于圆筒的上凸缘。将夹持环放于敷料的外表面,固定。对圆筒连同夹具一起称重($W_1$)。翻转圆筒,用一适宜的移液管加约 20 ml 试验溶液 A,安装金属盖板,再称重($W_2$)。重复此步骤 4 次,共制备 5 个样品。将安装好的圆筒置于培养箱中。24 小时后,从培养箱中取出各圆筒,使其在室温下平衡 30 分钟并再次称重($W_3$),去除各圆筒的金属盖板,轻轻倒出液体,使圆筒在该翻转位排液(15±2)分钟。再次对圆筒连同其所有组件(包括敷料)一起称重($W_4$)。取新试样重复上述步骤,接触时间 48 小时。计算 24 小时和 48 小时由敷料透失的水蒸气质量($W_2 - W_3$)和材料吸收的液体质量($W_4 - W_1$)。记录敷料透失的水蒸气和敷料吸收的液体。另记录两项测量之和,即为敷料 24 小时和 48 小时的液体吸透量。如果试验期间干燥箱或培养箱中的相对湿度(RH)大于 20%,试验无效。

(3)无定形水凝胶敷料的液体亲和力:所谓无定形水凝胶敷料的液体亲和力是指亲水性聚合物和水的半固体凝胶从模拟创面吸收液体或向模拟创面交付液体的能力。本试验测定水凝胶创面敷料分别从明胶或琼脂吸收液体或向其交付液体的能力(该试验适合于评价无形水凝胶创面敷料的水亲和力)。

仪器:10 支注射器,刻度容量为 50 ml 或 60 ml,内径为(30±2)mm,配有一低阻力芯杆(图 3-91),切去锥头。

试验方法(参照标准 YY/T 0471.1—2004 3.4):在适当的容器中向(2.00±0.01)g 琼脂粉加入足量的试验液 A,使试剂的总质量为(100.00±0.02)g。密封容器,使混合液在压力蒸汽灭菌器中(121±1)℃下灭菌 20 分钟。取出容器,用前使其冷却至(60±5)℃。在适当的广口容器中向(65.00±0.02)g 明胶粉加入足量的试验液 A,使试剂的总质量为(100.00±0.02)g。密封容器,振摇至明胶粉弥散,使混合液在 60 ℃下至少 12 小时但不长于 18 小时,结束时检查明胶是否已形成澄清的均质溶液。回抽一支注射器的芯杆,使活塞基准线位于 30 ml 刻度。向该注射器内加入(10.0±0.1)g 琼脂或明

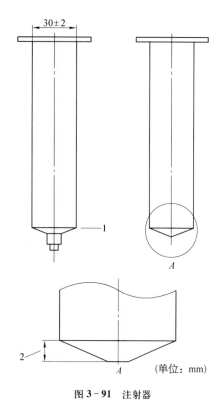

**图 3 - 91　注射器**

1—从此处截开；2—最大 5 mm；A—注射器锥头位置

胶。为防止水蒸气蒸发，用不透水膜或箔片盖上注射器的开口端，妥善放置。重复以上步骤，直到完成所需注射器数量（每种试验样品 5 支装入琼脂，5 支装入明胶）。将注射器竖直放置于培养箱（25±2）℃下 3 小时使试验基质固化，打开注射器上的盖子，排去固化过程中产生的冷凝水。对每支注射器连同其内装物一起称量，并记录其质量为（$W_1$）。向每个注射器内加入（10.0±0.1）g 的试验样品，确保均匀分布于琼脂或明胶表面上方。对注射器、基质和试验样品称量并记录其质量（$W_2$）。用一新的盖子和不透水膜或箔片密封注射器。将注射器竖直放置于培养箱（25±2）℃下 48 小时±30 分钟，去盖，对每支注射器连同其试验基质和凝胶一起称量并记录质量（$W_3$）。推动芯杆直到露出材料的上表面，使能将水凝胶除去，同时确保基质层保持完好。对注射器连同其试验基质称量并记录质量（$W_4$）。

凝胶百分质量变化率（$W_5$）的计算如式（3 - 16）：

$$W_5 = \frac{(W_3 - W_4) - (W_2 - W_1)}{W_2 - W_1} \times 100\%$$

$$(3 - 16)$$

如果 $W_3 - W_2$ 值超过 0.1 g，重新进行试验。

（4）胶凝特性：本试验用于鉴别当接触过量液体时快速与缓慢胶凝的敷料。这些创面敷料主要用于渗出液为中量至大量的创面，其应用中的主要特征是形成凝胶。敷料与创面渗出液间的相互作用的结果是形成凝胶，以降低与创面间的粘连并有助于提高湿润环境。对胶凝速度的了解可有助于针对具体的创面类型选择最合适的敷料。

试验方法（参照标准 YY/T 0471.1—2004 3.5）：通过筛子摩擦研碎纤维状敷料样品。称取磨碎的纤维（0.2±0.01）g，置于锥形烧瓶中。加入 20 ml 试验液 A，振摇 60 秒，以使发生胶凝。在 60 kPa 的压力下过滤，然后移入一锥形烧瓶中，重复上述步骤四次，最终残留物保留在滤纸上。用标准溶液代替试验溶液，重复上述步骤，产生未形成凝胶残留物，以此作为对照。比较试验步骤中所形成的两种残留物，通过与未形成凝胶的标准样品进行比较，可明显观察到样品是否发生胶凝。

（5）弥散特性：本试验用于鉴别纤维创面敷料在过量的液体中轻轻旋摇，是否弥散；用于评价渗出液为中量至大量的创面（这时敷料通常将全部或部分浸透）的敷料的性能；有助于选择适当的方法从创面去除敷料；有助于鉴别在试验条件下失去其完整性并弥散的敷料与不失其完整性的敷料。本方法中失去其完整性的敷料最好用冲洗的方法从创面上将其去除。

试验方法（参照标准 YY/T 0471.1—2004 3.6）：取 5 cm×5 cm 供试材料样品放入一只烧瓶中，加（50±1）ml 试验溶液 A。旋摇（不形成漩涡）60 秒，目力检验烧瓶中内容物。如果纤维分离，不再呈原始纤维结构，则表明敷料弥散；如果呈现原始纤维结构，则表明敷料不弥散。

（6）水凝胶敷料的弥散/可溶性：本试验用于测定无定形水凝胶创面敷料在渗出液量较大情况下的物理特性。

试验方法（参照标准 YY/T 0471.1—2004 3.7）：在具塞的 250 ml 量筒中向（15±0.1）g 水凝胶加（200±2）ml 试验溶液 A。在室温下振荡 2 分钟使弥散或溶解，静置 2 小时±10 分钟，目力检验量筒中内容物。如果样品在试验溶液中溶解，则表明可溶；如果有两种不同的相存在或弥散不均，然后又形成两个不同的层面，则表明可弥散；如果样品保持其结构,则表明可不弥散。

2. 水蒸气透过率试验方法 若无特殊规定,试验样品的状态调节和试验应在(21±2)℃、相对湿度(RH)为(60±15)%条件下进行。

(1) 水蒸气接触时创面敷料的水蒸气透过率:本试验用于评价接触水蒸气时创面敷料的水蒸气透过率。通过质量差测量水蒸气透过。液体聚集会对皮肤的完好性造成严重后果。敷料宜具有充分的水蒸气渗透性,以防止敷料下液体聚集(该试验适用于薄膜创面敷料)。

试验方法(参照标准 YY/T 0471.2—2004 3.2):用夹板的凸缘作为模板,切下供试材料的样品。测试仪器与液体吸透量测试仪器相同(图 3 - 90)。温室(最低 20 ℃)下加入足量的水,使液面与放置后的样品之间的空气间隙为(5±1)mm。将圆形样品精确地盖在试验容器的凸缘上。夹紧样品,不要使其形变,并使夹板与盖板之间形成水密封。如果样品有一粘贴涂层表面,粘贴面应面向容器的凸缘。对于非粘贴面或印有图案的材料,要确保完全密封。重复上述步骤 4 次,共制备 5 个样品(为确保良好的密封,可在凸缘上涂上少量的密封剂,如凡士林)。称量并记录容器、样品和液体的质量($W_1$),精确到 0.000 1 g。将容器放入干燥箱或培养箱中,样品向上,温度保持在(37±1)℃。18～24 小时后,从干燥箱或培养箱中取出各容器,并记录试验时间($T$),精确到 5 分钟。立即对容器、样品和液体重新称量,记录质量($W_2$),精确到 0.000 1 g。

水蒸气透过率(MVTR)的计算如式(3 - 17):

$$X = \frac{(W_1 - W_2) \times 1\,000 \times 24}{T} \quad (3-17)$$

式中:$X$ 为水蒸气透气率[g/(m²·24 h)];

$\quad W_1$ 为容器、样品和液体的质量(g);

$\quad W_2$ 为试验期后容器、样品和液体的质量(g);

$\quad T$ 为试验期时间(h)。

计算至少 5 个样品的平均值。

弃去与平均值相差超过 20%的值,重复该试验。

如果试验期间干燥箱或培养箱中相对湿度(RH)大于 20%,试验无效。

(2) 液体接触时创面敷料的水蒸气透过率:本试验用于评价阻水创面敷料接触液体时的水蒸气透过率。通过质量差测量通过敷料的水蒸气透过率。液体聚集会对皮肤的完好性造成严重后果。

试验方法(参照标准 YY/T 0471.2—2004 3.3):用夹板的凸缘作为模板,切下供试材料的样品。温室(最低 20 ℃)下加入足量的水,使液面与放置后的样品之间的空气间隙为(5±1)mm。将圆形样品精确地盖在试验容器的凸缘上。夹紧样品,不要使其形变,并使夹板与盖板之间形成水密封。如果样品有一粘贴涂层表面,粘贴面应面向容器的凸缘。对于非粘贴面或印有图案的材料,要确保完全密封。重复上述步骤 4 次,共制备 5 个样品。称量并记录容器、样品和液体的质量($W_1$),精确到 0.000 1 g。将容器倒放置于温度为(37±1)℃的干燥箱或培养箱中,以使去离子水接触样品。确保样品表面与干燥箱/培养箱隔架之间有足够的间隔,以使充分的气流穿过样品表面。约 4 小时,从干燥箱或培养箱中取出容器,并记录试验时间($T$),精确到 5 分钟。立即对容器和样品称量,记录质量($W_2$),精确到 0.000 1 g。

水蒸气透过率的计算如式(3 - 18):

$$X = \frac{(W_1 - W_2) \times 1\,000 \times 24}{T} \quad (3-18)$$

式中:$X$ 为水蒸气透气率[g/(m²·24 h)];

$\quad W_1$ 为容器、样品和液体的质量(g);

$\quad W_2$ 为试验期后容器、样品和液体的质量(g);

$\quad T$ 为试验期时间(h)。

计算至少 5 个样品的平均值。

弃去与平均值相差超过 20%的值,重复该试验。

如果试验期间干燥箱或培养箱中相对湿度(RH)大于 20%,试验无效。

如果试验样品的水蒸气透过率小于 1 000 g/(m²·24 h),经 18～24 小时,从干燥箱或培养箱中取出容器,并记录试验时间($T$),精确到 5 分钟,重新进行试验。

3. 阻水性试验方法 所谓阻水性是指能承受 500 mm 静水压 300 秒的能力。本试验用于评价创面敷料是否阻水。

试验条件:试验样品应在(21±2)℃、相对湿度(RH)为(60±15)%的条件下进行状态调节至少 16 小时,并在同样条件下进行试验。

试验方法(参照标准 YY/T 0471.3—2004 3.2)：制备的样品应无皱褶。用(21±2)℃的纯化水注满池子。以水平滑动的方式将样品放在下环上,避免水的表面与样品下表面之间有空气。用大于试验面积的干燥滤纸盖到样品的上表面,放上上环,用螺纹装置夹紧。将管中注入水至达到样品表面以上所需水位,维持该静水压(300±10)秒,检查滤纸上是否有通过样品渗水并记录结果。再对两个样品重复上述步骤。检验滤纸上是否通过样品渗水并记录结果。如果 3 个样品中任何一个样品出现渗水,则试验未通过。图 3‒92 为阻水性测量仪器。

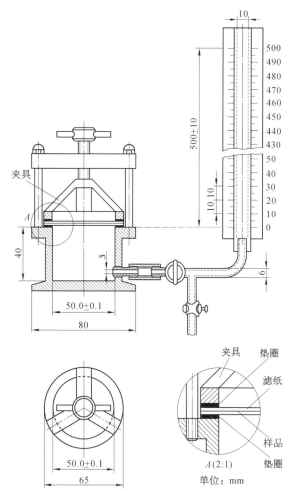

图 3‒92　阻水性测量仪器

4. 舒适性试验方法　本试验通过测量创面敷料的可伸展性和永久变形来评价其是否具有舒适性。所谓可伸展性是指创面敷料拉伸至给定伸展范围所需的力。永久变形是将样品拉伸并使其松弛下来后所增加的长度,以原长的百分率表示。

试验条件：试验样品应在(21±2)℃、相对湿度(RH)为(60±15)%的条件下进行状态调节至少 16 小时,并在同样条件下进行试验。

试验方法(参照标准 YY/T 0471.4—2004 3.2)：从供试材料上切出(25.0±0.5)mm 宽的有代表性的样品。从卷中或背纸上取下样品后,让其松弛 300 秒。样品上做两个间距为(100±10)mm 的平行标记,并使两间距至两端为等距离,测量两标记间的距离,精确到±0.5 mm($L_1$)。将样品标记以外夹于拉伸试验机的两夹头中,并以(300±10)mm/min 的拉伸速度使样品伸展 20%,记录最大载荷($ML$),精确到0.1 N。在此拉伸位置保持(60±1)秒,从夹头上取下样品,松弛(300±15)秒,重新测量样品上两标记间的距离($L_2$)。再对其他两个样品重复以上试验步骤。用裁样方向垂直于第一组裁样的样品重复以上试验步骤。

可伸展性的计算如式(3‒19)：

$$E = \frac{ML}{2.5} \qquad (3\text{-}19)$$

式中：$E$ 为可伸展性(N/cm)；

　　　$ML$ 为最大载荷(N)。

结果修约到 0.1 N/cm,并计算各组平均结果。

永久变形的计算见式(3‒20)：

$$PS(\%) = \frac{L_2 - L_1}{L_1} \times 100 \qquad (3\text{-}20)$$

式中：$PS$ 为永久变形；

　　　$L_1$ 为拉伸前两标距间的距离；

　　　$L_2$ 为拉伸后两标距间的距离。

结果修约到 1%,并计算各组平均结果。

5. 阻菌性试验方法

(1) 低水分条件下阻菌性：所谓低水分就是敷料两面都不湿的敷料条件。本试验用于评价创面敷料在低水分条件下阻止细菌透过的性能。

试验方法(参照标准 YY/T 0471.5—2004 3.1)：用 20～25 ℃的营养肉汤培养黏质沙雷菌 24 小时,获得菌含量约 $10^9$ 个/ml。将营养琼脂培养基注满 RODAC 板。用无菌金属丝环浸沾试验菌液,在 RODAC 板的表面上接种一个 X 形,每一交叉线的长度不应超过 2 cm。将培养板置 20～25 ℃下培养 24 小时,使菌落生长。以无菌操作将一个无菌敷料样品(表面积至少 5 cm×5 cm)放到 RODAC 板上,使其覆盖 X 状的细菌培养物。在敷料上面放置注满新鲜血琼脂培养基、未接种菌的 RODAC 板,再在该 RODAC 板加放一个 100 g 砝码,以对材料形成持续压力。将整个培养板置 20～25 ℃ 培养 24 小时。取下上层的血琼脂 RODAC 板,加盖并置 20～25 ℃ 下继续培养 24 小时。检查该培养板被样品覆盖表面上是否有黏质沙雷菌生长(黏质沙雷菌在琼脂上呈现出红色菌落)。再对两个样品重复该步骤。如果三个上层 RODAC 板中有一个有黏质沙雷菌生长,则样品未通过试验。

(2) 半潮湿条件下的阻菌性:所谓半潮湿就是敷料一面是湿的敷料条件。本试验用于评价创面敷料在半潮湿条件下阻止细菌透过的性能。

试验方法(参照标准 YY/T 0471.5—2004 3.2):用 20～25 ℃ 的营养肉汤培养黏质沙雷菌 24 小时,获得菌含量约 $10^9$ 个/ml。以无菌操作将一个无菌敷料样品(表面积至少 5 cm×5 cm)移至装有无菌营养琼脂培养基的培养皿上。用无菌吸移管向敷料上滴 5 滴(各角落和中央各一滴)培养菌液,置 20～25 ℃ 培养 24 小时。培养结束后,用无菌吸移管从敷料上将培养菌液吸除,用无菌镊子将敷料从琼脂表面上取下。将培养皿置 20～25 ℃ 培养 24 小时。检查培养皿,观察样品覆盖的表面积内是否有黏质沙雷菌生长(黏质沙雷菌在琼脂表面上呈现出红色菌落)。再对两个样品重复该步骤。如果三个 RODAC 顶板中有一个有黏质沙雷菌生长,则样品未通过试验。

(3) 潮湿条件下的阻菌性:所谓潮湿条件就是敷料的两面都是湿的敷料条件。本试验用于评价创面敷料在潮湿条件下阻止细菌透过的性能。该试验专为膜敷料而设计。

试验方法(参照标准 YY/T 0471.5—2004 3.3):用 20～25 ℃ 的营养肉汤培养黏质沙雷菌 24 小时,获得菌含量约 $10^9$ 个/ml。以无菌操作将试剂瓶注满 500 ml 营养肉汤,使弯月面在瓶口边缘以上。以无菌操作法在瓶口放置一无菌样品,使其完全接触培养基。将橡胶圈装于滤斗,将滤斗的磨砂玻璃底直接放置在试剂瓶口上的敷料上,用夹具夹紧。向滤斗中放 100 ml 黏质沙雷菌液。用两个大的无菌胃型袋盖住整个装置,室温下放置 24 小

时。24 小时后倒出黏质沙雷菌液。去除敷料,以无菌操作将 100 ml 营养肉汤倒入一只无菌瓶中,置 20～25 ℃ 培养 24 小时。检查营养肉汤中是否有黏质沙雷菌生长(营养肉汤中如有黏质沙雷菌生长,肉汤将变浊。由于试验容易受交叉污染的影响,可采用传统微生物学技术对污染菌进行鉴别)。再对两个样品重复该步骤。如果三个肉汤瓶中有一个有黏质沙雷菌生长,则样品未通过试验。

6. 气味透过试验方法　本试验用于评价接触性创面敷料阻抗气味穿透的能力,但只适用于其材料吸附气味、渗透液透不过的敷料。

试验方法(参照标准 YY/T 0471.6—2004 3.3):① 对照品制备:样品容器置 105 ℃ 下约 1 小时,以去除任何微量化合物。在样品容器的两部分之间放上垫圈。用氮气通过采样口净化整个容器,并用适宜的垫片密封采样口。通过垫片向容器内注射 0.5 μl 纯二乙胺(>99.7%),置于 37 ℃ 干燥箱中 20 分钟。抽取 250 μl 样品气体。应注意先抽吸进样器两次,然后在约 10 秒内抽芯杆至 500 μl,再回推至 250 μl 处。将对照样品注入 GC(气相色谱议)。重复抽取气体样品两次,注入 GC。用平均峰面积作为对照限。② 样品制备:样品容器置 105 ℃ 下约 1 小时,以去除任何微量化合物。配制质量浓度为 13 g/L 的二乙胺水溶液。向下部容器中加入(20.0±0.5)ml 二乙胺溶液。放上一个垫片,再放上一个适宜尺寸的敷料,创面接触面面向下部容器。用氮气(20 kPa)通过采样口清洗

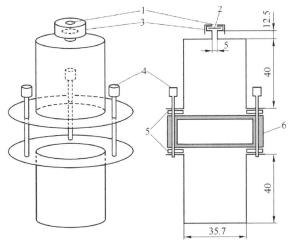

图 3-93　适宜的不锈钢试验容器

1—采样口;2—垫片;3—螺纹盖;4—锁紧螺栓;5—垫圈;6—样品

上半部分容器至少 100 秒。清洗的同时,在敷料上加第二个垫片,连接容器上下两个部分。取出冲洗管线并用适宜的垫片封住采样口。抽取最初 250 μl 气体样品。注意先抽吸进样器两次,然后在约 10 秒内抽芯杆至 500 μl 处,再回推至 250 μl 处,将样品气体注入 GC。将样品容器放入 37 ℃ 干燥箱中,以适宜的时间间隔(该间隔取决于样品种类,以确保达到 6 μl/L 时的精确度在 10% 以内),再抽取最初 250 μl 气体样品。注意先抽吸进样器两次,然后在约 10 秒内抽芯杆至 500 μl 处,再回推至 250 μl 处,将样品气体注入 GC,直到超过对照品的峰面积。将所有结果与对照限比较,宜取上半部分容器内的气体中的二乙胺浓度达到 6 μl/L 所用的时间。可绘出透过曲线图(峰面积/时间)。

## 第五节　海藻酸盐基纤维及纤网的成胶性能表征

海藻酸钙纤维制备的医用敷料在与受伤皮肤伤口渗出液接触时,伤口渗出液中的钠离子与海藻酸钙纤维中的钙离子发生离子交换,海藻酸钙纤维中水不溶性海藻酸钙分子链由此转变成水溶性的海藻酸钠分子链,纤维中的海藻酸钠分子链可以吸收大量的水分使纤维发生溶胀,形成一种形如纤维的胶体。目前,海藻酸钙纤维在医用敷料中的应用很广泛。海藻酸钙纤维医用敷料之所以能够为伤口提供适宜的促进愈合修复的环境,加速伤口肉芽组织的生长及上皮组织形成,是因为当水分进入纤维后可以形成一层柔软湿润的水凝胶,这种半透明状的水凝胶具有良好的透水透气性及中小质量分子通透性能,因而可以提供适宜伤口愈合的环境。生成的膜状水凝胶可包裹清理伤口表面的细胞残留物、外来微生物、细菌等,并防止外界微生物及病菌的通过造成伤口感染。海藻酸钙纤维敷料与伤口渗出液发生离子交换时释放出大量钙离子,伤口表面聚集的大量钙离子可加快伤口止血。海藻酸钙纤维医用敷料具有高的使用安全性和耐受性,对于长期使用也不会出现皮肤过敏等症状。和一些传统敷料相比,海藻酸钙纤维敷料不会粘连伤口新生的皮肤组织,因而易于揭除,这样伤口表面新生的组织就不会受到二次损伤,不会造成伤口周围皮肤的再次伤害。总之,诸多临床实验已经表明:具有良好成胶性的海藻酸钙纤维制作的医用敷料不仅可将伤口渗出液维持在纤维结构中,防止伤口渗出液在敷料表面上进行横向扩散,而且具有极好的吸湿性、易去除性、高透氧性及凝胶阻塞性,因此比其他传统的纱布能提供更好的伤口愈合环境,促进伤口愈合。

### 一、海藻酸钙纤网干燥状态下的表征

近年来,计算机处理技术在纺织品性能检测及表征中广泛地应用,用计算机图像处理技术对海藻酸钙纤维敷料成胶前后的图像进行分析可以得到成胶性对其宏观结构的影响。计算机图像处理技术的内容主要包括高斯平滑技术、图像的二值化、移除噪声点和目标填充及空隙提取。高斯平滑就是将某一像素用其领域的加权平均值代替该像素,它可以在对图像细节进行模糊的同时保留图像更多的总体灰度分布特征,该算法简单且去除高斯噪声的效果明显,且能够有效地保留源图像的总体特征;图像二值化是图像处理经常使用的一种目标分割技术,目的是从背景和噪声中分离出有效目标,用于进一步处理,可有效减少图像中的数据量,有利于使图像变得更简单,方便对图像的进一步处理,可增加计算机识别时的识别效率,使人们感兴趣的目标图像的轮廓更突出;移除噪声点的方法是设置一个半径阈值,在经过二值化处理后的图像中将小于该半径阈值的目标去除,可进一步去除图像中的微小噪声;在去除噪声点之后,本实验采用多颜色填充标注的方式提取图像上的白色目标的面积及数量,并计算这些有颜色目标的面积。由每一幅照片中所标志的实际尺度与照片的尺度的比值,利用图像测量工具测量出该比例尺所标志的长度包含的像素数量,即可知道这些数量的像素代表的实际长度,即可求得所要测量的数据。

图 3 - 94A 所示为干燥状态下海藻酸钙纤维网光学显微镜照片,图 3 - 94B 是由 A 图中取出的

红色方框中的图像经过高斯平滑、二值化及去除小点及对纤网的图像进行颜色填充后提取出的孔隙图像,然后利用计算机计算出图像中每个孔隙所包含的像素数量,通过比例计算即可得出每个孔隙的实际面积,将这些孔隙转化成相同面积的圆形就可以计算出孔径的大小。

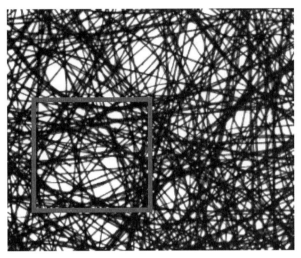 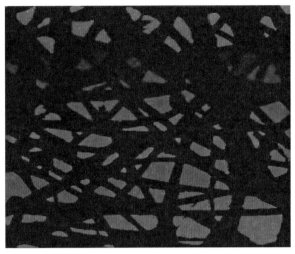

A.               B.

图 3 - 94   干燥状态下海藻酸钙纤网光学显微镜照片

A. 干燥状态下纯海藻酸钙纤网;B. 由图 A 提取孔径后的图像

### 二、海藻酸钙纤维成胶性能的表征

由于海藻酸钙纤维的水不溶性,海藻酸钙纤维中的钙离子与伤口渗出液中的钠离子发生离子交换,使海藻酸钙被转化成水溶性的海藻酸钠,然后大量的水分进入纤维结构使纤维吸水溶胀,形成一种纤维状的胶体,所以选择生理盐水模拟表征海藻酸纤维生成凝胶的过程。

图 3 - 95 所示为海藻酸钙纤维干燥状态及与生理盐水作用下一定时间后在 1.25 倍的光学显微镜下拍摄的图像。

图 3 - 95A 所示,可以明显地看到纤维状图像,即为海藻酸钙纤维;而图 3 - 95B 中,纤维状态已经不明显,纤维自身的透光度提高,呈现透明状态,说明海藻酸钙纤维在生理盐水的作用下最终生成凝胶物质,除透明度提高外,纤维膨胀,直径增加。

### 三、海藻酸钙纤网成胶性能的表征

凝胶又称冻胶。溶胶或溶液中的胶体粒子或高分子在一定条件下互相连接,形成空间网状结构,结构空隙中充满了作为分散介质的液体,这样一种特殊的分散体系称作凝胶。凝胶没有流动性,内部常含大量液体。可分为弹性凝胶和脆性凝胶。弹性凝胶失去分散介质后,体积显著缩小,而当重新吸收分散介质时,体积又重新膨胀,例如明胶。脆性凝胶失去或重新吸收分散介质时,形状和体积都不改变,例如硅胶。由溶液或溶胶形成凝胶的过程称为胶凝作用。图 3 - 96 所示为海藻酸钙纤网在干燥状态下及在生理盐水中 5 分钟、10 分钟、30 分钟、1 小时、2 小时、3 小时、4 小时、5 小时时在 1.25 倍光学显微镜下拍得的光学图像,以观察纤网结构在生理盐水中形成凝胶的过程。

由以上图像可以得到海藻酸钙纤网在生理盐水的作用下生成凝胶的过程,干燥状态下所选纤维的直径为 14 $\mu m$;当纤网浸润在生理盐水中 5 分钟时纤维稍微膨胀,纤维的直径增大为 48 $\mu m$,可清楚观察到溶胀后的纤维呈半透明状,具有较明显的边界;10 分钟时纤维几乎全部生成凝胶状,由于膨胀纤维的直径明显增大而填充纤网中的孔径,纤维的直径为 98 $\mu m$,但是纤网未经过充分扩展而使同一层和不同层的凝胶状纤维挤在一起;30 分钟时,凝胶状纤维直径继续增大为 122 $\mu m$,纤网稍微展开;1 小时时,纤维的直径增大为 136 $\mu m$,凝胶状纤网得到充分展开而变成较平滑的纤网;2 小时

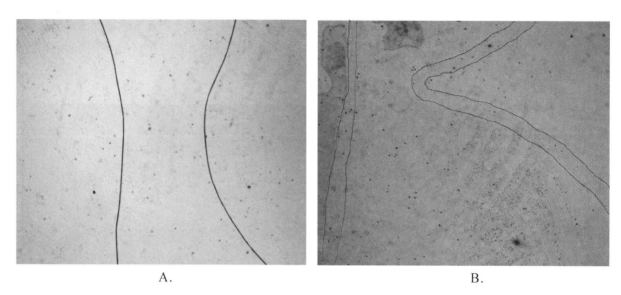

图 3 - 95　海藻酸钙纤维在生理盐水中的图像
A. 干燥状态下的海藻酸钙纤维；B. 成胶后的海藻酸钙纤维

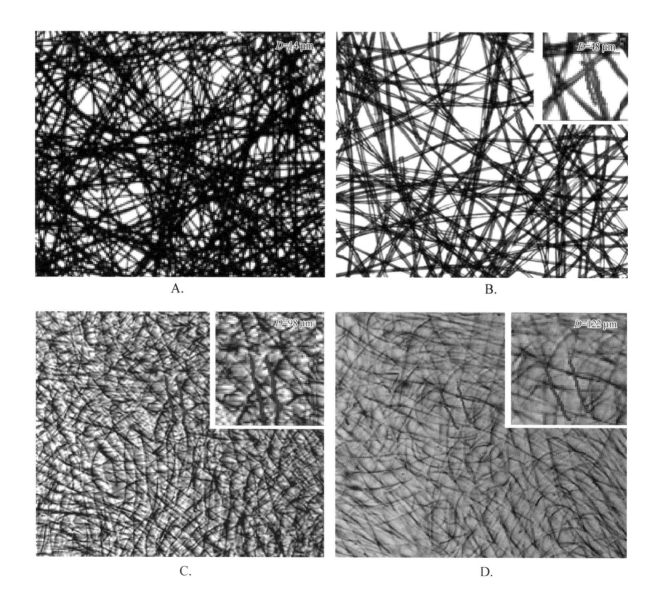

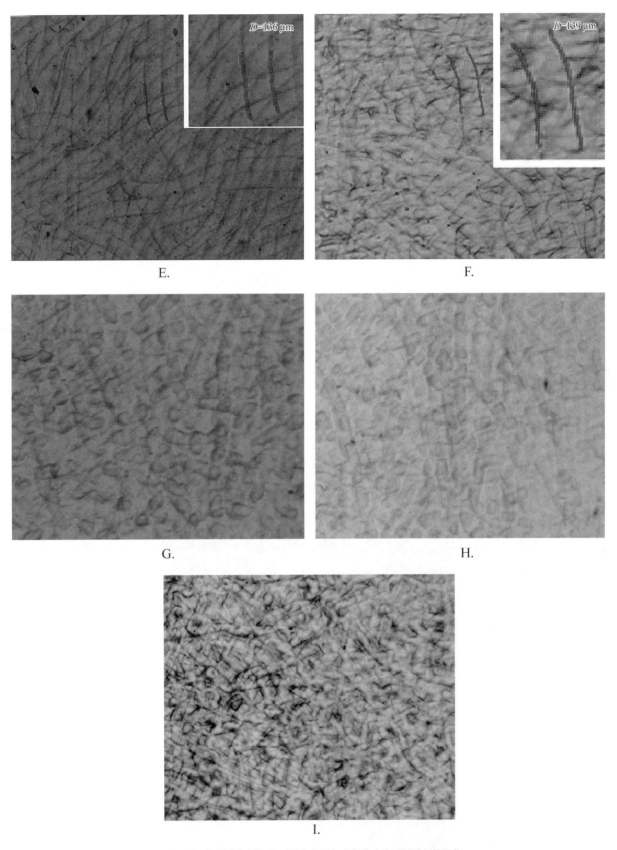

**图 3 - 96 海藻酸钙纤网在干燥状态下与生理盐水中不同时间的图像**

A. 干燥状态下的海藻纤网图像；B. 在生理盐水中 5 分钟时所拍纤网的图像；C. 在生理盐水中 10 分钟时所拍纤网的图像；D. 在生理盐水中 30 分钟时所拍纤网的图像；E. 在生理盐水中 1 小时时所拍纤网的图像；F. 在生理盐水中 2 小时时所拍纤网的图像；G. 在生理盐水中 3 小时时所拍纤网的图像；H. 在生理盐水中 4 小时时所拍纤网的图像；I. 在生理盐水中 5 小时时所拍纤网的图像

时,纤维停止膨胀,直径为 138 μm,基本保持不变,开始有一小部分的凝胶纤维大分子链断裂;3 小时、4 小时、5 小时时,纤维几乎不再膨胀,纤维直径基本保持不变,凝胶状的纤维大分子链继续断裂,直到小分子完全断裂与水形成一种膜状的半透明水凝胶。

## 四、海藻酸钙纤网蒸馏水中溶胀性能的表征

为研究海藻酸钙纤网在蒸馏水中的溶胀性能,设定海藻酸钙纤网在干燥状态下以及在蒸馏水中浸泡不同时间条件下来观察海藻酸钙纤网结构及溶胀变化规律。图 3 - 97 所示为海藻酸钙

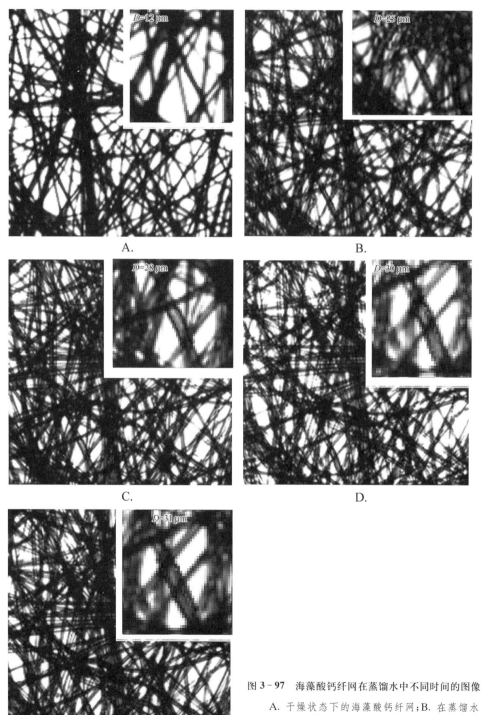

图 3 - 97　海藻酸钙纤网在蒸馏水中不同时间的图像

A. 干燥状态下的海藻酸钙纤网;B. 在蒸馏水中 5 分钟时海藻酸钙纤网;C. 在蒸馏水中 10 分钟时海藻酸钙纤网;D. 在蒸馏水中 30 分钟时海藻酸钙纤网;E. 在蒸馏水中 1 小时时海藻酸钙纤网

纤网在干燥状态下以及在蒸馏水中浸泡 5 分钟、10 分钟、30 分钟、1 小时时在光学显微镜下拍得的照片。

由以上图像可知海藻酸钙纤网在蒸馏水作用下吸湿膨胀的过程。干燥状态下所选纤维的直径为 12 $\mu$m，当纤网浸润在蒸馏水中 5 分钟时纤维稍微溶胀，纤维直径增大为 25 $\mu$m，可清楚地看到膨胀后的纤维呈半透明状，具有较明显的边界结构；浸润 10 分钟时纤网中的纤维继续膨胀，纤维的直径增大为 28 $\mu$m，海藻酸钙纤维直径变化幅度很小；浸润 30 分钟时，纤网中的纤维稍有膨胀，纤维的直径增大到 30 $\mu$m；浸润 1 小时时，纤网中的纤维直径仅达到 31 $\mu$m，结构基本保持不变，膨胀停止。由以上实验结果可知，海藻酸钙纤维在蒸馏水的作用下只是吸水膨胀，且纤维的直径尺度变化很小，不会形成水凝胶结构形态，实验充分说明水分子只是使海藻酸钙纤维吸湿膨胀，真正使纤维生成水凝胶形态的是水溶液中的钠离子，即海藻酸钙纤维结构空隙大分子内的钙离子与水溶液中的钠离子相互交换过程是必不可少的，这与海藻酸钙纤维成胶的机制是吻合的。

（靳向煜　吴海波　黄晨　王洪　高颖俊　殷保璞　王荣武）

## ◇ 参 ◇ 考 ◇ 文 ◇ 献 ◇

[1] 程明明.生物质纤维-海藻纤维及纤维素纤维燃烧性能与阻燃机理研究[D].青岛：青岛大学，2009.

[2] 顾其胜，侯春林，徐政.实用生物医用材料学[M].上海：上海科学技术出版社，2005.

[3] 郭静，陈前赫.海藻纤维制备技术研究进展[J].合成纤维工业，2011，34(5)：41－44.

[4] 郭肖青.海藻纤维的制备及结构与性能研究[D].青岛：青岛大学，2007.

[5] 郭肖青.海藻纤维的制备及结构与性能研究[D].青岛：青岛大学，2007.

[6] 郭肖青，朱平，王新，等.海藻纤维的研究现状及其应用[J].染整技术，2006，28(7)：1－4.

[7] 姜丽萍.海藻纤维的制备及吸附性能的研究[D].青岛：青岛大学，2008.

[8] 孔庆山，姜丽萍，王兵兵，等.生物可降解海藻纤维纺丝成形与性能研究[C].兰州：第九届新型原料在针织行业推广应用技术研讨会论文集，2008：135－139.

[9] 林晓华，黄宗海，俞金龙，等.海藻酸纤维的研究发展及生物医学应用[J].中国组织工程研究，2013(12)：2218－2224.

[10] 林晓华，黄宗海，俞金龙.海藻酸纤维的研究发展及生物医学应用[J].中国组织工程研究，2013，17(12)：2218－2224.

[11] 刘艳君，方方，林浩.海藻纤维性能研究[J].棉纺织技术，2013，41(7)：477－480.

[12] 刘艳君，万方，林浩，等.海藻纤维性能研究[J].棉纺织技术，2013，41(7)：1－4.

[13] 刘营.改性海藻酸纤维的制备及性能研究[D].青岛：青岛大学，2010.

[14] 刘越，朱平，马佳娜.纯海藻酸盐纤维的性能[J].纺织学报，2009，30(8)：13－16.

[15] 鹿泽波，李娟.海藻纤维的制备及应用研究[J].精细石油化工进展，2010，11(9)：27－31.

[16] 栾立醒.聚丙烯/天然海藻纤维复合材料的制备及性能研究[D].上海：华东理工大学，2011.

[17] 秦益民，蔡丽玲，朱长俊.海藻酸锌纤维的抗菌性能[J].纺织学报，2011，32(2)：18－20.

[18] 秦益民.海藻酸纤维的发展历史[J].合成纤维，2011，40(11)：1－4.

[19] 孙炳军，张玉海，陈鹏.海藻纤维的发展及其应用[J].中国纤检，2013(5)：76－79.

[20] 王鹏，冯金生.有机波谱[M].北京：国防工业出版社，2012.

[21] 吴谦，王栋，孙瑾.医用海藻纤维研究现状[J].四川化工，2013，16(6)：19－21.

[22] 吴燕.海藻酸铜纤维结构性能及抗菌机理研究[D].青岛：青岛大学，2011.

[23] 于伟东.纺织材料学[M].北京：中国纺织出版社，2006.

[24] 展义臻.相变调温海藻酸钙纤维与海藻酸钙/明胶共混纤维的制备与性能研究[D].青岛：青岛大学，2007.

[25] 展义臻，朱平，张建波，等.海藻纤维的性能与应用[J].印染助剂，2006，23(6)：9－12.

[26] 展义臻，朱平，张建波，等.海藻纤维在医疗和防护纺织品中的应用[J].染整技术，2006，28(5)：1－8.

[27] 张传杰，张楠楠，王臻，等.海藻酸钙纤维的阻燃性能[J].印染，2011(8)：1－5.

[28] 张传杰,朱平,王怀芳.高强度海藻纤维的性能研究[J].印染助剂,2009,26(1):15-18.

[29] 张华.生物医用功能纤维的研究进展及趋势[J].化工新型材料,2009,37(1):11-13.

[30] 张丽,张兴祥.医用敷料用海藻纤维国内外研究进展[J].产业用纺织品,2009(12):1-5.

[31] 赵雪,何瑾馨,朱平,等.功能性海藻纤维的制备[J].高科技纤维与应用,2008,33(3):24-29.

[32] 朱尽顺,何方.生物纤维在医疗领域的应用[J].中国纤检,2011(15):78-79.

[33] 朱立华.交联海藻酸钙纤维的制备与性能研究[D].青岛:青岛大学,2012.

[34] 朱平,郭肖青,王炳,等.改性海藻纤维的制备及其性能测试[J].合成纤维,2007(7):27-29.

[35] 朱平,王柳,张传杰,等.海藻酸钙纤维的结构与性能[J].合成纤维工业,2009,32(6):1-4.

[36] Kokubo T, Hanakawa M, Kawashita M, et al. Apatite-forming ability of alginate fibers treated with calcium hydroxide solution[J]. Journal of Materials Science: Materials in Medicine, 2004(15):1007-1012.

[37] Liakos I, Rizzello L, Scurr DJ, et al. All-natural composite wound dressing films of essential oils encapsulated in sodium alginate with antimicrobial properties [J]. International Journal of Pharmaceutics, 2014(463):137-145.

[38] Mikolajczyk T, Czapnik DW. Multifunctional alginate fibers with anti-bacterial properties[J]. Fibers & Textiles, 2005, 13(3):35-40.

[39] Qin Y. Alginate fibers-an overview of the production processes and applications in wound management [J]. Polymer International, 2008(57):171-180.

[40] Qin YM. Absorption characteristics of alginate wound dressings[J]. Journal of Applied Polymer Science, 2004, 91(2):953-957.

[41] Zhu P, Zhang CJ. Preparation and application of alginate fiber in wound dressing[J]. Journal of Clinical Rehabilitative Tissue Engineering Research, 2008, 12(32):6397-6400.

[42] Zhu P, Zhang CJ, Sui SY. Preparation, structure and properties of high strength alginate fiber[J]. Research Journal of Textile and Apparel, 2009, 13(4):1-8.

[43] Zhu P, Zhang CJ, Sui SY. Study of the structure and properties of alginate fiber with antibacterial activity[C]. Proceedings of the Fiber Society 2009 Spring Conference, 2009:1035-1038.

# 第四章
# 海藻酸盐基栓塞剂的制备与应用

栓塞术是介入放射学中重要的治疗方法,其中栓塞材料的选择与栓塞剂的制备对栓塞术具有重要影响。海藻酸盐作为一种天然生物材料,具有良好的生物相容性和可控的降解速率,其来源广泛并且易于加工成型,是一种良好的栓塞材料。目前市场上已有海藻酸盐制成的微球栓塞剂产品,并应用于肝癌、子宫肌瘤等疾病的治疗中,取得良好的效果。研究者们正在尝试将药物与海藻酸盐栓塞剂相结合,得到载药藻酸盐栓塞材料,用于癌症等疾病的治疗。

## 第一节 血管栓塞术与栓塞剂

### 一、血管栓塞术

血管栓塞术是指通过导管将栓塞材料选择性地注入靶血管,使其阻塞,中断供血,以达到一定的治疗目的。血管栓塞术的临床作用有:控制出血,控制晚期肿瘤症状,术前肿瘤血运阻断,治疗动静脉畸形、动静脉瘘,动脉瘤阻塞,器官消融,静脉曲张(食管和精索静脉),血管改道等。

1904 年,Dowbain 在为患有头颈部肿瘤的患者进行手术前,将融化的液状石蜡经颈外动脉注入,以减少术中出血,这是最早的血管栓塞治疗。经过一个多世纪的发展,血管栓塞术已经成为介入放射学最重要的技术之一。近 30 年来,栓塞术已经被临床应用于颅脑、肝、胆、脾、肾、心脏与血管、生殖系统等多个部位的诊断治疗当中。

### 二、血管栓塞剂

完整的导管栓塞术由微导管、栓塞材料、操作技术、影像监控设备及术后护理组成。其中栓塞材料一直以来是栓塞术发展的关键,为了适应不同部位、不同性质病变的需要,栓塞材料的开发从未停止。除了最初所用的液状石蜡,1930 年,肌肉碎片被 Brooks 经颈动脉导入治疗外伤性颈动脉海绵窦瘘;1960 年,Luessenhop 则使用甲基丙烯酸甲酯微球经颈动脉栓塞治疗动静脉畸形;1971 年,Parstman 用聚乙烯醇(Ivalon)对颈内动脉栓塞;1974 年,Carey 报道了明胶海绵作为栓塞剂的应用实例;1980 年,Klatte 用无水乙醇作为栓塞剂治疗肾肿瘤。此外,铂、钨等金属被制成弹簧圈,用作机械栓塞材料;纤维素、壳聚糖(葡糖胺聚糖)、海藻酸钠等天然材料因获取容易,易于加工改性且具有良好的生物相容性,在栓塞材料方面也受到广泛的重视。

理想的栓塞材料应具备如下性质。① 无毒,不致癌,不致畸。② 有良好的生物相容性。③ 能迅速封闭不同管径、不同血流量的血管。④ 易经导管传送,不黏管。⑤ 易得、易消毒。⑥ 能产生非损害性炎症,诱发血栓形成。⑦ 医学影像可见。但就目前的情况而言,没有任何一种现存的栓塞材料可以完全满足这些需求。

### 三、栓塞剂分类

在使用过程中,需要使用不同特性的栓塞材料治疗相应的病症,因此栓塞剂被分成不同类别。栓塞剂分类的方法很多,分别反映了栓塞剂不同方面的特性。按照栓塞剂使血管闭塞时间的长短,可以将其分为短期栓塞剂、中期栓塞剂和长期栓塞剂;按照栓塞剂的物理性质,可将其分为固体栓塞剂和液体栓塞剂;按照栓塞剂的材料性质,可将其分为对机体无活性材料、自体材料和放射性材料;按照栓塞剂能否被机体吸收降解,可分为可吸收性栓塞剂和不可吸收性栓塞剂。

1. 固体栓塞剂

(1) 明胶海绵:明胶海绵(gelatin sponge, gelfoam)是一种水溶性明胶基质的海绵状材料,最初是用作神经手术中控制弥散性毛细血管出血的止血剂。明胶海绵的优点如下。① 材料本身对人体无毒副作用,廉价、易得、易消毒,具有良好的生物相容性和可降解性。② 具有极强的吸水性,进入血液后吸收液体膨胀,并且可诱导血块凝结,达到栓塞目的,主要用于一些肿瘤术前的临时性栓塞。③ 取材方便,使用时可以根据实际情况对产品进行处理,粉末状材料可进行小动脉甚至微动脉的栓塞,长条状材料多用于血管主干栓塞。目前市售的产品有薄片或粉剂,如美国 Pfizer 公司生产的 Gelfoam ® 就是用从猪皮中纯化出的明胶制成粉状材料及可压缩海绵。国内产品有杭州艾力康医药科技有限公司生产的明胶海绵颗粒栓塞剂,不同规格的产品颗粒具有不同的粒径。

(2) 聚乙烯醇:聚乙烯醇(polyvinyl alcohol, PVA)是一种已经被广泛使用的不可降解的永久性栓塞剂。PVA 是一种线性高分子聚合物,由醋酸乙烯水解得到,具有良好的生物相容性和耐化学

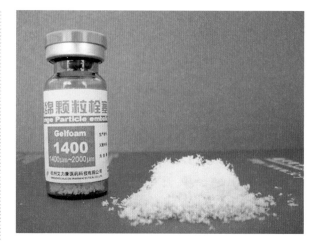

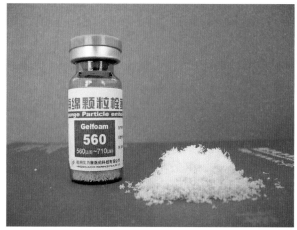

图 4 - 1　杭州艾力康医药科技有限公司生产的明胶海绵颗粒栓塞剂

腐蚀性。在医疗领域常见的用途有角膜接触镜、滴眼液、栓塞微球及人工软骨等。用作血管栓塞剂的市售 PVA 颗粒具有多孔结构,粒径从几十微米到几千微米不等,可用于不同直径血管的栓塞。使用时将微球与造影剂混合制成悬浊液,遇到水性液体体积会发生一定程度的胀大,经导管注入病变部位,机械性阻塞血管并诱发血栓形成,从而将血管闭塞。美国 Cook 公司(CookMedical)的 PVA 泡沫栓塞微粒(图 4 - 2A、B),粒径范围为 90～2 800 $\mu m$,按照 PVA 颗粒的粒径大小将产品分为 8 种,并用不同的包装颜色加以区分。国内同类产品有苏州迦俐生生物医药科技有限公司和杭州艾力康医药科技有限公司(商品名:普维阿 ®)生产的 PVA 微球(图 4 - 2C),粒径范围为 100～700 $\mu m$。PVA 颗粒的优点是注射过程相对不受时间限制,简单可控,微球不发生降解吸收;缺点是颗粒周围以血块填充,血块被自体吸收后发生血管再通的概率较大。此外,PVA 颗粒的外形为非球形,经导管

注入时易发生颗粒聚集,堵塞导管。若选用较大直径引导微导管进行注射,很多较细小的血管无法进行栓塞,应用范围受到限制。

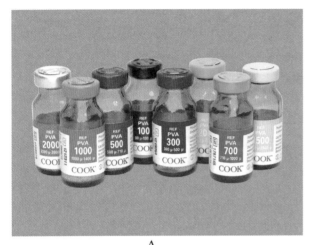

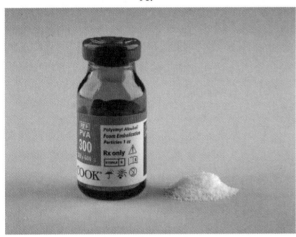

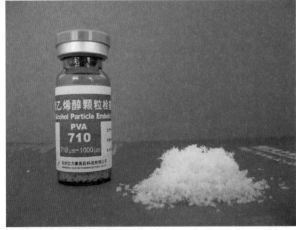

**图 4-2 几种不同的 PVA 栓塞剂**

A、B. 美国 Cook 公司(CookMedical)生产的 PVA 泡沫栓塞微粒;C. 杭州艾力康医药科技有限公司生产的 PVA 微球

（3）丙烯酸微球:丙烯酸微球(tris-acryl gelatin microspheres, TAGM)是由聚丙烯酸和明胶混合制成,其栓塞机制与 PVA 微球相同。有学者将 TAGM 和 PVA 微球进行了临床治疗对比,发现 TAGM 与 PVA 微球在治疗效果如栓塞程度、术后疼痛度等方面无显著差异,手术过程中 TAGM 的用量大于 PVA 微球,但导管堵塞率小于 PVA 微球。市售的 TAGM 微球有美国 Biosphere Medical 公司生产的 Embosphere ®,该产品由聚丙烯酸和猪胶原制成,保存于生理盐水中,微粒球直径为 40～1 200 μm。

（4）海藻酸盐:海藻酸钠溶液可与钙离子反应形成"蛋盒"结构,产生大分子链间交联固化,根据临床需要可加工成各种粒径的固态微球。海藻酸盐微球(KMG)具有良好的力学稳定性和生物相容性,对人体无毒,栓塞后不引起化学反应或免疫作用。可降解的 KMG 会与周围血液发生离子交换,在一段时间后以分子链脱解的形式降解,最终产物为不参加人体代谢循环的多糖。KMG 被导管输送至栓塞部位后吸水可迅速膨胀并嵌顿在栓塞处,不会因血管自身的张力和部分倒流血液的冲击发生移动,可有效避免发生误栓。KMG 可以对末梢小动脉进行栓塞,栓塞后侧支循环血管两端不存在压力差,也就不易形成继发性的侧支循环,从而保证了栓塞效果,有效地切断了肿瘤部位的主要血供。堵塞在较大管径血管内的微球随着栓塞时间增加发生降解,在血流的冲击作用下,降解得到的较小微球迁移到达更细小的分支内,产生更均匀

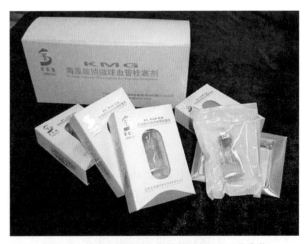

**图 4-3 北京圣医耀科技发展有限责任公司生产的 KMG 海藻酸钠微球栓塞剂**

彻底的栓塞。直径合适的 KMG 还可以阻断肿瘤周边的动静脉瘘，提高治疗效果。北京圣医耀科技发展有限责任公司生产的 KMG 是获得中国国家食品药品监督管理局批准上市销售的血管栓塞剂，分普通型和显影型两种，显影型能够在 X 射线下显影。

（5）手术丝线：手术丝线也是一种栓塞材料。它无毒，也不会被机体吸收，在动静脉畸形的治疗当中取得一定效果，可单独使用也可以和 PVA、明胶海绵等材料结合使用，如动静脉畸形常存在静脉瘘，先用丝线将这些瘘口栓塞再用微球材料进行栓塞可降低微球通过静脉瘘到达肺部循环的风险。

（6）自体血块：自体血块是临床使用的一种可自体降解的短期栓塞物。其特点是易得、无毒性、无抗原性、易通过导管注入，获得方法为抽取患者自身静脉血 10～15 ml，放入无菌器皿并加入适量的氨甲苯酸（止血芳酸），待其完全凝固后切成 0.3～0.4 cm 大小的碎块通过导管注入。血块在通过导管内腔时会破碎成许多小碎片，小血块会随着注射压力进入血管小分支内进行栓塞，因而在控制胃肠道小动脉出血方面有良好的应用。自体血块材料的缺点是无法预测在体内降解的时间，只适用于较短时间内小血管的栓塞，不能用于需一定尺寸栓塞材料的血管畸形治疗。

（7）白及：白及是一种止血中药。随着对白及药理研究的深入和放射介入学的快速发展，白及作为一种血管栓塞材料被广泛应用于肝、脾、肾、子宫肿瘤供养血管的栓塞脉和门静脉的栓塞治疗。白及粉进入血液后形成黏性胶状物，能机械性堵塞小血管并造成血管内膜损伤达到栓塞效果。白及可通过促进血小板凝集和抑制纤维蛋白酶活性的方法使细胞凝聚，加速栓塞，还可以抑制肿瘤血管形成，对栓塞治疗肿瘤起辅助作用。

2. 液体栓塞剂

（1）碘油：碘油（iodinated oil）是一种植物油与碘单质的混合物，为淡黄色透明油状液体，碘含量为 480 mg/ml。碘油最早于 1901 年被法国药剂师 Marcel 发现，20 世纪 80 年代初首次被 Toshimitsu 等用作肝动脉栓塞剂疗，随后被广泛用于肝癌末梢性栓塞治疗。碘油具有良好的射线可见性和亲肿瘤性，常与阿霉素等肿瘤治疗药物混合制成药物载体。这些药物在水相中的溶解度大于脂相，因此这种载药碘油悬浊液可在栓塞部位实现药物缓释。碘油用于栓塞治疗对操作要求较高，注射时应控制注射速率，以保证碘油有充足的时间能够进入肿瘤组织。有研究显示，热的碘油对肿瘤组织生长有更好的抑制作用。在碘油中加入适量的造影剂可以调节其黏度，加入适量利多卡因可减轻栓塞引起的不适感。

（2）氰丙烯酸酯类栓塞剂：氰基丙烯酸正丁酯（N-butyl-cyanoacrylate，NBCA）是一种快速硬化的塑料黏合剂，是氰基丙烯酸异丁酯（isobutyl-2-cyanoacrylate，IBCA）的替代物，具有无毒、无致癌性的优点，NBCA 与离子液体接触即发生固化，在血液中可瞬间聚合，需用葡萄糖溶液经导管投放。在 NBCA 中加入碘苯酯、醋酸或超液化碘油可以延长聚合时间，栓塞效果持久。NBCA 的缺点是固化速率过快，易发生黏堵导管的现象，对操作水平有较高要求，并且在固化过程中会有热量放出。

（3）无水乙醇：无水乙醇是一种具有强烈刺激性的永久性栓塞剂。1980 年，Ellman 最早将无水乙醇用于动物肾脏栓塞，随后逐渐在临床使用。主要用于肾栓塞、脾栓塞及出血性食管静脉曲张栓塞。无水乙醇注射到人体后通过肿瘤和组织的扩散，会引起蛋白质变性，使血管产生损害，破碎的红细胞堆积和血管痉挛相互作用使肾血管血流缓慢，血管内皮损伤的坏死组织增多，从而导致栓塞。无水乙醇用作栓塞剂的优点是材料廉价、易得、无菌，栓塞效果持久，易于通过导管注入，栓塞可达到肾小球处。

（4）乙烯乙烯醇聚合物：乙烯乙烯醇聚合物（ethylene vinyl alcoholcopolymer，EVAL）是聚乙烯和乙烯醇合成制备的，最早由日本神经外科医生 Taki 等用于脑动静脉畸形治疗。聚乙烯和乙烯醇的摩尔比例不同，所得到的 EVAL 性能也不尽相同，乙烯醇的摩尔比较大时得到的 EVAL 材料柔软性较好。使用时将 EVAL 溶于有机溶剂二甲基亚砜（DMSO）中，当该溶液与水溶液接触后，DMSO 会弥散于水溶液之中，EVAL 不断析出起到栓塞作用。EVAL 沉淀析出成固体后并无黏附性,因此不会引发导管堵塞的问题。这种栓塞方法的缺点是 DMSO 可以与蛋白质疏水基团发生相互作用,导致蛋白质变性,对人体有一定的毒性,因此要控制手术时的注射速率,并且 DMSO 会腐蚀聚乙烯类导管,在使用时需使用合适材质的导管。美国 Micro Therapeutics 公司生产的 Embolyx-E(商品名:Onyx ®)是经过 FDA 批准上市用于治疗脑动静脉畸形的产品,该产品聚乙烯和乙烯醇的比例为 0.48:0.52,使用钽粉作为显影剂,DMSO 为溶剂。国内同类产品为山东赛克赛斯药业科技有限公司生产的 EVAL 非黏附性液体栓塞剂(商品名:伊维尔®),其产品主要由 EVAL 聚合物溶液、显影剂和注射器组成。EVAL 聚合物溶液主要成分为 EVAL、DMSO 和无水乙醇共混溶液,显影剂成分为钽粉,注射器筒身材质为聚丙烯。

(5)醋酸纤维聚合物:醋酸纤维聚合物(cellulose acetate polymer,CAP)是一种粉末状固体,不溶于水,可溶于 DMSO。其特性及栓塞机制与 EVAL 相似,遇水溶液后 DMSO 弥散于水中,CAP 沉淀成固体起到栓塞作用,沉淀时间可以通过改变 CAP 与 DMSO 的配比进行控制。CAP 的缺点与 EVAL 相同,也是 DMSO 的毒性问题。

(6)阳离子性聚合物:Eudragit-E 是一种阳离子性聚合物固体粉末,由甲基丙烯酸甲酯、甲基丙烯酸丁酯和甲基丙烯酸二甲氨乙酯按摩尔比 1:1:2 溶解在乙醇中制成,具有一定的亲水性和阳离子性。Eudragit-E 溶于 50% 以上的乙醇溶液中,可加入碘帕醇作为显影剂。注射到血液中后,Eudragit-E 发生沉淀,由于其具有阳离子性,可吸附血液中带阴离子的细胞和蛋白,栓塞血管。另外,血管内膜呈阴离子型,Eudragit-E 可粘黏在血管壁上,增强栓塞的稳定性。

(7)聚醋酸乙烯酯:聚醋酸乙烯酯(polyvinyl acetate,PVAc)不溶于水,溶解于乙醇溶液中,遇到离子性液体后 PVAc 微粒析出,微粒粒径为 0.1~0.7 $\mu m$,表面带正电荷。在非离子性液体中,这些微粒相互排斥不发生凝聚,因此乳液不会堵塞导管。进入到血液中,PVAc 微粒接触阴离子会迅速凝集起到栓塞作用。PVAc 乳液的优点是不需要有机溶剂,并且 PVAc 材料本身对人体无毒性和生物活性,可加入 Iopromide370 作为显影剂。

除此之外可用作栓塞的液体材料还有甲基丙烯酸-2-羟基乙酯共聚物,其栓塞原理与 Eudragit-E 等典型的非黏附性栓塞剂相似,材料溶于乙醇溶液,进入血液后会析出形成栓塞。聚氮-异丙基丙烯酰胺等温度敏感的高分子材料,在低温下溶于溶剂中,超过临界溶解温度后失去水溶性变成固体,起到栓塞作用。Nobuyuki 等将碘油、乙醇和氰基丙烯酸正丁酯混合制成栓塞剂用于血管瘤治疗研究。这些材料在动物栓塞模型的试验中取得不错的结果,可能在未来的临床应用中取得不错的效果。

3. 机械栓塞

(1)微弹簧圈:微弹簧圈(microcoil)是由金属丝制成弹簧状并附带致血栓的纤维材料制成,有 2~20 mm 多种直径规格,相同直径的产品具有多种长度规格,形状有筒状、锥状等。许多金属均可用于制作栓塞用微弹簧圈,其中铂质弹簧圈最为常见。铂对 X 射线的不透性好,可从荧光屏上观察,为手术实施提供方便。并且铂质地柔软,可随着管腔内压力改变而发生相应的形状变化,起到更好的栓塞作用。铜制弹簧圈在人体内易被氧化,曾用于新生儿 Galen 静脉动脉瘤。钨的柔韧性比铂差,用其制成的弹簧圈在微导管中摩擦力大,但栓塞后稳定,此外还有铂钨合金和不锈钢材质的微弹簧圈。

最简单的微弹簧圈为游离式微弹簧圈,其栓塞机制如下。微弹簧圈装载在特制的针头内,使用时插入置于欲栓塞处的导管末端,用导丝将其推出。无导管束缚的弹簧圈迅速发生卷曲,其上附带的纤维会引发血栓从而完全栓塞血管。这种弹簧圈的缺点是一旦送出导管后弹簧圈位置固定,无法调整也不能取出。电解可脱弹簧圈具有另一种解脱机制,由传送金属丝、解脱区域和栓塞弹簧圈组成。推进器与弹簧圈采取微焊接技术,调整弹簧圈至合适位置后,推送器接通直流电源,解脱区被电解,使弹簧圈在动脉瘤内不需拉动就可解脱。它的这种特性可减少弹簧圈误入载瘤动脉造成的误栓。还有一种机械可脱弹簧圈,其性能和效果与电解可脱弹簧圈相似,不同的是其利用机械结构使微弹簧圈发生解脱。使用时将弹簧圈放置到合适位置后,用机械方法解脱弹簧圈,达到栓塞目的。目前有钳夹型、套环型和内锁型三种不同的机械解脱结构,其中内锁型在微导管中摩擦力小,解脱时稳定性好,优于前两种。近年来还发展出水解脱弹簧圈和表面涂覆有水凝胶层的新型弹簧圈。

国外微弹簧圈生产厂家有美国波士顿科学公司(Boston Scientific Corporation)、Cook 公司(CookMedical)、Micro Therapeutics 公司和日本泰尔茂(Terumo Corporation)公司等。国内产品有上海加奇生物科技有限公司(商品名:JASPER®)和天津维心医疗器械有限公司生产的颅内电解可脱弹簧圈。姜鹏报道了用 117 枚国产 JASPER® 电解可脱弹簧圈成功地对 20 例颅内脑血管病进行栓塞治疗,说明国产电解可脱弹簧圈安全有效。万杰清则通过临床对比了 JASPER® 电解可脱弹簧圈与进口弹簧圈对颅内动脉瘤的治疗效果,表明国产弹簧圈在检测操作成功率和栓塞效果上与进口弹簧圈无较大差异。

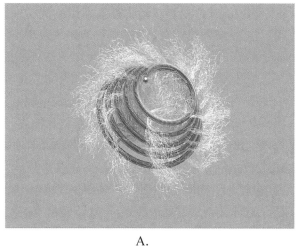

A.

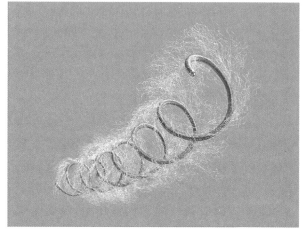

B.

图 4 - 4　美国 Cook 公司生产的微弹簧圈

A. 商品名:Tornado®;B. 商品名:Nester®

(2) 可脱球囊:Serbinenko 于 1974 年研制出可脱球囊,与栓塞微球和微弹簧圈相比,球囊的尺寸、形状可以通过调整充盈度进行连续变化,适合各种尺寸的栓塞,避免发生过度栓塞。常见球囊的材质有乳胶和硅胶两种,乳胶球囊有多种尺寸型号,膨胀后直径为 4～30 mm,膨胀可持续 2～4 周。相比之下硅胶球囊在体内维持膨胀的时间更长,可达 6 个月以上。如需要进行持续栓塞,可向球囊内注入永久性填充剂使球囊扩张。如注入聚甲基丙烯酸羟基乙酯(2 - hydroxyethyl methacrylate,HEMA)后加入催化剂,HEMA 固化产生永久性栓塞。

目前所有的栓塞材料与理想栓塞材料均有很大的差距,固体栓塞剂中 PVA 不能用于临时栓塞,并且在手术过程中易堵塞导管。TAGM 不易堵塞导管但用量很大,明胶海绵只能用于短暂栓塞,相比之下 KMG 微球具有更为良好的性能。液体栓塞材料较大的问题是溶剂对于人体存在毒性,并且一些栓塞剂是通过损伤血管内皮细胞达到栓塞目的,增加了出血的可能。弹簧等机械栓塞效果不稳定,且造成永久性栓塞。天然生物材料如壳聚糖、细菌纤维素和海藻酸钠等,具有良好的生物相容性和生物可降解性,材料本身对人体无毒,受到广大研究者越来越多的关注。Weng 等用壳聚糖和羧甲基细菌纤维素制备出可降解的栓塞微球。朱小敏等用碘单质和纤维素接枝聚合制备出可显影的栓塞剂,并对该材料的使用浓度和推注速率进行了体外模拟研究。总的来说,每种材料均有其各自的特点,没有一种可以完美地应用于所有病情的治疗。因此应根据患者的实际情况选择合适的栓塞材料。

## 第二节 海藻酸盐基栓塞剂

海藻酸钠是从天然植物中提取得到的多聚糖钠盐,是一种线性大分子。其水合能力强,可溶于水形成黏稠胶体,并能与钙离子作用产生大分子链交联固化。良好的生物相容性使其在敷料、药物载体释放等领域取得广泛应用。与使用较多的 PVA 栓塞微球相比,KMG 在可降解性、栓塞时间、治疗效果及术中反应等方面均有优势,具体对比情况见表 4-1。

表 4-1 KMG 与 PVA 对比

| 产品名称 | KMG 微球 | PVA 微球 |
| --- | --- | --- |
| 材料 | 生物衍生材料 | 化学合成材料 |
| 降解情况 | 可降解 | — |
| 降解产物 | 甘露糖和古洛糖 | — |
| 降解周期 | 3~6 个月后无毒降解<br>5~10 周无毒降解 | — |
| 栓塞时间 | 3~6 个月或 5~10 天无毒降解随尿排出 | 永久性植入体内 |
| 栓塞治疗效果 | 永久性栓塞或暂时性栓塞 | 永久性栓塞 |
| 溶胀性 | 在靶血管处溶胀 | 多孔结构微球具有溶胀性 |
| 栓塞后反应 | 疼痛轻微或无痛 | 疼痛剧烈 |
| 药物载体 | 可作为药物载体 | — |
| 使用技巧 | 不凝聚、不堵管、操作方便 | 易堵管、操作者富有操作经验 |
| 术中反应 | 无痛或轻微疼痛 | 疼痛较强烈 |

在国内市场中,北京圣医耀科技有限公司首先开发出拥有自主知识产权的海藻酸钠微球栓塞剂(KMG),取得国家专利并通过国家食品药品监督管理局的审批进入市场销售。该产品可用于肿瘤治疗(肝癌、肺癌、子宫肌瘤等介入栓塞)、器官消融(甲亢、脾亢介入栓塞)、脑、脊髓神经介入栓塞和控制出血(肿瘤术前止血、血管畸形导致动脉出血、实质脏器出血等栓塞)。该产品分为显影和非显影两大类,粒径规格齐全,具体见表 4-2。

表 4-2 海藻酸钠微球栓塞剂型号、规格

| 型 号 | 规格(μm) | 内装量(g) |
| --- | --- | --- |
| KMG 型(普通型)与<br>KMG-X 型(显影型) | 70~150 | |
| | 100~200 | |
| | 200~450 | ≥1.0 |
| | 300~500 | ≥2.0 |
| | 500~700 | ≥3.0 |
| | 700~900 | |
| | 150~200 | |
| 特殊定做 | 300~500 | |
| | 400~800 | |
| | 900~1 200 | |

### 一、海藻酸盐基微球的制备

海藻酸盐微球的制备原理是海藻酸钠中的古洛糖醛酸链段与二价离子(最常使用的为 $Ca^{2+}$)发生交联固化,这种交联反应具有速率快且不可逆的特点,将海藻酸钠溶液滴入有 $Ca^{2+}$ 的溶液中会立刻发生交联反应。该反应的速率很快,当液滴较大时,交联反应仅发生在液滴表层,中央区域仍为海藻酸钠溶液,因此无法制备尺寸过大的海藻酸盐球体。目前的普遍做法是通过各种方法或装置使海藻酸钠溶液形成粒径均一的小液滴,而后再与 $Ca^{2+}$ 交联固化成球。制备方法主要有乳化离子交联法、复凝聚法以及利用一些装置制备等。

1. 乳化离子交联 这种方法是将海藻酸钠水溶液和表面活性剂一同加入到油相中搅拌均匀,形成 W/O(water/oil)乳液。而后加入离子交联剂,继续搅拌,混合相中的海藻酸钠液滴与交联剂发生交联固化,再经过离心分离即可得到海藻酸盐微球。为得到粒径更小、更均一的海藻酸盐微球,可在海藻酸钠水溶液与油相形成的 W/O 乳液过程中引入超声振荡仪器和高速搅拌,形成微乳体系。再将交联溶液滴加入上述微乳混合液中,继续搅

拌。离心分离、洗涤干燥后即可得到海藻酸盐微球。

2. 复凝聚法 海藻酸钠是一种阴离子聚合物，可以用复凝聚法与阳离子聚合物（壳聚糖、赖氨酸等）制备得到复合微球。制备过程与乳化离子交联法相似，将海藻酸钠水溶液与油相混合，加入表面活性剂，继续搅拌形成 W/O 乳液。将阳离子聚合物溶液逐滴滴入到搅拌中的上述乳液中。加入固定剂固化，充分振摇后静置，离心即得到微球。

3. 喷雾法 将海藻酸盐溶液用喷雾装置直接喷至交联固化溶液中，即可得到海藻酸盐微球。也可利用乳化方法，将油相和表面活性剂在高速搅拌下制备得到混悬介质，再利用喷雾装置将海藻酸盐水溶液喷至高速搅拌的混悬介质中形成乳液，向搅拌的乳液中逐滴滴加交联剂溶液固化，继续搅拌。离心分离、洗涤干燥后即可得到海藻酸盐微球。

普通的机械喷雾装置利用高速气流将液体从小孔中吹出，形成小液滴。这样得到的液滴大小均一性较差，会影响制得的海藻酸盐微球粒径的均一性，而利用电喷雾装置可得到粒径均一可控的液滴。其原理是利用电流体动力学性质，控制液泵使载药电解质溶液匀速通过高电位针头，溶液在针尖处形成泰勒圆锥，进而在表面张力、电场力、重力、库仑力和液体黏度等共同作用下破裂形成微小液滴，液滴在空间电荷效应影响下产生喷雾。随时间和距离的延长，雾滴的直径越来越小并向零电势端加速运动。由于静电斥力存在，高电荷带电液滴之间不会发生凝聚现象。液滴再与交联剂反应即可得到海藻酸盐栓塞微球。

4. JetCutter 系统

JetCutter 系统是一种机械系统，将流动液柱用机械方法切割得到粒径均一的液滴。工作时将液体放入注射系统中，控制液体以一定流速从小孔中流出，形成均匀的液柱。小口下方放置圆周上有均匀细刃分布的切割盘，圆盘匀速转动时细刃将流下的液柱切割成均匀的小段。下落过程中的液滴由于处于失重状态，会在表面张力的作用下成为球形，落入交联溶液中固化形成微球。液体流出速率、流出孔大小及切割盘转速是该装置的三个重要

参数，通过这些参数可以计算出切割后每段液体段的体积，从而计算出形成微球的粒径。

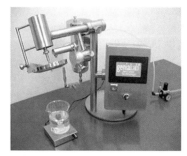

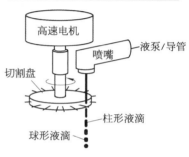

图 4-5 JetCutter 装置

除此之外，还有相分离法、薄膜铸塑法等可以用来制备海藻酸盐栓塞微球。

## 二、海藻酸盐基栓塞微球的体外检测

海藻酸盐微球在制备完成后需要进行一系列的体外检测，包括形态、粒径、溶胀性等。体外检测时要尽最大限度模拟微球在体内栓塞时的理化及力学环境，推测微球是否可以完成栓塞目的及在栓塞过程中可能出现的各种情况。以下列举的只是一些常规的检测项目，在进行制备时应对具体情况进行分析，增加相应的检测项目。

1. 微球形态 用光学显微镜可大致观察微球的基本形状、粘连特性和大致的粒径分布。用扫描电子显微镜可以对微球的表面微观形态、粗糙度情况等进行详细检测观察。因为扫描电镜要求样品干燥，因此在制备样品时需要对微球进行干燥处理。常温干燥可能会引起微球结构塌陷，冷冻干燥可以更好地保持微球的微观形貌。如要对溶胀后的微球进行较高分辨程度的显微观察，可以利用环境扫描电镜。

2. 粒径分布 不同部位的栓塞需要不同粒径的栓塞微球，同一部位不同功能的栓塞对微球的粒

径要求也不尽相同。进行完全栓塞时需要较大粒径的微球对血管进行栓塞,进行肿瘤血管栓塞等部分栓塞时,需要较小粒径的微球进入微动脉完成栓塞。微球粒径的均一性也对栓塞效果有直接影响。若栓塞微球均一性差,较小的微球可能会处在体内迁移至细小的血管处造成误栓。栓塞微球的粒径可在光学显微镜下借助显微镜台尺进行测量,利用式(4-1)计算微球平均粒径($D$)和式(4-3)计算微球粒径分布的多分散系数($PDI$)。其中 $d_i$ 为微囊直径,$n_i$ 为该粒径微球数量,$N$ 为微球总数量,$D_w$ 为微球重均粒径,$D_n$ 为微球数均粒径。在扫描电镜下也可用相应软件对微球的粒径大小进行测量。

$$D = D_n = \frac{\sum_{i=1}^{n} n_i d_i}{N} \qquad (4-1)$$

$$D_w = \frac{\sum_{i=1}^{n} d_i^4}{\sum_{i=1}^{n} d_i^3} \qquad (4-2)$$

$$PDI = \frac{D_w}{D_n} \qquad (4-3)$$

为了更准确、更快捷地得到微球的平均粒径和粒径分布的多分散系数,也可以直接利用激光粒度分析仪测量微球粒径。

3. 弹性性能 栓塞微球栓塞血管时,会受到血管内壁对其造成的压力。微球的弹性间接地反映了微球对血管的栓塞能力,变形程度大且不易破损的微球更适合做栓塞剂,弹性模量低的微球在注射时不易堵塞导管。测试微球弹性性能时可吸干微球表面水分,将单个微球置于材料试验机上,选择合适尺寸和形状的压头,以一定速率对微球进行压缩。在此条件下观察微球的抗压能力和破碎情况,记录压缩过程中的应力应变曲线。测试时可在基台上粘贴一层细砂纸,保证测试过程中微球不会因压迫产生滑移,必要时可制作有半球形凹坑的基台限制微球的横向位移。微球弹性性能可以用一定变形程度时微球受到的压力进行表征,也可以将在某固定压力作用下或某固定变形条件下微球的破损率作为表征指标。由于凝胶材料的抗压性能受温度和湿度等条件影响较大,因此对每个微球进行弹性性能检测时应控制在较短时间内完成测试,

并且在实验过程中可以采取一定的措施使测试环境稳定,减小环境对实验结果造成的影响。

4. 溶胀性能测定 溶胀度是衡量微球在液体中溶胀前后体积变化率的指标。因微球体积不易测得,所以用质量表示微球溶胀性能。进行微球溶胀性能测试时,先称取一定质量($w_0$)的微球置于有空隙的袋子中(袋子空隙直径应小于微球粒径以保证微球不从中漏出),将袋子置于磷酸盐缓冲溶液中浸泡 72 小时将袋子取出(结合具体情况分析,也可选用其他液体进行测试),用滤纸吸净微球表面多余液体后称重,得到微球质量 $w_t$,溶胀度 $SR$ 即为:

$$SR = \frac{w_t - w_0}{w_0} \times 100\% \qquad (4-4)$$

5. 体外降解性能 海藻酸盐栓塞微球在体内时,环境中的 $Na^+$ 会与"蛋盒"结构中的 $Ca^{2+}$ 离子发生交换,凝胶结构脱解从而出现降解。降解速率是决定有效栓塞时间的重要因素。此处给出一种测定栓塞微球在 PBS 缓冲液及分别加有海藻酸裂解酶和 $H_2O_2$ 的 PBS 缓冲液中的降解的测定方法作为参考。将海藻酸微球于 37 ℃条件下置于含有 PBS 缓冲溶液中做模拟生理条件下的体外降解试验,每隔一段时间取样,真空干燥,测其质量,并做记录;将海藻酸微球置于加有海藻酸裂解酶的磷酸盐缓冲液中,调节 pH 为 6.3(此为海藻酸裂解酶的最适 pH),37 ℃条件下进行海藻酸微球的降解实验,每隔一段时间取样,真空抽干,测其质量并记录;将海藻酸微球分别置于含有一定浓度 $H_2O_2$ 的 PBS 溶液中在 37 ℃条件下降解,每隔一段时间取样,真空抽干,测其质量,并做记录。在测试过程中,取出的样品可进行微观结构和红外光谱等分析。研究伴随降解过程,材料的微观结构和分子链段化学键、官能团是否发生改变。

6. 可注射性能 栓塞手术进行时,栓塞微球经常会堵塞导管,使手术变得复杂并增加风险。微球的可注射性能是模拟实际手术过程对微球的输运性能进行评价。测试时可将微球分散于生理盐水和造影剂按一定比例混合的液体中,用注射器和导管缓慢将微球注入血管模型中,进行推注前导管用生理盐水进行润洗。血管模型可用动物的血

管,也可用一定直径的导管进行模拟。微球的可注射性并没有统一的定量评价方法,仅可做定性评价。可以用完整通过导管而不破碎的最大微球粒径代表一类栓塞剂的输运性能,也可以对推注过程用 0～5 进行分级,0 代表生理盐水的推注性,不存在任何堵塞,5 代表完全堵塞。

### 三、海藻酸盐基栓塞剂的动物实验

本部分通过两个实验实例介绍海藻酸盐栓塞材料的动物实验。邹强等利用海藻酸钠微球对中华小型猪的肾脏进行栓塞,评价海藻酸盐栓塞剂在动物体内栓塞的有效程度、可降解性和生物相容性。Forster 等用海藻酸钙微球对健康山羊的子宫进行 12 周的栓塞,评价海藻酸钙栓塞微球在体内的降解性能并分析可能引发的炎症反应。

**(一)海藻酸钠微球对猪肾动脉栓塞实验**

1. 实验动物及栓塞材料  中华小型猪 8 头,体重 40～50 kg,雌雄不限。海藻酸钠栓塞微球,干燥时平均粒径 200 μm,生理盐水溶胀后平均粒径 600 μm(北京大学药学院制备)。

2. 实验过程  实验动物麻醉前禁食 12 小时。肌内注射 0.8 g 氯胺酮和 1 mg 阿托品进行麻醉,并取 5 ml 前腔静脉血用作实验室检查,随后在猪耳缘静脉处埋置套管针,注射 5%戊巴比妥钠溶液维持麻醉。将麻醉的动物固定于血管造影机检查床上并保持仰卧位,经套管针注入 4 000 单位肝素钠进行全身肝素化和 16 万单位庆大霉素预防感染。在彩色多普勒超声导引下利用 18G 穿刺针穿刺股动脉并置入 5F 导管鞘。通过引入的 5F 导管对双肾动脉注射造影剂碘海醇。所有实验动物一律选择左动脉进行栓塞手术,透视下通过导管分次、缓慢注射海藻酸钠栓塞微球和碘海醇的混合液,应注意注射速率和注射量,避免产生反流,至血流明显减慢或接近停滞时结束注射。整个过程共注入海藻酸钠微球 100～200 mg,注射时间为 5～10 分钟。栓塞完成后再次行左肾动脉造影,检查栓塞效果。手术完成后拔出导管及导管鞘,对动物进行止血处理。

8 头实验动物随机分成 4 组,每组两头。栓塞后 1、2、4、8 周随机抽取一组进行血管造影检查和 CT 影像检查,观察栓塞情况。动物麻醉与静脉取血步骤与之前相同。麻醉后在彩超导引下穿刺股动脉、股静脉,分别置入 5F 导管鞘。先进行双肾动脉造影复查,随后将动物固定在 CT 机上进行肾脏 CT 检查。CT 检查时先做平扫,随后经股静脉导管鞘以 1.5 ml/kg 的剂量注射碘海醇做增强双期(动脉期、实质期)扫描。CT 检查后,通过静脉注射过量的 5%戊巴比妥钠处死动物,解剖动物取出双侧肾脏。对肾脏进行大体病理观察并记录,随后将栓塞的左侧肾脏制作成组织切片进行检查。过程为:用 10%甲醛溶液固定肾脏,乙醇梯度脱水,石蜡包埋,间隔 5 mm、层厚 7 μm 进行切片,用苏木精-伊红染色后在光学显微镜下观察。对栓塞前和复查前抽取的动物外周静脉血进行及时检查。检查项目有血常规、肝功能和肾功能指标。将栓塞后各阶段血液检查的结果与栓塞前血液检查结果进行匹配比较,并做出统计学分析,当 $P<0.05$ 时有统计学意义。

3. 实验结果  实验过程中所有动物未发生意外死亡。术后 1～2 天实验动物有不同程度的精神差、食欲欠佳、活动减少,2 天后饮食与活动逐渐恢复正常。

(1)血管造影结果:栓塞手术前肾动脉主干及各分支显影良好,血管形态自然光滑,实质染色均匀。栓塞后即刻造影显示肾动脉中、远端阻断呈"残根"状,实质不见染色。栓塞后 1 周,部分肾动脉分支出现再通现象,再通血管远端明显纤细、纤曲、紊乱。肾实质染色淡、不均匀,轮廓模糊,略不规整。栓塞后 2 周,肾动脉主干均匀变细,动脉较大分支出现再通,但血管壁不光滑。再通血管远端仍较纤细、纤曲、紊乱。肾实质染色仍淡、不均匀,轮廓略变清晰但略不规整,肾脏出现轻度萎缩。栓塞后 4 周,肾动脉主干明显变细,再通血管仍纤细、纤曲、紊乱。肾实质染色淡、不均匀,轮廓较清晰但不规整,肾脏有明显萎缩。栓塞后 8 周,肾动脉主干继续变细,再通血管纤细,但纤曲、紊乱程度与栓塞后 4 周造影结果相比有所减轻。肾实质染色仍淡、欠均匀,轮廓略欠规整,肾脏萎缩程度最大。

(2)CT 检查结果:栓塞后 1 周,CT 平扫和增强扫描均显示被栓塞的左侧肾脏与右侧肾脏相比略有增大,形态有轻微不规则,肾皮质区域出现不规则、低密度、无明显强化的梗死部分,肾实质强化弱、明显不均匀，与肾周组织粘连。栓塞后 2 周，CT 平扫和增强扫描显示被栓塞的左侧肾脏与右侧肾脏相比出现缩小，形态仍显不规则，肾皮质区域梗死部分变薄，肾实质强化弱、欠均匀，与肾周组织仍有粘连，但与栓塞后 1 周的 CT 表现相比有所改善。栓塞后 4 周，CT 平扫和增强扫描均显示被栓塞的左侧肾脏与右侧肾脏相比缩小更为明显，形态仍欠规则，肾皮质部分仍存在梗死区域，肾实质强化弱、不均匀，与肾周组织粘连减轻。栓塞后 8 周，CT 平扫和增强扫描均显示被栓塞的左侧肾脏与右侧肾脏相比继续发生缩小，形态更为不规则，肾皮质部分梗死区域变小，肾实质强化较好、略显不均匀，与肾周组织粘连情况明显改善。

（3）组织学检查结果：用肉眼进行大体病理观察，被栓塞的左侧肾脏与右侧肾脏相比在栓塞后 1 周略有增大。在栓塞后 2、4、8 周，左侧肾脏逐渐变小。被栓塞的左侧肾脏的颜色较浅、不均匀、表面不光滑，并且该情况随着被栓塞时间的延长越来越明显。肾脏与肾周有粘连、与肾被膜不易分离。组织切片检查发现，栓塞后 1 周弓状动脉内可见栓塞微球，微球的形态不规则，动脉周围有慢性炎症表现，存在梗死区域。栓塞后 2 周弓状动脉分支内可见栓塞微球，微球形态不规则并有碎裂，动脉周围仍有慢性炎症反应。可见肾小管坏死，间质纤维化。栓塞后 4 周弓状动脉小分支内仍可见栓塞微球充填，动脉壁不完整，动脉周围出现纤维化。可见肾小管坏死，间质纤维化，并出现钙化病灶。栓塞后 8 周分支小动脉内未找到微球，肾小球和肾小管呈陈旧性肾梗死表现，但在部分肾脏内仍可见近乎正常的肾小球、肾小管结构。

实验动物栓塞前的血常规、肝功能指标和肾功能指标与栓塞后 1、2、4、8 周相比均无统计学差异（$P>0.05$）。

**（二）海藻酸钙微球对羊子宫的栓塞实验**

1. **实验动物及栓塞材料**　山羊 5 只（Blanche du Massif Central），雌性未孕，体重 40～60 kg，2～5 岁。海藻酸钙栓塞微球（自制，有高 G 和高 M 两种，分别表示海藻酸盐中古洛糖醛酸链段和甘露糖醛酸链段比例不同）。

2. **实验方法**　用激素控制使羊子宫动脉直径与患有子宫平滑肌瘤的女性相似。在动物的阴道中插入浸渍有 40 mg 阴道子宫栓（Chrono-gest ® Esponge，Intervet，France）的海绵以控制动物的生理期。13 天后将海绵移除，肌内注射 500 IU 的促性腺激素血清（Chrono-gest ® PMSG，Intervet，France）控制排卵，24 小时内进行盆骨血管造影和栓塞，术前 24 小时禁食。

小瓶装无菌栓塞微球（1 ml）在栓塞前与造影剂混合，栓塞微球以 1/10 的比例稀释在 10 ml 造影剂与生理盐水的混合液（混合比例 1∶1）中，摇动使微球均匀悬浮于液体中。用 5 ml 注射器吸取 5 ml 悬浮液，在荧光检测下缓慢注入子宫两侧的血管，相当于每个血管被 0.5 ml 微球（约 5 000 个）栓塞。选择该剂量可以最大限度避免器官坏死，从而可对微球造成的免疫反应进行恰当的评价。注射完成后，用 3 ml 生理盐水清洗导管。手术过程并未完全栓塞子宫，以防止组织坏死引起的意外死亡和对其他因素评价时造成影响。整个手术过程在血管造影仪监测下完成。

每个实验样品检测仅使用山羊子宫一侧的供养动脉，如表 4-3 所示。实验动物分别在 1 周（$n=1$，每个样品 1 个供养动脉），4 周（$n=2$，每个样品 2 个供养动脉），12 周（$n=2$，每个样品 2 个供养动脉）注射过量的戊巴比妥钠处死。

表 4-3　每个测试组中所用子宫供养动脉数（$n$）及相应栓塞微球种类

| 微球种类 | 微球体内存在时间 | | |
| --- | --- | --- | --- |
| | 1 周 | 4 周 | 12 周 |
| 高 G | $n=1$ | $n=2$ | $n=2$ |
| 高 M | $n=1$ | $n=2$ | $n=2$ |

栓塞微球的操作效果可以从操作的容易度、栓塞时逆流或出现不良反应、栓塞手术持续时间和注入微球的体积四方面进行评价。子宫、卵巢及局部淋巴结被制样进行组织学、降解性能和微球分布的评价。进行组织学分析时，将一片组织切片在 10%甲醛中固定，另一片切片在 Carnoys 固定剂（60%乙醇、30%三氯甲烷和 10%戊二醛）中固定，有报道海藻酸盐会在甲醛中溶解。甲醛溶液仍被用作高组织切片分辨率固定剂。组织随后用石蜡包埋切片，番红-苏木精-伊红三体染色。有栓塞微球部分的组织切片用来观察免疫反应和坏死。栓

塞微球的降解与其在动物体内的时间有关。可能的降解和再吸收标志如下。① 微球表面出现细胞浸润。② 海藻酸盐材料出现在巨细胞和吞噬细胞的细胞之内。③ 微球表面粗糙。

3. 实验结果　整体检查结果显示,栓塞后 1 周栓塞诱发组织坏死,子宫出现轻微变红。由于微球用量小,栓塞部位出现新的血液供给,因此在 4 周和 12 周的切片中未出现肉眼可见的坏死和感染区域。

组织学分析结果显示,微球存在的环境有四种。① 微球未完全占据动脉血管,血管也未被白色区域完全包围,白色区域可能是制样过程中微球脱水形成的。② 在动脉后部分循环区域内可以观察到栓塞微球。③ 微球在动脉内层和中层膜的压迫下存在,同样尺寸的未栓塞动脉血管壁更厚,管腔非圆形且有弹性。部分微球存在于动脉血栓的圆形孔隙之中。④ 部分微球的存在环境综合了这些情况,单独的微球并不常见。将更大的动脉纵向切开可以看到微球排列成线或成团簇状。微球截面并不全是圆形,在有分支的血管处微球截面会更奇怪。组织切片很薄,因此同一个微球可能出现在几个切片中。部分微球缺失并不意味着其已经被降解,可能是被血液带入较小分支血管中。

切片样品中观察到的坏死和炎症被简单地定性分为三级。0 级:未发生(未观察到炎症和坏死);1 级:中等(坏死和炎症区域少于观测面积的 50%);2 级:严重(坏死和炎症区域多于观测面积的 50%)。第 1 周,平均坏死面积为 $0.46\ cm^2 \pm 0.71\ cm^2$,炎症面积平均值为 $0.25\ cm^2 \pm 0.43\ cm^2$,程度较小,表明减小栓塞量可以降低坏死情况发生。在苏木精-伊红染色后观察到的坏死区域为淡粉色的非细胞区域,不具有明显可见的细胞核。大量微球造成栓塞的区域坏死现象更为严重。第 4 周和第 12 周未发现坏死和炎症。所有微球表面均罕见细胞浸润与表面粗糙,说明该条件下微球降解与时间和微球种类无关。整体来看,如果细胞浸润发生多发生在有栓塞造成的血栓处。另外,在所有的时间点均可在动脉血管中观察到表面光滑的微球,且未出现血栓、炎症和降解,仅在少量样品中可看到细胞浸润,这说明微球在栓塞条件下并不会降解。在 12 周内没有微球被完全降解,体内微球的降解也并未出现

随时间变化的趋势。此外降解程度不能单纯从微球截面大小判断,因为该截面并非微球的最大截面。

## 四、可自显影海藻酸盐基栓塞剂

1. X 射线下自显影的栓塞剂　普通栓塞剂在 X 射线摄影系统下无法观测到,对手术过程中无法监控,不利于栓塞剂反流和异位栓塞的监控预防,也不利于再栓塞的进行。目前的解决方案是将栓塞剂与造影剂结合使用,从而对栓塞过程进行监控,但造影剂的快速流失为后续的治疗带来不便。因此国内外学者对不透 X 射线的自显影海藻酸盐栓塞剂进行了开发和研究。

龚纯贵等制备出可显影的硫酸钡海藻酸钠微球。其制备方法为乳化离子交联法,在制备过程中向水相加入研细的 $BaSO_4$ 颗粒,并且在加入 $CaCl_2$ 交联剂时加入了壳聚糖溶液。通过 $L_9(3^4)$ 正交试验优选工艺条件,确定海藻酸钠溶液浓度、$CaCl_2$ 溶液浓度、span - 80 与 tween - 80 比例、壳聚糖溶液浓度这四个较为重要的影响因素。实验结果显示 $CaCl_2$ 浓度对微球形态影响较小,另外三个因素对微球的粒径和形态影响较大。用该方法制得的微球表观形貌为球形,表面光滑,不粘连,但粒径均一性不好。微球在 100 ℃水浴条件下稳定性良好,破碎率低,但在 - 4 ℃冰冻、37 ℃振摇和钴 - 60 (10 kGy)辐照条件下破损率高。$BaSO_4$ 包封率为 69% 左右,以复方泛影葡胺注射液作为阳性对照,定性观察显影效果明显。

北京大学药学院的张苑等用滴制法制备包覆有碘油的海藻酸钙微球。将海藻酸钠、聚乙烯醇和碘油混合后高速搅拌制成乳剂装入注射器中,用砝码压力推动注射器,并用压缩空气辅助吹落乳滴,落入 $CaCl_2$ 溶液中交联固化制备微球。设计三因素三水平正交试验 $L_9(3^3)$ 考察气流大小、砝码质量和乳剂中碘油与水相比例这三个实验参数对微球粒径、多分散性及碘油包封率的影响,得到制备微球的最优条件。制得的微球表观形貌为球形,表面光滑,粒径分布的多分散性系数为 1.02,碘油的包封率为 88% 左右。对微球的弹性性能进行考察,当微球压缩形变量达到 60% 时,微球未发生破损,压力卸载后微球恢复原状。用注射器将微球推

注入密封管内以评价其可注射性能,实验时微球从针头依次进入密封管内,形状保持完整,推注阻力不大,可注射性能良好。将制备的自显影微球注入大鼠血管内,在 X 射线摄影系统下注射微球清晰可见,将生理盐水、空白海藻酸微球、可自显影微球和碘油置于 X 射线摄影系统下,可自显影微球的显影效果略弱于碘油,但远好于生理盐水和海藻酸钙微球。

衣洪福等利用乳化-内部凝胶法将放射性碘化油包封于海藻酸钙微球中。他们将不溶性的碳酸钙、液状石蜡分散在海藻酸盐水溶液中形成复合乳滴,在乳化条件下,加入冰醋酸与碳酸钙反应置换出钙离子与对海藻酸盐交联固化后形成复合微球。制备过程中机械搅拌的转速发生改变,乳液中液滴会随着剪切力的变化而发生改变,颗粒制得不同粒径的微球。得到的显微照片显示碘油以液滴形式分散在海藻酸钙微球中。将微球以 1 ml/kg 的量注射入实验动物家兔的颈内动脉,从 X 射线照片中可以明显观察到显影现象,在手术后 8 周该现象仍可通过放射照片观察到。

Barnett 等用海藻酸钠与碘海醇制备出可在 X 射线下显影的 EmboGel 水凝胶。其方法为将海藻酸钠与碘海醇在混合后用过滤器净化,与氯化钙溶液共同注射形成凝胶。他们用硅树脂制作的腹部主动脉瘤模型进行体外模拟试验,测定 EmboGel 的栓塞效果。在 X 射线摄影系统下,可明显看到凝胶注射后将动脉瘤空腔填满。

2. MRI 显影的栓塞剂　临床医学中,X 射线主要用于探测骨骼病变,对于软组织的显影效果较差。MRI 可对软组织进行成像,并且在成像过程中没有辐射,造影剂的使用量较少。在血管栓塞术实施时,栓塞微球在血管或组织内聚集时,可以明显观察到 MRI 图像的变化。镧系金属具有顺磁性,可作为 MRI 的显影剂,制备含有镧系元素的可显影微球进行也成为研究者们的热点。

Zielhuis 等制备出含有钬元素的海藻酸盐微球。其制备方法为利用 JetCutter 装置和氯化钬作为交联剂制备出含有钬元素的海藻酸盐微球,用光学显微镜对微球进行形态学观察,发现微球基本为球形,粒径均一性较好。用滴定法测定微球中钬元素的质量分数为 1.3% ± 0.1%,干燥微球中钬元素的质量分数为 18.3% ± 0.3%,海藻酸盐中的古洛糖醛酸段与钬离子形成"蛋盒"结构。用动态力学分析仪对微球的动态力学进行分析,结果表明其与海藻酸钙微球的弹性模量相似。用二氯化锰和琼脂制备凝胶模拟人体组织的弛豫效能,将含有钬元素的海藻酸盐微球混入该凝胶中,在 1.5T 的磁场强度下检测,该微球有很强的弛豫效能。用放射性同位素钬- 166 对微球进行标记,得到的微球具有很强的放射稳定性,可以用于癌症治疗。用可显影含藻酸盐栓塞微球对猪肾脏进行栓塞,栓塞后用 MRI 可观察到微球将肾动脉堵塞,并且可以动态地监测整个栓塞过程。

Oerlemans 等同样利用 JetCutter 装置制备出含有镧系元素的海藻酸盐微球,该微球可用 MRI 成像进行导向栓塞。整个实验过程中将 $Ca^{2+}$ 离子交联的海藻酸盐微球作为阴性对照,$Fe^{3+}$ 离子交联的微球作为阳性对照。用光学显微镜观察制备得到的微球形貌,发现微球的单分散性良好,不粘连。用 SEM 对微球表面微观形貌进行检测分析,$Ca^{2+}$ 离子交联的微球表面光滑,$Fe^{3+}$ 离子交联的微球表面有珊瑚状纹路,镧系元素微球表面有织物状纹路。用配位滴定法测定微球中离子含量,镧系元素质量占微球总质量的 0.72% ～ 0.94%。分别在 1.5T 和 3T 的磁场强度下检测各微球的弛豫效能,含有钬元素的微球具有最高的弛豫效能,最适合用作 MRI 显影的元素。用含有钬元素的海藻酸盐微球栓塞兔子和猪的离体肝脏,模拟体内成像。向两种肝脏中灌输肝素防止血液凝固,随后注射 $MnCl_2$ 溶液减少纵向松弛速率,接着用导管通过肝动脉向两种肝脏中分别注射钬元素微球,在注射前后分别对肝脏进行 MRI 成像。MRI 可以清楚地显示出微球在血管中聚集并在目标血管处造成栓塞,同时通过显影图像可以精确分辨出微球在脏器内的分布。

### 五、海藻酸盐基复合微球

壳聚糖是几丁质(壳多糖)通过脱乙酰作用得到,这种天然的高分子材料具有良好的生物相容性、血液相容性和安全性,已经被广泛应用于食品、医药、化妆品领域。壳聚糖与海藻酸盐可共同制备微球作为血管栓塞剂。壳聚糖具有较好的凝血性,可以加速栓塞形成。壳聚糖具有生物可降解性,用壳聚糖吸附治疗药物,可以实现药物的缓释。

Eroglu 等制备出壳聚糖包覆的海藻酸盐基复合微球,用作栓塞及化疗栓塞。制备时将海藻酸钠水溶液通过喷雾法滴入到交联剂溶液中,搅拌固化,分离微球。再将微球置于羟丙基甲基纤维素的乙酸溶液中,继续搅拌,壳聚糖通过多离子络合反应包覆海藻酸盐微球。将微球干燥后用 SEM 对制备得到的微球进行形貌观察,微球表面具有多孔结构,可明显地看到壳聚糖的包裹层。微球在紫外光下进行灭菌处理,对新西兰兔进行肾动脉完全栓塞和部分栓塞。完全栓塞时,将微球通过医用导管输送至肾动脉进行栓塞,在栓塞前、刚进行栓塞后和栓塞后一周分别进行血管造影检查,判断栓塞效果。栓塞前血管造影照片中可以清楚地看到肾脏中血管分支;刚进行栓塞后,血管闭塞使得部分血管在造影照片中无法显示;栓塞后一周闭塞血管未出现重新开通现象。部分栓塞用于模拟肾癌初期的治疗过程,只将肿瘤供的主要血供血管栓塞即可,因此用更细的导管和粒径更小的微球进入肾微动脉进行栓塞,从血管造影图像中可清晰地看到血管被复合微球栓塞。将肾脏摘除进行组织病理学分析,完全栓塞的肾动脉处并无炎症反应发生。部分栓塞的肾脏病理切片显示,栓塞处血栓和纤维蛋白包覆着圆形空的区域,肾脏其余部位未出现血栓。海藻酸盐-壳聚糖微球作为栓塞材料具有可行性。

此外,Li 等通过乳化-离子交联方法制备海藻酸盐微球,再将壳聚糖通过多粒子络合反应包覆于海藻酸基微球上,制备出复合微球。得到的微球粒形状为球形,径分布范围较窄。

## 第三节　海藻酸盐基栓塞剂在原发性肝癌治疗中的应用

原发性肝癌(以下简称"肝癌")是指生长于肝脏上皮及间叶组织之间的恶性肿瘤。肝癌的发病率在所有恶性肿瘤的发病率中位居第六,死亡率在所有恶性肿瘤中位居第二,仅次于肺癌。2014 年世界卫生组织的《世界癌症报告》中显示,仅 2012 年一年,世界范围内共有 78.2 万人罹患肝癌,74.6 万人死于肝癌。我国是肝癌大国,发病率占全球总数的 53%,死亡率占全部恶性肿瘤死亡率的 18.8%,在 30~44 岁年龄段人群中肝癌死亡率居各种恶性肿瘤死亡率之首。目前仍不知道肝癌的具体发病机制,已有研究结果显示肝癌的发生可能与肝炎病毒感染、肝硬化、黄曲霉素过量摄入等因素有关。肝癌的主要治疗方法有手术切除、放射治疗、药物化疗、栓塞治疗和肝脏移植等。手术切除治疗肝癌被认为是治疗早期肝癌最有效的方法,随着医学水平的发展,术后 5 年存活率已经超过 50%。我国国情与世界发达国家不同,社区医疗推行情况差加之民众的保健意识薄弱,当患者发现患有肝癌时已经处于中、晚期,已经失去根治性手术切除的机会。动脉化疗栓塞术(transcatheter arterial chemoembolization,TACE)是公认的治疗中晚期肝癌的首选方法。根据 2010 年中国抗癌协会统计,我国中晚期肝癌接受 TACE 治疗患者占全部治疗的 91.44%。

### 一、动脉化疗栓塞术

TACE 是一种在血管造影术引导下进行的介入治疗,主要用于治疗肝癌,是目前治疗肝癌的最小创伤技术。肝脏拥有独特的血管分布,其血供来自肝动脉、门静脉和其他旁支血管,所以不易发生堵塞性缺血。肝脏肿瘤的血供主要来自肝动脉,将肝动脉栓塞后肿瘤失去血供来源,需要新生血管,此时配合相应的抑制新血管生成的药物可以有效地杀死肿瘤。肝脏的血供仍可从门静脉等其他血管得到,因此不会发生缺血性坏死。这为 TACE 治疗提供了可能。TACE 治疗与常规化疗不同之处在于避免了大剂量摄入抗癌药物,也相应减轻了这些药物给人体带来的毒副作用。仅作栓塞治疗阻断肿瘤血供而不进行药物抑制的治疗方法为动脉栓塞术(transcatheter arterial embolization,TAE),与之相比,TACE 治疗中加入了抑癌药物,可以对癌症有更全面的抑制作用。TACE 的另一个重要作用是延缓肝癌的恶化速率,为患者争取到更多时间找到可移植器官。

进行 TACE 治疗前,需要对患者的肝功能、血细胞计数等进行检查,保证患者满足手术条件。术前 4 小时患者禁食。进行局部麻醉后利用 Seldinger 技术从右腿股动脉进行穿刺,置入导管鞘,导管通过导管鞘进入。在影像指导下导管通过腹主动脉到达腹腔动脉,进行血管造影以判断病情。导管从肝动脉进入到达肿瘤的血供动脉处,注射栓塞材料对血管进行栓塞,并注射抗肿瘤药物。而后撤出导管及导管鞘,按压伤口止血。患者需留院观察一天,若有并发症出现需继续留院治疗。很多报道显示 TACE 需要每隔 2～3 个月重复一次以保证效果。而栓塞过程中栓塞剂的选择、剂量、注射速率、药物浓度等并无标准可以遵循。需要操作者根据患者的情况进行具体选择。TACE 疗法的不良反应有疼痛、发热。因为血供动脉被栓塞,缺血性疼痛的时间相对较长、程度也更严重。但这些症状均可控且无更严重的并发症及在围手术期死亡的病例。

1972 年,Murray-Lyon 第一次报道了将肝动脉结扎并向门动脉灌注氟尿嘧啶用于治疗中期肝癌,这被认为是最早的 TACE 治疗。在 20 世纪 80 年代初期,这种栓塞治疗的方法被逐渐命名为 TACE,并开始广泛用于肝癌的治疗。经过 30 多年的发展,TACE 技术取得了长足的进步。医学影像的发展使得栓塞过程更为清晰可见,各种材料的发展也使栓塞剂不仅局限于传统的碘油。负载有多柔比星等抑癌药物的 PVA 微球,含有 Y-90、P-32 的放射性核素的玻璃微球,以及含有 I-131、Re-188 的碘油都已经被用于 TACE 治疗。TACE 技术也与射频消融技术结合共同治疗肝癌,以弥补射频消融无法全面治疗全部位置的肿瘤,结果显示这种联合疗法可以更好地减少肿瘤数量和肿瘤复发概率。Hsu Kuo-Fen 等研究显示 TACE 用于早期肝癌的治疗,患者的术后生存期与外科切除相比无明显差异(TACE *vs* 外科手术,40.8 个月 ±19.8 个月 *vs* 46.7 个月 ±24.6 个月,$P = 0.91$),TACE 和外科切除术后 1 年、3 年、5 年存活率分别为 91%、66%、52% 和 93%、71%、57%。TACE 和外科切除术后 1 年、3 年、5 年存无瘤活率分别为 68%、28%、17% 和 78%、55%、35%。与外科手术切除相比,TACE 具有创伤小、疼痛小、术后恢复快等特点,结合以上结果,TACE 也可以作为早期肝癌患者可选的治疗手段。目前市面上的海藻酸盐栓塞微球仅有北京圣医耀科技发展有限责任公司的产品通过了我国药监局的审核,此处利用的几个临床案例均为采用该产品进行治疗。

## 二、肝癌治疗中的应用

此处选用徐州医学院刘太峰、祖茂衡报道的案例及秦皇岛市山桥医院邹子扬等报道的病例对 KMG 用于 TACE 术中栓塞治疗原发性肝癌的情况进行说明。从结果来看,KMG 与传统使用的碘化油相比具有更好的栓塞效果,患者生存率显著提高,虽然发热、疼痛等不良反应更明显,但易于控制。因此在原发性肝癌治疗过程中,用 KMG 作为 TACE 术中栓塞剂是安全、有效的。

**(一)徐州医学院附属医院案例**

**1. 资料与方法** 选取肝癌患者 40 例,均经临床诊断、实验室检查影像学检查和穿刺活检证实为原发性肝癌。将患者随机分成两组,KMG 治疗组采用丝裂霉素、吡柔比星、超氧化碘油和 KMG 微球栓塞治疗,对照组无 KMG 微球,其余均与 KMG 治疗组相同。两组患者在临床分期和病理类型等方面无显著差异。手术过程为标准 TACE 治疗过程,经股动脉穿刺插管,造影查明后将导管插入肿瘤血供血管内部,KMG 组每次注入 1 g KMG 微球、10～20 ml 碘油、10 mg 丝裂霉素和 20～40 mg 吡柔比星的混合液,对照组按照常规方法使用碘油。通过造影检查判断血管栓塞程度。术后记录患者情况并给予保肝、镇痛、降酶、止吐等处理,并定期检查患者肿瘤大小、血清中甲胎蛋白($\alpha$-fetoprotein,AFP)量、肝功能、血常规及腹腔积液情况。

**2. 结果**

**(1)肿瘤大小:**取患者 CT 图像上肿瘤相互垂直的最大径的乘积代表瘤体大小,通过术前和术后一个月的 CT 图像进行对比。对照组患者在治疗前瘤体大小为 73.66 cm² ±38.44 cm²,KMG 组为 63.70 cm² ±54.17 cm²,两者无显著差异。术后一个月对照组瘤体大小为 74.10 cm$^2$±44.36 cm$^2$，KMG 组为 49.96 cm$^2$±42.81 cm$^2$，两者有显著差异，其中对照组中有 14 例瘤体较治疗前缩小，KMG 组有 19 例。

（2）血清中 AFP 含量：AFP 主要在胎儿肝中合成，成人血清中 AFP 含量约为 20 μg/L，患原发性肝癌的患者血清中 AFP 含量有的可达 250 μg/ml 至 6 mg/ml，检测呈阳性。对照组有 13 名患者 AFP 水平高于正常值，治疗一个月后有两例下降至正常水平，6 例下降 50% 以上，4 例下降程度小于 50%，1 例发生继续升高。KMG 组有 14 例患者 AFP 水平高于正常值，治疗后 6 例下降至正常水平，8 例下降在 50% 以上。治疗前后血清中 AFP 含量如表 4-4 所示。

表 4-4　治疗前后血清中 AFP 含量（μg/L）

| 分　组 | 对　照　组 | KMG 组 |
|---|---|---|
| 手术前 | 2 741.81±3 669.35 | 1 324.28±1 482.14 |
| 术后 1 个月 | 2 049.57±4 191.03 | 361.24±412.34* |

注：* 指 $P<0.05$。

（3）不良反应：治疗后两组均有患者发生发热、恶心呕吐、肝脏部位疼痛和腹腔积液。其中 KMG 组患者发热程度和腹痛持续时间较对照组有显著差异，其余各项无统计差异。

（4）短期生存率：统计两组患者在术后 3 个月、6 个月和 12 个月的生存率。其中在前 6 个月，两组患者生存率无显著差异，但在第 12 个月的统计数据显示 KMG 组患者生存率显著高于对照组，具体数据见表 4-5。

表 4-5　患者短期生存率比较（%）

| 分　组 | 对照组 | KMG 组 |
|---|---|---|
| 术后 3 个月 | 90 | 95 |
| 术后 6 个月 | 70 | 85 |
| 术后 12 个月 | 50 | 80 |

注：* 指 $P<0.05$。

（二）秦皇岛市山桥医院等案例

1. 资料与方法　选择 2003 年 3 月至 2004 年 5 月在秦皇岛市山桥医院住院治疗的原发性肝癌患者 46 例，其中男性 28 例，女性 18 例，年龄 33～

72 岁，平均年龄 49.5 岁±2.2 岁，肿瘤直径 5～16 cm。所有患者均经临床、肝脏穿刺活检、影像学病理检查等确诊为原发性肝癌。将患者随机分成两组分别进行 TACE 治疗，两组患者在年龄、性别、肿瘤特征及临床特征方面均无显著的统计学差异。

手术时对照组患者经股动脉插管后行肝动脉造影，将导管置入靶血管内，灌注化疗药物吡柔比星、氟尿嘧啶，并用 10 mg 丝裂霉素加 10～20 ml 超液化碘油栓塞，之后用明胶海绵栓塞肝动脉进行造影检查。KMG 组灌注同样的化疗药物后，经导管注射 KMG 微球。术中 KMG 微球选用粒径为 150～450 μm 或 300～500 μm，使用前用生理盐水冲洗 3 次洗去保养液成分，并与生理盐水、造影剂混合成为悬浊液。栓塞前肌内注射 50～100 mg 盐酸哌替啶，栓塞时使用注射器抽取适量微球混悬液，经导管缓慢注射实行栓塞，并通过造影观察肿瘤染色情况，至肿瘤血供血管闭塞且肿瘤染色消失。

对照组和 KMG 组分别间隔 30 天和 60 天进行再次 TACE 栓塞。术后随访检测血清中 AFP 含量，进行肝脏 CT 平扫，记录不良反应、生存率等指标。并对患者进行生存质量卡氏功能状态（KPS）评分。

2. 结果　两组患者共有 43 名顺利完成两次 TACE 手术且具有完备的临床数据资料可进入统计，其中对照组 22 例，KMG 组 21 例。

（1）肿瘤大小：两次 TACE 治疗后的 CT 图像显示，KMG 治疗组的 21 例患者中有 18 例出现瘤体缩小，缩小率为 85.7%。对照组 22 例患者中有 12 例出现瘤体缩小，缩小率为 54.5%。两者在统计学上有显著差异。

（2）血清中 AFP 含量：治疗前 KMG 组和对照组血清 AFP 为阳性者的比例分别为 52.4%（11/21）和 45.5%（10/22），两者无显著差异。治疗后 KMG 组 11 例患者中有 6 例 AFP 转阴，比例为 63.6%，对照组 10 例患者仅有 2 例转阴，比率为 20.0%，两者有显著的统计学差异。

（3）不良反应：两组患者在进行 TACE 治疗后均出现发热、肝区疼痛的不良反应，KMG 治疗组患者发热程度较高，肝区疼痛较重且持续时间较长。

（4）KPS 评分：KPS 评分是对人体功能状态

的一种评分,在临床上用于辅助判断患者身体是否可以承受化疗、手术等治疗方法给人体带来的副作用。满分为 100 分,代表体力正常、身体无症状和体征,最低为 0 分,代表死亡,60 分代表生活大部分可以自理,偶尔需要别人帮助。只有在 KPS 评分大于 60 时才能进行抗肿瘤治疗。本例中的患者在治疗前 KPS 评分均大于 60,治疗后发生的变化见表 4-6。其中两个治疗组在 KPS 评分升高和 KPS 评分降低方面均有显著差异。

表 4-6  TACE 治疗前后患者 KPS 评分变化比较

| KPS 评分变化 | 总例数 | 升高 | 稳定 | 降低 |
| --- | --- | --- | --- | --- |
| 对照组 | 22 | 3 | 10 | 9 |
| KMG 组 | 21 | 8 | 9 | 4 |

(5)短期生存率:术后对所有患者进行随访,统计术后 6 个月和 12 个月的生存率,具体数据见表 4-7。在术后 6 个月,两个治疗组的生存率无明显差异,术后 12 个月,KMG 组患者生存率显著高于对照组。

表 4-7  术后患者生存率比较

| KPS 评分变化 | 总例数 | 6 个月 | 12 个月 |
| --- | --- | --- | --- |
| 对照组 | 22 | 18(81.8%) | 10(45.5%) |
| KMG 组 | 21 | 17(80.9%) | 16(76.2%) |

（三）讨论

1. KMG 微球栓塞效果  TACE 疗法在靶动脉栓塞水平上从大到小依次为广泛栓塞、主干动脉栓塞、小动脉栓塞和毛细血管栓塞。如明胶海绵栓塞剂属于小动脉栓塞水平的栓塞剂,无水乙醇和碘油属于毛细血管水平的栓塞剂。KMG 栓塞剂在进行栓塞时可以达到肝脏末梢小动脉水平。进行 TACE 治疗时对肝动脉进行中央性栓塞会很快形成侧支循环,对血流阻断效果不理想。对肝动脉末梢的小动脉进行栓塞可以有效防止侧支循环形成,对血流的阻断更完全和持久,因此 KMG 具有更好的栓塞效果。一些中低血供病灶血管稀少,碘油不易进入,KMG 可以对这些血管进行有效栓塞,从而减少肿瘤复发的概率。另外,选择直径合适的微球还可以阻断肿瘤周围的动静脉瘘,提高 TACE

治疗的效果。碘油是液体栓塞剂,对肿瘤血供血管的阻断是不完全的,血管中仍有血液缓慢流动。与之相比 KMG 可以彻底阻断血流,有更好的效果。

2. TACE 治疗的不良反应  TACE 治疗过程中的不良反应主要有发热、恶心呕吐、肝区疼痛等,均由栓塞瘤体内缺血、坏死组织被机体吸收等刺激所致。由于 KMG 的栓塞效果更为持久,患者肝脏区域出现缺血性疼痛的程度更强,时间也更长,多数需要止痛药物进行缓解。发热的情况也相同,KMG 栓塞患者发热程度及持续时间较碘油栓塞组患者更长。但无论疼痛还是发热,均是 TACE 治疗的正常反应,是栓塞成功的现象。若发热和疼痛情况较严重、患者不可耐受,可以通过检查排除其他机体病变后给予合理的药物及恰当的护理进行控制。有关 TACE 治疗的不良反应目前无更严重的并发症报道,也无围手术期死亡的报道。

3. TACE 治疗的效果  原发性肝癌的自然生存期一般为确诊后 1～4 个月,进行全身性化疗患者 12 个月的生存率仅为 5.4%。TACE 治疗的费用远低于全身化疗,治疗的副作用也更小。从所举案例可以明显看出,TACE 治疗可以明显延长患者生存率,并且利用 KMG 作为栓塞剂进行 TACE 治疗,患者 12 个月的生存率会高于使用传统碘油进行治疗。KMG 在人体内的降解时间为 2～6 个月,因此应在一段时间后根据影像学检查结果再次进行栓塞。间隔时间需要根据患者进行具体选择。若间隔时间太短,患者身体未恢复到较好状态,再次进行手术的风险将增大。若间隔时间过长,随着 KMG 的降解,肿瘤血供血管发生再通,治疗效果将受到影响。

### 三、肝血管瘤治疗中的应用

肝血管瘤是一种较为常见的良性肿瘤,其发病机制目前仍不清楚,可能与先天遗传、激素刺激及肝脏部位毛细血管感染有关。肝血管瘤,在任何年龄均可发病,发病率较高,瘤体大小可从几厘米到 20 厘米不等。小于 5 cm 的瘤体通常不会引起不适,也无临床症状,只有通过医学影像及开腹手术时可见。较大瘤会压迫腹部使患者感到腹胀、腹痛,甚至瘤体破裂引发大出血危及生命。往往一个瘤体存在会引起两侧肝叶多处损伤。传统治疗肝血管瘤的方法使手术切除,手术创伤大,风险高。

用动脉栓塞方法治疗肝血管瘤可以减小创伤,并且可以对无法切除或巨大型的肝血管瘤进行治疗。

此处利用一个实例对用 KMG 栓塞方法治疗肝血管瘤进行说明。河南洛阳 150 中心医院介入科的独建库等用 KMG 微球栓塞肝脏血管对 53 人进行治疗,术中及术后无严重并发症,所有手术均取得较好效果。

1. 资料与方法　年龄 25～36 岁患有肝血管瘤的患者共 53 例(男 31 例,女 22 例)。其中 17 人属无症状患者,经 DSA 造影确诊患病,剩余 36 例患者均有不同程度的腹胀、腹痛和右上腹包块等症状,经 B 超、CT、MRI 等影像手段确诊为肝血管瘤。瘤体大小从 4.1 cm×3.5 cm 到 15.8 cm×13.6 cm 不等,其中单块型患者 39 例,多发肿块患者 14 例。53 名患者中有 41 人肝功能正常,12 人肝功能有轻度异常。

治疗时采取 TACE 治疗方法,从股动脉穿刺置入导管,进行肝动脉造影确定肿瘤位置、大小及血供血管分布情况。将复方泛影葡胺、生理盐水和 KMG 微球混合后经导管注入,在造影观察下至血供血管血流明显减缓。

术后随访记录影像学观察到的瘤体大小变化、患者症状改观情况及肝功能、血常规等基本检查,必要时进行再次栓塞治疗。

2. 结果

(1) 不良反应:53 例患者中有 17 例在术后发生较重程度的恶心、发热及肝区疼痛症状,进行相应处理后 5～7 天均得到缓解。剩余 36 例患者出现轻微不适,但均在可耐受程度。

(2) 肿瘤大小:栓塞后 1～12 个月内进行复查,通过 B 超或 CT 影像发现所有患者肿瘤均发生不同程度的缩小。其中缩小 50% 以上的患者有 37 例,缩小 30%～50% 的患者有 14 例,缩小 10%～30% 的患者有 2 例。复查过程中有 6 例患者需要进行二次栓塞。

3. 讨论

(1) KMG 微球栓塞效果:肝血管瘤的形态有海绵状血管瘤、硬化型血管瘤、血管内皮瘤及毛细血管瘤,其中以海绵状血管瘤最为常见。血管造影后观察到呈丛状,有多个结节,邻近动脉血管无包绕、狭窄或不规则改变,大多数肝血管瘤的血供动脉不发生扩张和迂回。对肝血管瘤进行手术切除效果明显,但手术创伤大,恢复时间长。且当血管瘤呈多发、藏匿在脏器较深处或瘤体较大时,进行切除手术风险高,且效果不理想。介入栓塞方法称为治疗血管瘤的推荐方法。临床动脉造影显示肝血管瘤血供通常并不丰富,传统常用的碘油作为栓塞剂进入肿瘤血供血管有限,治疗效果欠佳。KMG 栓塞后栓塞时间长,不流失,栓塞效果远好于碘油。

(2) 治疗过程中的不良反应及并发症:与利用 TACE 手段治疗原发性肝癌的情况相似,肝血管瘤治疗过程中也会出现恶心、发热、肝区疼痛等不良反应。这些均由肿瘤部位缺血造成,属于正常的现象。当患者的这些症状较为严重时,可检查其他病因后给予一定的药物控制。不良反应的程度往往与栓塞程度相关,因此为考虑患者的耐受程度,对瘤体较大的患者可进行多次栓塞,减少不良反应。

有文献报道对肝血管瘤进行栓塞治疗最常见的并发症是肝内正常组织的胆汁性肝脓肿和胆管坏死。当选用无水乙醇等强刺激性的栓塞剂时,栓塞血管发生硬化形成永久性闭塞。这些栓塞剂进入正常肝脏组织将造成肝内动脉不可逆的永久闭塞,出现肝内胆管的狭窄和坏死。KMG 对血管刺激性较小,相对于其他栓塞剂其副作用较小。手术过程中注入栓塞剂时注意推注速率和推注量可以有效减轻不良反应的发生。肝血管瘤治疗过程中应防止异位栓塞,在手术过程中应进行超选择插管,避开肝脏的其他动脉。必要时采用微导管,栓塞时尽量靠近肿瘤。

## 第四节　海藻酸盐基栓塞剂在妇科肿瘤治疗中的应用

伴随人们生活水平的提高和饮食结构的变化,妇科良恶性肿瘤的发病率逐年攀升,发病年龄也越

趋年轻化。而传统的治疗手段均以切除病灶甚至子宫达到治疗目的,给患者带来的身心压力巨大,

尤其对于年轻患者则更甚。早在 1921 年,国外学者就首次报道了与妇产科疾病相关的介入治疗,1991 年 Ravina 首次在《柳叶刀》上报道子宫动脉栓塞术治疗子宫肌瘤。在国内 20 世纪 80 年代末 90 年代初陈春林等首次将血管内介入治疗的方式引入妇产科,其是指应用导管器材通过血管内的操作对妇产科疾病进行治疗的技术,经过二十余年的探索,尤其是近十年的研究,介入治疗在妇产科中的应用范围越来越广。目前主要应用于各种妇科恶性肿瘤、子宫肌瘤、子宫腺肌病、产后出血和异位妊娠等的治疗,部分获得肯定的临床疗效,部分尚在探索中。血管内介入治疗术式有多种,针对妇产科疾病,最常用的为子宫动脉栓塞术(uterine artery embolization,UAE),因其微创性及良好疗效,已被越来越多的妇科患者所接受。

妇产科疾病的介入栓塞治疗总体而言相对简单,主要是对实体器官的栓塞,也就是对子宫体的栓塞。由于女性生理解剖的特殊性,即双侧卵巢从子宫动脉接受最少 50% 的血供,在栓塞子宫动脉时必须考虑对卵巢血供的影响。无论采用何种栓塞剂,均有通过卵巢支、卵巢和卵巢动脉间吻合支进入卵巢,导致卵巢误栓的可能,以超液态碘油异位栓塞后对卵巢产生的影响最严重。迄今为止,没有一种栓塞剂是完全理想的,也没有一种栓塞剂是万能的。因此,在栓塞技术中首要问题是正确选择栓塞剂。主要考虑以下几点。① 病变的性质和栓塞的目的。② 栓塞部位及邻近的器官。③ 栓塞血管的大小、解剖特征及侧支循环情况。

以往在动脉栓塞治疗中较常用的栓塞剂有明胶海绵颗粒、聚乙烯醇(PVA)等,而液体性栓塞剂是禁用的。

海藻酸钠微球(KMG)作为一种新型栓塞剂自 2002 年开始广泛应用于介入治疗中,目前在广州、天津、上海、烟台等 20 多家三级甲等医院广泛开展应用,治疗人数目前统计已达上万例。现就其在子宫肌瘤、子宫腺肌病及恶性肿瘤中的应用做详细说明。

### 一、子宫肌瘤治疗中的应用

1. 子宫肌瘤的临床简介  子宫平滑肌瘤(uterine leiomyoma)在临床上简称子宫肌瘤(uterine myoma),由平滑肌细胞和不同数量的纤维结缔组织组成,是生育年龄妇女常见的良性肿瘤,多见于 30～50 岁妇女,高峰年龄为 41～50 岁,占 54.9%,20 岁组和 60 岁以上组少见。多数患者无明显症状,仅于盆腔检查时偶被发现,其临床表现往往取决于肌瘤的生长部位及有无变性。典型症状是月经过频、过多及经期延长,使患者贫血的发生率增加,尤其是黏膜下子宫肌瘤最容易引起出血,出血率几乎是 100%,而壁间肌瘤和浆膜下肌瘤出血率分别是 74% 和 36%,严重影响了患者身体健康。临床处理必须根据患者症状、肌瘤大小与位置、年龄与生育要求等情况全面考虑。传统的治疗以激素治疗和手术切除为主,激素治疗副作用大,且不宜长期治疗,停药后肌瘤可能很快增大;手术切除给患者带来心理压力、身体创伤等均较大,对子宫切除的患者更甚。近年来,国内外学者开始应用血管介入的方式治疗子宫肌瘤,尤其是黏膜下子宫肌瘤,取得满意疗效。其具体术式为子宫动脉栓塞术(uterine arterial embolization,UAE)。

2. 血管介入栓塞治疗子宫肌瘤的机制  正常子宫主要由双侧子宫动脉供血,每侧子宫动脉上行支沿途发出弓状动脉环绕子宫肌壁行走,两侧弓状动脉相互吻合,发出放射状动脉成直角伸入子宫肌壁间,至内膜层延伸为螺旋小动脉,再与基底小动脉相接,其中有丰富的交通血管网。放射状动脉与螺旋动脉的口径为 20～200 $\mu m$。基于此,为栓塞不同级别的血管,达到栓塞治疗的目的,各类栓塞剂常制备成不同大小的颗粒微球,最常见的为 500 $\mu m$,理论上栓塞剂不会进入放射状血管远端及螺旋动脉,这就保证了子宫肌层交通血管的通畅,使基层不发生大面积梗死,而肌瘤缺乏血管交通支的支持,栓塞后出现完全去血管化,组织变性坏死,从而实现 UAE 治疗子宫肌瘤的目的。由于肌瘤细胞分裂程度相对较为活跃,对缺血缺氧的耐受力较差,导致肌瘤平滑肌细胞变性坏死,从而减少了肌瘤细胞总数。与药物治疗仅能抑制肌瘤细胞的体积而不能减少细胞数目,常易导致停药后复发有明显的区别,因而疗效更确切,且不易复发。正是由于肌瘤细胞和子宫平滑肌细胞对缺氧的耐受力不同,因此在临床上及病理学上可以观察到肌瘤出现完全的坏死,而子宫平滑肌未出现明显的坏死或少量子宫浅基层的坏死(图 4-6)。

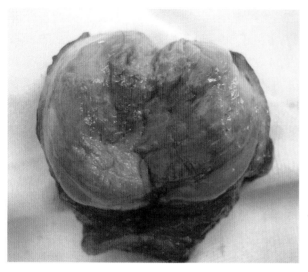

图4-6　UM治疗后剖面呈黄白色(肌瘤去血管化)

经导管栓塞术作为介入治疗中的重要技术,它是将一些人工栓塞材料有控制地注入病变或器官的供血血管内,使之发生闭塞,中断血供,以达到控制出血、闭塞血管性病变、治疗肿瘤及清除病变器官功能的目的(图4-7)。在子宫肌瘤的介入治疗中,动脉栓塞的操作过程十分重要,尤其是选择恰当的栓塞剂与介入治疗疗效息息相关,因此,寻找一种价格适宜而又优质、高效、易操作的栓塞剂是十分重要的。

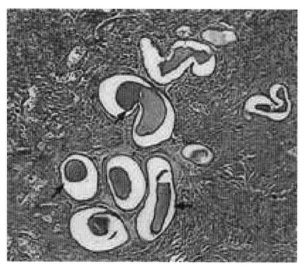

图4-7　治疗后病灶内有KMG微球

3. 血管内介入栓塞材料的选择　目前,栓塞材料种类繁多,可以适应不同部位、不同性质病变的需要。按材料性质可以分为对机体无活性材料、自体材料及放射性颗粒三类;按物理性状可分为固体和液体栓塞材料两类;按血管闭塞时间长短可分为短期、中期和长期三类;按材料能否被机体吸收分为可吸收和不可吸收性两类。理想的栓塞材料应该符合以下要求。① 无毒、无抗原性、具有较好的生物相容性。② 能迅速闭塞血管,能按需要闭塞不同口径、不同流量的血管。③ 易经导管传送,不黏管,易得,易消毒。目前临床应用的栓塞材料都不能完全符合上述条件。

应用UAE治疗子宫肌瘤,在选择栓塞剂时必须注意几个问题。① 使子宫肌瘤细胞尽可能地发生大面积变性坏死,而不出现严重并发症,如子宫透壁性坏死或全部坏死。② 对于年轻患者必须考虑到后续治疗,尽量不要使用永久性栓塞剂。③ 适合我国国情的物美价廉的栓塞剂。

明胶海绵是外科手术止血剂,属蛋白基质海绵,取材方便、价廉,能被组织吸收,明胶海绵堵塞血管后,起网架作用,能快速形成血栓,为非永久性栓塞,时间为几周至几个月。明胶海绵的剂型有薄片和粉剂两种,其优点在于它无抗原性、易得、价廉、能消毒,可按需求制成不同大小和形状,摩擦系数低,用一般的血管造影导管即可快速注射,且闭塞血管安全有效,是一种广泛的栓塞材料。我们在既往的临床治疗中已应用明胶海绵颗粒行子宫动脉栓塞治疗子宫肌瘤,取得较好的临床疗效。但明胶海绵颗粒较大(1～2 mm)且欠均匀,对部分血管分支较细小的子宫肌瘤栓塞力度不够,从而一定程度上影响疗效。

另一种栓塞剂聚乙烯醇颗粒(PVA)由聚乙烯醇与甲醛经交联、干燥、粉碎、过筛而制成,为非水溶性,遇水性液体可膨胀,体积将增加20%,生物相容性好,在体内不被吸收。PVA 颗粒大小在150～900 $\mu$m,且可选择。PVA 在透视下不显影,使用时需将其混入造影剂以悬浮液的形式经导管注入病变部位,机械性阻塞并诱发血栓形成,从而将血管闭塞。PVA 的弥散性或穿透性和其颗粒大小及悬浮液的浓度有关。小颗粒和低浓度的 PVA 多用于闭塞小的血管,大颗粒高浓度的 PVA 多用于闭塞较大的血管。其优点是注射时相对不受时间的限制,在微导管不能完全到位的情况下仍能进行栓塞治疗,注射过程相对简单,易于控制。在国外被广泛使用,属微球型栓塞剂,栓塞埋想,疗效较好。但其缺点是在体内不可降解,永久栓塞;操作时膨胀速度快,易堵管;且价格昂贵,不利于在本土推广。

海藻酸钠微球血管栓塞剂(KMG)其基质材料取材于海带,是从天然植物褐藻中提取的甘露糖和古洛糖混合组成的多聚糖钠盐,是一种线性大分子,水和力强,可溶于水形成黏稠胶体,在钙离子作用下可产生大分子链间交联固化。KMG 应用于子宫肌瘤的栓塞治疗具有以下优点。① 属于一种生物衍生材料,无异物刺激并具有良好的生物相容性。② KMG 可根据临床需要加工成不同大小规格的圆形或类圆形固态微球。常采用 500~700 $\mu m$ 及 700~900 $\mu m$ 两种规格,颗粒过细小容易栓塞过度,造成正常子宫肌层及子宫内膜的损伤;颗粒过大则栓塞力度不够,一定程度影响疗效。③ KMG 具有良好的生物降解特性,在动物血管内磷酸缓冲液的环境下,钙离子渐渐析出,微球以分子脱链的形式在 3~6 个月(长效)或 5~10 天(短效)降解消失。可造成靶器官血管的永久性栓塞或暂时性栓塞而达到治疗目的。降解产物为甘露糖和古洛糖,不被人体吸收和产生化学作用,从而无毒地从肾脏排出。④ KMG 的溶胀特性:KMG 进入血液后可迅速溶胀,溶胀压强为 7.2 $kPa \pm$ 0.5 $kPa$,略大于微小动脉收缩压,溶胀比率为 38.3%±5.2%,略大于微小动脉舒张比率,使其嵌顿在把靶血管的部位,靶向定位更好,栓塞更确切。⑤ 与 PVA 颗粒相比,操作更为简单,不易堵管,有利于栓塞的顺利进行。故选择合适的栓塞剂,同时掌握一定的栓塞技巧,可以缩短手术操作时间,并保留子宫动脉卵巢分支,术后可避免影响卵巢功能。另一方面,从理论上讲,选择的栓塞剂直径过小,可能会破坏子宫内膜的毛细血管床,引起不可逆性的子宫性闭经。子宫肌瘤外层血管网的动脉直径为 500~900 $\mu m$,似乎是动脉栓塞治疗的合理栓塞靶点,而肌瘤本身的中心部位相对缺乏血管及盆腔血管交通支的存在,不应采用小颗粒栓塞剂。海藻酸钠微球作为一种新型栓塞剂,具有诸多优点,是不错的选择。

**4. KMG 栓塞治疗子宫肌瘤的适应证和禁忌证**　子宫肌瘤的发病率虽高,但引起临床症状的患者只有 10%~20%,即真正需要临床治疗的子宫

肌瘤患者比例并不高。利用藻酸盐栓塞剂进行 UAE 介入治疗的适应证基本与手术治疗指征相同,包括:① 育龄期女性,绝经期之前。② 子宫肌瘤诊断明确且因之引起的经血过多及占位压迫性症状明显。③ 保守治疗(包括药物治疗和肌瘤切除术)无效或复发者。④ 拒绝手术,要求保留子宫及生育功能者。⑤ 有特殊宗教信仰不能输血或手术者。⑥ 经患者本人同意选择栓塞治疗者。⑦ 无症状性子宫肌瘤,肌瘤直径>4 cm。⑧ 无症状性子宫肌瘤,肌瘤直径≤4 cm,但患者心理负担重要求治疗者。⑨ 体弱或合并严重内科疾病如糖尿病等不能耐受手术者。该种治疗方式亦有其严格的禁忌证,包括:① 妊娠。② 怀疑子宫平滑肌肉瘤者。③ 与卵巢(附件)肿块无法鉴别。④ 子宫肌瘤生长迅速怀疑肉瘤变者。⑤ 带细蒂的浆膜下子宫肌瘤、阔韧带肌瘤和游离的子宫肌瘤。⑥ 子宫动静脉瘘。⑦ 严重凝血机制异常。

**5. KMG 栓塞治疗子宫肌瘤的方法**

(1)术前准备:术前患者需行 B 超和 NMR 成像检查,观察有无合并子宫腺肌病,了解子宫肌瘤的大小、位置、数目、血流丰富程度、良恶性情况;除无性生活和少数未生育拒绝诊刮者外,均行子宫内膜诊刮术,病理检查排除恶性变者;术前检查卵巢内分泌功能。有生育要求的患者必须在明确拒绝其他治疗方法的前提下给予 UAE 治疗,要求患者及家属在已经了解子宫肌瘤的其他治疗方法,对 UAE 整个治疗过程、有效率和疗效评估知晓,对卵巢功能、子宫内膜功能和月经的可能影响、术后不良反应、手术风险、失败率与其他治疗方法的区别充分理解的情况下选择 UAE 治疗方法,并签署知情同意书。

(2)手术方法:术前常规留置尿管。在局麻下右股动脉穿刺将导管鞘置入右髂外动脉,5 F Cobra 导管分别置入双侧子宫动脉主干或上行支,行动脉数字减影血管造影(digital subtraction angiography,DSA)显示子宫和病灶的血供情况,同时注意是否有输尿管分支和膀胱分支来决定是否使用 27 F 微导管以进一步深入插管。子宫肌瘤动脉栓塞时栓塞剂的注入速度是有一定要求的,为达到肌瘤血管床完全栓塞的目的,将 5F 导管置于髂内动脉,应用微导管完成子宫动脉插管,将栓塞剂与造影剂充分稀释后,缓慢将栓塞剂注入血管

中,由于微导管的直径小于子宫动脉的内径,在栓塞过程中仍有血流进入子宫动脉,对栓塞剂形成不停的冲击作用,有利于肌瘤血管网的充分栓塞。对有生育要求的患者选择直径 700~900 μm 的海藻酸钠微球,对无生育要求的患者选择 500~700 μm 或 500~1 000 μm 的海藻酸钠微球混合头孢呋辛钠栓塞子宫动脉远端,并保留子宫动脉的全部主干、下行支和上行支的起始部分,适度栓塞以达到保护卵巢和子宫的目的,经造影证实栓塞完全(图4-8,图4-9)。以成襻技术完成另一侧子宫动脉插管,其余步骤同前。栓塞结束后,拔出导管、导管鞘,压迫穿刺点止血后加压包扎。

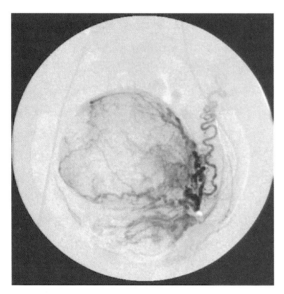

**图 4-8 UM 栓塞前子宫动脉造影**

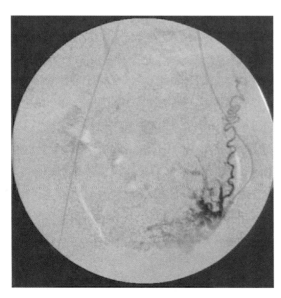

**图 4-9 UM 栓塞后子宫动脉造影**

(3) 术后处理:穿刺侧下肢绝对制动 6 小时,平卧 12 小时。注意双足背动脉搏动及下肢皮肤温度、色泽、触觉改变,注意穿刺部位有无渗血、血肿形成。术后留置尿管 24 小时,给予头孢呋辛钠(1.5 g)预防感染,其他情况对症处理,术后 3~5 天出院。

(4) 术后随访:由于子宫肌瘤的典型症状是月经过频、过多及经期延长。故在术前需详细记录月经及痛经情况。UAE 治疗前行 B 超检查监测子宫及肌瘤大小,治疗后 3 个月再次行 B 超检查。UAE 治疗前及治疗后第一次月经第 3~5 天早晨空腹抽血,放射免疫法测定雌二醇、促卵泡激素(FSH)、促黄体素(LH);术后第 2、3、4、5、6、12、18 个月再次抽血查雌二醇、FSH、LH、血红蛋白水平和 B 超检查监测排卵,6 个月行 MRI 检查。同时记录月经周期、经期、月经量的改变。月经量计算:以术前月经期患者所用的卫生巾数为基数,记录术后每个月经周期所用同种卫生巾数,计算百分比。随访时间 12~18 个月。

6. KMG 栓塞治疗子宫肌瘤后临床疗效评价标准　评价栓塞治疗结果成功与否,主要在于肌瘤体积的缩小、异常子宫出血及占位压迫症状的改善情况。

临床疗效评价标准:① 显效:栓塞治疗后,月经量明显减少,肌瘤体积缩小 ≥50%。② 有效:UAE 治疗后,月经量明显减少,但肌瘤体积缩小 20%~50%。③ 无效:UAE 治疗后,月经量减少不明显,肌瘤体积缩小 <20%。

7. KMG 栓塞治疗子宫肌瘤后临床症状的改变

(1) 肌瘤大小及占位压迫症状的变化:栓塞疗法在肌瘤体积缩小上取得明显效果。临床上通常以 B 超或 MRI 作为监测肌瘤大小变化的客观指标,一般在治疗后 3 个月,可见到肌瘤体积明显缩小(图 4-10)。据国内陈春林等报道,子宫肌瘤体积在术后 3 个月宫体缩小率为 34%±5%,肌瘤缩小率达 42%±6%。术后 6 个月宫体缩小率为 43%±5%,肌瘤缩小率为 61%±9%。随着肌瘤的缩小,相应尿频、尿急、尿潴留及便秘等压迫症状都明显改善。

(2) 经量过多的变化:子宫肌瘤栓塞后,一方

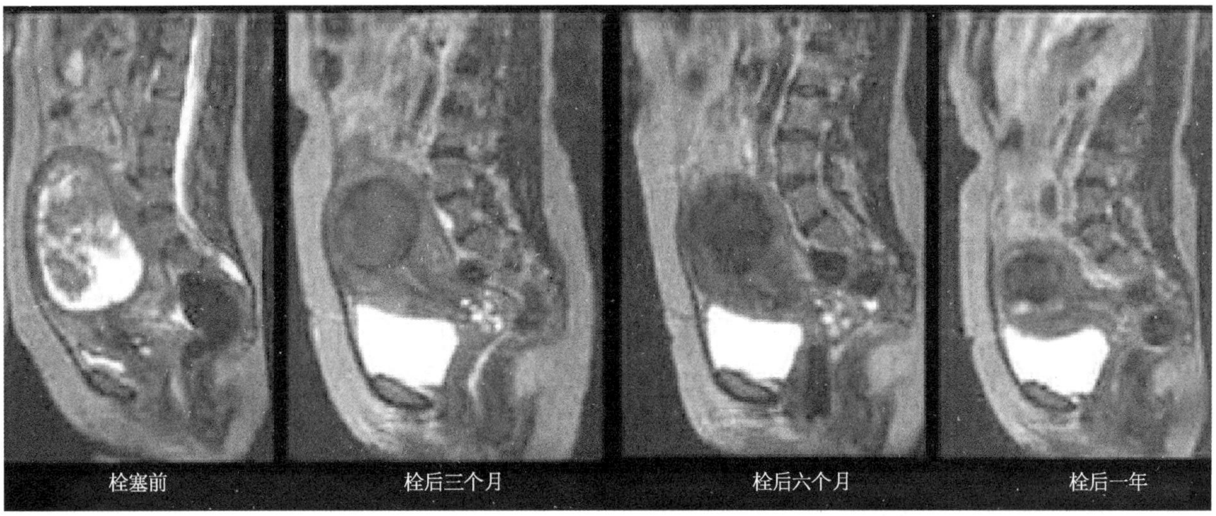

| 栓塞前 | 栓后三个月 | 栓后六个月 | 栓后一年 |

**图 4 - 10　子宫肌瘤术前、术后三个月、六个月、一年的 MRI 图片**

面自身血运受阻，内部发生缺血坏死，瘤体及宫体缩小，宫腔面积相应缩小；另一方面子宫内膜出现部分坏死，从而经血过多的症状也随之改变。富血管肌瘤治疗效果尤其明显。陈春林等报道 UAE 治疗后 32 例子宫肌瘤月经过多患者月经量减少 25.3%～75.0%，经期缩短，周期无明显改变，3 例月经量正常患者术后经量轻度减少。

8. **KMG 栓塞治疗子宫肌瘤后的转归**

（1）UAE 后肌瘤的消除方式：① 黏膜下肌瘤在 15～180 天内可自行经阴道排出，部分患者需要医师的协作，分次排出。② 其他类型的子宫肌瘤是经机体吸收后通过肾脏排出。

（2）UAE 后肌瘤缩小方式：① 子宫肌瘤逐月缩小、消失。② 在 1～2 个月内先增大，再逐月缩小、消失。③ 在一定时间内（6 个月内）保持不变，然后再逐月缩小、消失。④ 不缩小。由此得出子宫肌瘤 UAE 治疗后结局：① 完全消失。② 部分消失。③ 不缩小。④ 再发。

9. **KMG 栓塞治疗子宫肌瘤后的并发症**　UAE 的目的就是达到两侧子宫动脉和子宫血管床的完全闭塞，由于子宫动脉是子宫的主要供血动脉，因此，很容易对这一方法可能导致子宫大面积梗死和坏死产生忧虑，但是因盆腔内丰富的并行循环可能会阻止因子宫动脉闭塞所产生的影响，所以临床并未见到子宫大面积梗死的现象。

当然，栓塞也会产生一定的并发症：① 与造影剂相关的特异质反应和物理化学反应。② 栓塞

后综合征多表现为疼痛、发热、恶心、呕吐等。③ 栓塞后无血管的黏膜下或带蒂聚肌瘤可脱落并经阴道排出或堵塞子宫颈内口处引起剧烈的腹痛及子宫出血。④ 卵巢功能衰竭导致的闭经，一般在解剖上不存在动静脉瘘畸形的话，栓塞颗粒是不会到达卵巢血管床的。造成卵巢衰竭的解释可能有以下两种：一是子宫动脉栓塞后，卵巢动脉为维持子宫营养转供一部分血液给子宫而导致卵巢的低灌注缺血状态；二是卵巢同时接受卵巢动脉和子宫动脉卵巢支供血，且后者提供 50%～70% 的供血，当子宫动脉栓塞后，导致卵巢的供血量大大减少。

## 二、子宫腺肌病治疗中的应用

1. **子宫腺肌病的临床简介**　子宫腺肌病（adenomyosis）是由于子宫内膜基底层侵入子宫肌层引起的一种良性病变，临床表现为进行性痛经、月经过多、不孕和子宫增大。发病年龄一般在30～50 岁，也有报道 36～45 岁患者占 55%。子宫腺肌病的实际发病率不详，文献中所报实际上为在子宫切除标本中所占的比例，即医院的构成比。构成比各国所报不尽相同，近年来有发病率上升和发病年龄下降的趋势，在不孕门诊患者中的比率也有所增加。据国外文献报道，在子宫切除术的观察标本中，子宫腺肌病的构成比已从 8.8% 上升到 31%，我国为 13.4%，实际发病率要比这高，但不易统计。到目前为止仍无理想的治疗方法，被称为"慢

性癌症"。在传统的治疗上以手术为主、药物为辅。手术切除子宫不易被部分患者接受尤其是年轻或有生育要求的患者，药物治疗效果欠佳、易复发且副作用大。随着介入放射学在妇产科领域中应用的不断扩张，血管性介入治疗治疗子宫腺肌病成为目前最新的治疗方法，近期疗效满意，有望成为治疗子宫腺肌病的理想方法。

2. 血管介入栓塞治疗子宫腺肌病的机制　由于子宫腺肌病的发病原理本身就尚未完全明确，所以子宫腺肌病的介入治疗机制也处于研究和探讨阶段。血管性介入治疗的基本作用是栓塞血管、阻断通向病灶的血流。通过一些相关研究发现：① 异位内膜全部位于子宫肌层，子宫腺肌病的病灶在彩色超声下显示血流丰富，呈高回声的病灶区为斑点状、短棒状的低速动静脉血流包绕，MRI 下显示异位内膜呈高信号，内有或无出血微囊腔，外包绕增生的肌纤维形成微型子宫结构，显示其供血为子宫动脉小分支，即子宫腺肌病的异位内膜病灶均通过子宫动脉获得供血，这为介入治疗提供了血管解剖学基础。② 异位内膜源自子宫内膜基底层，多处于增生期，对缺血缺氧敏感，这为介入治疗提供了病理学基础。③ 在子宫动脉的 DSA 造影中发现造影剂相对浓集在子宫腺肌病病灶中，说明该病灶内血流较正常子宫肌层丰富，这为介入治疗的疗效和安全性评估提供了影像学依据。基于以上依据，通过栓塞子宫的供血动脉使子宫内的病灶坏死、吸收、萎缩而达到治疗的目的，这是血管介入治疗的基本原理和出发点。

介入治疗后由于子宫动脉栓塞导致：① 血流的阻断使异位内膜和增生的结缔组织因缺血、缺氧发生坏死，出现炎症性水肿，继而逐渐溶解、吸收，使病灶缩小甚至消失，同时病灶释放的使子宫收缩引起痛经的前列腺素类物质减少，使痛经症状得到缓解或消失。② 病灶的缩小使子宫变软，体积及宫腔面积缩小，有效减少了月经量。③ 异位内膜和包绕的肌层部分坏死使子宫收缩，体积缩小压迫关闭微小通道，或通道本身的坏死闭合使正常子宫内膜基底层不能再由此进入肌层，大大地减少了复发率。④ 异位内膜的坏死使局部雌激素水平和雌激素受体等数量下降，打断了子宫腺肌病的可能病因从而防止了复发，也使子宫内膜增生过长的情况得到改善，出现月经量减少。⑤ 正常子宫内膜功能层虽也出现轻度坏死，但在血管复通或侧支循环建立后可由基底层逐渐移行生长恢复正常功能，而异位内膜坏死后由于缺乏基底层的支持，这种坏死是不可逆的，所以当栓塞的血管复通或侧支循环建立，缺血、缺氧状态改善后，已坏死的病灶不能重新生长，这就保证了治疗后疗效的稳定性。

3. 血管内介入栓塞材料的选择　子宫腺肌病和子宫肌瘤的血管性介入治疗不完全相同，其区别是：① 术式不同：子宫腺肌病要求尽可能地实施精细子宫动脉栓塞，而子宫肌瘤实施子宫动脉栓塞即可达到目的。② 栓塞程度不同：子宫腺肌病要求栓塞的力度要大，为完全栓塞；而子宫肌瘤栓塞的力度适中，可以完全栓塞，也可以部分栓塞，根据具体情况而定。③ 子宫腺肌病对栓塞剂的要求较高，栓塞剂的颗粒稍小于子宫肌瘤；子宫肌瘤对栓塞剂的要求不是太高，如真丝线段应用于子宫肌瘤的栓塞治疗可取得较好的疗效，但应用于子宫腺肌病的栓塞治疗则效果不好。④ 在子宫腺肌病的栓塞治疗中建议使用去血管性药物如博来霉素，但在子宫肌瘤的栓塞治疗中不需要加用该药。

选择恰当的栓塞剂对保证疗效、减少并发症的发生和减轻并发症的程度是很重要的。不同的术式选择不同的栓塞剂，目前已报道应用于子宫腺肌病动脉栓塞治疗的有以下几种：新鲜明胶海绵颗粒、PVA（聚乙烯醇）、海藻酸钠微球（KMG）、超液化碘油和真丝线段。髂内动脉栓塞术只能选择明胶海绵颗粒作为栓塞剂，如果选择其他几种栓塞剂会造成盆腔脏器、臀部肌肉的大面积坏死，出现严重的并发症。子宫动脉栓塞可选择以上几种栓塞剂，在经济条件允许的情况下，以选择 PVA 和 KMG 为佳，安全、效果好。如患者有生育要求，选择 KMG 和明胶海绵的安全性大。超液化碘油为液体栓塞剂，如果栓塞的血管有小分支到膀胱、输尿管或直肠，或栓塞时反流到其他血管，它强大的去血管化作用就会产生严重的并发症，所以不建议应用。无水乙醇具有强烈的刺激作用，可使供血区内的组织发生剧烈坏死，不适用于盆腔脏器的栓塞，在妇产科属于禁用栓塞剂。真丝线段价格低廉,但对于必须栓塞完全至微小血管的子宫腺肌病来说由于其栓塞作用不完全,也不是最理想的栓塞剂,目前临床应用极少,未见相关的文献报道。精细子宫动脉栓塞术对栓塞剂的要求较高,一般以 PVA 和 KMG 颗粒为佳。但是 PVA 颗粒在体内不可降解,属永久栓塞;操作时膨胀速度过快,容易堵管;且价格昂贵,不利于在本土推广。KMG 是以海藻酸钠为原料制成的微球血管栓塞剂。使用该微球进行血管栓塞,疗效仅体现在物理性的机械血管栓塞上,而无化学性药物作用,在靶器官产生永久性的栓塞疗效后,微球 3~6 个月后逐渐降解,产物无毒随尿液排出,与其他栓塞剂相比,KMG 应用于子宫腺肌病有其特有优点。

4. KMG 栓塞治疗子宫腺肌病的适应证和禁忌证 用海藻酸钠微球作为栓塞剂,对子宫腺肌病患者行血管内介入栓塞治疗有其相应的适应证和禁忌证。适应证主要包括:① 有典型的临床症状和体征,超声、MRI 等临床诊断明确的患者。② 各年龄段的妇女,对手术顾虑多或有生育要求不愿切除子宫的患者。③ 有盆腔手术史,或盆腔粘连,估计手术困难者。④ 患有心肺疾病、甲亢、糖尿病、精神病等不适宜开腹手术的疾病,且痛经和月经过多等临床症状严重,影响身体健康者。⑤ 药物治疗无效或副反应大,无法继续药物治疗者。⑥ 合并子宫肌瘤者。禁忌证主要有:① 急性炎症期或体温在 37.5 ℃ 以上者。② 有多种造影剂过敏史者。③ 有严重心肺、肝肾、甲亢、糖尿病,病情未控制,生命体征不稳定,不能搬动的患者。④ 妊娠或可疑妊娠者。⑤ 盆腔炎或阴道炎未治愈者。⑥ 子宫内膜诊刮术病理检查发现癌细胞或可疑癌细胞、子宫内膜非典型增生者。⑦ 子宫短期内增长迅速,可疑子宫肉瘤者。⑧ 严重凝血功能障碍者。

5. KMG 栓塞治疗子宫腺肌病的方法

(1)术前准备:所有患者术前行 B 超和 NMR 成像检查,有无合并子宫肌瘤,了解子宫腺肌病病灶的大小、位置、类型、血流丰富程度、良恶性情况;除无性生活和少数未生育拒绝诊刮者外,均行子宫内膜诊刮术,病理检查排除恶性变者;术前检查卵巢内分泌功能及 CA125 等指标,可作为介入治疗

前诊断和介入后评估疗效的一个参考指标。有生育要求的患者必须在明确拒绝其他治疗方法的前提下给予 UAE 治疗,要求患者及家属在已经了解子宫腺肌病的其他治疗方法,对 UAE 整个治疗过程、有效率和疗效评估知晓,对卵巢功能、子宫内膜功能和月经的可能影响、术后不良反应、手术风险、失败率与其他治疗方法的区别充分理解的情况下选择 UAE 治疗方法,并签署知情同意书(图 4 - 11,图 4 - 12)。

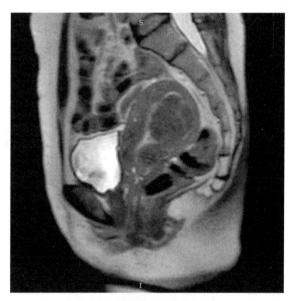

图 4 - 11　子宫腺肌病术前 MRI 图

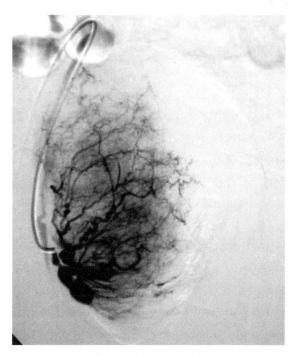

图 4 - 12　子宫腺肌病术前 DSA 图片

（2）手术操作：采用 Seldinger 技术穿刺右侧股动脉置管，用 Cordis 4F Cobra 导管分别插至对侧子宫动脉及同侧子宫动脉（利用成襻技术）造影，确认子宫腺肌症部位和供血动脉并进一步选至靶动脉，然后灌注头孢噻钨（两侧各 1.0 g）。KMG 微球使用前，将保养液弃掉，用生理盐水冲洗微球 3 次，在 KMG 内注入生理盐水 10 ml 与 300 mg/ml 的碘海醇 10 ml，把 KMG 配制成均匀的混悬状态。配制时若 KMG 上浮则加适量的生理盐水，若 KMG 下沉则加适量的碘海醇。经导管注入直径 500～700 μm 的 KMG 微球，待血流缓慢后用吸收性明胶海绵条加强栓塞。由于子宫腺肌病患者异位内膜像树根样深入到子宫肌层，如前所述，其外层血管网不如子宫肌瘤的外层血管网粗大，但其内侧血管网明显较子宫肌瘤细小而且密布。在临床工作中发现同等条件下子宫腺肌病的患者栓塞剂的使用量明显多于子宫肌瘤的患者，说明子宫腺肌病的微小血供是十分丰富的，为获得更好的临床疗效，子宫腺肌病的栓塞程度要明显大于子宫肌瘤的栓塞程度，而且必须是完全栓塞才能取得较好的疗效。当然子宫栓塞剂用量也因人而异，在基于完全栓塞的理论上，一般 KMG 在 3 g 以内，以完全阻断子宫动脉为宜。栓塞后退至髂内动脉造影，证实子宫腺肌病病灶血管完全阻断后拔管（图 4-13）。

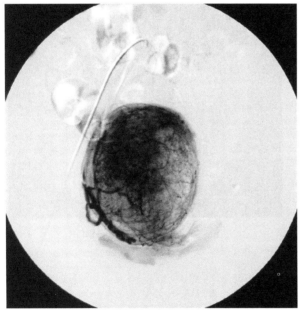 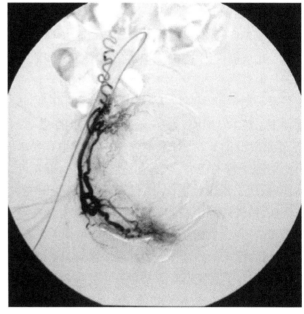

图 4-13 子宫腺肌病介入栓塞前后 DSA 血管表现图

（3）术后处理：穿刺侧下肢绝对制动 6 小时，平卧 12 小时。注意双足背动脉搏动及下肢皮肤温度、色泽、触觉改变，注意穿刺部位有无渗血、血肿形成。术后留置尿管 24 小时，给予头孢呋辛钠（1.5 g）预防感染，其他情况对症处理，术后 3～5 天出院。

（4）术后随访：由于子宫腺肌病是以痛经为最常见主诉，故在术前需对患者的痛经情况进行定量评估，采用慢性疼痛分级问卷来测评，同时详细询问并记录术前月经情况。UAE 治疗前行 B 超检查监测子宫及病灶体积大小，治疗后 3 个月再次行 B 超检查。UAE 治疗前及治疗后第一次月经第 3～5 天早晨空腹抽血，放射免疫法测定雌二醇、FSH、LH；术后第 2、3、4、5、6、12、18 个月再次抽血查雌二醇、FSH、LH、血红蛋白水平和 B 超检查监测排卵，6 个月行 MRI 检查。同时记录月经周期、经期、月经量的改变。月经量计算：以术前月经期患者所用的卫生巾数为基数，记录术后每个月经周期所用同种卫生巾数，计算百分比。随访时间 12～18 个月。

6. KMG 栓塞治疗子宫腺肌病后临床疗效评价标准 针对子宫腺肌病的病理特点和临床特点，其血管性介入治疗后的疗效评估包括症状改善、影像学变化、病理学变化三方面的内容。由于前两者较容易获得评估资料，而病理资料难以获得，所以评估以前两者为主，尤以临床症状的改善更为重要。因子宫腺肌病最常见主诉为痛经，对于痛经改善情况可有定性定量的评估标准。定量评估标准为：① 疗效显著：以疼痛评级下降 3～4 个等级或不管术前为何级术后评级为 0 级。② 有效：疼痛评级下降 2 个等级。③ 好转：疼痛下降 1 个等级。④ 无效：无下降者。①②为临床有效，③④为临床无效。定性的评估标准，主要以患者的自我感觉为主。① 疗效显著：疼痛消失或大部分消失。② 有效：疼痛明显减轻。③ 好转：疼痛部分减轻。④ 无效：疼痛无改善。

**7. KMG 栓塞治疗子宫腺肌病后临床症状的改变**

（1）痛经情况的改变：根据陈春林、刘萍等自 1999 年至今对子宫腺肌病的患者实施介入治疗，术后进行严密的随访。发现介入后患者痛经疗效显著和有效的占大部分，为 70%～90%；小部分无效，痛经虽有改善但是仍不满意，痛经评级仅下降一个级别而已。通过观察发现，术后痛经缓解情况具有一定的变化规律。① 术后第 1 个月疼痛即消失，达到满意的效果。② 术后第 1 个月疼痛即明显减轻，以后逐渐减轻至维持在一个较轻的痛经程度上或消失。③ 术后第 1～2 个月疼痛更加明显，甚至较术前加重，第 2～3 个月疼痛消失。④ 术后痛经情况持续半年没有改善，或在一年内曾经缓解而后又加重或疼痛稍微减轻。情况①较易理解，栓塞后病灶坏死，不再发生周期性的子宫肌层出血，解除了异位内膜释放的刺激子宫收缩的物质如前列腺素等的作用，痛经自然消失。这种情况在使用不同的栓塞剂结合不同的栓塞术式时发生的比例是不同的，使用 PVA 和 KMG（术式为精细子宫动脉栓塞术或子宫动脉栓塞术）为栓塞剂的患者中占 50%～60%，而在使用 KMG＋博来霉素（术式为精细子宫动脉栓塞术或子宫动脉栓塞术）为栓塞剂的患者中占 60%～70%。情况②③实际是一样的，只是子宫对栓塞后坏死的收缩反应有差别而已，在使用 PVA 和 KMG 的患者中，约占 40%，在使用 KMG＋博来霉素的患者中约占 30%。情况④为无效，在使用 PVA 和 KMG 的患者中约占 5%以下，这与子宫和病灶的血供不丰富或栓塞不完全，侧支循环建立较快及栓塞药物、栓塞剂的选择有关。

（2）月经情况的改变：89%的患者在介入治疗后月经量减少，尤其是月经过多致失血性贫血者，月经量可较少至原月经量的 20%～80%，平均 53%，大部分患者月经量恢复至正常月经量，9%月经量过少，后者在 6～12 个月后月经量有逐渐增多至接近正常量的趋势，2%的患者介入治疗前后月经无明显改变。

（3）子宫、病灶体积变化情况：子宫均匀增大、质硬是子宫腺肌病的特征，介入治疗后 1～6 个月子宫开始变软，体积缩小，多数患者在术后 3～6 个月出现以上变化，而且变化是在痛经和月经等临床症状改善后才出现，子宫腺肌病患者子宫体积和病灶体积的缩小与子宫肌瘤介入治疗后的缩小有明显的不同，大部分缩小的幅度较子宫肌瘤小，缩小的速度明显较子宫肌瘤慢，局灶性的比弥漫性的变化要明显。据相关研究报道，用 KMG 栓塞治疗子宫腺肌病术后 6 个月，子宫体积平均缩小 47.3%，局限性病灶体积平均缩小 58.2%，弥漫性病变病灶 55.5%消失。

（4）术后远期临床有效率：据陈春林、刘萍等报道合并子宫肌瘤患者 UAE 术后 1～5 年的临床有效率分别为 85.71%、85%、78.95%、80.55%、79.41%；单纯子宫腺肌病患者术后 1～5 年的临床有效率分别为 78.21%、72.16%、66.67%、65.47%、58.11%。合并子宫肌瘤的患者 UAE 术后 1～3 年的临床有效率逐渐下降，术后 3～5 年临床疗效进入相对平稳状态；而单纯子宫腺肌病的患者 UAE 术后 1～5 年临床有效率一直处于下降趋势，且术后 3～5 年有效率仍继续降低。

**8. KMG 栓塞治疗子宫腺肌病后的并发症**

虽然血管性介入治疗的特点之一是治疗的微创性，但和其他的任何治疗方法一样，在取得疗效的同时，也存在一定的副反应和并发症。总体而言，相较于传统手术治疗而言，产生的并发症要少且轻微。血管内介入治疗由于使用的器械和手术操作方式的特殊性，由各种因素造成的副反应和并发症均与传统手术不同。可由操作技术和手术的不规范造成，也可由血管性介入治疗本身造成，还有因为栓塞材料引起相应并发症。由于 KMG 栓塞材料是一种生物制剂,在一段时间内可以降解,故其与其他栓塞剂相比,产生发热等并发症明显比其他栓塞剂少,少数患者会出现迟发型过敏反应,一般在术后 2～5 天出现腰部以下过敏性紫癜,15～20 天内逐渐消失。由于血管内操作技术的原因,也有可能出现误伤为靶器官血管从而造成膀胱、输尿管、直肠的损伤及卵巢的早衰。

### 三、妇科恶性肿瘤动脉化疗栓塞中的应用

动脉化疗具有悠久的历史,它是指在动脉内应用化学药物对疾病进行治疗的一种方式。在早期应用于严重感染的治疗,以后主要应用于恶性肿瘤的治疗。动脉化疗具有多种应用方式,如一次性冲击灌注化疗、间断性灌注化疗、持续性动脉化疗、动脉栓塞治疗、动脉灌注化疗栓塞等。近 20 年来,为了降低药物的毒性,提高肿瘤反应率,许多学者还使用药物载体如脂质体、药物微囊、药物微球、碘油等包裹抗癌药物,既栓塞肿瘤组织末梢分支,阻断血供,又可缓慢释放化疗药物起到局部化疗作用,并且可显著降低体循环的药物浓度,减少全身化疗毒性。日本学者 Kato 称之为化疗栓塞术(chemo-embolization),取得了明显的成效。我国在动脉化疗栓塞方面的研究,主要集中在原发性肝癌的化疗栓塞治疗,多家医院进行了大量的临床研究,取得了丰富的经验和研究成果。目前,国内肝癌化疗栓塞治疗的 1、3 年生存率分别达到了 44%～68% 和 12%～30%。陈春林等对妇科恶性肿瘤的化疗栓塞进行了系统的研究,取得较好的效果。所谓化疗栓塞,其理论基础就是将栓塞所致的肿瘤缺血作用和化疗药物的抗肿瘤作用相结合,达到杀死肿瘤组织的目的。其协同作用的主要优越性是提高局部药物浓度和延长局部药物作用时间,同时降低全身药物浓度,减少毒副作用。根据采用的化疗药物和栓塞剂不同,其体内分布和药代动力学也不同。

肿瘤动脉栓塞在靶动脉闭塞水平上分为毛细血管栓塞、小动脉栓塞、主干栓塞及广泛栓塞。目前常规栓塞剂明胶海绵、无水乙醇、碘油中,明胶海绵属于小动脉栓塞水平的栓塞剂,其优点在于无抗原性、易得、廉价、能消毒,可按需成不同大小和形状,摩擦系数低,用一般的血管造影导管即可快速注射,但明胶海绵易被组织吸收,闭塞血管时间短,同时会引起血管内膜炎性反应,栓塞效果欠佳。无水乙醇和碘油属于毛细血管水平的栓塞剂,栓塞效果彻底,其中无水乙醇具有蛋白凝固作用,使血细胞迅速凝集,对血管内皮细胞具有强烈的破坏作用,达到永久栓塞,但其栓塞效果是剂量依赖性的,较大的剂量患者常不能耐受,术后常出现明显的疼痛和组织坏死。碘油具有低黏度,易于经较细导管注射的特点,但碘油易流动,需行多次栓塞才能达到疗效。

新型栓塞剂海藻酸钠微球可以栓塞至末梢小动脉水平,栓塞后不会产生潜在侧支循环血管两端的压力差,也就不易形成继发性的侧支循环,从而保证了栓塞效果,有效地切断了肿瘤部位的主要血供。即使堵塞在较大管径血管内的微球,在其自身降解及血流的冲击下,可产生迁移而达到更细小的分支内,产生更均匀彻底的栓塞。直径适合的微球还可以阻断肿瘤周边的动静脉瘘,从而提高肿瘤化疗栓塞疗效。研究发现,由于肿瘤大多数血供丰富并存在虹吸作用,使得栓塞剂有优先分布于肿瘤血管床的趋势,对于中低血供的病灶,KMG 很容易将稀少的血管给予栓塞阻断,使其本来就不丰富的肿瘤缺血坏死。除此,新型栓塞剂还可具有靶向给药系统,其可制备成携带靶药的固态血管栓塞剂,根据临床要求设计和研究粒径可调、载药量可调、药物的释放速度可调、材料的降解速度可调的几种载药微球进入靶器官后可定时定点地释放靶药。在微球栓塞剂中添加显影剂,使微球具有可视性以减少不必要的误栓外,还具有临床疗效跟踪和诊断的意义。例如,在 KMG 的加工过程中,加入一定比例的钽粉,可使其在 X 射线下显影示踪。另外,KMG 在人体降解时间是 3～6 个月,明显长于明胶海绵和碘油,既防止了肿瘤血管很快再通,又防止侧支循环的出现,可更长久地阻断靶血管,栓塞作用相对可靠,在进行二次栓塞治疗之前,有利于患者体质恢复,同时也减轻了患者的经济负担。KMG 的另一特性就是可降解,无毒副作用及不良反应,降解可经肾脏排出体外。

临床化疗栓塞的效果主要取决于栓塞是否彻底,只有坚持完全多次治疗,才能取得更好的疗效,从 KMG 的初步临床应用结果看,其作为安全有效

的栓塞剂,使用方便、能克服碘油流失的缺点。同时增强药物的协同作用,提高恶性肿瘤化疗栓塞的效果,可以达到延长生存时间,提高生存质量的目的。

# 第五节　载药海藻酸盐基栓塞剂

2010 年,全球癌症患者为 1 270 万,760 万人死于癌症,2014 年世界卫生组织发布的《世界癌症报告》预测,到 2030 年,世界癌症患者将增加 50%。中国癌症发病率和病死率更为严重,全国肿瘤登记中心发布的《2012 中国肿瘤登记年报》指出,中国每年新增癌症患者 350 万,死亡 250 万。目前并无特效药或特别的治疗方法可以彻底治愈癌症,传统的治疗方法有手术治疗、放射治疗、化学治疗等,在杀死癌细胞的同时对人体健康细胞也造成了非常大的损害。随着分子生物学的发展,人们对癌症的发病机制有了更深入的认识,也由此提出了更好的策略,通过直接或间接的方法靶向杀死癌细胞,减少对非癌细胞的损伤。这种治疗方法将药物输运至癌细胞处,药物通过以下方式影响癌细胞。① 干扰癌细胞生长信号,抑制肿瘤血管形成。② 促进癌细胞凋亡。③ 刺激免疫系统杀死特殊癌细胞。

动脉化疗栓塞是靶向治疗肿瘤的一个典型例子,利用介入放射医学手段,用负载有抑癌药物的栓塞剂栓塞肝动脉,通过阻断肿瘤主要的血供通路和局部释放抑癌药物治疗肿瘤,该技术已经被广泛用于肝癌的治疗。Kerr 于 1987 年提出理想的动脉化疗栓塞材料的性质。① 可通过微导管输送。② 尺寸可栓塞目标血管。③ 材料具有良好的生物相容性,不引起免疫反应。④ 对药物有良好的亲和能力,可负载有效量的治疗药物。⑤ 仅在局部释放药物且释放行为可控。目前研究者们仍在对更好的药物载体进行研究。

## 一、载药海藻酸盐微球

载药微球的研究始于 20 世纪 70 年代,载药微球血管栓塞同时兼具了靶向治疗和局部药物缓释的优点。目前最常使用的栓塞材料为 PVA 微球,PVA 的生物相容性和安全性已被确立,长时间的使用也证实了其具有良好的治疗效果。2004 年,欧洲出现第一个 PVA 载药栓塞微球产品达仙球(DC Bead®),该产品微球基体为 PVA,微球经过磺化改性后表面负载蒽环霉素类药物如多柔比星等。其优点是医生可根据患者病灶处肿瘤大小及患者对药物的耐受情况配比药物浓度,进行个性化治疗。Merit Medical 公司的 HepaSphere® 是一种 PVA 和丙烯酸钠共聚微球,与达仙球产品不同的是,这种微球吸收药物溶液,成为载药微球,药物不仅仅负载于微球表面。

海藻酸盐栓塞微球与 PVA 相比具有更好的生物可降解性和生物相容性等诸多优势。用海藻酸钠载药微球栓塞剂可使肿瘤血管闭锁,切断对肿瘤组织的血供与营养,使肿瘤细胞坏死,同时在栓塞部位逐步释放,使药物在肿瘤组织上保持较高的浓度和较长的时间,可提高抗肿瘤药物的治疗效果,降低其毒副作用,具有化疗与栓塞双重作用,可用于肝癌、肾癌、肺癌、脑膜瘤、颅内动静脉畸形、颈面部肿瘤和子宫内肿瘤等,是目前研究开发的主要热点。北京圣医耀科技有限公司也正在开发带紫杉醇、达那唑、维 A 酸等药物的海藻酸钠微球栓塞剂。

载药海藻酸盐栓塞微球的制备方法主要为浸渍法和直接制备法。浸渍法即为将制备好的海藻酸盐微球放入需要负载的药物溶液中浸渍,使微球吸附药液,从而达到负载药物的目的。直接制备法为将药物以溶液或其他形式与海藻酸盐溶液混合均匀后,通过制备海藻酸盐栓塞微球的方法如乳液离子交联、喷雾法等使其与交联剂反应,成为栓塞微球材料。

目前载药海藻酸盐栓塞材料尚未通过国内外药监部门审核,无产品上市,所有工作仍处于研究阶段。这里列出几种可与海藻酸盐结合制成栓塞材料的肿瘤抑制药物。

（1）紫杉醇：紫杉醇为天然提取或半合成制备的一种二萜类成分，为白色或类白色结晶粉末。有效成分为(2S,5R,7S,10R,13S)-10,20-双(乙酰氧基)-2-苯甲酰氧基-1,7-二羟基-9-氧代-5,20-环氧紫杉烷-11-烯-13-基(3S)-3-苯甲酰氨基-3-苯基-D-乳酸酯，化学式为 $C_{47}H_{51}NO_{14}$，结构式如图 4-14 所示。

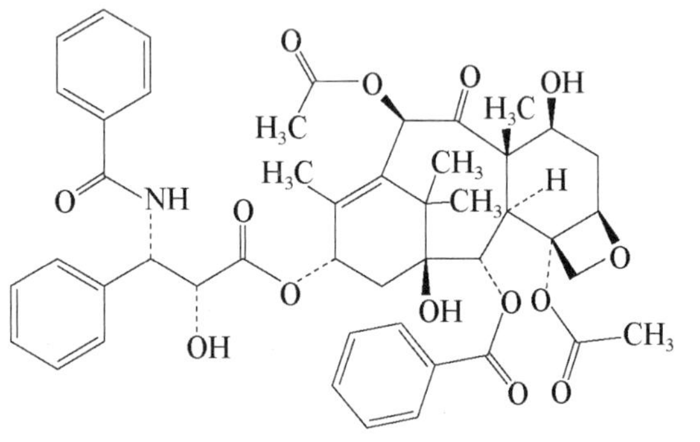

图 4-14　紫杉醇结构式

1971 年 Wani 等首次报道从红豆杉树皮、枝叶中提取出紫杉醇，40 多年的研究和应用证实，该类化合物可以用于多种癌症的治疗。其抗癌机制是抑制细胞分裂过程中微管的解聚，使癌细胞固定在 DNA 合成后期或分裂间期，从而杀死癌细胞。目前该药物的研究难点是其水溶性差，研究者们提出用氢化蓖麻油作为药物溶解剂，也有研究者合成出多烯紫杉醇，其与紫杉醇具有相似的抑癌机制，并且具有良好的水溶性。紫杉醇的另一个问题是其半衰期短，用海藻酸钠对其进行包裹可实现局部缓释，解决药物在体内半衰期短的问题。卞丽红等测试了紫杉醇-海藻酸钠微球/微囊在体外的药物释放性能及对 HeLa 细胞的抑制作用，结果显示紫杉醇-海藻酸钠微球/微囊均具有缓释作用，并且具有良好的体外抑癌效果。

（2）达那唑：达那唑是一种治疗子宫肌瘤的药物，其有效化学成分为 17α-孕甾 2,4-二烯-20-块并[2,3-d]异恶隆-17β-醇，分子式为 $C_{22}H_{37}NO_2$，为白色或类白色结晶或结晶粉末。不溶于水，微溶于乙醇，易溶于氯仿和丙酮。该药物能阻断下丘脑促性腺激素释放激素（GnRH）和垂体促性腺激素的释放，可以降低垂体对 GnRH 的敏感性，抑制促性腺激素的释放而不影响其合成，并可直接抑制卵巢雌孕激素的合成，具有弱雄激素作用。临床上用它来治疗子宫内膜异位症及子宫肌瘤等病症。有学者将其与另一种常用的子宫肌瘤治疗药物米非司酮做对比临床研究，结果显示经达那唑治疗的患者大部分闭经或月经量极少，贫血得到纠正，痛经消失，副作用小。

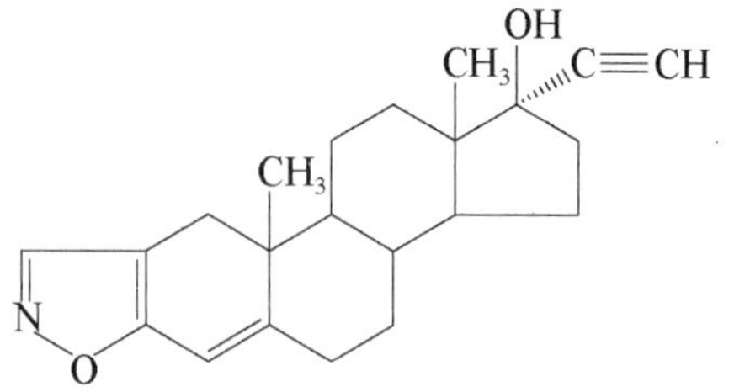

图 4-15　达那唑结构式

雷志呈进行了一系列实验对达那唑-海藻酸钠微球进行研究，建立鼠的子宫肌瘤动物模型，研究达那唑-海藻酸钠微球用于子宫肌瘤动脉栓塞的疗效机制，结果表明该载药微球可以用于子宫肌瘤的动脉栓塞治疗，其治疗机制为子宫动脉栓塞后平滑肌组织缺血坏死，微球降解可诱发组织缺血再灌注，造成细胞凋亡增加。微球中达那唑局部释放，增加了子宫平滑肌细胞的凋亡比率；建立狗的子宫肌瘤模型研究不同载药微球粒径对栓塞效果的影响，结果表明粒径小于子宫动脉直径的载药微球易造成非靶向误栓；研究达那唑-海藻酸钠微球用于子宫动脉栓塞对卵巢功能和妊娠的影响，结果表明栓塞后短期内卵巢功能不受影响，但受孕和妊娠会受到影响。

（3）多柔比星：药品名为阿霉素，又称阿得里亚霉素，是一种周期非特异性抗癌化疗药物，对 DNA 合成期的早期最为敏感，有丝分裂期次之，对 DNA 合成前期、DNA 合成期和 DNA 合成后期有延缓作用，适用于急性白血病、恶性淋巴瘤、乳腺癌等。其抑癌机制为可直接作用于 DNA，插入 DNA 的双螺旋链使之解旋，改变 DNA 模板的性质，抑制 DNA 聚合酶来抑制 DNA，同时也抑制 RNA 合成。此外，多柔比星还可形成超氧基自由基，有破坏细胞膜结构和功能的作用。

刘丹等用浸渍法制备多柔比星-海藻酸钠微球栓塞微球，对载药微球的理化特性、机械强度、体外

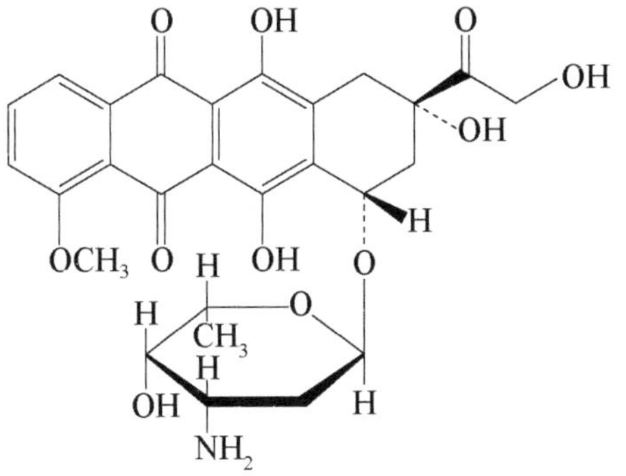

图 4 - 16　多柔比星结构式

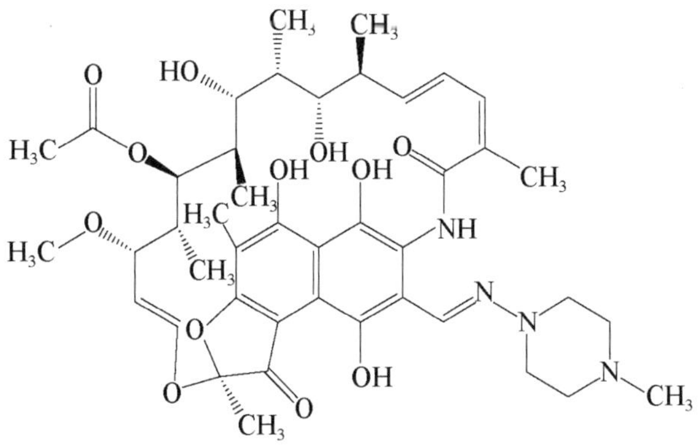

图 4 - 17　利福平结构式

降解性、微球载药量和包封率、载药微球体外释放性能进行了检测,结果显示这种方法制备的载药微球载药量在 30% 以上,包封率达 90% 以上,药物释放速率缓慢,稳定性好,可以满足微球在肝肾动脉内较长时间的栓塞介入治疗。其用中华小型猪为实验动物,研究多比柔星-海藻酸钠微球在肝动脉栓塞的药代动力学。实验时用碘油-多比柔星栓塞和单纯多比柔星肝动脉灌注作为对照。结果显示与对照组相比,多比柔星-海藻酸钠微球栓塞在血浆半衰期、药时曲线下面积、最大血药浓度和平均滞留时间方面均有明显差异,栓塞后载药微球可阻塞在血管内并停留一定时间,栓塞效果可靠。而其对肝脏的副作用大于碘油-多比柔星栓塞,但小于单纯多比柔星肝动脉灌注。

(4)利福平:结核病是由结核杆菌感染引起的慢性传染病,利福平是临床常用抗结核药物之一,常与其他抗结核药联合使用用于肺结核的治疗。我国现有结核病患者约 500 万人,是全球 22 个结核病高负担国家之一,每年新发病患者数占全球总数的 16%。口服利福平要求剂量大并易出现耐药性,将药物与海藻酸盐栓塞微球结合,通过导管输运至靶向血管,可实现局部药物缓释,提高药物有效利用率,降低药物副作用。

石拯拯等用电喷雾方法制备出不同药物剂量的利福平-海藻酸钠微球,并对载药微球的体外释药进行了研究,发现药物累积释放量与实践之间是线性消除关系,符合药物一级释放动力学。

(5)索拉非尼:索拉非尼是一种二芳基尿素,临床使用的是索拉非尼的苯磺酸盐。索拉非尼盐的分子式:$C_{21}H_{16}C_1F_3N_4O_3$,分子量为 464.82,分子结构式如图 4 - 18 所示。索拉非尼是由拜耳(Bayer)公司和 ONYX 公司共同研制开发的一种多靶点肿瘤靶向治疗药物,用于治疗晚期肾癌。后来其治疗的适应证增加了晚期肝癌及放射性碘耐受的甲状腺癌。索拉非尼为酪氨酸激酶抑制剂,血管生成抑制剂和血管内皮生长抑制剂。索拉非尼一方面通过抑制 RAF 的活性而抑制了 GTP 结合蛋白、丝氨酸/苏氨酸蛋白激酶、有丝分裂原活化蛋白、细胞外信号调节激酶信号传导通路直接抑制肿瘤细胞的生长;另一方面通过抑制几种与新生血管生成和肿瘤发展有关的酪氨酸激酶受体的活性,包括血管内皮生长因子受体-2、REGFR-3、血小板衍生的生长因子受体-β 和 C-KIT 原癌基因,阻断肿瘤新生血管的形成和切断肿瘤细胞的营养供应,间接地抑制肿瘤细胞的生长,具有双重抗肿瘤作用。

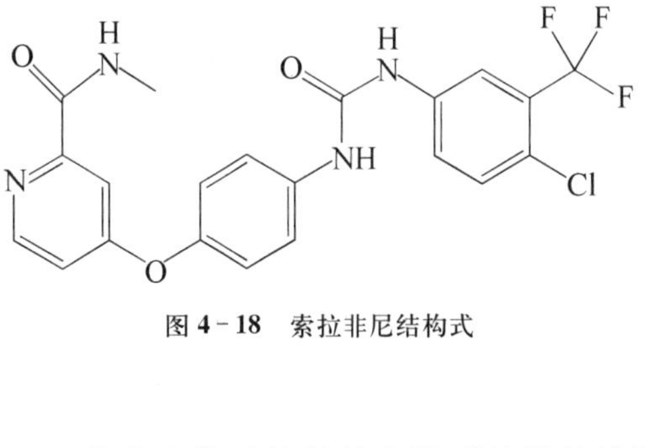

图 4 - 18　索拉非尼结构式

## 二、载药海藻酸盐基栓塞微球的体外检测

载药海藻酸盐栓塞微球的性能有两部分。① 基础性能检测,如微观形貌、力学性能、溶胀率、降解速率等,这些性能的检测原理和检测方法与不载药的海藻酸盐栓塞微球基本相同,在此不做赘

述。② 药物相关性能,包括载药量、药物包封率和体外释放实验等,这些性能对载药栓塞微球的药物治疗效果具有直接影响。

1. 高效液相色谱法 高效液相色谱法(high performance liquid chromatography,HPLC)始于20 世纪 60 年代,是在气相色谱和经典色谱的基础之上发展起来的,与经典液相色谱相比实现了自动化操作,提高了效率。经过数十年的研究应用,HPLC 在理论和实践方面已日趋完善,自 1985 年版《中国药典》收载后,在药品检验中的应用愈加广泛。2010 年版《中国药典》中对 HPLC 定义如下:高效液相色谱法系为采用高压输液泵将规定的流动相泵入装有填充剂的色谱柱,对供试品进行分离测定的色谱方法。注入的供试品,由流动相带入柱内,各组分在柱内被分离,并依次进入检测器,由积分仪或数据处理系统记录和处理色谱信号。HPLC 具有下列主要优点:应用了颗粒极细(一般为 10 $\mu$m 以下)、规则均匀的固定相,传质阻抗小,分离效率高;采用高压输液泵输送流动相,分析时间短;广泛使用了高灵敏检测器,大大提高了检测灵敏度。

HPLC 按照分离机制可分为如下几类。

(1)吸附色谱法:以硅胶等吸附剂为固定相的色谱方法,流动相可以使用单一有机溶剂,也可使用多种有机溶剂的混合溶剂。不同组分因受固定相吸附力的不同而被分离。

(2)液-液分配色谱法:固定相和流动相是两种互不相溶的溶剂,分离时组分溶入两相中,不同的组分因分配系数 $K$ 不同而被分离。分配系数的计算如式(4-5):

$$K = \frac{C_s}{C_m} = \kappa \frac{V_m}{V_s} \qquad (4-5)$$

式中: $C_s$ 为溶质在固定相中的浓度;

$C_m$ 为溶质在流动相中的浓度;

$V_s$ 为固定相的体积;

$V_m$ 为流动相的体积;

$\kappa$ 为该组分在不同相中的量之比。

按照固定相和流动相极性不同,该方法又分为正向色谱法和反向色谱法。其中正向色谱法固定相极性大于流动相,分离时极性小的组分先流出。反相色谱法目前应用最广泛,其流动相极性大于固定相,分离时极性大的组分先流出。

(3)离子交换色谱法:以离子交换剂为固定相的色谱方法。在合适的 pH 条件下,可离子化的基团如羧酸、磺酸、季铵盐等解离,吸引相反电荷的物质,不同组分因离子交换平衡常数不同而被分离。

(4)分子排阻色谱法:也称凝胶色谱,其固定相为有一定孔径范围的凝胶。分离时体积较大的分子不能进入固定相表面的孔径中,随流动相直接通过色谱柱先流出。体积小的分子可以进入固定相表面孔径中,保留时间较长。

(5)亲和色谱法:利用或模拟生物分子间的专一性作用,从生物样品中分离和分析一些特殊物质的色谱方法。其固定相是连接有一定配基的载体,样品中各种物质与配基亲和力不同而被分离。该方法可用于生物活性物质的分离和纯化。

(6)手性色谱法:立体构型不同的异构体在药效和毒副作用上往往不同,需要进行分离,方法有直接法和间接法。直接法不需要做衍生化反应,直接利用手性色谱柱或手性流动相进行分离。间接法为将手性固定相引入不对称环境,使样品、固定相和手性源形成一个非对映异构分子的络合物。

HPLC 检测仪器中重要的三个因素为色谱柱、检测器和流动相。不同的检测方法应使用不同的填充剂,如反相色谱系统使用非极性填充剂,正相色谱系使用极性填充剂,离子交换色谱使用离子交换填充剂。填充剂的性能及色谱柱的填充会直接影响被测样品的保留行为和分离效果。除有特殊规定,填充剂粒径应在 3~10 $\mu$m,更小粒径的填充剂常用于装载微径柱。以硅胶为载体的键合固定相的使用温度一般不超过 40 ℃,为改善分离效果可适当提高色谱柱使用温度,但也应小于 60 ℃。流动相 pH 应控制在 2~8,大于该范围时,载体硅胶会发生溶解,小于该范围与硅胶连接的化学键合相易水解脱落,特殊检测条件下可更换其他填充剂。最常用的检测器为紫外检测器,其他常见的检测器有荧光检测器、电化学检测器、质谱检测器等,在实际检测中,要根据供试品、检测标准等进行具体选择。不同的检测器对流动相的要求不同,因此应选择合适的流动相。紫外、电化学、荧光和示差折光检测器的响应值与供试品的浓度在一定范围内呈线性关系,蒸发光散射检测器的响应值与供试品浓度通常呈指数关系,进行测试前需建立标准曲线。反相色谱的流动相首选甲醇-水系统,用紫外末端波长检测时首选乙腈-水系统,试用不合适后再选用其他系统,尽可能少用含有缓冲溶液的流动相。

2. 系统适用性试验　在进行供试品检测前应对色谱系统进行适用性试验,即用规定的对照品溶液或系统适用性试验溶液在规定的色谱系统进行试验,必要时可调整系统以符合测试要求。试用性试验包括色谱柱理论板数、分离度、重复性和拖尾因子四个参数。

(1) 色谱柱的理论板数($n$):不同物质在同一色谱柱上的色谱行为不同,该指标用于评价色谱柱的分离效能,使用时应指明测定物质。在规定色谱条件下注入供试品溶液或各品种项下规定的内标物质溶液,记录色谱图,测量出供试品主成分峰或内标物质峰的保留时间 $t_R$ 和峰宽 $W$ 或半高峰宽 $W_{h/2}$,计算色谱柱理论板数:

$$n = 16\left(\frac{t_R}{W}\right)^2 \qquad (4-6)$$

$$或 \quad n = 5.54\left(\frac{t_R}{W_{h/2}}\right)^2 \qquad (4-7)$$

(2) 分离度($R$):该指标是用于评价待测组分与相邻共存组物或难分离物质之间的分离程度,是衡量色谱系统效能的关键指标。无论定性鉴别还是分析,无特殊规定情况下均要求待测组分与相邻共存物之间的分离度大于1.5。分离度计算公式为式(4-8)或式(4-9):

$$R = \frac{2(t_{R_2} - t_{R_1})}{W_1 + W_2} \qquad (4-8)$$

$$或 \quad R = \frac{2(t_{R_2} - t_{R_1})}{1.70(W_{1,h/2} + W_{2,h/2})} \qquad (4-9)$$

式中:$t_{R_1}$ 为相邻两峰中前一峰的保留时间;

$t_{R_2}$ 为相邻两峰后一峰的保留时间;

$W_1$、$W_2$ 及 $W_{1,h/2}$、$W_{2,h/2}$ 分别为对应峰的峰宽及半高峰宽。

(3) 重复性:该指标用于评价连续进样过程中色谱系统响应值的重复性能。采取外标法时,取各品种项下的对照品溶液,连续进样5次,除另有规定外,其峰值面积测量值的相对标准偏差应不大于2.0%;采用内标法时,通常配制相当于80%、100%和120%的对照品溶液,加入规定量的内标溶液,配成3种不同浓度的溶液,分别至少进样两次,计算平均校正因子,其相对标准偏差不大于2.0%。

(4) 拖尾因子($T$):该指标用于评价色谱峰的对称性,若拖尾严重,将影响峰面积的准确测量。其计算公式如式(4-10):

$$T = \frac{W_{0.05h}}{2 d_1} \qquad (4-10)$$

式中:$W_{0.05h}$ 为5%峰高处的峰宽;

$d_1$ 为峰顶点至峰前沿之间的距离。

除另有规定外,峰高法定量时 $T$ 应在 0.95~1.05。

3. 载药微球实验

(1) HPLC 条件:色谱柱、流动相、流速、检测波长、进样量和柱温条件应根据具体检测药物的不同进行选择,可参考《中国药典》中各药品检测的方法。

(2) 标准曲线建立:用 HPLC 实验过程中测定药物的浓度得到的结果为在相应检测波长下的峰面积,因此应在实验前建立标准曲线,得到药物浓度与峰面积之间的对应关系。建立标准曲线时精密称取一定量的负载药物,置于容量瓶中以 HPLC 流动相定容,得到一定浓度该药物的储备液。将储备液分别稀释至一系列梯度浓度,并用 HPLC 测量相应浓度的峰面积并进行回归分析,得到标准曲线。

(3) 载药量:载药量是载药微球所含药物质量占微球质量的百分比,其大小直接影响临床使用剂量,载药栓塞剂的载药量应在合适的范围内。若微球载药量过小,药物释放时间短或血药浓度小于有效阈值,无法达到治疗目的;若微球载药量过大,栓塞完成后血药浓度可能大于中毒阈值,造成中毒。测量微球载药量时称取一定质量的载药微球成品,加入一定量10%的柠檬酸三钠溶液,溶液中的 $Na^+$ 离子与微球中 $Ca^{2+}$ 离子交换,使海藻酸盐微球崩解,释放出药物。将混合液避光静置,取出溶液置于离心管离心,取上清液过滤并用 HPLC 测定其药物含量,根据载药量定义可以计算出微球载药量。

$$微球载药量 = \frac{载药微球中药物总量}{载药微球质量} \times 100\%$$

$$(4-11)$$

(4) 药物包封率:药物包封率(entrapment efficiency,EE)是指每批次微球中所含药物的总量占制备该批次载药微球时投入药物的量百分比。该数值反映了载药微球过程中药物的利用率,该特性数值由药物种类、制备工艺等决定。测定 EE 值的方法有两种。一是在制备过程中吸取一定量的残液,用 HPLC 测定残液中含药量,从而可计算出残液中未包载药物的总量,计算 EE 值:

$$EE = \frac{总投药量 - 未包载药物的量}{总投药量} \times 100\%$$

$$(4-12)$$

二是利用测定微球载药量的方法,用 HPLC 测定载药微球中药物含量,即可计算出载药微球所包含的药物总量,则 EE 为:

$$EE = \frac{载药微球中药物总量}{总投药量} \times 100\%$$

$$(4-13)$$

(5) 药物体外释放:载药微球的重要作用就是可以实现药物缓释,达到治疗目的。药物体外释放的实验方法如下:精密称取载药海藻酸盐微球,置于锥形瓶中,加入要测试的释放介质(BSA 溶液、PBS 溶液等),必要情况下可加入一定的缓冲溶液保证 pH 稳定。将容器封口,置于 37 ℃摇床中,以一定速率振摇。定时取样,每次取出一定量的液体同时立即补充等量介质。用 HPLC 分别测定每次取出溶液中的药物浓度,以时间为横坐标绘制曲线,可以得到载药微球的药物释放曲线。

药物释放机制有两种:一是海藻酸盐材料具有亲水性,因此会在表面形成一层凝胶层,药物可以通过凝胶层扩散出来;二是海藻酸盐微球表面的凝胶层与外界发生离子交换被逐步溶蚀,药物被释放出来。在进行药物体外释放实验中,这两种机制

同时存在。其中溶蚀过程可分为三个阶段。① 突释阶段,微球表面的药物快速释放出来。② 缓慢释放阶段,此时聚合物骨架虽然持续溶蚀,聚合物分子量不断降低,但整个骨架仍为非水溶性。③ 聚合物分子量降低至某一阈值时骨架松散,水分大量渗入,释药速率加快。影响药物释放的主要影响因素包括释放介质的 pH、释放介质的更新速率、所用的海藻酸钠黏度、微球粒径和载药量等。

pH:在 pH 1 的条件下海藻酸钠转变为海藻酸,海藻酸在水中几乎不溶,膨胀现象不明显,此时药物释放主要是通过聚合物骨架孔道的扩散作用来实现。当介质 pH 为 3~4 时,海藻酸与海藻酸钠之间可发生相互转变,此时药物将通过沿海藻酸骨架扩散和海藻酸钠溶蚀两种途径释放。在中性条件下海藻酸钠是可溶的,吸水后能形成黏稠的凝胶,但这种凝胶层的强度明显弱于酸性条件下形成的凝胶层强度,因而药物主要以骨架溶蚀为主。因此在人体中海藻酸盐微球释药机制主要以骨架溶蚀为主。

微球载药浓度:释放介质和载药微球均具有一定的药物浓度,两者之间的浓度差影响了药物对外的扩散速率。从动力学角度看,两者浓度差越大,药物对外的释放及扩散速度越快。因此更频繁地更新释放介质可以使微球中的药物一直以较高的速率释放。同理,有较高载药量微球的药物释放速率也较大。

海藻酸钠黏度:与低黏度海藻酸钠相比,高黏度海藻酸钠的膨胀性大,吸水速率高,溶蚀性低。能较快地形成较厚的凝胶层,使溶蚀速率减慢,从而使药物释放速率降低。

微球粒径:当微球的载药量恒定时,微球粒径越小表面积越大,在水中形成的控释层厚度薄,释药速率较快。当微球粒径较小时,微球的控释层变厚,药物的释放则变得缓慢。

### 三、载药海藻酸盐基微球的动物实验

载药海藻酸盐微球是栓塞微球领域中的热点之一,众多学者在这方面进行了研究,但国内外目前仍未有载药海藻酸盐产品上市,因此无临床方面的案例。

研究者们通过动物实验对载药海藻酸盐栓塞

微球的治疗效果进行评价,此处借助3个例子分别说明。徐开元等用兔肝癌移植瘤作为动物模型,研究阿霉素-海藻酸钠微球对肿瘤的生长和转移的作用,发现载药微球栓塞肿瘤供血动脉并局部缓释药物,对肝移植瘤模型有的化疗有促进作用。雷呈志利用雌性豚鼠建立子宫肌瘤动物模型,并用达那唑-海藻酸钠微球对实验动物进行栓塞治疗研究,发现达那唑-海藻酸钠微球动脉栓塞治疗可以使子宫肌层萎缩,肌瘤结节书目减少。雷呈志还利用兔研究达那唑-海藻酸钠微球用于子宫动脉栓塞对卵巢功能和妊娠的影响。

### (一)阿霉素-海藻酸钠微球栓塞对兔 VX2 肝移植瘤生长及转移影响的实验研究

#### 1. 材料与实验方法

(1)栓塞材料及动物:阿霉素-海藻酸钠微球(北京大学药学院制备)使用前经 Co-60 放射辐照灭菌(辐射剂量 $6.84 \times 10^5$ Gy),载药微球平均阿霉素载药量 30%,体外 12 小时药物累计释放率为 30%。新西兰兔 30 只,分为 5 组,分别用生理盐水(A组)、空白海藻酸钠微球(B组)、阿霉素-海藻酸钠微球(C组)、超液化碘油(D组)和超液化碘油+阿霉素药液(E组)进行注射治疗。

(2)VX2 肝移植瘤模型建立:于兔右大腿外侧肌内注射浓度为 $1 \times 10^8$/ml 的 VX2 肿瘤细胞悬液(北京肿瘤医院介入科馈赠)2 ml。2 周后行超声检查,如肿瘤生长良好,表示接种成功。荷瘤兔麻醉后,无菌条件下暴露大腿深部肌肉内 VX2瘤,用眼科剪将肿瘤边缘部新鲜组织剪约 1 mm³ 大小瘤块放入 RPMI1640 液中备用。实验动物常规消毒麻醉后,剑突下 4 cm 纵向切口,暴露肝左叶,21G 穿刺针穿刺肝左叶较肥厚处,在肝内植入瘤块。2 周后 CT 检查肿瘤种植成功后,行肝动脉造影检查(肿瘤大小基本一致)。

(3)栓塞化疗实验:兔以 3% 的戊巴比妥钠(1 ml/kg 的剂量)静脉麻醉后,剑突下 7 cm 纵向切口,暴露肝门,充分游离肝固有动脉,以 24G 动静脉穿刺套管针穿刺肝固有动脉,造影确认肿瘤所在肝叶及供血动脉,观察肿瘤染色并摄片。然后按不同组别依次注入药剂。

(4)检查及监测:肿瘤体积、肿瘤生长率(tumor growth rate,TGR)、坏死率及抑瘤率的计算利用 CT 监测肿瘤体积变化,测得肿瘤最大长径 $a$ 及与其呈垂直方向的最小径 $b$,利用椭球体积计算公式 $V = \dfrac{a \times b^2}{2}$ 计算以下指标:

$$肿瘤生长率 = \frac{a_2 b_2 - a_1 b_1}{a_1 b_1} \times 100\%$$

$$（4-14）$$

$$肿瘤坏死率 = \frac{坏死区面积(cm^2)}{肿瘤面积(cm^2)} \times 100\%$$

$$（4-15）$$

所有动物在治疗后第 3 周全部处死进行病理组织学检查。取出瘤块,测量瘤块大小。取注药层面肿瘤组织加 4% 多聚甲醛固定,石蜡包埋切片(切片厚度 4 μm),苏木精-伊红染色,光镜观察肿瘤坏死情况及各脏器切片有无微球异位栓塞。用原位细胞凋亡检测试剂盒和原位缺口末端标记法(TdT-mediated dUTP nick end labeling technique,TUNEL)阳性表达计数法计算凋亡指数。于肿瘤外周细胞生长活跃部分,随机选取 5 个高倍视野,每个视野计数 500 个肿瘤细胞,以细胞核内见棕黄色颗粒为阳性细胞。计算染色阳性细胞所占的百分比,即为凋亡指数。

(5)数据处理:统计学处理采用 SPSS11.5 软件,不同处理组间移植瘤治疗后第 3 周时肿瘤生长率及坏死率比较用方差分析,组间比较用 DunnettT3 检验,不同处理组间凋亡指数、肝内转移、远隔转移发生数比较采用 Chi-square 卡方检验。

#### 2. 实验结果

肿瘤血管栓塞后变化实验动物经肝动脉行肿瘤血管造影,显示肿瘤供血丰富,肿瘤内可见不规则造影剂充盈区即肿瘤血管湖。微球栓塞后再次造影,见肿瘤血管明显减少,末梢细小血管不显影。

在 A 组肿瘤组织染色切片中,可见 VX2 瘤细胞浸润性生长,形成瘤巢。肿瘤外周部分生长活跃,并可见多核细胞及有丝分裂相;中心可见部分细胞坏死,与间质融合形成无结构颗粒状红染物质。B、C 两实验动物的心、脾、肺、肾等各主要脏器均未见微球异位栓塞发生,病理切片中可见大量微球栓塞于肿瘤周围供血小动脉内,周围组织广泛坏死并可见出血灶。在 C 组中还可见细胞核裂解、固缩、染色加深的凋亡细胞。

肿瘤生长率、坏死率、远隔转移及 TUNEL 检测见表 4-8、表 4-9。

表 4-8　兔肝 VX2 移植瘤生长率、坏死率及 TUNEL 检测结果

| 组别 | 组织学检查 | | TUNEL 结果阳性率(%) |
|---|---|---|---|
| | 生长率(%) | 坏死率(%) | |
| A | 6 812.46±2 409.48 | 16.16±0.27 | 0.3±0.12 |
| B | 206.36±4.57 | 53.45±1.47 | 11.4±2.16 |
| C | 115.45±14.07 | 56.58±1.62 | 14.3±3.65 |
| D | 5 648.15±413.09 | 29.73±0.51 | 1.7±0.27 |
| E | 787.64±57.92 | 36.54±5.44 | 5.1±1.38 |

表 4-9　不同处理组对兔肝 VX2 移植瘤肝内转移和远隔转移的影响

| 组别 | 肝内转移 | | 远隔转移 | |
|---|---|---|---|---|
| | 例数 | 百分比(%) | 例数 | 百分比(%) |
| A | 6 | 100 | 6 | 100 |
| B | 3 | 50 | 2 | 33.3 |
| C | 2 | 33.3 | 1 | 16.7 |
| D | 6 | 100 | 6 | 100 |
| E | 4 | 66.7 | 4 | 66.7 |

3. 结果讨论　栓塞方法治疗肿瘤已经在临床方面有较多的应用。就此案例而言,海藻酸盐微球栓塞治疗肿瘤的效果要优于碘油栓塞治疗的效果。从实验结果看,成功建立 VX2 移植瘤模型后,进行肝动脉栓塞,大部分肿瘤血管的显影并不明显,在 3 周后观察,微球栓塞的肝动脉未出现血管再通或新生血管长入肿瘤。海藻酸盐微球的栓塞效果比碘油更为持久,因此在抑制肿瘤生长和加速肿瘤凋亡方面比碘油有更好的效果。以往案例也显示碘油在应用中需要进行多次栓塞,必要时还需控制碘油的温度,以保证栓塞效果。微球在进入血管后能迅速对血管进行栓塞,是肿瘤周围血管闭塞,这在很大程度上也有助于减少肿瘤通过血管进行肝内转移和远隔转移。而在两类栓塞材料中,有药物负载的栓塞剂治疗效果要优于空白栓塞剂。阿霉素负载于栓塞剂之上,使肿瘤周围的药物浓度升高,达到抑制肿瘤生长和促进肿瘤细胞凋亡的目

的。因为海藻酸盐微球在栓塞处更稳固,药物在该处可持续保持高浓度,治疗效果好。而碘油在这方面的效果要差很多。因此阿霉素海藻酸盐微球有效治疗肿瘤结合了海藻酸盐微球稳定的栓塞性能和阿霉素的有效释放,在必要时也可以集合其他抑制血管生长的药物进行组合治疗,达到更好的效果。

(二)达那唑-海藻酸钠微球用于子宫动脉栓塞术治疗子宫肌瘤的研究

1. 材料与方法

(1)实验材料及实验用动物:清洁级实验雌性豚鼠(guinea pig),约 1 岁龄,体重 651.8 g±54.0 g,购自维通利华实验动物技术有限公司。海藻酸钠微球栓塞剂(KMG)75～150 $\mu m$,达那唑-海藻酸钠血管栓塞剂(DKMG)75～150 $\mu m$,均由北京圣医耀科技发展有限公司提供。免抗鼠 Bcl-2 单克隆抗体,免疫组织化学试剂盒,TUNEL 法检测试剂。

将动物分为三组,每组 8 只动物。分别为对照试验组,进行开腹手术操作但不进行栓塞治疗;KMG 子宫动脉栓塞组,开腹手术直视下用 KMG 进行双侧子宫动脉栓塞;DKMG 子宫动脉栓塞组,开腹手术,直视下用 DKMG 进行双侧子宫动脉栓塞。

(2)子宫肌瘤动物模型建立:16 周每周二、五、日通过腹腔注射苯丙酸雌二醇 0.1 mg/d,12～16 周每周日通过腹腔注射黄体酮 1 mg/d。可得到患有子宫肌瘤的豚鼠模型。

(3)双侧子宫动脉栓塞:建立子宫肌瘤模型最后一次给药后 24 小时,麻醉下开腹直视下行双侧子宫动脉栓塞术。术前 12 小时禁食,腹腔注射麻醉,每 100 g 体重注射 1%戊巴比妥钠溶液 5 mg。

麻醉成功后取仰卧位,观察呼吸、心率。开腹直视下,在豚鼠双侧子宫角旁的疏松结缔组织中分离找到子宫动脉。血管夹夹闭子宫动脉远端靠近卵巢处,10 倍手术显微镜下载子宫角和子宫颈交接的子宫动脉处,26G 输液针穿刺子宫动脉后,外接含有 KMG 或 DKMG 栓塞剂的注射器,缓慢推注 0.2～0.3 ml,拔出穿刺针头,局部压迫之血,同法栓塞另一侧子宫动脉。

(4)解剖病理观察:术后 4 周处死动物进行解

剖检查,称量子宫重量,分别测量宫颈和宫角处最大直径。取双侧宫角组织,尤其是肌瘤结节处组织和宫颈组织,以及卵巢组织固定,石蜡包埋切片(切片厚度 2~3 μm),HE 染色后在光镜下观察。

(5) Bcl-2 免疫组织化学检测:石蜡组织切片乙醇液中水化,3% 浓度的 $H_2O_2$ 溶液浸泡,枸橼酸缓冲液中沸腾后加热 10 分钟,正常血清工作液封闭后,在组织切片上滴加 1∶100 Bcl-2 一抗,放入 37 ℃ 湿盒孵育 2 小时。滴加标记的链霉卵白素工作液,至覆盖组织湿盒中孵育 15 分钟后,滴加 DAB 显色液,室温放置 5~20 分钟,常规乙醇脱水后中性树胶封片。染色结果用 H 评分法半定量分析 $H = \sum P_i(i+1)$。$i$ 表示细胞着色程度:0 表示不着色;1 表示色浅,淡黄色;2 表示中度着色,深黄色;3 表示重度着色,棕色或咖啡色。$P_i$ 表示每一着色程度的细胞所占计数细胞的比例,范围 0~100%,每个染色切片至少观察 5 个视野。阳性强度,以阳性细胞着色为(１),(＋)表示阳性细胞数少于计数细胞的 25%,(＋＋)表示阳性细胞占计数细胞 25%~<50%,(＋＋＋)表示阳性细胞占计数细胞的 50%~75%,阴性表示视野内未见阳性细胞着色。

(6) TUNEL 法检测:按照试剂盒说明书,用 TUNEL 法对细胞进行核染色。染色阳性指示为凋亡细胞,呈棕褐色。随机抽取 10 个高倍视野(160×),计数每个视野凋亡的细胞并计算凋亡细胞比率,取平均值。

2. 实验结果

(1) 解剖学及病理切片检测结果:解剖学观察结果如表 4-10 所示。其中对照组和栓塞治疗组在子宫重量、子宫系数、宫颈最大直径、宫角最大直径和肌瘤结节数目有统计学差异($P < 0.05$),KMG 组和 DKMG 组在这些项目上无统计学差异。

表 4-10　解剖学观察结果

|  | 子宫重量(g) | 子宫系数 | 宫颈最大直径(cm) | 宫角最大直径(cm) | 肌瘤结节数目(个) |
|---|---|---|---|---|---|
| KMG 组 | 8.83±0.969 | 1.38±0.17 | 2.15±0.21 | 1.41±0.099 | 0.38±0.52 |
| DKMG 组 | 8.775±0.999 | 1.38±0.13 | 2.13±0.21 | 1.40±0.09 | 0.25±0.46 |
| 对照组 | 12.08±2.08 | 1.81±0.37 | 2.6±0.2 | 1.6±0.2 | 0.75±0.88 |

达那唑-海藻酸钠微球 HE 染色后在组织血管内呈均匀红染类圆形,微球与红细胞、血小板形成栓子阻塞血管。微球周围有白细胞浸润。豚鼠子宫肌瘤模型建立可见子宫明显增大,HE 染色示子宫平滑肌纤维明显增生肥厚,符合子宫平滑肌瘤的镜下形态改变。DKMG 双侧子宫动脉栓塞术后可见豚鼠平滑肌瘤结节内,平滑肌细胞透明变性,核固缩小体出现,细胞核碎裂消失。

(2) Bcl-2 免疫组化染色结果和 TUNEL 检测结果:DKMG 和 KMG 组 Bcl-2 染色阳性强度多呈(＋＋)或(＋＋＋),对照组 Bcl-2 染色强度多呈(＋)。DKMG、KMG 组和对照组间 H 评分值比较差异有统计学意义($P < 0.05$)。TUNEL 检测结果显示 DKMG、KMG 组和对照组间,DKMG 和 KMG 组间凋亡细胞比率比较差异有统计学意义($P < 0.05$),见表 4-11。

表 4-11　免疫组化染色结果与细胞凋亡比率

|  | H 评分值 | | |
|---|---|---|---|
|  | DKMG | KMG | 对照组 |
| Bcl-2 染色评分 | 2.7±0.7 | 2.1±0.3 | 1.3±0.6 |
| TUNEL 凋亡细胞比率(%) | 44.6±11.9 | 33.7±7.3 | 22.8±9.7 |

3. 结果讨论　子宫肌瘤模型建立后,子宫明显增大。经栓塞治疗后,宫颈直径、宫角最大直径和肌瘤结节数量均发生减小。栓塞微球在治疗子宫肌瘤时原理与治疗其他肿瘤相似,肿瘤的血供血管被堵塞,发生萎缩和细胞凋亡。载药微球在栓塞处周围释放负载药物达那唑,抑制卵巢甾类激素,对局部直接作用,加速肿瘤细胞的凋亡。从解剖学结果来看,负载药物并未使微球的栓塞效果受到影响。

Bcl-2 是调控细胞凋亡的蛋白,可通过抑制氧自由基减少细胞的凋亡。本例中微球栓塞的两组 Bcl-2 免疫组化染色 H 评分值显著高于对照组。这一结果表明行 UAE 术后子宫肌瘤缩小，平滑肌组织血供受到影响造成了 Bcl-2 基因上调表达，减轻子宫平滑肌细胞的凋亡，也从侧面证实了 UAE 术后微球有效栓塞血管，阻断了子宫肌瘤的血供。TUNEL 检测结果显示 DKMG、KMG 及对照组组间均有显著差异。这一结果说明达那唑的局部释放可以加速子宫肌瘤细胞的凋亡，与之前文献中报道的结果一致，但其具体的作用机制仍需要进一步研究。负载有达那唑药物的海藻酸钠微球对子动脉进行栓塞后平滑肌组织缺血坏死，微球降解后组织发生缺血再灌注，使子宫肌瘤细胞凋亡增加，达那唑药物的局部释放增加了这一凋亡的比率。

### （三）达那唑-海藻酸钠微球用于子宫动脉栓塞对卵巢功能和妊娠的影响

#### 1. 材料与方法

（1）栓塞材料及动物：清洁级实验雌性成年日本大耳白兔（Japan's big ear white rabbit），6～7 月龄，健康未孕，有生育能力，购自维通利华实验动物技术有限公司。海藻酸钠微球栓塞剂（KMG），达那唑-海藻酸钠血管栓塞剂（DKMG），均由北京圣医耀科技发展有限公司提供。将动物分为三组，分别为对照试验组（8 只），仅进行数字减影成像仪下的子宫动脉插管造影操作，但不进行双侧子宫动脉的栓塞术；KMG 子宫动脉栓塞组（12 组），此组进行数字减影成像仪下的子宫动脉插管造影操作，同时用 KMG 进行双侧子宫动脉的栓塞；DKMG 子宫动脉栓塞组，此组进行数字减影成像仪下的子宫动脉插管造影操作，同时用 DKMG 进行双侧子宫动脉的栓塞。

（2）血清采集：在子宫动脉栓塞术前（或子宫动脉造影前）、术后 1 个月、术后 2 个月、术后 3 个月的大耳白兔的动情期第 1～3 天采集，时间间隔。采集时将兔双侧耳缘静脉在烘烤灯下暖 10～20 分钟后，局部备皮消毒并选择一侧耳缘静脉采血 1～2 ml。采集的静脉血用高速离心机离心后取上清液置于 Eppendorf 管中，-20 ℃保存。

（3）子宫动脉栓塞术：术前 12 小时禁食，用速眠新和氯胺酮通过肌内注射麻醉，并在进入动情期的 24～48 小时内完成栓塞术。用优维显作为造影剂，并在其中滴入肝素钠预防血栓形成。分别将 KMG、DKMG 与葡萄糖溶液和显影剂混合均匀备用。兔颈部正中切口 4～5 cm，分离皮下组织暴露左侧颈内动脉。塑料套管穿刺颈内动脉后，置入导丝，导管远端接三通管，颈内动脉远端用丝线结扎。导管经颈内动脉、心腔、主动脉、腹主动脉，插置腹主动脉处进行盆腔血管造影，插置左侧髂内动脉处进行血管造影。导管选择至左侧子宫动脉处，注射制备好的 KMG/DKMG 栓塞剂实行栓塞，右侧子宫动脉操作同左侧。退出导管，结扎颈内动脉近端，手术创面庆大霉素 1 ml 浸润后，缝合创面。

（4）动物血清性激素检测：购买促卵泡激素（FSH）试剂盒、促黄体素（LH）试剂盒、雌二醇（$E_2$）试剂盒、睾酮（T）试剂盒，按说明书方法检测兔血清中各激素的含量。

（5）动物术后妊娠情况观察：实验动物在栓塞术后一个月送入大耳白兔繁育场进行繁育。由兽医和繁育师观察并记录兔动情期情况、妊娠情况、分娩情况等。

#### 2. 实验结果

（1）术后血清激素检测结果：DKMG、KMG、对照组术前、术后 1 个月、术后 2 个月、术后 3 个月血清中性激素检测值分别见表 4-12、表 4-13 和表 4-14。所有组别的血清性激素在栓测前后检测值均无显著性差异（$P>0.05$）。

表 4-12　DKMG 组栓塞后血清性激素检测结果

|  | $E_2$(pg/ml) | T(ng/ml) | FSH (ng/ml) | LH (mIU/ml) |
|---|---|---|---|---|
| 术前 | 126.9±42.8 | 51.2±16.2 | 39.2±19.1 | 21.5±5.9 |
| 术后 1 个月 | 124.6±54.9 | 57.9±31.1 | 33.5±14.0 | 18.2±3.9 |
| 术后 2 个月 | 152.2±44.1 | 69.5±24.0 | 41.3±9.1 | 20.1±3.9 |
| 术后 3 个月 | 135.5±63.6 | 57.8±14.4 | 46.2±9.5 | 19.1±6.4 |

表 4-13　KMG 组栓塞后血清性激素检测结果

|  | $E_2$(pg/ml) | T(ng/ml) | FSH (ng/ml) | LH (mIU/ml) |
|---|---|---|---|---|
| 术前 | 115.2±35.4 | 53.9±18.4 | 32.0±3.4 | 27.1±6.1 |
| 术后 1 个月 | 132.7±96.7 | 58.6±19.2 | 35.3±6.8 | 26.4±6.5 |
| 术后 2 个月 | 117.4±24.8 | 60.7±15.9 | 36.4±14.7 | 27.5±6.1 |
| 术后 3 个月 | 121.8±16.4 | 50.5±5.4 | 35.2±7.9 | 25.9±5.4 |

表4-14 对照组栓塞后血清性激素检测结果

|  | E₂(pg/ml) | T(ng/ml) | FSH (ng/ml) | LH (mIU/ml) |
|---|---|---|---|---|
| 术前 | 117.8±26.1 | 55.1±13.3 | 31.9±5.1 | 25.6±5.1 |
| 术后1个月 | 119.7±13.9 | 65.6±12.5 | 30.0±6.9 | 22.9±3.8 |
| 术后2个月 | 118.4±13.9 | 54.3±9.1 | 34.1±6.5 | 24.4±5.1 |
| 术后3个月 | 104.9±16.1 | 63.1±10.7 | 35.2±10.7 | 22.7±4.8 |

（2）术后妊娠情况的观察结果：术后三组实验动物动情周期均规律出现，妊娠情况见表4-15。DKMG组术后5～7个月有两只妊娠，其中1只出现流产，KMG组术后8～10个月有3只妊娠，其中1只出现流产，对照组术后妊娠均无流产发生。

表4-15 术后大耳白兔妊娠情况

| 组 别 | 妊娠数/累计妊娠率 | | |
|---|---|---|---|
|  | 术后2～4个月 | 术后5～7个月 | 术后8～10个月 |
| DKMG组 | 0/0* | 2/16.7% | 3/41.7% |
| KMG组 | 0/0* | 3/25% | 3/50% |
| 对照组 | 4/50%* | 1/62.5% | 1/75% |

注：* P<0.05。

3. 结果讨论 UAE手术与传统的切除方法治疗子宫肌瘤相比，其优势是术后对卵巢和妊娠功能影响较小，这使得UAE术在出现并不长的时间内得到了广泛的推广应用。UAE术后出现月经不调、闭经、卵巢功能受损等不良副作用的发生率仅为1%～14%，与可能存在子宫动脉-卵巢分支血管及患者年龄有关。若用负载有达那唑药物的栓塞微球代替空白微球进行子宫动脉肌瘤治疗，手术对卵巢及术后妊娠功能的影响是不可忽视的。达那唑药物会抑制卵巢甾体激素的生成，导致不排卵及闭经。而栓塞微球中微量的达那唑药物与口服、滴注供给达那唑药物方法不同，其对卵巢功能的影响也不同。从术后血清激素监测结果可以看到，用负载有达那唑药物的海藻酸盐微球对兔子的子宫动脉进行栓塞并未明显地影响到卵巢功能。由于未通过影像学及组织学方法对卵巢进行直观检查，仅用激素水平反应卵巢功能有一定的局限性。

术后三组实验动物均规律出现动情期，并均有成功妊娠现象。但值得注意的是DKMG组合KMG组动物在术后妊娠率均小于对照组，并有流产发生。说明UAE栓塞治疗子宫肌瘤的确对妊娠有影响，而达那唑药物的加入对这一结果影响的大小仍未可知。并且在术后较短时间内，进行栓塞治疗的动物妊娠功能明显受到影响。

海藻酸盐这种天然二聚糖具有诸多优异性能，是一种应用广泛的天然生物材料。用其制成的栓塞材料应用于介入放射学仅数年时间，已经在很多疾病尤其是肝癌和妇科肿瘤的治疗方面取得了不错的进展。因为海藻酸盐栓塞剂出现的时间较短，很多方面仍需进行机制层面的深入研究。海藻酸盐材料可以通过物理吸附或化学反应的方法进行表面改性，已存在的栓塞材料仍有很大的变化和发展空间。其中放射性自显影微球和载药微球具有很强的实用性，目前仍未有产品问世，是研发的热点领域。

（奚廷斐 高爽 陈春林 刘萍 洪宏）

◇参◇考◇文◇献◇

［1］ 陈春林，刘萍，主编.妇产科放射介入治疗学[M].北京：人民卫生出版社，2003.

［2］ 独建库，李冠海，刘献茹，等.海藻酸钠微球栓塞治疗肝血管瘤[J].当代医学，2010，16(17)：296-297.

［3］ 付寒，温新国，典灵辉，等.粒径均一单分散载药微球的制备技术及其应用[J].中国医药工业杂志，2011，42(11)：856-862.

［4］ 龚纯贵，王新霞，唐洁，等.可显影固体栓塞剂硫酸钡海藻酸钠微球的研制[J].第二军医大学学报，2008，

29(7)：833-836.

［5］ 顾其胜，奚廷斐，著.海藻酸与临床医学[M].上海：第二军医大学出版社，2006.

［6］ 国家药典委员会.中华人民共和国药典[M].北京：中国医药科技出版社，2013.

［7］ 雷呈志.达那唑海藻酸钠微球用于子宫动脉栓塞术治疗子宫肌瘤的基础研究[D].北京：中国协和医科大学，2007.

［8］ 雷呈志，向阳，敖国昆，等.达那唑海藻酸钠微球用于

豚鼠子宫肌瘤动脉栓塞术后细胞凋亡的研究[J]. 中国实用妇科与产科杂志,2008,24(3): 188-191.
[9] 李麟荪. 介入放射学[M]. 北京: 科学出版社,2004.
[10] 刘太锋,祖茂衡. 海藻酸钠微球血管栓塞剂(KMG)肝动脉化疗栓塞治疗原发性肝癌[J]. 徐州医学院学报,2005,25(2): 126-129.
[11] 盛希忠,刘作勤. 非黏附性液体栓塞材料的研究现状[J]. 国外医学: 临床放射学分册,2006,29(6): 422-426.
[12] 石拯拯,李海斌,曹建霞,等. 利福平海藻酸钠微球栓塞剂的制备及体外释药研究[J]. 实用医学杂志,2013,29(11): 1727-1730.
[13] 孙会敏,田颂九. 高效液相色谱法简介及其在药品检验中的应用[J]. 齐鲁药事,2011,30(1): 38-42.
[14] 孙伟,周纯武,李忱瑞. 海藻酸钠微球栓塞剂在肿瘤治疗中的应用现状[J]. 癌症进展,2009,7(1): 52-55.
[15] 孙雪. 用于生物材料和组织工程的海藻酸钠质量控制研究[D]. 北京: 中国药品生物制品检定所,2006.
[16] 吴秋惠,吴皓,王令充,等. 海藻酸钠微球的制备及其在药物载体中的应用进展[J]. 中华中医药杂志,2011,26(8): 1791-1794.
[17] 许开元,邹英华,齐宪荣,等. 阿霉素海藻酸钠微球栓塞对兔 VX2 肝移植瘤生长及转移影响的实验研究[J]. 中国医学影像技术,2007,23(8): 1108-1110.
[18] 杨丽娜. 利福平海藻酸钠微球栓塞剂的体外释放性质研究[D]. 北京: 中国药品生物制品检定所,2011.
[19] 衣洪福,任东文,包德才,等. 放射自显影海藻酸钙栓塞微球的制备[J]. 功能材料,2007,37(12): 1988-1990.
[20] 张苑,袁惠燕,吴瑨威,等. 不透 X 射线栓塞微球的制备及其性质评价[J]. 北京大学学报: 医学版,2009,41(004): 447-451.
[21] 赵成如,史文红,金刚. 医用介入栓塞材料[J]. 中国医疗器械信息,2008,13(8): 1-6.
[22] 邹强,佟小强,王健,等. 海藻酸钠微球肾动脉栓塞的动物实验研究[J]. 中国医学影像技术,2008,24(4): 479-482.
[23] 邹子扬,赵春梅,李双成,等. 海藻酸钠微球血管栓塞剂栓塞治疗原发性肝癌临床研究[J]. 临床荟萃,2006,21(12): 869-870.
[24] Barnett B P, Hughes A H, Lin S, et al. In vitro assessment of EmboGel and UltraGel radiopaque hydrogels for the endovascular treatment of aneurysms [J]. Journal of Vascular and Interventional Radiology, 2009, 20(4): 507-512.
[25] Eroglu M, Kursaklioglu H, Misirli Y, et al. Chitosan-coated alginate microspheres for embolization and/or chemoembolization: in vivo studies[J]. Journal of Microencapsulation, 2006, 23(4): 367-376.
[26] Forster R E J, Thürmer F, Wallrapp C, et al. Characterisation of physico-mechanical properties and degradation potential of calcium alginate beads for use in embolisation[J]. Journal of Materials Science: Materials in Medicine, 2010, 21(7): 2243-2251.
[27] Guan Y S, He Q, Wang M Q. Transcatheter arterial chemoembolization: history for more than 30 years [J]. International Scholarly Research Notices, 2012, 2012: 1-8.
[28] Hsu K F, Chu C H, Chan D C, et al. Superselective transarterial chemoembolization vs hepatic resection for resectable early-stage hepatocellular carcinoma in patients with child-pugh class a liver function[J]. European Journal of Radiology, 2012, 81(3): 466-471.
[29] Kawai N, Sato M, Minamiguchi H. Basic study of a mixture of N-butyl cyanoacrylate, ethanol, and lipiodol as a new embolic material[J]. Journal of Vascular and Interventional Radiology, 2012, 23(11): 1516-1521.
[30] Lewis A L, Holden R R. DC Bead embolic drug-eluting bead: clinical application in the locoregional treatment of tumours [J]. Expert Opinion on Drug Delivery, 2011, 8(2): 153-169.
[31] Li S, Wang X, Zhang X, et al. Studies on alginate-chitosan microcapsules and renal arterial embolization in rabbits[J]. Journal of Controlled Release, 2002, 84(3): 87-98.
[32] Oerlemans C, Seevinck P R, van de Maat G H, et al. Alginate-lanthanide microspheres for MRI-guided embolotherapy [J]. Acta Biomaterialia, 2013, 9(1): 4681-4687.
[33] Spies JB, Pelage JP. 子宫动脉栓塞与妇科栓塞治疗[M]. 陈春林,译. 北京: 人民卫生出版社,2007.
[34] Zielhuis S W, Seppenwoolde J H, Bakker C J G, et al. Characterization of holmium loaded alginate microspheres for multimodality imaging and therapeutic applications[J]. Journal of Biomedical Materials Research Part A, 2007, 82(4): 892-898.

# 第五章
# 海藻酸盐基水凝胶的制备与应用

水凝胶是通过单个聚合物链的物理或化学交联形成的亲水性高分子聚合物网络,是由聚合物三维交联网络结构和介质共同组成的多元体系,能显著溶胀于水,但不溶解于水。交联网络上含有大量的亲水性基团(如—OH、—COOH、—CONH$_2$、—SO$_3$H 等),当水分子扩散到水凝胶体内时,三维网络舒展开,水凝胶体积可以膨胀数倍至数百倍。水凝胶因其内部高含水率,已广泛用作保水剂、生理卫生用品、烧伤涂敷物、医用黏合剂等。并且因其具有较高的吸水性和良好的生物相容性,水凝胶可以很好地模拟人体组织结构,被广泛应用于组织修复材料。

水凝胶支架的水溶液环境相比传统的大孔支架,可以更好地保护细胞及易失活的药物如多肽、蛋白质、寡聚糖、聚核苷酸和 DNA 等,也有利于运输营养和细胞分泌产物,可用作药物传输体系、生物分子和细胞的固定化载体等。水凝胶可以在一定条件下保持流动状态,并且在外部物理或化学刺激下形成具有一定形状和强度的体型材料,因此可以利用这种智能性来制备支架,发挥其在修复形状复杂缺损及微创治疗等方面的优势。

制备水凝胶的起始原料可以是单体或聚合物,也可以是单体和聚合物的混合物,其性能也因原料、交联密度和亲疏水性而各异。典型的物理交联的水凝胶是通过分子间的缠结和离子键、氢键、疏水力等次价键的作用交联。化学交联型水凝胶通过形成共价键交联。

## 第一节　水　凝　胶　概　述

### 一、物理交联水凝胶

物理交联型水凝胶又称非共价交联水凝胶,是指由于分子链缠结和离子、氢键、疏水相互作用的存在而形成网络结构。聚电解质与带相反电荷的多价离子键合所形成的物理交联型水凝胶,称为离子交联水凝胶。而由两种带相反电荷的聚电解质相互作用形成的物理交联体系,又称为聚电解质复合物。

分子自组装水凝胶是由大分子链段自组装产生球、棒、立方等结构而形成的水凝胶,这些结构通常是纳米级结构(5～100 nm),其化学结构和组成稍微改变就会引起形态和功能的变化。分子之间的相互作用力是分子自组装的驱动力,其类型主要包括氢键、配位键、π－π 相互作用、电荷转移、范德瓦耳斯力、亲水(疏水)作用等。这些弱相互作用力提供了在时间和空间上对组装体结构进行调控的可能性,赋予了组装体丰富多样的结构并由结构决定的各种功能。主客体作用和自组装是构筑超分子复合物和纳米结构的主要手段,是超分子化学的重要研究领域。目前开发的分子自组装技术主要有:主客体自组装、嵌段共聚物自组装、多肽自组装等。环糊精(CD)是由 D-吡喃葡萄糖单元以未扭曲的椅式构象环状排列而成的一组低聚糖的总称,外观为略呈锥形的圆筒形分子。环糊精内腔和外臂具有亲(疏)水性差别,而且腔内具有手性微环境,因此能够选择性地复合各种有机、无机和生物分子形成主客体包合物,常用来形成各种主客体水凝胶。Nakahata 等利用环糊精与二茂铁之间的亲疏水作用制备了对氧化还原体系敏感的超分子水凝胶,该水凝胶可以根据体系氧化还原程度改变而发生凝胶-溶胶转变,从而具备自修复功能。Yamaguchi 等利用偶氮苯与环糊精之间的亲疏水作用制备了对光敏感超分子水凝胶,其中偶氮键在特定波长的引发光作用下可以发生分子键转变,进而引起分子链构象转变。

有一些水凝胶当温度升高到某一值以上时会发生从溶胀的软的透明状态到溶胀的不透明状态的变化,在这一温度附近的溶胀比变化往往可达几倍到几十倍。如果将溶胀温度降到这一温度以下,凝胶状态能发生可逆变化,这一温度称为该水凝胶最低临界共溶温度(lower critical solution temperature, LCST)。具有这种性质的水凝胶被称为温度响应型水凝胶即温敏性水凝胶(thermally sensitive hydrogel)。如 N-异丙基丙烯酰胺(PNIPAAm)具有热可逆性质,它在接近 32 ℃时有一个剧烈的相变。在 32 ℃以下时,溶液清澈透亮,而当温度高于 32 ℃时,溶液分相,析出沉淀,再降温时,沉淀溶解。

一些高分子嵌段共聚物也能够显示出温度敏感性。聚氧乙烯-聚氧丙烯-聚氧乙烯三嵌段共聚物(PEO-PPO-PEO)是由共价键将亲水的氧化乙烯(EO)链段和疏水的氧化丙烯(PO)链段联结在一起的高分子,商品名 Pluronics(BASF 公司),是一种常见的温敏型高分子,其具有良好的生物相容性,被广泛应用于医药领域。Ding 等在温敏性嵌段共聚物方面做了大量工作,相继开发了如聚丙交酯乙交酯-聚乙二醇-聚丙交酯乙交酯(PLGA-

PEG-PLGA)三嵌段共聚物,聚己内酯丙交酯-聚乙二醇-聚己内酯丙交酯(PCLA-PEG-PCLA)三嵌段共聚物等温敏水凝胶,并研究了其在药物缓释体系、组织工程领域的应用。

最常见的离子交联型水凝胶是海藻酸钠水凝胶体系。在海藻酸钠水溶液中加入 $Ca^{2+}$、$Sr^{2+}$、$Ba^{2+}$ 等阳离子后,海藻酸钠上的 $Na^+$ 与二价离子发生离子交换反应,海藻酸钠分子链堆积而形成交联网络结构从而转变成水凝胶。在 0~100 ℃时海藻酸钠都可以与 $Ca^{2+}$ 形成稳定的凝胶结构,但随着温度的提高凝胶的刚性也会增加。例如海藻酸钠通过 $Ca^{2+}$ 交联成水凝胶,明胶和琼脂糖在氢键的作用下形成水凝胶。这类水凝胶可用于扩增软骨细胞,或作为模型水凝胶来研究软骨细胞、干细胞在其中的生长行为及对外界刺激的响应。由于离子交联的海藻酸钠水凝胶可以在冰水、热水及室温条件下形成反应条件温和、简单易行且可注射原位凝胶化,因此它被广泛研究应用于组织工程领域。但由于力学强度较低、凝胶时间较长或者降解比较缓慢等原因,这类水凝胶在软骨修复中的应用不是非常普遍。

## 二、化学交联水凝胶

化学交联方法制备水凝胶主要通过大分子链间共价交联形成网状结构。化学交联型水凝胶是运用传统的合成聚合物的方法或光聚合、辐射聚合等技术,引发共聚或缩聚反应产生共价键而形成的共价交联网络。其中辐射聚合交联是指通过电子束照射、γ-光子照射,使链状高分子聚合物交联形成水凝胶的过程。这种方法具有很多的优点:反应过程中不需要添加引发剂、交联剂等,产物纯度高,操作较方便;辐射反应一般在常温或低温下发生;反应过程中通过调节给予的辐射能量及强度,从而使控制聚合物基材的形状变得容易;能在预定的几何条件下对其表面进行处理,随时对产物进行辐射灭菌。因此用辐射交联法生产出来的水凝胶较适合运用于医学材料领域。而高能辐射技术作为一种突破性的技术手段由于其节能、无污染、操作方便,因此备受重视,被广泛应用于医学领域。利用光辐射交联形成水凝胶的优势在于反应可在温和的条件下在水溶液中进行,溶液暴露在适当波长的光下可以得到很好地混合,产生迅速、可控、最低量入侵的交联反应,可以避免具有毒性的交联试剂的使用。γ束和电子束多用于聚合不饱和化合物,如乙烯基单体可通过高能辐射交联形成水凝胶。通过单官能团丙烯酸衍生物和适当的交联剂混合发生的高能辐射诱发聚合反应也能制备水凝胶。而不添加乙烯基单体的情况下,高能辐射也能使水溶性聚合物发生交联。由于产生的自由基能与氧反应,所以辐射聚合反应通常在惰性环境下进行,一些生物相容性聚合物结构中通常含有—OH、—COOH、—NH$_2$等基团,这些基团不仅使聚合物有很好的水溶性,而且通过结构互补官能团之间发生席夫碱加成及缩合等化学反应,彼此之间形成共价交联键,利用这一特性可设计和合成组织工程用水凝胶。例如戊二醛交联聚乙烯醇(PVA)形成水凝胶,水溶性的碳二亚胺与明胶交联形成水凝胶,硫醇化的葡聚糖通过和双键的加成反应快速形成水凝胶。其中,自由基聚合是制备水凝胶比较常用的一种方法。通过在大分子侧链上接枝碳碳双键可以方便地利用自由基聚合形成水凝胶。壳聚糖因其具有良好的生物降解性和生物相容性,被广泛地用于药物载体和组织工程。由于分子间氢键作用力,壳聚糖只在酸性条件下溶解,并可通过改变pH使共价键或离子键交联形成水凝胶。但是酸溶性凝胶方法限制了壳聚糖作为可注射水凝胶在体内组织修复中的应用。在壳聚糖上依次接枝甲基丙烯酸(MA)和乳酸(LA),制备了可共价交联的水溶性壳聚糖。采用过硫酸铵-四甲基乙二胺作为氧化还原引发体系,引发双键聚合,原位形成了壳聚糖水凝胶。体外软骨细胞培养表明该水溶性壳聚糖衍生物具有很好的生物相容性。软骨细胞可以在这种水凝胶中存活,并呈圆形或椭圆形均匀地分散在水凝胶中,但不增殖。体内试验表明壳聚糖水凝胶具有较好的组织相容性,能实现在体内的可注射性和原位凝胶化,具有可注射型支架的应用前景。为了降低过硫酸铵-四甲基乙二胺引发体系的毒性,进一步采用细胞毒性较小的光引发剂Irgacure2959,该引发剂在365 nm的紫外光作用下,引发水溶性壳聚糖的凝胶化。通过这种方法制备的水凝胶的性能可通过改变双键的含量、引发剂浓度等来调节。

除了水溶性聚合物通过交联可以形成化学交联型水凝胶外,疏水性聚合物转变为亲水性并交联产生的网络体系也属于化学交联型水凝胶。在交联相中,水凝胶根据不同交联密度达到一定的平衡溶胀度,因此在高交联低溶胀区域形成团簇结构,它们分散在低交联高溶胀区域里。由于疏水性聚集造成了高交联密度的聚集体,从而导致水凝胶结构的不均一性。根据反应活性基团的不同,可以分为席夫碱反应(Schiff base)交联,迈克尔加成反应(Michael addition reaction)交联,光引发交联和点击化学(click chemistry)交联。

席夫碱反应交联是通过两个物质的量相等的醛和胺的缩合反应而形成的(图5-1)。

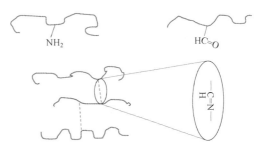

**图5-1　席夫碱反应原理图**

迈克尔加成反应是由亲电的共轭体系(电子受体)与亲核的负碳离子(电子给体)进行的共轭加成反应。该反应于1887年由Arthur Michael首先发现,是有机合成中增长碳链的常用方法之一。迈克尔加成反应原理如图5-2所示。常见的亲核基团有氨基、巯基、膦类化合物等,常见的亲电基团有炔烃、丙烯酸酯类、丙烯腈、丙烯酰胺、马来酰亚胺等。用于生物材料领域的迈克尔加成反应现阶段主要集中于巯基与丙烯酸酯间的反应。Park等报道了一种端基乙烯基砜改性多臂的PEG与含有巯基的多肽组成的原位成型水凝胶,该水凝胶由于包含具有特定蛋白结合位点的金属蛋白酶,更有利于细胞的黏附增殖,实验结果同时表明对软骨细胞的生成具有很大的促进作用。Liu等报道了一种巯基化改性透明质酸,巯基化改性明胶,端基乙烯基化改性PEG复合组分水凝胶,通过巯基与乙烯基的自发交联作用,该水凝胶可以很好地填充兔子软骨缺损部位。

光引发交联是在生理或环境条件下某些分子可以借助光引发剂,通过可见光或紫外光引发聚合可形成一系列的水凝胶。光聚合和传统的聚合方法相比优点很多:可在室温或生理条件下进行,固

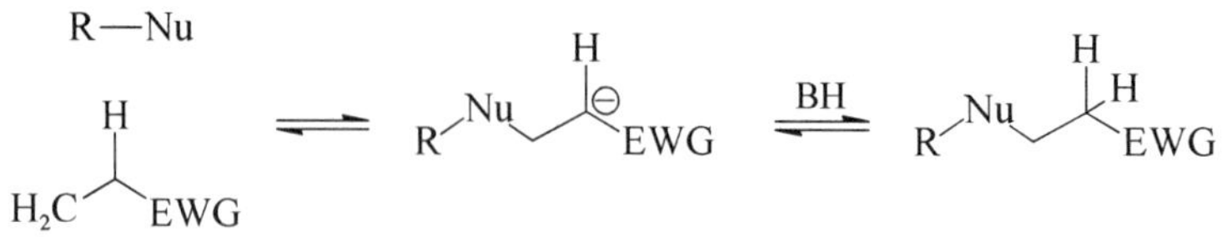

图 5-2  迈克尔加成反应过程示意图

Nu 表示亲核负离子，EWG 表示吸电子基团（electron-withdrawing group）

化速率快（从不到 1 秒钟到几分钟）；反应放出的热量少；反应条件温和，不会对细胞和组织造成损伤；通过光聚合可使聚合物前驱体水溶液原位形成水凝胶，故而可用来制备可注射水凝胶。

用于组织工程的光聚合水凝胶通常由大分子水凝胶前驱体产生，这些大分子单体能溶于水，含有两个或多个反应基团。比较常用的是聚乙二醇丙烯酸酯衍生物、聚乙二醇甲基丙烯酸酯衍生物、聚乙二醇聚丙交酯三嵌段共聚物、丙烯酸酯衍生物及修饰后的多糖（透明质酸衍生物、葡聚糖衍生物），丙烯酰胺类光引发聚合，引发条件为一般多为 365 nm 紫外光。

Burdick 小组开发出了通过 Dock-and-Lock 结构与丙烯酰胺改性的透明质酸双交联结构可注射水凝胶，相比纯粹依靠物理交联作用得到的水凝胶，该双网络体系具有更广泛的机械性能可调节能力。莫秀梅组将开环葡聚糖、氨基化明胶和四壁聚乙二醇丙烯酸酯在紫外光的照射下形成水凝胶，与传统水凝胶相比，能大大提高力学性能，可应用于软骨组织工程中。

"click chemistry"常译成"点击化学"，是 2001 年诺贝尔化学奖获得者美国化学家 Sharpless 提出的一种快速合成大量化合物的新方法，是继组合化学之后给传统有机合成化学带来重大革新的又一合成技术。点击化学（click chemistry）具有高效、副产物少、选择性高等特点。点击化学选用易得原料，通过可靠、高效而又具选择性的化学反应来实现碳杂原子连接，低成本、快速合成化合物。由于点击化学可以实现合成过程上的可设计性，因此其在聚合物水凝胶的制备中具有十分重要的意义。其中叠氮化物和炔在 Cu(I)催化的 uisgen 1,3-偶极环加成反应，由于这一类反应可在水溶液进行、速率快、无副产物、所生成产物在生理条件下稳定且无毒等优点，在组织工程和药物传递领域已得到了越来越多的关注。

Crescenzi 等利用点击化学反应制备出了水凝胶，分别在透明质酸上接枝丙炔胺和叠氮化的聚乙二醇（PEG），这两种透明质酸衍生物在氯化亚铜的作用下，几分钟内即形成水凝胶。Anseth 等利用制备了末端点击化学基团改性（click-functionalized）的 PEG、多肽大分子和可以酶降解小分子链，通过末端点击化学交联反应形成大分子水凝胶，该水凝胶可以通过叠氮化物（—N₃）与炔烃（—C≡C—）反应形成环状三唑，该反应在 37 ℃条件下很快进行，发生光交联（photoconjugation）反应。通过共聚焦显微镜来控制光交联点的位置可以在微米尺度精确控制发生光交联的三维空间形貌进而形成模板化的水凝胶。通过微米尺度的形态精确控制，可以以人为设计引导单个细胞的定向生长，进而为研究单个细胞间相互作用提供支持。因此，点击化学是一种高效、无毒的制备水凝胶的方法，在生物医用领域有广阔的应用前景。

### 三、新型水凝胶

传统的水凝胶可以通过物理方法交联或化学方法交联制备。近年来，随着新的制备方法的使用，包括高强度水凝胶、结构中包含功能蛋白和多肽的水凝胶；对温度、pH 及对生物分子产生响应的刺激响应型水凝胶和自组装水凝胶；具有 α-螺旋结构的物质和自组装水凝胶通过两个或多个卷曲螺旋结构聚集形成水凝胶，通过设计 DNA 的分子和序列制备基于 DNA 的新型水凝胶；滑动交联水凝胶、双网络结构水凝胶和纳米黏土复合水凝胶等的不断出现，使得水凝胶的机械强度得到极大改善，被更多地应用于骨、软骨、肌肉等承重部位的组织修复。

#### （一）高强度水凝胶

传统水凝胶的一个突出缺点是强度低。近来，出现了高强度水凝胶的制备技术，拓宽了水凝胶材料的应用范围，在骨和软骨的修复方面有着潜在的应用前景。目前主要有三种高强度水凝胶，分别为滑动交联水凝胶、双网络结构水凝胶、纳米黏土复合水凝胶。

滑动交联水凝胶是通过交联两个环糊精分子组成的"8"字形分子来交联多轮烷（polyrotaxane）形成的。与通常的空间上固定的交联点不同，这种水凝胶的交联点是不固定的，多轮烷的"纽带"可以在分子环中自由滑动。在受到外力时水凝胶内部结构发生重排使整个水凝胶均匀受力，并且这种结构重排又是可逆的，撤去外力后形变可回复。因此这种水凝胶具有良好的强度和弹性，并且有高的断裂伸长比，还可以在水中高度溶胀。

Gong 等制备的双网络水凝胶是由两种亲水性聚合物网络构成，一个网络高度交联，另一个网络松散交联。例如聚丙烯酰胺、甲基丙烷磺酸和聚丙烯酰胺组成的双网络结构的水凝胶含有 90% 的水，弹性模量为 0.13 MPa，断裂应力可达到 10 MPa，具有很好的硬度和韧性。加载在这种水凝胶上的应力，可以被有效地松弛并分散在整个水凝胶中。

纳米复合水凝胶是将作为多功能交联剂的黏土均匀地分散在异丙基丙烯酰胺（NIPAAm）单体的水溶液中，聚合后聚异丙基丙烯酰胺（PNIPAAm）分子链的一端或者两端接枝在黏土的表面。水凝胶断裂伸长率达到 1 500%。由于异丙基在凝胶表面的排列使水凝胶的表面具有疏水性，这种水凝胶只能通过 NIPAAm 单体在黏土表面的自由基聚合来实现，但把 PNIPAAm 和黏土混合时不能得到高强度的水凝胶。Huang 等在大分子微球表面引发丙烯酸（AA）单体的聚合，形成的 PAA 分子链共价连接微球，形成交联结构的水凝胶。该水凝胶有很好的弹性，压缩 96% 后形变仍可回复。

### （二）具有刺激响应的水凝胶

有些水凝胶的溶胀在外部刺激如 pH、温度、离子强度、光、电、磁等作用下经历连续和非连续的变化。大部分具有刺激响应的水凝胶都是通过传统方法制备的，最常用的是甲基丙烯酸的衍生物及其共聚物的水凝胶。1968 年，Dufek 和 Patterson 从理论上预测了外界环境的变化导致的水凝胶溶胀度的突变。10 年后，Tanaka 通过试验观察证实上述推理的正确性。近年出现了多种基于多肽的响应型水凝胶。这些水凝胶由多肽的嵌段共聚物组成，能对温度、pH、应力及生物活性分子产生响应。在结构中包含多肽或功能蛋白的水凝胶有着巨大的应用前景。Ehrick 等制备了刺激响应型钙调蛋白（calmodulin，CaM）-吩噻嗪（phenothiazine）水凝胶。钙调蛋白是一种钙化的蛋白质，在 $Ca^{2+}$ 和吩噻嗪的刺激下，产生大的构象变化（图 5 - 3A，B，C）。丙烯胺化的钙调蛋白（allylamine moiety modified CaM）和可聚合的吩噻嗪衍生物进行预孵化，使吩噻嗪衍生物和钙调蛋白以非共价键的形式结合到一起；再将结合后的产物、丙烯酰胺、N，N′-2-亚甲基双丙烯酰胺（N，N′-2-methylenebis acrylamide）进行自由基聚合形成水凝胶网络。当 $Ca^{2+}$ 存在时，吩噻嗪的衍生物和钙调蛋白结合在一起，在水凝胶内形成物理交联点（图 5 - 3D）；当去除 $Ca^{2+}$ 时，吩噻嗪的衍生物与钙调蛋白解离，钙调蛋白从紧缩的构象（图 5 - 3B）转变成蛋白的自然构象（图 5 - 3C），引起水凝胶溶胀。

### （三）新型自组装水凝胶

通过嵌段共聚物或接枝共聚物中多肽的自组装可以制备具有 α-螺旋结构的自组装水凝。在一定条件下，多肽形成由 α-螺旋结构构成的卷曲螺旋结构，两个或多个卷曲螺旋结构相互作用构成的超级螺旋结构形成水凝胶中的物理交联点。例如，7 个氨基酸序列的重复构成了典型的卷曲螺旋结构。这样的氨基酸序列记为"a，b，c，d，e，f，g"，其中"a"和"d"的位置是疏水性残基形成的内部疏水核，提供螺旋结构间的稳定的界面；在"e"和"g"的位置是带电核的残基，电荷间的相互作用稳定螺旋结构和调节螺旋结构间特定的连接。典型的具有自组装特性的 ABA 型嵌段共聚物结构如图 5 - 4 所示，A 是含 84 个氨基酸序列的多肽，B 是 90 个含甘氨酸的 PEG 链段。这种嵌段共聚物在水中以无规线团的形式存在，但在特定的温度和 pH 下，链段 A 形成卷曲螺旋结构，两个或多个卷曲螺旋结构聚集形成水凝胶。这个可逆的过程使这种水凝胶具有温度或 pH 响应性。

Yang 等在 N-（2-羟丙基）甲基丙烯酰胺（HPMA）和 N-（3-氨丙基）甲基丙烯酰胺（MA-NH₂）共聚物上接枝两种由 40 个氨基酸序列组成的多肽 CCK 和 CCE。具有相反电荷的 CCK 和 CCE 在一定的温度和 pH 下形成反平行卷曲螺旋二聚体的构象，从而形成物理交联点使共聚物的水

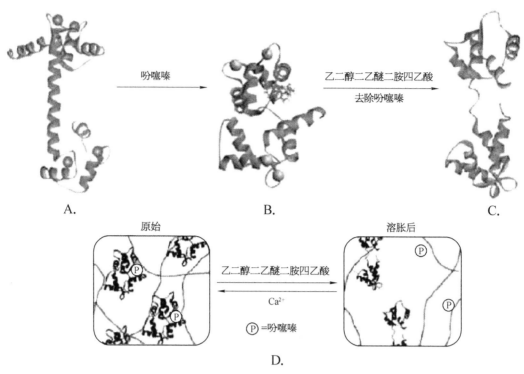

图 5-3 刺激响应水凝胶钙调蛋白(calmodulin,CaM)构象图

A. 哑铃形(圆球代表钙离子);B. 吩噻嗪的引入(Ca²⁺和吩噻嗪的球-棒结构);C. 除去钙离子后的原始构象;D. 水凝胶对乙二醇二乙醚二胺四乙酸(EGTA)产生响应的溶胀机制

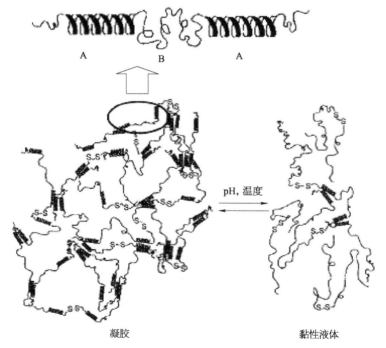

图 5-4 单分散三嵌段共聚物的物理凝胶机制

溶液凝胶化。值得注意的是,只有在两种接枝共聚物等物质的量比混合时才能形成水凝胶,单独一种共聚物在水中不能凝胶化。

1. 具有纤维结构的自组装水凝胶 纤维状多肽的自组装过程模拟了天然细胞外基质的生成过程。天然细胞外基质如胶原纤维的组装过程就是使用弱相互作用使细胞合成的前 α 链(proALPHA chains)组装成具有三螺旋结构的纤维(图 5-5)。

随着多肽和蛋白质结构研究的深入,具有纤维结构的自组装多肽水凝胶也随之发展起来。目前主要有三种结构的多肽分子可以自组装成纤维状的水凝胶:单一的多肽分子、两性的多肽分子和两端含端基的多肽分子。具有亲水侧基和疏水侧基相互交替和不同电荷的氨基酸残基相互交替的特定结构的多肽在低浓度(0.11%~1%)溶液中能自组装成具有纤维结构的水凝胶。这种多肽在水中形成稳定的β折叠结构,溶液中的电解质会引发β折叠结构自组装成为相互交织的纤维结构从而凝胶化,凝胶中纳米纤维间的距离在50~200 nm。目前这样的多肽有 EAK、RAD、KLD 三种氨基酸序列。Kisiday 等将由 KLD212 自组装成的水凝胶用于软骨修复(图5-6A,B)。经过体外培养发现,骨细胞在水凝胶中保持软骨细胞的形态(图5-6C)并正常分泌软骨细胞外基质:黏多糖和Ⅱ型胶原(图5-6D,E)。

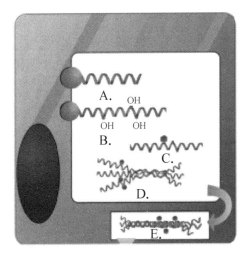
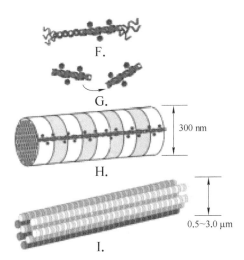

**图5-5　胶原纤维的自组装过程**

A. 在细胞内质网的内腔中合成前α链;B. 脯氨酸和赖氨酸的羟基化;C. 在特定的羟基赖氨酸上糖基化;D. 3个前α链进行自组装;E. 形成原胶原的三螺旋结构;F. 这些原胶原分泌到细胞外基质中;G. 保护性的多肽断开;H. 原胶原组装成纤维;I. 这些纤维聚集成胶原纤维

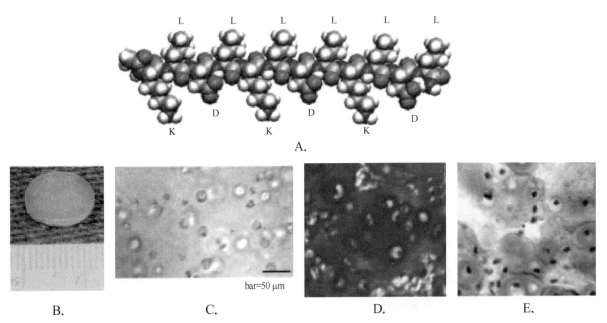

**图5-6　由 KLD-12 自组装形成水凝胶用于软骨修复示意图**

A. 单个 KLD-12 自组装多肽的分子模型;B. 包埋了软骨细胞的多肽水凝胶,直径为 12 mm,厚度为 116 mm;C. 多肽水凝胶中软骨细胞的光学显微镜的照片;D. 多肽水凝胶中的软骨细胞用甲苯胺蓝染色,用 10% 胎牛血清培养了 15 天;E. 多肽水凝胶中软骨细胞分泌的Ⅱ型胶原的免疫组化染色,用 10% 胎牛血清培养了 15 天两性的多肽分子(PA)可由氨基酸序列和一段烷基链组成(图 5 - 7A)。在烷基链组成的疏水核的作用驱动下,这些分子组装成圆柱胶束(图 5 - 7B),形成具有纳米纤维结构的水凝胶(图 5 - 7C)。这种自组装的过程是可逆的,并且可以通过控制 pH 和多价离子触发。图(5 - 7D)说明了 pH 控制的 PAs 的自组装过程:PA 分子在酸性条件下自组装成具有纤维结构的水凝胶,在中性和碱性条件

下这种结构自动解开;分子氧化后由于构象扭曲不能在酸性条件下组装;超分子纤维聚合后也失去 pH 敏感性,使得这种结构可以稳定地存在于生理环境;纤维的这种聚合是可逆的,用二硫代苏糖醇(dithiothreitol,DTT)把二硫键还原后的纤维依然具有 pH 敏感性。Dong 等研究了 $K_n(QL)_m K_n$(图 5 - 8A)结构的多肽的自组装,亲水的谷氨酸(Q)和疏水的亮氨酸(L)的交替出现使得谷氨酸和亮氨

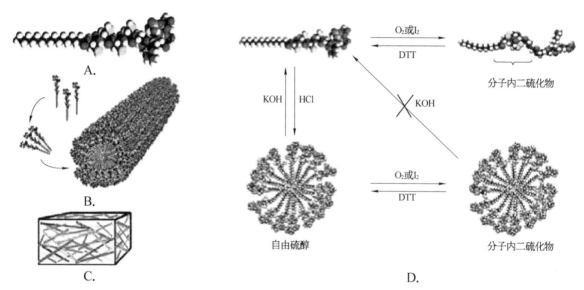

图 5 - 7　由氨基酸序列和烷基链组成的两性肽分子

A. 双亲性多肽分子(PA) 的设计;B. 多肽分子自组装将烷基链包埋起来;C. 形成具有纤维结构的水凝胶;D. 基于 pH 和氧化状态的 PA 分子的自组装示意图

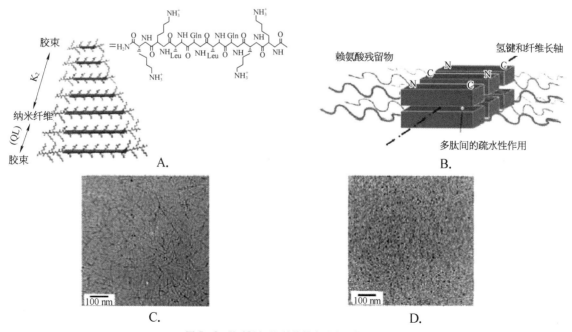

图 5 - 8　$K_n(QL)_m K_n$结构的多肽自组装原理图

A. $K_2$和$(QL)_6$系列多肽的主要结构;B. 纳米纤维的自组装模型;C. $K_2(QL)_6 K_2$的 TEM 照片;D. $K_2(QL)_2 K_2$的 TEM 照片

酸的侧链分布在主链相反的两个方向。在水溶液中,分子之间的自组装使疏水的侧基被包埋在中间(图5-8B),形成纤维状结构(图5-8C)。带正电荷的赖氨酸(K)的静电排斥作用会阻碍分子之间的组装,$m$ 和 $n$ 的值及溶液 pH 和离子强度会影响静电排斥作用。当排斥作用力过大时,多肽在水中以无规线团的形式存在(图5-8D)。因此可以通过 K 和 QL 链段的长度及溶液的性质控制多肽组装的二级结构,而二级结构又决定了多肽的水溶液能否凝胶化及凝胶的纳米结构。这类自组装水凝胶具有可控的纳米纤维结构和化学功能,是一类

很有潜力的组织修复用材料。

2. 基于 DNA 的自组装水凝胶　基于 DNA 的水凝胶是最近快速发展的一类新型水凝胶。DNA 序列在生物材料的设计中经常用于生物分子的识别,用 DNA 分子作为交联剂通过碱基对的识别作用形成水凝胶。最近,Lee 等模仿昆虫吐丝的过程,把 DNA 水溶液浸入离子液体中,利用分子的自缠结制备了 DNA 凝胶纤维,其过程如图5-9所示,DNA 束先变成环状结构,这种结构不断浓缩和缠结,最后溶胀形成连续的 DNA 水凝胶纤维。

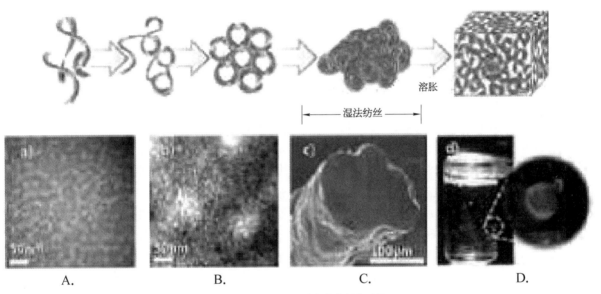

图5-9　DNA 水凝胶纤维的制备过程

A. DNA 浓缩形成圆环状和棒状形貌;B. 圆环状结构被周围的室温亲水离子液体(RTIL)包裹;C. DNA 水凝胶纤维的形貌;D. 溶胀后 DNA 水凝胶的表征

**(四)水凝胶和细胞、生物活性因子的复合**

材料和细胞、生物活性因子的复合是实现软骨修复非常重要的一个环节。目前,在软骨修复中的种子细胞主要有软骨细胞、成纤维细胞和干细胞。

1. 软骨细胞-水凝胶体系　由于天然软骨中最多的是软骨细胞,软骨细胞在软骨修复中的研究是最多的。体外实验表明,许多天然和合成水凝胶如透明质酸、硫酸软骨素、纤维蛋白凝胶、PEG、明胶等都可以支持软骨细胞生长及细胞外基质的分泌。由于水凝胶自身的特点,在实际应用过程中单一的水凝胶支架往往不能满足软骨修复材料多方面的需要,因此发展了两种复合型水凝胶用于软骨修复。

2. 水凝胶填充的多孔复合支架　通常合成的聚酯多孔支架强度好,但细胞导入困难,支架表面不利于软骨细胞生长和表型维持等;而水凝胶支架有利于维持软骨细胞的表型,但强度差。结合两者的优点,Gong 等发展了一种水凝胶填充型多孔支架的技术,并用于修复软骨,如图5-10所示。研究表明当聚乳酸多孔支架和琼脂水凝胶复合后其压缩模量达到5.5 MPa,和天然软骨接近,大于单纯的聚乳酸多孔支架的模量(2.05 MPa)。体内异位构建软骨的结果:手术后1个月,复合体系可以维持原来的宏观外形,软骨细胞在聚乳酸-琼脂复合支架中成圆形或椭圆形并分泌Ⅱ型胶原和黏多糖;而软骨细胞在单纯的聚乳酸支架中已经明显成

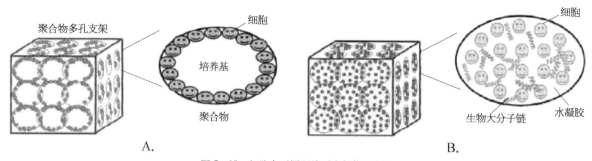

图 5-10 细胞在不同环境下生长的示意图

A. 多孔支架；B. 细胞-水凝胶-支架的复合物

纤维化。这些结果说明了琼脂-软骨细胞-聚乳酸支架复合体系可以有效地促进软骨组织的再生。由于纤维蛋白凝胶有良好的生物相容性，赵海光又发展了纤维蛋白凝胶 P 聚乳酸多孔支架复合修复软骨的技术。体外细胞培养结果表明，在纤维蛋白凝胶 P 软骨细胞 P 聚乳酸支架复合体系中，软骨细胞呈天然的圆形或椭圆形，具备典型的软骨细胞特征且分泌大量的细胞外基质，细胞几乎充满整个多孔支架且分布均匀。

3. 可注射型水凝胶和微载体的复合支架　可注射型支架由于操作简单（注射），具微创性和费用低等优点而受到广泛的关注。水凝胶和微载体是可注射型支架的两种形式。微载体在体内无规堆砌成型，结构松散，在体内可能迁移或游走而失去支架的宏观形状。水凝胶前驱体为溶液状态，极易注射，在体内可快速成型，但其机械强度较低，降解速率较快，水凝胶很快发生破碎或坍塌，从而不能继续维持细胞生长的空间。Hong 等将聚乳酸微载体与水溶性的壳聚糖水凝胶进行复合，微载体以液态的水凝胶前驱体为运输载体注射到体内受损部位，前驱体在体内快速固化形成凝胶。微载体被包裹在水凝胶中，不会发生迁移或游走，同时还提高了水凝胶的强度。微载体的降解速率较慢，当凝胶降解后，微载体的堆砌仍然能够维持细胞生长的空间，球与球之间的连通孔隙便于细胞所需营养和气体及代谢产物的交换。体外细胞培养的结果也表明这种复合支架可支持软骨细胞的生长。在此基础上，在微载体表面引入可交联的明胶，在水溶性壳聚糖衍生物交联的同时，微载体表面的明胶和壳聚糖衍生物交联到一起，增加了微载体和壳聚糖水凝胶的界面作用力，进一步提高了复合水凝胶的

强度。

4. 干细胞-水凝胶体系　干细胞具有发展成为多种细胞的潜能，其中骨髓间充质干细胞（MSC）可以从骨髓中方便地提取，并易于分化成为软骨细胞。最近，Wang 等用 PEG 水凝胶包埋间充质干细胞（mesenchymal stem cells，MSC）来修复软骨的缺损。先在缺损的部位涂上一层醛基化的含双键的硫酸软骨素作为界面层，再把含细胞的 PEG 水凝胶前聚体浇铸到缺损部位，最后凝胶化。这样界面层上的醛基可以和组织上的氨基反应；而双键可以和端基为双键的聚乙二醇（PEGMA）上的双键共聚形成水凝胶。实验结果表明这种水凝胶与组织间不存在明显的界面层，具有很好的力学稳定性，水凝胶和骨髓间充质干细胞复合后植入山羊的软骨缺损部位，6 个月后 80% 缺损被修复，并分泌大量细胞外基质。

5. 细胞-活性因子-水凝胶体系　生物活性因子作为第三组分，可用来调控细胞的分化，诱导和加速软骨的形成。例如，生长因子结合到水凝胶中可控制细胞的分化和组织的形成；利用力学刺激也能促进软骨的修复。

（1）生长因子：生长因子如转移生长因子 β（transforming growth factor - β，TGF - β）、成纤维生长因子（FGF）、骨形态发生蛋白（BMP）和胰岛素生长因子（IGF）等对软骨组织的生长有一定的影响。TGF - β 家族的生长因子在软骨的发展阶段起着重要作用。TGF - β1 增加细胞之间的相互作用；TGF - β2 调节细胞的分化；TGF - β3 在 MSC 向软骨细胞分化过程中起重要的作用。IGF - 1 会增加 II 型胶原和黏多糖的分泌。FGF - 2 是伤口愈合过程中细胞有丝分裂的促进剂，保持

软骨细胞在扩增过程中软骨化的潜能、促进细胞分裂。骨形成蛋白（bone morphogenetic proteins，BMPs）会调节软骨细胞的分化状态、增加细胞外基质的合成。把生长因子和其他水溶性蛋白质导入水凝胶会促进软骨的形成。对于体内的应用，TGF-β可直接结合到水凝胶中或通过聚乳酸（PLA）或乳酸乙醇酸的共聚物（PLGA）、明胶、壳聚糖微球结合到水凝胶中，这样可以通过水凝胶的交联度和微球的尺寸来控制生长因子的释放。生长因子的突释现象可以通过将其包埋到微球中，将含有生长因子的微球结合到支架中来抑制。TGF-β和IGF-1联合使用能产生更好的修复效果。

（2）基因传递：基因治疗是将有正常功能的外源基因导入患者特定细胞内，纠正或补偿基因的缺陷，关闭或抑制异常表达的基因，从而达到治疗的目的。基因治疗在组织工程和再生医学中的应用是通过质粒 DNA 的传递实现的。由于许多生物活性物质具有很短的生命周期，从而限制了其在体内的应用。质粒 DNA 有较好的稳定性、不易失活、不会引起免疫反应，且可转染相当数量的细胞，因此基因治疗是把生物活性物质导入支架的一种良好替代方法。一般的过程是：先把表达生长因子的基因结合到支架中，再将支架植入体内，转染相邻细胞，表达生长因子，促进组织重建。例如，多孔的壳聚糖 P 胶原支架可以和 TGF-β1 质粒一起冻干，在支架中培养牛骨髓间充质干细胞（BMSCs），BMSCs 的转染可以在支架中完成。转染的支架有着更高的细胞增殖速率及Ⅱ型胶原和黏多糖的表达。目前，基因治疗用于软骨再生还处于研究初期，有许多问题尚待研究和解决。

（3）力学刺激：在关节部位，软骨处于间歇的流体静力学压力的低氧环境中。模拟这样的环境可以提供一种促进软骨形成的方式。低氧的环境可刺激软骨细胞的增殖和Ⅱ型胶原的表达，以及其他软骨细胞外基质的分泌。间歇的流体静力学压力对软骨的形成也是有益的。在包埋软骨细胞的支架中以 1 Hz 的频率加载 10 MPa 的压力，每天加载 4 小时，每周加载 5 天，总共加载 8 周，能增加支架中胶原的合成，减少黏多糖在静态环境下的流失。尽管动态压缩加载可以促进水凝胶中的软骨细胞和干细胞生长、增加胶原和黏多糖的合成从而提高水凝胶的力学性能，但这种促进作用还与水凝胶的种类和性能有关。例如，动态压缩加载会促进软骨细胞在琼脂凝胶中的生长，但对于纤维蛋白胶中的软骨细胞却没有促进作用。

水凝胶的结构和天然软骨的细胞外基质相似，并可通过微创注射等方法来实现组织修复，因此是用于软骨修复和再生的一类非常重要的材料。由于软骨细胞外基质具有从超分子尺度到纳米尺度上的多尺度高度有序化的结构，因此具备这种多尺度结构并且在每个尺度上具有相应生物功能性的水凝胶将是软骨修复的一种理想材料。通过自组装等方法控制水凝胶的纳米结构是获得多尺度结构水凝胶的一个重要途径，且取得了重要进展；而通过功能化的聚合物将生物功能性物质如细胞生长因子、功能基因结合到凝胶中，是制备具有生物功能水凝胶的一个简易方法，可促进水凝胶在组织修复尤其是软骨修复中的应用。

# 第二节　海藻酸盐基水凝胶

海藻酸盐是一类从褐藻中提取出的天然线性多糖。由 1-4 键合的 β-D-甘露糖醛酸（M 单元）和 α-L 古洛糖醛酸（G 单元）残基依靠 1,4-糖苷键连接组成。它是一种可在室温下溶于水而形成水溶胶的多糖，其线型长分子链近似于纯聚糖醛酸的分子链。对于某一海藻酸盐，分子结构中 β-D-甘露糖醛酸与 α-L-古洛糖醛酸的比及它们的排列序列会决定该盐的性质，因为两种单体具有不同的离解常数，前者 $pK_a = 3.38$，后者 $pK_a = 3.65$。研究发现，海藻酸盐中 G 段含量较高时得到高凝冻强度，而高 M 段含量的海藻酸盐则得到中度凝冻强度。M 单元的生物相容性较 G 单元优良。而 G 单元的刚性大于 M 单元，因此在水溶液中海藻酸盐的弹性以 MGMMGG 的顺序依次减小。MG

嵌段的弹性最好,并且在 pH 较低时比其他两种嵌段共聚物的溶解性能更好。根据海藻酸盐的不同来源,M 和 G 单元的数量和序列结构会发生变化,这些因素与相对分子质量共同影响着海藻酸盐的物理和化学性能(图 5-11)。富含 G 单元的海藻酸钠聚赖氨酸 SA-PLL 微囊与中等 G 含量的 SA-PLL 相比,由于存在更多的氢键而更加稳定。富含 G 单元的海藻酸盐水凝胶由于减少了弹性长度而形成更加开放的网络,具有更高的硬度。同时,增加 G 含量也提高了力学刚性和压缩模量。

这些都是适用于软骨组织工程的优良特性。由于海藻酸钠的生物相容性、低毒性和相对低廉的价格而被广泛地研究应用于药物释放体系和组织工程领域。例如 Glicklis 等制备出具有相互贯通多孔海绵结构的海藻酸盐水凝胶。将它作为肝细胞组织工程的三维支架材料,可增强肝细胞的聚集性,从而为提高肝细胞的活性及合成纤连蛋白能力提供了良好的环境。用 $Ca^{2+}$ 交联的海藻酸盐水凝胶也可作为鼠骨髓细胞增殖的基质,起到三维可降解支架的作用。

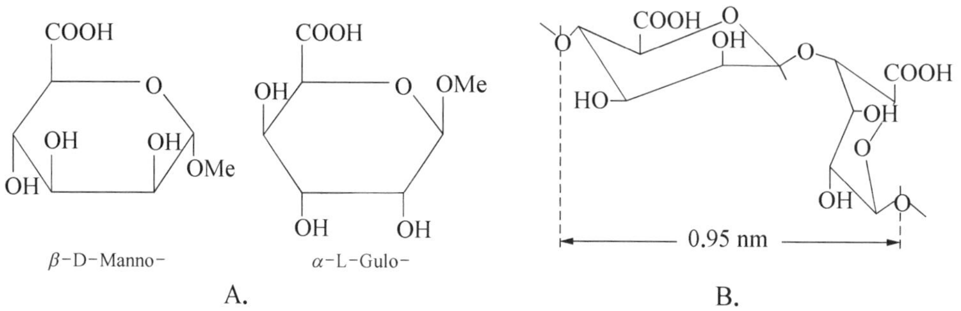

图 5-11　海藻酸盐高分子的基元结构图

A. M 和 G 单体的结构图;B. M 与 G 单体形成的双体结构图

海藻酸盐的降解速率很慢。离子交联型水凝胶降解产物的分子量超过了肾的清除阈值难以排出体外。因此,Mooney 研究组将海藻酸钠用高碘酸钠部分氧化,使其糖醛酸顺二醇碳碳键断裂而形成双醛结构,从而改变了分子链的构象,降低了链的刚性,促进了海藻酸钠在水溶液中的水解,得到了可降解产物。这种部分氧化海藻酸钠依然能够形成水凝胶,并且当氧化度低于 5% 时,水凝胶的降解速率可由水溶液的酸碱度和温度调控。将海藻酸盐水凝胶应用于组织工程领域时,最大的问题之一就是它不具有细胞识别位点。海藻酸盐水凝胶进入体内后,其强亲水特性不利于蛋白质的吸附,因此不能与细胞进行特异结合,而对水凝胶的适当修饰则可以解决这类问题。用凝集素 lectin 修饰的海藻酸盐提高了与细胞的特异结合能力,将含有 RGD 序列的细胞黏附配体共价键合于海藻酸盐水凝胶,在这种水凝胶上培养的鼠骨骼成肌细胞功能表达良好成肌细胞在修饰后的水凝胶表面黏附、增殖,从而融合成多核成肌纤维并表达出长链(heavy chain)肌球蛋白,可以通过改变 RGD 序列的修饰密度调节成肌细胞的增殖和分化能力。

实验结果表明:软骨细胞在海藻酸钠复合载体中生长良好,生长旺盛,并形成球状细胞团,细胞分裂增殖活跃;培养 2 天时复合载体培养软骨细胞增殖稍高于平面培养软骨细胞;培养 4 天时可见复合载体培养软骨细胞增殖明显加快;培养 6~14 天时复合载体培养的仍保持较稳定增殖,而平面培养的软骨细胞增殖逐渐降低;复合载体细胞外液糖胺多糖含量明显高于平面培养软骨细胞。说明海藻酸钠复合载体可以长期培养软骨细胞并保持其生物学稳定性。

## 一、物理交联型海藻酸钠水凝胶

海藻酸钠又名褐藻酸钠、海带胶、褐藻胶、藻酸盐,是由海带中提取的天然多糖。图 5-12 给出了可通过物理作用形成海藻酸钠水凝胶的常见方式。

海藻酸钠很容易与某些二价阳离子键合形成水凝胶。它是典型的离子交联水凝胶。在海藻酸钠水溶液中加入 $Ca^{2+}$、$Sr^{2+}$、$Ba^{2+}$ 等阳离子后,G 单元上的 $Na^+$ 与二价离子发生离子交换反应。G

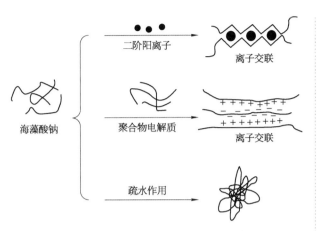

图 5-12 物理交联的海藻酸钠水凝胶示意图

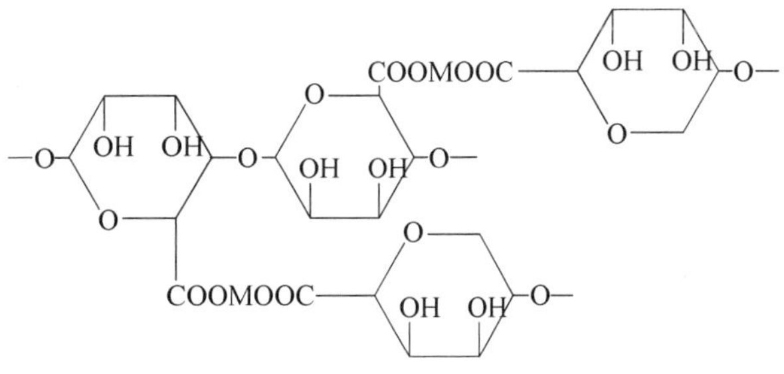

图 5-13 海藻酸与二价金属络合物结构式
（式中 M 为 Pb、Ca、Zn、Mn 等离子）

基团堆积而形成交联网络结构，从而转变成水凝胶。采用辐射降解的方法降低 G 海藻酸钠的分子量后，在不影响凝胶化性能的前提下可提高所包埋细胞的活性，而通过提高海藻酸钠溶液的浓度可进一步增强凝胶的力学强度。在 0～100 ℃ 时海藻酸钠都可以与 $Ca^{2+}$ 形成稳定的凝胶结构，随着温度的提高凝胶的刚性也会增加。由于离子交联的海藻酸钠水凝胶可以在冰水、热水及室温条件下形成，反应条件温和、简单易行且可注射、原位凝胶化，因此它被广泛研究应用于组织工程领域。

共聚物的凝胶化和交联主要通过古洛糖酸的钠离子与二价阳离子交换而得。二价钙离子在羧基部位进行离子取代，另一侧链海藻酸也可与钙离子相连，从而形成交联，在此钙离子与两条海藻酸钠链相连。钙离子有助于把分子聚集在一起，而分子聚合的本性和它们的聚合更加固了约束的钙离子，这被称为协同结合。依此类推，协同结合的强度和选择性由其舒适性决定，包括包装在"盒子"里的"鸡蛋"的特定大小及围绕在鸡蛋周围盒子包装的层数。

海藻酸盐的溶液可以与多价阳离子（镁离子除外）反应形成凝胶；凝胶可以在室温或任何高于 100 ℃ 的温度条件下形成，加热也不熔化。海藻酸盐微球可通过挤压含所需蛋白质的海藻酸钠溶液制备，以小滴的形式进入二价阳离子如 $Ca^{2+}$、$Sr^{2+}$ 或 $Ba^{2+}$ 等交联的溶液而制备（图 5-13）。

海藻酸钠的分子中含有—COO—基团，当向海藻酸钠的水溶液中添加二价阳离子时，G 单元中的 Na＋ 会与这些二价阳离子发生交换，使海藻酸钠溶液向凝胶转变。海藻酸钠与多价阳离子结合的能力遵循以下次序：

$$Pb^{2+} > Cu^{2+} > Cd^{2+} > Ba^{2+} > Sr^{2+} > Ca^{2+} >$$
$$Co^{2+} > Ni^{2+} > Zn^{2+} > Mn^{2+}$$

虽然 $Pb^{2+}$ 和 $Cu^{2+}$ 的螯合能力比 $Ca^{2+}$ 强，但是 $Pb^{2+}$ 和 $Cu^{2+}$ 具有一定的生物毒性。因此，当海藻酸钠水凝胶作为药物的释放载体时常选用 $Ca^{2+}$ 作为交联剂。用 $Ca^{2+}$ 交联制备海藻酸钠水凝胶常见的方法有以下三种：直接滴加法，反滴法和原位释放法。① 直接滴加法：直接滴加法是把海藻酸钠的水溶液滴加到含有 $Ca^{2+}$ 的水溶液中，钙离子由外向内渗透，凝胶粒子的外层交联密度较大。② 反滴法：反滴法是将含有 $Ca^{2+}$ 的水溶液滴加到海藻酸钠的水溶液中。钙离子由内向外渗透，凝胶粒子的内层交联密度较大。③ 原位释放法：原位释放法一般采用碳酸钙（$CaCO_3$）或乙二胺四乙酸钙（Ca-EDTA）与葡萄糖酸内酯（GDL）复合体系作为钙离子源制备水凝胶。GDL 在溶解的过程中会缓慢地释放出 $H^+$，$H^+$ 可以分解 $CaCO_3$ 释放出 $Ca^{2+}$，形成均匀的凝胶。以 $CaCl_2$ 为交联剂通过直接滴加法制备的凝胶粒子为白色（图 5-14A），粒径约为 3 mm；以 $CaCO_3$-GDL 为交联剂制备的水凝胶无色透明（图 5-14B），交联密度为 $8.58 \times 10^{-6}$ mol/cm³。直接滴加法和反滴法较为简单，但制备的凝胶粒子的交联密度不均匀，药物存在一定程度的"突释"现象。以 $CaCO_3$-GDL 为交联剂制备的凝胶粒子则具有较好的缓释行为。

海藻酸凝胶在骨组织工程中的应用研究已很深入，其具有生物相容性、亲水性、生物可降解性，良好的塑形性，一定的力学强度。藻酸钠胶体的三维多孔结构及良好的孔隙率和孔隙交通性，减少了接触抑制，有微压力环境，细胞形态接近体内；能携

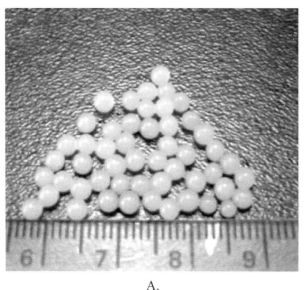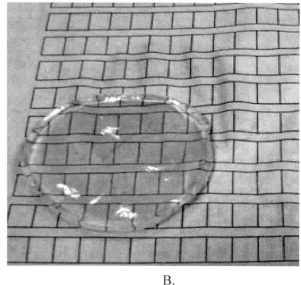

A.                                    B.

**图 5-14　海藻酸钠水凝胶**

A. 直接滴加法制备海藻酸钠凝胶粒子；B. 用交联剂制备海藻酸钠凝胶薄膜

载大量种子细胞并维持细胞表型,其降解速率与骨形成速率相近,海藻酸钠可与 $Ca^{2+}$ 试剂自组装成膜,形成"蛋盒结构"保护细胞。可溶性壳聚糖与海藻酸钠在 $Ca^{2+}$ 的作用下形成壳聚糖-海藻酸钠纳米粒,其对软骨细胞的黏附与迁移有一定作用。

## 二、化学交联型海藻酸钠水凝胶

化学交联水凝胶是指聚合物之间以化学键的形式连接而成三维网络结构。海藻酸钠的糖醛酸单元含有羟基和羧基,这些基团可以与小分子交联剂或其他聚合物的活性官能团发生反应,以此来制备化学交联的海藻酸钠水凝胶。制备化学交联海藻酸钠水凝胶的常见方法如图 5-15 所示。

### （一）羟基的交联

海藻酸钠的糖醛酸单元含有两个羟基,可以与戊二醛、环氧氯丙烷、硼砂、乙酸酐(乙二酸)等小分子交联剂发生反应。但这些交联剂均具有一定的生物毒性,在水凝胶使用前应完全除去。

与钙离子交联的海藻酸钠凝胶相比,戊二醛交联的海藻酸钠水凝胶对药物的"突释"现象有所改善,但还不理想,而且药物的负载率低。为解决这一问题,向凝胶网络中引入亲水性的非离子型聚合物,如瓜尔胶(GG)。GG 中含有伯羟基和仲羟基,可被戊二醛交联。在海藻酸钠和瓜尔胶的体系中,

**图 5-15　化学交联的海藻酸钠水凝胶示意图**

同时存在 SA-SA、GG-GG 和 SA-GG 三种交联结构,海藻酸钠-瓜尔胶水凝胶对蛋白质的负载率有很大提高,而且缓释效果更好。为了减少戊二醛、环氧氯丙烷等小分子的引入,Marandi 等在不使用引发剂和交联剂的情况下制备了海藻酸钠-聚(丙烯酸钠-co-丙烯酰胺)水凝胶。先将海藻酸钠溶于 NaOH 的水溶液中,海藻酸钠中的羟基在 NaOH 的作用下转变成(氧化海藻酸钠-钠离子)SAO-Na⁺ 的形式。碱化一定时间后,加入聚丙烯腈(PAN)线型分子,SAO-Na⁺ 中的氧负离子进攻 C≡N 中的碳原子,C≡N 键上的孤对电子又会进攻相邻单元中的腈基。同时 PAN 水解为丙烯酸钠和丙烯酰胺的共聚物。当溶液的颜色由红色变成亮黄色时,交联反应完成。海藻酸钠-聚(丙烯酸钠-co-丙烯酰胺)水凝胶具有较好的耐盐性和 pH 敏感性,在蒸馏水中的溶胀比最高可达 610 g/g。

### (二)羧基的交联

海藻酸钠溶于水后,其分子结构中的羧基以 —COO⁻ 的形式存在。羧酸根的反应活性较低。一般情况下,先用 1-乙基-(3-二甲基氨基丙基)碳二亚胺/N-羟基琥珀酰亚胺(EDC/NHS)将羧基活化,再与带有伯胺的分子发生缩合反应。如乙二胺、蛋白质等均可交联海藻酸钠的羧基。Tada 等将人血白蛋白(HSA)作为交联剂制备了海藻酸钠水凝胶(HSA-AL)。由于 HSA 和海藻酸钠均具有生物相容性和生物可降解性,HSA-AL 水凝胶可作为药物载体,并且对带有正电荷的辛可卡因(局部麻醉药)具有较高的负载量。同时 HSA 也是一种药物,当 HSA-AL 凝胶进入肠道后,在酶的作用下,HSA-AL 可以从凝胶网络中释放出来。因此,HSA-AL 凝胶作为阳离子药物的载体比其他水凝胶载体更具优势。

### (三)席夫碱作用

天然高分子中的葡聚糖、纤维素等的糖原结构中有相邻羟基结构,可以通过强氧化剂氧化开环得到含有醛基结构的产物,与含氨基的物质反应生成席夫碱结构,被广泛研究应用于水凝胶的制备。由于天然高分子的存在,所得到的水凝胶可以快速降解。海藻酸钠分子的糖醛酸单元具有顺二醇结构,其顺二醇结构中的 C—C 键会被高碘酸钠(NaIO₄)氧化,并生成两个醛基。醛基的反应活性

高于 —OH 和 —COO—,从而使海藻酸钠可以更快地与二胺或多胺类物质发生席夫碱交联反应。

海藻酸钠是自海藻中提取,由 β-1,4-D-甘露糖醛酸链节和 α-1,4-L-古洛糖醛酸链节不规则连接而成的一种线形、无毒的天然高分子聚电解质,价廉易得,易于成膜和纤维,具有亲水性强、生物相容性好等特点,其作为生物医用材料的研究十分活跃。但海藻酸盐本身的降解速率缓慢,其水凝胶降解方式不可控,降解产物因分子量过高难于从体内排除。这些缺陷在一定程度上限制了海藻酸盐在组织工程中的应用。

明胶是一种两性聚电解质,在其高分子链上带有羧基(—COOH)和氨基(—NH₂)两类基团。由动物胶原蛋白水解得到,是一种由 18 种氨基酸组成的蛋白结构的两性高分子聚电解质,医学上曾用于血浆膨胀剂、止血剂及创伤处理等方面。但由于质脆、成膜后易碎等缺点而限制了其广泛应用。但明胶常温下易凝胶的性质为其水凝胶制备过程中的操作带来很大的不便。

Balakrishnan 等制备了氧化海藻酸钠,与明胶组合得到了快速交联水凝胶。莫秀梅组在此基础上进行了改进,利用部分氧化海藻酸钠和改性明胶发生的席夫碱反应制备出可注射性快速共价交联水凝胶。首先以高碘酸钠为氧化剂对海藻酸钠进行了氧化改性(图 5-16)。在水溶性碳二亚胺(EDC)的催化作用下利用乙二胺对明胶进行改性,使原始明胶中的部分羧基转变为氨基(图 5-17)。将上述两种改性聚合物共价交联形成水凝胶。实验结果表明该可注射水凝胶体系具有很好的组织相容性,有望应用于皮肤创伤修复。

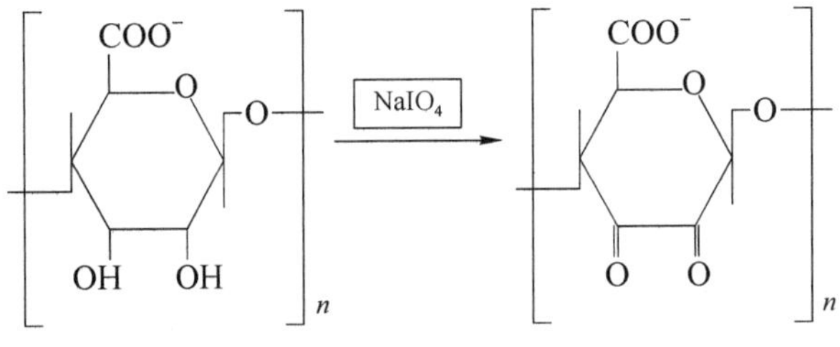

**图 5-16  氧化海藻酸钠**

用于海藻酸盐共价交联的交联剂有己二酸二酰肼、聚乙二醇二胺和赖氨酸等,通过氨基和羧基

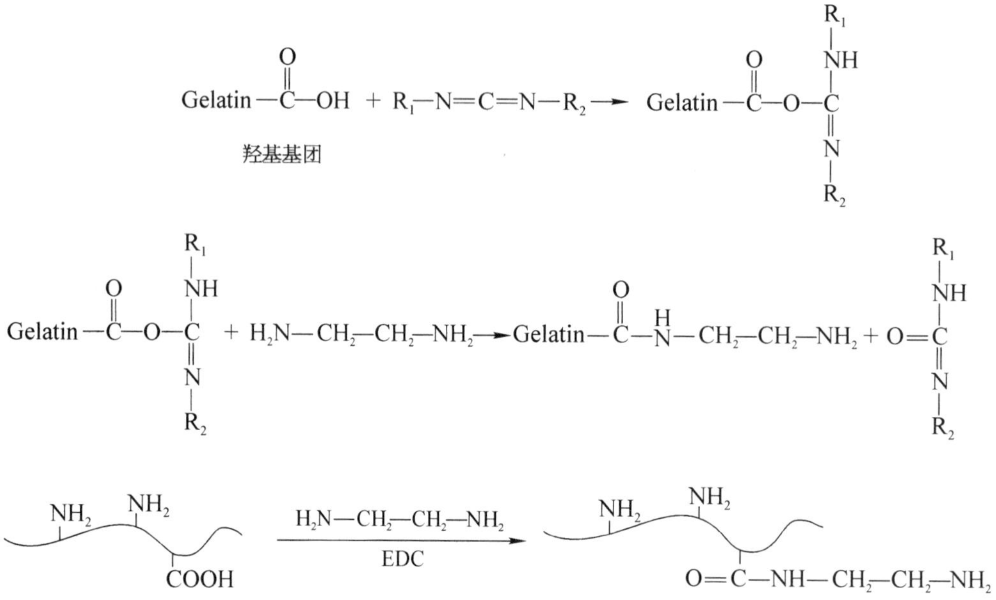

$$\text{Gelatin}\!-\!\overset{\overset{\displaystyle O}{\|}}{C}\!-\!OH \;+\; R_1\!-\!N\!=\!C\!=\!N\!-\!R_2 \;\longrightarrow\; \text{Gelatin}\!-\!\overset{\overset{\displaystyle O}{\|}}{C}\!-\!O\!-\!\overset{\overset{\displaystyle NH\!-\!R_1}{|}}{\underset{\underset{\displaystyle R_2}{N}}{C}}$$

羟基基团

$$\text{Gelatin}\!-\!\overset{\overset{\displaystyle O}{\|}}{C}\!-\!O\!-\!\overset{\overset{\displaystyle NH\!-\!R_1}{|}}{\underset{\underset{\displaystyle R_2}{N}}{C}} \;+\; H_2N\!-\!CH_2\!-\!CH_2\!-\!NH_2 \;\longrightarrow\; \text{Gelatin}\!-\!\overset{\overset{\displaystyle O}{\|}}{C}\!-\!\overset{H}{N}\!-\!CH_2\!-\!CH_2\!-\!NH_2 \;+\; O\!=\!\overset{\overset{\displaystyle NH\!-\!R_1}{|}}{\underset{\underset{\displaystyle R_2}{N}}{C}}$$

图 5-17　明胶氨基化

的脱水缩合反应形成酰胺键，从而得到稳定的共价交联水凝胶。这种水凝胶无色透明、含水率高、柔软、经冷冻干燥后呈层状结构，吸水后变得透明，共价交联时可根据使用要求选用不同的交联分子精确控制交联密度、溶胀度、获得力学性能稳定的水凝胶。值得注意的是交联剂分子通常具有一定毒性，形成水凝胶后应彻底清除以避免植入体内后对细胞及组织的毒副作用。共价交联海藻酸盐水凝胶的力学性能主要通过交联密度控制，但在一定程度上也受到交联剂分子种类的影响，凝胶的剪切模量主要取决于交联剂浓度，而交联剂的种类却与凝胶到达最大剪切模量的转变点无关。此外，凝胶的溶胀度与交联剂的特性有很大联系。将亲水性物质如 PEG 作为第二组分大分子引入，可以弥补主链的亲水结构在交联过程中所丧失的亲水性等。

Tan 等制备了氧化开环的透明质酸，利用其上醛基与壳聚糖分子链上面的氨基反应得到了快速交联可注射水凝胶。实验结果表明，当氧化透明质酸与壳聚糖质量比为 5∶5 时，水凝胶可以 2 分钟内成胶。降解实验表明该复合水凝胶可以通过改变氧化透明质酸与壳聚糖比例而达到可以调控的降解性能。体外软骨培养实验证明该水凝胶体系可以支持软骨细胞在其内部很好地生长。

Weng 等制备了氧化开环葡聚糖，然后与羧甲基壳聚糖混合得到了可以快速成型的原位交联水凝胶。流变实验证明该水凝胶可以在 80 秒左右达到凝胶点。观察冷冻干燥后所得冻干支架表明，该水凝胶内部为大孔径结构。进一步的小鼠表皮实验证明该快速成型水凝胶有利于加速新皮肤组织形成，进而促进创伤皮肤修复。

（四）肼的反应

己二酸二酰肼是一种两端带有自由氨基的化合物，由于其低毒性被广泛应用与交联水凝胶制备。Mooney 等利用己二酸二酰肼交联氧化开环古洛糖醛酸得到了机械强度可调节的水凝胶体系，该体系可生物降解，有望应用于生物支架与药物缓释体系。Su 等利用己二酸二酰肼交联氧化开环透明质酸也得到可原位注射水凝胶，有望应用于髓核修复。为了获得性能良好的水凝胶，江南大学的陈永浩等选择分子量为 1 500 000 的透明质酸（HA）与海藻酸钠（SAL）进行复合改性。以醋酸盐缓冲液作为调节 pH 的试剂，碳二亚胺（EDC）作为羧基激活剂，己二酰肼（ADH）作为交联剂，制备了 HA-SAL 复合水凝胶。通过红外光谱验证了 HA 与 SAL 之间形成的酰胺键，通过电镜观察了所形成凝胶的微结构。质构特征分析表明，凝胶的硬度随着两种多糖浓度升高而增加，随着 HA-SAL 物质的量比升高而减小。凝胶的溶胀率与 HA 的比例成正相关，而与 EDC 用量成负相关。随着 SAL 比例和 EDC 用量的增加，所形成凝胶的抗透明质酸酶降解能力得到提高。所制备的 HA - SAL 水凝胶具有较高的溶胀率、理化稳定性、天然的生物相容性和一定的生物降解性，具有应用于真皮填充物、组织工程支架材料等生物医药领域的潜在用途。

Eiselt 等以聚乙二醇二胺作为海藻酸盐水凝胶的交联剂形成共价交联网络，他们考察了不同交联剂的分子量对凝胶性能的影响，发现交联剂分子的链长和交联密度都可以调控水凝胶的弹性模量。在一定范围内聚乙二醇二胺的链段越长，分子间交联的效率越高。若将海藻酸钠在酸性条件下水解，则可破坏 G 和 M 单元之间的糖苷键，从而得到聚古洛糖醛酸 PG。分离出的 PG 用高碘酸钠氧化成聚醛古洛糖醛酸（PAG）然后再加入己二酸二酰肼（AAD）交联，采用这种方法形成的水凝胶反应速率快，且不用添加其他催化剂，一般情况下水凝胶的降解速率取决于交联密度。高交联密度的水凝胶降解较慢，同时力学强度更高，用 AAD 交联的 PAG 水凝胶可通过调节交联剂的添加量，在不影响力学性能的条件下使其具有可控的降解性，同时具备较宽的力学强度范围。用 RGD 细胞黏附配体对 AAD 交联的 PAG 水凝胶进行修饰，可促进细胞的黏附与增殖，而用多官能团交联剂如聚丙烯酰胺共丙烯酰肼交联后可极大地提高 PAG 水凝胶的模量并延长其降解过程。

### 三、海藻酸盐基复合水凝胶

#### （一）概况

海藻酸盐基水凝胶与其他聚合物相比，价格低，来源丰富，易塑形，具有更好的亲水性、易于细胞吸附、营养物质易于渗透等特点。随着复合材料的发展，对海藻酸盐基复合水凝胶的研究也正在逐步深入。用其他生物相容性材料与海藻酸钠复合形成的水凝胶与单一成分的水凝胶相比，或改善了力学性能或提高了生物学性能，从而扩大了海藻酸盐基水凝胶在组织工程领域的应用范围。随着对海藻酸盐本身结构与功能的深入研究，在全面了解并认识它与机体组织细胞间的相互作用基础上，以复合材料的形式来进行研究是未来趋势，以求相互弥补并相互增进，以至达到仿生性修复。

#### （二）海藻酸盐基复合水凝胶的特点及应用

藻酸盐水凝胶最大的优点是可注射性，具有较

好的研究价值和临床应用前景，但同时也有许多问题亟待解决：① 藻酸盐凝胶具易塑性，但力学性能较差。② 藻酸盐凝胶在体内有时会发生纤维化反应、炎性反应及免疫反应。③ 新生组织不能完全替代原组织的功能。可考虑藻酸钙通过与高分子材料的复合可以提高藻酸钙的力学特性和机械强度。

海藻酸钠海绵支架和水凝胶都可用于软骨细胞的体外培养，在添加透明质酸后，能进一步促进细胞的增殖和蛋白多糖合成能力。而将透明质酸海藻酸钠混合体系，用 $Ca^{2+}$ 交联能够获得力学性能良好的水凝胶，透明质酸的加入虽然降低了凝胶的硬度，但凝胶孔径增大有利于细胞的嵌入。在这类复合凝胶中，透明质酸只是被包埋于凝胶结构中并未与分子或离子产生稳定的键合结构，材料的力学性能和凝胶性能仅由海藻酸钠提供。聚异丙基丙烯酰胺（PNIPAAm）是典型的温度响应型水凝胶材料，当温度低于低临界溶解温度时，PNIPAAm 链水形成舒展结构，而高于临界溶解温度时则脱水而形成紧缩结构。将 PNIPAAm 与海藻酸钠进行不同方式的复合可制备多种类型的水凝胶。如 PNIPAAm 梳型接枝海藻酸盐水凝胶和两者络合形成的半互穿网络水凝胶，这两种水凝胶都具有快速的 pH、温度和离子强度响应性，但半互穿网络水凝胶的溶胀性较差。在反复收缩溶胀过程中，表面接枝的水凝胶比本体接枝的水凝胶更不易解体。壳聚糖是另一种生物相溶性良好且具有抗菌性能的天然材料。在海藻酸钠中添加壳聚糖，海藻酸钠的 —COO 和壳聚糖的—$NH_3$ 之间发生静电相互作用，形成聚电解质复合物。此类聚电解质复合物既可作为药物释放载体，又可加强海藻酸钠凝胶的 pH 依赖性。但是这种复合物在有机溶剂和无机溶剂中都不能很好地溶解，因此难以加工成某一特定的形状。Dahlmann 等分别将海藻酸钠部分氧化形成 Alg - Ald、透明质酸酰胺化获得衍生物 HyA - Ald，在醛基和酰肼衍生物的共价交联作用，形成原位可注射水凝胶。并通过改变衍生物的改性程度、浓度、混合物的组分，可得到力学性能可控的水凝胶。

层层自组装（layer by layer，LBL）技术是指由带相反电荷的聚电解质在液-固界面通过静电吸引，逐层沉积形成多层膜的技术。这种技术只需将离子化的基片交替浸入带有相反电荷的聚电解质

溶液中,静置一段时间取出冲洗干净,反复以上过程就可以得到多层膜体系。改变聚合物的浓度、离子强度,可以在纳米尺度微调膜厚。Caruso 等将 LBL 技术发展到以纳米胶体粒子为模板的聚电解质自组装,在微球表面交替沉积聚电解质,得到核-壳结构纳米粒子。LBL 微胶囊的优越性在于能够在纳米尺度上对胶囊囊壁的组成、厚度、结构形态、表面状态进行准确的调控;因微胶囊表面带有电荷能够稳定分散,不需用表面活性剂;同时,通过分层沉积不同的聚电解质,可得到径向纳米复合的多组分复合膜。将天然聚电解质海藻酸和壳聚糖通过 LBL 自组装沉积在直径为 180 nm 的聚苯乙烯 PS 纳米胶体粒子表面,得到核-壳结构纳米粒子,聚电解质多层膜的单层厚度约为 1.8 nm。用四氢呋喃浸泡核-壳结构纳米粒子,PS 核被溶解并扩散出多层膜,得到了中空胶囊。以带正电荷的水溶性盐酸吖啶(AH)为模型药物,考察纳米胶囊的装载与控释特性。由于来自 PS 模板的磺酸基残基的静电吸引,AH 可以自发地进入胶囊。将海藻酸和壳聚糖在直径约 2.1 $\mu$m 的三聚氰胺甲醛树脂(MF)微球表面 LBL 自组装,用稀酸溶解 MF 核后制备了中空微胶囊,并以水溶性蛋白胰岛素作为胶囊的装载和释放研究对象。当胰岛素分子带负电荷时不能进入胶囊内,而当胰岛素分子带正电荷时则自发装载入微胶囊,胶囊内的胰岛素浓度远高于装载液浓度,装载的驱动力主要来自胶囊内部海藻酸分子和 MF 溶解产生的链段构成的带负电荷的 ALG-MF 复合物。用钙离子交联聚电解质多层膜中的海藻酸层,或在胶囊表面上新增加聚电解质多层膜,胰岛素的释放速率下降,突释现象受到抑制。对于非水溶性药物,采用 LBL 技术将壳聚糖和海藻酸直接在吲哚美辛微晶上包覆,使药物微晶直接微囊化。提高聚电解质多层膜层数和提高自组装温度均可增加多层膜厚度,使消炎痛的释放速率减慢。同时发现提高自组装温度增加膜厚得到的胶囊抗酶解能力增强,释放速率减慢。

由于水凝胶型透皮制剂无刺激性、药效强,具有速效性、持续性、均一性等特点,成为一些科研者的研究热点。海藻酸钠与阳离子可形成凝胶,并且生物功能优良,可使多种药物实现缓控释,在水凝胶型缓控释制剂上有良好的发展空间。海藻酸钠

用于开发缓摔释制剂越来越引人注目,也已成为一个热门的课题。然而海藻酸钠水凝胶的载药量不甚理想。通常采用与其他物质共混的办法来改善其载药量。海藻酸钠水凝胶的强度与韧性也不理想,使其在应用上受到限制。

海藻酸凝胶具有 pH 敏感性,在酸性溶液中不溶胀,而在中性和碱性溶液中能够快速溶胀并崩解分散,因此海藻酸钙凝胶微球能够在胃液中保持原状而在肠液中溶胀,可作为酸敏感性药物的载体。Hwang 等将酸敏感性非甾体抗炎药物布洛芬与海藻酸钠溶液混合,滴入氯化钙水溶液中制成海藻酸钙凝胶微球制剂,能减少药物对胃的刺激,通过海藻酸钠用量能够调控布洛芬的释放速率。Tateshita 等制备了硝苯地平海藻酸钙凝胶微球,并以市售的硝苯地平缓释片为对照,进行了动物体内药代动力学研究。结果表明海藻酸钙凝胶微球缓释可达 24 小时,有效血药浓度可维持 10 小时。而市售硝苯地平缓释片在口服 1 小时后就达到了最高血药浓度,24 小时后已检测不到药物。Shiraishi 等制备了吲哚美辛的海藻酸钙凝胶微球,药物在凝胶微球中的释放量随海藻酸试样中 M/G 比的减小和分子量的增大而降低。在狗和健康志愿者中考察了其生物利用度,结果显示给药 2～6 小时达最大血药浓度,有效血药浓度可维持 12 小时,说明海藻酸钙凝胶可作为疏水性药物载体。海藻酸钠也是一种理想的滴眼剂载体材料,Cohen 等证明了海藻酸钠水溶液无须添加二价或多价离子,可在眼部形成凝胶,当海藻酸主链上 G 单元含量超过 65% 时,和模拟泪液接触便可形成凝胶,体外释放实验表明,毛果芸香碱在 24 小时内从海藻酸凝胶中通过扩散方式缓慢释放。最近 Ladet 等提出了"多层膜水凝胶(multimembranehydrogels)"的概念,并利用天然聚电解质制备了具有类似洋葱结构的多层膜水凝胶,可在多层凝胶膜间保留一定的溶液空间,便于细胞和药物的装载。Dai 等利用海藻酸与钙离子交联制备了多层膜水凝胶,随着多层膜水凝胶的逐层溶解,实现了装载大分子的脉冲式释放。

为基因治疗提供新型的给药转运载体系统,正引起越来越多科研人员的兴趣和关注。海藻酸钠与阳离子和阳离子高分子聚 L 赖氨酸(poly-L-lysine)形成凝胶的多样化,使得在水性环境温和条

件下可得到从纳米级到微米级范围的不同尺度大小的粒子。海藻酸钠和低分子量的 poly-L-lysine 所形成的微胶囊,可以减轻内分泌器官移植后的免疫排斥作用。

海藻酸微溶于水,其碱金属盐大部分都溶于水,如海藻酸钠,但对二价、三价的金属、重金属离子可以通过单独的羟基进行螯合而形成不溶于水的凝胶,其螯合强度取决于金属离子的性能。依下列顺序而增加:Co<Zn<Ca<Ni<Si<Cu<Cd<Ba。也存在同一链中与相邻位的羟基间形成离子键且又与另一链上相邻羟基形成配位键,这一独特的结合性能对海藻酸的纯化。各类盐衍生物的制备及回收各种金属离子等都有十分重要的意义。利用藻酸络合金属离子的特性,可以把 Zn(Alg)、Ca(Alg)、Mn(Alg)等用作食品添加剂加入食物中,食用后,Zn(Alg)、Ca(Alg)、Mn(Alg)等就可以和体内的铅离子交换,最后排出体内的铅离子等有害元素。而锌离子、钙离子、锰离子也正是人体所需要的,这样既补充了体内所缺乏的有益元素,也排出了体内的有害元素。

海藻酸盐栓塞剂具有生物相容性好、靶向栓塞定位好、栓塞球大小易控且质量稳定的优点,在临床栓塞剂应用中是一种优异的选择。胡安斌等研究了原发性肝癌患者经治疗后,比较其肿瘤大小的变化,血清甲胎蛋白值的变化和近期生存率,实验组在引起肿瘤坏死、缩小方面强于对照组($P<0.05$)。在甲胎蛋白的下降率和降低程度方面也比对照组好($P<0.05$)。在近期生存率方面,两组患者 3~6 个月的生存率差异不显著,12 个月的生存率差异显著,实验组疗效优于对照组。脑、脊髓的神经介入栓塞,控制出血,如肿瘤手术前止血、血管畸形导致的动脉出血,实质脏器出血等栓塞。

海藻酸钠能促进巨噬细胞和人浆细胞的许多免疫学功能,增强其细胞的溶解活性和刺激这些细胞分泌大量的白介素-1 和白介素-6 等。而且海藻酸钠还表现出抑制肿瘤生长等功能。同时经研究发现,海藻酸钠中 M 段含量水平高,其抗肿瘤括性就高,并发现甘露糖醛酸残基是海藻酸钠中细胞活性的诱导者。此外,海藻酸钠的分子构象也会影响其抗肿瘤活性。海藻酸钠在用于药物缓释和再生医学方面还有很大的发展空间,尤其是各种创伤、损害所致的组织缺损及缺陷进行原位修复时,可考虑开发利用该物质。

向海藻酸钠溶液中加入二价的阳离子(如 $Ca^{2+}$、$Ba^{2+}$ 等)时,多糖分子链立即会与阳离子交联形成网状结构的凝胶,在此过程中可将酶包埋于其中。该反应过程条件温和,操作简便,有利于酶活性的保持,适宜用来固定生物活性酶。目前,利用海藻酸盐凝胶固定酶的研究已经很多,其中大多数都是用海藻酸钙凝胶。李业梅用海藻酸钠(SA)将辣根过氧化物酶(HRP)固定到热裂解石墨电极表面,制备了 HRP-SA 膜修饰电极。研究结果表明,包埋在 SA 膜中的辣根过氧化物酶可与电极直接传递电子,并且过程伴随有质子的转移。

# 第三节　海藻酸盐基水凝胶的应用

## 一、海藻酸盐基水凝胶用作黏合剂

医用黏合剂是医用高分子的一个分支,它以生物组织为黏合对象,人体绝大部分组织、器官在治疗过程中都可应用黏合技术取代部分缝合,结扎操作,不必麻醉,伤口愈合后自动脱落。医用黏合剂自身无菌,并有抑菌作用。医用黏合剂的使用历史悠久,公元前 3000 年左右,古埃及人最早使用了一种带医用黏合剂特性的混合物,后来古希腊人用橄榄油、氧化铅和水制得医用膏药状混合物。但是,直到近几十年医用黏合剂才得到迅速发展,为外科手术提供了止血和组织黏合的有力武器。理想的医用黏合剂应该满足以下要求:

(1) 安全、可靠、无毒性、无三致(致癌、致畸、致突变)。

(2) 具有良好的生物相容性,不妨碍人体组织的自身愈合。

(3) 无菌且可在一定时期内保持无菌。

（4）在有血液和组织液的条件下可以使用。

（5）在常温、常压下可以实现快速黏合。

（6）具有良好的黏合强度及持久性，黏合部分具有一定的弹性和韧性。

（7）在使用过程中对人体组织无刺激性。

（8）达到使用效果后能够逐渐降解、吸收、代谢。

（9）具有良好的使用状态并易于保存。

随着黏合技术的进步与发展，医用黏合剂的研制及临床应用不断扩大、创新。由于它对某些疾病疗效显著，独具特色，操作方便，受到临床医生的欢迎。在外科手术中，医用黏合剂用于某些器官和组织的局部黏合和修补；手术后缝合处微血管渗血的制止；骨科手术中骨骼、关节的结合与定位；牙科手术中用于牙齿的修补等。在计划生育领域中，医用黏合剂更有其他方法无可比拟的优越性：用黏合剂粘堵输精管或输卵管，既简便、无痛苦，又无副作用，必要时还可以很方便地重新疏通。

目前能满足以上所有要求的医用黏合剂还未见报道。医用胶的种类繁多，按其材料性质可以分为化学黏合剂和生物黏合剂；从使用对象和性能要求可分成牙科用黏合剂和外科用（或体内用）黏合剂；按照用途，可分为软组织用黏合剂、牙科用黏合剂、骨水泥和皮肤压敏胶等。但随着对医用胶研究的深入及应用的推广，其应用已经超出了传统划分的类别。

软组织的黏合目的是促进组织本身的自然愈合，所以通常只要保持7~10天左右的黏结力。但是它必须能迅速黏结，与水分、脂肪等共存。软组织黏合剂按材料性质分为化学黏合剂和生物黏合剂。化学黏合剂有氰基丙烯酸酯类黏合剂、聚氨酯类黏合剂、有机硅系黏合剂等，其中以α-氰基丙烯酸酯黏合剂发展最为迅速。生物黏合剂包括：纤维蛋白黏合剂、贻贝黏蛋白黏合剂（MAP）等，其中纤维蛋白胶使用最早、最广泛。目前在临床上广泛应用的软组织黏合剂主要有氰基丙烯酸酯、血纤维蛋白等。

**（一）临床上使用的黏合剂**

[α-氰基丙烯酸酯黏合剂]

1. 发展概况　1949年美国B. F. Goodrich公司的Ardis合成了α-氰基丙烯酸酯，并首次用它黏合组织，1958年美国Eastman Kodak公司首先研发成功α-氰基丙烯酸酯黏合剂（简称CA）Eastman 910并推向市场。随后以α-氰基丙酸酯为主体的"瞬间黏合剂"便快速发展起来，它的瞬间黏合能力，尤其是黏合人体组织的能力受到医学界的青睐，并在临床上应用取得了很好的效果。我国自20世纪60年代开始研究应用α-氰基丙烯酸品，如α-氰基丙烯酸正丁酯、异丁酯、正辛酯等医用黏合剂，70年代以后相继开发出了性能优异的同系列产品，如α-氰基丙烯酸正丁酯、异丁酯、正辛酯等医用黏合剂。我国1962年起开始研究和生产医用黏合剂，用作替代外科手术缝合及组织黏结。20世纪70年代，西安化工所研制出了508胶及改性的J-1胶、J-2胶、J-3胶、眼-1胶、胃-1胶、肝胶，20世纪80年代工厂快速医用胶研制成功并得到广泛的应用。曾国蓉等还合成了α-氰基丙烯酸1，2-异丙叉甘油酯，并且经临床观察证明有良好的止血效果。近年来，医用胶的应用越来越普遍，涉及领域越来越广泛，对它的要求也不断提高。

α-氰基丙烯酸酯是一类瞬时黏合剂，单组分，无溶剂，黏结时无须加压，可常温固化，黏结后无须特殊处理。由于其黏度低，铺展性好，固化后无色透明，有一定的耐热性和耐溶剂性，尤其是它能与比较潮湿的人体组织强烈结合。该黏合剂在使用时是以α-氰基丙烯酸烷基酯为主要成分，加入少量高级多元醇酯（如癸二酸二辛酯等）做增塑剂，可溶性聚合物（如聚甲基丙烯酸酯）做增粘剂，氢醌和二氧化硫做稳定剂。由于α位置上的氰基是一个吸电子性很强的基团，可使β碳原子呈现很强的正电性，因此有很大的聚合倾向，当α-氰基丙烯酸酯与阴离子接触时，立即受到阴离子的进攻而发生阴离子聚合。因此，当其在空气中暴露或与潮湿表面接触时，$OH^-$迅速引发其聚合，这就是它能作为瞬间黏合剂的原因。α-氰基丙烯酸酯的聚合速率和对人体组织的影响与烷基的种类有很大关系。

α-氰基丙烯酸甲酯的聚合速率最快，但对人体组织的刺激性也最大。随着烷基的长度和侧链碳原子数的增加，聚合速率降低，刺激性也减小。有组织曾对α-氰基丙烯酸酯进行毒理学评价，其成人急性毒性试验结果为：$LD_{50} > 13 g/kg$，属实际无毒级；致癌致畸试验结果：无致癌致畸性。另外，它还具有在体内分解、排泄等特点。较优异的性能令它广泛应用于皮肤创口、肝、肾、脾、肺或血管部位的接合和止血，术口吻合不留明显瘢痕。目前，国外该黏合剂品种有 AD/here、Cyanobond、Eastman910、AronAlpla 等。国内比较有名的有 504 止血胶（主胶为 α-氰基丙烯酸正丁酯）、508 医用黏合剂（主胶为 α-氰基丙烯酸正辛酯）等。

2. 黏结机制　α-氰基丙烯酸酯的结构式为：$NC—C=CH_2$ 。
              $|$
            $COOR$

其中 R 为 1～16 个碳原子的直链或带支链的烷基、芳基、烷氧基、环烷基等。单体结构中，碳原子位置上连接着极性基团：—CN，—COOR，该类基团产生诱导效应，使 β-位的碳原子有很强的吸电性，遇到亲核性弱的物质（水、氨基、醇、弱碱）迅速发生阴离子聚合，使双键电子云密度降低，同时使聚合体形成多极性中心，产生瞬间聚合反应，液态的黏合剂瞬间变成固态的黏合媒介物，使破裂损伤的组织两端黏合起来。人体组织的基本结构是蛋白质，它的基本结构是 α-氨基酸。蛋白质是组成生物体中各种细胞的基础物质，是氨基酸的线型高聚物，首尾由—NH₂ 及—COOH 组成。已知有机胺是 α-氰基丙烯酸酯的第一类聚合反应的催化剂，而—NH₂ 对 α-氰基丙烯酸酯的聚合反应催化作用远远超过—COOR 的阻聚作用，使单体与蛋白质形成一次结合。蛋白质与氨基酸相似，在水溶液中以阳离子 $Pr(CH_3^+/COOH)$ 和阴离子 $Pr(NH_2/COO^-)$ 或呈两性 $Pr(NH_3^+/COO^-)$ 形式存在。故蛋白质同 α-氰基丙烯酸酯分子链一样富有极性基团的分子链，它们之间聚合反应是组织黏结力产生的一个重要方面。所以当氰基丙烯酸酯用于生物体组织时会迅速聚合而起到黏结作用。

3. 生物学特性　由于 α-氰基丙烯酸酯系医用黏合剂直接用于人体，尤其是国产 TH 胶是血管栓塞用胶，它的生物学特性，是否致癌、致畸、致突变，是临床医生十分关心的问题，也是临床推广应用需要清楚的重要问题之一。

在皮肤上涂拭 α-氰基丙烯酸醇，马上就会感到微热，这是聚合热和分解产物作用的结果，随着酯链增长组织反应相应减轻。α-氰基丙烯酸酯固化时产生的聚合热为 2.1 J，对局部组织的刺激很小。其动物毒理实验显示属无毒级。

α-氰基丙烯酸酯代谢产物（甲醛、氰乙酸、氰乙酸醇、醇）不属于强致癌物。在美国第 24 次肿瘤基础研究年会上讨论化学结构与致癌关系时，大多数化学致癌物的最终致癌物的形成强亲电子反应物，它能和细胞中多核部位发生反应。而 α-氰基丙烯酸酯系黏合剂代谢产物不属强亲电子反应物，故致癌可能极小。日本把 α-氰基丙烯酸酯用于 400 只犬的内脏，经 22 个月连续观察没有发现有任何恶变，脏器功能正常。韩友臣用主要成分为 α-氰基丙烯酸正辛酯的 EC 胶对 72 例患者粉碎性骨折骨片固定，术后骨折对位满意。随访 1 年半，无发生骨折端感染及其他毒副反应，愈合良好。潘哲尔等应用 EC 胶结合普迪思缝线治疗髌骨严重粉碎性骨折 40 例，随访 8～14 个月，术后 X 线片显示骨折部位达到解剖复位，关节面平整。骨折部位全部愈合，平均愈合时间 8.5 周。认为应用 EC 胶治疗粉碎性骨折，是一种较好的方法。

国外 α-氰基丙烯酸酯系列黏合剂用于人体至今 20 年达十几万例，未发现 1 例癌变。专家认为阴离子聚合物具有抗癌作用，并指出"生物体固有干扰素可以看作承担防御机构的蛋白质。诱发干扰素的物质有很多种，不可否认的是阴离子聚合物在这里占有很重要的位置，α-氰基丙烯酸醇是众所周知的一种"。

另外，它还能在体内分解、排泄，无毒性累积。研究已证实，此类酯的酯基分子链越长毒性越小，化学稳定性和生物相容性越好。日本大田和夫通过实验表明：低级酯（短链）分解快，分解产物大部分随尿排出，小部分随粪便排出，并随聚合物侧链原子数增加而变慢。甲酯经 15 周全部水解排出体外，丁酯经 16 个月仍有残留聚合物。软组织黏合，一般要求 2～4 周被水解并随代谢排出体外。国内常用的 α-氰基丙烯酸酯系医用黏合剂，主要是丁醋、辛醋单体，对人体无害。Nesburn 等通过用甲酯、异丁酯、正辛酯等对单层细胞培养及对新弥散细胞的作用进行的研究显示：甲酯毒性较大，可以影响细胞膜的代谢而致细胞死亡，异丁酯有极小的毒性，而正辛酯几乎无毒。Axel 的研究结果也显示：辛酯比丁酯和乙酯更稳定，辛酯黏合剂几乎没有细胞毒性、组织毒性和遗传毒性。

也有研究认为α-氰基丙烯酸酯黏合剂存在一定毒性，但此毒性是暂时的、可消失的。吕波等在用α-氰基丙烯酸正辛酯黏结兔子桡骨横断骨折的实验中，未发现胶体周围有骨细胞坏死等组织毒性的表现，且包裹材料的软骨细胞等组织成分也没有坏死现象，也证明了α-氰基丙烯酸正辛酯的组织毒性轻微。根据大量的研究和临床应用情况，普遍认为高烷基氰基丙烯酸正辛酯是惰性的，比丝线和肠线引起的反应还要小。

但是，Maw等发现α-氰基丙烯酸正辛酯在黏结听骨链时，虽无组织毒性的表现，但会引起轻度的异物反应。还有研究发现，α-氰基丙烯酸酯医用胶用于神经组织时，可致神经元坏死、神经纤维断裂和脱髓鞘。据推测是因为α-氰基丙烯酸酯医用胶涂抹于坐骨神经后，使部分神经纤维损伤，激活Schwann细胞、肥大细胞、巨噬细胞，并且α-氰基丙烯酸酯医用胶作为外源性物质可使T淋巴细胞、肥大细胞、巨噬细胞等聚集。Toriumi等对α-氰基丙烯酸酯系黏合剂的组织毒性解释为：与降解速率直接相关，而降解速率又与其侧链的长度和局部的血循环有关。即α-氰基丙烯酸丁酯用在血循环较差的部位时，会有轻微的炎性反应和轻度慢性异物巨细胞反应；而当α-氰基丙烯酸丁酯用于血管丰富软组织接触时，组织毒性明显增加，表现为急性炎性反应增加，异物巨细胞反应延长等。

综上可以认为，长链酯基的α-氰基丙烯酸酯类黏合剂的组织毒性轻微，能够满足大部分临床应用的要求，但是也不是绝对无毒，在神经组织和一些敏感部位的应用方面要慎重。

表5-1　一般医用高分子文献报道的
α-氰基丙烯酸酯特点

| 项　目 | 低级酯 | 高级酯 |
|---|---|---|
| 黏结速率 | 慢 | 快 |
| 分解速率 | 快 | 慢 |
| 组织反应 | 大 | 小 |
| 毒性 | 较大 | 小 |
| 黏结强度 | 低 | 高 |
| 抑菌作用 | 有 | 有 |

**4. 临床应用**　α-氰基丙烯酸酯黏合剂是单组分、无溶剂、流动性好、可室温快速固化，固化时间仅为6～15秒；具备与天然组织相适应的物理性能，性能稳定，不会降解出有害物质；良好的生物相容性，即力学相容性和组织相容性。α-氰基丙烯酸酯类医用胶的独特性能为临床提供了很多新的思路和方法。α-氰基丙烯酸酯黏合剂在黏结速率快、黏结强度大这两方面极佳，目前临床上用的主要是α-氰基丙烯酸丁酯和α-氰基丙烯酸辛酯，它们具有代替缝线、黏结固定、迅速止血、填塞堵漏等重要作用，解决了许多传统手术方法所不能解决的问题。因此该类化学医用胶在近几十年来得到了迅速的发展和广泛的临床应用。但是这种黏结剂多聚体的粗糙表面对周围软组织反复磨损可造成机械损伤；创面止血不完全，而且固化的聚合物水解产生的甲醛具有毒性，并且由于存在抗冲击性能差、黏度低、对多孔和粗糙表面填隙性能差、体内降解时间快、不耐热、耐水性差等缺陷，在一定程度上限制了它在骨科的应用，使其在医学上的应用受到了一定的局限。

（1）迅速止血：由于α-氰基丙烯酸酯具有快速凝固的特性，通过α-氰基丙烯酸酯系医用黏合剂止血作用显微镜下动态观察，发现其止血作用是通过血液中所含各种蛋白质与α-氰基丙烯酸正丁酯聚合反应形成网络状结构，它使没有完全发生聚合反应的红细胞套在网孔中而发生凝血，临床上可以将其用于快速止血。白俊文等在建立人肝癌裸鼠皮下-肝原位移植瘤模型的实验研究中采用氰基丙烯酸烷基酯医用胶粘合肝被膜，成功地黏固了裸鼠肝创面，收到了彻底止血和覆盖肿瘤组织避免脱出的效果，并证实了α-氰基丙烯酸烷基酯医用胶对大鼠肝创面黏固止血的可行性和组织反应，以及简化裸鼠肝原位移植瘤操作方法的可行性。Julian等用α-氰基丙烯酸酯医用胶和止血海绵一起治疗脊椎前静脉丛出血，取得了良好的效果。Nozomi等以α-氰基丙烯酸丁酯作为硬化剂对胃静脉曲张首次出血患者进行内窥镜下硬化治疗，肯定了该医用胶的止血效果。以α-氰基丙烯酸辛酯为主要成分的鼻止血胶止血快速、高效、安全、方便，可作为静脉区鼻出血的首选止血药。与传统烧灼止血法相比，具有快速、高效、安全、方便等优点。

沈阳市红十字会医院研究的 α-氰基丙烯酸酯系 CAE-4 型医用胶,测试结果为:小白鼠经口1.5 g/kg 剂量灌胃后,食物消耗和活动情况均未见有何影响,4 周内没有死亡。CAE-4 型医用黏合剂属于基本无害类物质。TH 胶的主要原料是正丁酯、正辛酯和显影剂钽,经急性毒检为无毒,"三致"试验为阴性,临床实践已证明它的安全性。

(2) 代替手术缝线:医用胶的出现为组织修复提供了一种新的方法,有传统手术缝线无法比拟的优点。例如在小梁切除术中,用 α-氰基丙烯酸正辛酯代替手术缝线后,短期内黏合力比缝线的点缝合更牢固,而且与缝合比较,不仅操作简单,缩短了手术时间,还消除了由于巩膜缝线张力引起的术后顺规性散光。α-氰基丙烯酸酯医用胶还补充和拓展了清创术的概念。在清创手术中用 α-氰基丙烯酸酯医用胶代替缝合,以有效利用该胶的抗菌作用,避免术后缝线排斥反应。因而在皮肤挫(撕)裂伤处理方面具有感染率低、不需拆线、术后瘢痕小等优点。眼烧伤治疗中黏合羊膜手术时,因烧伤眼皮表面高度充血水肿甚至出现缺血坏死,导致缝线操作困难而用黏合剂就可以解决这一困难,达到防止羊膜早期脱落,迅速恢复眼表完整性的效果,对防止多种并发症的发生有很大的作用。腹腔镜手术尾期,用 α-氰基丙烯酸酯医用胶来修补手术戳孔比手术缝线更迅速有效,降低了术后并发症概率,并且还节省了手术时间和手术费用。但由于目前 α-氰基丙烯酸酯黏合剂的黏结强度有限,尤其是 28 天后的强度比缝线低 30%,故并不能完全代替手术缝线,只是用于伤口的边缘,且要配合缝线一起使用。

(3) 黏结固定:α-氰基丙烯酸正辛酯黏合剂具有较大的生物力学强度,可以在手术中起到黏结固定的作用。另外,由于 α-氰基丙烯酸酯黏合剂本身有抑菌功能,研制的 CAE-4 型 α-氰基丙烯酸酯系医用黏合剂,经细菌学检验,证明其自身无菌。同时做了抑菌试验,它对葡萄球菌、大肠杆菌、变形杆菌都有抑菌作用且固化速率快,因此在黏结固定时还有抑制感染、及时封闭感染入口、加速伤口愈合的优点。有人在甲壳质修复兔颞骨内面神经缺损中应用 α-氰基丙烯酸酯医用胶固定颞骨内面神经,结果发现此方法不易引起甲壳质管豁裂,局部无感染,神经断端不易从甲壳质室脱出,简便、

省时、神经再生质量高。腭裂修复术中,用 α-氰基丙烯酸酯胶粘贴代替传统的碘仿纱条填塞,不需要抽出松弛切口内填塞的碘仿纱条,从而避免引起继发性出血,达到减少张力和腭瓣后退、防止食物嵌塞、减少感染的发生的目的;且异味刺激比碘仿纱条小得多,不妨碍进食;还能缩短住院时间,减轻患者的经济负担。Laurie 等分别用缝线和 α-氰基丙烯酸辛酯医用胶治疗青少年切割伤口,并做了愈合效果的比较。他们认为用 α-氰基丙烯酸正辛酯黏合剂黏合,愈后外表更美观,可惜黏结力不够强,只接近 5 号缝线的强度,不能用于高强度黏结。对于像头面部这样非负重骨的骨折,因其骨片小且薄,黏合剂能够减少手术后外固定的时间,并且不会影响骨折愈合。在黏结固定兔胫骨骨折的应用中,发现未形成板障效应,不影响骨折愈合。Moschos 等用 α-氰基丙烯酸酯配合 10.0 的尼龙或 8.0 的丝线一起,治疗 3 mm 以上缺损的角膜穿孔非常有效,并认为可以代替穿透性角膜成形术,并避免成形术引起的并发症。

(4) 栓塞堵漏:α-氰丙烯酸酯黏合剂具有与血液和组织液迅速凝固的特点,因此常用来做各种漏口的栓塞剂,以 α-氰基丙烯酸正丁酯在这一功能上的应用最多。例如董宝玮等做了 α-氰基丙烯酸正丁酯栓塞的实验研究后认为,α-氰基丙烯酸正丁酯(NBCA)为较理想的门静脉栓塞剂,它可通过细针穿刺推注。不同浓度的 NBCA 可以选择性地栓塞门静脉各级分支并造成其永久性的栓塞,疗效稳定,安全可靠,毒副作用小,值得进一步研究和临床应用。α-氰丙烯酸正丁酯还可以作为栓塞剂治疗肝癌动静脉瘘。有许多报道认为,NBCA 栓塞是永久性的,只要胶体在畸形团内完全铸型,至少 2 年内不会出现再通现象,但也有报道认为 NBCA 栓塞后有再通现象。用由 NBCA 和碘化油构成的乳胶气囊,进行门-体分流栓塞术,可以成功地治疗肝脑病。Peter 等用碘化油和 α-氰丙烯酸正丁酯进行经导管动脉栓塞,安全有效,且副作用小,为肝癌 Okuda Ⅰ期和Ⅱ期的治疗提供了新的方法。

α-氰丙烯酸丁酯栓塞法除了治疗肝病引起的血管漏和畸形外,许多临床医生用类似方法来处理一些不常见的动静脉畸形和难治性漏口。Defreyne 等报道了用 α-氰丙烯酸正丁酯栓塞血

管的方法成功地治愈了一例肾动静脉畸形的患者。Kiyoshi 等用氰基丙烯酸酯栓塞漏口成功治愈了一例食管-气管漏的患者。Barillari 等用 α-氰基丙烯酸丁酯治疗肛肠直肠瘘，取得了良好效果，并认为用该黏合剂安全有效可重复，复发率低且术后没有并发的肠瘘。但是李铁林等发现，用 α-氰基丙烯酸丁酯在治疗栓塞剂进行血管内栓塞治疗脑部动静脉畸形时，可能会引起血管水肿，导致血管痉挛，并有可能引起并发症。而且 α-氰基丙烯酸丁酯的稳定性不是很理想，栓塞后存在再通的风险，将来可能被稳定性和生物相容性更好的 α-氰基丙烯酸辛酯取代。另外，α-氰基丙烯酸酯类栓塞剂的最大缺点就是"黏管"问题，这也是所有黏附性栓塞材料所特有的缺点。不过对于 α-氰基丙烯酸酯类栓塞剂的"黏管"问题可以通过改变此胶的固化速率得到改善。

α-氰基丙烯酸酯类黏合剂的独特性能使它不仅仅限定在以上四大功能上，它在临床上还有许多奇特的应用。例如在急诊中，医生用蘸满 α-氰基丙烯酸酯医用胶的棉签黏取误入外耳道的异物，为比用异物钩更安全、有效。

5. 不足之处 虽然 α-氰基丙烯酸酯医用胶已经在临床上得到了广泛应用，但是由于它本身的一些局限性，还不能很好地满足临床的需要。从医学的应用上看，现有 α-氰基丙烯酸酯黏合剂具有黏度和聚合速率难以控制、耐热性差、韧性差、耐水性差、凝固后柔软性差、储存稳定性不够理想等缺点。

例如，徐梅等的小梁切除术中，就因为聚合太快而使手术操作难度增加。刘勇章等在用 α-氰基丙烯酸正辛酯修补半月板破裂时发现，用此类黏合剂修补后的半月板变形，弹性降低，使半月板失去正常的组织结构。也有学者发现单独使用 α-氰基丙烯酸丁酯黏合剂栓塞大型脑动静脉畸形（AVM），对于其浓度和注射速率不易掌握，可能出现栓塞引流静脉和过度灌注综合征。α-氰基丙烯酸酯医用胶用于神经组织时，可致神经元坏死，神经纤维断裂和脱髓鞘。在思永玉等的研究中，将 α-氰基丙烯酸酯医用胶涂抹于大鼠坐骨神经后，观察到机械触诱发痛和温度触诱发痛阈值降低。

另外，关于降解问题还没有统一定论，吕波等在用 α-氰基丙烯酸正辛酯接固定兔胫骨骨折时发现，胶体置入体内后，在体内 2 周即开始降解，软骨细胞和纤维细胞逐渐长入降解的区域，并逐渐包裹材料，8 周时材料降解破碎，10～12 周完全降解消失。但治疗肝癌动静脉瘘时许多报道认为可以永久堵塞。上面提到 Toriumi 认为医用黏合剂用在不同部位时表现出的毒性不同，不知是否同样可以解释降解速率不同的问题。

α-氰基丙烯酸酯医用胶在过去的十几年中得到了迅速的发展，其应用效果也得到了肯定，已经成为一种必不可少的医用材料。对一种医用胶而言，α-氰基丙烯酸酯医用胶的优势是明显的，但由于黏结强度不够，尚不能完全代替手术缝线，尤其在高强度的切口中不能单独使用，只能配合手术缝线使用。如果可以通过改性使医用胶凝固后拥有足够的强度和适当的柔软性，那么该类医用胶的应用范围可以更广阔，真正实现外科手术由缝扎到黏合的大革命。

[纤维蛋白黏合剂]

模仿凝血机制的纤维蛋白凝胶是另一类受到广泛关注的水凝胶，它是一种符合生理、无毒、无菌、可被吸收的生物材料。纤维蛋白胶（fibrin glue）或称纤维蛋白黏合剂（fibrin sealant，FS）是一种生物蛋白制剂，在血纤维蛋白原中加入凝血酶，应用血液凝固的第三相反应使其凝固。主要成分是血纤蛋白原、凝血酶、血液凝固 Ⅷ 因子、$Ca^{2+}$、抑肽酶等，最早用于伤口止血。该黏合剂属生理功能性黏合剂。黏合并不受血小板减少等血液凝固障碍的影响，并较为迅速，不需过高的热或压力，不受黏合部位水分影响，生物相容性好，可适度吸收。主要用于软组织手术创伤部位的止血，神经、胰血管的黏合等。纤维蛋白胶的研究始于 20 世纪初，1909 年，Bergal 首次用纤维蛋白原干粉作为小血管出血的止血剂。但直到 20 世纪 70 年代，Matras 才首次采用冷沉淀技术提取了高浓度纤维蛋白原和凝血因子制成了高强度的黏合剂，这标志着第一个纤维蛋白黏合剂商品的问世。近 20 年来，随着手术要求的不断提高，纤维蛋白黏合剂已广泛应用于止血、促进愈合、封闭缺损、防止粘连等方面。

1. 黏结机制 纤维蛋白凝胶是酶反应型的水凝胶，凝胶机制如图 5-18 所示。凝血酶在 $Ca^{2+}$

的作用下,将纤维蛋白原分子链中的二硫键剪切断,释放出纤维蛋白多肽。凝血酶同时在 $Ca^{2+}$ 的作用下,激活非活性纤维蛋白稳定因子(factor Ý)为活性的纤维蛋白稳定因子(factor Ýa)。纤维蛋白稳定因子在 $Ca^{2+}$ 的作用下,在转谷氨酰胺作用下,完成对多肽的交联,形成纤维蛋白凝胶。

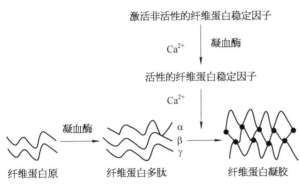

图 5-18  纤维蛋白凝胶的形成机制示意图

该黏合剂是应用生理性血液凝固原理,也就是根据血纤维蛋白原的凝血酶作用,成为可溶性血纤维蛋白,再通过 $Ca^{2+}$、血液凝固Ⅷ因子的作用,变为不溶性的、稳定的血纤维蛋白块而黏合、封闭生物体组织。另外,为了维持黏合效应、防止血纤维蛋白块早期溶解而加入抗蛋白酰酶液,作为多价蛋白酶的抑制剂,抑制血纤维蛋白分解酶。在稳定化了的血纤维蛋白块内,纤维胚细胞旺盛增殖,生成胶原蛋白及肉芽基质成分,促进生物体组织的恢复。

纤维蛋白胶主要由纤维蛋白原、活性溶液和抗纤溶剂三种成分组成。其中,纤维蛋白原是主要成分,其浓度与最终形成的纤维蛋白多聚体的强度成正比;活性溶液包括凝血酶、钙离子和Ⅷ因子,能促使纤维蛋白原转变成纤维蛋白单体,单体再形成稳定的多聚体,凝血酶的浓度可以调节纤维蛋白黏合剂的黏合和止血速率;抗纤溶剂主要为抑肽酶,用以抑制或减缓纤维蛋白溶酶原对凝块的降解。

2. 临床应用  纤维蛋白黏合剂来源是血浆,生物相容性及生物降解性都比化学黏合剂优良,不易引起自身免疫排斥、炎症、组织坏死及广泛的纤维变性,且形成的纤维蛋白凝块可在数天或数周内被吸收。因其具有良好的生物相容性、可降解性,并且止血效果好,已经在普通外科、骨科、心血管外科、脑外科等众多科室应用并取得了良好的效果。如用在烧伤整形外科中,用纤维蛋白胶封闭烧伤创面,能促进愈合。有报道称在行植皮术时,用纤维蛋白胶进行黏结,可以提高植皮的存活率。在显微神经外科,应用纤维蛋白封闭剂进行的纤维血管神经吻合术已经达到无须缝线、完美愈合、促进神经组织再生的程度,既减少了出血,又防止了过度增生神经瘤的发生。

(1)止血:纤维蛋白胶为创面止血药物,20 世纪 80 年代初应用于临床。20 年来通过对其作用原理、组织病理学、药效学、临床应用等多方面的研究,已肯定了它的疗效和安全性,在国内外的医学临床应用中越来越普遍。它是根据血液的凝固机制研制而成的药物。已有试验研究证明,纤维蛋白胶具有较好的止血作用和黏合作用。在心血管外科手术中,冻干人纤维蛋白胶对心脏外科手术后的切口及创面渗血具有良好的止血和组织黏合作用,且具有可靠的病毒安全性。心脏外科手术中,纤维蛋白胶可用在手术创面及缝线针眼的渗血,与压迫止血相比较而言,能大大缩短渗血时间和渗血量。纤维蛋白胶在肝癌切除术中有良好的止血作用。肝癌切除术中及术后大量失血、输血,影响机体的凝血机制,增加术后并发症和肿瘤复发率。与热盐水纱布压迫相比,可避免由于高温而加重肝脏的再灌注损伤,并影响被热敷的肝组织愈合,减少感染发生概率。与明胶棉止血相比,纤维蛋白胶的止血作用不依赖机体的凝血因子,止血效果更理想。医用生物蛋白胶在阻生下颌第三磨牙拔除术中,也有迅速止血、显著减轻术后疼痛等作用。对于减少阻生下颌第三磨牙等复杂牙拔除术后反应和并发症都有积极的意义。

(2)促进愈合:应用医用生物蛋白胶可有效减少术后创面渗液,有利于皮瓣愈合。如乳腺癌根治术中,患者在进行常规手术切除并处理创面及活动性出血后,在腋血管鞘及创面喷洒医用生物蛋白胶,可使创面皮肤粘贴紧密,有助于减少创面的渗血、渗液,促进皮瓣和胸壁的愈合,从而可以提早拔管,缩短术后住院时间。

(3)封闭缺损:如在腭裂修复术中采用生物蛋白胶封闭松弛切口,与传统的用碘仿纱条封闭松弛切口的方法相比,应用医用生物蛋白胶有更好的临床效果。广东郑俊发等也做过同样的试验,证明生物蛋白胶可以对过封闭创口促进伤口愈合,在腭裂修复术中可靠、安全。蛋白胶用在肠胃手术中还能避免造成吻合口瘘和十二指肠残端瘘。手术缝合后将纤维蛋白胶喷洒在缝合处,可形成一层凝胶薄膜。这层薄膜能封闭针孔和小的渗漏,并且可在创面表面形成纤维蛋白网状结构,直接封闭缺损组织,并以纤维蛋白网为基质,有利于成组织细胞和毛细血管内皮细胞增生形成肉芽而达到促进愈合的作用。

(4)防止粘连:纤维蛋白封闭剂可预防术后硬膜外粘连,并具有可靠的中长期防粘连效果。根据 20 世纪 90 年代 Songer 等提出的粘连形成机制,"三维立体学说"预防硬膜周围纤维化最好的材料是半流体物质。早期使用的透明质酸钠因分子量相对较小,局部存留时间短,只能用于早期预防粘连。近年来,众多实验证实了纤维蛋白胶符合三维粘连材料的要求,并兼有抗炎止血作用。邑晓东等又通过试验证实,纤维蛋白胶可自行降解吸收,形成间隙,从而预防粘连形成,其中长期防粘连效果可靠。

除此之外,纤维蛋白胶还可作为骨质缺损的塑形剂及某些药物的缓释载体。对干细胞、成纤维细胞、软骨细胞等细胞和组织进行三维捆绑,在修复和再生医学中发挥作用。但是异体纤维蛋白黏合剂存在一定的风险,即病毒感染。并且,此类黏合剂的黏结强度不高,凝固时间过长,不利于急性出血的治疗。

[硬组织黏合剂——牙科用]

牙科用黏合剂的历史可追溯到半个多世纪以前。1940 年,首次用于齿科修补手术的高分子材料是聚甲基丙烯酸甲酯。这种牙科修复黏合剂的硬度与黏结力均不够高,所以很快被淘汰。1965 年出现了以多官能团甲基丙烯酸酯为基料,无机粉末为填料的复合黏合剂,性能大大提高,至今仍在牙科修复中广泛应用。牙科黏合剂在口腔中使用,条件比较苛刻,主要原因是:大量水分存在;牙齿表面性质的复杂性;温度变化;机械应力等,因此牙齿的黏结与修补要比想象中困难得多。虽然人们经过长期的努力,已经研制出大量的产品,但效果并不十分理想。

传统的黏固剂属于无机材料,俗称水门汀,例如磷酸锌,至今已有 100 多年的历史。这种黏固剂分为两部分,一部分为粉剂,另一部分为液剂,使用时进行混合。这种黏固剂无毒、无刺激,但对牙釉质黏合力差,主要靠机械嵌合力作用定位。它的最大缺点是固化后的黏固剂会慢慢溶解在唾液或水中,寿命较短。

为了克服这种黏固剂的缺陷,人们对磷酸锌黏固剂进行了改性,开发出羧基化黏固剂。在固化过程中,液剂中的羧基与粉剂中氧化锌的 $Zn^{2+}$ 螯合形成交联结构,生成难溶于水的有机盐。同时,羧基还能与牙质中的 $Ca^{2+}$ 螯合,故黏结力大大提高。在羧基化黏固剂中加入单宁氟化锌,不仅能提高力学性能,而且对牙齿具有抑制龋蚀的效果。合成树脂在牙科的临床应用较多,主要承担机械力的作用,多属于含活性双键的丙烯酸酯及其衍生物。最早用于牙科黏合剂的聚甲基丙烯酸甲酯由于黏结效果不好而淘汰。20 世纪 70 年代后期,开发了许多种聚甲基丙烯酸酯的牙科黏合剂,性能越来越完善。代表性的产品有:中林等合成的甲基丙烯酸-2-羟基-3-萘氧丙基酯(HNPM)和甲基丙烯酸乙氧基烷基磷酸酯(Rhenyl P)。Bowen 发明的双酚 A 双(3-甲基丙烯酰氧基-2-羟丙基)醚(Bis GMA)。这些物质的分子中既有亲水基又有疏水基,因此黏结性能优良,可用作补牙复合充填树脂。

自从 1965 年 Newman 首次采用环氧树脂黏结技术直接黏结正畸附件以来,牙釉质直接黏结技术被迅速广泛应用到正畸固定矫治过程中,同时也带动了口腔黏结材料的发展,并在口腔临床应用中显示出明显的优势。用于牙科治疗和修复应用的黏结材料包括黏固剂、合成黏合剂和复合树脂。其中黏固剂主要用于固定修复,或正畸矫治器及附件等的黏固,也可应用于窝洞的基衬和暂时充填等方面。

1. 黏结机制　传统材料保留的方式中,为了形成精确的牙几何形状,需要除去其他健康牙结构,然后再将填充材料机械地固定进牙,这个过程不仅破坏了许多健康牙部分,还增加了塑造精确牙形的手术时间。而应用医用胶则能直接有效地使材料固定于牙结构中,从而简化治疗过程。同时,通过改善牙结构和填充材料之间的密闭性,能够增强填充材料间界面的质量。

2. 分类 口腔正畸黏结剂按照材料成分可分为三类：水门汀类、树脂类和树脂-水门汀复合物。水门汀类是传统的牙科用黏合剂，由两种成分组成，通过金属盐或其氧化物的粉剂与专用的酸溶液调和，发生中和反应而实现固化。它的离子活性非常活跃，因此具有抑龋和促进再矿化的作用。树脂黏结剂由树脂单体和惰性填料组成，分为光固化型和化学固化型两种。树脂通过聚合反应达到固化，既不含水凝胶，又不形成水凝胶。因为树脂单体少，其中含极少量的羧基，故不能与牙釉质、牙本质、金属表面相螯合，而是以机械方式黏固而非化学黏固。树脂-水门汀复合物集合了水门汀类和树脂类的优点，既能像玻璃离子水门汀一样释放氟，减少牙釉质脱矿，又具有树脂黏结剂较大的黏结强度。

3. 临床应用 近年来，随着医用胶技术的不断发展，在牙科领域里也逐渐凸显出它的优势，如树脂黏结剂可以提高全瓷修复体的抗裂能力，从而提高它的临床成功率。医用胶在临床的应用主要体现在以下几个方面：

（1）正畸黏结：随着各种固定矫治技术的推广和普及，直接黏结技术已成为正畸临床中必不可少的一个环节。该技术极大地改善了全带环时期正畸治疗对牙周的损害，临床医生使用方便，给正畸临床带来了很大的进步。正畸黏结剂也随之发展起来，主要有玻璃离子黏固剂、复合树脂釉质黏结剂、可见光固化正畸黏结剂等。有实验证明，可见光固化正畸黏结剂的剪切强度已能满足临床使用要求。从黏结强度上看，复合树脂黏结剂要优于树脂改良型玻璃离子黏固剂，后者尚不能满足正畸治疗的需要。但由于树脂改良型玻璃离子黏固剂具有临床操作简便、有利于防止托槽周围龋坏的发生等优越特性，已经越来越受到正畸临床使用的重视。但同时正畸黏结技术也存在着严重不足，就是对釉质的损伤，为了克服这个缺陷，正畸黏结技术一直在不断改进。针对矫治器在口内长时间存留造成的牙齿不易清洁引起的牙釉质脱矿，出现牙釉白斑现象，近年来正畸学者们尝试了氟化物泡沫、局部涂氟、应用氟保护漆等多种方法将氟离子应用到正畸矫正过程中，以预防釉质脱矿。含氟牙科用

黏合剂还有抗龋作用。刘湘涛等证明，氟缓释牙釉质黏结剂不仅能抑制釉质脱矿，具有良好的防龋作用，且效果都与黏合剂的浓度呈正比。并且已经有人研究过，含氟牙釉质黏结剂的黏结剪切强度并不比不含氟牙釉质黏结剂的差。

（2）根管充填材料：常规充填材料多为糊剂，填充过程中牙胶尖在根管壁凹凸不平时，没有一定压力达不到满意效果，通常会与牙胶尖有明显界限，出现条状间隙，间隙大小分布不均，质地不密合，这主要与材料性质有关。而医用胶是一种液体根管充填材料，常湿常压下遇到血液、组织液等阴离子物质快速固化，然后与组织镶嵌在一起，达到永久堵塞根管的目的。因此只要根管通畅，即使细窄、弯曲的磨牙根管也能充填较理想。充填后，迅速固化，具有一定的抑菌作用，也不会引起尖周刺激症状。

（3）用作深龋垫底材料：在深龋的治疗中，对衬洞垫底材料的选择直接关系到治疗后牙髓的健康及充填体的牢固程度。氢氧化钙在诱导牙髓组织生成钙化屏障，促进牙髓病变愈合方面具有公认的优越性。但由于其本身存在质地松散、调拌后无黏性、不能承受充填压力等不足，因而无法直接用作衬洞垫底材料。李静等通过临床应用观察证明：医用胶加氢氧化钙作为衬洞垫底材料与其他两种材料相比具有其优势，比氧化锌丁香油的力学性能优良；与双组分自凝型氢氧化钙制剂相比，操作简便且价格便宜。医用黏合剂的发展给牙科带来新方法和巨大方便的同时也对自己提出了更高的要求：医用胶材料的生物化、功能化成为研究的目标。

[硬组织黏结剂——骨科用]

最常见的骨科用黏合剂是骨水泥，它是由单体、聚合物微粒（150～200 $\mu m$）、阻聚剂、促进剂等组成。为了便于 X 射线造影，有时还加入造影剂 $BaSO_4$。骨水泥属于丙烯酸类。由于骨水泥聚合反应过程中释放出的少量单体易引起细胞毒性反应，骨水泥与骨组织界面有纤维组织生长，形成厚的结合组织膜，并伴有血压下降，因此存在结合力不充分的问题。临床上也常采用多孔性植入体和磷酸钙系作为骨科用黏合剂。

1. 骨水泥 骨水泥的发展大约经历了三个阶

段：第一阶段是 1979 年英国人 Charnly 第一次将聚甲基丙烯酸甲酯骨水泥（polymethylmethacrylate，PMMA）用于固定矫形移植术；第二阶段是 1985 年美国科学家 Brown 和 Chow 首次研究出了磷酸钙骨水泥 CPC（Calcium phosphate Cement）；第三阶段是20 世纪 90 年代，美国 Argonne 国家实验室采用磷酸二氢钾作为磷酸盐，制备出磷酸钾镁骨水泥。

聚甲基丙烯酸甲酯骨水泥（PMMA），多用于骨组织与金属或高分子聚合物制造的人工器官、各种关节的黏结，也用于骨转移性肿瘤病理性骨折的填充固定。黄迅采用中心黏结法治疗桡骨头骨折，平均随访 2 年，经拍片未发现桡骨头缺血坏死或骨折不愈合。由于骨水泥很难吸收，可在骨折断端间产生屏障影响骨折愈合而很少用于骨折块的黏结固定，而且具有产热损伤血管、形成气栓、心脏有抑制作用及血压下降等副作用。因此人们研制生物活性好的骨水泥，逐步取代 PMMA 骨水泥。

2. 磷酸钙系骨水泥　磷酸钙骨水泥（calcium phosphatecement，CPC）作为一种新型的骨组织修复和替代材料，具有良好的生物相容性和骨传导性、生物安全性、能任意塑型、在固化过程中的等温性，已成为临床组织修复领域研究和应用的热点之一。骆华松等研究发现 CPC 的弹性模量为 30 MPa左右，介于松质骨和密质骨之间，对伴有骨缺损的桡骨远端骨折具有良好的固定效果。但常规 CPC 存在脆性大、抗水溶性（血溶性）差、力学性能不足、降解缓慢等缺点，限制了其在临床上的广泛应用，而复合型 CPC 将有利于改善它的性能。

3. 磷酸镁骨水泥　磷酸镁骨水泥（MPC）也具有良好的性能。吴子征等用 MPC 黏结固定家兔胫骨平台骨折，6 周后实验组都获得稳定的骨折愈合，没有发现骨折错位及延迟愈合，MPC 骨水泥逐渐被吸收，对体内电解质无明显影响，其对骨折的治疗和钢板固定组达到同样的治疗效果，通过对标本的组织学检查发现其黏结机制为镶嵌固定，并通过溶解而逐步降解，认为 MPC 骨水泥具有一定的黏结强度，能降解，对体内电解质干扰小，可以用于骨折的黏结固定。

**（二）海藻酸盐基黏合剂**

1. 骨黏合剂　目前普遍使用的医用黏合剂或多或少都存在一些缺陷。如 α-氰基丙烯酸酯类黏合剂，虽然黏合速率快，但胶层脆性大、黏合强度不高，分解时会产生有毒的甲醛；纤维蛋白类黏合剂，黏结强度较低，又是血液制剂，不容易被患者所接受；即使是专门的骨科黏合剂骨水泥，在黏合过程中也会产生有毒的单体，且在骨间容易形成较厚的结合组织膜，使黏结不牢固。因此，寻找高效、安全、可靠的黏合材料，就成为医用黏合剂研究开发的主要目标。

随着粉碎性骨折的日趋多见，其固定方法虽多，但小骨块的固定却长期存在问题，目前还没有很好的治疗方法，尤其是关节内粉碎性骨折。骨内固定物的应用对骨块的大小有一定要求。术中对小骨块强行使用螺钉、克氏针固定，易造成骨块粉碎加重，且需后期取出，否则有金属腐蚀、潜在致癌等不良反应；且操作时常需剥离与骨块相连的软组织而影响骨块血运，甚至导致骨不连。比较理想的方式是应用黏合剂直接黏合骨碎块，医用黏合剂在临床上已广泛应用。化学性黏合剂虽黏合力较强，但体内较难吸收，进而影响骨爬行替代，且有一定的毒副作用；而蛋白性黏合剂可能引起强烈的变态和免疫反应或感染病毒，且因黏合力太小难于黏结固定骨块；因此要应用于骨骼，尚需进行一定改性研究或开发新型黏合剂。

海藻酸钠和瓜尔胶均为天然生物提取物，有较好的安全性和生物相容性，且能够为机体所吸收、利用。因此，海藻酸钠和瓜尔胶都是两种较有潜力的骨骼黏合剂的材料。

张建新等以海藻酸钠为主体胶，分别与羧甲基纤维素钠和瓜尔胶按适当比例混合，制备新型骨黏合剂。混合胶综合了各自的特性，弥补了单一胶体的不足。向海藻酸钠胶中加入适当比例的羧甲基纤维素钠，可改善胶的黏性，使黏力强度能满足黏结骨块的要求。骨块用上述混合胶固定好后浸入氯化钙溶液，氯化钙可与海藻酸钠反应而在胶的表面形成一层海藻酸钙膜，该膜难溶于水，可有效防止体液对胶的溶解。且无毒无致敏性，能被组织降解吸收；其所含钙锌离子有止血效能，因此渗出较少，在膜下迅速形成凝血块，保证了作为骨再生基础的血肿的完整性；海藻酸钙膜表面光滑柔韧，顺应性较好，其水气透过性能和对中小分子量物质通透性良好，并有阻止细胞和细菌通过的屏障效能，故能为上皮细胞和纤维结缔组织细胞的移行提供一个平滑的表面,起着导向和分隔作用,而对骨诱导因子有早期富集作用。可见该胶具有理论上的良好生物相容性、可降解性,并具有一定促进骨折愈合能力。通过体外实验观察其对碎骨块的黏合力,用其黏合猪股骨断面面积为 1 cm×2 cm 左右大小的皮质骨块,然后用氯化钙溶液固化,分别测试实验当天和浸泡于生理盐水 1 周、2 周和 3 周后骨块的剪切应力。结果表明:两种混合胶的黏合力随着时间的推移呈正态分布曲线,在 1 周后达到最高峰,剪应力达到 17 000 Pa,之后逐渐下降,黏剂完全有能力黏固断面面积 1 cm×2 cm 左右大小的骨块。表明海藻酸钠改性后加入适当增黏剂,可以起到固定小骨块的作用。为获得可作为骨折尤其是粉碎性骨折的生物胶黏合剂,陈蕾等以海藻酸钠为主体胶,以硫酸软骨素、羧甲基纤维素钠和瓜尔胶等为辅助混合胶体,筛选适合骨碎块黏合的生物黏合剂。通过正交实验,以 NDJ-1 型旋转黏度计测定混合胶体的动力黏度以确定海藻酸钠为主体的混合胶体的最佳混合比例,通过梯度实验确定混合胶体固化的最佳时间。结果表明,以海藻酸钠、羧甲基纤维素钠和硫酸软骨素三者混合获得的混合胶,其动力黏度达 1 970 Pa·s,性质稳定、黏结强度大。该混合比例的胶体已用于体外实验及动物实验。同时,海藻酸钠、羧甲基纤维素钠和瓜尔胶三种物质制成的混合胶体以后虽显现较大的动力黏度,但常温下保存 24 小时后再次测量时,发现两种混合胶体均表现出动力黏度显著下降。

2. 新型黏合剂 以色列 Sealantis 公司仿效藻酸盐来有效处理手术切口内部切口。内部组织通常被很多液体包围着,通常很难处理。很多黏合剂在此环境下是无效的。当 Bianco-Peled 教授在寻找解决这个问题的方法时,她联想到了海底这个总是潮湿的环境。自 2000 年初以来,Bianco-Peled 研究藻类在水下岩石的黏附机制,并且她的研究被证明是卓有成效的。海藻胶的化学成分被公布以后,Bianco-Peled 模仿藻类的黏附机制和化学成分继续研发出一种合成黏合剂。

Bianco-Peled 在 2007 年建立了以色列理工学院的创业组织 Sealantis。2007 年 10 月初宣布他们研发的血管手术密封剂 Seal-V(图 5-19)被欧洲理事会认可。Sealantis 发明的无缝切口技术,有效地替代了术后缝合,在解决术后泄漏问题方面有潜在的应用。模仿海藻胶技术能够使黏合剂 Seal-V 在潮湿的表面也依然能够保持黏合作用。密封手术切口需要密封剂能够粘连住潮湿的组织表面,而大多数的黏合剂通常不能满足这样的条件。

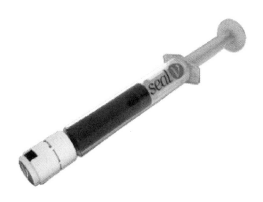

图 5-19 产品 Seal-V

Seal-V 技术是由双组分的海藻酸凝胶前驱体硬化,从而创建有效的黏结区域。使用时首先需要外科医生用涂抹器将海藻酸凝胶前驱体溶液涂抹在患者的伤口区,大约 1 分钟后海藻酸凝胶前驱体溶液变成坚硬的胶。这种两步操作的方法使外科医生能够确保溶液在所需的部位变硬成胶,从而有效避免一些手术的并发症。并且将胶染成蓝色,使涂抹伤口区域的时候能够可视化。不像止血剂通常在用于密封切口时需要密封剂有凝血作用,Seal-V 是一种无论血液存在与否都能有效黏结的黏合剂。Seal-V 也同样有生物降解和组织修复作用,这意味着伤口愈合后,它将自动被人体吸收。

Sealantis 公司的 Seal-V 已经成功进入欧洲市场,为外科医生提供了替代缝合线止血的一个新的和更好的选择。除了 Seal-V,Sealantis 公司还开发出了一系列产品。其中 Seal-G 胃肠密封剂能够有效减少或防止胃肠道手术后肠内未消化物的泄漏。

用海藻酸钠制成的注射液(国内称 701 注射液、褐藻酸钠注射液、低聚海藻酸钠注射液;国外称 Alginon,Glyco-Algin 等)具有增加血容量、维持血压的作用,可维持手术前后循环的稳定。

3. 其他方面的应用 利用海藻酸钠与二价离子的结合性,可作为软膏基质或混悬剂的增黏剂。

药剂学中利用海藻酸钠的溶解度特性,凝胶和聚电解质性质作为缓释制剂的载体、包埋剂或生物黏附剂。利用其水溶胀性作为片剂崩解剂,利用其成膜性制备微囊。近年来,超纯(通过微孔滤膜得到)的交联海藻酸钠作为包埋材料的植入剂已有商品出售并见有各方面文献报道。海藻酸钠可生物降解,降解产物无毒,与其他天然高分子相比,和二价阳离子钙锌在温和条件下可形成符合多种性能要求的凝胶,并且原料来源丰富,因而受到国内外科研者的重视。

高 G 单元含量海藻酸钠在 0.15%($w/v$)浓度下,当钙离子存在时形成三维结构水凝胶。该凝胶具有良好的力学性能,并且可将药物分子物理包埋起来,达到缓释效果。而用具有溶胶—凝胶相转变的高分子原位法制备眼部给药转运载体。海藻酸钠与钙等二价金属离子"交联"形成的物质以较稳定的凝胶形式存在,具有很好的生物相容性和生物粘连性。

## 二、海藻酸盐基水凝胶用于组织再生

### (一)海藻酸盐基水凝胶用作软骨再生

软骨组织其自身不含血管、淋巴,当损伤和缺失后,软骨组织的自身修复能力极其有限。多年来人们一直努力致力于修复或重建受损后的软骨组织的研究,主要的修复方式包括:异体软骨移植、自体软骨移植、人工合成替代品等。这些方法存在着免疫排斥或异物反应等缺点。软骨组织的损伤或功能缺失是临床常见的骨科疾病,如何有效治疗该类疾病仍然是骨关节外科医生及骨科研究者面临的难题。

软骨主要由分散的圆形或椭圆形的软骨细胞和浓密的细胞外基质组成,是一种无血管、神经和淋巴结的组织。其细胞外基质主要由 II 型胶原的网络结构和羽毛状的糖蛋白组成,为软骨组织提供足够的力学强度。这种结构特点使损伤的软骨组织自修复能力十分有限。然而,软骨组织的损伤或功能缺失在外科上很常见。随着人口老年化和肥胖问题的日益严重,关节炎患者人数每年都在增加,也有很多人由于过度运动造成关节软骨缺损。据统计,美国每年有 25 万人需要进行膝关节和髋关节置换。目前,临床上关节软骨修复的治疗方法主要有微骨折法、自体软骨移植(ACT)和同种异体软骨移植。虽然这些方法成功地减轻了患者的痛苦,提高了软骨的功能,但是上述方法存在供体来源不足、手术过程复杂、排异、修复的软骨缺乏天然软骨结构等缺点。这些缺陷甚至可能阻碍这些治疗方法在临床上的长期应用。随着组织工程和再生医学技术的出现和逐步完善,软骨修复技术出现了新的选择。事实上,软骨修复也是组织工程技术的最成功范例之一。采用组织工程技术修复软骨的一般过程是:将体外分离扩增的软骨细胞和生长因子或生物活性物质复合,然后导入某种支架,再通过手术或微创注射的方法修复缺损的软骨。除了种子细胞和活性因子外,支架材料对于修复的软骨的质量起到至关重要的作用。除具有良好的机械物理性能外,更重要的是支架需提供适于软骨组织再生的微环境。目前,已有包括多孔支架、纤维支架、水凝胶和微载体在内的多种结构的支架被用于软骨修复的研究和应用。不同种类的支架对软骨细胞的功能产生不同的影响。由于软骨细胞属于依赖型细胞,它们在多孔支架和微米纤维支架中需黏附在这些材料的表面才能生长,通常呈现出铺展的扁平样形态。然而,软骨细胞在纳米纤维支架和水凝胶支架中则成圆形或椭圆形形态,这与其在天然软骨基质中更为接近,因而更有利于维持软骨细胞的正常表型。有研究表明,生长状态呈圆形或椭圆形的干细胞更倾向于向软骨细胞分化。此外,水凝胶支架的水溶液环境更有利于保护细胞及易失活的药物如多肽、蛋白质、寡聚核苷酸和 DNA 等,也有利于运输营养和细胞分泌产物等。由于水凝胶可以在一定条件下保持流动状态而在外部物理或化学刺激下形成具有一定形状和强度的体型材料,因此可以利用这种智能性来制备注射型支架,发挥其在修复形状复杂缺损及微创治疗等方面的优势。然而,水凝胶也有机械强度低、消毒比较困难等缺点。近年来在水凝胶及其复合物修复软骨方面已经取得了较大进展,并显示出了良好的应用前景。

海藻酸钠与其他可降解生物材料相比,与软骨基质成分蛋白多糖结构相似,在体内可通过水解和酶解途径降解吸收,其良好的生物相容性及固液型可方便转换的特点,使其成为软骨细胞培养的优良载体,是一种理想的水凝胶载体材料,广泛应用于医学领域。

水凝胶在软骨组织修复与再生中，是软骨组织修复的一种理想材料。水凝胶材料能够为细胞提供更接近于天然软骨细胞外基质的微环境，便于细胞的增殖和分化，是一种理想的软骨组织修复材料。

复旦大学中山医院潘建锋等将氧化葡聚糖和氨基化明胶构建的可注射性新型复合支架，可快速成胶，可完全降解，具备多孔特性，为迁移细胞提供生长空间完成黏附、增殖分化等过程。在体外将滑膜间充质干细胞（SMSCs）与不同配比的可注射性新型葡聚糖-明胶复合支架共培养，检测葡聚糖-明胶支架的生物相容性，结果表明 SMSCs 在葡聚糖-明胶复合支架上可以良好生长。将 SMSCs 与复合不同生物因子的葡聚糖-明胶支架，注射到 6 周龄裸鼠皮下，了解其成软骨的能力。结果证明葡聚糖-明胶支架复合生物因子 TGF－β3、BMP－2、FGF－basic 可构建组织工程软骨，其成软骨能力较单纯葡聚糖-明胶支架对照组和葡聚糖-明胶支架复合物强。

海藻酸水凝胶以多种形式被应用于组织工程化软骨的构建。软骨的再生和自我修复能力极其有限，关节疾患常造成关节软骨的永久性缺损。目前的治疗方法，如微骨折术、自体或异体组织（骨膜、软骨膜、骨软骨块）移植等，不能获得满意的临床治疗效果。软骨组织成分单一，软骨细胞能在可吸收生物材料提供的三维环境中生长增殖、分泌基质成分，组织工程化软骨被认为是目前最有可能解决软骨再生问题的技术手段。微囊化细胞载体在体外单层培养过程中，软骨细胞表型容易发生变化，即使有生长因子存在，多次传代后常"去分化"为类纤维细胞，丧失合成软骨特异性细胞外基质的能力，分泌Ⅰ、Ⅲ型胶原表达活跃而Ⅱ型胶原及蛋白多糖等细胞外基质表达降低。将种子细胞与海藻酸钠水溶液混合，利用静电液滴发生装置或注射装置滴入含有的钙离子的水溶液中形成微囊化细胞载体。微囊化细胞载体能够实现软骨细胞三维培养，有利于软骨细胞形态保持和细胞外基质的正常表达。将脂肪干细胞和 RGD（精氨酸-甘氨酸-天冬氨酸）融合蛋白（CBD－RGD）包裹在海藻酸钙水凝胶中，形成直径在 1.5～2.0 mm 的细胞微

载体，三维细胞培养的结果显示，当 CBD－RGD 含量在 10 mg/g 时能促进干细胞的软骨分化。在海藻酸水凝胶构建的微囊化软骨细胞载体中，海藻酸浓度、细胞密度均会影响软骨细胞内源性生长因子的表达。小尺寸的微囊有利于营养物质和氧气的传输，具有较高强度，且便于操作。微流体装置为微囊化细胞载体提供了新的制备途径，将海藻酸钠水溶液和钙离子水溶液经过硅胶微喷嘴阵列注入大豆油连续相中交联，控制连续相的流速可制备粒径可控（50～200 μm）的窄分布海藻酸钙微球。

组织工程三维支架主要分为预成型支架和可注射支架。预成型支架是在体外制备的具有固定形状的三维支架，材料具有特定微观结构，细胞可深入支架内部生长，同时营养物质和代谢产物可渗入支架内与细胞进行交换，从而实现立体培养。该类支架的微观结构如孔径和孔隙率易于调控，易保持宏观形状，并可进行二次加工，但必须通过外科手术植入。将牛软骨细胞与海藻酸钠水溶液混合，加入 CaSO₄ 形成水凝胶。将多层负载细胞的水凝胶叠合浸入 CaCl₂ 水溶液中，制备层状结构的海藻酸钙水凝胶；与非层状结构的海藻酸钙水凝胶相比，在细胞培养过程中层状结构提高了水凝胶的力学性能，剪切模量提高了 6 倍，刚度和剪切强度提高了 2 倍，在多层凝胶的界面上有组织生长，且羟脯氨酸表达增加。

海藻酸离子交联水凝胶会自发形成各向异性的毛细管结构，当海藻酸钠水溶液遇到含有二价或多价离子水溶液，在两种溶液界面上形成离子交联的海藻酸凝胶膜，离子通过凝胶膜扩散进入海藻酸钠溶液，反向扩散梯度和聚电解质分子链间的摩擦引起耗散对流，从而形成了规整的毛细管结构。这种具有毛细管结构的水凝胶能够为细胞培养提供充足的营养物质，引导细胞定向生长。

美国康奈尔大学 Stroock 等模拟活组织中的微脉管结构，采用接触光刻蚀（photolithography）的方法构建了具有封闭微流道结构的海藻酸钙凝胶，可控制溶液在微流道中流动，从而实现调控可溶物（如代谢产物、药物等）浓度的目的。该微流道水凝胶能够在微米级尺度调控支架材料的化学微环境，用于三维软骨细胞培养，有助于构建宽截面组织工程化软骨组织，避免了水凝胶材料厚度过

大引起的细胞坏死,并有引导细胞定向生长的作用。

在软骨组织工程试验中,要将构建的细胞支架在关节镜下植入体内。因此,从预成型支架逐渐发展到可注射的水凝胶支架。可注射型组织工程支架适应微创外科技术发展的要求,最大限度地减小植入对肌体组织的损伤,并且更适合治疗形状不规则的组织缺损。海藻酸钙水凝胶作为可注射支架材料,能够为软骨细胞和骨髓基质细胞提供良好的三维生长环境,细胞增殖分化、分泌细胞外基质、形成新的软骨组织。海藻酸钠水溶液和含有钙离子的水溶液两个组分通过"Y"形注射器同时注射到所需部位凝胶化,可作为软骨组织工程支架材料,与骨膜复合,体内试验表明6周凝胶材料形成透明状软骨组织,有软骨特异性蛋白聚糖和Ⅱ型胶原表达。将海藻酸钠、纳米羟基磷灰石与骨形态发生蛋白(BMP)复合,采用原位释放法能够制备结构均匀的可注射水凝胶,鼠皮下注射4周可见新生软骨组织生成。

用壳聚糖-海藻酸复合凝胶作为间充质干细胞(MSCs)和重组人骨形态发生蛋白(BMP-2)的载体,结果表明可注射复合材料在小鼠体内能刺激新骨的形成。海藻酸钠与甲基丙烯酸酐反应可制备光交联海藻酸盐水凝胶,在其中包埋髓核细胞用于治疗腰椎间盘突出,体内植入8周,Ⅱ型胶原和蛋白多糖表达增加,凝胶保持形状良好,杨氏模量增加,形成了具有一定髓核组织功能的支架。通过调节海藻酸盐中甲基丙烯酸酯含量,控制溶胀率、弹性模量和降解速率。与原代牛软骨细胞的共培养发现,光交联海藻酸盐水凝胶具有较低的细胞毒性;对活(死)细胞染色和MTT实验证明,被水凝胶包被的软骨细胞能够存活并保持其代谢活性。利用碳二亚胺将细胞黏附配体RGD序列接枝到海藻酸钠分子链上,由于RGD能够与细胞膜上的受体特异性结合,当接枝RGD的海藻酸钠与细胞混合时,细胞就成为聚合物网络的交联点,形成可注射型水凝胶。该方法有利于细胞在凝胶内部黏附,生物相容性好,同时RGD的引入解决了海藻酸钠分子链缺少细胞识别位点的缺陷。进一步将细胞交联与离子交联结合,在细胞交联的基础上添加钙离子,可得到剪切可逆的可注射水凝胶,混合

软骨细胞注射入鼠背部,6周后凝胶体积增大20%,无明显炎症反应,并有大量糖胺多糖(GAG)分泌,有软骨样组织生成,避免了软骨细胞直接注入鼠背部的细胞坏死和组织纤维化反应。

**(二)海藻酸盐基水凝胶用作皮肤再生**

皮肤是人体最大、最主要的器官之一。人体皮肤由表及里可分为表皮、真皮、基底膜带(表皮与真皮交界处)及皮下组织四个部分。其中,真皮是一种致密的结缔组织,由胶原纤维(为成纤维细胞所分泌合成)、弹性纤维和基质大分子等共同组成。而基质中又含有蛋白多糖(基质的主要成分,大部分为透明质酸和硫酸软骨素B)、糖蛋白等生物大分子及某些水溶性的小分子。皮肤的功能是保护体内组织免受外界损害;进行新陈代谢如吸收、排汗、分泌皮脂和排泄废物等;皮肤还能调节体温,感受痛、触、压、温、冷等刺激,并有免疫作用。

皮肤创伤形成的原因包括外伤原因导致皮肤软组织缺损、手术切除疤痕或皮肤肿物等形成创面、各种理化因素(如烧伤、放射损伤、毒性药液渗漏等)导致皮肤软组织损伤等。皮肤是维持内环境稳定和阻止微生物入侵的屏障,创伤后发生的许多局部及全身感染总是与丧失皮肤屏障有关。因此,在治疗皮肤创伤时,力求能尽早封闭创面,减少由创面致病菌引起的感染,提高严重创伤的成活率,治疗皮肤创伤。

创伤修复材料是指有助于促进创伤愈合的医用生物材料,这类材料组织相容性好,植入或覆盖创面与机体不发生不良反应,且能治疗或替代机体中的缺损组织,促进其愈合。高分子材料是从生物体内提取或从自然环境中直接得到的一类生物大分子,因此抗原性较弱,往往存在细胞表面受体的特异识别位点,不易引起免疫排斥反应,并可诱导、调节细胞的生长和分化,同时也避免了人工合成高分子材料在孔隙、空间结构等方面的制备难题,因此被广泛应用于组织工程化皮肤支架材料。从已有研究来看,此类材料大多数来源丰富,造价低廉,且在组织相容性、理化性能及生物降解性等方面显著优于人工合成材料。因此,天然高分子材料在医学中被广泛应用于创伤修复材料。

1. 藻酸盐水凝胶用作医用敷料促进皮肤再生

医用敷料是用于对各种创伤表面进行临时覆盖,

能够起到暂时保护伤口、防止感染、促使愈合的医用材料，主要作用是吸收伤口渗液、避免遭受细菌感染及外来因素的影响。医用敷料主要分为传统纱布类敷料和高端湿性敷料。传统纱布类敷料对处理浅表伤口方面有一定的效果，但是它存在一些弊病，如一般会保持伤口干燥，容易粘连在新生组织上，在去除时会导致二次创伤，破坏健康的生长因子。

理想敷料应当具有以下功能：防止水分与体液的损失；抵御细菌入侵，防止感染；与创面有亲和性，有较好的黏合力；保持、促进肉芽和上皮组织正常生长，促进痊愈；不留疤痕、不产生变形；柔软，有一定机械强度；透气，透湿，有保湿性；生物相容性好。敷料种类划分方法很多，按组成可分为普通敷料、生物敷料、合成敷料和复合型敷料。

凝胶型敷料是可形成含有一定水分的高分子材料网状膜，具有较好的吸水性，清创作用好，有利于胶原酶的活性，加速坏死组织溶解，保湿与吸水并存，可负载各种可溶性药物，能与不平整的伤口形成紧密结合，同时也能吸走过多的渗液，不利细菌生长，减少再感染机会。

海藻酸钠是一种天然植物性创伤修复材料，用其制作的凝胶膜片或海绵材料，可用来保护创面和治疗烧、烫伤等。海藻酸是近年研究较多的生物材料，具有多种优良的生物学活性和良好的生物安全性，可作用于皮肤创面愈合中的多个环节和因素，包括多种细胞，如血管内皮细胞、成纤维细胞以及这些细胞分泌的表皮生长因子、碱性成纤维细胞生长因子，从而促进组织增生和创面愈合。

藻酸盐敷料是湿性敷料的一种，其活性成分为海藻中具有高度亲水性、类似凝胶并能被生物降解的藻蛋白质，可与氯化钙反应后制成蚕丝状细纤维，按一定顺序交织排列，加压后制成 2 mm 厚的藻酸盐敷料。海藻酸敷料是开发较早的具有止血作用的伤口敷料，1986 年，Groves 和 Lawrence 在研究海藻酸纱布在植皮伤口上的应用时，发现了海藻酸纱布良好的止血效果，在使用后 5 分钟内，即可使创面止血。目前海藻酸敷料已应用于切割伤、压疮、鼻出血及供皮区止血等，如德国保赫曼（Paul Hartmann）股份公司生产的藻酸钙填塞条（Sorbalgon Tamponade Strips），其特征在于：

① 有效清创，伤口表面的细胞残屑、细菌、微生物等被包裹并锁定在凝胶体中。② 促进止血，藻酸钙与伤口渗液中的钠离子结合形成凝胶，同时将钙离子释放出来，伤口表面钙离子的大量集结可加速创面止血。③ 促进创面愈合，凝胶体柔软、湿润，为伤口提供湿性修复环境，加速肉芽组织的生长和上皮的形成。④ 安全、耐受性好，长期使用不会引起伤口部位皮肤敏感或变态反应等不良症状。但就其止血性能而言，效果仍不理想。有研究经过探索研究，将甲壳质与海藻酸钙这两种止血机制不同的生物材料，通过合适的结构连接和剂型改造，研制成该壳聚糖和海藻酸复合而成的新型敷料，达到了较好的止血效果。壳聚糖-海藻酸敷料的止血机制可以总结为：① 壳聚糖分子链所带的正电荷和与红细胞表面带负电荷的胞壁酸相互吸引而产生黏合作用，引起红细胞的聚集，从而促进血液的凝结，达到止血效果。② 海藻酸大分子链上的 —COOH 与血液中的 NaCl 反应，打破了血液的电离平衡并激活凝血因子；生成的海藻酸钠大量吸收血液中的水分，使血液的浓度与黏度增大，流速减慢，同时海藻酸钠溶解形成的黏性体堵塞毛细血管末端；遇血小板能迅速发生黏附。③ 敷料内表面布满皱褶，具有较大的比表面积和溶胀特性，能快速吸收血液中的水分，浓缩血小板和凝血因子，同时形成凝胶覆盖在创口表面。④ 强度较大，能通过物理加压止血。⑤ 壳聚糖与海藻酸交联剂-氯化钙中大量的钙离子可能也参与止血。藻酸盐敷料在肛瘘术后的应用：由于肛门生理结构的特殊性，肛瘘手术后创面渗血、渗液现象一般较多，瘘管切除后，组织缺失大，而且肛门局部创口开放，受到粪便污染，发生感染，愈合较迟缓。肛瘘是肛肠科最普通而常见的肛周疾病，术后感染可使局部发生炎性水肿。进一步导致疼痛加剧，同时肛周局部血循丰富，创面易发生出血，渗出物多，影响创口愈合，因此选用合适的材料进行局部换药至关重要。传统方法包括坐浴、依沙吖啶纱条外用及止痛药等对症疗法，但病程较长，或因疼痛给患者带来不便。然而藻酸盐敷料所形成的凝胶能防止创口脱水，调节生理性分泌，使创口表面形成一种膜状保护结构，减少了排便刺激，起到隔离粪便的作用，避免了二次感染的机会。湿性愈合环境避免了伤口神经

末梢的暴露、脱水和某些炎症性物质的刺激,从而达到止痛效果;而且在换药时能一次性脱离创面,更换时无疼痛,不粘伤口,不易损伤新生组织,易于被患者接受。造口术后的应用:皮肤黏膜分离是肠造口术后早期的并发症之一,采用藻酸盐敷料、水胶体敷料处理肠造口皮肤黏膜分离取得较好效果。藻酸盐类敷料是一种类似纤维素的不能溶解的多糖,藻酸盐类敷料跟纱布一样柔软,容易折叠,敷贴容易,是一个理想的填充体。在与伤口接触时,藻酸盐中的钙离子能置换伤口渗液中的钠离子,从而在伤口表面形成一层稳定的网状凝胶,有助于血液的凝固,促进伤口愈合。

海藻酸盐医用敷料覆盖创面后与创面渗液接触,通过离子交换将不溶性藻酸钙变为可溶性藻酸钠,同时释放钙离子,故具有止血功能,用于术后创口填塞起到良好的止血引流作用;吸收性能好,可吸收自身质量 20 倍的渗液量(为纱布的 5～7 倍)。吸收液体后膨胀成藻酸钠凝胶,在创面上形成柔软、潮湿、类似凝胶的半固体物质,使伤口同外界隔绝,形成一个密闭的无氧环境,加速新生微血管增生,对维持湿润环境、提高表皮细胞的再生能力、加快表皮细胞移动、促进创面愈合有重要意义。藻酸盐敷料具有以下特点。① 透气性良好,无毒、无刺激,无抗原性。② 兼具机械压迫止血和促进凝血的功效。③ 减少创面水、盐与营养物质的丢失。④ 限制细菌在创面生长繁殖。⑤ 使创面保持湿润环境,有利于上皮生长。⑥ 携带和使用方便。以此原料制备的海藻酸敷料具有高吸湿凝胶性、止血性、可生物降解、生物相容性的优点,为创面提供湿性愈合环境,能促进伤口愈合,降低伤口疼痛,且由于其更换频率小,亦可降低医疗成本。

Sayag 等对 92 例患者的溃疡伤口做了临床试验,发现有 74% 的患者在使用海藻酸后伤口面积缩小了 40%,而使用传统纱布的患者中仅有 42% 能达到同样疗效,说明海藻酸纱布比传统纱布的疗效好,创面愈合快。海藻酸盐敷料具有减轻创面疼痛、减少出血与吸收渗液的作用,尤其能减少换药次数,患者乐于接受;个别患者可见创面有纤维样物残留,但易清除,无不良反应等特点,有很好的应用前景。海藻酸盐是由海带中提取的天然多糖,而海藻酸盐敷料是从海藻中提炼的柔软无纺织纤维,

它含有 85% 天然藻酸盐纤维,15% 的羧甲基纤维素纳。它的主要功能是吸收渗出液,形成凝胶,与渗液发生 $Na^+ - Ca^{2+}$ 离子交换。海藻酸盐敷料的出现,为患者带来了福音,目前在压疮的处理、肛瘘的护理、造口护理、糖尿病足护理等方面都得到了广泛的临床应用。

Young 等将海藻酸钠和明胶交联制成了可吸收的海绵,用作促进伤口愈合敷料。实验表明,随着海绵中海藻酸钠含量的增加,孔隙度增加,导致其水吸收能力增强。将海绵中载上含有磺胺嘧啶银或硫酸庆大霉素,交联的海绵缓慢释放药物可以在体外胶原酶消化下缓慢释放长达 3 天。韩国 Young 等分别将海藻酸钠-明胶,明胶-透明质酸和壳聚糖-透明质酸交联形成的凝胶敷料,通过实验表明这三种敷料均能促进背部皮肤组织缺损的新西兰大白兔伤口愈合。

2. 海藻酸盐银联合水凝胶敷料 海藻酸盐银(SeaSorb - Ag dressing)联合水凝胶敷料对慢性创面具有显著抗菌、促进创面肉芽组织和上皮再生、促进创面愈合的疗效,且无明显不良反应,使用安全、方便,疼痛小等特点。海藻酸盐银敷料是在海藻酸盐敷料基础上,加入银离子,具有杀灭并抑制细菌的作用,有助于产生抗菌环境,它能透过细菌细胞膜阻断呼吸酶而起到广谱抗菌作用,并具有不易产生耐药的特点。且在水凝胶敷料创造的湿润环境下,更加有利于银离子的释放并发挥作用。而藻酸盐敷料本身已被公认为具有高吸湿性、成胶性和止血等功能。能够促进肉芽生长,并可吸收相当于 20 倍自身质量渗液;钙、钠离子交换,达到止血效果,但不可单独应用于感染创面。而海藻酸盐银(SeaSorb - Ag dressing)敷料,恰好结合了藻酸盐敷料和银离子敷料的双重作用,应用范围扩大,更好地促进肉芽生长及发挥抑菌作用。水凝胶敷料能够形成一种理想的湿性环境,创面的湿润环境可减少组织坏死,加速新生上皮的形成,临床应用表明,湿润环境可减轻疼痛,并强化各种生长因子对伤口内靶细胞的作用。"湿性疗法"的观念已被越来越多的学者认识和接受。凝胶敷料吸收渗液后形成的凝胶,可以促进伤口生长保护伤口,减少伤口换药损伤;但单独使用于大量渗液的创面时,可能出现渗液外漏等情况。海藻酸盐敷料联合银水

凝胶,可以避免渗液过多浸渍或外漏,减少感染及对肉芽组织和上皮的破坏。龚振华等联合使用银离子敷料及水凝胶对Ⅱ度烧伤创面愈合具有明显促进作用,进一步说明了银离子及水凝胶的促愈合作用。从药物经济学评价,患者住院时间减少,直接医疗费用和间接医疗费用下降。实验结果显示,治疗组创面细菌感染比对照组少,差异有显著性意义($P<0.05$);治疗组愈合时间比对照组短,治疗组比对照组平均缩短五六天($P<0.05$);换药期间治疗组去除敷料时无疼痛,创面湿润,且肉芽组织及上皮无明损伤,而对照组去除敷料时疼痛明显,创面干燥,且肉芽组织及上皮均有不同程度损伤等,这一系列指标表明藻酸盐银联合水凝胶敷料积极作用是肯定的,值得临床推广,且作者在临床实践中发现,水凝胶敷料既可选用康惠尔溃疡贴、透明贴等,亦可选用多爱肤(DuoDerm)天然水凝胶敷料等,但暂无临床统计数据比较。当然该实验中对于不同病因的创面修复是否存在差异等没有充分的临床数据等,因此还需要进一步研究。丹麦康乐保公司生产的海藻酸盐银敷料,为海藻酸钙盐、羧甲基纤维素纳(CMC)、银离子复合物,海藻酸钙盐和羧甲基纤维素纳在吸收伤口渗液后膨胀,形成非常柔软、有内聚性的水凝胶,这种结构使其能够快速吸收伤口渗出液,同时把它原位锁定在凝胶内,避免了渗出液渗漏及浸渍伤口皮肤的危险,减轻患者在更换敷料时的疼痛,且能够持续有效释放银离子长达7天。

3. 海藻酸盐纤维 海藻酸钠易与二价阳离子络合形成离子交联水凝胶,构成纤维状析出。最初在1994年,Speakman 和 Chamberlain 对海藻酸纤维的生产工艺做了详细的报道。用多种金属离子(如铁、铜等)与海藻酸盐进行离子交换,制成海藻酸铁、海藻酸铝、海藻酸铜等海藻酸纤维。海藻酸盐纤维覆料在与伤口体液接触后,材料中的钙离子会与体液中的钠离子交换,使得海藻酸盐纤维材料由纤维状变成水凝胶状,由于凝胶具亲水性,可使氧气通过、阻挡细菌,进而促进新组织的生长。以海藻酸盐纤维所制作的非织造布创伤被覆材料结合了其高吸收性和成胶性,从而能为伤口提供较佳的愈合环境,所以海藻酸盐纤维材料能作为一种良好的医用材料,已渐渐被使用到临床上的创伤治疗。20世纪80年代初,英国 Courtaulds 公司成功地用海藻酸盐纤维制成一种医用纱布,应用于流血、流脓较多的伤口上。当纱布和脓血接触时,海藻酸钙纤维和人体中的钠离子发生离子交换,水不溶性的海藻酸钙慢慢地转换成水溶性的海藻酸钠,从而使大量的水分进入纤维内部而形成水凝胶体,这赋予了纱布极高的吸湿性及容易去除等优良性能。Masahiro 制成的吸湿性医疗敷料和绷带在吸湿后可以隔绝或阻止细菌的进入,防止伤口的感染;Otsuka 制备的锌-钙海藻纤维有明显的抑菌和消肿效果。用海藻酸钠做部分下鼻甲切除术后患者的包扎材料,效果好于石蜡敷料,特别是去掉包扎后能更显著地减少出血。用海藻酸钙纤维可成功地治疗中毒性表皮坏死。

海藻酸盐纤维与伤口渗出液接触后,能够剧烈膨化形成柔软的水凝胶,对伤口新生的娇嫩组织有极大的保护作用,可以防止在更换敷料时造成二次创伤。高 M 海藻酸敷料因不具备较好的完整性,需通过用温热的生理盐水清洗来去除;高 G 海藻酸敷料吸湿性较小,与渗液接触形成凝胶较少,可以整片揭除。为克服高 M 和高 G 海藻酸敷料各自的缺点,高凝胶性和高完整性的海藻酸敷料,可以较好地用于伤口护理。将海藻酸盐纤维与壳聚糖复合可以用于制造新型伤口敷料,它能在伤口表面原位形成凝胶,创造利于伤口愈合的湿润密闭愈合环境,提高伤口敷料和止血材料的性能,使其真正得到应用。

(莫秀梅 袁柳)

◇ 参 ◇ 考 ◇ 文 ◇ 献 ◇

[1] 蔡真真,张建新.骨科医用黏合剂的研究进展[J].右江医学,2009;37(6):739-741.

[2] 丁凤泉,宗树芸,王健民.α-氰基丙烯酸酯系医用黏合剂临床应用中几个问题的探讨[J].黏结,1990,11(2):24-26.

[3] 杜力,新型的血纤维蛋白医用黏合剂[J].广东化工,

1990(4)：46－49.

［4］ 葛小静，章宏伟，史京萍，等.藻酸盐银联合水凝胶敷料对慢性创面愈合的作用［J］.中国组织工程研究，2012，16(3)：539－542.

［5］ 胡春弟，姚刚，陈莉.医用胶黏剂的分类与应用［J］.咸宁学院学报，2006，2(19)：73－75.

［6］ 胡小红，朱旸，高长有.用于软骨修复的水凝胶［J］.化学进展，2009，21(10)：2165－2175.

［7］ 胡玉梅，田艳明.血纤蛋白黏合剂在眼科的应用［J］.国际眼科杂志，2010，10(7)：1336－1337.

［8］ 李美雯，任重，耿健，等.医用聚丙烯酸酯压敏胶的研制与应用［J］.黏合剂，1989(1)：3－5.

［9］ 李其祥，肖志方，易德莲，等.海藻酸盐水凝胶研究进展［J］.科技资讯，2009(14)：3－4.

［10］ 鲁路，刘新星，童真.海藻酸盐凝胶化及其在软骨组织工程和药物控释领域的应用［J］.高分子学报，2010，12(12)：1352－1358.

［11］ 王华明，王旭伟，卢凌彬，等.海藻酸钙软骨材料的凝胶化过程研究［J］.化工科技，2009，17(3)：13－15.

［12］ 王清华，钟文菲，何盟.藻酸盐敷料的临床应用：与传统材料特征的比较［J］.中国组织工程研究与临床康复，2010，14(3)：533－536.

［13］ 王艳红，顾汉卿.医用黏合剂的发展及临床应用进展［J］.透析与人工器官，2008，19(3)：23－32.

［14］ 张建新，高亚辉，潘壮壮，等.海藻酸钠为主体胶黏合骨碎块的体外实验［J］.中国组织工程研究与临床康复，2010，14(38)：7037－7040.

［15］ 郑江，高亚辉，朱小莉，等.海藻酸钠和瓜尔胶作为骨骼黏合剂的比较研究［J］.中国海洋药物杂志，2007，6(26)：27－29.

［16］ 朱振宗，梁伟国，沈雁，等.海藻酸钠复合载体长期培养软骨细胞的生物学稳定性［J］.中国组织工程研究与临床康复，2011，15(16)：2867－2870.

［17］ Bouhadir K H，Lee K Y，Alsberg E，et al. Degradation of partially oxidized alginate and its potential application for tissue engineering［J］. Biotechnology Progress，2001，17(5)：945－950.

［18］ Dahlmanna J，Krauseb A，Möllerb L，et al. Fully defined in situ crosslinkable alginate and hyaluronic acid hydrogels for myocardial tissue engineering［J］. Biomaterials，2013，34(4)：940－951.

［19］ Daisuke T，Toshizumi T，Akira T，et al. Albumin-crosslinked alginate hydrogels as sustained drug release carrier［J］. Materials Science and Engineering，2007，27(4)：870－874.

［20］ Deforest CA，Polizzotti BD，Anseth KS. Sequential click reactions for synthesizing and patterning three-dimensional cell microenvironments［J］. Nature

Materials. 2009，8(8)：659－664.

［21］ Eiselt P，Lee KY，Mooney DJ. Rigidity of two-component hydrogels prepared from alginate and poly (ethylene glycol)-Diamines［J］. Macromolecules，1999，32，5561－5566.

［22］ Forest CA，Anseth KS. Cytocompatible click-based hydrogels with dynamically tunable properties through orthogonal photo conjugation and photocleavage reactions ［J］. Nature Chemistry，2011，3(12)：925－931.

［23］ Geng XH，Mo XM. Hierarchically designed injectable hydrogel from oxidized dextran，amino gelatin and 4－arm poly (ethylene glycol)-acrylate for tissue engineering application［J］. Journal of Materials Chemistry，2012，22：25130－25139.

［24］ Glicklis R，Shapiro L，Agbaria R，et al. Hepatocyte behavior within three-dimensional porous alginate scaffolds［J］. Biotechnol，2000，67(3)：344－353.

［25］ Lu HD，Soranno DE，Christopher B. et al. Secondary photocrosslinking of injectable shear-thinning dock-and-lock hydrogels［J］. Advanced Healthcare Materials. 2013，2(7)：1028－1036.

［26］ Marandi GB，Sharifnia1 N，Hosseinzadeh H. Synthesis of an alginate-poly (sodium acrylate-co-acrylamide) superabsorbent hydrogel with low salt sensitivity and high pH sensitivity［J］. Journal of Applied Polymer Science，2006，101(5)：2927－2937.

［27］ Nakahata M，Takashima Y，Yamaguchi H，et al. Redox-responsive self-healing materials formed from host-guest polymers ［J］. Nature Communications：2011. 2(1)：1521－1526.

［28］ Tan HP，Chu CR，Payne K A，et al. Injectable in situ forming biodegradable chitosan-hyaluronic acid based hydrogels for cartilage tissue engineering［J］. Biomaterials，2009，30(13)：2499－2506.

［29］ Wenga LH，Romanovb A，Rooney J，et al. Non-cytotoxic，in situ gelable hydrogels composed of N-carboxyethyl chitosan and oxidized dextran［J］. Biomaterials，2008，29(29)：3905－3913.

［30］ Yamaguchi H，Kobayashi Y，Kobayashi R，et al. Photo switchable gel assembly based on molecular recognition［J］. Nature Communications，2012(3)：1617－1621.

［31］ Yu L，Zhang Z，Ding J. In vitro degradation and protein release of transparent and opaque physical hydrogels of block copolymers at body temperature

[J]. Macromolecular Research, 2012, 20 (3): 234 - 243.

[32] Yu L, Zhang Z, Zhang H, et al. Mixing a sol and a precipitate of block copolymers with different block ratios leads to an injectable hydrogel [J].

Biomacromolecules, 2009, 10(6): 1547 - 1553.

[33] Zhang Z, Ni J, Chen L, et al. Biodegradable and thermoreversible PCLA - PEG - PCLA hydrogel as a barrier for prevention of post-operative adhesion [J]. Biomaterials, 2011, 32(21): 4725 - 4736.

# 第六章
# 海藻酸盐基生物微胶囊的制备与应用

微胶囊是指利用天然或合成的高分子材料对固体、液体或气体进行包封的、粒径 $5\sim1\,000\,\mu m$ 的微小容器。微胶囊一般由一层薄膜即微胶囊膜和囊芯物组成。组成微胶囊膜的材料称为囊材，组成囊芯的材料称为芯材。20 世纪 50 年代，Green 研制出包含染料的 NCR 型微胶囊用于多纸复印，至此，微囊化技术被广泛应用于日用化学品及生物医药领域。生物微胶囊是指微囊内包封的物质为细胞、蛋白质、酶、核酸等生物活性物质。1957 年，Chang 首次报道了生物活性物质的微囊化研究，将酶、蛋白质和激素等生物活性物质包封在选择性透过膜中，形成球状微胶囊，称之为"生物微胶囊"。在各种材料中，海藻酸盐基生物微胶囊由于材料的安全性、易于形成凝胶等特性而体现了其在生物医学领域的应用优势。因此，本章重点阐释海藻酸盐基生物微胶囊的应用原理、制备技术、表征方法及其在细胞培养及组织细胞移植领域的应用。

## 第一节　海藻酸盐基生物微胶囊概述

由于生物微胶囊包埋的生物活性物质均通过特异的大分子空间结构而产生特有的生物功能，因此，对胁迫环境非常敏感。传统的用于日用化学品的微囊化技术如溶剂蒸发、界面聚合、喷雾干燥等方法，常需要高温、机械剪切、聚合物吸附或暴露在有机溶剂下，当用于生物活性物质时会产生分子断裂、变性、聚集等而破坏大分子的空间结构，导致生物活性物质的功能活性损失。因此，生物微胶囊工艺应该选择一种制备条件温和的微囊化技术，避免胁迫情况的发生，以减少蛋白变性及生物活性的损失。

能够形成水凝胶的蛋白（胶原 collagen，明胶 gelatin）及多糖（琼脂 agar，琼脂糖 agarose，卡拉胶 carrageenan，阿拉伯结冷胶 gellan gum acacia，海藻酸钙 calcium alginate）的使用，为微囊化技术提供了制备条件温和并具有良好生物相容性的材料及方法，但其制备工艺多是把凝胶材料加热到熔点温度（$40\sim60\,℃$）时，加入包埋物，然后通过溶液冷却而形成凝胶。以几种比较常用的低成本凝胶材料为例：琼脂的凝固点 $40\,℃$，一般操作过程中控制在 $42\,℃$ 时加入微生物等活性物质充分混合，降温后形成凝胶；阿拉伯胶需要在 $45\,℃$ 时加入包埋的活性物质及 $CaCl_2$ 溶液，乳化后在冰浴条件下迅速降温到 $15\,℃$ 形成凝胶珠；卡拉胶在使用过程中为了克服自身凝胶脆性、刚性过强、不稳定等缺点，多与槐树豆胶（locust bean gum）等含有半乳甘露糖成分的多糖交联，才能形成具有弹性且稳定的凝胶，而其在形成凝胶时，也需要在 40 ℃时加入微生物等生物活性物质，乳化后降温到 30 ℃形成凝胶。这些工艺对那些温度敏感、加热易被破坏的生物活性物质尤其是细胞很不适合。

取自天然的海藻酸盐高分子材料，可通过二价或三价离子移变即发生凝胶化反应，条件温和，凝胶化工艺简单，且材料具有良好生物相容性、生物降解性、价格低廉、易于加工成球形微囊等特点，备受研究者的青睐，从 20 世纪 40 年代开始即有海藻酸盐材料性能相关研究成果的发表，20 世纪 60 年代对材料的认识有显著进展，对其凝胶微球工艺的研究从 20 世纪 90 年代初至今呈逐年递增趋势。本节将对海藻酸盐基生物微胶囊的组成、结构、应用原理做一简单介绍。

### 一、海藻酸盐基生物微胶囊的组成

海藻酸盐在二价阳离子存在的条件下变成凝胶。相同离子浓度下，与海藻酸分子交联能力的先后顺序为 $Pb^{2+}>Cu^{2+}>Cd^{2+}>Ba^{2+}>Sr^{2+}>Ca^{2+}>Zn^{2+}$，$Co^{2+}$，$Ni^{2+}>Mg^{2+}>Mn^{2+}$。而且不同金属离子与海藻酸钠分子中 GG 片段、MM 片段、MG 片段的交联程度不同，GG 片断交联能力：$Ba^{2+}>Sr^{2+}>Ca^{2+}\gg Mg^{2+}$；MM 片断交联能力：$Ba^{2+}>Sr^{2+}\approx Ca^{2+}\approx Mg^{2+}$；MG 片断交联能力：$Ba^{2+}\approx Sr^{2+}\approx Ca^{2+}\approx Mg^{2+}$。高 G 海藻酸钠与 $Ba^{2+}$，$Sr^{2+}$ 反应比与 $Ca^{2+}$ 反应形成更稳定、强度更高的凝胶。但由于 $Ba^{2+}$ 是生物膜 $K^+$ 通道的抑制剂，在浓度大于 $5\sim10$ mM 时即产生抑制效应，故目前以海藻酸盐凝胶制备应用于人体的生物制剂时，钙是应用最多的阳离子。因为它被认为是临床使用安全的，容易获得且经济的二价阳离子。因此，海藻酸钙微球即构成了海藻酸盐基生物微胶囊的核心结构。

海藻酸钙凝胶微球的交联处于亚稳态，交联区的超微结构随着凝胶中水分含量、交联速率不同而不同。更重要的是，这种凝胶在遇到钙离子螯合剂如 EDTA、乳酸盐、柠檬酸盐、磷酸盐，或高浓度的 $Na^+$ 或 $Mg^{2+}$ 存在时，凝胶中的 Ca 将发生离子置换，凝胶裂解，海藻酸盐分子溶解，从而导致包埋在凝胶中的细胞、蛋白、酶等生物活性物质的释放，固定化失败。

因此，为了解决海藻酸钙凝胶微球的化学稳定问题，研究者提出各种修饰技术来增强海藻酸盐基生物微胶囊的稳定性。海藻酸盐基生物微胶囊的修饰技术可概括为材料共混技术和微球表面络合技术。与海藻酸盐材料共混或化学交联的材料有卡拉胶、明胶、淀粉、蛋白、半乳糖、羟丙基甲基纤维素（hydroxypropyl-methylcellulose，HPMC）、SDS 交联制备双亲性的 Alg 水凝胶等。在海藻酸盐微球表面络合的大分子包括：人血白蛋白、羟基淀粉钠、硅酸盐类；络合聚阳离子材料有聚氨基酸类（如聚赖氨酸、聚鸟氨酸、聚精氨酸、聚组氨酸等）、聚胺类（如聚乙烯亚胺、聚亚甲基胍、聚 N 乙烯基己内酰胺、羧基-丙基-丙烯酰胺共聚物、DEAE-dextran、氨基聚乙二醇等）、壳聚糖等。还有上述两种的共修饰技术如海藻酸盐-硫酸纤维素-聚亚甲基胍凝胶载体用于酶固定化研究。其中，聚氨基酸类及壳聚糖作为聚阳离子材料与海藻酸钙凝胶微球络合形成海藻酸盐基生物微胶囊，因其具有以下特点：① 于生理条件下制备。② 微胶囊的粒径大小可控（10 微米至几百微米）。③ 膜厚度可控（几微米至几十微米）。④ 微胶囊膜的渗透扩散性能可控，不同制备条件可以得到不同截留性能的微胶囊。⑤ 微囊膜的弹性佳，机械强度高，可抵抗一定程度的外力作用，防止机械损伤。⑥ 微囊具有良好的生物相容性等，而成为细胞载体材料的代表。

### 二、海藻酸盐基生物微胶囊结构

海藻酸盐基生物微胶囊的典型特征是通过聚阳离子与海藻酸盐静电络合形成的聚电解质复合（polyelectrolyte complex，PEC）膜。囊芯的水凝胶网络承载细胞、蛋白、核酸等生物活性物质，半透性的微胶囊膜屏蔽囊内包封物质与外界环境的直接接触，但外环境营养物、囊内细胞代谢物及治疗性药物可以通过膜进行扩散，达到培养、催化、免疫隔离、基因运载、药物释放等目的。因此，认清海藻酸盐生物微胶囊的空间结构，是决定海藻酸盐水凝胶微胶囊的水合状态、强度、弹性、传质效应的关键因素，并将进一步影响其在药物控制释放载体（药物分子在水凝胶载体中的分布、装载量及扩散传递行为）及组织（细胞）承载系统（细胞在水凝胶中分布、形态、黏附、生长状况和代谢行为）应用过程的功能发挥。因此，如何表征真实状态下海藻酸盐基生物微胶囊的空间结构，对促进其在生物医学领域的应用具有重要意义。

利用传统的光学显微镜可以直观地观测微胶囊形态、大小、膜厚等信息。图6-1为海藻酸盐基生物微胶囊的光学显微镜照片。其中，图6-1A是海藻酸钙凝胶（Calcium Alginate Gel，CAG）微球图片，图6-1B到图6-1D是不同分子量壳聚糖成膜后的海藻酸钠-壳聚糖（Alginate-chitosan，AC）微胶囊图片。可见，壳聚糖分子量越大，与海藻酸钙凝胶微球络合交联形成的PEC微胶囊膜越薄。借助凝胶渗透色谱技术，通过检测成膜液中的壳聚糖含量及分子量分布的变化，可以直观显示出：随着成膜反应时间的进行，壳聚糖样品峰高的降低呈非对称的峰形（图6-2），且平均分子量越大的壳聚糖样品，非对称现象越严重。说明对于宽分子量分布的壳聚糖样品，并非所有壳聚糖分子都参与成膜反应，分子量越小的分子参与反应的量越多。

利用扫描电子显微镜（SEM）可以观测到微胶囊表面、剖面的结构信息，但由于SEM需要对样品进行梯度脱水处理导致水凝胶空间结构严重失真。而海藻酸盐基生物微胶囊的应用领域大多是在含水状态下，发挥水凝胶的特性，因此，这种失真的结构信息难以有效指导其在生物医学领域的应用。

海藻酸盐基生物微胶囊水凝胶的最大特征是含水量高达90%以上。目前常用的水凝胶空间结

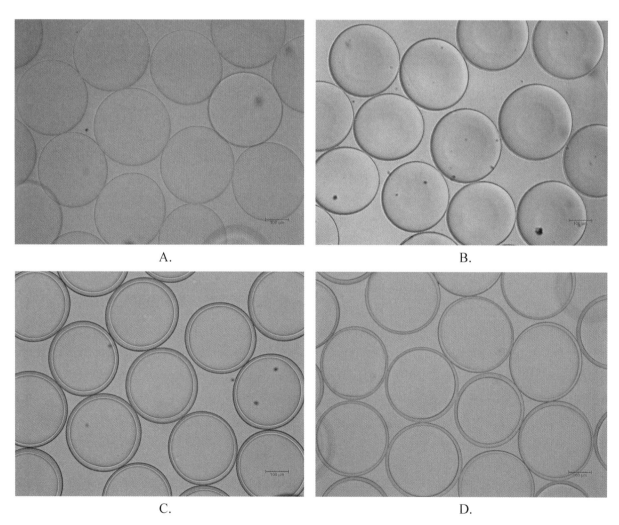

A.

B.

C.

D.

图6-1 海藻酸钙凝胶微球和由不同分子量壳聚糖制备的微胶囊（标尺为100 μm）

A. CAG微球；B. $22 \times 10^3$ 壳聚糖制备的AC微胶囊；C. $67 \times 10^3$ 壳聚糖制备的AC微胶囊；D. $91 \times 10^3$ 壳聚糖制备的AC微胶囊

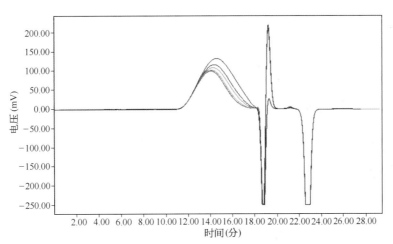

图 6-2　成膜过程中壳聚糖样品的 GPC 图谱

构的表征手段中,激光共聚焦扫描显微镜(confocal laser scanning microscope,CLSM)可在含水状态下观察其真实结构,结合荧光标记技术,可提高分辨率到 150 nm。中科院大连化学物理研究所马小军实验室借助荧光标记的海藻酸钠分子,对生物微胶囊内海藻酸盐分布进行了有效表征。图 6-3 显示出传统的静电液滴法制备的海藻酸钙凝胶微球呈现外密内疏、各向对称的凝胶结构。传统的海藻酸钠-聚阳离子微胶囊的制备过程包括:CAG 微球的制备;聚阳离子交联在微球表面形成 PEC 膜;枸橼酸钠螯合内部海藻酸钙凝胶中的 Ca 离子,使内部液化成海藻酸钠溶液。在聚阳离子成膜及液化过程中,借助荧光标记技术跟踪微胶囊中海藻酸钠分子的分布。海藻酸钙凝胶微球与聚阳离子反应

成膜时,呈现囊内海藻酸分子向微囊膜内表面迁移的现象(图 6-4)。由于聚阳离子反应成膜时,在静电力的作用下,聚阳离子会吸引 CAG 微球结构中的海藻酸分子到球表面形成 PEC 膜,导致荧光信号在外周显著增强。枸橼酸钠液化后,微囊中心荧光信号进一步减弱。由于液化后,微球内部发生凝胶-溶胶转变,从凝胶网络中释放出来的海藻酸钠分子可在微囊内部自由移动,游离的海藻酸钠分子在静电力作用下向 PEC 膜内表面移动,这些都是导致微球中心区荧光信号进一步降低的主要原因。结合壳聚糖荧光标记技术,进一步证实,在壳聚糖膜内表面有一圈海藻酸钠分子存在(图 6-5)。由此可见,借助荧光标记技术能够呈现高分子在微胶囊的分布。

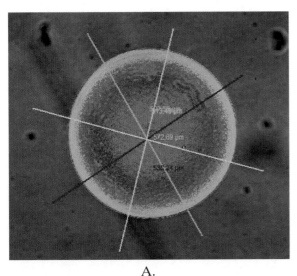

A.

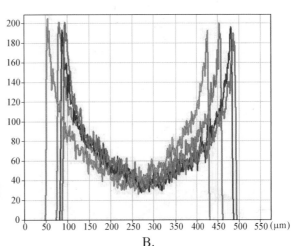

B.

图 6-3　外密内疏对称结构的 CAG 微球

A. CLSM 图像;B. 荧光强度分布图

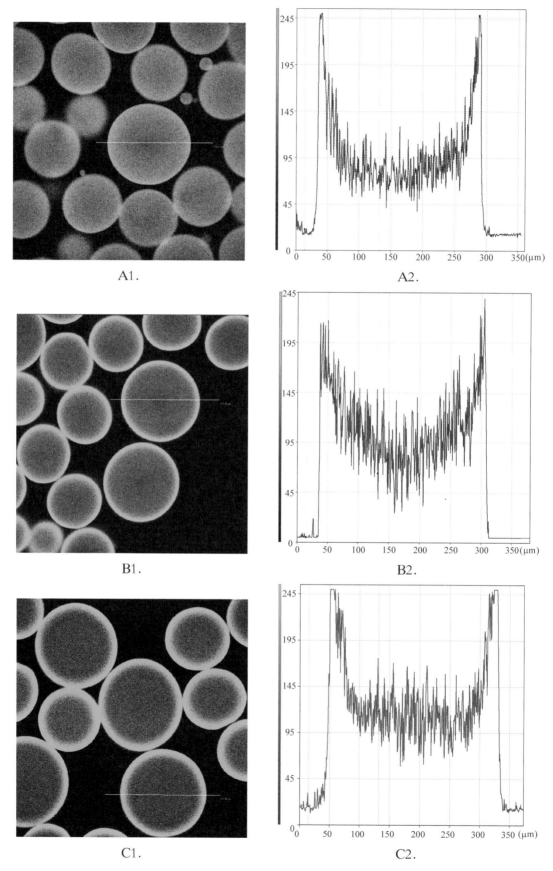

图 6 - 4　AC 微囊制备过程中内核海藻酸分子分布的 CLSM 图像

A. CAG 微球；B. 壳聚糖成膜后的 AC 微胶囊；C. 液化后的 AC 微胶囊

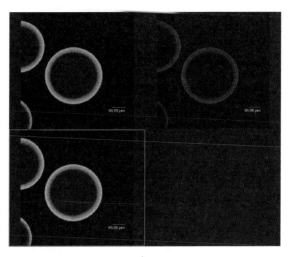

A.

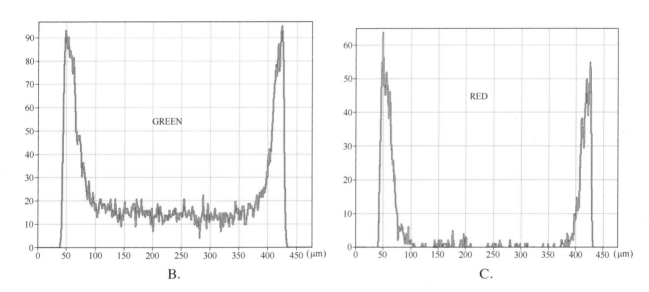

B.　　　　　　　　　　　　　　　　C.

**图 6 - 5　荧光标记的 AC 微胶囊的 CLSM 图像**

绿色通道为荧光标记的海藻酸钠,红色通道为荧光标记的壳聚糖

同时,马小军实验室还借助 CLSM 的全反射功能,观察海藻酸钙凝胶珠在含水状态下的真实结构。用此功能观察样品前,需除去载玻片上的水及样品的表面水,而使其保留凝胶网络中的水,在反射光模式下即可扫描获得海藻酸钙凝胶珠结构(图 6 - 6)。图中深色区域为孔,浅色为海藻酸钠链骨架。它清楚地反映出了海藻酸钙凝胶珠在含水状态下的真实结构,即海藻酸钠链在价键力作用下相互扭结缠绕形成了网络骨架。内凝胶珠(图 6 - 6A)和外凝胶珠(图 6 - 6B)都为多孔网络结构。内凝胶珠孔数目少但孔尺寸较大;外凝胶珠则孔数目多但孔尺寸相应较小。

尽管 CLSM 能提供含水状态下水凝胶微胶囊的结构信息,但由于 CLSM 受光学显微镜分辨率的限制,极限分辨率仅为 150 nm。而生物微胶囊,尤其微囊膜的孔隙多在纳米尺度,因此,含水状态下表征海藻酸盐基生物微胶囊的精细结构还有很大的挑战空间。马小军实验室也在尝试用软 X 射线、环境扫描电镜等技术手段来直观表征微胶囊的精细结构。

### 三、海藻酸盐基生物微胶囊应用原理

海藻酸盐基生物微胶囊最具代表性的应用领域即作为组织细胞移植的免疫隔离工具。由于该生物微胶囊的典型特征是具有一层半透的微囊膜和膜内的液态、三维、半封闭环境。因此,可以作为

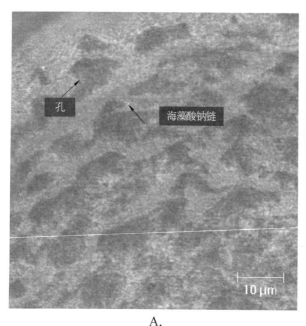
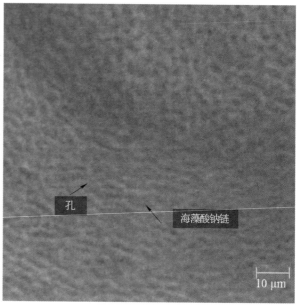

图 6-6　CLSM 全反射扫描的 CAG 微球凝胶结构

A. 内部凝胶化制备的 CAG 微球；B. 外部凝胶化制备的 CAG 微球

免疫隔离工具，为微囊化细胞移植提供人工的免疫豁免区。同时由于微胶囊粒径在 300 $\mu m$，微囊化细胞可以通过注射途径植入体内，易于实现非侵害性细胞移植。

　　海藻酸盐基生物微胶囊发挥免疫隔离功能的原理如图 6-7 所示。微胶囊的囊膜具有选择透过特性，通过制备工艺参数的控制，将海藻酸盐基生物微胶囊膜的截留分子量控制在 $80 \sim 100 \times 10^3$。生物环境中的营养成分（如葡萄糖、氧气等营养物质、生长因子等）和囊内的生物活性物质或细胞分泌的小分子产物可以自由出入微胶囊，同时阻止囊外大于某一分子量的物质不能扩散进入（如淋巴细胞、巨噬细胞等免疫细胞，免疫球蛋白、抗体、补体等免疫分子），从而保证囊内细胞存活和发挥正常生理功能，并实现免疫隔离。20 世纪 80 年代初，Lim 和 Sun 将微囊化技术与组织细胞移植相结合，制备了具有良好生物相容性的海藻酸钠-聚赖氨酸－海藻酸钠（alginate-polylysine-alginate，APA）微胶囊作为免疫隔离工具，包埋猪胰岛细胞并移植至糖尿病大鼠体内。结果证明该微囊化细胞能够成功替代大鼠的胰腺功能，实现血糖调节。该研究成果较好地解决了组织细胞移植过程中的

免疫排斥问题，避免或减低了免疫抑制剂的使用，为组织细胞替代治疗那些包括帕金森病、阿尔茨海默病、甲状腺功能低下、生长激素缺乏性侏儒症等神经（内分泌）系统的退行性变疾病开辟了新途径。

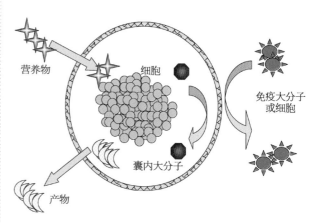

图 6-7　生物微胶囊模式图

　　由于海藻酸盐基生物微胶囊的上述特性，使得其在生物医学领域具有很大的发展空间。因此，本章接下来重点对基于海藻酸盐材料的生物微胶囊技术（包括生物微胶囊制备工艺、性能表征及在细胞培养载体与免疫隔离工具的应用等方面）的研究现状进行全面概述。

# 第二节 海藻酸盐基生物微胶囊制备工艺

海藻酸盐基微胶囊主要用于细胞、酶的固定化载体及药物分子的缓释载体。海藻酸盐材料由于具有良好的生物相容性、生物降解性、简单快速的凝胶化过程、易于加工成型等特性,作为细胞载体的优势尤为显著。作为细胞载体的海藻酸盐基微胶囊制备技术必须要满足的一个前提条件即制备过程尽量温和以最大限度保持细胞的生物活性。另外,对微球的尺寸及球形度也有一定的要求。粒径过大的微球由于受到传质限制导致底物及产物的传递效率降低;粒径过小则细胞的装载量低。球形度不规则不耐剪切,导致细胞泄漏。由于受上述条件的限制,用于细胞固定化的海藻酸盐基微胶囊的制备工艺方法非常有限。但随着微加工技术的发展,一些颇具前景和开发潜力的海藻酸盐基微胶囊制备技术大量涌现。下面将对海藻酸盐基微胶囊的制备工艺进行逐一阐述。

## 一、按照钙离子引入方式制备技术

按照钙离子在海藻酸钠液滴的引入方式分为外部凝胶化和内部凝胶化两种。绝大多数微胶囊制备工艺均是先形成海藻酸钠液滴,再与钙离子凝胶浴相遇,即刻发生凝胶化反应,此时的钙离子是从海藻酸钠液滴的表面向内部扩散,因此称为外部凝胶化。而内部凝胶化则不同,是难溶钙盐(如碳酸钙、柠檬酸钙、乳酸钙、草酸钙、酒石酸钙等)代替氯化钙溶液,先将难溶的钙微晶体分散到海藻酸钠水溶液中成为凝胶反应的内部钙源。再通过酸的加入降低体系的 pH,解离出难溶性钙盐中的钙离子,边解离边在溶液内部与海藻酸钠作用生成海藻酸钙凝胶,因为 $Ca^{2+}$ 的引入是来自液滴内部钙盐解离,故称为内部凝胶化。图 6-8 为外部凝胶化、内部凝胶化反应的原理示意图。

同时,由于钙离子引入方式的不同,形成的凝胶结构也有差异。外部凝胶化是钙离子从海藻酸钠液滴的表面向内部扩散,因此,在微球表面先发生凝胶化反应形成海藻酸钙凝胶,而已经形成的钙

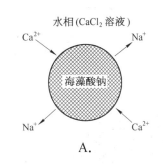

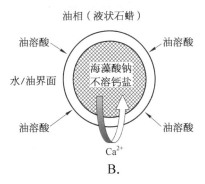

**图 6-8 凝胶化反应原理示意图**
A. 外部凝胶化;B. 内部凝胶化

凝胶会由于静电斥力阻碍钙离子进一步向微球内部的扩散,因此形成外密内疏的微胶囊结构。与外部凝胶化过程不同,内部凝胶化通过降低体系pH,在海藻酸钠液滴内部引发凝胶化反应,生成海藻酸钙凝胶微球。同时,由于反应过程中有 $CO_2$ 分子的形成,导致在交联的海藻酸钙基质间形成大量的微小空隙。因此,与外部凝胶化形成的外密内疏结构相比,内部凝胶化呈现内外均一且疏松的凝胶结构(图 6-9)。

## 二、传统宏观尺度的海藻酸盐基生物微胶囊制备技术

按照微胶囊液滴生成的方式,适合细胞培养的海藻酸盐基微胶囊制备工艺包括:气体同向-轴射流制备技术;液体同向-轴流动制备技术;静电雾化制备技术;振动效应制备技术;离心力场制备技术;微通道阵列制备技术;乳化制备技术等。

1. 气体(液体)同向-轴射流制备技术 同向-轴流动(coflowing stream/coaxial flow)制备技术

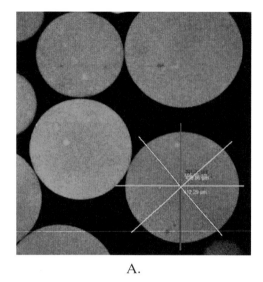

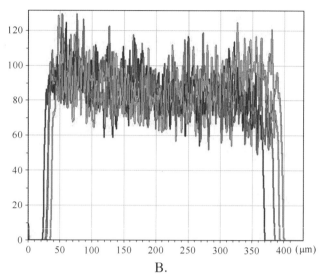

A.　　　　　　　　　　　　　B.

图 6 - 9　均匀结构的 CAG 微球

A. CLSM 图像；B. 荧光强度分布图

在与针头同轴方向引入了气流或液态流体，同样起到了克服针孔内壁的黏滞阻力和界面张力的作用。同轴流动液滴发生器主要包括：针头组件，由橡胶管连接注射器泵的三通阀及连接于压力泵的过滤单元，可制备直径 20～400 $\mu$m 的微胶珠，且细胞活性保持率高达 98%。当使用液态流体（液状石蜡）时，可制备直径<100 $\mu$m 的海藻酸钠液滴及微胶囊，细胞活性大于 95%。比较而言，使用液流即使在高的流速下也可以保持层流状态，从而得到均匀的小尺寸胶珠；相反，使用气流往往要更高的流速（液体流速的 300 倍），易导致气流处于波动状态，制的胶珠虽然尺寸小，但尺寸分布较大。

2. 静电雾化制备技术　静电液滴生成技术（electrostatic droplet generation）将静电场引入海藻酸钙凝胶珠制备过程，将装有海藻酸钠与细胞混悬液的注射器固定在注射器泵上，并连接于静电发生器正极，作为凝胶浴的氯化钙溶液与负极连接，在针头和凝胶浴之间形成静电场，从而在注射器泵推动力和重力作用之外，又增加了电场力，可以更容易地克服混悬液受到的针孔内壁的黏滞阻力及液滴自身的界面张力。通过调节参数可制备 100～200 $\mu$m 凝胶珠，与大尺寸胶珠相比，物质传递路径缩短，利于细胞吸收养分。最新的研究技术通过电极形状的改变，更利于制备出单分散且球形度好的海藻酸钙凝胶微球（图 6 - 10），在此基础上实现了工艺放大，生产规模可达到 500～1 000 ml/h。

由于微囊化组织细胞移植技术对球形度及粒径要求更高，因此，该技术是目前用于动物细胞培养、移植用微胶囊的主流制备工艺。

3. 震动效应制备技术　海藻酸钠液体借助震动效应，通过喷嘴或孔而形成液滴的技术。Serp 研制的震动喷嘴，即是利用正弦波的震动发生器实现有规律的震动来制备海藻酸钙凝胶微球，粒径在几百微米，产量达 900 ml/h，如果结合静电场，将会制备出更加单分散的海藻酸钙微球。

Lee 提出通过喇叭形扬声器发出的声波来诱导震动效应，导致海藻酸钠液滴形成射流破碎成均匀的小液滴进入 Ca 凝胶浴，制备粒径在 1.5～3.5 mm，虽然该技术简便易行，且单头即可实现产量 0～12 L/h，但制备出的微球尺寸偏大且球形度很差（图 6 - 11）。

4. 离心力场制备技术　漩涡碗-雾化盘系统即是利用离心力场实现海藻酸钠液滴的生成：CaCl$_2$ 溶液盛装在漩涡形的碗中，通过碗下轴的旋转，在碗的内表面形成 CaCl$_2$ 溶液的爬行壁（climbing wall），海藻酸钠溶液在离心力作用下，从圆盘边缘喷射雾化形成液滴，与 CaCl$_2$ 溶液的爬行壁相遇立即引发凝胶化反应，从而制备出海藻酸钙凝胶球。该方法可实现 10～50 L/h 的产量，粒径范围在 2 mm 左右，且可通过多层物化盘实现系统放大。

5. 乳化-外部凝胶化技术　上述液滴发生装置存在的一个共性问题是制备的微胶囊粒径多在

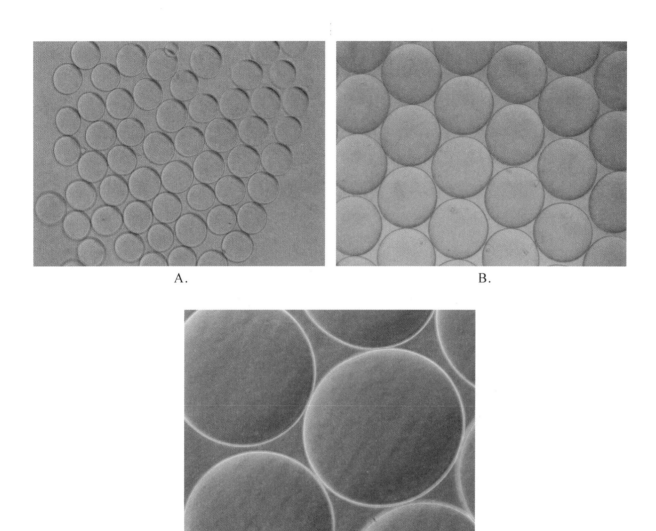

图 6-10 静电液滴生成技术制备不同粒径的海藻酸钙凝胶微球

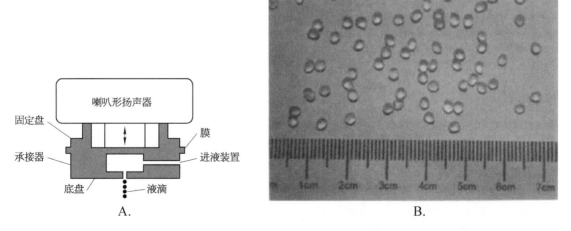

图 6-11 声波震动技术示意图及制备微球形态学

mm 级范围,难以制备出小尺寸海藻酸钙凝胶珠。静电雾化技术虽然能制备出 200～400 $\mu$m 的微胶囊,但制备规模多在 ml/h 级;微喷嘴阵列提供了一个可能的解决手段,但由于引入油相作为流动相,在工艺放大时易发生液滴融合。而化工过程中成熟的乳化技术将是解决粒径和规模化问题的又一个选择。常规乳化技术是先将海藻酸钠溶液在有机溶剂中搅拌形成乳化液后,再向其中加入氯化钙溶液进行二次乳化方可制备出海藻酸钙凝胶珠,其中存在着随机的破乳-乳化过程,形成的胶珠尺寸分布多不均匀且球形度很差(图 6 - 12)。

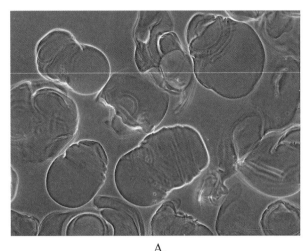 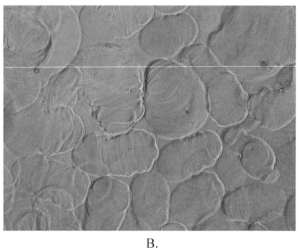

A.　　　　　　　　　　　　　B.

图 6 - 12　乳化外部凝胶化技术制备的微球形态学

6. 乳化-内部凝胶化制备技术　针对乳化-外部凝胶化的问题,Poncelet 提出将乳化技术与内部凝胶化结合而成的乳化 - 内部凝胶化技术(emulsification - internal gelation)可以解决二次乳化的问题。用难溶钙盐代替氯化钙溶液,先将海藻酸钠和难溶钙盐形成混悬液,再分散到油相中形成油包水(W/O)型乳化液,通过油溶酸的加入引发难溶钙盐中 $Ca^{2+}$ 的解离,后者在乳化液滴内部与海藻酸钠作用生成海藻酸钙凝胶珠。此技术经一次乳化即可成功制备出表面光洁、球形度好、尺寸在 200～1 000 $\mu$m 的海藻酸钙凝胶珠,通过控制制备过程物化参数可克服尺寸不均问题,而且该技术在实现海藻酸钙凝胶珠的规模制备方面大有前途。在此基础上,再与聚赖氨酸或壳聚糖通过聚电解质络合技术制备微胶囊。但由于酸的引入带来细胞损伤,使得该项技术仅局限在药物、DNA、酶、疫苗等物质的海藻酸钙微米、纳米囊的制备上。中科院大连化学物理研究所马小军实验室通过技术攻关,成功将该技术应用于益生菌的包埋,整个制备过程中益生菌细胞活性保持在

80%,且微胶囊产率高达 90% 以上。图 6 - 13 显示出通过乳化-内部凝胶化制备的益生菌微囊制剂照片,包括高密度直接包埋工艺及低密度包埋在微囊内培养后形成高密度(乳酸杆菌可达到 $10^{10}$/ml 微胶囊)。

### 三、微观尺度的海藻酸盐基生物微胶囊制备技术

传统宏观的海藻酸盐基微胶囊制备技术虽然能达到一定的制备规模,但微胶囊粒径的单分散性通常较差。其中的高压静电雾化技术制备的微囊的粒径分布是最窄的,其粒径分布也在 CV＜20%。伴随微流控、微加工技术的发展与推广,研究者在微观尺度开发出系列海藻酸盐微胶囊的制备技术,现将就该领域的最新进展总结如下:

1. 旋转微喷嘴装置　原理与离心力场很接近(图 6 - 14),但在海藻酸钠容器出口处设置小尺寸的喷嘴(内外径为 127 $\mu$m/165 $\mu$m),通过调节转盘的旋转速率(17～28 Hz)控制海藻酸钙凝胶微球的粒径在 150～300 $\mu$m 及粒径分布 7%～16%。

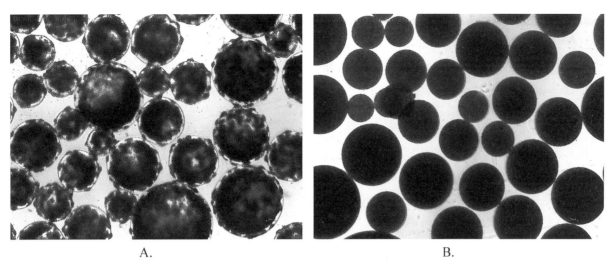

A.　　　　　　　　　　　　B.

图 6‑13　益生菌微胶囊制剂

A. 低密度包埋后培养成高密度；B. 高密度直接包埋

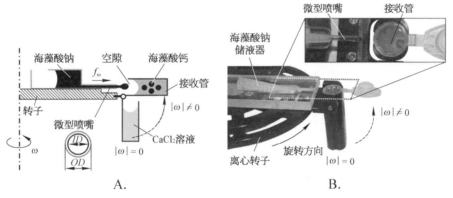

A.　　　　　　　　　　　　B.

图 6‑14　旋转微喷嘴装置原理示意图

同时发现，喷嘴口孔径、喷嘴长度、海藻酸钠溶液黏度等都影响海藻酸钙凝胶微球的粒径及产量。经过初步优化后的制备工艺能实现对 HN25 和 PC12 细胞的高活性包埋。

2. T 形接合微流控装置　图 6‑15 显示了 T 形接合微流控装置制备微胶囊的原理与过程。通过软刻蚀技术加工成 T 形接合的聚二甲基硅氧烷微流控装置。其中，T 形接合装置由窄通道和主通道构成。将均匀混合碳酸钙纳米粒的海藻酸钠溶液作为分散相，借助注射器泵将分散相从窄通道注入微流控装置中。将含有 2% 磷脂酰胆碱（卵磷脂）的玉米油作为连续相，借助注射器泵将连续相液体从 T 形接合的主通道一端注入微流控装置。主通道流动的油相在 T 形接合处对窄通道流出的水相形成剪切，同时产生油包水的反相乳滴，卵磷脂有助于反相乳滴的稳定，不会再与后续形成的反相乳滴融合，以保持反相乳滴的单分散。携带反相乳滴的连续相通过 T 形接合的另一主通道流出，并在下游向连续相中混入含有乙酸的玉米油，由于乙酸分子容易溶解到极性和非极性溶液中，因此，

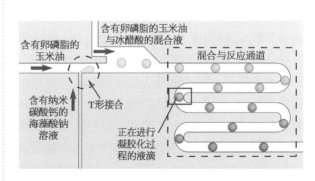

图 6‑15　T 形接合微流控装置原理示意图

能够从油相扩散入水相海藻酸钠液滴中,促进其中碳酸钙的解离释放出钙离子,在液滴内部发生凝胶化反应(即内部凝胶化),形成海藻酸钙凝胶,并很容易从油相中分离。

3. 流动聚焦微流控装置　主要是微流控装置管路与 T 形接合不同,而是形成"十"字结构(图 6 - 16),通过油相对称流动形成的压力梯度对水相流进行剪切,形成油包水的液滴。因此,形成液滴的粒径主要受管路横截面直径、水相及油相液体的流速决定。微流控工艺的优势是微球粒径均一可控,但产量相对较低。

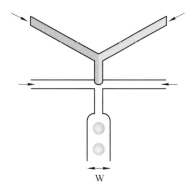

图 6 - 16　流动聚焦微流控装置原理示意图

4. 微通道阵列制备技术　微通道阵列(micro-channel array)是采用光刻蚀技术和两步深度反应离子蚀刻技术(two-step deep reactive ion-etching)在硅板上制备出的一种新型装置,具有微射流装置的特点,即流体为层流流动,有明显的黏滞力,可在液滴形成时提供稳定的剪切力作用。制备的胶珠尺寸在 $50\sim200\ \mu m$ 且呈单分散分布。利用单个硅板上的 104 个微喷嘴,海藻酸钠液滴的生产能力可达到 214 ml/(cm² · h),而且通过增大硅板面积或者多硅板并行可以很容易将产率放大 1 000 倍。通过控制喷嘴尺寸及流动相流速等参数,亦可用该方法制备出粒径<10 $\mu m$ 的海藻酸钙微球。但由于该方法需要油相作为流动相,且钙离子的引入方式也是借助微通道阵列形成油包水液滴后,通过与海藻酸钠液滴相遇的方式实现凝胶化,随机性很大,在工艺放大时很易发生液滴融合,且易出现一个钙液滴与两三个海藻酸钠液滴同时发生凝胶化的现象,经常导致大粒径微胶囊的出现。

5. 脉冲气流分隔微流控技术　微通道也是 T 形接合的微流控装置,只是在主通道流动的是海藻酸钠液体,在窄通道通入脉冲气流,使脉冲气流在 T 形接合处进入主通道流动的海藻酸钠液体,并以均匀分散的单个气泡形式将海藻酸钠液流完全分隔,海藻酸钠液流被均匀分隔成一段段的小流体柱。将 T 形接合主通道出口与一薄层油相连接,油层下面是可溶性钙盐凝胶浴。这样,从 T 形接合主通道出口流出的海藻酸钠液流柱首先接触油相,并在油相中迅速形成油包水的反相乳滴,乳滴接触到下面的钙液后立即发生凝胶化反应,形成海藻酸钙水凝胶微球,并自然沉降到钙凝胶浴中进一步钙化。该技术非常巧妙地利用脉冲气体实现了对液流的有效均匀分隔。由于脉冲气流易于控制,且该工艺比较易于平行放大,因此有很大的发展空间。

#### 四、微模具制备技术

顾名思义,微模具制备技术,即是通过微加工技术,加工成微阵排列的系列半球形凹槽模具,表面通过氧等离子处理后,利于海藻酸钠溶液的填充。凹槽中添加混有细胞的海藻酸钠溶液后,用橡皮刮刀去除多余的溶液。然后在凹槽表面覆盖一层多孔膜,膜上覆盖钙离子溶液,钙离子溶液通过多孔膜渗透入凹槽内与海藻酸钠溶液反应形成海藻酸钙凝胶微球,同时在凹槽表面形成一薄层海藻酸钙凝胶膜。在海藻酸钙凝胶薄膜表面覆盖柠檬酸三钠溶液,通过钠离子的置换作用,将表面薄层的海藻酸钙凝胶液化,且利于凹槽中形成的海藻酸钙凝胶微球从凹槽中脱离,形成分散独立的海藻酸钙凝胶微球于生物反应器中,即可进行细胞培养。该工艺的最大问题是:由于凹槽模具形状的局限,制备的海藻酸钙凝胶微球都是半球形。另外,尽管理论上可以通过模具凹槽孔的无限增加而实现工艺放大,但由于微球尺寸很小,以细胞移植免疫隔离载体为例,最佳的微球粒径建议<300 $\mu m$,那么每毫升体积中即含有数万个微胶囊。因此,微模具制备技术的制备规模还是有其局限性。

# 第三节 海藻酸盐基生物微胶囊膜性能表征

微囊化移植是一项涉及多学科、多领域、极其复杂的系统工程,移植成功与否受微囊材料、微囊膜性质、细胞或药物、移植宿主、移植部位等多因素的影响。可移植微囊必须对宿主无毒,且长期存活、发挥生物学功能。移植成功的关键和基础是微胶囊的膜性能合适。而微胶囊根据其应用背景的不同,对微胶囊膜性能的要求也不同,如对于不具有增殖能力的细胞和具有增殖能力的细胞的微囊膜强度要求不同。为了理解微胶囊性能、包埋细胞或药物、移植宿主之间的相互作用关系,以指导制备具有合适膜性能的微胶囊,研究人员对移植前后的微胶囊膜性能进行系统的表征,并通过关联微胶囊移植前后的变化与细胞及宿主的反应,试图找到影响微囊化细胞移植成功与否的关键因素,以指导微囊化细胞的制备等工艺。对微胶囊的表征可归结为力学性能、通透性能与免疫隔离性能、表面亲疏水性、表面电荷、表面形貌等物化性能及生物相容性两大类。

## 一、微胶囊力学性能

微胶囊用于体内移植时,会受到注射器的挤压作用,器壁也会对微胶囊产生摩擦和挤压;在体内不同部位的微胶囊会受到来自脏器的挤压和摩擦;载可增殖细胞微囊会受到细胞增殖的作用力;作为栓塞剂植入血管的微胶囊,血管壁周期性的蠕动对微胶囊产生周期性的挤压和松弛作用等。因此,移植用微胶囊膜必须具备能够耐受移植操作和宿主正常活动的力学性能。

现有的细胞移植用微胶囊机械强度评价方法可以分为两大类:一类是用于群体微胶囊的表征方法,得到的是多个微胶囊机械强度的平均值;另一类是针对单个微胶囊的表征方法,这类方法可以体现微胶囊的个体差异性。

1. 微胶囊力学性能表征方法 这类方法又可分为两类,一类是将微胶囊置于模拟宿主体内各种作用力的力场中,考察微胶囊在作用力下破碎时所需力大小或者保持完整性的概率。马小军、

全万志等根据这一理论建立了球磨法表征微胶囊的强度。该方法利用硬质微球对微胶囊的摩擦、挤压,加速微胶囊的破裂,来模拟微胶囊在体内环境受到体壁或肠壁的挤压摩擦作用。结果表明,微胶囊膜的力学性能与其制备材料和制备方法有很大的关系;两步法成膜制备的微胶囊膜机械强度大于一步法成膜制备的微胶囊膜;高分子量壳聚糖制备的微胶囊膜强度大于低分子量壳聚糖制备的微胶囊膜。

另一类评价方法是基于如下认识建立的:微胶囊膜强度是膜刚性与膜弹性的综合结果,相同条件下制备的微胶囊其囊膜机械强度与膜厚成正比关系。马小军等研究发现,微胶囊制备过程中体积膨胀与膜厚度之间呈反比关系,进而推导出体积膨胀率与膜强度之间的关系,定义体积膨胀率为:

$$S(\%) = \frac{100(V_{微胶囊} - V_{微胶珠})}{V_{微胶珠}} \quad (6-1)$$

通过测定微胶囊体积 $V_{微胶囊}$ 和微胶珠体积 $V_{微胶珠}$,即可以算出体积膨胀率,定性表征微胶囊膜强度。

2. 单个微胶囊机械性能表征方法 对单个微胶囊机械强度的表征有挤压法、原子力显微镜(atomic force microscopy, AFM)法、剪切应力法等。

(1)挤压法:挤压法是将单个微胶囊置于如图 6-17 所示的两块平行板之间,当施加一定作用力时,微囊向内皱缩甚至破裂。微胶囊在被压破时所受到的力不同,即对于轴向压力的抵抗性能不同,因此,根据所用的力的大小就可以区分不同微胶囊的抗轴向压力的机械强度。这种方法的优点是测量的值很准确,但不够灵敏。

(2)原子力显微镜法:原子力显微镜法是在原子力显微镜的探针前端黏附一个胶体探针(图 6-18),然后用胶体探针压迫微胶囊使微胶囊变形,进而测定微胶囊的机械强度。同时,研究者也

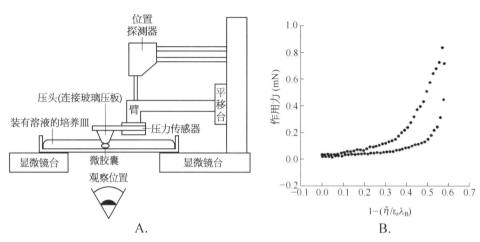

图 6-17 平板挤压法测定微胶囊机械强度

尝试直接用原子力显微镜探针表征了微胶囊的机械强度,发现此时应缓慢加力以防止探针穿破囊膜。相应的,直接用原子力显微镜探针测量的范围要小很多。原子力显微镜法测量的灵敏度较高,可达 pN 至 $\mu$N 级别。

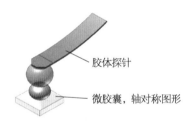

图 6-18 原子力显微镜探针前端
黏附胶体探针示意图

(3)剪切应力法:比原子力显微镜法更灵敏的方法是剪切应力法。这种方法的剪切强度可达 mPa 至 kPa 级别,由此对于粒径为 5 $\mu$m 的微胶囊,测量机械强度的灵敏度可达 0.1 pN 至 0.1 $\mu$N 级别。这种方法主要根据剪切应力作用下微囊的变形计算得到微囊的机械强度,根据剪切应力形式的不同可分为如图 6-19 所示的线性剪切法和旋转剪切法。

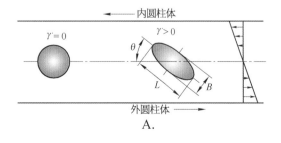

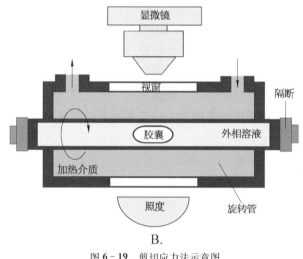

图 6-19 剪切应力法示意图

A. 线性剪切法;B. 旋转剪切法

## 二、通透性能和免疫隔离性能

微囊化细胞的存活最终依赖于微胶囊膜的通透性能(决定基本营养物的供应和有毒代谢物的转移)和隔离性能(将大分子免疫物质和免疫细胞隔离在囊外从而避免囊内细胞被机体免疫系统攻击并杀死)之间的优化平衡。微胶囊膜的通透性根据微胶囊的应用不同也会有不同要求:同种移植时,对通透性的要求就不如异种移植时严格;微囊化细胞的代谢效率高就要求较高的通透性,以满足较高的营养需求;对于不同的疾病模型,具有治疗作用的物质的分子量亦有差别;不同材料吸附蛋白能力不同,也会导致微胶囊膜的通透性差异;移植部位不同,对免疫隔离的要求也不同。因此,微囊化细胞的存活、移植疗效的有效发挥最终依赖于可通透物质通过微胶囊的速率（决定营养物质的供应与有毒代谢物的排出）和可截留物质的分子量（即不能渗透过微胶囊膜的物质所具有的最低分子量，molecular weight cut-off，MWCO）之间的优化平衡。如何准确测定微胶囊膜的通透性是微胶囊研究者广泛关注的技术焦点之一。

1. 通透性能　通常，跨微胶囊膜的分子传递是通过微胶囊膜上固定孔道进行的，但迄今为止有关微胶囊膜孔径的确切大小还无从知晓。因此，研究者一般采用具有不同分子量各种物质在膜中的渗透速率来确定微胶囊膜的通透性能。

Jalsenjak 和 Uno 等建立了平板膜模型，使用渗透速率来表征微胶囊膜的渗透性，并认为物质扩散通过微胶囊膜的机制主要是溶解-扩散作用。Kwok 等建立了海藻酸钠-聚赖氨酸微胶囊（APA 微胶囊）的物质扩散模型，对物质跨膜传递现象做了理论预测。解玉冰等综合膜分离技术中表示超滤、微滤和透析过程分离透过特性的物化参数，综合膜相扩散系数、截留率、截留分子量等参数较为全面地表征了微胶囊膜的渗透性，并建立了非稳态球形渗透扩散模型。何洋等在非稳态球形渗透模型的基础上，提出了膜扩散阻力特性参数和膜内基质分配系数，重新建立了蛋白质在海藻酸钠-聚赖氨酸微胶囊中的扩散数学模型，清晰反映出制备条件对物质扩散性质的影响，为海藻酸钠-聚赖氨酸微胶囊制备条件的优化提供了重要的理论依据。

一般，研究者认为，为了保持囊内细胞的正常功能，微胶囊膜应允许囊外分子量小于 $67 \times 10^3$（如 BSA）的小分子量物质（细胞生存所需营养物、生长因子和氧气等）和囊内小分子产物（如细胞分泌的治疗性物质胰岛素）自由进出微胶囊。

2. 免疫隔离性能　精确测定 MWCO 是很难实现的，因为在截留限的分子的透过速率是相当低的。因此，实际测定时必须有足够充分的扩散时间，才能保证大部分溶质透过，而溶质通常采用具有可控单分散性和粒径分布的蛋白质和葡聚糖。当测定单个微胶囊的 MWCO 时，则采用荧光示踪剂作为溶质体系，并辅以共聚焦显微镜观察。另外，可以通过测定微胶囊内细胞分泌蛋白的通透性来测定 MWCO，或者通过反向体积排阻色谱法测定。

目前用于测定微胶囊膜 MWCO 的方法通常有两种：第一种方法是将微胶囊置于模型物质溶液中，对不同时间内自微胶囊外渗透进入微胶囊的物质定量。当使用不同分子量的模型物质时，即可测定膜的 MWCO；第二种方法是将生产分泌不同分子量蛋白质的细胞或基因工程细胞包埋于微胶囊中，对不同时间内自微胶囊内渗透排出微胶囊的物质定量，从而测定微胶囊膜的 MWCO。

微胶囊膜的 MWCO 只是一个相对的评价指标，不同材料、制备技术及不同过程参数下制备的微胶囊具有不同的 MWCO。而且，评价过程中模型物质在微胶囊膜上的吸附会给测定结果带来一定的误差。但应强调的是，微胶囊膜的免疫隔离性能是微胶囊应用于细胞移植的必要条件。因为免疫球蛋白比免疫细胞小，而 γ 球蛋白 G（即 IgG）又是免疫球蛋白中最小的分子，故目前研究者认为，IgG 的隔离性能是检测微胶囊是否具有免疫隔离性能的最可靠而直接的指标，理想的用于细胞移植的微胶囊应能够阻止微囊外分子量大于等于 IgG 的分子进入微胶囊内。

## 三、表面性质

微胶囊表面的沟槽及机械不完整性有利于贴壁型细胞（如单核细胞、巨噬细胞、成纤维细胞等）的贴壁、伸展、迁移与生长。而且，细胞是通过细胞表面的黏多糖与带电荷表面直接作用，来自周围组织及毛细血管的贴附因子容易沉积于微胶囊表面，这同样有利于细胞的贴附。这种蛋白质吸附以及细胞贴附不仅影响微胶囊的通透性，也同样影响着其生物相容性。诸多研究表明宿主对微胶囊的反应程度，不仅取决于微胶囊材料的化学活性，也取决于微胶囊膜结构与表面性质。当微胶囊表面粗糙度降低时，或者表面电荷被屏蔽后，纤维化增生程度相应降低，生物相容性提高。因此，微胶囊膜结构及表面电荷等性质的表征对微胶囊生物相容性具有重要作用。

1. 表面亲疏水性　微胶囊膜表面的亲疏水性是影响微胶囊膜与蛋白、细胞、组织相关作用的关键因素之一。一般地说，材料表面的亲疏水性用接触角表征。接触角是与液体浸湿表面能力成反比的一种测量法。如果液体是水，接触角较小就表明材料表面较亲水,水可以在材料表面大范围扩展;接触角较大就表明材料表面较疏水,水在表面聚集成水珠。

材料表面亲疏水性对蛋白吸附的影响主要是通过蛋白-材料疏水相互作用和氢键相互作用实现的。疏水相互作用是蛋白-材料表面主要相互作用之一。本质上,它是非极性分子之间一种弱的非共价相互作用,是非极性的分子在水相环境中为了减少有序水分子的数量而相互聚集在一起形成最小疏水面积的倾向。疏水相互作用是通过打破疏水溶质周围水分子的有序结构导致熵的增加而获得热力学稳定性的,即疏水作用在 25 ℃时是熵驱动的。氢键的本质一般认为主要是静电作用。氢原子与电负性大、半径很小的原子 X(F、O、N)形成强极性共价键,由于 X 电负性很大,吸引电子能力强,使氢原子变成一个几乎没有电子云的"裸露"的质子而带部分正电荷。此时氢原子的半径特别小,电场强度很大,又无芯电子,可以允许另一个带有部分负电荷的 Y 原子(即电负性大,半径小且有孤对电子的原子)充分接近它,从而产生强烈的静电相互作用而形成氢键。

蛋白在具有不同亲疏水性的生物材料表面的吸附已经有了广泛的研究。这些研究表明,蛋白在较疏水表面的吸附量较大;不同类型蛋白的吸附模式不同,蛋白构象发生不同程度的改变。当材料表面的接触角小于 70°时,蛋白材料间的疏水相互作用不显著。

研究者对于制备微胶囊常用的海藻酸钠、壳聚糖膜的表面亲疏水性进行了大量的报道。海藻酸钠膜的接触角为 30°左右,且不受海藻酸钠化学组成、分子量的影响;壳聚糖膜的接触角为 80°左右;海藻酸钠壳聚糖复合物的接触角为 70°左右。

2. 表面电荷　微胶囊的表面电荷主要通过带电表面与蛋白质及细胞表面的蛋白发生静电相互作用。静电相互作用是一种弱的短程相互作用。蛋白分子表面既有游离的氨基又有游离的羧基,因此静电相互作用是带电材料和蛋白质表面有效电荷的静电库仑排斥作用和静电吸引作用之间相互竞争的结果。

带电材料表面的电荷性质通常用区带电泳 zeta 电位表征。对于带电材料纳米颗粒,通常通过测定纳米颗粒在电场中的泳动速率来测定其表面电荷。对于表面带电荷的膜状材料或粒径较大的颗粒状材料(微米级颗粒),由于尺寸的问题,zeta 电位通常不能直接测量。一般通过测定其渗透流动电位(permeation streaming potential)或切向流动电位(tangential streaming potential)来表征其表面电荷。

研究表明,用于制备微胶囊的海藻酸钙胶珠的表面电势更约为 - 10 mV。一旦表面结合了带正电荷的聚阳离子,表面电势将发生显著变化。如 de Vos Paul 等借助流动电势技术表征了由海藻酸钠、聚赖氨酸制备的微胶囊(APA 微胶囊)的 zeta 电位,结果表明,APA 微胶囊表面的 zeta 电势为负($-3.6 \pm 0.2$)mV,pH 降低时由 G 含量低及 G 含量高的海藻酸钠制备的 APA 微胶囊表面的正电荷显著多于中 G 含量海藻酸钠制备的 APA 微胶囊。同样,移植后由 G 含量低及 G 含量高的海藻酸钠制备的 APA 微胶囊表面的电势高于中 G 含量海藻酸钠制备的 APA 微胶囊。而由海藻酸钠、壳聚糖制备微胶囊表面电势在到 - 6.1 mV～ - 3.6 mV 之间。

近年来,研究者提出用 XPS、IR、Roman 及 ToF - SIMS 等技术结合起来表征微胶囊表面的化学组成、带电荷基团及分子间的相互作用以分析微胶囊表面的表面电荷情况。Tam 等用这种方法分析了由海藻酸钠、聚赖氨酸及聚鸟氨酸制备的微胶囊的表面带电荷基团情况,并进一步分析了微胶囊带电荷基团对体内生物相容性的影响,认为微胶囊表面暴露的带正电荷基团越多,微胶囊的生物相容性越差。de vos P 等应用 XPS 分析海藻酸钠-聚赖氨酸微胶囊,首次将微胶囊表面化学组分与宿主反应程度相关联,认为富含 G 单元的海藻酸钠能结合更多 PLL,但较少的有效结合位点,导致暴露更多的 PLL,引起更严重的炎症反应,移植体内后微胶囊表面出现蛋白质吸附,且吸附量与细胞增生正相关。

3. 表面粗糙度　表面粗糙度的测量常用原子力显微镜(AFM)、冷冻扫描电镜(cryo-scanning electron microscopy)、白光干涉法及散射法测定。

AFM 在垂直于表面微轮廓方向和沿表面方向几乎有相同的分辨率和精度,但该法扫描速率慢且要求材料均一性好（不能分相）。干涉法及散射法不破坏表面，操作方便。干涉法可给出表面轮廓的直观信息，却只能达到一维高分辨和高精度。衍射不能给出表面轮廓的直观信息。Keresztes 等用原子力显微镜（AFM）表征了由不同离子与海藻酸钠反应形成的水凝胶含水状态下的表面粗糙度，结果表明，由 $Cu^{2+}$ 制备的水凝胶表面粗糙度大于由 $Ca^{2+}$ 制备的水凝胶表面粗糙度。Lekka 等表征了由不同海藻酸钠制备的胶珠及与聚亚甲基联合盐酸胍和聚赖氨酸制备的微胶囊的表面形貌及粗糙度，结果表明，表面粗糙度在 0.9～14.4 nm。张华安等用 AFM 表征了干燥状态的 ACA 和 APA 平板膜的表面粗糙度，结果表明，ACA 膜表面较 APA 膜表面粗糙。

Hoesli 等用冷冻扫描电镜考察了海藻酸钠胶珠的表面形貌。他们将浸泡于 HEPES 缓冲液中海藻酸钙胶珠过滤后置于液氮中冷冻，然后置于 -120 ℃ 的电镜中，于 -105 ℃ 干燥 5 分钟后观察胶珠的表面形貌。结果表明，胶珠表面有齿槽状的空腔，空腔内凝胶骨架间的距离在 20～50 nm。

中科院大连化学物理研究所马小军实验室用扫描白光干涉技术测量了含水状态下由海藻酸钠、壳聚糖制备复合平板膜的表面粗糙度。结果表明，海藻酸钠-壳聚糖复合膜表面呈颗粒状，粗糙度在 50～300 nm。海藻酸钙凝胶表面与之相比较光滑。复合膜表面粗糙度随海藻酸钠分子量增大而增大，随壳聚糖脱乙酰度增高而增大（图 6-20）。

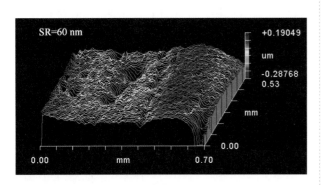

图 6-20 扫描白光干涉表征的海藻酸钠-壳聚糖复合膜表面形貌

Lekka 等利用 AFM 观察微胶囊表面结构发现，海藻酸钙胶珠的表面粗糙度小于海藻酸钡胶珠的表面粗糙度经聚赖氨酸成膜后两种微胶囊的粗

糙度均变大，但两者之间没有明显差异。

一般认为，当材料表面的凹陷尺寸大于蛋白的尺寸时，表面粗糙化可增大供蛋白吸附的面积。但 Cai 和 Han 等的研究结果表明，粗糙度对蛋白质的吸附量没有显著影响。而 Rechendorff 等的研究结果表明，增大表面粗糙度可以提高蛋白质的吸附量。这种研究结论的差异可能是由于研究者选基材、蛋白质及测定吸附量的方法不同造成的，所得出的结论也依赖于研究者自身的评判标准。有关纳米级表面粗糙度对蛋白质吸附量的影响及如何影响有待于研究者建立统一的评判标准（如表面粗糙度与蛋白质分子大小的评判标准），以进一步深入研究。

## 四、生物相容性

所谓生物相容性是指：生物材料在宿主的特定环境和部位发挥预期的功能，在宿主体内不引发局部或全身不良反应，仅产生合适的、有利的细胞或组织反应，并改善该疗法的临床医疗效果。

现有的研究表明，微胶囊移植后在其表面可发生纤维化增生，这导致了囊内移植物的营养及氧气供应不足及囊内细胞代谢产物不能扩散出囊外，最终，囊内细胞坏死，移植物功能丧失。一般认为，生物材料移植入生物体内后在其表面发生的纤维化增生为如下过程（图 6-21）：① 生物材料移植入体内后，体液中的蛋白立即吸附到材料表面。② 在吸附蛋白与细胞表面受体相互作用的介导下，中性粒细胞和巨噬细胞贴附于材料表面。③ 巨噬细胞进而融合为巨细胞并分泌某些细胞因子。④ 在这些细胞因子的介导下，纤维细胞贴附于材料表面，并分泌胶原蛋白，最终形成纤维化。根据以上微胶囊植入体内后可能与宿主发生的相互作用，研究者建立体外与体内考察微胶囊生物相容性的模型与方法。其中体外考察方法主要有材料毒性、蛋白质吸附、囊内细胞相容性、微胶囊表面免疫细胞黏附，体内考察方法主要为微胶囊移植后的纤维化增生。

1. 材料毒性　材料细胞毒性的检测是建立体外评价体系最初目的。到目前为止，几乎所有的材料都通过这一体系进行评价。浸提液法是较早发展起来的一种方法，主要检测材料易溶出物质的毒

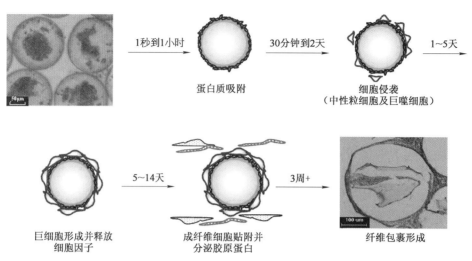

图 6-21　生物材料移植入生物体内后的异体反应示意图

性。具体操作是先将材料于浸提液中浸泡,然后将浸泡后的浸提物加入细胞培养液,观察溶出物对细胞的毒性。Muller 等的研究表明,不同的浸提液得到的结果不同,表明浸提液的选择极为重要。对材料细胞毒性最敏感的方法,也是目前使用最多的方法是将细胞直接接种于材料上的直接接触法。直接接触法不仅可以观察材料溶出物的毒性,还可以观察细胞对材料的黏附及细胞在材料上的生长情况。对于·些非化学因素所致的毒性,直接接触法是很好的评价方法。比如,Pioletti 等通过直接接触法研究发现,磷酸钙水泥颗粒的大小与细胞毒性相关(颗粒的直径小于 10 $\mu$m 时,材料就表现明显的细胞毒性),而这种影响通过浸出液法是不能检测的。

除了必须在体外进行的实验外,体外评价方法的探索很大程度上期望部分替代体内实验,或对材料体内植入后的反应进行预测。但体外实验能否部分替代体内实验是由两者的相关性决定的。闻学雷等对七种生物材料分别以体外白细胞趋化性试验和体内肌肉埋植试验来评价材料的组织毒性。经 Spearman 秩相关统计处理,两种方法的相关系数较高(0.893～0.982),显示白细胞趋化性试验和肌肉埋植试验具有较好相关性。宁丽等从动物整体、细胞和分子等水平测试了几种生物材料的相容性,结果发现全身性毒性实验与体外细胞毒性实验和基因表达实验不相关,体外实验中有毒性反应的材料在动物整体急性全身性毒性实验中未表现出

毒性。Suggs 等的研究也表明,在体外评价体系中表现出轻度或中度细胞毒性的材料,体内植入后却表现出很好的生物相容性。这可能提示动物本身对材料毒性有一定的中和能力,而体外体系相对简单,检测的灵敏度也更高。Marois 等比较了四种体外测试方法与体内实验结果的相关性,结果表明,不同的方法与体内实验的相关程度有差别。因而,他们提出必须针对具体的材料对体外评价方法进行选择。

现已建立了可有效显示材料毒性的细胞体外模型。毫无疑问,这些模型对每次研究一种细胞功能及相关的机制是非常有效的,但是对于复杂的机体环境,这些信息是非常有限的。因此,采取其他模型(如动物模型)对于阐明指引、调节并控制体内组织与生物材料之间相互作用的多方面、交互式的动力学过程是必不可少的。

2. 蛋白质吸附　微胶囊移植后在其表面发生的第一步反应为蛋白吸附。吸附蛋白的类型、吸附量及吸附蛋白的构象都将影响随后的组织反应。控制材料表面吸附蛋白类型、吸附量及吸附蛋白的构象可以控制随后的组织反应。同时吸附蛋白类型、吸附量及吸附蛋白的构象又受材料表面物理化学性质的影响。

人体体液中的主要蛋白质在生理 pH 条件下带净负电荷。蛋白质分子中极性带电氨基酸残基大多暴露在蛋白分子的表面,这种电荷及其在蛋白质分子表面的分布对蛋白质的吸附影响较大。静

电吸引作用可以显著增大蛋白吸附量。而在静电排斥作用的情况下,蛋白也可以吸附到材料表面。一般认为蛋白质在其等电点附近时的吸附量最大。这是因为在等电点附近时蛋白质分子表面的净电荷为零,蛋白分子之间相互作用较小。蛋白质在材料表面的吸附除了与蛋白的电荷有关外,与蛋白的稳定性和尺寸也密切相关。通常较大的蛋白分子易与材料表面发生相互作用,因为它们有更多的位点可以和材料表面接触。例如白蛋白分子($67 \times 10^3$)与氧化硅底物形成 77 个接触点,而每个凝血因子 I($340 \times 10^3$)分子则形成 703 个接触点。

蛋白质分子是由氨基酸首尾相连而成的共价多肽链。每一种天然蛋白质都有自己特定的空间构象或称为三级结构(tertiary structure)。蛋白质分子三级结构决定了它的生物学活性及理化性质。三级结构的形成与稳定主要是通过二硫键、氢键、疏水相互作用、静电相互作用及范德瓦耳斯力等实现。当与材料表面发生相互作用(如吸附)时,这些维持蛋白质空间构象的作用力易受到影响而使蛋白质的空间构象发生变化,进而影响到蛋白质的生物活性。其实每一因素的影响并不是决定性的,蛋白在材料表面的吸附是受蛋白分子尺寸、电荷及稳定性等因素的综合影响的结果。

蛋白质吸附表征方法:蛋白质吸附的研究方法根据其测定的是蛋白质的吸附量还是吸附蛋白质的构象可分为蛋白质吸附量研究方法和吸附蛋白质构象(此处指蛋白质二级结构含量)研究方法两大类。因为蛋白质二级结构含量分析技术的发展晚于蛋白质的定量分析技术,所以这些方法中多数是用于研究蛋白质的吸附量。

蛋白质吸附量研究方法:蛋白质吸附量研究方法根据其是检测溶液中蛋白质含量的减少还是材料表面蛋白质含量的增多又可分为溶质减少技术和蛋白质吸附原位检测技术。

溶质减少技术(solution depletion technique)是研究蛋白吸附最简单的方法。其基本的原理就是根据吸附前后溶液中蛋白含量的变化计算蛋白吸附量。使用这个方法的前提是认为溶液中蛋白质的减少仅仅是因为发生蛋白吸附;并且这个方法要求吸附剂有足够大的比表面积,因此该法特别适用于珠状(bead)或颗粒状(particulate)材料表面

的蛋白吸附实验。用于检测溶液中蛋白质含量的方法有很多,包括紫外吸收法、荧光法、比色法等。用溶质减少法研究珠状或颗粒状材料的蛋白吸附又可细分为区带色谱法(zonal chromatography)和批次实验法(batch method)。用这两种方法研究可取得相近的结果。区带色谱法适用于低吸附力吸附系统,而批次实验法对于低吸附力和高吸附力系统都适用。批次实验法主要用于研究平衡状态下的蛋白-材料相互作用,它特别适用于研究颗粒材料的吸附等温线及吸附动力学。

蛋白质吸附原位检测技术:常用于微胶囊表面蛋白吸附研究原位检测技术有石英晶体微天平(quartz crystal microbalance)及全内反射荧光技术(internal reflection fluorescence spectroscopy)等。石英晶体微天平技术对蛋白吸附过程中的质量变化非常敏感,具有纳克级的质量检测能力。近年来,石英晶体微天平技术已广泛用于蛋白吸附研究。然而,它存在一个不容忽视的缺点就是它不能区分蛋白吸附及水吸附带来的质量变化。荧光光谱技术是借助某些荧光物质(如异硫氰酸荧光素,FITC)与蛋白结合后荧光强度与溶液中的蛋白质的浓度呈线性关系的原理测定蛋白的吸附量。

蛋白质吸附构象研究方法:常用于研究蛋白质吸附构象的技术有红外光谱(infrared absorption)、圆二色性(circular dichroism)和原子力显微镜(atomic force microscope)等技术。

红外光谱是最早应用于研究蛋白质二级结构含量的技术。红外光谱中的 1 100~1 700 cm$^{-1}$ 可以给出蛋白质构象的全部信息。其中位于 1 600~1 700 cm$^{-1}$ 的酰胺 I 带是研究得最多的蛋白红外吸收峰。酰胺 I 带主要是由蛋白骨架中 C=O 的伸缩振动引起的。蛋白的构象主要靠氢键维持。蛋白骨架中的 C=O 均参与氢键的形成,而 C=O 吸收峰的波数对其所参与的氢键的环境非常敏感。因此,处于不同二级结构(α-螺旋、β-折叠、β-转角等)的 C=O 有不同的吸收峰波数。这些不同的吸收峰相互叠加共同组成了酰胺 I 带。常用于研究蛋白二级结构的红外技术有:衰减全反射红外、傅立叶变换红外光谱。

圆二色也是研究蛋白质二级结构的常用方法。其基本原理就是测量光活性物质对左右圆偏振光

的吸光率差。从圆二色光谱也可以得到蛋白质二级结构中 α-螺旋含量的变化。圆二色谱数据拟合可以计算蛋白质二级结构含量和分析蛋白质的三级结构。

原子力显微镜可以实现纳米尺度上的成像及测量分子之间的相互作用力。因此用原子力显微镜可测定吸附于材料表面的蛋白的构型及构象,获得吸附蛋白的空间分布。

中科院大连化学物理研究所马小军实验室针对微胶囊表面蛋白质吸附的研究,用溶质减少法表征了由海藻酸钠、壳聚糖制备的微胶囊(ACA 微胶囊)表面的蛋白质吸附。结果表明,吸附等温线遵循 Freundlich 模型,存在化学吸附和物理吸附两种作用;ACA 微胶囊表面的蛋白吸附动力学过程与拟二级吸附模型吻合,化学吸附为主要吸附作用;吸附受微胶囊表面电荷及表面粗糙度影响,表面正电荷较少,表面粗糙度较小,表面的蛋白吸附量较少,蛋白构象变化较小。Zheng 等用 PEG 对 ACA 微胶囊表面进行了修饰,结果表明,修饰后的微胶囊表面蛋白质吸附量显著减小。

Xu 等用原子力显微镜法考察了不同亲水性凝胶表面的纤维蛋白原的吸附量及吸附构象。结果表明,在亲水性较差的表面,纤维蛋白原结合较牢固,且构象变化较大。Tam 等考察了 IgG、IgM、IgA 在海藻酸钙胶珠及海藻酸钠-聚赖氨酸微囊表面的吸附差异,表明 IgG、IgM、IgA 在海藻酸钠-聚赖氨酸微囊表面较多,在海藻酸钙胶珠表面吸附较少。

3. 囊内细胞相容性 细胞相容性是指微囊化细胞能长期存活,发挥生物学功能。已有研究表明,刚度较大的海藻酸钙基质对增殖较快的细胞的活性有影响。对于成团生长的细胞,液化后的微囊内环境更有利于细胞生长。而对于细胞,具有凝胶基质的微囊内环境更有利于细胞生长。另外,对于增殖细胞还要考虑细胞增殖后微胶囊膜通透性变化对细胞活性的影响。因此,应综合考虑细胞类型、细胞生长特性、微胶囊材料等因素制备适合于细胞活性长期维持及生物学功能发挥的微胶囊。

4. 免疫细胞黏附 尽管用免疫细胞黏附表征微胶囊生物相容性的报道较少,免疫细胞黏附是微胶囊生物相容性的重要典型指标。

考察细胞在微胶囊表面的黏附时,一般将微胶囊置于含有炎症细胞及免疫细胞的培养基中。这种方法常用血清而非血浆,因此实验结果部分排除了蛋白吸附的影响。Smetana 等考察了微胶囊表面化学基团对免疫细胞黏附的影响,结果表明,微囊表面的—OH、—CO—NH—基团可引起巨噬细胞的黏附,而表面的 $SO_3^-$ 及 COO⁻可抑制巨噬细胞的黏附。另外研究表明,表面亲水性较高的微胶囊表面及含有阴离子基团的微胶囊表面单核细胞的黏附及巨噬细胞的融合较少,且能促进巨噬细胞的凋亡。刚度较大的微胶囊表面细胞黏附较多且多为伸展状态。Zheng 等用海藻酸钠-壳聚糖微胶囊考察了表面粗糙度对细胞黏附的影响,表明光滑表面细胞黏附较少。

5. 纤维化增生 微胶囊生物相容性最直接的考察方法即通过考察微胶囊移植后回收率、表面细胞黏附程度、黏附细胞类型、数量与空间分布及微胶囊内细胞活性与功能等进行相关的评价。Wijsman 等将包埋有胰岛细胞的海藻酸钠-聚赖氨酸微胶囊植入糖尿病 BB/W 大鼠后回收,应用免疫组织化学方法,用多种细胞表面蛋白抗体(抗 T 淋巴细胞中性粒细胞与浆细胞的 W3/13 抗体、抗巨噬细胞的 ED1 抗体),对微胶囊表面黏附细胞进行染色,并通过半定量方法进行评价。此外,通常采用微胶囊表面细胞增生百分率、游离微胶囊回收率及细胞增生厚度来表征微胶囊的生物相容性。

中国科学院大连化学物理研究所马小军实验室评价了由海藻酸钠-聚赖氨酸及海藻酸钠-壳聚糖空微胶囊的生物相容性。结果表明,海藻酸钠、壳聚糖具有良好的细胞相容性和免疫相容性,相比之下,聚赖氨酸具有一定的细胞毒性。ACA 微胶囊与 APA 微胶囊相比,具有较好的免疫相容性。但 ACA 微胶囊的体内相容性较差,移植小鼠腹腔后第 1 天即出现细胞黏附,第 14 天开始出现纤维化增生(或者称为纤维包裹)。并通过降低海藻酸钠-壳聚糖微胶囊的表面粗糙度,使微胶囊表面的纤维化增生减少,提高了微胶囊的生物相容性。

# 第四节 海藻酸盐基微囊化细胞培养

动、植物及微生物细胞培养是医药、食品、环境、资源领域的重要生产技术,是多学科交叉研究领域。由于细胞自身的特点,对培养环境与条件有着苛刻的要求,因而极大地限制了对细胞的认识及利用,特别是细胞培养生产有用物质的工业化困难重重。近年来,研究者从生化工程角度开展了一些细胞培养的研究,加深了对细胞生理过程的物理化学本质认识。其中,固定化细胞培养方法的发明,为细胞培养技术开拓了新的领域。固定化技术作为实现细胞大规模培养的重要途径,在各种细胞的大规模培养上得到越来越广泛的应用,相继出现了微载体、中空纤维及微囊化等多种固定化培养技术。同时研究发现,这些微载体提供的特殊微环境下物质传递和细胞生长及生产特性与传统培养意义上的游离或二维平面培养有显著差异,如:

动物细胞:① 呈现明显组织化形态。② 生物应答功能有质的改善。③ 细胞寿命呈数量级延长。④ 细胞密度与产物分泌量有一动态平衡点并较长期保持。

植物细胞:① 呈现不同程度的组织化与分化。② 三尖杉、红豆杉等细胞的抗癌次生代谢产物比产率明显提高。③ 细胞生存与生产期明显延长。④ 生物量与代谢产物量有一动态平衡点并较长期保持。

微生物细胞:① 呈现明显"集群"现象。② 细胞生存期明显延长。③ 细胞对环境胁迫的耐受性明显增强。

上述生物微环境特征分析说明,在细胞与外部介质间建立一个能使物理、化学及生物学因素优化的微环境"边界"或"临界环境"对细胞的生长与产物的生产是非常重要的。① 对于动物细胞:微环境外相当于悬浮培养,利于物质传递;微环境内相当于贴壁培养,利于细胞生存,从而结合了细胞悬浮与贴壁生长的双重优势。② 对于植物与微生物细胞:微环境外为运动状态,利于物质传递;微环境内为静止状态,利于细胞生存、自组织化与分化,从而使传统的悬浮与固定化培养优点耦合,使细胞的生长与生产耦合。

微囊化技术用于细胞培养具有许多优点:① 微囊膜可以保护细胞免受或少受剪切力的影响,尤其对动物细胞是很重要的一个方面。② 微胶囊可以提供较高的细胞密度,实现高密度培养,从而提高产物浓度。③ 微囊化细胞可以重复使用,可以用于连续培养。④ 通过控制微胶囊的通透性能,可以将产物截留在膜内或扩散到膜外,使得产物的分离纯化变得容易,减少了下游操作的过程投资。⑤ 抗污染效果好。⑥ 尤为重要的是,微胶囊可以为细胞提供适宜的三维生存空间。

因此,本节将重点介绍海藻酸盐基微胶囊所构成微环境的特点及其体系中物质传递、细胞生长代谢规律、细胞的应激反应,并分别以微囊化细胞培养用于生物制品的生产及作为三维药筛模型等方面的应用做详细阐述。

## 一、海藻酸盐基微胶囊微环境的特点

海藻酸盐微囊微环境对细胞影响可以归纳为三方面:制备方法和手段造成的直接后果、传质限制的影响及细胞生长和生产过程变化因素。

### (一)海藻酸钠

海藻酸钠三维凝胶网络具有生物化学惰性,并使包埋的细胞能保持很高的活力,因此是最常用的微囊制备材料。但同时,我们也要意识到海藻酸钠高分子由于具有高黏度、碳氢为主的化学结构等也会对细胞产生其他的生物学效应,具体分析如下:

诱导作用:Johnson 实验得出结论,海藻酸钠可作为一种碳氢诱导物对细胞产生直接、密切的代谢刺激作用。Komaraiah 则认为是海藻酸钠改变了介质的黏度,导致不良的氧传递,因此对细胞生理产生影响。

渗透压作用：中科院大连化学物理研究所马小军实验室对不同配置条件下的海藻酸钠溶液渗透压进行了测定，发现2%的海藻酸钠水溶液渗透压为104 mOsm（表6-1），由于水溶液的渗透压为0，那么产生渗透压的主要原因是海藻酸钠。一般动物细胞在渗透压为260～320 mOsm的培养液中形态和大小不变，并生长良好，高于或低于正常渗透压范围均会对细胞生长代谢产生影响，甚至杀死细胞。因此海藻酸钠溶液可能激活细胞的高渗反应，导致细胞生理的变化。

表6-1　海藻酸钠溶液的渗透压

| 浓度 | 黏度<br>(mPa·s) | 溶剂 | 渗透压<br>(mOsm) | 浓度 |
|---|---|---|---|---|
| 2% | 200 | 水 | 104 | 2% |
| 1.50% | 100 | 生理盐水 | 355 | 1.50% |
| 1.50% | 200 | 生理盐水 | 366.33 | 1.50% |
| 1.50% | 250 | 生理盐水 | 367.67 | 1.50% |
| 生理盐水 | | | 311 | |

吸附离子：海藻酸钠能与钙离子和介质中其他组分如磷酸离子、多聚磷酸及ATP发生螯合作用。研究发现由于与带正电的$NADP^+$发生螯合作用，海藻酸钠可造成异柠檬酸脱氢酶活力丧失，干扰细胞正常代谢，对细胞活性产生影响。除此之外，海藻酸钠带电荷特性及与钙离子结合的能力对细胞信号转导路径也有激活作用。Asaki等制备了含有海藻酸盐作为水溶性大分子配基的聚酰胺微胶囊，结果发现微胶囊内部的配基和微胶囊膜本身都能够吸附金属离子。利用X射线光电子谱分析微胶囊表面组成，发现海藻酸配基的一些功能团穿过微胶囊膜分布于表面，使膜表面也能富集金属离子，这种环境中离子浓度的增加能造成细胞膜孔开放和水合状态的变化，引起细胞渗透压响应。

## （二）钙离子

在生物代谢过程中钙离子是一类重要调节物质，为构成细胞营养基质的重要组成成分。胞内$Ca^{2+}$浓度水平对细胞代谢信号的传递非常重要，参与细胞周期调控和细胞骨架调节。但细胞钙离子浓度增加也会诱导内质网应激的产生，干扰蛋白合成和启动细胞凋亡信号。Charleta实验表明

$CaCl_2$对细胞器的大小与数量有显著影响，高钙离子浓度会导致胞内细胞器聚集，使胞内大分子浓度增加，将细胞与$CaCl_2$或海藻酸钠混合时，受到介质高渗透压和高黏度的损害，细胞生长速度明显减缓。

## （三）物质传递扩散

生物材料中物质传递速率主要受物质分子量大小，以及分子回转半径的影响。分子量小于1 300并且回转半径小于1 nm的分子可以自由出入，而高分子量物质如：球蛋白、白蛋白及纤维蛋白原等不能自由出入，其传质速率和距离受到海藻酸钠浓度、交联程度和传质分子的电荷性质等因素的影响。Koyama和Seki等以葡萄糖为模型研究了液态核芯的海藻酸盐基微胶囊物质传递速率，结果显示葡萄糖在微囊中的传递系数（$7.91 \times 10 \sim 10$ $m^2/s$）大于海藻酸钙胶珠（$6.5 \times 10 \sim 10$ $m^2/s$）和水（$6.1 \times 10 \sim 10$ $m^2/s$）；并且研究还发现含细胞微囊的葡萄糖传递系数并没有降低，反而增大至$9.9 \times 10 \sim 10$ $m^2/s$。含细胞的海藻酸钙胶珠其葡萄糖传递系数随细胞的生长而逐渐降低。

## （四）生长空间和材料基质

生长空间大小和材料特性对细胞的黏附、迁移、分化、增殖及细胞应答激活等过程具有重要影响。当细胞聚集在一个狭小的空间内，并且无细胞间紧密接触的情况下，易于增殖，但当细胞之间紧密接触后则易发生组织化。人类间充质干细胞在大的生长空间内发育成骨样细胞；在狭小的空间内易分化成脂肪样细胞。高浓度海藻酸钠形成的海藻酸钙胶体孔径小，利于干细胞在其中聚集成团进而发生分化，能使细胞保持较高增殖活性。

对不同形态的微胶囊而言，液体芯的微胶囊使得内部细胞可以旋转或平移向微胶囊膜内表面运动，有利于细胞繁殖，形成比较大的细胞团。微胶囊内核是固体时，细胞以多个小的球状的聚集体存在，生长速率缓慢。除了培养空间的影响，内部基质也对细胞具有调控作用。细胞通过收缩、基质分泌即酶降解来调整细胞表面整合素受体的分布及细胞骨架的重组，从而调整其他重要的细胞生理活动，如发育、分化、再生及疾病的发生、发展。通过改变基质的硬度可以影响细胞的分化。因此可以通过对微胶囊粒径大小及内部基质特性的控制，限

制或促进细胞成团,尽可能地模拟出适合细胞生长发育的硬度,使细胞停留在利于生长、分化或代谢的范围,实现对细胞生长代谢的调控。

另外,细胞在微囊内增殖过程中海藻酸钠分子也发生分子重排现象。中科院大连化学物理研究所马小军实验室借助荧光标记技术,以增殖迅速的酵母细胞为模型,发现细胞在微囊内增殖后,微胶囊体积明显增大,透射光通道呈现的微胶囊膜厚也明显增厚,但代表海藻酸钠分子的绿色荧光通道并没有成为增加的膜厚的主要成分(图 6 - 22)。借助 CLSM 中的 Quantify/Profile 软件分析技术,在三个通道中,出现信号显著变化峰的峰宽即代表该通道的膜厚。结果不难看出,三个通道呈现的峰宽:透射光≫绿色荧光>红色荧光(图 6 - 23)。由此可见,在微胶囊内表面浓缩富集的海藻酸钠分子在增加的膜厚中仅占很小一部分。而在培养过程中,微囊内细胞密度从 $1 \times 10^7/ml$ 增殖到 $200 \times 10^7/ml$,因此提示,更多的膜成分应该来源于细胞增殖过程中自身不断分泌的、无荧光信号的蛋白、多糖等大分子物质。

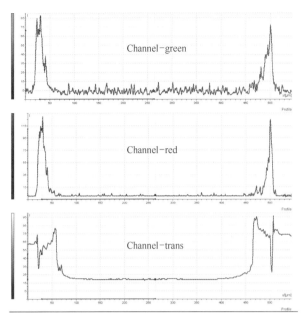

图 6 - 23　AC 微囊化细胞在培养 24 小时各通道荧光的强度分布曲线

细胞能够保持完整的组织与细胞形态,从而有利于其功能的发挥,如肝细胞在体培养时,呈现单层生长,其合成白蛋白的功能及代谢 $NH_4^+$ 的能力很快衰减甚至丧失,而在微囊化培养中,肝细胞形成三维的细胞球,彼此建立生理性的细胞连接,细胞间连接结构出现,例如相邻细胞的细胞膜局部突起密切接触,偶见桥粒连接,细胞界限不清,表面孔道增多,该现象也同样存在于其他功能性细胞的微囊化培养中,如胰岛细胞和软骨细胞。

这些现象表明:功能性细胞对自身所在的微环境作用相当敏感。细胞聚集成团利于细胞间的信息传递,对于细胞正常功能的发挥至关重要。微胶囊可以为细胞提供相互接触的三维空间,促进细胞成团和集群现象出现,有助于保持细胞正常的形态和功能;另外,细胞还可以在微胶囊提供的空间内自由移动,选择最佳的生存位置,营造最佳的生存微环境。

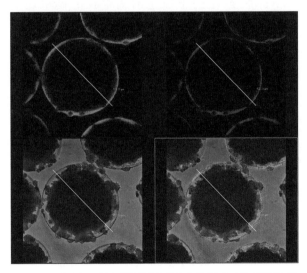

图 6 - 22　荧光标记的 AC 微囊化细胞在培养 24 小时的 CLSM 图像

## 二、细胞在微胶囊系统中的行为特征

### (一)细胞形态变化

受到微囊内各种因素作用,细胞在微囊内以三维类组织化形态生长,聚集成不规则的多细胞聚集体,并受到微囊空间大小的影响。这种生长方式使

另外,根据制备工艺和目的的不同,微胶囊的内部形态可分为液化核心和固化核心两种。液化核心微胶囊中,细胞的自由度相对较高,细胞尤其是贴壁细胞有向微胶囊膜迁移的趋势。随着细胞的生长,细胞密度增大,细胞开始向胶囊内部迁移;而在固化核心微胶囊中,由于细胞被固定在特定位置,不能迁移。随着细胞的增殖,细胞密度增加,所需生长空间增加,因此开始向各个方向迁移。细胞

的迁移在这两种类型微胶囊中普遍存在,它对于了解细胞在微胶囊内的分布、形态、增殖和代谢具有重要意义。

### (二)生长代谢变化

微囊化细胞的重要特征之一是提高了细胞的密度,加之微环境的作用及类组织化的生长方式使细胞生理学特性发生变化。

研究发现微囊内细胞具有生长延迟的情况出现,同时能够在一定时间内保持细胞数稳定。例如,与平面培养的胚胎干细胞和旋转生物反应器体系内胚胎干细胞(延迟期＝1.06 天)相比较,细胞在微囊内的生长延迟期均明显延长。培养 2 周内,微囊内胚胎干细胞生物量持续增加,葡萄糖-乳酸代谢的规律也与之一致。中科院大连化学物理研究所生物医用材料工程研究组还发现平面培养的 HepG2 细胞生长无延滞期,细胞快速地进入指数生长期后即出现死亡和脱落,而微囊化培养的细胞却可以长时间保持高细胞数,并维持数量的动态平衡。微囊化培养与平面培养相比,稳定期延长;但微囊化培养的最大比生长速率下降,平面培养的最大比生长速率为 0.50 $d^{-1}$,而微囊化培养的最大比生长速率为 0.25 $d^{-1}$。微囊化培养条件下葡萄糖的消耗较为缓慢,虽然在这两种培养方式下,培养体系中的乳酸均积累较多,但微囊化培养条件下乳酸对葡萄糖的得率系数较高(微囊培养 Ylac/G 为 2.28,平面培养 Ylac/G 为 1.57)。在 K562 和 CHO 细胞的微囊化培养中也得到类似结论。

微囊化细胞的增殖取决于两个因素:① 囊内充足的营养供应实现细胞生长。② 营养的传递、废物的聚集和传递时间等都不可避免导致一部分细胞的死亡。这样可以认为微囊内环境实现了细胞繁殖与死亡的一种自动平衡,使活细胞的数量保持稳定。Lahooti 和 Alteriis 等发现关键营养物和代谢废物浓度梯度的存在使得出现中心细胞坏死区,而在细胞团边缘则有静止期细胞和繁殖期细胞两种,细胞因其在微胶囊中位置不同产生生理差异,一定程度上解释了生长和代谢变化的原因。

另外,由于微囊系统的复杂性,用数学模型对微胶囊内细胞生长特性进行描述的研究鲜有报道。Yuet 等曾建立如式(6－2)所示模型,用于描述微胶囊内细胞生长过程:

$$\frac{\mathrm{d}X}{\mathrm{d}t} = \mu(t - t_{tag})\left[\mu X + \lambda \int_0^t X(\eta)\mathrm{d}\eta\right]$$

$$(6-2)$$

$$\mu(t - t_{tag}) = \begin{cases} 1 & t < t_{tag} \\ 0 & t > t_{tag} \end{cases} \quad (6-3)$$

$$\mu = \mu_{\max} \prod_{i=1}^n \left(\frac{C_i}{K_{C_i} + C_i}\right) \quad (6-4)$$

式中: $X$ 为细胞密度;

　　　$\mu$ 为细胞比生长速率;

　　　$t_{tag}$ 为延迟时间;

　　　$\lambda$ 为细胞死亡常数;

　　　$C_i$ 为限速营养物浓度;

　　　$K_{C_i}$ 为限速营养物 $i$ 的饱和常数;

　　　$n$ 为限速营养物种数;

　　　$\mu_{\max}$ 为最大细胞比生长速率。

该模型能够描述微胶囊内指数生长期的细胞密度变化情况,但细胞生长延迟期的情况则需要通过实验数据确定。因为上述模型较为复杂,所以较少被应用。

目前,广泛用于描述细胞生长的模型还有 Logistic,Gompertz,Richards,Stannard 和 Schnute 模型等。

Logistic 增长曲线是生物数学界经常研究和采用的生物生长曲线,属于最简单的饱和增长模型之一,表达形式可如式(6－5)所示:

$$x_t = \frac{a}{1 + \exp(b - ct)} \quad (6-5)$$

式中: $t$ 为时间;

　　　$x_t$ 为 $t$ 时刻细胞数量;

　　　$a$,$b$,$c$ 为常数。

该增长曲线的主要特点是:在拐点前的细胞增长速率越来越快,而在拐点后的增长速率越来越慢,而最终趋于一个有限值(饱和值),总的曲线呈 S 形,所以称之为 S 形饱和曲线。

Gompertz 增长曲线是与上述 Logistic 曲线最为相似的增长曲线,它不仅可用来拟合各种生物增长数据,而且还可用来拟合优质耐用商品的人均拥有量的增长数据和高新技术的累计推广量数据。其表达形式如式(6－6)所示:

$$x_t = a\exp\left[-\exp(b-ct)\right] \quad (6-6)$$

为了处理方便，Gompertz 模型在用于描述肿瘤细胞生长过程时常写成如下形式：

$$N(t) = N_o\exp\left[\frac{k_+}{k_-}(1-e^{-k_-t})\right] \quad (6-7)$$

$$N(0) = N_o \quad (6-8)$$

式中：$N(t)$ 为 $t$ 时刻肿瘤细胞的数量；

$N_o$ 为肿瘤细胞的初始量；

$k_+$ 为细胞生长速率常数；

$k_-$ 为生长延迟常数。

上述模型在用来描述非固定化状态下细胞的生长过程时结果都比较令人满意。对于固定化细胞培养体系，Giannuzzi 等在研究聚乙烯膜固定化的大肠杆菌和假单胞杆菌的生长特性时，曾用 Gompertz 和 Logistic 模型对菌体的生长过程进行了描述，模型在没有经过修正的条件下得到了较好的结果。对于微胶囊包埋下的细胞来说，既不同于游离培养也不同于单层膜的固定化培养，其生长空间和生长所需营养成分的供给分别要受微胶囊大小和微胶囊膜通透性的限制，但其生长过程同样由延迟期、指数生长期、平稳期和衰亡期组成，但上述模型都只能用于细胞增殖过程的描述，而不能用于细胞代谢过程的描述。中国科学院大连化学物理研究所将 Logistic 模型和 Gompertz 模型用来描述微囊化细胞的生长过程，并将上述模型经过适当的修改后，用于细胞代谢包括底物消耗和产物生成过程的描述。应用化学工程原理结合细胞生理生化知识与生物技术最新进展对这些物质的化学及其运动过程进行量化研究，建立相应的物理和数学模型，并结合细胞生理水平认识这些差异，从而为细胞大规模生长与生产提供理论依据及工艺基础。

**（三）功能性表达改变**

在产物积累能力上，聚集的和部分组织化的细胞要比生长迅速而松散的细胞高。聚集化和组织化为提高代谢物的产量提供了两个条件：① 通常微囊化细胞的生长速率低于二维培养细胞的生长速率。而许多证据表明，生长速率的降低与产物产量的提高之间有相关性。② 培养细胞的组织化水平越接近整体水平，就越能以与整体组织相同的方式对环境因子的刺激起反应。同理微囊化细胞能以越近乎体内环境的方式而对培养中的各种作用因子起反应，因此表现出相应产物和功能表达的改变即微囊内出现了细胞功能的明显上调。例如微囊化肝细胞的细胞色素 P450 酶活性增强、尿素合成能力增加及白蛋白分泌的上升。微囊化软骨细胞在囊内可分泌高水平 I 型胶原并合成软骨特异的蛋白多糖，因而在某些生物学特征与软骨接近。

微囊化对细胞应答的影响还表现在基因水平的变化上。如 MCF-7 细胞微囊化培养后细胞 HIF-1、cyclinD1、VEGF、p53、PCNA 表达都有异于平面细胞。

### 三、细胞在微胶囊内的应激反应

应激反应（stress response）是机体对各种环境因素所做的一种保护性应答，通过细胞信号通讯，诱导细胞中基因表达谱的改变，合成相应的应激蛋白（stress proteins），最大限度地保护细胞及其生物大分子的结构和功能。如果机体或细胞对各种环境应激应答得当，则机体和细胞的正常生理生化功能可很快获得新的平衡，否则将引起一系列病理生理改变。

**（一）高渗透压应激**

渗透作用是自然界的一种普遍现象，它对于细胞和组织保持正常的生理功能有着十分重要的意义。渗透现象的产生必须具备两个条件：一是有半透膜存在，二是半透膜两侧必须是两种不同浓度的溶液。在一定温度下，溶液的渗透压与单位体积溶液中所含溶质的粒子数（分子数或离子数）成正比，而与溶质的本性无关。人的体液中既有非电解质（如葡萄糖等），也有电解质（如 NaCl，CaCl$_2$，NaHCO$_3$ 等盐类）。为了表示体液总的渗透压大小，医学上常用毫渗透量浓度来比较，简称毫渗量/升，用 mOsm/L 表示。这种浓度是溶液中能产生渗透作用的溶质的粒子（分子或离子）的总物质的量浓度。一般动物细胞在渗透压为 260～320 mOsm 的培养液中形态和大小不变，并生长良好。高于或低于正常渗透压范围的条件均会对细胞生长代谢产生影响，甚至杀死细胞。

中国科学院大连化学物理研究所生物医用材料工程研究组以酵母细胞为研究模型，发现微囊环境中海藻酸钠溶液是造成微囊内渗透压增加的原因之一,微囊化会使胞内抗渗透压产物海藻糖和甘油合成出现显著上升,而缺乏渗透压响应的敏感细胞活性在此过程中会受到抑制。另外微囊化细胞在培养过程中出现乳酸产率增加,而乳酸堆积也会对细胞施加高渗影响。孙祥民等发现批次培养的CHO 细胞中,由于乳酸在培养液中浓度的增加,使细胞葡萄糖代谢、谷氨酰胺代谢均发生改变,脉冲实验结果提示这种影响来源于乳酸对培养环境渗透压的影响。渗透压的增加扰乱了正常的离子跨膜梯度,使细胞维持能量需求相应增加,造成了细胞生长代谢速率的改变。

渗透压增高可以导致以下结果: ① 细胞增殖速率下降、甚至停止。② 糖酵解活动增强,底物消耗量增加 65%,无效循环代谢量增加。③ 胞内甘油、海藻糖、糖原含量和脯氨酸量显著增加。④ 营养物质转运途径发生改变,葡萄糖吸收速率增加,氨基酸吸收率下降等。表 6-2 概括了高渗透压对细胞的影响。

表 6-2  高渗透压对细胞的影响

| 对细胞行为的影响 |
| --- |
| 抑制 DNA 修复 |
| 诱导 P53 基因 |
| 细胞周期停滞 |
| 破坏线粒体功能 |
| 解离染色质中的蛋白质 |
| 改变细胞骨架结构 |
| 诱导二次氧化胁迫 |
| 抑制生长因子依赖型信号传导 |
| 抑制 mTor 通路 |
| 抑制蛋白质翻译;聚核糖体解离 |
| 细胞凋亡 |

### (二) 氧化应激

氧化应激(oxidative stress, OS)是指机体在遭受各种有害刺激时,体内高活性分子如活性氧自由基(reactive oxygen species, ROS)产生过多,氧化程度超出氧化物的清除,氧化系统和抗氧化系统失衡,从而导致组织损伤。ROS 包括超氧阴离子($O^{-2}$)、羟自由基($^-OH$)和过氧化氢($H_2O_2$)等。

生成活性氧的前氧化系统主要有线粒体、细胞色素P450、中性粒细胞和巨噬细胞等。正常情况下,由线粒体生成的活性氧在细胞活性氧的生成中是主要的,主要来自线粒体呼吸链和单胺氧化酶反应。吞噬细胞前氧化系统指的 NAD(P)H 氧化酶、髓过氧化物酶(MPO)—$H_2O_2$—卤化系统和共轭酸过氧亚硝酸(ONOOH) 生成。在病理条件下或衰老时 ROS 的增加超过细胞初级抗氧化防御能力时,引起脂质、蛋白质和 DNA 的氧化损伤。活性氧的清除机制包括一级抗氧化防御系统和二级抗氧化防御系统。前者负责清除 ROS,多为酶抗氧化系统,包括超氧化物歧化酶(SOD)、过氧化氢酶(CAT)、谷胱甘肽过氧化物酶(GSH—Px)等,后者负责修复损伤的生物大分子(图 6-24)。

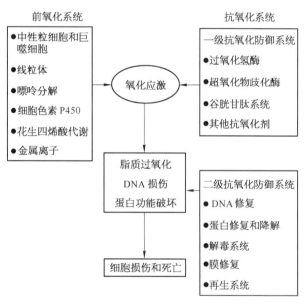

图 6-24  ROS 生成、消除及对细胞的影响

微囊制备过程中,氧化应激是一个不可避免的环境因素。有研究表明高压脉冲静电可以使水中部分水分子分解成为 $OH^-$ 和 $H^+$,其中 $OH^-$ 的电子在电场的作用下,被水中的氧分子获得形成超氧阴离子自由基。此外电场也可以直接影响细胞膜两侧的电荷平衡,从而使细胞膜产生相变。静电场可以提高胞内的过氧化氢和超氧阴离子含量,氧化细胞膜上的不饱和脂肪酸,降低细胞膜的流动性。

除了高压电场的影响,细胞内钙离子浓度波动也是引发氧化应激的原因。在钙化过程中,细胞需要长时间接触钙液,$Ca^{2+}$ 可提高黄嘌呤氧化酶的活性,一方面促进自由基向脂质过氧化物的转换产生新的自由基,另一方面促进 $O^{2-}$ 迅速转化为 $OH^-$,重新激发自由基连锁反应,造成连锁式的氧化应激反应。$Ca^{2+}$ 内流入细胞,在线粒体内聚集会破坏线粒体的结构和功能,使呼吸链复合物电子传递完整性受到破坏,造成黄腺嘌呤二核苷酸依赖性复合物途径被过度利用,激发氧化应激。

在微囊的实际应用过程中,氧化应激的产生也是一个不可避免的环境因素。对微囊化胰岛移植治疗糖尿病而言,胰岛不但要受到免疫系统产生的氧化胁迫的杀伤,也受到高血糖和高脂血症诱导产生的 ROS 危害。用含油酸的培养基培养胰岛 β 细胞系 MIN6 细胞 72 小时,发现油酸也能使线粒体呼吸链解偶联,产生大量自由基,导致 β 细胞分泌功能下降。大鼠胰岛做体外实验,发现棕榈酸钠使 β 细胞线粒体发生肿胀,ATP 含量降低,呼吸量增加,线粒体膜电位也降低,同时伴有大量 ROS 产生,呼吸链发生部分解偶联,β 细胞糖敏感性消失。

ROS 作为细胞内信号调节因子,参与细胞损伤的存活机制,参与细胞的增殖、迁移和分化。而对细胞在氧化应激中的损伤与保护机制的深入研究,有利于改善组织微环境,有利于提高移植细胞的存活率。

### (三)内质网应激

内质网(endoplasmicreticulum,ER)是真核细胞中重要的亚细胞器,是蛋白质合成、蛋白质翻译后修饰、折叠和寡聚化的重要场所,参与脂质代谢和类固醇激素的合成、钙离子储存与钙离子信号传导、膜蛋白和分泌蛋白的运输及糖基化作用,是对细胞应激反应起调节作用的内膜系统。缺氧、病毒感染、蛋白突变、胆固醇积累、钙离子平衡失调、自由基侵袭及药物都可能会影响内质网的正常功能,引起错误折叠与未折叠蛋白在腔内的聚集及 $Ca^{2+}$ 平衡紊乱,导致内质网应激(endoplasmic reticulum stress,ERS)。内质网应激是指由于某种原因使细胞内质网生理功能发生紊乱的一种亚细胞器病理过程,是真核细胞的一种保护性应激反应,通过内质网应激,细胞降低胞内未折叠蛋白的浓度,并阻碍未折叠蛋白发生凝集,减轻细胞损伤效应。

1. 内质网应激反应的保护作用　当细胞发生内质网应激,引起内质网功能紊乱时,细胞将启动 UPR 来提高内质网折叠和处理错误折叠或未折叠的蛋白质的能力,减轻这些蛋白质给内质网带来的负担,以恢复内质网的正常生理功能。UPR 主要通过以下三条途径来完成:① 转录上调内质网内的分子伴侣,如葡萄糖调节蛋白 78(glucose regulated protein 78,GRP78)、钙网织蛋白(calreticulin)等,这些分子伴侣用于参与蛋白质的折叠、寡聚化等修饰过程。② 减少蛋白质的翻译。③ 加强内质网相关降解(ER‐associated degradation,ERAD)功能,即将错误折叠或未折叠的蛋白质转运至细胞质中,通过泛素‐蛋白酶体系统降解。

在内质网膜上存在三个内质网应激感受蛋白,分别是 PEPK(PKR‐like ER kinase;PKR:double‐stranded RNA‐activated protein kinase)、ATF6(activating transcription factor 6)和 IRE‐1(inositol requiring enzyme 1)。在非应激状况下,PERK 和 IRE‐1 和 GRP78 相连形成复合物而不具有活性,而 ATF6 则是以酶原的形式与 GRP78 结合,当细胞发生内质网应激时,这三个感受蛋白将被活化,激活各自的下游信号通路,帮助恢复内质网的功能。

(1)PERK:属于 I 型内质网跨膜蛋白,其位于内质网腔内的 N 末端与 GRP78 结合,感受内质网应激信号;位于细胞质中的 C 末端具有丝(苏)氨酸蛋白激酶活性。在发生内质网应激时,GRP78 与 PERK 解离,此时 PERK 将形成寡聚体并发生自身磷酸化而激活,跨膜传导内质网应激信号。活化的 PERK 能特异性的磷酸化 eIF2α,使 eIF2α 失去启动蛋白质翻译的能力,引起蛋白翻译水平下降。但在大多数蛋白合成受到抑制时,却能上调 ATF4(activating transcription factor 4)的表达,进而诱导分子伴侣等的表达。PERK 也能够激活 NF‐κB,从而促进细胞存活。

(2)IRE‐1:属于 I 型内质网跨膜蛋白,其位于内质网腔内的 N 末端与 GRP78 结合,其胞质区具有激酶域和 RNA 酶域。可见,IRE‐1 在细胞内同时具有激酶活性和 RNA 酶活性。在发生内质网应激时,其与 GRP78 解离,引起 IRE‐1 的内质网腔内结构域发生二聚化,激活胞质区的蛋白激酶,进而发生自身磷酸化,RNA 酶活性被激活,此时其具有的核酸内切酶活性能特异性的剪切 XBP1 mRNA 前体,剪接后的 XBP1 mRNA 所编码的 XBP1 蛋白不仅能提高分子伴侣 GRP78 等的转录活性,还能特异地与启动子区的 UPRE(unfolded protein response element)结合,诱导 EDEM(ER degradation enhancing mannosidase like protein)基因的转录。EDEM 是 II 型内质网跨膜蛋白,能与错误折叠的糖蛋白相结合,促进其降解。

(3)ATF6:属于 II 型内质网跨膜蛋白,其位于胞质的 N 末端,含有一个碱性锌指结构(bZIP)的 DNA 转录激活功能域,位于内质网腔内的 C 末端,具有多个 GRP78 结合位点。在发生内质网应激时,内质网腔内的未折叠蛋白促使 GRP78 与 ATF6 解离,之后 ATF6 以囊泡形式从内质网膜转运到高尔基体。在高尔基体内,被蛋白酶 S1P(site-1 protease)和 S2P(site-2 protease)水解,产生一段游离的 N 末端片段 p50ATF6 而被活化。p50ATF6 转移到细胞核内,作为转录因子与内质网应激元件(ER stress element,ERSE)结合,激活内质网应激元件基因启动子区域,进而激活分子伴侣、折叠酶等的转录。同时,活化的 ATF6 N 末端切割片段也能激活 XBP1 基因的转录。

2. 内质网应激反应的促凋亡作用　通常情况下,经过上述一系列反应,可以使内质网功能得以恢复,但是当细胞遭遇的刺激持续存在或过于强烈时,致使内质网的功能紊乱得不到纠正,内质网应激反应便会从一开始的保护性作用,转变为自杀性反应,诱导细胞凋亡。这也是机体用于去除功能紊乱细胞的最后一招。

(1)CHOP 介导的通路:内质网应激反应诱导的细胞凋亡主要是由 CHOP/GADD153(growth arrest and DNA-damage-inducible gene 153)介导的。内质网应激发生时,内质网膜上的三个感受蛋白均能诱导 CHOP 转录,其中 PERK-eIF2α-ATF4 是诱导 CHOP 表达的主要信号通路。CHOP 作为一个转录因子,在应激状态下,其过量表达能够激活多种促凋亡蛋白,引起细胞凋亡。而且 CHOP 还能够转录下调凋亡抑制基因 BCL2 的表达来促进凋亡。

(2)IRE-1 介导的通路:内质网应激反应激活的 IRE-1,与细胞质中的 TRAF2(tumor necrosis factor receptor-associated factor 2)结合,从而激活 ASK1(apoptosis signal-regulating kinase1)并进一步激活 JNK(c-Jun NH$_2$-terminal kinases),活化的 JNK 通过激活 c-Jun、c-FOS 等转录因子,调节下游凋亡相关基因的表达,最终启动细胞凋亡。

(3)caspase12 通路:caspase12 是啮齿类的内质网膜结合蛋白,与人类的 caspase 4 具有相同的功能,在内质网应激反应诱导的凋亡过程中发挥作用。研究发现,caspase12 是内质网应激反应所特有的诱导凋亡机制,可以通过多种途径活化,进而通过 caspase 级联反应诱导细胞凋亡。

氧化应激和内质网应激关系密切,活性氧可使内质网膜上的脂质超氧化,破坏内质网的蛋白,而内质网产生的少量活性氧及内质网腔内钙释放入胞质中,可引起线粒体的膜电位降低,触发线粒体膜孔开放,引起瀑布样级联反应,产生大量活性氧,进入恶性循环。Amy 等研究了细胞氧化应激状态下内质网应激现象的同步出现情况及内质网内一系列标志蛋白表达在细胞氧化应激时的变化,结果发现,在 SOD 突变小鼠中的 GRP78 基因明显上调,而这一现象可被抗氧化剂 N-乙酰半胱氨酸所阻止。除了来自活性氧的直接影响,细胞脂代谢变化也是内质网应激和 GRP78 表达上调的原因,Aparajita 等用 Genistein 处理内质网应激性 HepG2 细胞模型后发现,在造成脂代谢相关基因 FAS、SCD1、GPAT、ACC mRNA 水平降低的同时,内质网应激蛋白 GRP78 表达也出现下调,这和其他内质网应激模型中的结果一致。

## 四、微囊化细胞培养用于生物制品生产

### (一)动物细胞培养

微胶囊结构可很好地保护动物细胞,提高细胞对物理和化学环境所造成的胁迫耐受性,实现细胞的高密度培养。其主要优点是比表面积大;易于检测和控制培养系统环境和细胞生长;培养基利用率高;可实现无细胞过滤,优化下游工程。

在动物细胞的微囊化培养中发现,微囊化杂交瘤细胞可以长期保持分泌产物的能力,而悬浮培养

的杂交瘤细胞则不具备这种能力。研究发现微胶囊固定化培养更有利于抗体生产，且由于抗体是被截留在微胶囊内，因此产物的浓度和纯度都得到提高，简化了产物的分离纯化过程。Posillico等用批次和连续灌注式微胶囊化培养杂交瘤细胞生产单克隆抗体，经7～27天培养后，微胶囊内的抗体质量浓度可达 1 250～5 300 mg/L，只应用 40 L 的体积便可达到，而一般的悬浮培养生产 20 g 抗体需要 500 L 的反应体积，产量是一般方法的 100 倍。微囊化胰岛细胞可以长期分泌胰岛素，而一旦微囊被破坏掉，即使是同一组细胞，胰岛细胞也不再分泌胰岛素。由此可见，胰岛细胞间存在某种相互作用。研究表明，微囊化与否对胰岛细胞的形态有影响，非微囊化的胰岛细胞长期培养后，形成单细胞层，而微囊化胰岛细胞可以保持完整的组织与细胞形态。

细胞微囊化培养的最初，可以看到单个细胞分散在微胶囊中，随着培养的进行，细胞量增多，细胞聚集成许多小团，培养至 20 天左右，细胞长满胶囊，但并不是整个胶囊空间都被细胞占据，细胞主要贴近于微胶囊的内表面。在培养过程中还发现了微囊化胰岛细胞选择生存位置的现象，位于胶囊底部的细胞培养一段时间后，会自动上升到胶囊顶部。这些现象表明，动物细胞聚集成团利于细胞间的信息传递，这对于细胞正常功能的发挥是非常重要的。微胶囊可以为细胞提供相互接触的空间，从而促进细胞成团，并有助于保持细胞正常的形态和功能；同时细胞可以在微胶囊提供的空间中自由移动，选择最佳的生存位置；而且，微囊膜的存在，造成了营养物质的梯度，这对于细胞的代谢会有一定的影响；另外，微胶囊为贴壁细胞提供较大的比表面积。更多的有关动物细胞间的相互作用、影响以及分工等方面的研究，目前已渐成为热点，而且是多学科的结合。

中国科学院大连化学物理研究所马小军实验室研究了大规模培养微囊化表达内皮抑制蛋白CHO 细胞的生长和代谢特征，发现微囊化培养可以显著提高内皮抑制蛋白产量。

### （二）植物细胞培养

与动物细胞类似，植物细胞也具有聚集成团的趋势，而且一定程度的细胞成团将利于细胞的生长和代谢。不同的一点是，由于植物细胞之间具有胞间连丝，细胞之间不必像动物细胞那样紧密接触，也能进行信息的传递。因此，微胶囊可以为细胞提供具有一定自由度的固定化空间。另外，植物细胞的生长具有最低接种密度效应，利用微胶囊可以控制局部空间的细胞密度。

由于动、植物细胞在生理学特性上具有广泛的共性或相似性，微囊化技术可以作为植物细胞的特殊固定化培养方法。微胶囊可以为植物细胞提供性能可控并具有一定自由度的固定化空间。根据这些特点，微囊化技术不仅可以作为培养方法，解决植物细胞面临的一些关键问题，还可以作为研究工具，研究植物细胞的培养环境对代谢的调控作用。中国科学院大连化学物理研究所马小军实验室将海藻酸钠-聚赖氨酸微囊化技术引入植物细胞培养领域，以栀子细胞生产栀子黄色素为模型系统，对微囊化技术用于植物细胞培养进行较为系统的研究。将较为成熟的海藻酸钠-聚赖氨酸微囊化技术加以改进，制备适于植物细胞培养的微胶囊。并对微囊化细胞的活性进行考察，包括细胞是否保持存活，是否能进行正常的生长、次生代谢产物的生产，以回答微囊化技术用于植物细胞培养的可行性。以传统的海藻酸钙凝胶珠固定化培养和悬浮培养做对照，考察微囊化植物细胞培养的基本特性，包括生长和代谢规律、寿命及剪切耐受性，以回答植物细胞微囊化后生活质量如何、寿命如何等问题，为植物细胞微囊化培养的深入研究奠定必要的基础。通过改变微胶囊制备条件，对细胞所处的微环境进行调控，考察微环境对细胞生长代谢的影响。包括微囊膜的传质性能、囊内的液态环境、自由空间、微胶囊数量及微胶囊的总体空间等因素。改变培养条件对植物细胞进行代谢调控，是提高代谢产物产量的有效手段之一。以微胶囊为研究工具，考察多种影响因素对细胞代谢的调控作用，主要包括生物学因子（接种量、细胞聚集体大小和细胞龄）、化学因子（培养基种类、糖源的种类和浓度）和物理因子（光照、温度和 pH），并考察信号传递因子对微囊化细胞次生代谢产物生产的调节作用。建立一种适于植物细胞的均匀、稳定、可控的培养系统，建立适合于植物细胞培养的新技术。

### （三）微生物细胞培养

海藻酸盐在二价阳离子存在的条件下变成凝胶，海藻酸盐制备凝胶时，钙是应用最多的阳离子，凝胶化反应简单、无毒、生物相容性好、价格低廉，因此，非常适用于口服益生菌的包埋。同时，由于海藻酸钠是 FDA 批准的通常认为是安全的添加剂材料（generally regarded as safe，GRAS），且其可接受的日摄入量（the acceptable daily intake，ADI）为"无添加上限"，是食品添加剂中可添加剂量的最高级别。因此，海藻酸钠被长时间用于食品添加剂的客观事实说明，该材料口服对人体是非常安全的，故作为益生菌微囊制剂是很理想的微囊材料，因此，基于海藻酸钠材料的微胶囊也将为益生菌制剂提供很好的保护作用。

中国科学院大连化学物理研究所马小军实验室针对目前工业生产中微胶囊均采用直接包埋、包埋量有限、益生菌活性差的问题，以具有三维（3D）网状水凝胶结构的海藻酸钠-壳聚糖（AC）微胶囊为研究模型，通过可以实现规模化的乳化-内部凝胶化固定化培养工艺制备得到高密度益生菌微胶囊。分别以酵母菌、乳酸菌为研究模型，经冷冻干燥处理、不同温度下的货架期保存、模拟胃肠液处理后，微胶囊组的活菌率均显著高于游离组。且在微胶囊内先低密度接种后再在微囊内培养增殖到高密度的微胶囊组同时具有高活性和高胁迫耐受性特点。

### 五、微囊化细胞培养用于三维细胞模型

以肿瘤细胞的体外三维构建为例，虽然对于肿瘤细胞生物学特点的最初认识来源于体外平面培养，即通过使用培养基和各种塑料或玻璃培养皿提供营养和支持物在一定程度上满足细胞存活与分裂的需要。但这种传统的平面培养无法模拟体内肿瘤微环境的复杂性。由于脱离了原有的生存环境，肿瘤细胞的形态、生长方式等都发生了变化，同时由于肿瘤细胞丧失了其原有的细胞与细胞之间，细胞与细胞外基质之间的连接方式，使得其组织特异性结构、力学特点乃至生物化学信号的传递均发生了改变，致使平面培养的肿瘤细胞不能真正体现在体肿瘤的真实情况，甚至会导致肿瘤细胞产生错误的信号。如实验中发现，在对患有 EMT-6 乳腺癌的小鼠给予顺铂、卡铂等多种细胞毒性药物治疗 6 个月后，能够在小鼠体内成功筛选出化疗耐药表型，但是在体外进行平面检测时便会失去其耐药表型。因此将肿瘤细胞单纯进行平面培养已经不能满足体外研究肿瘤发生发展的需要。

目前对于体外构建肿瘤微环境模型的研究尚不成熟，人们通过实验发现体外的三维培养系统能够很好地模拟体内肿瘤的组织结构，提出建立和发展三维培养系统是研究肿瘤微环境的关键。

在肿瘤研究过程中，体外三维培养方式是介于传统平面培养和异种移植模型之间的培养方式。虽然平面培养操作简单，能够表现出肿瘤细胞的某些基本生物学特征，如增殖旺盛等，但并不能模拟体内肿瘤细胞的真实情况，尤其是缺乏体内肿瘤细胞的三维生长方式，缺少细胞间的黏附方式，这就使得平面培养的肿瘤细胞从形态到功能都发生了变化。而异种移植模型虽然能再现体内肿瘤微环境，但其操作要求苛刻，实验周期长，而且会出现与临床应用不一致的实验结果。相比之下，体外三维培养方式，既可以形成简单的肿瘤细胞球，又可以形成含有细胞外基质或多种细胞组成的相对复杂的肿瘤细胞球，使得其更有效的模拟在体肿瘤微环境。

在体外三维培养方式中，肿瘤细胞呈现三维立体生长方式。由于物质传递受限，肿瘤细胞表现出异质性，即外周的肿瘤细胞增殖活跃，处于中间地带的肿瘤细胞增殖缓慢或不增殖，中心区域则呈现坏死的肿瘤细胞。并且葡萄糖、乳酸、氧、ATP 等呈梯度分布，这种肿瘤细胞异质性及物质分布梯度类似于体内肿瘤微转移灶、局部无血管的肿瘤组织和肿瘤毛细血管间的区域。由于生长过程中仅依赖于简单的营养和氧的扩散，致使细胞球体积增大受限，一般直径能达到 $400\sim600~\mu m$。研究发现其中心坏死区缺乏营养、氧气，并伴有代谢产物堆集，呈低 pH 特点。培养过程中可以合成丰富的细胞外基质。

**1. 实验性肿瘤的治疗** 早在 40 年前，人们便开始利用细胞球样体进行放射治疗领域的研究，发展至今，体外三维培养已经应用到肿瘤治疗的各个领域，如化疗、免疫治疗、基因治疗、高热治疗等，成为用于临床前肿瘤治疗措施或治疗实施方案的筛

性,预防免疫排斥反应的发生,通常采用抑制受体的免疫系统或长期服用免疫抑制剂的方法来降低免疫排斥对移植物的影响,但免疫抑制剂的副作用和所带来的并发症往往使治疗更加复杂,这严重限制了细胞移植技术的发展。近年来,发展了免疫隔离的技术,为解决组织(细胞)移植的免疫排斥反应和移植物来源稀少两大难题开辟了一条崭新的途径。免疫隔离技术(immunoisolation)是将待移植的同种或异种细胞或细胞群用具有选择性的半透膜包裹或隔离开来,使移植物免受免疫排斥,保证移植物的长期生物活性,同时避免长期服用免疫抑制剂及其引发的副作用和并发症的发生,从而提高患者的生活品质。

作为植入人体的包封细胞的免疫隔离装置,能安全、有效而长期地发挥治疗作用,必须满足以下条件。① 能保护植入的细胞免受淋巴细胞和其他宿主免疫系统成分的攻击。② 细胞能存活较长时间。③ 营养物质、促分泌素和有治疗作用的细胞产物能自由通过。④ 与血液和临近的组织有生物相容性的表面。⑤ 必须用对机体无毒性作用、生物学稳定的材料制造。⑥ 植入方便。已经发展起来的免疫隔离技术有中空纤维、大包囊、微胶囊及灌流小室等方法。其中,微胶囊因为具有如下的优点而受到研究者的关注。① 微胶囊体积小,有利于微胶囊内外的物质交换,使囊内细胞对于调节因素变化可以做出快速反应,球形的几何形状最有利于减少异物反应。② 微胶囊的制备材料生物相容性好,不易引起宿主的免疫反应。③ 微胶囊膜强度高,不易破裂,不会造成移植物的泄漏。④ 植入简便,微胶囊可以直接注射或微创植入移植部位。⑤ 微胶囊膜的截留分子量可控,具有良好的免疫隔离作用。⑥ 微胶囊便于移植后回收等。

1964 年,Chang 首次提出了"人工细胞"的概念,并指出了微囊化技术在医学和生物学领域应用的可能性。20 世纪 80 年代初,Lim 和 Sun 首次成功制备海藻酸钠-聚赖氨酸-聚乙烯亚胺(APP)微胶囊,用于小鼠胰岛细胞的微囊化时发现,细胞可以成活、生长,并纠正糖尿病状态达数周,由此提出了"生物微胶囊"的概念。此后,许多发达国家和地区的医学界,开展了运用这一手段包埋相应细胞以针对帕金森病、阿尔茨海默病、甲状旁腺功能低下、肝功能

障碍、生长激素缺乏性侏儒症等神经或内分泌系统疾病的治疗研究。20 世纪 90 年代,医学界又开始以此作为基因重组细胞的运载工具,以期从更基础的领域根治众多的人类疾病。近年来,细胞微囊化技术取得了长足的进步,为其进入临床奠定了坚实的基础,表 6-4 概括了微囊化材料、细胞来源及其临床应用等方面。表 6-5 概括了细胞微囊化技术广泛应用于人工器官的开发、酶缺失或基因缺陷相关疾病的治疗、肿瘤的根治及其他功能疾病。

表 6-4　用于微囊化的不同细胞类型

| 细胞类型 | 应　　用 | 微囊化材料 |
| --- | --- | --- |
| 纤维原细胞 | 代谢缺陷症,癫痫症 | Alg, HEMA - MMA |
| 成肌细胞 | 代谢缺陷症,癌症 | Alg, HEMA - MMA |
| 肾细胞 | 血友病,抗血管生成 | Alg |
| 胰岛 | 糖尿病 | Alg, Aga - PS/SA, AN69, CS |
| 卵巢细胞 | Fabry disease | Alg, HEMA - MMA |
| 甲状旁腺细胞 | 人工器官 | Alg |
| 肝细胞 | 肝移植 | Alg, HEMA - MMA |
| 软骨细胞 | 骨与软骨重建 | Alg |
| Leydig 细胞 | 激素替换 | Alg |
| 肾上腺嗜铬细胞 | 帕金森病,慢性疼痛 | Alg |
| 干细胞 | 骨重建 | Alg |
| PC12 嗜铬瘤细胞 | 神经营养因子,神经传递素 | Alg, HEMA - MMA |
| 骨髓瘤细胞 | 干生长因子 | Alg |
| 杂交瘤细胞 | 生产抗体 | Alg, Alg - Aga |
| 肿瘤细胞 | 肿瘤疫苗,白介素 | Alg, chitosan |
| 细菌 | 尿毒素的去除 | Alg |

表 6-5　细胞微囊化技术应用各类疾病治疗

| 疾病模型 | 微囊化治疗方法 | 重要进展 |
| --- | --- | --- |
| 糖尿病 | 用大胶囊尤其是海藻酸钠微胶囊包埋胰岛细胞 | 诸多动物试验、一例临床试验,意大利卫生部正在审批临床实验 |
| 甲状旁腺功能减退 | 将同种甲状旁腺组织包封于海藻酸钡微胶囊中 | 患者的钙与维生素 D 替代治疗降低 50% |
| 侏儒症 | APA 微囊化产小鼠 GH $C_2C_{12}$ 成肌细胞 | 侏儒症小鼠体长、体重与器官大小均增加 |
| 血友病 | APA 微囊化产人因子 IX $C_2C_{12}$ 成肌细胞 | 14 天内血浆中可检测到因子 IX,而其抗体的表达可 213 天 |

续 表

| 疾病模型 | 微囊化治疗方法 | 重要进展 |
|---|---|---|
| ADA 缺陷 | APA 微囊化产人 ADA 成纤维细胞 | ADA 活性及细胞活性保存至 5 个月 |
| VII 型黏多糖贮积症 | APA 微囊化产 β 葡萄糖苷酸酶 2A－50 成纤维细胞 | 生理性 β 葡萄糖苷酸酶移植 2 周后降为 66% |
| 贫血症 | PES 中空纤维包埋产促红细胞生成素 $C_2C_{12}$ 成肌细胞 | 使用少量免疫抑制剂,造血功能得以恢复 |
| 肾衰竭 | 微囊化转染克氏产气杆菌脲酶基因的大肠杆菌 | 21 天内,血尿水平从(52±2)mg 降低至(9±0.7)mg |
| 中枢神经系统疾病 | 大小微胶囊包埋各类细胞 | 进行治疗 ALS、HD 和慢性疼痛临床试验结果喜人,尤其 PD 患者 |

本节将重点针对细胞微囊化技术最具代表及影响性的几个应用方向:糖尿病、帕金森病、癌症晚期疼痛、基因重组细胞移植、生物人工肝支持系统及其他神经或内分泌系统疾病做全面阐述。

## 一、糖尿病治疗的研究

糖尿病是以持续高血糖为其基本生化特征的一种综合病症。各种原因造成胰岛素供应不足或胰岛素在靶细胞不能发挥正常生理作用,使体内糖、蛋白质、脂肪、水及电解质等代谢发生紊乱,就发生了糖尿病。目前,糖尿病的治疗尤其 1 型糖尿病患者还是以胰岛素注射治疗为主。而依托细胞微囊化技术的人工胰岛研究的不断深入,为糖尿病患者带来了福音。微囊化胰岛可以避免反复胰岛素注射,以及低血糖引发的诸多并发症。人工胰腺的首次尝试是在 1980 年由加拿大多伦多大学医学

院 Lim 和 Sun 用 APA 微胶囊包裹大鼠胰岛,他们采用对胰岛有特异毒性作用的药物来制备糖尿病动物模型。如链佐星 220 mg/kg 体重腹腔内注射小鼠,2 次/周测空腹血糖,连续 3 次空腹血糖浓度>20mmol/L,即制成糖尿病小鼠模型。Sun 实验室用 APA 微囊包裹的大鼠胰岛可在糖尿病小鼠体内维持功能达 26 个月之久。自此,众多学者开始了微囊化胰岛细胞移植的研究,研究发现,微囊能很好地保护和维持胰岛细胞功能,Kobayashi 将微囊化的新生猪胰岛细胞移植入糖尿病小鼠的腹腔内并同时辅助抗 CD154 和抗 LFA－1 单克隆抗体治疗,发现辅助抗体治疗可明显延长微囊化新生猪胰岛细胞的活性并发挥其降低血糖的功能。Aoki 等将胰岛细胞微囊化后移植到糖尿病大鼠的脾脏内,结果显示,移植 8 周后移植大鼠的体重增加,胰岛素分泌量增加,腹腔糖耐量试验正常,微囊化胰岛细胞显示了良好的免疫隔离效果,且移植到脾脏内可使细胞分泌的胰岛素直接入肝。O'Sullivan 等用海藻酸钠包裹小鼠胰岛细胞用于异体糖尿病移植同样获得了良好的效果。Soon-Shiong 等将人胰岛细胞包埋于 APA 微胶囊中,注射入胰岛素依赖型糖尿病患者(38 岁白人,糖尿病史 30 年且有严重并发症)腹腔中(20 000 胰岛细胞/kg),微囊化胰岛细胞分泌的胰岛素在注射后 24 小时内可检测到。尽管其分泌量低于临床要求剂量,但在第 9 个月停用外源胰岛素的情况下,仍保持血糖水平稳定,且持续时间超过 58 个月。中国科学院大连化学物理研究所生物医用材料工程研究组与解放军总医院合作也成功完成了 APA 微囊包埋大鼠胰岛异体移植治疗糖尿病大鼠的实验(图 6－25、图 6－26)。由于在使用免疫抑制剂

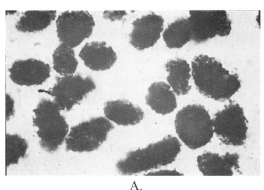
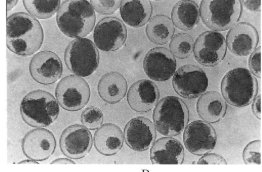

A.　　　　　　　　　　　　　B.

图 6－25　大鼠胰岛分离及微胶囊包埋

的糖尿病患者中,移植不包囊的同种胰岛,可实现胰岛素不依赖。同时,动物胰岛的分离和纯化技术得到改进,使得微囊化异种胰岛移植的研究取得了很大进展,在啮齿类、犬类及灵长类糖尿病动物中均获得了成功。1989～1993 年,该实验室马小军研究员与加拿大多伦多大学医学院合作将 APA 微囊化猪胰岛移植于 9 只自发性糖尿病猴的腹腔中,其中 7 只猴不再需要胰岛素而血糖水平维持在正常范围达 120～804 天,移植后猴的糖耐量明显升高,糖基化血红蛋白水平明显降低,并可在宿主猴体内检测出猪 C 肽的存在(图 6－27)。

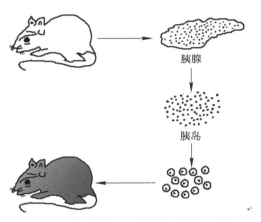

图 6－26　微囊化胰岛治疗糖尿病鼠的示意图

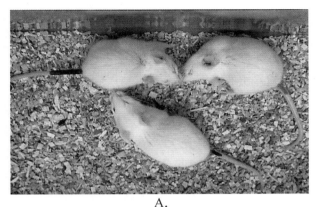

A.

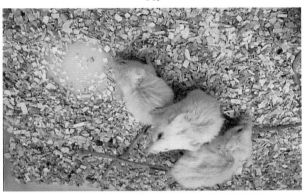

B.

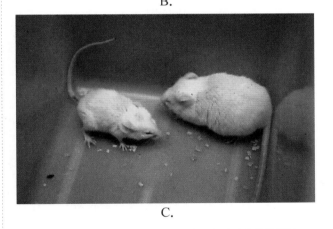

C.

图 6－27　微囊化胰岛异体移植治疗糖尿病大鼠的效果图
A. 正常状态;B. 糖尿病模型;C. 治疗效果(左:胰岛素治疗;右:微囊化胰岛细胞治疗)

在过去的 30 年,微囊化胰岛移植取得了大量良好的动物实验结果,并尝试了人体实验。研究发现要保证微囊化胰岛功能的长期发挥,控制在微胶囊移植 1 周内的免疫反应至关重要。因此,人们尝试使用共包埋 steroli's 细胞、抗氧化剂或免疫抑制剂等方法,取得了较好结果,相信有望通过上述方法解决免疫排斥问题。微囊化胰岛的临床试验也在近年取得了显著的进展。2010 年 4 月美国 NIH、FDA 已经启动微囊化 SPF 猪胰岛移植治疗 1 型糖尿病(T1DM)的临床试验的方案和细节设计,而新西兰 LCT 公司(Living Cell Technologies,LCT)已经在 1999 年开展兔、灵长类大动物及志愿者人体试验,于 2009 年正式启动微囊化 SPF 猪胰岛细胞的一期临床试验,并在澳大利亚、新西兰、俄罗斯三国已率先启动微囊化猪胰岛治疗 T1DM 的临床试验。结果显示,微囊化胰岛安全性通过。同时在俄罗斯开展二期 a 临床试验结果良好,与糖尿病对照组比较有显著效果,并降低了血中三酰甘油含量。2011 年 LCT 公司获得批准在阿根廷布宜诺斯艾利斯开展 DIABECELL 的 II 期 b 临床试验,这是准予该细胞植入物开展人体试验的第三个地区。该试验在 2014 年 8 月结束。目前已有 8 名 1 型糖尿病成年患者参与,患者间隔 3 个月接受 2 次 DIABECELL 植入及剂量追踪,并将该数据用于规范胰岛素依赖型糖尿病患者的治疗方案。

由此可见，人工胰腺异体或异种移植治疗糖尿病模型动物及临床试验的成功，使得全世界大约13 500万糖尿病患者看到了曙光。因为，微囊化胰岛细胞移植的操作非常简单，糖尿病患者就可以像进行皮下注射一样，只不过这回不是一天打三次，而是打一针管半年甚至一年或更长时间。更主要的是人工胰腺使患者不用再吃降糖药，不用再打胰岛素，不必再为控制饮食而烦恼，不会再受心脑血管及眼肾神经系统等糖尿病并发症的困扰。因此，微囊化胰岛移植技术将成为糖尿病患者的新型有效的治疗技术。

## 二、帕金森病治疗的研究

帕金森病是一种慢性神经系统变性疾病，病程进展比较缓慢。目前，临床上以应用左旋多巴药物治疗为主，但大多数患者用药5～8年药效会逐渐减退，10～12年出现生活自理能力下降。帕金森病会使人的运动能力逐渐减少，影响患者生活质量，致残率高，病程长，不仅给患者造成极大痛苦，也给其家庭和社会造成负担。

研究发现，帕金森病患者的黑质细胞数常低于10万个（正常42.5万个）。如果拿正常的脑与帕金森病患者的脑做比较，就会发现后者脑的黑质苍白得多，这是因为含有黑色素的细胞已经死了。这些细胞死亡带来的一个严重后果是，这个部位不再产生多巴胺了。换句话说，当黑质内细胞数减少到某一程度时，即可产生帕金森病的临床表现。将多巴胺和（或）产生多巴胺的细胞移植到纹状体或黑质是一种能够持续，稳定和特异性原位释放治疗性物质的方式。

尽管多巴胺对帕金森病患者具有一定疗效，但是外源性多巴胺不能通过血脑屏障进入脑内发挥有效的治疗作用。因此，将能够分泌多巴胺的细胞移植于患者颅内实现多巴胺原位释放显示比较好的治疗效果。中国科学院大连化学物理研究所生物医用材料工程研究组早在20世纪末即与解放军310医院合作以右侧帕金森病样大鼠和猴为模型，分别将APA微囊化和非微囊化牛肾上腺嗜铬细胞（Bovine-adrenal Chromaffin Cells，BCC）及空微囊定向植入右侧脑纹状体内，结果表明植入的微囊化BCC能在动物脑内存活、分泌多巴胺等单胺类物质并纠正帕金森病样大鼠和猴的异常行为（偏侧旋转），作用超过10个月。非微囊化BCC仅能改变部分动物的偏侧旋转，且作用时间基本只能持续1个月；空微囊组则与对照组模型一样，症状没有改善。该实验室也尝试将PC-12细胞包封到ACA微胶囊内并将其移植到帕金森病大鼠右侧纹状体内。结果表明ACA微胶囊有良好的生物相容性和机械强度，在移植部位不引发炎症反应，并且微囊形态完整。ACA微胶囊有免疫保护作用，包封的PC-12细胞移植到帕金森病大鼠的脑内可以长期存活，继续保持正常的生理功能，通过合成和释放多巴胺，帕金森病大鼠症状改善保持至移植后的第12周。

肾上腺髓质嗜铬细胞瘤细胞是起源于肾上腺髓质肿瘤的细胞系，它是大鼠自然形成的。嗜铬细胞瘤细胞有许多髓质细胞的特性，包括合成多巴胺。与肾上腺髓质细胞主要合成去甲肾上腺素不同的是，嗜铬细胞瘤细胞主要合成多巴胺和左旋多巴。嗜铬细胞瘤细胞的另外一个优点是，作为细胞系，它们能在组织培养中增殖和维持，无须从胚胎或成熟的肾上腺收获细胞。细胞系还可以建立细胞库、克隆及纯化，以减少病毒污染的危险。

为了发展一个有效的临床疗法，移植任何类型的细胞或组织，首先必须克服急性免疫排斥反应的问题，嗜铬细胞瘤细胞也不例外。在没有应用免疫抑制剂的情况下移植嗜铬细胞瘤细胞时，4周内发生排斥反应，局部形成大的充血腔，幸存的细胞数量逐渐减少，最后，移植物完全被排斥。如果使用免疫抑制剂，这些肿瘤细胞的一部分将可能发展成肿瘤。而用半透的多聚膜进行免疫保护的嗜铬细胞瘤细胞，有助于阻止移植的嗜铬细胞瘤细胞发生急性排斥反应。这样，在没有应用免疫抑制剂的情况下，半透的多聚膜内的微囊化嗜铬细胞瘤细胞可以在体内持续长期生存，而不形成肿瘤。这些已经被微囊化嗜铬细胞瘤细胞治疗帕金森病临床前期研究中证实。

微囊化嗜铬细胞瘤细胞的疗效依赖于移植的部位。嗜铬细胞瘤细胞移植到侧脑室不能产生功能性作用，而移植到纹状体实质则产生明显的治疗作用。这提示移植在纹状体实质的微囊化嗜铬细胞瘤细胞合成的多巴胺必须通过周围组织渗透，而发挥作用。植入机体内的任何物质都会引起炎症反应，这是由移植的特性和组织移植的部位决定的。组织内围绕微胶囊的炎症反应可能减少多巴胺释放的效率和危及微囊化细胞的生存能力。微囊化嗜铬细胞瘤细胞仅仅产生一个轻微的短暂的宿主炎症反应。同未微囊化的嗜铬细胞瘤细胞比较，即使是异种移植，围绕植入纹状体的胶囊的组织坏死也非常轻微。

已经证明微囊化嗜铬细胞瘤细胞在宿主脑内能通过穿过微胶囊的膜摄取多巴胺的前体，并且释放多巴胺进入宿主的纹状体的实质。来自微胶囊的多巴胺可以在宿主纹状体实质内被检测。在将微囊化的嗜铬细胞瘤细胞移植到 MPTP 治疗的猴的脑前后进行正电子发射 X 线断层摄影。研究显示移植纹状体实质的微囊化嗜铬细胞瘤细胞能在宿主脑内合成、储存即释放多巴胺。因此，可以看到微囊化嗜铬细胞瘤细胞与宿主的神经系统有非常好的生物相容性，并允许运输小分子的溶质穿过免疫保护的膜。

在细胞生物学和临床前期动物实验取得了令人鼓舞的结果的基础上，已经开始了大量的临床病例研究和小规模的临床试验。移植多巴胺组织治疗帕金森病患者已经获得了成功，不久的将来，这些方法将给受帕金森病折磨的患者提供恢复健康，提高生活治疗的希望。

### 三、肿瘤顽固性疼痛治疗的研究

多数恶性肿瘤晚期患者会出现不同程度的慢性疼痛，部分患者的顽固性疼痛严重影响生活质量。中国科学院大连化学物理研究所生物医用材料工程研究组与解放军 301 医院合作将微囊化牛肾上腺髓质嗜铬细胞植入正常大鼠脊髓蛛网膜下腔，使受试鼠对急性疼痛耐受性显著提高。在此临床前试验结果基础上，在解放军 301 医院开展了数十例临床试验。用 APA 微胶囊包裹的牛肾上腺嗜铬细胞（APA - BCC 微胶囊），并采用常规腰穿的方法注入中、重度癌痛患者的腰段脊髓蛛网膜下腔内。在植入后 1～5 天内开始出现明显的镇痛效果，其镇痛的有效率（CR + PR）为 84%、总有效率（CR + PR + MR）为 96%，镇痛程度显著优于药物治疗，可以即日停用、逐渐停用、减量或降级使用镇

痛药。镇痛持续时间明显长于现有镇痛药，仅需使用 1 或 2 次，即可产生数十至数百天的疼痛缓解效应，最长观察到患者停用镇痛药达 220 天。APA - BCC 治疗不仅使癌痛患者的疼痛得到有效缓解，并可明显减轻吗啡类镇痛药的毒副作用，癌痛患者的生活质量及满意度得到显著提高。

### 四、肿瘤治疗的研究

基因治疗是将具有治疗价值的基因，装配于能在人体细胞中表达所必备元件的载体中，导入人体细胞，直接进行表达。目前常用的基因治疗有 ex vivo 和 in vivo 两种途径。其中，ex vivo 途径是指将含有外源基因的载体在体外导入人体自身细胞，经体外细胞扩增后，输回人体。这种途径的优点是易于操作，技术较成熟，自体细胞回输较安全；缺点是仅针对个例患者，不易形成规模。而 in vivo 途径是将外源基因装配于特定的真核细胞表达载体，直接导入体内。这种载体可以是病毒型或非病毒型，甚至是裸 DNA。这种途径的优点是易于大规模生产载体，但也存在明显的缺点，即基因进入体内靶细胞技术难度高且安全性差。

具有免疫隔离作用的微胶囊技术在基因治疗领域的渗透，使传统的基因治疗途径实现了优势整合。即将含有外源基因的载体在体外导入能够不断增殖的细胞系中，经体外细胞规模化扩增后，包埋入微胶囊中，输回人体。在微胶囊膜的保护下，细胞表达基因产物——具有药用价值的蛋白质，发挥其治疗作用。现在很多学者也将其称为基于细胞的药物释放系统（cell-based drug delivery systems）。这种新的基因治疗途径的优势表现在：① 表达目的蛋白的细胞能够在体内不断投递药物，实现长期稳定的药物浓度。② 可在病灶实现局部特定位点给药，提高药物疗效。③ 由于借助微囊化细胞移植来投递药物，对于患者来说，一年一次的细胞植入要比每天的基因注射更简便而易于接受。

微囊化基因工程细胞技术发展迅速，已广泛应用到多种疾病治疗中，如侏儒症、血友病、中枢神经系统疾病等。近年来，微囊化细胞移植技术已被应用到肿瘤治疗中并成为新的研究热点。2003 年，Pasquale 等将 angiostatin 基因转入鼠成肌细胞

$C_2C_{12}$ 中,并将其包封在 APA 微胶囊内,体内和体外试验表明微囊化细胞可以表达血管抑素。微囊化细胞移植到 B16/neu 黑色素瘤模型鼠腹腔内,肿瘤生长明显被抑制,荷瘤鼠存活时间明显延长,肿瘤组织中血管密度明显减少,内皮细胞凋亡指数增加到 65%。Pasquale 等将转染 IL-2 的鼠成肌细胞 $C_2C_{12}$ 包囊后移植到小鼠腹腔内,肿瘤生长明显被抑制,在第 21 天时非治疗动物存活率只有 25%,而治疗动物存活率达到 60%,肿瘤细胞凋亡指数显著增加,而分裂指数却下降。2001 年,Joki 等用人内皮抑制蛋白表达载体转染 BHK 细胞后用 APA 微胶囊包裹以保持内皮抑制蛋白的持续释放。并利用牛毛细管内皮细胞增殖率及微管的形成率来考察内皮抑制蛋白的生物活性,结果显示内皮细胞增殖降低了 67.2%,微管的形成也受到了抑制。将该微囊植入神经胶质瘤裸鼠体内后,肿瘤生长被抑制 72.3%。Read 等将表达内皮抑制蛋白的微囊化细胞植入大鼠体内 4 周以上,微囊内的细胞存活率达 70%(体外对照培养的微囊细胞存活率 85%)。实验组大鼠的存活时间比对照组延长了 84%,并且实验组大鼠体内肿瘤坏死率达 77%,显示出微囊化转基因细胞的良好治疗效果。孝作祥等采用海藻酸钠微囊制作技术,将小鼠白介素 mIL-12 基因修饰的 CHO 细胞包裹,并将微囊化细胞植入荷瘤小鼠体内,测定小鼠的抗肿瘤免疫功能及抑瘤效应。结果表明,微囊化 CHO 基因工程细胞产生的 IL-12 蛋白可自由透过微囊膜。植入荷瘤小鼠体内 21 天后,微囊化 CHO 基因工程细胞治疗组血清中白介素-12(IL-12)、白介素-2(IL-2)及干扰素-γ(INF-γ)水平均呈上升趋势,而白介素-4(IL-4)和白介素-10(IL-10)水平则显著降低。脾脏细胞毒 T 淋巴细胞活性及 NK 细胞活性均显著增高,肿瘤生长受到显著性抑制,荷瘤小鼠的存活期明显延长。可见微囊化 CHO 基因工程细胞在体内可持续、稳定地释放 IL-12,并能激发机体产生持久而强大的抗肿瘤免疫反应,对实验小鼠产生明显的抗肿瘤效应而无严重毒副作用。

中国科学院大连化学物理研究所马小军实验室在 2002 即开展肿瘤治疗用微囊化 CHO 细胞研究。在肿瘤的基因治疗方法上,我们采用"抗血管疗法"作为首要方法;在基因治疗载体上,采用 APA 微囊化细胞技术结合基因工程化细胞作为治疗载体;在"抗血管疗法"的药物上,选择目前最具疗效潜力的抗肿瘤血管生成药物"内皮抑制蛋白"作为基因工程细胞表达产物;在细胞类型上,选择最为常用、高稳定表达的 CHO 细胞为转基因工程细胞。以重组 endostatin 的 CHO 细胞为模型细胞,考察了微囊化基因重组细胞体内生长、重组蛋白表达规律及影响微囊体内稳定性的因素。按照移植要求研究了生物微胶囊规模化制备方法,优化了制备和培养工艺。并且根据重组 CHO 细胞的生物学特性,探索了微囊化基因工程细胞移植治疗肿瘤的可行性。结果显示:微囊化 CHO-endo 可在小鼠腹腔内快速增殖,在移植后第 26 天细胞密度达到最大(图 6-28)。并且在移植过程中细胞活性较好,可以在小鼠腹腔内表达重组内皮抑制蛋白,从而发挥其生物学功能。

进一步考察了微囊化 CHO-endo 细胞表达的内皮抑制蛋白对牛主动脉血管内皮细胞(BAECs)增殖的抑制活性,研究结果显示:当培养液中添加的微囊化 CHO-endo 细胞体积为 0.01 ml 时,BAECs 增殖被抑制 54.9%,当培养液中添加的微囊体积增加到 0.05 ml 时,BAECs 增殖被抑制 60.7%。

微囊化 CHO-endo 细胞的鸡胚血管生成抑制实验结果显示:照蛋灯照射孵育 5 天的种蛋可以观察到已经开始发育的鸡胚,并且在尿囊膜上有少量的血管生成,此时加入微囊化 CHO-endo 细胞,尿囊膜上新生血管的生成明显受到抑制,与对照组比较血管密度降低,并且生成的血管杂乱无章,而在对照组的鸡胚尿囊膜上生成的血管形成了复杂的网络结构。由于在尿囊膜上生成的血管数量减少,鸡胚的发育也受到了影响,在第 10 天时添加微囊化 CHO-endo 细胞的鸡胚明显比对照组的鸡胚小,而微囊化 CHO-pac 细胞和生理盐水处理的鸡胚之间没有显著的差异(图 6-29)。因此,微囊化 CHO-endo 细胞表达的重组内皮抑制蛋白可以抑制鸡胚尿囊膜血管生成,具有体内抑制血管生成的活性。

通过多次体内移植实验,确定了移植用微囊化重组细胞制剂的最佳条件,固化微囊、粒径为

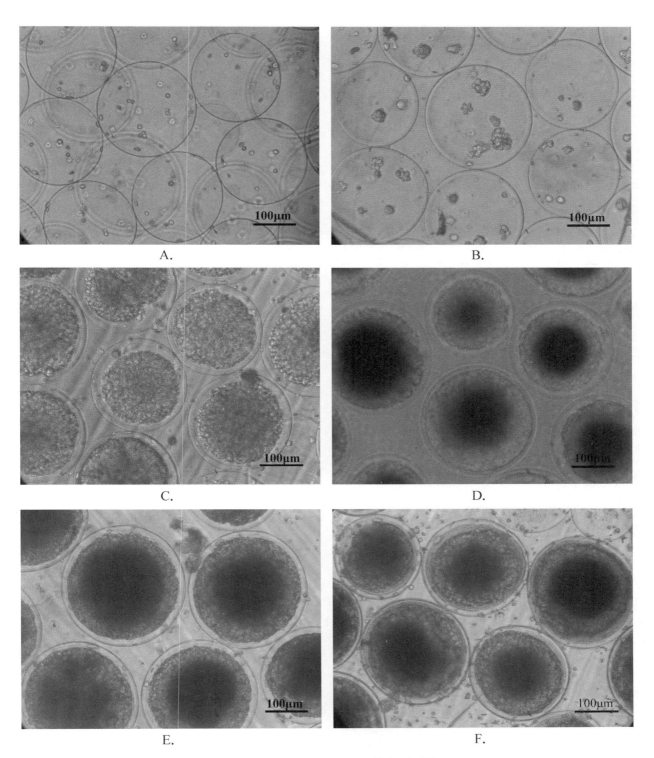

图 6-28　微囊化 CHO-endo 细胞体内生长状态

A. 移植前；B. 第 4 天；C. 第 12 天；D. 第 18 天；E. 第 26 天；F. 第 36 天

200 μm 和体外培养 4 天的微囊化重组细胞适于移植。腹腔移植微囊化重组 CHO 细胞治疗 B16 黑色素瘤生长被抑制 66.4%，荷瘤小鼠的存活率提高 40%，肿瘤组织内血管生成被抑制 59.4%，并且血管壁内皮细胞密度降低。微囊化细胞可以采用冷冻方法保存，并且冷冻保存对微囊化重组 CHO 细胞体内生长、内皮抑制蛋白表达和微囊稳定性没有显著的影响。

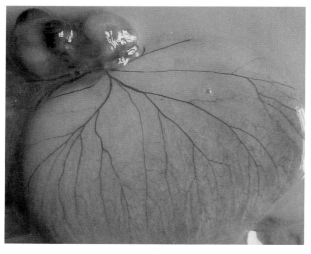

A.

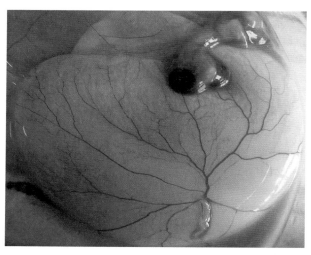

B.

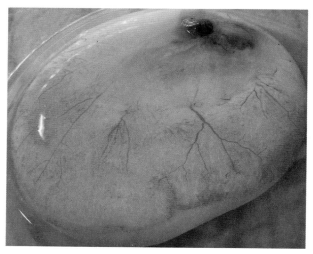

C.

**图6-29** 微囊化CHO-endo细胞体内抑制鸡胚尿囊膜血管生成

A. 生理盐水;B. 微囊化CHO-Pac细胞;C. 微囊化CHO-endo细胞

由此可见,微囊化技术克服了免疫排斥反应,因而使异体(异种)移植成为可能,使用基因工程细胞,所表达的蛋白产物对患者均能产生治疗作用,由于细胞包裹在微囊内,可以在体内长期分泌目的产物。与蛋白药物治疗相比的优势在于:① 无须对基因产物进行化学提纯,避免了提纯试剂对人体的潜在危害,并且大大降低了工作量和成本。② 无须改变宿主的基因组,具有安全性。③ 可批量生产,冻存后随时移植给所需患者,可起到细胞"银行"的作用,避免了自身体细胞基因治疗时每个患者都需要取自身细胞,并进行培养、基因修饰、筛选等一系列烦琐的操作,这样既保证质量控制,又可大大降低了费用。④ 按照治疗需要,调整移植细胞的数量,并可控制功能蛋白的持续性和阶段性表达。

与基因治疗相比,微囊化细胞移植治疗也具有优势。① 相对容易操作:体外基因治疗需要对每个患者的细胞进行体外基因修饰,而微囊化基因治疗只需对患有相同疾病的患者选择同样的、通用的转基因细胞系,治疗过程主要是把微囊化的目的细胞注射至腹腔或肿瘤原位。② 更为经济:由于患相同疾病的患者可以用同一批的微囊化细胞进行治疗,所以花费相对较少;相反,针对每个患者建立特异的转基因细胞系十分昂贵,并且耗费人力。③ 安全:一般通过病毒载体进行基因治疗时,存在目的基因随机插入宿主基因组的机会,所以有其潜在的副作用,而对于体细胞基因治疗来讲,不存在对患者的细胞或基因组进行修改,即使有细胞泄露,也会很快被宿主免疫系统识别并破坏。④ 可逆性:一些基因治疗的方法因改变了宿主的细胞或DNA,所以当有问题发现时无法逆转治疗,而体细胞基因治疗则可在出现问题后回收微囊,从而终止治疗。⑤ 可重复性:许多病毒基因治疗手段只是在初次治疗时效果明显,随后因宿主的免疫系统被激活,会及时清除那些新进入的病毒基因颗粒。⑥ 不受目的基因片断大小的影响:采用病毒载体的基因治疗方法在构建载体时受目的基因片断大小的限制。

因此,伴随基因工程技术的迅速发展,通过基因重组技术获得能高效表达目的蛋白(或治疗因子)细胞,借助微胶囊的免疫隔离技术,有望对一些因子缺陷性疾病及肿瘤的治疗提供新型有效的治疗手段。

## 五、生物人工肝支持系统的研究

人们在使用物理型人工肝时逐渐认识到,要提高肝功能衰竭的治疗效果,仅仅依靠清除患者体内的毒素是不够的,还需要在体外实现肝的其他一些重要功能。自20世纪50年代Sorrentino发现肝组织匀浆具有合成尿素及代谢巴比妥酸、水杨酸、酮体等功能后,人们便开始了含有生物成分的人工肝的研究。其基本原理是将同种或异种生物的全肝、肝组织片、培养的肝细胞、肝细胞微粒体及肝细胞酶等与生物材料相结合,组装形成体外装置。其发展经历了两个阶段,以培养肝细胞型体外生物人工肝的出现为界,可将生物人工肝的发展分为早期生物人工肝和现代生物人工肝两个阶段(图6-30)。

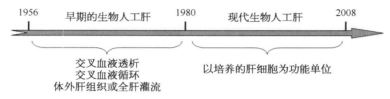

图6-30 生物人工肝的发展历程

现代生物型人工肝是指培养肝细胞为基础的生物人工肝支持系统,将肝细胞培养在体外生物反应器中,使其中的肝细胞发挥解毒、合成、生物转化等功能,它是细胞生物学、生物化学、材料科学及工程学发展的产物。现代生物人工肝的基本要素包括生物成分(高活性和功能的肝细胞)、适合的反应器、溶氧器、血浆分离器及外部控制和循环系统(图6-31),其核心部分是肝细胞和反应器。

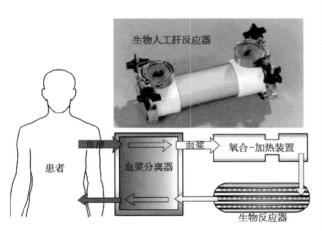

图6-31 现代生物型人工肝模型

目前生物人工肝的研究主要集中在三个方面。① 细胞源,即如何获得具有高度活性和功能的肝细胞。② 肝组织工程,肝是高度分化的器官,肝细胞从组织分离后,在很短时间内就失去了其极性结构,因此,需要通过组织工程手段在体外维持肝细胞的活性和功能,肝组织工程作为新兴领域给肝细胞的体外培养带来了希望。③ 反应器工程,人工肝治疗需要大量的肝细胞(至少$10^{9\sim10}$ cells/例),普通小规模培养体系无法维持大量肝细胞的生存,因此,需要合适的生物反应器为物质交换提供空间,来维持大量细胞的活性和功能。

### (一)肝细胞源

肝细胞是现代生物人工肝支持系统的核心材料,生物人工肝的治疗效果在很大程度上依赖于肝细胞的生物学功能,因此,选择肝细胞的来源对人工肝的研究至关重要。人源肝细胞是最理想的生物人工肝功能细胞,其安全性好,生物功能全面,并能够提供同源的生物活性物质,但是其最大障碍是来源匮乏,且体外培养很快就失去了分化代谢功能,因此,人肝细胞至今未用于生物人工肝,研究方面的报道也很少。动物肝细胞一直是国外生物人工肝研究的主要细胞,包括猪、犬、兔、鼠等哺乳动物肝细胞,其中,猪肝细胞的功能与人最接近。从生物人工肝的功能方面考虑,猪肝细胞的合成功能并未应用,而主要应用了其解毒代谢功能,这主要是因为猪肝细胞合成的蛋白质不能替代人的相应蛋白质的功能,另外,还存在着动物传染病及异种抗原免疫反应的风险。随着转基因动物研究的不断深入,将人肝基因导入动物细胞有可能成为生物人工肝的另一细胞源。

无论是原代人肝细胞还是原代动物肝细胞,在体外培养时均存在生长条件要求严格、存活时间短、不能增殖、传代困难等缺点,再加上原代人肝细胞的缺乏,因此,建立肝细胞株是解决肝细胞来源的重要思路,目前,已建立的肝细胞株有:肿瘤来源的肝细胞株、永生化的人肝细胞株、病毒转染的肝细胞株等(表6-6)。如 HepG2 和 C3A 细胞是克隆产生的分化良好的人肝母细胞瘤细胞株,可用于高密度培养,目前应用 C3A 细胞在中空纤维反应器中高密度培养,已成功地进行了肝功能衰竭动物实验,但主要问题是此类细胞潜在的致瘤性,一方面尚不清楚其对人体的危险性和副作用,另一方面,它们与正常肝细胞相比功能不全或降低。为此,人们尝试通过基因工程技术使原代肝细胞永生化,Kobayashi 等对原代人肝细胞进行改造,获得永生化细胞株;Werner 等报道了一株新的肝细胞系 HepZ,具有肝细胞的特异性功能,适合于大规模培养。总之,肝细胞株的特点是:培养条件要求低、培养后能迅速达到生物人工肝要求的细胞数量,然而,其功能水平相对较低,还存在肿瘤基因转移释放的风险。目前,针对肝细胞株的研究主要集中在提高其肝特异性功能上。

表6-6 用于生物人工肝研究的主要肝细胞株

| 细 胞 来 源 | 肝 细 胞 株 | 研 究 阶 段 |
| --- | --- | --- |
| 肿瘤来源的肝细胞株 | HepG2 | 动物实验 |
| | C3A | 临床 |
| | HuH6,JHH-2 | 基础 |
| 永生化人肝细胞株 | HH01,HH02 | 基础 |
| | HH09,HH25 | 基础 |
| | HHY41 | 基础 |
| 病毒转染的肝细胞株 | OUMS-29 | 基础 |
| | HepZ | 反应器 |
| | CB-8 | 基础 |
| | HepLiu | 基础 |

自 1998 年美国 Thomson 等将人胚胎干细胞(embryonic stem cell,ES 细胞)建株以来,ES 细胞的研究引起了人们极大的兴趣。它具有极强的自我更新能力和多向分化的潜能,可分化成多种细胞,故有关 ES 细胞的分离培养、体外扩增、定向诱导分化、组织重建等方面的研究均成为国际研究热点。从理论上讲,ES 细胞系的建立并诱导分化成肝细胞,将有可能从根本上解决生物人工肝的细胞来源问题,另外,具有多向分化潜能的造血干细胞和骨髓基质干细胞也具有这种可能,但有关该方面的研究尚处于起步阶段。

综上所述,不同的肝细胞各有其优缺点。就目前而言,人工肝多选择人肝细胞株或猪肝细胞,而通过干细胞诱导分化的研究还需要进一步加强。

(二)肝组织工程

肝组织工程是组织工程领域中重要学科之一,但与其他器官组织工程相比,发展相对缓慢,迄今为止尚未成功构建肝组织供临床使用,有关的实验研究相对滞后,关键原因在于,肝脏是高度分化的器官,具有代谢、合成、储存和生物转化等功能,具有复杂的结构,它的浆膜分化为三个功能结构不同的区域,即窦状隙、侧膜和胆小管区,窦状隙临近肝窦并与其发生物质交换,侧膜位于相邻肝细胞之间并通过缝隙连接离子共享,胆小管区分泌胆汁。

肝细胞是具有高度特异性和极性的细胞,这种极性表现在肝细胞形态和功能两个方面,因此肝的极性是肝独特生理功能的基础。另外,肝细胞在体内的生长发育过程是在一定的内环境条件下进行的,其构成肝的结构与功能十分复杂,常规的体外培养方法不能提供组织正常生长发育所需的环境条件,其后果是肝细胞不仅失去了正常的形态,而且失去其生理及生化功能。与原代肝细胞相比,建系的肝细胞株虽然易于培养,但是在传统的培养方式下细胞的功能将降低或者完全丧失。肝组织工程培养系统的设计原则就是通过模拟体内肝组织的微环境,提供肝细胞所需的必要的生化条件,以保障所构建的体外肝组织能够发挥一定的功能。近年来,肝组织工程的研究日益引起了人们的重视。

三维类组织化培养是肝组织工程的有效途径之一,通过模拟体内组织的三维微环境,在体外构建一个功能上类似于机体组织的类组织。将单个肝细胞或肝细胞聚集体(来源于原代肝细胞、肝细胞株或干细胞)接种到由生物材料构建的三维支架或凝胶体系内,通过模拟体内细胞-细胞间作用及细胞-基质作用,来维持或提高体外培养肝细胞的功能。与传统的二维贴壁培养方式相比,三维类组织化培养会对细胞的生物学行为(形态、基因表达、生长、分化等)产生截然不同的影响,该培养方式下的肝细胞的生物学行为更加类似于机体的肝组织。

Yamada 等在研究细胞体外三维组织构建的过程中指出,三维组织的微环境因素会影响细胞的生物学行为,这些因素包括:3D 空间、细胞和基质的贴附作用、细胞和细胞间的作用、基质的理化特征、营养水平、生长因子等。通过模拟这些微环境因素,来实现肝细胞的三维类组织化培养。

由于肝组织是代谢性软组织,其对材料的力学性能要求与骨组织相比低得多,而对细胞外基质的理化性能及微环境仿生要求则更高,从这个意义上讲,由天然材料所构建的基质更适用于肝组织工程。支架材料可通过非特异性的物理化学作用,细胞贴附到材料的表面,如肝细胞通过静电作用和亲疏水作用贴附到壳聚糖材料的表面,有利于细胞的迁移和生长。也可通过特异性的生物作用,如含有半乳糖残基的材料能够识别肝细胞表面的 ASGPR 受体,从而与肝细胞发生特异性的结合,并通过细胞的信号转导促进肝细胞功能基因表达上调;含有 RGD 的材料能够识别肝细胞表面的整合素受体,整合素介导的信号通路不同于 ASGPR 介导的信号通路,它能够使 FAK 上的 Tyr - 397 的残基磷酸化,并调控细胞的行为,如生长、存活、伸展和迁移。Chuang 等制备了海藻酸钠-半乳糖基化壳聚糖支架材料,相对于单纯的海藻酸钠支架材料来说,其对肝细胞功能维持效果更加明显。

在正常的机体肝组织内,分布着丰富的毛细血管系统,通过血管,组织内的细胞可有效获得充足的营养物质来维持细胞的生长和代谢,而在体外培养所构建的细胞类组织内,没有这种为细胞提供营养物质的毛细血管系统,细胞只能通过物质扩散的方式从外界获得营养。通常物质在细胞团内的扩散系数降低很多,如溶氧在细胞团内的扩散系数是其在水中的 $0.29\sim0.38$ 倍,因此,细胞团的粒径越大,其中心的细胞就越不容易获得营养物质,细胞也就越容易发生凋亡坏死。针对该问题,研究者开始从两个途径来解决:一条是通过控制细胞类组织体的大小来改善营养物质的传递,如通过调整三维支架的空隙大小,来控制细胞团的大小;另外一条途径通过复杂的微管道系统来为细胞运送营养物质,在细胞集落中促进形成新血管,或者将细胞种植于一个已经预血管化的管道网络周围。

目前,三维类组织化培养方式主要有微载体培养、球形聚集体培养、凝胶包埋培养、三维支架培养及微胶囊培养等。与其他培养方式比较,基于海藻酸盐的微囊化技术由于具有免疫隔离作用,具有更多的优势。① 独立的功能单元,每一个微胶囊可以看作一个微反应器。② 容易操作,可方便地进行培养、移植和冷冻保藏。③ 有利于肝细胞三维类组织化培养的微环境,并且便于对微环境进行改造。④ 免疫隔离的半透膜,在用于人工肝时,无须免疫隔离装置,大大简化了人工肝的设计和操作。

在肝组织工程领域,微胶囊主要用于肝细胞的体外培养及体内移植研究。新加坡国立大学 Yu 的研究小组主要从事甲基异丁烯酸盐-异丁烯酸盐-羟烷基异丁烯酸盐微囊(HEMA - MMA - MAA)培养肝细胞的研究,该微囊的核心由胶原构成,能很好地维持细胞的活性和功能。研究较多的是 APA 微胶囊,目前已有多家研究单位从不同角度研究 APA 微囊固定化培养肝细胞,并取得了一定的成效(表 6 - 7),Chang 等将微囊化骨髓间充质干细胞移植到肝衰模型的大鼠体内,有利于干细胞向肝细胞分化;Dixit 和 Cho 分别在 APA 微胶囊内添加了胶原和木聚糖来培养原代肝细胞,通过修饰微胶囊的微环境因素,使肝细胞的功能得到了不同程度的提高。

表 6 - 7　微囊化肝细胞的研究现状

| 研究单位 | 微胶囊 | 细胞类型 | 研究内容 | 效果 |
|---|---|---|---|---|
| 麦吉尔大学 | APA | 干细胞 | 干细胞分化 | 移植到肝功能衰竭动物体内,有利于向肝细胞分化 |
| 洛杉矶大学 | APA+胶原 | 鼠原代肝细胞 | 体内移植,冷冻保藏 | 肝细胞功能增强 |
| 新加坡国立大学 | 胶原 + HEMA - MMA - MAA | 鼠原代肝细胞 | 体外培养 | 肝细胞的功能比贴壁培养增强了 3 倍 |
| 汉城国立大学 | APA+木聚糖 | 鼠原代肝细胞 | 材料的影响 | 肝细胞活性提高,功能增强 |
| 中国科学院大连化学物理研究所 | APA | HepG2 细胞 | 体外类组织形态构建及体内移植 | 形态类似于机体组织 |

中国科学院大连化学物理研究所马小军实验室在 2001 年即开始从事 APA 微胶囊培养肝细胞的研究。发现肝细胞在微囊内生长增殖的过程中形成细胞聚集体。SEM 显示,微胶囊内的细胞呈圆形,大小均一,多层排列呈巢状,表面有很多突起样的结构,细胞间彼此接触,聚集呈不规则的多细胞聚集体(图 6 - 32A)。甚至在有的微胶囊内细胞间彼此紧密接触,形成表面比较光滑的细胞团,细胞界限不清,已融为一体,在表面有一些孔存在(图

6 - 32B～E),推测这些孔道是细胞团的毛细胆管样结构在细胞团表面的开口,参与物质的传递等。常规平面培养的细胞呈扁平多边形,细胞间不具有三维空间关系(图 6 - 32F)。透射电镜显示(图 6 - 33),微胶囊内的细胞团有良好的超微结构,细胞呈多边形,排列为数层,胞间有宽约 $0.5\sim2.0\ \mu m$ 的间隙,细胞内可见大量的线粒体和内质网等细胞器,核膜及核内染色体清晰,细胞核大且不规则,微胶囊内相邻的肝细胞间可见由细胞膜内陷形成毛

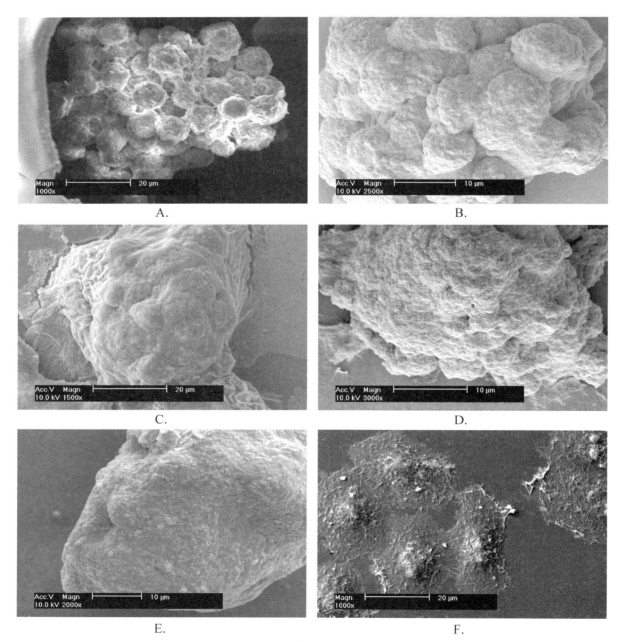

A.

B.

C.

D.

E.

F.

图 6 - 32　SEM 观察人肝癌细胞的超微结构

A～E:微囊化细胞;F:贴壁培养的细胞

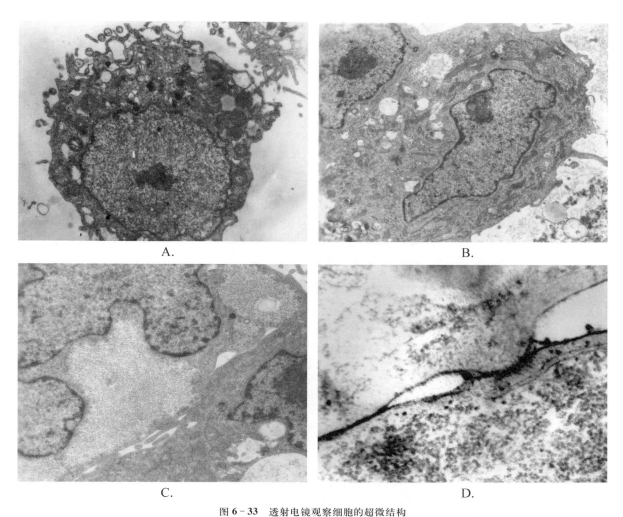

图6-33 透射电镜观察细胞的超微结构

A. 贴壁细胞(×6 000);B. 微囊化细胞(×6 000);C. 微囊化细胞(×10 000);D. 微囊化细胞(×40 000)

单箭头为毛细胆管样结构,双箭头为紧密连接结构

细胆管样结构及各细胞间的连接结构,相邻细胞的胞膜局部突起密切接触,偶见桥粒连接。这些紧密连接及毛细胆管样结构是在体肝组织发挥肝功能所必备的。而单层贴壁细胞间则无该结构出现。上述结果说明,由于微胶囊这一特殊微环境,使囊内肝细胞呈多细胞球形聚集生长,带来了广泛的细胞间接触,建立了信息传递途径,形成了紧密连接和毛细胆管样结构,使细胞部分极性得到重建,形态更接近体内细胞,更趋于形成结构与功能的统一体。该聚集体的显微结构及细胞骨架类似于机体肝组织的结构,提示 APA 微胶囊所构建的微环境有利于肝细胞的类组织化培养。

与贴壁细胞相比,微囊化肝细胞形态上发生很大变化,呈球形立体生长,而骨架蛋白中的 F-肌动蛋白(F-actin)又与细胞形态关系密切,对 F-actin 的研究是了解微囊化细胞生物学特性的一个重要方面。鬼笔环肽能和细胞内的纤维肌动蛋白特异性的结合,由 FITC-phalloidin 标记细胞的 F-actin 呈绿色荧光。利用 CLSM 光学切片技术结合荧光探针标记技术对微囊化细胞 F-actin 进行观察和分析,证实微囊化细胞形成类似体内的组织样结构。结果发现,细胞团的 F-actin 呈现出完全不同于贴壁细胞的结构(图6-34),微囊化初期,肌动蛋白主要分布在单细胞胞质的周围,actin 聚集形成 F-actin 小体,大量的 F-actin 趋向于胞周分布,形成 F-actin 环,极性增强,细胞形态收缩,微囊化培养5天后,细胞形成聚集体,肌动蛋白重新在细胞团中形成网络结构,与小鼠的组织切片很相似。与贴壁细胞相比,微囊的限制性生长引起细胞骨架内张力的再分布从而引起细胞骨架的重

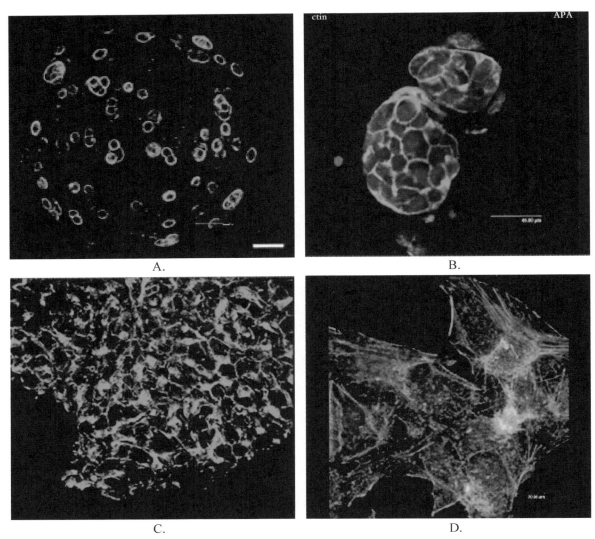

A.

B.

C.

D.

图 6-34　SMMC7721 与小鼠肝组织切片的细胞骨架肌动蛋白的染色

A. 微囊化 SMMC-7721 细胞，培养前，标尺 40 μm；B. 微囊化 SMMC-7721 细胞，培养 5 天，标尺 20 μm；C. 小鼠肝组织切片，标尺 40 μm；D. 贴壁培养的 SMMC7721 细胞，标尺 20 μm

排和细胞形态的改变，形成更接近在体的结构。

该实验室还进一步考察了几组参与肝脏药物代谢的酶的基因、肝生物转化功能的基因、肝合成功能的相关基因、肝脏结构基因的表达情况。结果显示，在正常的肝脏组织中，CYP1A1、CYP2B6、CYP3A4、AKR1C1、EPHX1 和 UGT1A1 的表达水平分别是贴壁培养下的 6 350 倍、16 倍、280 倍、0.7 倍、133 倍和 101 倍，说明：经过普通的贴壁培养后，细胞的功能遭受了很大程度的削弱；而在经过微囊化培养以后，这些基因的表达比贴壁培养下分别提高了 7 倍、20 倍、11 倍、1 倍、58 倍和 9 倍，说明经过微囊化培养，细胞的生物转化功能得到了不同程度的恢复，其中，CYP1A1、CYP3A4、

AKR1C1 和 UGT1A1 在肝组织中的表达水平分别是微囊化细胞中的 907 倍、25 倍、0.7 倍和 11 倍，CYP2B6 和 EPHX1 在微囊化细胞中的表达水平几乎接近了正常肝脏的水平（图 6-35）。

同时发现，在正常的肝组织中，GSTA1、GCLM、NDUFA3、和 Alb 的表达水平分别是贴壁培养下的 1 433 倍、0.73 倍、6.5 倍和 4.8 倍，在经过微囊化培养以后，这些基因的表达比贴壁培养下分别提高了 81 倍、3.3 倍、3 倍和 3 倍，同样说明了经过微囊化培养，细胞的合成功能得到了不同程度的恢复，其中，GSTA1 和 GCLM 在肝组织中的表达水平分别是微囊化细胞中的 17.7 倍和 0.2 倍，NDUFA3 和 Alb 在微囊化细胞中的表达水平几乎

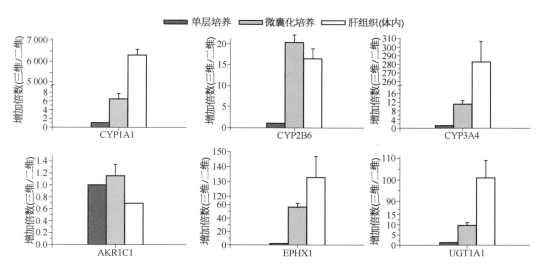

图 6-35 肝脏转化功能基因在不同模式下的表达情况

接近了正常肝的水平(图 6-36)。与肝结构相关基因(包括:编码Ⅰ型胶原的 COL1A1,编码Ⅳ型胶原的 COL4A5,编码整合素的 Integrin,编码 E-钙连蛋白的 E-cadherin)结果如图 6-37 所示,在正常的肝脏组织中,COL1A1、COL4A5、Integrin 和 E-cadherin 的表达水平是贴壁培养下的 552 倍、0.2 倍、0.5 倍和 6.6 倍,而经过微囊化培养以后,这些基因的表达水平比在贴壁培养中提高了 88 倍、4.8 倍、1 倍和 8.8 倍,其中,COL1A1、COL4A5 和 Integrin 在肝脏组织中的表达水平分别是微囊化细胞中的 6.2 倍、0.04 倍和 0.5 倍,E-cadherin 在微囊化细胞中的表达水平几乎接近正常肝的水平。

动物细胞体外培养的微环境因素影响着细胞的极性和功能,这些微环境因素包括:三维空间、包围在细胞外周的基质的理化性质、细胞-细胞间的作用、生长因子、营养水平等。体外构建肝组织工程的策略即是从这些方面模拟体内组织的结构特征,通过结构水平上的模仿而达到功能水平上的接近。与肝组织中的结构基因表达水平相比,微囊化培养使得肝细胞的Ⅰ型胶原表达水平从贴壁培养时的 1/552 倍提高到了 1/6 倍,同时,介导细胞间作用的钙黏素表达水平几乎等同于肝组织,这些信息提示我们,微胶囊的三维培养体系所构建的微环境因素在某种程度上接近于肝组织。

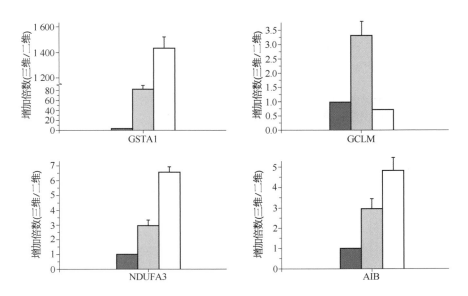

图 6-36 肝合成功能基因在不同模式下的表达情况

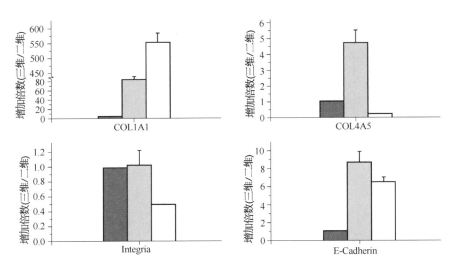

图 6-37　肝的结构基因在不同模式下的表达情况

以贴壁培养作为对照,该课题组还研究了微囊化 HepG2 细胞在培养过程中白蛋白分泌的变化情况,以及微胶囊内的凝胶基质对细胞分泌白蛋白的影响。如图 6-38 所示,微囊化培养后细胞分泌白蛋白的能力比平面培养有较大的提高。平面培养下细胞分泌白蛋白的量在接种的第 1 天为 $1.28\ \mu g/10^6 cells$,随着培养时间的延长,直到培养的第 26 天,细胞分泌白蛋白的量基本没有发生太大的变化;而在微囊化培养下,细胞分泌白蛋白的量呈递增趋势,从培养第 1 天的 $1.35\ \mu g/10^6\ cells$ 到第 7 天的 $4.22\ \mu g/10^6 cells$,随后,细胞分泌白蛋白的量基本不变,直到培养的第 26 天仍然保持较高的分泌水平,是平面培养的 3 倍。其他三维培养也得到了类似的结果,Chang 等用旋转壁式反应器培养 HepG2 细胞聚集体,该培养模式下细胞的分泌水平是平面培养的 3 倍;Elkayam 等用海藻酸钠支架培养 C3A 细胞,细胞形成 $100\ \mu m$ 粒径的细胞聚集体,其白蛋白分泌水平也有所提高,这说明肝细胞分泌白蛋白水平的提高得益于细胞的三维培养,使细胞与细胞之间有更多的接触,形成紧密的细胞连接,并相互贴附成三维立体生长,这在上皮细胞的极性重建和维持中发挥着重要的作用。作为一种三维培养体系,微胶囊给细胞提供一个限制性的三维空间,使细胞呈三维细胞聚集体生长,细胞分泌白蛋白的水平提高,提示该培养体系有利于肝细胞的类组织化培养。

基于微囊化培养能够促进肝细胞分泌白蛋白,我们考察了微囊内基质对细胞分泌白蛋白功能的影响,如图 6-39 所示,随着培养时间的延长及细胞的增殖,单位体积微囊内分泌白蛋白的水平呈增长趋势。在液化微囊内,白蛋白的分泌量最高可达 $51.6\ \mu g/ml$ 微囊/d;而在高 G 的凝胶微囊内,白蛋白的分泌量最高为 $12.5\ \mu g/ml$ 微囊/d;在低 G 凝

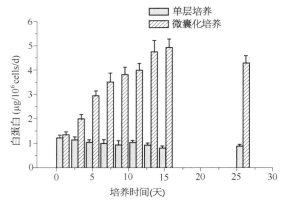

图 6-38　微囊化培养对肝细胞分泌白蛋白的影响

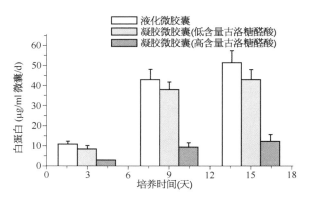

图 6-39　微囊内基质对肝细胞分泌白蛋白的影响

胶微囊内,白蛋白的分泌量最高为 42.8 $\mu$g/ml 微囊/d,是液化微囊的 4/5。我们可以得出这样的结论,在由 APA 微胶囊所构建的三维培养体系内,海藻酸钠基质的硬度会影响细胞的功能表达,随着微囊内基质凝胶强度的减弱,细胞的功能表达呈增强趋势。

### 六、其他疾病治疗的研究

除了上述胰岛细胞外,用于微囊化细胞培养并治疗的内分泌相关疾病的还有甲状腺功能减退症,甲状旁腺功能减退症,生长激素缺乏性侏儒症等内分泌功能低下的疾病。1998 年中国科学院大连化学物理研究所生物医用材料工程研究组与大连市中心医院合作进行了国内第一组 APA 微囊化猪甲状腺组织腹腔内移植治疗甲状腺机能减退症大鼠的试验,大鼠在移植后 3 周 T3、T4、TSH 指标开始改善,9周后稳定在正常水平,维持正常范围达 40 周。

另外,微囊化组织细胞移植治疗帕金森病模型动物的成功,为该技术应用于其他神经系统疾病诸如亨廷顿舞蹈症、阿尔茨海默病、肌萎缩侧索硬化症开辟了新的治疗途径。

基于免疫隔离原理,微囊化组织细胞移植技术同样适用于酶或基因产物缺陷性遗传疾病的治疗研究。以血友病的治疗为例,血友病 B,又称乙型血友病,为 X 连锁隐性遗传,患者特征为缺少凝血 IX 因子(简称 FIX)。临床表现为自发性或微外伤后出血不止,严重者可因关节出血而导致关节变形和残废或因内脏或颅内出血而死亡。编码 FIX 蛋白的基因于 1982 年被克隆,它位于 Xq2711 带,全长 38 kb。将构建的含人 FIX 的载体体外转化成肌细胞,然后将成肌细胞用微胶囊包被并植入小鼠体内,FIX 表达量 65 $\mu$g/L 血浆,该水平持续 14 天后,开始下降,同时可检测到抗人 FIX 的抗体。比较成功的研究还有黏多糖贮积症的治疗等。

综上所述,基于海藻酸盐的生物微胶囊技术作为植入人体的包封细胞的免疫隔离装置,由于海藻酸盐材料的生物安全性、相对成熟的微胶囊制备技术能够制备出粒径 200~300 $\mu$m、球形度好且单分散的微胶囊,使得包埋有治疗功效细胞的海藻酸盐微胶囊在体内可以长期而有效的发挥治疗作用,为糖尿病、帕金森病、肿瘤等多种重大疾病的治疗提供有效的全新的治疗途径。

(于炜婷　谢红国　马小军)

### ◇ 参 ◇ 考 ◇ 文 ◇ 献 ◇

[1] Chen Q, Schonherr H, Vancso GJ. Mechanical properties of block copolymer vesicle membranes by atomic force microscopy[J]. Soft Matter, 2009 (5): 4944 - 4950.

[2] de Vos P, Spasojevic M, de Haan BJ, et al. The association between in vivo physicochemical changes and inflammatory responses against alginate based microcapsules[J]. Biomaterials, 2012, 33(22): 5552 - 5559.

[3] Hu XQ, Sevenie B, Salsac AV, et al. Characterizing the membrane properties of capsules flowing in a square-section microfluidic channel: Effects of the membrane constitutive law [J]. Physical Review E, 2013, 87: 063008.

[4] Jaskiewicz K, Makowski M, Kappl M, et al. Mechanical properties of poly(dimethylsiloxane)-block-poly(2 - methyloxazoline) polymersomes probed by atomic force microscopy[J]. Langmuir, 2012, 28: 12629 - 12636.

[5] Kang AR, Park JS, Ju J, et al. Cell encapsulation via microtechnologies[J]. Biomaterials, 2014, 35(9): 2651 - 2663.

[6] Koleva I, Rehage H. Deformation and orientation dynamics of polysiloxane microcapsules in linear shear flow[J]. Soft Matter, 2012(8): 3681 - 3693.

[7] Leick S, Kemper A, Rehage H. Alginate/poly-L-lysine capsules: mechanical properties and drug release characteristics[J]. Soft Matter, 2011(7): 6684 - 6694.

[8] Neubauer MP, Poehlmann M, Fery A. Microcapsule mechanics: from stability to function[J]. Advances in Colloid and Interface Science, 2014, 207: 65 - 80.

[9] O'Sullivan ES, Vegas A, Anderson DG, et al. Islets transplanted in immunoisolation devices: a review of the progress and the challenges that remain[J]. Endocr Reviews. 2011, 32(6): 827 - 844.

[10] Rokstad AMA, Lacik I, de Vos P, et al. Advances in biocompatibility and physic-chemical characterization of microspheres for cell encapsulation[J]. Advanced Drug Delivery Reviews, 2014, 67 - 68: 111 - 130.

[11] Scharp DW, Marchetti P. Encapsulated islets for diabetes therapy: History, current progress, and critical issues requiring solution [J]. Advanced Drug Delivery Reviews, 2014, 67 - 68: 35 - 73.

[12] Song HY, Yu WT, Gao M, et al. Microencapsulated probiotics using emulsification technique coupled with internal or external gelation process [J]. Carbohydrate Polymers, 2013, 96: 181 - 189.

[13] Song HY, Yu WT, Liu XD, et al. Improved probiotic viability in stress environments with post-culture of alginate-chitosan microencapsulated low density cells [J]. Carbohydrate Polymers, 2014, 108: 10 - 16.

[14] Wang QY, Li SY, Xie YB, et al. Cytoskeletal reorganization and repolarization of hepatocarcinoma cells in APA microcapsule to mimic native tumor characteristics [J]. Hepatology Research, 2006, 35: 96 - 103.

[15] Xie HG, Li XX, Lv GJ, et al. Effect of surface wettability and charge on protein adsorption onto implantable alginate-chitosan-alginate microcapsule surfaces [J]. Journal of Biomedical Materials Research Part A, 2010, 92(4): 1357 - 1365.

[16] Xie HG, Zheng JN, Li XX, et al. Effect of surface morphology and charge on the amount and conformation of fibrinogen adsorbed onto alginate/chitosan microcapsules [J]. Langmuir, 2010, 26(8): 5587 - 5594.

[17] Yu WT, Lin JZ, Liu XD, et al. Quantitative Characterization of Membrane Formation Process of Alginate-Chitosan Microcapsules by GPC [J]. Journal of Membrane Science, 2010, 346(2): 296 - 301.

[18] Yu WT, Song HY, Zheng GS, er al. Study on membrane characteristics of alginate-chitosan microcapsule with cell growth [J]. Journal of Membrane Science, 2011, 377(1 - 2): 214 - 220.

[19] Zhang Y, Wang W, Xie YB, et al. In Vivo Culture of Encapsulated Endostatin-Secreting Chinese Hamster Ovary Cells for Systemic Tumor Inhibition[J]. Human Gene Therapy, 2007, 18: 474 - 481.

[20] Zhang Y, Wang W, Xie YB, et al. Optimization of Microencapsulated Recombinant CHO Cell Growth, Endostatin Production, and Stability of Microcapsule In Vivo [J]. Journal of Biomedical Materials Research: Part B - Applied Biomaterials, 2008, 84B: 79 - 88.

[21] Zhang Y, Zhou J, Zhang XL, et al. Optimization of the Seeding Density in Microencapsulated Recombinant CHO Cell Culture[J]. Chemical and Biochemical Engineering Quarterly, 2008, 22(1): 105 - 111.

[22] Zheng G, Liu X, Wang X, et al. Improving stability and biocompatibility of alginate/chitosan microcapsule by fabricating bi-functional membrane[J]. Macromol Biosci, 2014, 14 (5): 655 - 666.

# 第七章
# 海藻酸盐基组织工程支架材料

组织工程是 20 世纪 80 年代末提出并已被公认的一门新兴学科。其由支架材料、细胞和生物因子组成,利用工程学原理在体内外构造人体组织及器官以修复、重建和替代人体因各种疾病所造成的受损组织和器官。其中支架材料是基础,甚至起着关键作用。支架材料的种类有金属材料、无机材料、有机高分子材料和天然材料及其他的复合材料等。其中天然可降解材料尤为引人注目并得到深入研究。本章着重介绍一种更为安全且新型的海藻酸盐基组织工程支架材料。为了能进一步推动该材料向产业化方面进军,本章从海藻酸盐组织工程支架材料的基本概念、类型到详细的制备方法,从组织工程用海藻酸盐钝化到在细胞培养、血管、骨和软骨的临床应用,从组织工程支架材料再进一步衍生到药物和蛋白质缓释的载体,比较全面地阐述以期待更多的组织工程产品面市。

## 第一节　组　织　工　程

### 一、组织工程简介

#### (一)组织工程的基本概念

组织工程是生物医学工程学中一个正在兴起的学科分支,是应用生命科学和工程学的原理与技术,设计、构造、改良、培育和保养活组织,研制生物替代物,以修复或重建组织器官的结构,维持或改善组织器官功能的一门新兴边缘学科。美国麻州总医院外科医师 Vacanti 及麻省理工学院化工系教授 Langer 是组织工程学科的先驱,目前被普遍运用的组织工程学的定义,就是由 Langer 和 Vacanti 所提出的。它的研究目的就是将可降解的材料制成一定形状,在其中种植组织细胞,孵育

一定时间后形成相应组织,再由医生植入体内,随后材料在体内逐渐降解,而植入的组织则在体内存活并行使功能。当然也可将组织工程支架材料直接植入体内进行组织培养,随着材料的不断降解和新组织的形成而使病变组织恢复功能。

组织工程学的发展大致可以分成三个阶段。20 世纪 80~90 年代中期为第一阶段,其特点主要是提出组织工程学的概念,并证实了利用细胞和生物材料构建组织的可行性。至 20 世纪 90 年代中期主要在免疫功能缺陷的裸鼠体内构建了骨、软骨、肌腱等组织。其中,在裸鼠体内构建具有皮肤覆盖的人耳郭形态软骨的成功标志着组织工程技术可以形成具有复杂表面结构的软骨组织,向人们

展示了组织工程研究的广阔前景。组织工程学发展的第二阶段主要集中在 20 世纪 90 年代末期,组织工程的研究成果要向临床应用过渡,必须在具有完全免疫功能的哺乳动物体内构建组织工程化组织,修复组织缺损,重建组织功能。在此阶段几乎进行了对所有组织(器官)的组织工程构建尝试,为临床应用积累了丰富的实际参数并奠定了理论基础。随着近 20 年的飞速发展,目前组织工程已经进入了发展最为重要的第三阶段,即组织工程的临床应用与初步产业化。世界上第一个被 FDA 批准上市的组织工程产品是组织工程皮肤,其代表产品有 Dermagraft TM、Dermagraft TC 和 Apligraft。在美国,目前已经形成价值 90 亿美元的组织工程产业,并以每年 25% 的速率递增。据初步估计,到 2020 年美国组织工程产品市场可达每年 180 亿美元。

组织工程的核心是建立细胞与生物材料的三维空间复合体,对病损组织进行形态、结构和功能的重建并达到永久性替代,它包括三大要素:种子细胞、支架材料及组织构建。通过组织工程的方法获得组织或器官有以下三种策略:① 种子细胞的分离:这种方法可以避免复杂的手术,允许特定的替代具有所需功能的某种细胞并在注入前对细胞进行调控。这个方法的局限主要是注入受体的细胞存在不能维持其功能及存在免疫排斥的可能性。② 组织诱导物质:这种方法能否成功依赖于各种信号分子的纯度和大量获得的能力,如生长因子,以及在大多数情况下取决于将这些信号分子运载到目标部位的方法的发展状况。③ 将细胞附载到基质表面或内部:在封闭的体系中,细胞通过细胞膜与身体相互隔开,细胞膜能透过营养物质和废物并能阻止抗体和免疫细胞破坏这种传输,可以模仿这种体系用作运载装置植入体内;而在开放的体系中,附着在基质上的细胞植入体内后能与身体结合在一起。这些基质往往是由一些天然的材料,如海藻酸、胶原等,或者合成的高分子材料制成的。而免疫排斥反应可以通过使用免疫抑制药物或者使用自体细胞来避免。

组织工程是从根本上解决组织和器官缺损所致的功能障碍或丧失的治疗或修复,解决因免疫排斥反应及供体不足等导致的病变组织的修复和替换。

**(二)组织工程支架的基本要求**

生物体是由细胞和细胞间质构成,细胞是构成生物体功能的基本单位,细胞间质不仅有直接支持细胞组织的作用,而且可以影响细胞的形态,调控细胞的正常代谢、迁移、增殖、分化及信息传递。因此,生物体内的细胞间质是最理想的组织工程支架模型。

组织工程支架材料的外观结构和尺寸,决定了工程化组织的形状和大小;而组织工程支架材料的孔径大小(微米尺寸),可以影响调节细胞的长入和生长;支架材料的表面化学性质(纳米尺寸)是控制着细胞的黏附和诱导细胞基因表达的关键。目前,组织工程的研究主要集中于研究和开发各种生物相容性好、可被人体降解吸收的组织工程支架材料。它能够为细胞提供适宜的生存空间,使细胞获得足够的营养物质,能有效地进行气体和废物的交换,并能为细胞提供结合位点,诱发生物反应,诱导基因的正常表达和细胞的正常生长,起到传递"生物信号"的作用,使细胞按预制形态的三维支架生长。在细胞和生物材料的复合体植入机体病损部位后,生物支架被降解吸收,但种植的细胞继续增殖,分泌细胞外基质,形成新的具有原来特殊功能和形态的相应组织器官。组织工程学所需的理想支架材料必须满足以下条件:

(1)良好的细胞亲和性:表面应允许细胞黏附,促进细胞生长,允许细胞功能的保留或者分化。

(2)良好的生物相容性:无论是高分子材料本身还是降解产物对种子细胞和机体无任何毒害作用,不会引起炎症和免疫排斥反应。

(3)良好的生物降解性或生物吸收性:植入机体后能以适当的降解速率降解,并且要具有与细胞、组织生长速率相适应的降解吸收速率。

(4)足够高的孔隙率在培养过程中为细胞黏附,细胞外基质(ECM)的再生提供足够的空间,同时孔结构应相互连通以利于大量细胞的种植、细胞和组织的生长、细胞外基质的形成、氧气和营养的传输、代谢物的排泄及血管和神经的内生长。

(5)具有良好的生物力学性能:与植入部位组织的力学性能相匹配的结构强度,以在体内生物力学微环境中保持结构稳定性和完整性,并为植入细胞提供合适的微应力环境。

(6)良好的材料-细胞界面关系:如材料表面的化学结构、亲(疏)水性、与细胞的亲和性和拓扑结构,此外还要求较高的表面积和合适的表面理化性质以利于细胞黏附、增殖和分化，以及负载生长因子等生物信号分子。

（7）优异的加工成型性，便于消毒：组织工程所使用的支架材料应具有能根据支架材料所应用的环境加工成相应的三维结构的性能，同时消毒灭菌过程中性质稳定。

## 二、种子细胞

种子细胞按来源的不同标准可分为不同的类型。如按照细胞是否来自患者本身，可分为两种，即自体和异体细胞。若按照细胞的分化状态又可分为分化成熟的成体细胞和具有分化潜能的干细胞，其中干细胞又包括胚胎干细胞和成体干细胞等。

干细胞是指具有无限或较长期的自我更新能力，并能产生至少一种高度分化子代细胞的细胞。在个体发育的不同阶段及成体的不同组织中均存在着干细胞，只是随着年龄的增长，干细胞的数量逐渐减少，其分化潜能也逐渐变窄。胚胎干细胞具有发育全能性，在理论上可以诱导分化为机体中所有种类的细胞；胚胎干细胞在体外可以大量扩增、筛选、冻存和复苏而不会丧失其原有的特性。成年个体组织中的成体干细胞在正常情况下大多处于休眠状态，在外因诱导下可以表现出不同程度的再生和更新能力。

种子细胞的研究内容主要包括：自体、异体、异种组织细胞的分离培养技术和细胞生物学行为研究及多种细胞的复合培养技术；细胞因子的有序作用、信息传递及其调控；建立实验标准细胞系，改造种子细胞，延长细胞寿命及生存期；改变细胞表面结构，研究细胞黏附及抗黏附力的技术及其影响机制；降低细胞抗原性及增强宿主免疫耐受的方法等。

细胞在体内所处的化学和物理环境非常复杂，完全不同于体外普通的单层细胞培养，细胞的三维培养是组织工程研究的一个重要领域。细胞的三维培养是指细胞在模拟体内细胞的化学、物理和生物学条件下，在三维基质支架中进行培养，开展一系列细胞生长、分化及代谢的离体研究模拟，为其在组织工程研究中的应用奠定基础。细胞的复合培养是其种子细胞与多种细胞的复合，复合培养中基质细胞是不可缺少的，主要是疏松结缔组织细胞，在细胞复合培养中充当"饲养"细胞的作用。基

质细胞发生增殖、生长及分泌生长因子，形成类似于在体内组织的基质成分。复合培养中基质细胞的三维生长保证了种子细胞的活性增殖。

生物组织和细胞的生长受多种因素的影响，如营养、生长因子、物理和化学环境及应力环境等。如果其他条件相同，则应力-生长规律将会显露出来。从根本上说，细胞和组织的生长是一种分子水平下的细胞生物学现象，应力和应变使细胞保持某种特殊的形态，体内细胞多在特定的生物力学环境下分裂、增殖，发挥生理功能。因此，在研究新型组织工程支架材料时不仅需要研究材料如何进行改性处理，有利于细胞在材料三维空间附着及分裂增殖的机制及方法，更要研究在体外提供相适应的应力环境的方法，研究细胞在不同应力场环境下的形态和功能的改变及细胞在材料上的黏附力及其影响作用机制。对于一些不能通过同种异体或自体来源满足的细胞，也可采用异种细胞作为种子细胞。异种细胞必须采用细胞包裹、免疫保护、体外系统和基因改造技术等方法才能使异种细胞的应用成为可能。

## 三、组织工程支架材料

组织工程支架材料为体外构建工程组织或器官提供三维的细胞生长支架，起到细胞外基质的作用，使细胞间形成适宜的空间分布和必要的细胞联系，并能提供特殊的生长和分化信号，诱导细胞的定向分化和维持细胞分化。

组织工程支架材料一般为可生物降解的天然材料、合成高分子材料、无机材料及杂化复合材料等。天然材料如海藻酸、壳聚糖、胶原、透明质酸、珊瑚等，这类材料具有优异的生物相容性和生物降解性，但是主要存在力学强度低和来源差异性强等问题，因此应用时一般都需要改性或者跟其他材料复合。合成高分子材料大多是可降解聚酯类材料，如聚乳酸（PLA）、聚乙醇酸（PGA）及聚乳酸聚乙醇酸共聚物（PLGA）、聚己内酯（PCL）、聚酯尿烷、聚醇酸亚胺共聚物聚羟丁酯（PHB）及其共聚物等。这类材料性能可调、加工性能好，但是由于碳链上缺乏细胞识别位点，很大程度上影响了生物相容性及细胞特异性反应。目前应用较多的无机材料主要为羟基磷灰石、β-磷酸钙和镁合金等材料，主要应用于硬组织修复。

支架材料的组织相容性包括两个方面：一是材料反应，即活体系统对材料的作用，包括生物环境对材料的腐蚀、降解、磨损和性质退化，甚至破坏；二是宿主反应，即材料对活体系统的作用，包括局部和全身反应，如炎症、细胞毒性、凝血、过敏、致癌、畸形和免疫反应等。

材料在生物环境中的腐蚀主要是体液对材料的化学侵蚀作用；吸收作用可改变材料的功能特性，如使材料的弹性模量降低，屈服应力增高；降解可使材料的理化性质退变，甚至解体而失效，对高分子和陶瓷材料影响较大。材料失效还包括其他机制，如构成修复体的各部件之间的磨损、应力的作用、聚合物中低分子量成分，如增塑剂的滤析，也可导致其力学性质的变化。

宿主反应是由于构成材料的元素、分子或其降解产物（微粒、碎片等）在生物环境作用下，释放进入邻近组织甚至整个活体系统而造成的，或来源于材料制品对组织的机械、电化学或其他刺激的作用。宿主反应可能是消极的反应，其结果可能导致对组织和机体的毒副作用和机体对材料的排斥作用；也可能是积极的反应，其结果有利于组织的生长和重建。

一种成功的组织工程支架材料所引起的材料反应和宿主反应必须保持在可接受的水平。两者的反应程度和水平应通过标准试验与参照材料引起的反应水平对比来判断。参照材料是通过标准试验方法确定为合格的并可重复试验结果的材料。常用的标准试验包括细胞培养毒性试验、肌肉埋置试验、皮下注射试验、溶血试验、热源试验、系统注射急性毒性试验、皮下植入刺激试验、Ames 试验及小鼠骨髓细胞微核试验等多个方面。组织工程中各种支架材料组织相容性的检测项目，大多是紧密围绕使用安全要求来进行确定的。

组织工程支架材料今后的发展应注重以下几点：天然材料应注重机械强度的提高、加工性能的改善、潜在的病毒隐患消除。合成材料应关注增进细胞的识别功能、降低降解产物的毒副作用，调解材料的降解速率、降解速率与支架材料的力学衰减之间的关系，研制可以释放某种化学物质或生长因子到周围组织，进而激活相关细胞，能诱导组织再生的新型材料。支架材料的精密加工技术：从仿生学的角度制备具有生物活性的支架材料；从分子生物学、细胞学和组织学的角度提出新的合成设计思想和寻找新的合成方法；从组织或个体的特异性角度加强对不同细胞或组织所需材料的筛选工作，找出最优的支架材料和最合适的制备方法；加强支架材料制备的规范化、标准化而不因设计者的个人经验不同而产生差异，提高制备过程中机械和电脑控制的程度。

## 四、组织工程支架的制备方法

组织工程支架材料的制备因其特殊要求而采用的方法也有所不同，其关键是在保证基本功能的同时，还要适应组织的修复空间和环境。除了力学性能和降解性能以外，材料的空隙大小和孔隙率也非常重要。常见的制备方法有纤维粘连技术（无规黏合、有序编制）；溶液浇铸-粒子沥滤技术；冷冻干燥法，包括乳液（W/O）冷冻干燥法、溶液冷冻干燥法、凝胶冷冻干燥法；热致相分离、气体发泡法、熔融成型法、烧结微球法、快速成型技术（固体自由模型）三维打印（刻蚀）技术、熔融堆积成型等。准分子激光在材料表面得到微米和亚微米水平的拓扑学结构比光蚀刻有很多优点。辐射接枝法利用高能辐射使材料表面产生活性点，引发单体的接枝聚合。

表 7-1　不同制备技术的优缺点比较

| 不同构建技术 | 优　点 | 缺　点 |
|---|---|---|
| 纤维粘连技术 | 多孔支架的表面积大，孔与孔之间相互连通性好 | 孔隙率和孔尺寸不易控制，亦不易独立调节；需使用有机溶剂 |
| 溶液浇铸-粒子沥滤法 | 简单适用性广，孔隙率和孔尺寸易独立调节 | 需使用毒性较大的有机溶剂 |
| 相分离（冷冻干燥）法 | 该技术避免了高温，比表面积大 | 孔尺寸偏小 |
| 气体发泡法 | 避免使用有机溶剂 | 孔的连通性不好 |
| 烧结微球法 | 孔连通性好，孔尺寸易调控，力学强度大 | 孔尺寸偏小，孔隙率低 |
| 快速成型技术 三维刻蚀技术 熔融堆积成型 | 成型时间短，利于大规模生产，可制备具有个体特征的多孔支架 | 孔隙率偏低 |

组织工程支架主要分为预成型支架和可注射支架。预成型支架是在体外制备的具有固定形状的三维支架，材料具有特定微观结构，细胞可深入支架内部生长，同时营养物质和代谢产物可渗入支

架内与细胞进行交换,从而实现立体培养。该类支架的微观结构如孔径和孔隙率易于调控,易保持宏观形状,并可进行二次加工,但必须通过外科手术植入。可注射型组织工程支架能够适应微创外科技术发展的要求,最大限度地减小植入对肌体组织的损伤,并且更适合治疗形状不规则的组织缺损。同时能够简单而有效地封装细胞和活性药物,在进入体内后可注射水凝胶在原位形成组织结构,提供局部生物和机械的诱因,可增强组织的再生。

随着临床上组织缺损的病例增多,对组织工程支架的制备效率提出了更高的要求。能一步形成支架的外形和相连的多孔结构的快速成型技术(rapid prototyping manufacturing, RPM)是解决此问题的有效途径。RP 技术是在计算机和制造业迅速发展的基础上发展起来的一门先进的快速、批量成型技术,其优点在于成型时间短,利于自动化大规模生产;可根据个体的不同,迅速制备出具有个体特征的三维多孔支架,并可以方便地人工设计或修正支架结构;可制备各个部位具有不同孔结构的支架以适应复合组织的不同要求。

三维打印法制备多孔支架时,打印喷头依次打印出聚合物粉末和黏合剂(通常为溶剂)或者熔体,在计算机控制下,按预定程序逐层打印,即可形成三维支架,现在天然材料、合成高分子、生物陶瓷甚至金属材料等材料如 PLA、PCL、PLGA、透明质酸、海藻酸钠、磷酸钙盐、钛合金等均可以用作"墨水"进行打印。

## 五、组织工程化产品的临床应用

迄今组织工程学虽然仅有 20 多年历史,但由于其重大的科学意义、诱人的临床应用前景、巨大的商业价值,成为再生医学的热门研究领域。组织工程软骨、组织工程骨和组织工程皮肤等在美国、德国、英国、法国、荷兰、意大利等国家都有多种产品上市。目前国际上成功应用于临床的产品有,胰岛素释放的胰岛细胞微囊,用于软骨形成的支架材料,牙科药物释放和组织修复引导材料,用于神经重建的神经导引通道材料,用于中枢神经药物释放的异种细胞胶囊,用于创伤和烧伤的人工皮,用于表皮和真皮移植的细胞和支架等。目前 FDA 批准了 6 种组织工程皮肤产品,如 Apligraf、Dermagraft、OrCell 等,以及一种组织工程软骨 Carticel,还有多种产品处于临床试验之中。组织工程软骨还在新加坡、澳大利亚、德国等进入了临床试验或试用。欧盟、中国等也批准类似的组织工程皮肤和软骨产品。

组织工程化皮肤是最先面市的组织工程化产品,皮肤体外构建包括三个方面:表皮膜片构建、人工真皮构建、双层复合皮构建。组织工程化皮肤在临床上主要应用于烧伤、慢性溃疡、创伤皮肤缺损及先天性皮肤软组织缺损等创面。

Dermagraft 是由 Advanced Tissue Sciences 公司生产的一种人工皮,将从新生儿包皮中获取的成纤维细胞接种于可降解的聚乙醇酸-聚乳酸(PGA/PLA)网状支架上,体外培养 14～17 天后成纤维细胞大量增殖并分泌胶原、纤维连接蛋白、蛋白多糖和生长因子等,形成由成纤维细胞、细胞外基质和可降解生物材料构成的人工真皮。Dermagraft 能有效地减小创面收缩,促进接种于其上的表皮细胞膜片黏附、生长。

Dermagraft - TC 是 Advanced Tissue Sciences 公司的另一种人工皮,它作为一种临时性敷料被用于烧伤创面,将新生儿成纤维细胞接种于 Biobrane 上,Biobrane 是一种双层生物合成的皮肤代用品,一层是编织致密的尼龙网,另一层是超薄的多孔硅胶膜,两层通过猪真皮胶原中提取的多肽共价结合。成纤维细胞在 Biobrane 的胶原层黏附、扩增,分泌基质,

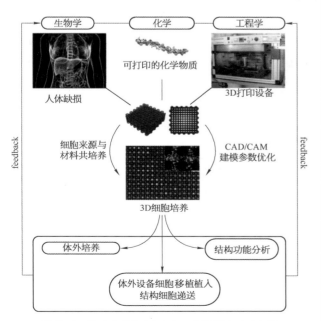

图 7-1　快速成型技术在组织工程领域应用示意图

外层的硅胶膜发挥着表皮的屏障作用。

Apligraf 是一种商品化既含有表皮层又含有真皮层的组织工程化皮肤,由 Organogenesis 公司注册生产,产品已在加拿大和美国获准用于临床。Apligraf 的制备过程包括细胞库的建立,复合成纤维细胞凝胶片的制备,表皮细胞的种植、层化及熟化等步骤。Apligraf 无论在外形、生物性能及代谢行为方面都与人体皮肤组织接近,而且免疫原性非常弱。

组织工程化软骨虽然已有产品上市,但目前该技术仍处于研究阶段。1984 年瑞典医学家 Peterson 等首次报道了用可吸收缝合线将自体骨膜缝合于软骨缺损周缘,然后将自体软骨细胞悬液注入缺损部位,治疗兔关节软骨缺损,术后 16 周检测结果证实关节软骨缺损被透明软骨修复,此方法被称为自体软骨细胞移植技术(Autologous Chondrocyte Transplantation,ACT)。1995 年美国 Genzyme 公司改良该技术用于制备较原始的软骨组织工程产品,并注册为 Carticel® 产品,1997 年通过美国 FDA 批准后逐渐在临床推广应用。

# 第二节 海藻酸盐基组织工程支架材料概述

海藻酸(alginate)是从褐藻中提取的一种天然多糖,结构为直链型(1→4)键合的 $\beta$-D-甘露糖醛酸(M)和 $\alpha$-L-古洛糖醛酸(G)的无规嵌段共聚物,其中 G 单元是 M 单元在 C—5 位的立体异构体,海藻酸由一定长度的 G 嵌段,M 嵌段和 GM 交替嵌段组成,相同单元数的 GG 均聚段的均方末端距是 MM 段的 2.2 倍,海藻酸中各组分单元的比例和序列长度,与海藻的生长地点、季节和采集部位有很大关系。海藻酸水凝胶的生物相容性与其分子参数相关,如分子量、M/G 比、水凝胶的黏弹性等。海藻酸盐水凝胶具有良好的生物相容性和生物安全性,由于其温和的凝胶化过程和降解特性,已被广泛用于生物医学和组织工程领域。海藻酸盐水凝胶可用作基因及抗炎和抗癌药物载体材料,还可作为生物活性肽和蛋白质载体材料,和不同种类的活细胞微胶囊,如血管化结构的成纤维细胞载体,小鼠胚胎干细胞载体用于骨组织工程,包括人类的骨髓间充质干细胞用于心肌梗死修复,附载人类胚胎肾细胞与神经胶质细胞源性神经生长因子用于神经再生等。

## 一、海藻酸盐基组织工程支架材料的类型

### (一)细胞微载体

细胞微载体是利用生物材料制备球状细胞微载体,细胞可在微载体表面或内部黏附、包埋和生长,然后采用液体载体将表面生长细胞的微载体直接注射到创伤部位,通过细胞微载体在创伤部位堆砌和微载体间的相互作用形成三维支架。通过控制微球组成、尺寸控制三维多孔支架的孔隙率和强度等特性以适应不同组织环境的要求。在聚合物微球制备过程中可包裹药物、生长因子、细胞等活性物质,并在注射部位进行可控释放。该技术避免了单纯水凝胶支架机械强度差、缺乏多孔结构及单纯细胞微载体成型困难和注射后游走的问题,为组织工程化器官的体内再生提供了一种新型支架材料。

在体外单层培养过程中,软骨细胞表型容易发生变化,即使有生长因子存在下,多次传代以后常"去分化"为类纤维细胞,丧失合成软骨特异性细胞外基质的能力,分泌 Ⅰ、Ⅲ 型胶原表达活跃,而 Ⅱ 型胶原及蛋白多糖等细胞外基质表达降低。将种子细胞与海藻酸钠水溶液混合,利用静电液滴发生装置或注射装置滴入含有的 $Ca^{2+}$ 的水溶液中可形成微囊化细胞载体。微囊化细胞载体能够实现软骨细胞的三维培养,有利于软骨细胞形态保持和细胞外基质的正常表达。海藻酸盐浓度、细胞密度均会影响微囊化软骨细胞内源性生长因子的表达。人间充质干细胞与兔关节软骨细胞在藻酸钙凝胶球中共培养能够调节干细胞的软骨表型。将脂肪干细胞和 RGD 融合蛋白(CBD-RGD)包裹在海藻酸钙水凝胶中形成直径在 1.5～2.0 mm 的细胞微载体,三维细胞培养的结果显示当 CBD-RGD 含量在 10 mg/g 时该体系能够促进干细胞的软骨向分化,当 CBD-RGD 含量在 20 mg/g 时不利于干

细胞软骨向分化。

利用微流体装置使海藻酸钠水溶液和钙离子水溶液经过硅微喷嘴阵列注入大豆油连续相中并交联形成微球,通过控制连续相的流速可制备粒径尺寸可控(50~200 μm)的窄分布海藻酸钙微球。采用类似的微流体装置,通过调整微通道的几何形

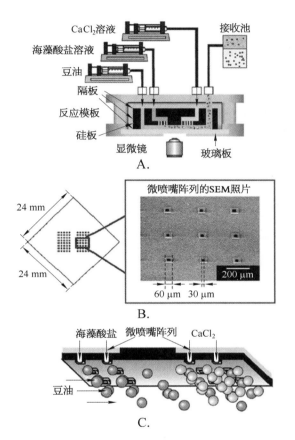

图 7-2 海藻酸钠水溶液和钙离子水溶液交联形成微球装置示意图

状和流速,还可以制备不同形状的凝胶微粒,随着流动相(大豆油)流速的增加,和分散相(海藻酸钠溶液、CaCl₂溶液)流速的降低,可依次形成丝状、栓形、碟形、球形凝胶微粒。利用同轴微流体装置还可制备空心纤维。

（二）预成型支架

预成型支架材料具有特定微观结构,细胞可深入支架内部生长,同时营养物质和代谢产物可渗入支架内部与细胞进行物质交换,从而实现立体培养。该类支架的微观结构如孔径和孔隙率易于调控,易保持宏观的形状,并可进行二次加工,但必须通过外科手术才能使用。牛软骨细胞与海藻酸钠水溶液混合,加入 CaSO₄ 形成水凝胶,将多层附载细胞的水凝胶叠合浸入 CaCl₂ 水溶液中制备具有层状结构的海藻酸钙水凝胶,与非层状结构的海藻酸钙水凝胶进行对比,结果显示在细胞培养过程中层状结构提高了水凝胶的力学性能,剪切模量提高了 6 倍,刚度和剪切强度提高了 2 倍,在多层凝胶的界面上有组织生长,羟基脯氨酸的表达随体系剪切模量的提高而增大。

海藻酸离子交联水凝胶会自发形成各向异性的毛细管结构,当海藻酸钠水溶液遇到含有二价或多价离子的水溶液,在两种溶液界面上形成离子交联的海藻酸盐膜,离子通过交联膜扩散进入海藻酸钠溶液,相对扩散梯度和聚电解质分子链间的摩擦引起耗散对流,从而形成了规整的毛细管结构(图 7-3)。这种具有微导管结构的水凝胶能够为细胞培养提供充足的营养物质,引导细胞定向生长。

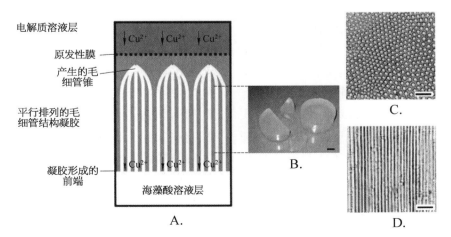

图 7-3 海藻酸盐毛细管结构水凝胶示意图

美国康奈尔大学的 Abraham 等模拟活组织中微脉管结构,采用接触光刻蚀的方法构建了具有封闭微流体结构的海藻酸钙凝胶,可控制溶液在微流体水凝胶中的流动,从而实现调控可溶物(如代谢产物、药物等)浓度的目的。该微流体水凝胶能够在微米级尺度调控支架材料的化学微环境,将微流体材料用于三维软骨细胞培养,有助于构建宽截面组织工程化软骨组织,避免了水凝胶材料厚度过大引起的细胞坏死,并有引导细胞定向生长的作用。

采用 DM‐nitrophen(DM‐n)螯合钙离子并与海藻酸钠溶液混合,在紫外光作用下释放出钙离子与海藻酸结合形成水凝胶,通过加入 EDTA 可络合钙离子使水凝胶溶解,该体系可在微流体装置中实现溶液-凝胶的可逆调控,有利于两种不同类型细胞的图案化共培养。

(三)可注射型支架

随着再生医学和微创临床治疗的发展,研制可注射型材料已经成为生物材料研究的重要领域之一。可注射型组织工程支架适应微创外科技术发展的要求,最大限度地减小植入过程对机体组织的损伤,并且更适合治疗形状不规则的组织缺损,因此在外科重建和组织、器官的缺损修复中有着广阔的应用前景。

海藻酸钙水凝胶作为可注射细胞载体,能够为软骨细胞和骨髓基质细胞提供良好的三维生长环境,细胞增殖分化、分泌细胞外基质、形成新的软骨组织。海藻酸钠水溶液和含有钙离子的水溶液两个组分通过 Y 形注射器同时注射到所需部位并发生凝胶化,可作为软骨组织工程支架材料,与骨膜复合,体内试验表明 6 周凝胶材料形成透明状软骨组织,有软骨特异性蛋白聚糖和 II 型胶原表达。将海藻酸钠、纳米羟基磷灰石与骨形态发生蛋白(BMP)复合,采用原位释放法能够制备结构均匀的可注射水凝胶,大鼠皮下注射 4 周可见新生软骨组织生成。

Balakfishnan 等采用高碘酸钠使海藻酸钠部分氧化得到含醛基的海藻酸钠,利用席夫碱反应,醛基与氨基缩合形成酰胺键,与含有大量氨基的明胶混合交联形成可原位自交联的凝胶体系,同时为促进席夫碱反应的进行,加入极少量的硼酸钠以加快凝胶化。

Park 等用壳聚糖-海藻酸复合凝胶作为间充

质干细胞(MSCs)和重组人骨形态发生蛋白 2(BMP‐2)的载体,结果表明可注射复合材料在小鼠体内能刺激新骨的形成。

利用碳二亚胺将细胞黏附配体 GRD 序列接枝到海藻酸钠分子链上,由于 RGD 能够与细胞膜上的受体特异性结合,当接枝 RGD 的海藻酸钠与细胞混合时,细胞就成为聚合物网络的交联点,形成可注射型水凝胶。该方法有利于细胞在凝胶内部黏附,体系生物相容性好,同时 RDG 的引入解决了海藻酸钠分子链缺少细胞识别位点的缺陷,但凝胶强度较差。进一步将细胞交联与离子交联结合,在细胞交联的基础上添加钙离子,可得到剪切可逆的可注射水凝胶,混合软骨细胞注射入鼠背部,6 周后凝胶体积增大 20%,无明显炎症反应,并有大量 GAG 分泌,有软骨样组织生成,避免了软骨细胞直接注入鼠背部的细胞坏死和组织纤维化反应。

## 二、组织工程用海藻酸盐的提纯

海藻酸盐的纯度对材料的生物相容性有着显著影响,海藻酸盐中发现的化学成分和促有丝分裂的杂质是它具有免疫原性的主要原因。常见的污染物主要有蛋白、糖类、脂肪酸、脂多糖、磷脂、内毒素和多酚等。这些促有丝分裂和引发炎症的杂质会导致移植部位的纤维组织过度增生,在微囊化免疫隔离中使微囊化细胞的营养物质和氧气运输中断,导致细胞坏死。材料植入体内会引起过敏、发热、出血甚至休克等不良反应,杂质的存在大大降低了海藻酸盐的生物相容性。

目前国外不少研究团体采用多种方法对高纯度海藻酸的制备进行了探索性的尝试。1992 年 Zimmermann 等首次报道了用电泳技术提纯海藻酸的方法,由于这种方法工艺复杂、价格昂贵,已逐渐被化学提纯的方法所代替。现有报道的方法多采用丙酮、乙醚、强酸等溶剂对海藻酸溶液进行多次萃取、沉淀,采用过氧化氢、次氯酸钠等进行氧化,这些方法虽然降低了海藻酸原料中内毒素、多酚和蛋白质的含量,一定程度上提高了材料的生物相容性,但是纯化过程耗时长,溶剂消耗量大,产物仍然含有一定量的杂质,长期植入的跟踪结果表明材料在动物体内仍然会引起不同程度的免疫反应。

中国现有的海藻酸产品主要为工业级、食品级和药用级,在纺织、印染、食品工业中作为增稠剂、稳定剂、乳化剂和凝胶剂,在医药工业中作为牙科印模材料、止血剂、对放射性元素及有害金属的阻排剂和一些药膏、药片的添加剂。而组织工程用海藻酸盐至今尚未有工业化的产品,甚至关于组织工程用海藻酸盐制备的研究也鲜见报道。从中国现有的工业化海藻酸产品出发,我们对比研究了几种方法提纯海藻酸钠的效果。具体提纯方法如下:

(1)酸沉淀法:将 3 g 海藻酸钠溶于 297 ml 蒸馏水中,通过滴加 2 mol/L HCl + 20 mmol/L NaCl 溶液,调节溶液的 pH 到 1.5,布氏漏斗过滤,所得沉淀置于 0.01 mol/L HCl + 20 mmol/L NaCl 溶液中剧烈振荡、过滤,此操作重复 2 次。海藻酸钠悬浮在 100 ml 0.01 mol/L HCl + 20 mmol/L NaCl 中,再补充 20 ml 氯仿和 5 ml 正丁醇。混合物剧烈振荡 30 分钟后过滤,溶解于蒸馏水中,慢慢滴加 0.5 mol/L NaOH + 20 mmol/L NaCl 调节溶液的 pH 到 7.0,耗时 1 小时。得到的海藻酸钠溶液用氯仿-正丁醇(每 100 ml 海藻酸钠用 20 ml 氯仿和 5 ml 正丁醇)洗涤。溶液剧烈振荡 30 分钟,3 000 r/min 下离心分离,此过程重复一次。将海藻酸钠用 2 倍体积无水乙醇沉淀、过滤,无水乙醇洗涤 2 次,乙醚洗涤 3 次,-70 ℃ 下冷冻干燥。

(2)药用炭法:3 g 海藻酸钠粉末分散在 133 ml 氯仿中 30 分钟,玻璃漏斗过滤,此操作重复 2 次。所得海藻酸钠溶解于 200 ml 蒸馏水中,加入与海藻酸钠相等质量的酸洗药用炭磁力搅拌 4 小时,改用中性药用炭并重复上述操作。混合溶液用 0.22 μm 滤膜过滤,2 倍体积无水乙醇沉淀,-70 ℃ 下冷冻干燥。

(3)丙酮沉淀法:将 3 g 海藻酸钠溶于 200 ml 超纯水中,磁力搅拌 8 小时,G4 耐酸漏斗过滤。所得溶液滴加到 10 倍体积的高纯丙酮中,再用相同体积的高纯丙酮搅拌洗涤 1 小时。过滤,沉淀真空干燥 2 小时后,于超纯水中搅拌至完全溶解,重复此操作 2 次。最后一次真空干燥后,沉淀溶解得到的水溶液在 -70 ℃ 下冷冻干燥。

(4)凝胶珠法:将 3 g 海藻酸钠溶于 200 ml 超纯水中,50 mmol/L BaCl₂ 作为凝胶剂,滴加产生海藻酸钡凝胶珠。珠子用超纯水洗,然后于 1 mol/L 醋酸(pH2.3)中处理 14 小时,500 mmol/L

枸橼酸钠溶液(pH8)中处理 8 小时,上述过程分别重复 2 次和 1 次,每次换介质时都要用超纯水洗。依次用 50%、70% 乙醇(含 5% 丙酮)处理凝胶珠 16 小时,各 2 次。20 mmol/L BaCl₂ 洗涤凝胶珠后用大量的超纯水洗。将珠子溶于 250 mmol/L EDTA-Na 溶液(pH10)中 24 小时。溶液用蒸馏水透析 7 天,每天换 3~4 次水。将透析后的水溶液用 G3 的耐酸漏斗过滤,-70 ℃ 下冷冻干燥。

(5)综合法:将 3 g 海藻酸钠溶于 200 ml 蒸馏水中,加相同体积的 sevage 溶液[V(氯仿):V(正丁醇)= 4:1]恒温振荡 15 小时,3 000 r/min 离心分离,弃下层氯仿-正丁醇形成的蛋白复合物有机相,重复此过程 2 次。称取与海藻酸钠相同质量的活性炭加入溶液中,搅拌、静置,然后用 2 倍体积的无水乙醇沉淀。沉淀溶解后,依次用 0.45 μm、0.22 μm 滤膜过滤,-70 ℃ 下冷冻干燥。

结果表明综合法对海藻酸盐分子量影响不大,样品分子量与原料处于同一数量级,而样品中蛋白杂质含量比原料减少超过 60%,多酚杂质含量仅为原料的 0.4%。此法制备过程简单,易操作,产物性能良好,杂质含量远小于其他参考制备方法,是制备组织工程用海藻酸钠的一种有效途径。提纯前后海藻酸钠样品细胞培养结果如图 7-4 所示,细胞在两种膜上第一天的生长状况基本相当,而随着培养时间延长,纯化后的海藻酸钠膜上的细胞生长状况明显优于未纯化组,经过 6 天培养后纯化后的海藻酸钠膜上生长的细胞数量已经超过对照膜的 2 倍。经提纯后的海藻酸钠膜的生物相容性较提纯前有了大幅度提高,也说明了杂质含量是影响海藻酸钠生物相容性的主要因素之一。

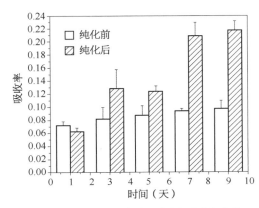

图 7-4 提纯前后海藻酸钠膜上细胞生长状况

## 三、海藻酸盐基组织工程支架材料的降解

在哺乳动物中海藻酸盐本质上是不可降解的,因为在哺乳动物体内缺乏可以分解聚合物链的分解酶(如褐藻酸酶),但离子交联的海藻酸盐凝胶通过二价离子交联剂的释放可以发生溶解,这是由于离子交联的凝胶周围的介质中,一价离子与二价离子发生了交换反应,如钠离子。但是即使凝胶溶解,许多海藻酸盐的平均分子量也超过了肾脏的清除率阈值,因此不会完全从体内清除。

在生理条件下使海藻酸盐降解的一个有效方法是将海藻酸钠分子链部分氧化。在水性介质中轻微氧化的海藻酸盐可以分解,并且可降解的海藻酸盐作为载体,在药物和细胞输送中表现出潜在的多种用途。海藻酸盐通常是用高碘酸钠氧化,高碘酸钠氧化裂解糖醛酸残基顺式二醇基团中的碳—碳键形成醛基,糖环打开,如图 7 - 5 所示,此时原糖醛酸上的 C(1)结构成为同碳二元醚,可将其看作类似缩醛的结构。缩醛结构极容易发生水解,因此部分氧化海藻酸钠可能按类似缩醛的水解机制降解。

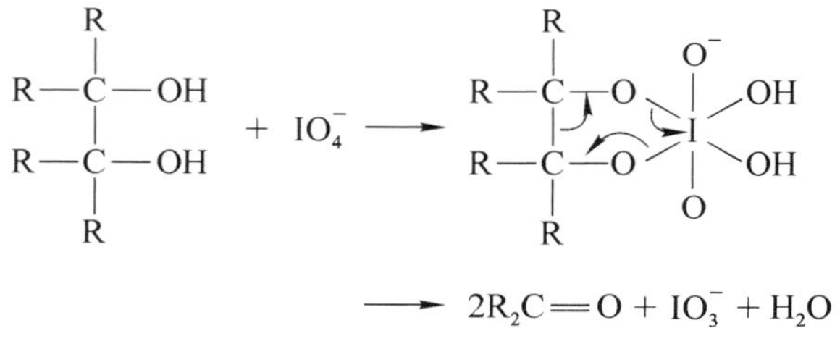

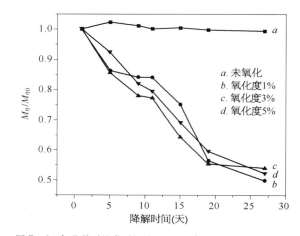

图 7 - 5　高碘酸钠氧化磷二醇结构的机制

这种反应是定量进行的,每断一个碳—碳键消耗 1 mol 高碘酸钠,因此可以通过严格控制高碘酸钠的投料量来控制海藻酸盐的氧化度。在氧化的过程中海藻酸盐的分子量略有降低(表 7 - 2),并且随着氧化度的增加,海藻酸盐的分子量呈现降低趋势。图 7 - 6 为氧化前后海藻酸钠在 0.1 mol/L NaCl 中的分子量变化情况,从图中可以看出未氧化的海藻酸钠试样在 1 个月内分子量几乎不发生变化;而部分氧化的海藻酸钠的分子量呈显著下降趋势,30 天左右分子量降低到原来的 50% 左右,同时氧化度越大的海藻酸钠样品降解速率越快。高碘酸钠氧化法能极大改善海藻酸钠的降解性,通过控制其氧化度

可以在一定程度上调节其降解行为。将氧化度控制在一定范围,并不显著干扰海藻酸盐在二价阳离子存在下形成凝胶的能力。凝胶的降解速率强烈地依赖于氧化程度,以及介质的 pH 和环境温度。

表 7 - 2　不同氧化度海藻酸钠试样的黏均分子量

| | 未氧化 | 氧化度 1% | 氧化度 3% | 氧化度 5% |
| --- | --- | --- | --- | --- |
| $M_\eta$（×10⁵） | 5.6 | 4.5 | 3.0 | 2.5 |

图 7 - 6　氧化前后海藻酸钠在 0.1 mol/L NaCl 中的降解行为

海藻酸盐通过 γ 射线照射后分子量($M_w$)通常会降低,而其中 G 嵌段的长度却几乎不发生改变,也就是说 γ 射线能够破坏 MM 间的连接。通过从海藻酸盐中单独分离出 G 嵌段可以制备凝胶,G 嵌段的部分氧化形成可降解凝胶。例如,在 pH 为 2.85 时,从海藻酸盐中分离得到聚古洛糖醛酸(PG),然后用高碘酸钠氧化制备得到氧化的聚古洛糖醛酸(PAG)。PAG 可以与己二酸二酰肼(AAD)共价交联形成凝胶,代替了离子交联。醛和酰肼之间的反应速率非常快,所得的腙键是不稳定的,会发生水解,从而导致了凝胶在含水介质中的降解。使用较高浓度的 AAD 所形成的凝胶,具有较慢的降解速率。体系中含有大量悬垂链端,交联程度较低的 PAG 凝胶表现出缓慢降解的行为,且不受低交联度的影响,这主要是因为大量的单端 AAD 分子会与腙键水解得到的 PAG 链再次交联,利用这一性质可以制备出随时间慢慢降解的水凝胶。

此外,海藻酸盐水凝胶的降解速率和力学性能可以通过调节海藻酸盐的分子量分布得以调控。

增加海藻酸盐凝胶中低分子量的质量分数达到50%，可以维持与高分子量凝胶相当的机械强度，同时降解速率大大加快，且不受交联方式的影响。另外一种方法是通过具有不同 G 嵌段链长的两类海藻酸盐制备的凝胶表现出更快的离子交换速率并导致凝胶溶解。这些方法可以单独起作用或结合制备力学性能不同的水凝胶，用于药物载体和细胞移植载体使用。

# 第三节　海藻酸盐基组织工程支架材料的制备方法

在组织工程支架材料中，海藻酸盐通常以水凝胶的形式得到应用，水凝胶是三维交联网络构成的亲水性聚合物，具有高含水量。水凝胶具有和天然细胞外基质类似的物理和化学环境，可与体液进行交换，为细胞和组织的生长提供营养物质和空间，因此具有良好的生物安全性和组织相容性。水凝胶中易于添加药物和生物活性因子，制备出具有特殊功能的支架材料。另外该类材料在特定环境和条件下能够发生溶液-凝胶转变，可直接通过注射器将溶液注射到所需部位原位成型，因此避免了创伤性的外科手术。可注射型支架的溶液流动性和原位成型性还可以满足不同创伤的复杂形状。化学和（或）物理交联的亲水性聚合物是形成水凝胶的典型方法，而且水凝胶的物理化学性能除了依赖于分子量和聚合物化学成分不同外，还高度依赖于交联的方式和交联程度的不同。

## 一、离子交联法

海藻酸盐水溶液在遇到钙、铜、锌等二价金属阳离子（镁除外）时，能够在温和的条件下迅速形成凝胶，其中钙离子与海藻酸形成的水凝胶研究最多。$Ca^{2+}$ 与 G 嵌段上的多个氧原子发生螯合作用，与 G 嵌段形成"蛋盒"结构，如图 7-7 所示。G 嵌段含量高的海藻酸容易与钙离子形成凝胶，而且凝胶强度较高。当连续的 G 单元数为 3~8 时，该嵌段形成的交联点强度最大。在相同 M/G 比条件下，藻酸钙凝胶的强度随分子量的增大而增大。

海藻酸盐水凝胶具有 pH 敏感性，在酸性溶液中不易溶胀，而在中性和碱性溶液中能够快速溶胀并崩解分散，因此海藻酸钙凝胶微球能够在胃液中保持原状而在肠液中溶胀，可作为酸敏感性药物的载体。Hwang 等将酸敏感性非甾体抗炎药物布洛芬与海藻酸钠溶液混合，滴入氯化钙水溶液中制成海藻酸钙凝胶微球制剂，能减少药物对胃的刺激，通过海藻酸用量能够调控布洛芬的释放速率。Tateshita 等制备了硝苯地平海藻酸钙凝胶微球，并以市售的硝苯地平缓释片为对照，进行了动物体内药代动力学研究。结果表明海藻酸钙凝胶微球缓释可达 24 小时，有效血药浓度可维持 10 小时。而市售硝苯地平缓释片在口服 1 小时后就达到了最高血药浓度，24 小时后已检测不到药物。Shiraishi 等制备了吲哚美辛的海藻酸钙凝胶微球，药物在凝胶微球中的释放量随海藻酸试样中 M/G 比的减小和分子量的增大而降低。在狗和健康志愿者中考察了其生物利用度，结果显示给药2~6 小时达最大血药浓度，有效血药浓度可维持 12 小时，说明海藻酸钙凝胶可作为疏水性药物载体。

微（纳）米粒子可以被纳入藻酸钙凝胶得到杂化凝胶，以改善海藻酸钠的药物释放性能。将锂藻土加入海藻酸钠中，可以大大提高阳离子模型药物亚甲蓝的封装效率，并且与纯海藻酸钠凝胶相比，杂化凝胶在药物释放时的 pH 敏感性有所增强。通过在聚（乳酸-乙醇酸）共聚物微球（PLGA-MP）中负载海藻酸钠裂解酶，并将微球引入海藻酸盐水凝胶中，可调控海藻酸盐水凝胶的降解速率。将聚乳酸微球引入海藻酸钙水凝胶，能够提高水凝

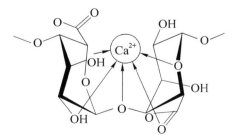

图 7-7　海藻酸与二价钙离子的结合方式

胶的力学强度,同时可得到具有双控释功能的药物和细胞载体材料。

海藻酸钙水凝胶作为可注射支架材料,能够为软骨细胞和骨髓基质细胞提供良好的三维生长环境,细胞增殖分化、分泌细胞外基质、形成新的软骨组织。采用原位释放法制备的海藻酸钙水凝胶中包裹软骨细胞,软骨细胞在凝胶中呈圆形簇状生长(图7-8),这同软骨细胞在天然软骨陷窝中的生长状态一致,而一般的一维或者二维培养的细胞都会向成纤维样细胞分化,说明海藻酸钙凝胶能很好地维持软骨细胞形态。

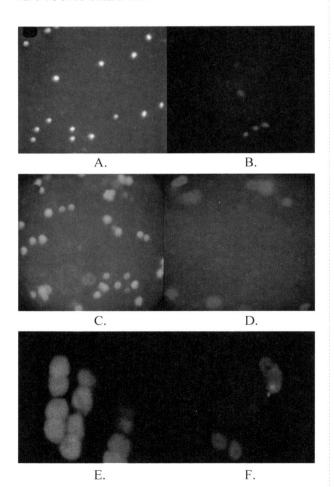

图 7-8 海藻酸钙水凝胶中培养软骨细胞 live-dead 染色观察

A、B. 培养1天的荧光显微镜观察(×100);C、D. 培养3天的荧光显微镜观察(×200);E、F. 培养5天的共聚焦显微镜观察(×400)

海藻酸钠水溶液和含有钙离子的水溶液两个组分通过"Y"形注射器同时注射到所需部位凝胶化,可作为软骨组织工程支架材料,与骨膜复合,体内试验表明6周凝胶材料形成透明状软骨组织,有

软骨特异性蛋白聚糖和Ⅱ型胶原表达。将海藻酸钠、纳米羟基磷灰石与骨形态发生蛋白(BMP)复合,采用原位释放法能够制备结构均匀的可注射水凝胶,鼠皮下注射4周可见新生软骨组织生成。离子交联的海藻酸水凝胶在体内降解难以控制,为改善其降解性能,Mooney等采用高碘酸钠对海藻酸钠进行部分氧化,糖醛酸顺二醇的碳-碳键断裂形成双醛结构,促进了海藻酸钠在水溶液中水解。部分氧化的海藻酸钠仍能够与多价离子交联形成水凝胶,体内试验表明部分氧化的海藻酸钙水凝胶能够促进软骨细胞的生长。

利用海藻酸与多价离子的成凝胶特性,近年来人们构建了多种具有特殊结构的海藻酸盐水凝胶。将多层负载牛软骨细胞的水凝胶叠合浸入 CaCl₂ 水溶液中,制备层状结构的海藻酸钙水凝胶;与非层状结构的海藻酸钙水凝胶相比,在细胞培养过程中层状结构提高了水凝胶的力学性能,剪切模量提高了6倍,刚度和剪切强度提高了2倍,同时在多层凝胶的界面上有组织生长,且羟基脯氨酸表达增加。

海藻酸离子交联水凝胶会自发形成各向异性的毛细管结构,当海藻酸钠水溶液遇到含有二价或多价离子水溶液,在两种溶液界面上形成离子交联的海藻酸凝胶膜,离子通过凝胶膜扩散进入海藻酸钠溶液,反向扩散梯度和聚电解质分子链间的摩擦引起耗散对流,从而形成了规整的毛细管结构。这种具有规整通孔结构的支架材料能有效促进均质细胞传播,在细胞培养期间保证足够的营养供给并且在植入后有利于血管的快速形成,因而通孔支架材料在软骨组织工程中具有十分广泛的应用。以海藻酸钠和钙离子为原料,采用离子扩散交联通过自组装能够制备具有规整通孔结构的海藻酸盐水凝胶,海藻酸盐的浓度对形成的通孔尺寸有显著影响,如图7-9所示,随着海藻酸浓度的增加通孔海藻酸盐水凝胶的孔径变小,同时单位面积内的孔洞数量也增加。软骨细胞在通孔凝胶中培养1周后在扫描电镜下观察(图7-10),可见部分细胞横跨孔洞生长,一部分贴在空洞壁上生长,细胞表面粗糙并在材料上的生长形态铺展,细胞分泌颗粒状的物质,并伴生出树枝状突起且有伪足与材料表面结合良好,证明通孔海藻酸盐水凝胶材料适合软骨细胞生长。

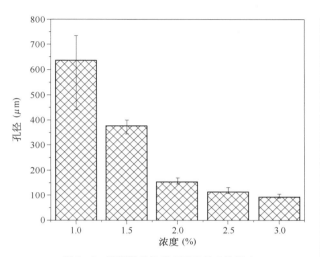

图 7-9 海藻酸盐浓度对通孔尺寸的影响

美国康奈尔大学的 Stroock 等模拟活组织中的微脉管结构,采用接触光刻蚀的方法构建了具有封闭微流道结构的海藻酸钙凝胶,可控制溶液在微流道中流动,从而实现调控可溶物(如代谢产物、药物等)浓度的目的。该微流道水凝胶能够在微米级尺度调控支架材料的化学微环境,用于三维软骨细胞培养,有助于构建宽截面组织工程化软骨组织,避免了水凝胶材料厚度过大引起的细胞坏死,并有引导细胞定向生长的作用。

最近 Ladet 等提出了"多层膜水凝胶(Multi-membrane Hydrogels)"的概念,并利用天然聚电解质制备了具有类似洋葱结构的多层膜水凝胶,可在多层凝胶膜间保留一定的溶液空间,便于细胞和药物的装载(图 7-11)。

采用层层自组装的方法能够方便地制备多层膜海藻酸盐水凝胶,具体步骤如图 7-12 所示,将海藻酸钠溶液滴入含有钙离子的水溶液中即可形成凝胶球,将凝胶球采用逐层组装的方法依次浸入海藻酸钠溶液和含有钙离子的溶液,可多到多层洋葱结构的水凝胶球。采用类似的层层组装方法还可以得到多层膜、多层管状结构等。

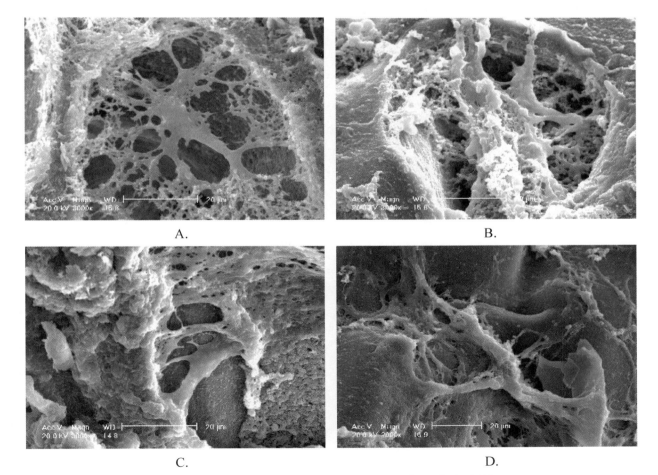

图 7-10 软骨细胞在通孔结构海藻酸钙水凝胶上培养 1 周的 SEM 观察

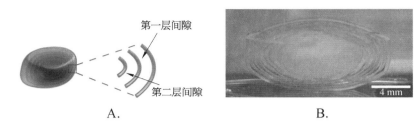

图 7-11  多层洋葱状物理水凝胶结构示意图

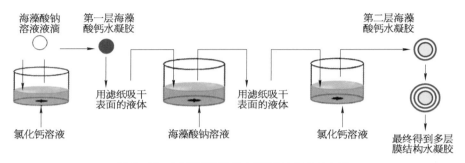

图 7-12  多层膜海藻酸盐水凝胶制备过程示意图

Dai 等利用海藻酸与钙离子交联制备了多层膜水凝胶,随着多层膜水凝胶在柠檬酸溶液中的逐层溶解,实现了装载大分子的脉冲式释放(图 7-13)。

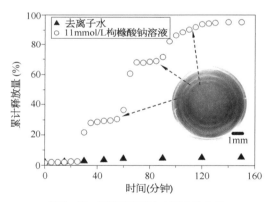

图 7-13  葡聚糖蓝在去离子水和柠檬酸钠溶液中的释放情况

离子交联的水凝胶植入体内,组织液中大量的 $Na^+$、$K^+$ 等离子能逐渐与高价离子发生置换,导致力学强度降低,甚至凝胶会发生溶解,所以离子交联的海藻酸盐凝胶的一个重要的缺点就是在生理条件下无法保持长期的稳定性。除此之外,从凝胶中释放的钙离子可以促进止血,所以凝胶可作为基质用于血小板的聚集和红细胞的凝结。根据情况的不同,这些特性可能是有益的或负面的,在某些情况下,较高的离子浓度也会影响细胞的生长。为

了克服离子交联存在的局限性,近年来开发出多种共价交联的海藻酸水凝胶。

## 二、共价交联法

海藻酸盐与不同分子量的聚(乙二醇)-二胺通过共价交联可以制备具有不同力学性能的凝胶,随着交联度和聚乙二醇 PEG 质量分数的增加,水凝胶的弹性模量增大,随后当交联点之间的分子量小于软段 PEG 的分子量时,弹性模量减小。这一研究结果表明海藻酸盐水凝胶的力学性能和溶胀性可通过使用不同种类的交联分子及选择不同的交联程度进行调节。交联分子的化学性质会显著影响水凝胶溶胀性能,引入亲水性的交联分子能够提高水凝胶的亲水能力。

使用多官能团交联分子,能够更好地控制形成水凝胶的性能,其降解速率和机械强度优于双官能团交联分子形成的水凝胶。例如,对天冬氨酸-谷氨酸共聚物(PAG)与多官能团交联剂聚(丙烯酰胺-co-酰肼)(PAH)制备的水凝胶和天冬氨酸-谷氨酸共聚物(PAG)与双官能交联剂己二酸二酰肼(AAD)制备的水凝胶在体外进行了对比监测。发现 PAG/PAH 水凝胶相对于 PAG/AAD 水凝胶在降解之前具有较高的机械强度和较长的降解时间,这主要是由于在整体功能基团浓度一定的情况

下 PAH 具有多个交联点参与反应。

最近 Sun 等利用海藻酸和聚丙烯酰胺构建了具有高拉伸和高韧性的双网络水凝胶。利用钙离子交联海藻酸,在聚丙烯酰胺网络中采用 N,N-亚甲基双丙烯酰胺作为交联剂,两个网络通过缠结以及聚丙烯酰胺中的氨基与海藻酸中羧基的共价键相互作用。这种通过离子键和共价键共同形成的交联网络拉伸长度可达原始长度的 20 倍,断裂能达 9 000 J/m²;即使含有缺口的样品,拉伸率也可达 17 倍。这种高韧性是通过两种机制的协同作用实现的,在外力作用下共价交联网络中形成微裂纹,钙离子与海藻酸分子链交联的部分破坏能够吸收大量能量,阻止了微裂纹的发展,离子交联网络是可逆的,当外力撤销的时候,离子交联的部分又可以恢复,因而使材料具有初试形状记忆性,在大形变后尺寸仍能够回复到初始状态。

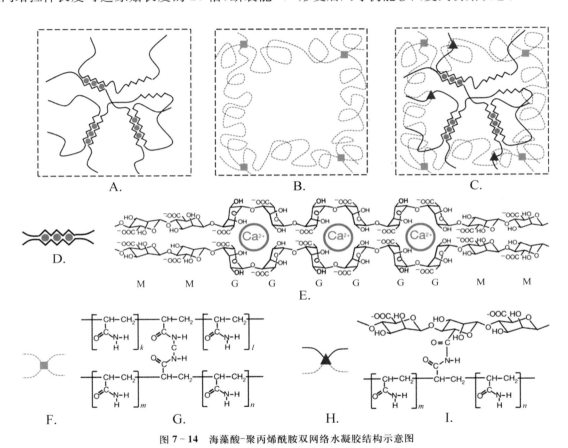

图 7-14  海藻酸-聚丙烯酰胺双网络水凝胶结构示意图

原位凝胶化中,光交联引起了研究者的广泛关注,光交联可以在温和的反应条件下进行,即使是在用药物和细胞直接接触的情况下,使用适当的交联剂也可进行反应。通过甲基丙烯酸酯改性的海藻酸,暴露于激光下(氩离子激光,514 nm)30 秒,在曙红和三乙醇胺的存在下进行交联,形成透明柔软的水凝胶。这种凝胶对体内密封角膜穿孔很有用处,在缝合手术中具有潜在的临床应用价值。光交联反应通常涉及使用光增感剂或酸的释放,这对身体可能有害。另一种光交联方法采用 α-苯氧基肉桂乙酰氯部分改性聚烯丙基胺,在 330 nm 光照射下形成二聚体并在交联的过程中释放无毒的副产物。光敏感的聚丙烯酰胺与海藻酸盐形成的水凝胶在光的照射下其力学性能得到了显著提高,并且这种凝胶可以自由渗透细胞色素 C 和肌红蛋白。海藻酸钠与甲基丙烯酸酐反应可制备光交联海藻酸盐水凝胶,在其中包埋髓核细胞用于治疗椎间盘突出症,体内植入 8 周,Ⅱ型胶原和蛋白多糖表达增加,凝胶保持形状良好,杨氏模量增加,形成了具有一定髓核组织功能的支架。通过调节海藻酸盐中甲基丙烯酸酯含量,控制溶胀率、弹性模量和降解速率。与原代牛软骨细胞的共培养发现,光交联海藻酸盐水凝胶具有较低的细胞毒性;对活(死)细胞染色和MTT实验证明,被水凝胶包裹的软骨细胞能够存活并保持其代谢活性。

温敏水凝胶在许多药物输送方面的应用已经得到了广泛的研究,由于温度响应性,可以调节其溶胀性能,从而使凝胶中的药物按照需求进行释放。聚(N-异丙基丙烯酰胺)(PNIPAAm)水凝胶是应用最广泛的温敏性水凝胶,因为这种凝胶在含水介质中于体温附近可发生可逆的体积相变(低临界溶液温度32℃左右)。转变温度可以通过与亲水性单体共聚来调控,如丙烯酸和丙烯酰胺。尽管温度敏感水凝胶在生物医学应用中具有很大潜能,但是,关于温敏性海藻酸盐水凝胶的报道却很少,这是因为海藻酸盐自身是不具有温敏性的。但是,通过紫外照射,在海藻酸钠体系中进行N-异丙基丙烯酰胺(NIPAAM)与聚乙二醇-co-聚(ε-己内酯)(PEG-co-PCL)大分子的原位共聚反应,从而得到的半互穿网络却具有温敏性。在恒定的温度下,凝胶的溶胀率随海藻酸钠浓度增大而增加,并随温度的升高而降低。半互穿网络结构增加了凝胶的机械强度并改善了凝胶中BSA的累积释放量,表现出在药物释放中的应用潜力。

### 三、生物交联法

当海藻酸盐用细胞黏附配体改性后,即使在没有化学交联剂的作用下,细胞结合多种聚合物链的能力,也能使得凝胶保持长期的稳定性,具有可逆的交联网络。利用碳二亚胺将细胞黏附配体RGD序列接枝到海藻酸钠分子链上,由于RGD能够与细胞膜上的受体特异性结合,当接枝RGD的海藻酸钠与细胞混合时,细胞就成为聚合物网络的交联点,形成可注射型水凝胶。

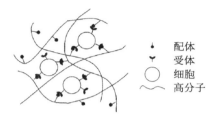

图7-15 生物特异性结合交联制备的
海藻酸水凝胶结构示意图

该方法有利于细胞在凝胶内部黏附,生物相容性好,同时RGD的引入解决了海藻酸钠分子链缺少细胞识别位点的缺陷。进一步将细胞交联与离子交联结合,在细胞交联的基础上添加钙离子,可得到剪切可逆的可注射水凝胶,混合软骨细胞注射入鼠背部,6周后凝胶体积增大20%,无明显炎症反应,并有大量糖胺多糖(GAG)分泌,有软骨样组织生成,避免了软骨细胞直接注入鼠背部的细胞坏死和组织纤维化反应。在组织工程中这种交联方式可能成为理想的细胞输送系统。

## 第四节 海藻酸盐在组织工程支架材料中的应用

### 一、细胞培养

在生物医学研究中,海藻酸盐凝胶越来越多地被作为一种模型载体用于哺乳动物的细胞培养。这类凝胶很适合用于二维或与更多生理相关的三维培养系统。缺乏哺乳动物细胞受体的海藻酸盐,与低分子蛋白质结合并吸附在海藻酸凝胶中,使得这些材料在许多方面成为一个理想的载体,在这个基体上可以对细胞进行特异性和定量的吸附结合,例如利用细胞黏附受体与特定多肽的耦合。此外,

由于海藻酸盐良好的生物相容性及其易于进入体内的特性,所以很多基于体外的基础研究结果可以很容易在动物体内实施。

目前,RGD修饰的藻酸盐凝胶已被广泛地用作体外细胞培养基质。藻酸盐凝胶中RGD多肽的存在能够与成肌细胞、软骨细胞、成骨细胞、卵泡及骨髓间充质干细胞(BMSCs)相互作用控制细胞的表型。与未改性的海藻酸盐凝胶相比,通过RGD多肽与海藻酸盐主链的化学结合,使得在凝胶中培养的成肌细胞的黏附性和增殖能力明显提高。

细胞在凝胶中的黏附及细胞的生长速率，都很大程度上依赖于凝胶中 RGD 多肽的密度。RGD 多肽和海藻酸盐分子链之间的间隔臂的长度是对细胞应答调控的关键参数。用正（甘氨酸）-精氨酸-甘氨酸-天冬氨酸-丝氨酸-脯氨酸（GnRGDSP）多肽序列改性的海藻酸盐水凝胶培养的人体成纤维细胞的黏附与生长，也很大程度上受到多肽和海藻酸盐分子链之间的间隔臂长度的影响，却与凝胶中多肽的浓度关系不大。至少由 4 个甘氨酸单元作为间隔臂可以允许细胞受体适当黏附，而当使用多于 12 个甘氨酸单元时，将不再能改善细胞的黏附和生长。RGD 修饰海藻酸盐凝胶中，每条海藻酸盐链中 RGD 的含量，和 RGD 团簇之间的距离，以及 RGD 浓度的变化都将显著影响凝胶中细胞的表达，这可能是由于这些因素对整合素受体团簇产生了不同的影响。而凝胶中存在的 RGD 配体促进细胞黏附和分化的能力，促进软骨细胞基因表达的能力，以及在体外试验中对装载在三维 RGD-海藻酸盐凝胶中 BMSCs 的基质堆积的影响，都因 RGD 浓度的增加受到抑制。

最近海藻酸盐水凝胶已经被作为微流体装置通过光引发使用 DM-nitrophen TM 化合物释放凝胶内钙离子，并用作三维细胞的培养基质。使用光图案化的海藻酸盐水凝胶微流体装置用于前成骨细胞（MC3T3-E1）和人脐静脉内皮细胞共培养，该系统为在微流体系统中形成三维培养微环境提供了一种有效的方法。

细胞黏附多肽细胞受体的亲和力对细胞应答也是非常重要的，研究表明含有环形 RGD 多肽的材料具有更高的细胞亲和力。相对于含有线形 RGD 多肽的海藻酸盐水凝胶，含有环形 RGD 多肽（甘氨酸 4-半胱氨酸-精氨酸-甘氨酸-天门冬氨酸丝氨酸-脯氨酸-胱氨酸，G4CRGSPC）的海藻酸盐水凝胶能够更好地促进干细胞（主要为人体骨髓基质细胞和小鼠骨髓基质 D1 细胞系）向成骨细胞分化。环形 RGD 肽能够抵抗蛋白水解，并且比线形 RGD 肽具有更高的结合亲和力和选择性。合成的具有合适环状 RGD 多肽的海藻酸盐衍生物，能够促进干细胞分化，并可以通过减少外源可溶性因子增强组织再生。

利用海藻酸盐凝胶作为 3D 细胞培养基质的

研究显示出其在干细胞培养和癌症生物学中具有重要意义。实验证明，封装间充质干细胞的 RGD-海藻酸盐凝胶的弹性模量能够有效控制间充质干细胞的分化方向，如随凝胶硬度的不同，在硬度较低的凝胶中分化成脂肪细胞，而在硬度较高的凝胶中分化成骨细胞。与此不同的是，在具有同样机械应力的 2D 培养系统中的研究表明干细胞的分化受到凝胶与细胞之间形成黏合键的数量以及 RGD 多肽的黏附受体细胞的控制。在凝胶提供的黏附受体上，细胞能够进行活跃的纳米尺度的重组。海藻酸盐凝胶也已经被用于 3D 培养微环境如何影响肿瘤细胞信号传导和肿瘤血管生成的相关研究。在一个 3D 的肿瘤微环境中（如封装在 RGD-海藻酸盐凝胶中），整合素的参与极大地改变了肿瘤细胞信号如何引导血管形成肿瘤，这一发现可能引起新的抗血管生成肿瘤治疗的发展。

大多数三维细胞培养系统中一个重要限制是对细胞-基质相互作用的分析和定量，特别是以一种无创的、实时监控的方式来监测则难度更大。然而最近的几种荧光共振能量转移技术的发展，已具有定量探测细胞黏附与实施方案之间关系的能力。在荧光共振能量转移技术中，以荧光分子对细胞膜预先染色（如受体），且不同的荧光分子（即供体）可耦合到细胞黏附多肽上，而缀合到聚合物链上。这种荧光共振能量转移技术允许一定量的细胞受体-配体结合，且类似的荧光共振能量转移技术能够从纳米尺度上，提供凝胶上黏附配体的细胞介导的重排信息。使用荧光共振能量转移技术，在含有 RGD 多肽的海藻酸盐凝胶中，通过包封前体成骨细胞（MC3T3-E1）或成肌细胞（C2C12）对细胞行为和受体配体键的数目之间的关系进行研究。通过荧光可以直接观察到黏附的相互作用，例如将细胞封装在罗丹明-G4RGDASSKY-海藻酸盐凝胶中时，由于荧光共振能量转移，使得在细胞膜上的绿色荧光大大降低，而罗丹明的红色荧光在细胞和凝胶之间的界面上增加（图 7-16）。使用荧光共振能量转移信号可以看到两种类型细胞的增殖和分化都显著依赖于受体-配体键的数目。研究者通过这种类型的分析可以预测细胞行为，特别是在三维培养中的细胞行为，以此设计出更加适合的 3D 细胞培养基质，并为其提供多种用途。

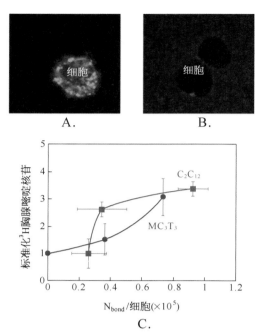

A.            B.

C.

图 7 - 16　荧光共振能量转移技术观察细胞与
凝胶的黏附和细胞表型的关系

## 二、蛋白质和细胞输送与组织再生

在近几十年里,海藻酸盐凝胶受到了大家的广泛关注,作为运输工具,用于蛋白质与细胞群的运输,并直接用于人体内多种组织和器官的再生工程。研究者对海藻酸盐凝胶的多种应用都进行了探讨,包括凝胶方式、物理性能、细胞黏附和此类物质的降解行为。因为海藻酸盐凝胶网络的空隙大小为 5 nm,所以一定尺寸的再生因子可以通过海藻酸盐凝胶的扩散而得到释放。即使在凝胶没有降解的情况下,大多数蛋白质也容易从海藻酸盐凝胶中扩散出来,同时凝胶降解可以加速蛋白质释放。如果凝胶可以降解,即使分子量很大不能进行扩散的大分子也能够传递运输。例如,浓缩质粒 DNA(大小约 100 nm)可以从可降解的海藻酸盐凝胶中释放,抗体也可以同样的机制从海藻酸盐凝胶中释放。细胞必须从海藻酸盐凝胶中迁移出来,和(或)通过凝胶降解释放出来。对于不同尺度的纳米多孔海藻酸盐凝胶中细胞的迁移已经有一些定性的研究,但目前还没有定量的分析结果。细胞的迁移数量作为纳米多孔 RGD - 海藻酸盐凝胶的一种功能已经被量化,而在 RGD - 海藻酸盐凝胶和周围细胞外基质凝胶中都具有

一定的细胞迁移速率。

## 三、血管组织工程支架材料

血管网络是向所有组织运输氧气和营养物质,清除代谢废物,运输干细胞和祖细胞的关键,是胎儿器官生长和成年人伤口修复的关键。新生血管的形成是组织工程的关键,因为血管中的细胞超过几百微米,在没有新血管形成的组织中将受到缺氧和养分供应有限的威胁。此外,新血管的形成(或生成)也是用于治疗冠状动脉和外周动脉疾病的有效治疗方法。新血管的形成可以通过多种类型的细胞移植来实现。移植血管生长因子,例如重组蛋白或基因,或两者的组合。对于治疗分子的控制释放是新血管形成中的焦点问题。海藻酸盐凝胶已被广泛用作各种血管生成因子的载体。

海藻酸盐凝胶促进血管形成的研究应用基础是它具有提供肝素结合生长因子如血管内皮生长因子(VEGF)持续和局部释放的能力,将可注射型的海藻酸盐水凝胶注射入缺血的肌肉组织中可以保持 VEGF 在缺血组织中长时间的释放(＞14天),并在周围组织中形成 VEGF 梯度,且在缺血组织中能够引导新的毛细血管形成和减轻组织缺血。一般情况下,VEGF 在引发血管再生和新的毛细血管形成中起着重要作用。利用不同生长因子与海藻酸盐水凝胶结合的差异,为血管生成的早期和晚期阶段性连续输送生长因子,以促进新血管网络的成熟并增加新血管的功能。向小鼠缺血后肢和心肌梗死部位连续输送 VEGF,随后利用海藻酸盐水凝胶输送血小板衍生生长因子(PDGF - BB),两者协同作用,可以加速血管的形成、成熟和功能的实现。

研究者还采用了多种方法依次释放相关生长因子。第一种,将血小板衍生因子(PDGF)预先封装在聚(丙交酯 - co - 乙交酯)(PLG)微球中,然后与自由的 VEGF 一同封装在凝胶中。第二种方法利用肝素与 PDGF 和 VEGF 之间的结合强度差异,来减缓 PDGF 的释放,之后将两种游离形态的生长因子封装在凝胶内。在这两种情况下,VEGF 的释放比 PDGF 更快。同样,从海藻酸硫酸盐凝胶中顺序释放类胰岛素生长因子(IGF - 1)和肝细胞生长因子(HGF),能够减少瘢痕厚度,减弱梗死扩展,

并在4周后减少瘢痕纤维化,且在梗死部位增强成熟血管的形成。为了减缓VEGF的释放速率也可以通过将其封装在PLG微球中,或海藻酸盐凝胶微球中来实现。在小鼠缺血后肢中,应用这种方法对VEGF进行释放可以增强新血管的形成。

当宿主细胞对递送生长因子响应性缺乏或功能失调时,采用细胞移植促进新血管的形成是有效的方法。然而在临床试验中血管内皮细胞或血管内皮前体细胞移植并没有得到有效的实施,这主要是由于移植细胞大量死亡,移植细胞与宿主的血管网络没有充分融合,没有充足的宿主平滑肌细胞促进成熟血管的形成。实验证明,通过海藻酸盐-PLG输送释放VEGF协同内皮细胞移植作用,通过移植内皮细胞,可以显著增加形成血管的数量。另外,通过内皮细胞移植,与利用海藻酸盐凝胶微粒进行血管内皮生长因子和单核细胞趋化蛋白-1(MCP-1)的双重传送相结合,能够增强功能化细胞的形成,并增加平滑肌细胞的数量和小鼠体内血管的成熟。

海藻酸盐水凝胶载体能够有效地促进移植内皮祖细胞向外迁移,并使其分散在整个缺血组织中。通过RGD-海藻酸盐凝胶载体进行内皮祖细胞移植,使得细胞黏附和迁移,并且凝胶中释放VEGF促进细胞的移动,利用这种方法小鼠恢复了其肢体的正常结构和功能,避免了由于下肢缺血而截肢的危险。

## 四、骨组织工程支架材料

尽管近年来对骨伤病的治疗取得了一定进展,但仍然受到由各种因素引起的骨愈合不良而产生的种种限制。海藻酸盐水凝胶通过运载骨诱导因子,诱导骨细胞形成,或同时运载骨细胞和生长因子而对骨再生具有潜在的治疗用途。与其他材料相比,海藻酸盐凝胶对骨及软骨的再生具有很大优势,这是因为它可以微创的方式进入人体,具有填充不规则缺陷的能力,且易于使用黏附性配体(如RGD)进行化学修饰,并可以控制组织诱导因子(如BMP,TGF-β)的释放。然而,海藻酸盐凝胶的机械强度较低,在骨再生的初级阶段不能承受较大的载荷。并且海藻酸盐凝胶在生理环境中自身是不能降解的,为了使其残留的凝胶不影响再生,控制其降解尤

为重要。研究证明,在动物模型中利用海藻酸盐凝胶运载生长因子(如骨形态发生蛋白,BMP)是很有帮助的,它可以有效地促进骨再生。使用RGD-海藻酸盐凝胶和少量的BMP可使啮齿动物临界尺寸的股骨头缺陷完全再生。海藻酸盐凝胶运载DNA编码骨形成蛋白同样证明其能够显著促进骨组织再生。使用与血管再生相类似的方法,研究者对多种生长因子结合或者按次序释放也进行了探索。在体外,使用海藻酸盐凝胶按次序运载BMP-2和BMP-7可以增强骨髓间充质干细胞的成骨分化,海藻酸盐凝胶同时运载释放BMP-2和VEGF,能够增强临界尺寸骨缺陷的修复和再生。

当宿主细胞对形态发生素的响应性缺失或想要加速组织形成时,海藻酸盐基水凝胶也可以用来移植细胞直接参与骨的形成过程。相对于海藻酸盐凝胶,利用RGD-海藻酸盐凝胶移植原代大鼠颅骨成骨细胞到小鼠体内可以加速体内骨的形成。此外,使用RGD-海藻酸盐凝胶同时移植初级软骨细胞和成骨细胞到小鼠体内,可以促进长板状结构的形成,这种结构具有替代不正常的骨骺的潜能。结合PAG和AAD的可降解和可注射的海藻酸盐衍生物凝胶,混入大鼠原颅骨成骨细胞,皮下注射到小鼠的背部,9周后进行观察可以发现矿化骨组织的形成。

使用海藻酸盐水凝胶移植干细胞已被广泛地用于骨组织工程。通过实验证明,钙离子交联的海藻酸盐凝胶的厚度可以改变大鼠骨髓细胞的行为,而凝胶不同的形状却不影响细胞的分化。在体外骨髓基质干细胞被诱导形成成骨细胞,并与钙离子交联的海藻酸盐凝胶混合可以修复犬横向牙槽骨缺损。在小鼠中,包埋间骨髓充质干细胞和骨形态发生蛋白-2的海藻酸盐-壳聚糖凝胶在骨小梁的形成过程中,也显示出其巨大的应用潜能。

牙本质敏感,又称为过敏性牙本质,是指暴露的牙本质在受到温度、化学、机械、渗透压等外界刺激时所引发的短暂而尖锐的牙齿酸痛症状,是口腔常见的一种牙体硬组织非龋性疾病。虽然牙本质敏感症的确切机制不甚清楚,但其发病原因主要与牙釉质和牙骨质缺损,牙本质暴露,牙本质小管呈开放状态有关。因此封闭牙本质小管以减少或避免牙本质的液体流动,成为临床治疗的有效方法。

采用海藻酸钠与碳酸钙混合液在葡萄糖酸内酯（GDL）作用下原位释放钙离子形成水凝胶，对牙本质进行处理后，开放的牙本质小管明显变小或封闭，显示海藻酸钙凝胶可进入牙本质小管，并封闭牙本质小管（图 7-17、图 7-18）。矿化后凝胶表面呈致密的矿化层。

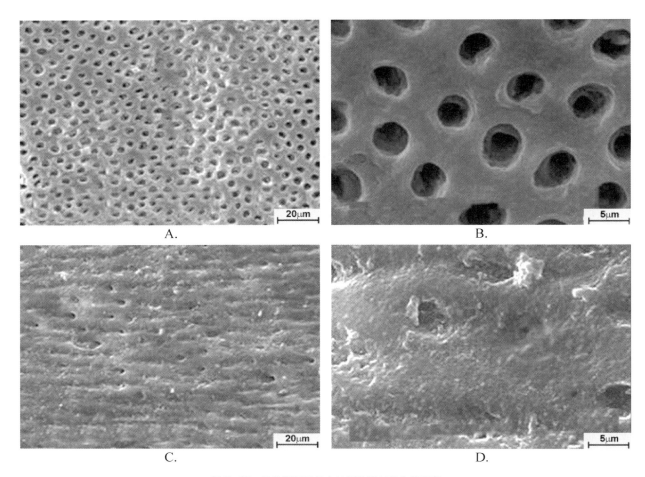

A.

B.

C.

D.

图 7-17　牙齿横切面标本封闭前后扫描电镜观察
A. 空白组；B. 空白组；C. 实验组；D. 实验组

海藻酸盐凝胶也能与无机材料结合来提高骨组织的形成。由相分离方法得到的海藻酸盐-羟基磷灰石（HAP）复合支架具有互相连接的多孔结构，这种支架能够增强骨肉瘤细胞的黏附。封装细胞的藻酸钙凝胶粒子加入磷酸钙骨水泥中，在适度的承载压力下，表现出良好的骨修复能力。此外，含有 I 型胶原蛋白和 β-磷酸三钙的海藻酸盐凝胶能够增强人骨髓基质干细胞的黏附和增殖，而在纯的海藻酸盐凝胶中却不容易发生。

可降解的海藻酸钙-纳米羟基磷灰石复合水凝胶在 SD 大鼠皮下注射 4 周后材料与周围组织界限已不大明显，材料与组织界面处只有少量的淋巴细胞和中性粒细胞等炎症细胞，说明材料与组织有良好的相容性。含 BMP 的海藻酸钙-纳米羟基磷灰石复合水凝胶材料皮下注射 4 周后可见新生软骨组织生成（图 7-19），软骨陷窝明显，未见明显炎性细胞浸润。部分软骨组织已转化为成熟骨组织，可见骨细胞、骨陷窝、板层骨结构及髓腔，材料中有新生血管形成。

### 五、软骨组织工程支架材料

修复受损或退化的软骨是骨科领域所面临的重大挑战之一，研究表明组织工程的方法在软骨再生方面具有很大的潜力。已经证明，利用海藻酸盐凝胶移植软骨细胞能够用于恢复动物模型中受损的软骨。早期的研究中，将软骨细胞的悬浮液加入

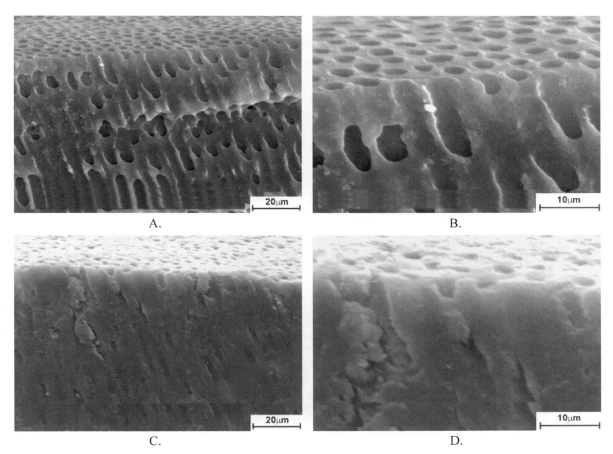

图 7 - 18　牙齿纵切面标本封闭前后扫描电镜观察

A. 空白组；B. 空白组；C. 实验组；D. 实验组

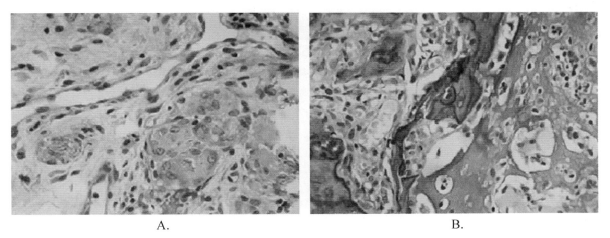

图 7 - 19　含 BMP 的海藻酸钙-纳米羟基磷灰石复合水凝胶皮下注射 4 周的 HE 染色观察（×50）

A. 材料与组织界面；B. 材料内部

硫酸钙混合的海藻酸盐溶液中，然后注射入面部移植物模型中，以形成预成形的软骨。将这种混合体系移植到小鼠和羊体内，在 30 周后，形成了三围尺寸稳定的软骨组织，这种组织工程化的软骨中蛋白多糖和胶原的含量及弹性模量能够达到原生软骨的 80%。

形状记忆性的海藻酸盐凝胶通过微创递送，能够在体内形成所需形状和尺寸的软骨。简单地说，就是将预先设定几何结构的大孔的海藻酸盐凝胶压缩成很小的体积(干态),并通过小导管引入小鼠体内。然后凝胶与牛关节软骨细胞的悬浮液在原位进行再水合,并在1小时内恢复其设定的形状和尺寸,这就能够在小鼠体内按期望的几何形状形成软骨。

利用干细胞进行软骨再生是非常有吸引力的,因为软骨的创伤和破坏的修复需要从组织中获取初级软骨细胞。干细胞封装在海藻酸盐凝胶中可以调节其分化,尤其是可以增强软骨形成的能力。已被证明,成体干细胞的软骨细胞系可以通过引入可溶性因子和在三维细胞培养系统中通过生物物理刺激来调节。此外,研究表明海藻酸盐凝胶能够促进封装其内的干细胞向软骨细胞方向分化。

体外分离培养人脐带间充质干细胞,并对其进行软骨方向诱导,并附载在具有通孔结构的矿化海藻酸钙-羟基磷灰石水凝胶中构建软骨组织工程支架,将其置于直径5 mm、深3 mm大小的软骨缺损处,术后6周,对照组缺损处凹陷明显,修复组织为灰白色,表面粗糙,周围少量肉芽爬行填充,纤维结缔组织增生;海藻酸钙-羟基磷灰石水凝修复组可见缺损大部分被半透明组织填充,修复组织呈黄白色外观,表面较光滑,有一定弹性,修复组织中可见较多的类幼稚软骨细胞和基质,可见软骨陷窝,细胞排列较整齐(图7-20)。证明海藻酸钙-羟基磷灰石水凝胶具有良好的生物相容性,能够有效修复软骨缺损。

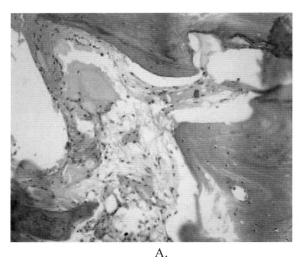
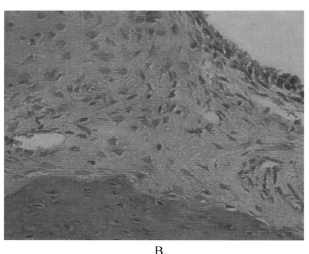

A.            B.

图7-20 软骨缺损术后6周后的组织学观察

A. 无材料对照组;B. 海藻酸钙-羟基磷灰石水凝修复组

将封装人间充质干细胞的海藻酸盐凝胶微球用含有转化生长因子(TGF)-1,地塞米松,抗坏血酸-2-磷酸的无血清培养基培养1周以上,可以在大型骨-软骨缺损处形成软骨。将兔骨髓基质干细胞在海藻酸盐凝胶中培养并注入兔膝骨软骨缺损处而不使用骨膜碎片,也能显著增强细胞增殖且引导骨髓基质干细胞向软骨细胞分化,从组织结构和力学性能上改进了骨-软骨缺损组织。人脂肪源性干细胞(hASCs)用于软骨形成的潜能表明这类细胞可作为细胞来源用于软骨再生,且当 TGF - β1 存在时,接种在海藻酸盐凝胶中的 hASCs 的成骨分化能力大大提高。通过传导携带 TGF - β2 质

的腺病毒粒诱导 hASCs 预分化能够维持体内的软骨细胞的表型,当将细胞封装在海藻酸盐凝胶微球中并移植到小鼠皮下时,能够实现新软骨的形成。

耦合含 RGD 的多肽与海藻酸盐,可以大大加强其与软骨细胞之间的相互黏附作用,并控制细胞表型。将 RGD 海藻酸钠溶液和初级软骨细胞形成剪切可逆的水凝胶,这种凝胶可以微创的方式注射入小鼠体内,并有效用于体内组织工程化软骨的构建。

### 六、肌肉、神经组织工程支架材料

目前对海藻酸盐凝胶用于多种组织和器官再生和工程化的研究正在进行,其中包括骨骼肌肉、

神经、胰腺和肝脏等。当前对于骨骼肌再生的方法包括细胞移植，生长因子输送或结合这两种方法，在这些方法中，海藻酸盐凝胶都表现了良好的应用潜能。利用海藻酸盐凝胶共同传送血管内皮生长因子（VEGF）和胰岛素样生长因子（IGF-1）用于调控血管生成和肌细胞生成，这两种生长因子的局部和持续释放明显引导了肌肉再生和功能肌肉的形成，这是由于卫星细胞的活化和增殖，并通过释放生长因子避免了细胞的凋亡。通过从凝胶中持续释放肝细胞生长因子（HGF）和成纤维细胞生长因子（FGF2），可以保证 RGD-海藻酸盐凝胶中成肌细胞的长期存活并从凝胶中向体内受损的肌肉组织迁移，宿主肌肉组织广泛增殖，并且在伤口部位增加了肌肉纤维的再生。

海藻酸盐凝胶也被用于中枢和外周神经系统的修复。海藻酸采用离子扩散交联能够形成高度各向异性的毛细管结构水凝胶，该水凝胶引入急性颈脊髓损伤的成年大鼠体内，凝胶植于脊髓内而不产生重大炎症反应，并能够引导轴突再生。用乙二胺共价交联的海藻酸盐水凝胶，能够有效恢复猫坐骨神经中 50 mm 的间隙，并促进轴突再生，促进幼鼠横断脊髓残端中星形胶质细胞的反应。海藻酸盐凝胶也作为黏合剂用于修复无法缝合的外周神经的缝隙。海藻酸凝胶可以用于细胞神经疗法，如在海藻酸钙凝胶中培养的鼠源性神经干细胞仍保持其多分化能力，分化成神经元和神经胶质细胞。用含有酪氨酸-异亮氨酸-甘氨酸-丝氨酸-精氨酸 YIGSR（Tyr-Ile-Gly-Ser-Arg）序列的多肽修饰海藻酸凝胶，可以促进 NB2a 神经母细胞瘤细胞黏附和细胞中神经突增生，这种性能还取决于该凝胶中多肽的浓度。

## 七、肝胰组织工程支架材料

组织工程是提供肝组织用于受损肝脏替换的潜在方法，海藻酸盐凝胶封装肝细胞为人工肝的开发提供了很好的基础，因为它们很容易操作，并且可以冷冻保存。通过对亲水性海藻酸盐凝胶进行处理，形成互相连通的多孔结构，将肝细胞接种在凝胶中，能够保持较高的肝细胞功能。包埋在海藻酸盐凝胶中的原代大鼠肝细胞活性保持良好，并合成纤连蛋白，纤连蛋白沉积在球状体上，并促进它

们的功能性表达。将肝细胞移植到 Lewis 大鼠的肝叶中时，使用多孔海藻酸盐凝胶释放 VEGF 可以提高肝细胞移植的效果。

海藻酸盐凝胶在组织工程中的第一个应用就是封装胰岛移植和异种移植，用于有效治愈 1 型糖尿病。在这种方法中海藻酸凝胶为宿主免疫系统提供隔离保护，以避免使用免疫抑制药物，这种方法已被成功地用于治疗动物模型中的 1 型糖尿病。这些包封的胰岛的海藻酸盐微球通常外层覆盖聚氨基酸（如聚-L-赖氨酸），以减小表面孔径尺寸，并保持液态的核心结构。通过选择合适组成和纯度的海藻酸盐原料可以减小微囊化胰岛细胞移植体的体积。

## 八、药物和蛋白释放载体

用于多种低分子量药物输送的海藻酸盐凝胶的研究目前已有很多，且利用药物与海藻酸盐之间的初级及次级键来调节药物释放的动力学是非常有效的。海藻酸盐水凝胶通常具有纳米多孔结构（孔径约 5 nm），导致小分子通过凝胶迅速扩散。例如，离子交联部分氧化的海藻酸盐凝胶中氟比洛芬释放过程在 1.5 小时基本完成。然而部分氧化的海藻酸盐在钙离子和己二酸二酰肼（离子和共价交联的共同作用）共同存在下形成的凝胶球使得释放时间延长，这是由于交联程度的增加及凝胶球溶胀程度的减小。通过使用部分氧化海藻酸盐凝胶，实现了对抗肿瘤药物的控释和局部给药。多种药物可以加载到海藻酸盐凝胶中实现同时或依次释放，其中掺入药物的化学结构和结合方式将对释放动力学产生显著影响。例如，甲氨蝶呤（不与海藻酸盐相互作用）通过扩散被迅速释放；而多柔比星共价连接到海藻酸盐，是通过化学交联水解而得到释放。米托蒽醌与海藻酸盐离子络合，当凝胶解离后才得以释放。

两亲性海藻酸盐凝胶可用于调节疏水性药物的释放。接枝有聚（ε-己内酯）（PCL）的海藻酸盐用钙离子进行交联并实现对茶碱的控制释放，茶碱是一类水溶性较差的药物模型。疏水的 PCL 链的长度控制凝胶球的溶胀行为，并减缓茶碱的释放。在用钙离子进行交联的接枝有聚（ε-己内酯）（PCL）的海藻酸盐凝胶系统中，药物释放时间为 2

小时,但在没有钙离子存在的条件下释放在 1 小时内完成。在碳纳米管(CNT)与海藻酸盐凝胶结合的微球中可以实现对茶碱的缓释,添加碳纳米管增加了凝胶的机械稳定性,而不影响微球的形态和结构,且无显著细胞毒性,能够作为小肠和结肠的药物输送载体。

海藻酸盐也常常与壳聚糖结合,形成离子复合物,被广泛用于多种药物的递送。壳聚糖是一种甲壳质的衍生物,是世界上含量第二的天然聚合物,其有一个(1,4)-β-D-葡糖胺重复结构,表观 pH 为 6.5。壳聚糖是一种阳离子聚合物,由于其生物相容性和其他优良性质,并已被广泛地应用于食品、化妆品、生物医学和制药领域。通过复合凝聚和离子型凝胶化的方法制备含有曲安奈德的海藻酸钠和壳聚糖颗粒系统用于结肠药物的传递,相对于模拟胃环境(pH=1.2),在模拟肠环境(pH=7.5)中可以观察到颗粒系统较高的溶胀度和更快的药物释放。装载有阿苯达唑的磁性海藻酸钠-壳聚糖凝胶胶珠使用物理捕获机制(如磁场、pH)可被动靶向胃肠道。凝胶珠表现出具有 pH 依赖性的溶胀行为及对阿苯达唑的连续释放。含有全反式维 A 酸(ATRA),壳聚糖处理的海藻酸盐微粒也显示出对皮肤的定位功能,并将 ATRA 持续释放到皮肤中。通过离子型凝胶化的方法,甲硝唑也被包埋在壳聚糖处理的海藻酸盐微球中,当口服进入小鼠后,微球能有效根除幽门螺杆菌。利用海藻酸盐凝胶也可以形成基质,用于储存分子量小的释放药物;壳聚糖-聚(γ-谷氨酸)纳米颗粒中装载阿莫西林,其纳入海藻酸钠-钙离子水凝胶中,能够对幽门螺杆菌感染进行有效的治疗。在胃液环境中外层的海藻酸盐凝胶保护了阿莫西林纳米粒,促进了其与幽门螺杆菌感染部位细胞间的相互作用。

目前蛋白质药物市场正在迅速增长,由于重组 DNA 技术的发展,各种蛋白质类药物的应用得以实现。海藻酸盐是优良的蛋白质药物释放介质,因为蛋白质可以在相对温和的条件下与海藻酸盐相结合,最大限度地减少其变性的可能,并且凝胶可以保护它们免受降解,直至释放。为了控制海藻酸盐凝胶中蛋白的释放速率,人们已经进行了广泛的研究。在一般情况下,由于凝胶中固有的孔隙率和

亲水性,蛋白质在海藻酸盐凝胶中释放的速率是很快的。然而用肝素结合生长因子,如血管内皮生长因子(VEGF)或碱性成纤维细胞生长因子(bFGF)都表现出相似的性质,都可逆地与海藻酸盐凝胶结合,实现了持续的和局部的释放。通过改变凝胶的降解速率(如使用部分氧化的海藻酸盐)的办法,使蛋白释放部分依赖于降解反应可以很容易地控制蛋白质的释放。离子交联的海藻酸盐微球能够有效装载高等电点的蛋白质,如溶菌酶和胰凝乳蛋白酶,这些蛋白质存在于物理交联的海藻酸钠凝胶中,能够更有效地持续释放。氨基封端的聚[(2-二甲氨基)乙基甲基丙烯酸酯]在不使用催化剂的情况下,也能与氧化的海藻酸盐反应,并通过将海藻酸盐衍生物滴加入 CaCl₂ 水溶液制备得到凝胶微球,用于蛋白质的口服释放。海藻酸盐也被作为构建基质用于合成四官能团缩醛链的聚合物网络,制备具有可调孔径的刺激响应性水凝胶。在胃液环境中,这种凝胶能够保护酸不稳定的蛋白如胰岛素变性,且在中性 pH 下,以接近零级动力学的速率释放装载的蛋白质。

海藻酸盐凝胶对于多种蛋白质表现出的低包封率和快速释放可以通过不同的交联方式或包封技术,和提高蛋白质与凝胶之间的相互作用得以解决。例如通过混合海藻酸盐与阴离子聚合物(如纤维素乙酸酯邻苯二甲酸酯、聚磷酸、硫酸葡聚糖)制备海藻酸盐包封胰岛素的微球,随后通过壳聚糖包衣,在胃液 pH 下保护胰岛素并使其在肠道的 pH 下缓慢释放。利用层层自组装技术,使海藻酸盐微球表面组装蚕丝素蛋白,它提供了力学性能稳定的外壳及扩散阻挡层以保护包封的蛋白质。组合的微球可以用于蛋白质的储存且海藻酸盐水凝胶能够使蛋白质持续释放。通过将聚(D,L-丙交酯-co-乙交酯)(PLGA)微球悬浊液加入到未交联的海藻酸盐溶液中,进而通过交联制备装载微球的水凝胶。通过扫描电镜可以观察 PLGA 微球的均匀分散,在这个系统中,模型蛋白牛血清白蛋白(BSA)的释放速率主要受到 PLGA 微球和海藻酸盐水凝胶混合比例的控制,不受 BSA 含量和 PLGA 微球尺寸的影响。与转录激活因子融合的热激蛋白(TAT-HSP27)的释放行为也受到微球和凝胶不同混合比控制。

# 第五节　展　望

作为生物材料,海藻酸盐在许多组织工程和医学领域中已经表现出良好的应用潜能,尤其是在伤口愈合、药物控释、体外细胞培养和组织工程中。海藻酸盐在这些应用中最具吸引力的功能包括生物相容性,温和的凝胶化条件,易于调控,制备具有新特性的海藻酸盐衍生物。海藻酸盐作为伤口愈合敷料材料和药剂成分都有安全的临床记录,且在各种支架材料的应用中被安全植入体内。化学修饰的海藻酸盐凝胶也被广泛地用作载体,以促进牙周组织再生。

与其他天然来源的水凝胶材料一样,海藻酸盐水凝胶具有非常有限的机械强度。通过使用不同的交联方法,具有不同化学结构的分子,不同的分子量和不同的交联官能团,往往会产生适合于不同应用的凝胶。在实际应用中要考虑包括化学交联反应会对包封的细胞产生毒性,要选择与细胞相容性好的化学试剂(如引发剂),要彻底除去未反应的试剂和副产物等问题。

在未来的应用中,能够用在组织工程和医学上的海藻酸盐基材料会变得非常丰富。虽然海藻酸盐凝胶已经在临床上用于伤口愈合辅料,但是目前使用的海藻酸盐凝胶辅料的功能性仍有待进一步提高,未来的敷料可能会发挥更积极的作用。例如将一种或多种促进伤口愈合的生物活性物质负载在海藻酸盐敷料中,使这些敷料能够有效维持生物因子的局部浓度,以延长药物作用的时间。在伤口愈合和一般的药物传递应用中,精确控制单一与多个药物的输送,在外部环境变化的过程中产生持续响应或按次序的药物释放是今后的研究热点。

药物释放的动力学控制可以潜在地提高药物的安全性和有效性,并提供新的治疗方法。通过海藻酸盐水凝胶对外部环境产生响应,如机械信号和磁信号,来按需释放药物,可以用于设计许多活性药物及治疗性细胞的供给站。使海藻酸盐凝胶具有与细胞相互作用的功能,在许多组织工程的应用中也十分重要。凝胶中黏附配体的类型和凝胶的空间结构是关键的变量,因为它们能够调节细胞的表型和再生组织的功能。目前研究较多的是增加细胞黏附的 RGD 多肽,今后的研究将会集中在多个配体和(或)配体和可溶性因子相结合的研究上,从而能够更好地形成替代组织和器官。

进一步开发海藻酸盐的基本属性,以及具有与细胞和组织相互作用功能的新型海藻酸盐凝胶,可以使生物医学和组织工程领得到更大的进步。通过基因工程技术控制细菌合成,从而设计和制备具有更多的或不同特性的新的海藻酸凝胶。为海藻酸盐水凝胶设计具有能够精确控制的化学和物理性能的组成成分,设计具有特定应用的水凝胶将彻底改变这种材料的用途。

（周长忍　鲁路）

## ◇参◇考◇文◇献◇

[1] Billiet T, Gevaert E, De Schryver T, et al. The 3D printing of gelatin methacrylamide cell-laden tissue-engineered constructs with high cell viability [J]. Biomaterials, 2014, 35: 49 - 62.

[2] Borselli C, Storrie H, Benesch-Lee F, et al. Functional muscle regeneration with combined delivery of angiogenesis and myogenesis factors[J]. Proceedings of the National Academy of Sciences of the United States of America, 2010, 107: 3287 -3292.

[3] Butscher A, Bohner M, Hofmann S, et al. Structural and material approaches to bone tissue engineering in powder-based three-dimensional printing[J]. Acta Biomaterialia, 2011(7): 907 - 920.

[4] Cao L, Arany PR, Wang YS, et al. Promoting angiogenesis via manipulation of VEGF responsiveness with notch signaling [J].

Biomaterials，2009，30：4085 - 4093.

［5］ Chan AW，Neufeld RJ. Tuneable semi-synthetic network alginate for absorptive encapsulation and controlled release of protein therapeutics［J］. Biomaterials，2010，31：9040 - 9047.

［6］ Chang CH，Lin YH，Yeh CL，et al. Nanoparticles incorporated in pH-sensitive hydrogels as amoxicillin delivery for eradication of helicobacter pylori［J］. Biomacromolecules，2010（11）：133 - 142.

［7］ Chang JC，Hsu Sh，Chen DC. The promotion of chondrogenesis in adipose-derived adult stem cells by an RGD - chimeric protein in 3D alginate culture［J］. Biomaterials，2009，30：6265 - 6275.

［8］ Choi DH，Park CH，Kim IH，et al. Fabrication of core-shell microcapsules using PLGA and alginate for dual growth factor delivery system［J］. Journal of Controlled Release，2010，147：193 - 201.

［9］ Chueh BH，Zheng Y，Torisawa YS，et al. Patterning alginate hydrogels using light-directed release of caged calcium in a microfluidic device ［J］. Biomedical Microdevices，2010（12）：145 - 151.

［10］ Dai H，Li X，Long Y，et al. Multi-membrane hydrogel fabricated by facile dynamic self-assembly ［J］. Soft Matter，2009（5）：1987 - 1989.

［11］ Dashtdar H，Rothan HA，Tay T，et al. A preliminary study comparing the use of allogenic chondrogenic pre-differentiated and undifferentiated mesenchymal stem cells for the repair of full thickness articular cartilage defects in rabbits［J］. Journal of Orthopaedic Research，2011，29：1336 - 1342.

［12］ Guilak F，Cohen DM，Estes BT，et al. Control of stem cell fate by physical interactions with the extracellular matrix［J］. Cell Stem Cell，2009（5）：17 - 26.

［13］ Hunt NC，Shelton RM，Grover LM. Reversible mitotic and metabolic inhibition following the encapsulation of fibroblasts in alginate hydrogels ［J］. Biomaterials，2009，30：6435 - 6443.

［14］ Hwang YS，Cho J，Tay F，et al. The use of murine embryonic stem cells，alginate encapsulation，and rotary microgravity bioreactor in bone tissue engineering［J］. Biomaterials，2009，30：499 - 507.

［15］ Igarashi T，Iwasaki N，Kasahara Y，et al. A cellular implantation system using an injectable ultra-purified alginate gel for repair of osteochondral defects in a rabbit model［J］. Journal of Biomedical Materials Research Part A，2010，94A：844 - 855.

［16］ Jay SM，Shepherd BR，Andrejecsk JW，et al. Dual delivery of VEGF and MCP - 1 to support endothelial cell transplantation for therapeutic vascularization［J］. Biomaterials，2010，31：3054 - 3062.

［17］ Jeon O，Bouhadir KH，Mansour JM，et al. Photocrosslinked alginate hydrogels with tunable biodegradation rates and mechanical properties［J］. Biomaterials，2009，30：2724 - 2734.

［18］ Kanczler JM，Ginty PJ，White L，et al. The effect of the delivery of vascular endothelial growth factor and bone morphogenic protein - 2 to osteoprogenitor cell populations on bone formation ［J］. Biomaterials，2010，31：1242 - 1250.

［19］ Kolambkar YM，Dupont KM，Boerckel JD，et al. An alginate-based hybrid system for growth factor delivery in the functional repair of large bone defects［J］. Biomaterials，2011，32：65.

［20］ Kolambkar YM，Dupont KM，Boerckel JD，et al. An alginate-based hybrid system for growth factor delivery in the functional repair of large bone defects［J］. Biomaterials，2011，32：65 - 74.

［21］ Krebs MD，Jeon O，Alsberg E. Localized and sustained delivery of silencing RNA from macroscopic biopolymer hydrogels［J］. Journal of the American Chemical Society，2009，131：9204 - 9206.

［22］ Ladet S，David L，Domard A. Multi-membrane hydrogels［J］. Nature，2008，452：76 - 79.

［23］ Lee J，Bhang SH，Park H，et al. Active blood vessel formation in the ischemic hindlimb mouse model using a microsphere/hydrogel combination system［J］. Pharmaceutical Research，2010，27：767 - 774.

［24］ Lee J，Tan CY，Lee SK，et al. Controlled delivery of heat shock protein using an injectable microsphere/hydrogel combination system for the treatment of myocardial infarction［J］. Journal of Controlled Release，2009，137：196 - 202.

［25］ Lee KY，Mooney DJ. Alginate：properties and biomedical applications［J］. Progress In Polymer Science，2012，37：106 - 126.

［26］ Lee M，Lo A，Cheung P，et al. Drug carrier systems based on collagen-alginate composite structures for improving the performance of GDNF - secreting

HEK293 cells[J]. Biomaterials，2009，30：1214 - 1221.

[27] Li L，Lu L，Zhou CR，et al. Surface modified polylactic acid microspheres reinforced calcium alginate hydrogels [J]. Applied Mechanics and Materials，2012，140：58 - 62.

[28] Li Y，Maciel D，Tomás H，et al. pH sensitive laponite/alginate hybrid hydrogels：swelling behaviour and release mechanism[J]. Soft Matter，2011(7)：6231 - 6238.

[29] Li Y，Rodrigues J，Tomas H. Injectable and biodegradable hydrogels：gelation，biodegradation and biomedical applications[J]. Chemical Society Reviews，2012，41：2193 - 2221.

[30] Lu L，Qi Y，Zhou C，et al. Rapidly in situ forming biodegradable hydrogels by combining alginate and hydroxyapatite nanocrystal [J]. Science in China Series E：Technological Sciences，2010，53：272 - 277.

[31] Lucinda-Silva RM，Nunes Salgado HR，Evangelista RC. Alginate-chitosan systems：in vitro controlled release of triamcinolone and in vivo gastrointestinal transit [J]. Carbohydrate Polymers，2010，81：260 - 268.

[32] Maiti S，Singha K，Ray S，et al. Adipic acid dihydrazide treated partially oxidized alginate beads for sustained oral delivery of flurbiprofen [J]. Pharmaceutical Development and Technology，2009，14：461 - 470.

[33] Park H，Kang SW，Kim BS，et al. Shear-reversibly Crosslinked alginate hydrogels for tissue engineering[J]. Macromolecular Bioscience，2009 (9)：895 - 901.

[34] Park H，Kang SW，Kim BS，et al. Shear-reversibly Crosslinked Alginate Hydrogels for Tissue Engineering [ J ]. Macromolecular bioscience，2009(9)：895 - 901.

[35] Pereira T，Silva M，Oliveira M，et al. Effect of process parameters on the properties of selective laser sintered Poly (3 - hydroxybutyrate) scaffolds for bone tissue engineering：This paper analyzes how laser scan spacing and powder layer thickness affect the morphology and mechanical properties of SLS - made scaffolds by using a volume energy density function [ J ]. Virtual and Physical Prototyping，2012(7)：275 - 285.

[36] Roy D，Cambre JN，Sumerlin BS. Future perspectives and recent advances in stimuli-responsive materials [J]. Progress in Polymer Science，2010，35：278 - 301.

[37] Ruvinov E，Leor J，Cohen S. The promotion of myocardial repair by the sequential delivery of IGF - 1 and HGF from an injectable alginate biomaterial in a model of acute myocardial infarction [ J ]. Biomaterials，2011，32：565 - 578.

[38] Rzaev ZMO，Dincer S，Piskin E. Functional copolymers of N-isopropylacrylamide for bioengineering applications [ J ]. Progress in Polymer Science，2007，32：534 - 595.

[39] Silva EA，Mooney DJ. Effects of VEGF temporal and spatial presentation on angiogenesis [ J ]. Biomaterials，2010，31：1235 - 1241.

[40] Slaughter BV，Khurshid SS，Fisher OZ，et al. Hydrogels in regenerative medicine[J]. Advanced Materials，2009，21：3307 - 3329.

[41] Sun Q，Silva EA，Wang A，et al. Sustained release of multiple growth factors from injectable polymeric system as a novel therapeutic approach towards angiogenesis. [ J ] Pharmaceutical Research，2010，27：264 - 271.

[42] Varshney RR，Zhou R，Hao J，et al. Chondrogenesis of synovium-derived mesenchymal stem cells in gene-transferred co-culture system[J]. Biomaterials，2010，31：6876 - 6891.

[43] Wang FQ，Li P，Zhang JP，et al. A novel pH-sensitive magnetic alginate-chitosan beads for albendazole delivery[J]. Drug Development and Industrial Pharmacy，2010，36：867 - 877.

[44] Wei SJ，Zhang M，Li L，et al. Alginate-Based Multi-Membrane Hydrogel for Dual Drug Delivery System [J]. Applied Mechanics and Materials，2013，275：1632 - 1635.

[45] Wu C，Fan W，Zhou Y，et al. 3D - printing of highly uniform CaSiO₃ ceramic scaffolds：preparation，characterization and in vivo osteogenesis [ J ]. Journal of Materials Chemistry. 2012，22：12288 - 12295.

[46] Yu J，Du KT，Fang Q，et al. The use of human mesenchymal stem cells encapsulated in RGD modified alginate microspheres in the repair of myocardial infarction in the rat[J]. Biomaterials，2010，31：7012 - 7020.

[47] Zhang X，Hui Z，Wan D，et al. Alginate microsphere filled with carbon nanotube as drug carrier [J]. International Journal of Biological Macromolecules，2010，47：389 - 395.

[48] Zhao S，Cao M，Li H，et al. Synthesis and characterization of thermo-sensitive semi-IPN hydrogels based on poly（ethylene glycol）-co-poly（ epsilon-caprolactone ） macromer， N-isopropylacrylamide，and sodium alginate［J］. Carbohydrate Research，2010，345：425－431.

[49] Zhao X，Kim J，Cezar CA，et al. Active scaffolds for on-demand drug and cell delivery［J］. Proceedings of the National Academy of Sciences of the United States of America，2011，108：67－72.

[50] Zhu LP，Li YG，Zhang QH，et al. Fabrication of monodisperse，large-sized，functional biopolymeric microspheres using a low-cost and facile microfluidic device［J］. Biomedical Microdevices，2010（12）：169－177.

# 第八章
# 海藻酸盐基敷料在创面中的应用

创伤是现代社会中的一种常见且多发病,创伤修复材料及其敷料更是品种繁多且发展迅速。从传统的棉花、纱布等创伤敷料发展到当今生物和植物的先进敷料,组织工程及再生医学型敷料,使用范围十分广泛。本章依本书的题目着重阐述海藻酸盐基敷料在创面中的应用。诚然首先得介绍伤口组织修复与再生的基本概念,随之简要地论述医用敷料的发展,然后重点详细介绍海藻酸盐基敷料的性能,尤其是本课题组花了近两年的时间,对海藻酸盐基敷料进行了大量的体外细胞、动物实验以及部分临床验证,比较全面地让读者清楚地了解并认识海藻酸盐基敷料的结构与功能、细胞行为与临床意义。此外,还介绍了临床上最新的负压引流敷料的临床应用,同时也对海藻酸盐基敷料今后的发展和提升提出了建设性意见,与读者及应用者共同讨论。

## 第一节　伤口组织修复与再生的基本概念

### 一、正常皮肤的结构及功能

皮肤是人体最大的器官,它覆盖全身,总重量占体重的 5%～15%,可使体内各种器官和组织免受物理性、机械性、化学性和病原微生物的侵袭,承担着保护身体、分泌与排泄、体温调节、感觉冷热和压力、免疫等功能。人和高等动物的皮肤由表皮、真皮和皮下组织组成,并含有附属器官(汗腺、皮脂腺、指甲、趾甲)及血管、淋巴结、神经和肌肉等,其详细结构如图 8-1 所示。

#### (一)皮肤的结构

表皮是皮肤最外面的一层,平均厚度约为 0.2 mm,可分为角质层、透明层、颗粒层、棘细胞层

和基底层。基底层主要由一层排列呈栅状的圆柱细胞组成,该层细胞不断分裂,逐渐向上推移、角化、变形,形成皮肤结构其他各层,最后角化脱落,完成皮肤表皮结构的更新。真皮来源于中胚层,由纤维、基质和细胞构成,纤维主要分为胶原纤维、弹力纤维、网状纤维三种,其中胶原纤维是真皮的主要组成部分,约占 95%;弹力纤维除了赋予皮肤弹性外,还构成皮肤及附属器的支架;网状纤维主要环绕皮肤附属器及血管的周围。基质是一种无定形的、均匀的胶样物质,为皮肤各成分提供物质支持,并为物质代谢提供场所。皮下组织来源于中胚层,在真皮的下部,由疏松结缔组织组成,其厚薄依年龄、性别、部位及营养状态而异,主要防止散热、储备能量和抵御外

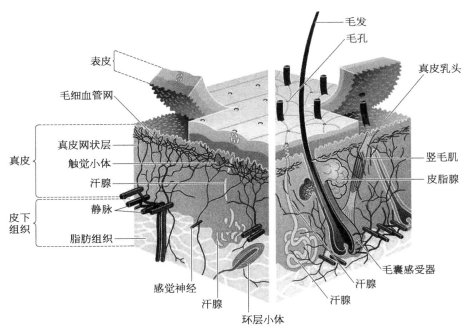

图 8－1　皮肤的结构示意图

来机械性冲击的功能。① 附属器官：包括汗腺，主要分泌汗液，调节体温；皮脂腺：可分泌皮脂，润滑皮肤和毛发，防止皮肤干燥，青春期后分泌旺盛。② 毛发：可分长毛、短毛和毫毛三种，毛发呈周期性生长与休止。③ 指（趾）甲：是指（趾）端背面扁平的甲状结构，属于结缔组织，主要成分为角蛋白，具有保护指（趾）的作用。④ 血管：表皮无血管，真皮层及以下有血管分布，主要给毛乳头、汗腺、神经和肌肉提供营养；淋巴管：起源于真皮乳头层内的毛细淋巴管盲端，沿血管走行，在浅部和深部血管网处形成淋巴管网，逐渐汇合成较粗的淋巴管，流入淋巴结。

（二）皮肤的功能

作为人体最外层的器官，皮肤阻隔着身体内部器官与外界环境，同时通过自身的结构联通人体内部与外界环境，保持着人体内环境的稳定，主要具有以下几种生理功能。

1. 保护屏障功能　皮肤的保护屏障功能主要体现在两个方面：一方面是阻碍体内水分、电解质及其他物质丢失，保持身体内部环境的稳定和平衡；另一方面阻止外界物理、化学、微生物等有害物质的侵入，保护内部器官。

2. 维持体温功能　皮肤通过辐射、传导、对流和蒸发四种方式散发体内多余热量。当体温偏离正常值时，皮肤会通过其内的血管、汗腺和立毛肌三种结构发挥功能对体温进行调节，达到正常温度 37 ℃。

3. 呼吸功能　皮肤是除肺之外的第二大呼吸器官，当体表温度为 30 ℃时，24 小时内通过皮肤可以排出碳酸 7～10 g，吸收氧气 3～4 g。在室温或轻微运动情况下，皮肤呼吸仅占气体代谢量的 1％。在高温或强体力劳动或运动下，通过皮肤的气体代谢量为肺代谢量的 15％～20％。

4. 感觉作用　皮肤内有感觉神经末梢，外界刺激通过神经传导至大脑皮层，产生冷、热、触、压、痛和痒等感觉。

5. 分泌和排泄作用　通过汗液的分泌和皮脂腺的排泄，能调节体温和一定量的废物。

6. 吸收作用　吸收途径是通过角质细胞，经表皮到达真皮层。由于脂溶性物质、激素类物质易吸收，故应注意药物吸收而引起药物中毒。

7. 代谢作用　皮肤能储备大量水分、脂肪、蛋白质、糖和维生素等，并参与人体代谢。

8. 免疫作用　许多皮肤病的发病，常伴有一定程度的变态反应参与。

**二、伤口的种类**

伤口是正常皮肤（组织）在外界致伤因子（外力、外科手术、热、电流、化学物质、低温等）及机体内在因素（局部血液供应障碍等）作用下所致的损害,常伴有皮肤完整性的破坏及一定量正常组织的丢失,同时伴有功能受损。最轻度的创伤仅限于皮肤表皮层,可通过上皮再生愈合,稍重者有皮肤和皮下组织断裂,并出现伤口,严重的创伤可并存肌肉、肌腱、神经的断裂及骨折。

**(一)伤口类型**

对伤口大小、深度、感染和水肿等情况类型的划分是正确治疗伤口的前提,目前对伤口类型的划分种类较多,常见的伤口分类如下:

1. 依据伤口损伤时间及细菌污染程度　根据伤口损伤时间及细菌污染程度可将伤口分为清洁、污染、感染和溃疡性伤口四类:清洁伤口指未受细菌感染,可达I期愈合的伤口;污染伤口是指沾染了异物或细菌而未发生感染的伤口,早期处理得当,可达I期愈合;感染伤口指伴有细菌等微生物感染的伤口,包括继发性感染的手术切口,损伤后时间较长,发生感染化脓的伤口,需外科干预充分引流伤口分泌物,清除坏死组织,加强换药处理,减轻感染,促进伤口肉芽生长,为II期愈合;溃疡创面无明显感染,但经久不愈,需积极手术处理和换药后愈合。

2. 创面 RYB(red, yellow, black)分类方法　1988年 Cuzzell 将II期或延迟愈合的开放创面分为红、黄、黑和混合型四类。红色创面涵盖了创面愈合的任何阶段,包括炎症期、增生期和重塑期;黄色创面包括颜色从黄色到白色及灰色,主要是黄色的脂肪、白色或灰色的肌腱,主要是感染创面或含有纤维蛋白的腐痂,无愈合倾向;黑色创面主要是全层皮肤坏死形成的干且厚的焦痂,颜色范围主要包括黑色、棕色及棕褐色,此阶段伤口同样难以愈合,需要采用各种积极手段清除坏死组织,保护创面至愈合。该分类方法的优点是按创面愈合过程中的时期进行治疗。另外此概念的提出使创伤愈合的临床工作可操作性更强,得到大量临床医务人员的认同。

3. 其他分类　伤口是皮肤连续性破坏的损伤,按愈合时间长短分为急性和慢性伤口;按伤口解剖学深度可分为浅伤、半层伤和全层伤。按伤因不同可分为烧伤、烫伤、冷伤、挤压伤、刀器伤、火器伤、冲击伤、放射伤及多种因素所致的复合伤等。

**(二)伤口的评估**

对伤口大小、深度、感染和水肿等情况的判定是治疗伤口的基础,但多年以来,对伤口病情的评估仍停留在大体评价与病理检查等方面。目前常见的伤口评估方面如下。

1. 伤口大小的评估　伤口可分为规则伤口和不规则伤口。规则伤口中,线性伤口的大小以长度计算;规则伤口按面积测量。不规则伤口应根据伤口的特殊情况分别测出不同的长和宽,分别记录或采用方格计数法测定。伤口的深度的测量应以伤口最深的底部垂直于皮肤表面的深度。潜行深度,指无法用肉眼辨别的深部被破坏的组织,通常将无菌消毒棉签垂直于创面放入伤口的最深处,测量棉签头与皮肤表面齐平点的距离即为潜行深度。

2. 伤口部位的评估　伤口部位对整个伤口情况的评估同样也有重要意义,应考虑伤口在固定部位还是伸展部位。尤其对于在关节处和皮肤皱褶处等部位不宜固定的伤口处,应考虑敷料的弹性和可裁剪性,因此事先做好伤口的评估,对现有敷料进行适当的裁剪,以便更好地保护伤口。

3. 渗出量的评估　临床上对于伤口渗出量的估计主要凭主观感受,随意性较大。应根据伤口渗出量的多少和不同种类敷料的吸收性来做出正确的选择。

4. 伤口污染及周围皮肤组织状态评估

① 清洁伤口:指未受细菌感染。② 污染伤口:指被异物或细菌污染尚未发生感染的伤口。③ 感染伤口:指伤口内有腐肉和脓液,甚至伴有恶臭,并合并伤口周围的红肿热痛。同时还要了解伤口周围皮肤组织的弹性及有无肿胀等。对于伤口污染程度和其周围皮肤组织状态做出正确的评估,是处理伤口的重要一步。

5. 伤口程度分类　国际造口治疗协会及美国国家压疮学会共同制定了伤口程度分类方法,适用于各类伤口,其具体分类及伤口评价见表8-1。

表8-1　伤口程度分类表

| 分期<br>分类 | 国际造口治疗协会及美国<br>国家压疮学会的分类 | 伤口<br>颜色 |
|---|---|---|
| 第一期 | 皮肤完整,出现以指压不会变白的红斑印 | — |
| 第二期 | 表皮或(及)真皮的部分缺失,尚未穿透真皮层,伤口底部呈潮湿粉红状,没有坏死组织,表层有破皮、水泡或小浅坑。由于真皮内的神经末梢接收器暴露在空气中,故患者会感到疼痛 | 红色<br>伤口 |

续　表

| 分期<br>分类 | 国际造口治疗协会及美国<br>国家压疮学会的分类 | 伤口<br>颜色 |
|---|---|---|
| 第三期 | 表皮及真皮全部损伤，皮肤完整性和连续性受到破坏，伤口穿入皮下组织，但没有穿透筋膜，尚未至肌肉层。出现中度深凹，可能有坏死组织、死腔、渗出液或感染。皮肤内分布的神经已经受到损伤，故患者不会感到疼痛 | 黄色伤口 |
| 第四期 | 皮肤的完整性和连续性遭到彻底破坏，伤口穿透皮下脂肪至筋膜、肌肉甚至损伤到骨头。可能有坏死组织、潜行深洞、瘘管、渗出液或感染 | 黑色伤口 |

### （三）伤口敷料选择

根据伤口程度的不同，常采取不同的处理方法，选用不同类型的敷料。

第一期的伤口，皮肤是完整的，完整性和连续性未受到损伤，存在的问题主要是压力或外伤造成的局部暂时性血液循环障碍，组织缺氧，皮肤出现红、肿、热、麻木或有触痛。此期的伤口治疗的主要目的是促进血液循环，解除发红症状，保护上皮组织，防止皮肤破溃。此阶段可使用水胶体类粘贴敷料，该敷料对气体有半通透作用，可以在伤口上产生一个密闭的、局部有氧的微环境，促使创面下的皮肤、组织、毛细血管的形成。水胶体敷料表面光滑，对皮肤的摩擦损害较小，且其粘连性低，在去除时不会对伤口产生再次伤害。

第二期的伤口的主要问题是表皮层及真皮层的部分缺损及暴露在空气中的神经末梢所带来的疼痛感。此时期仍可选用水胶体类敷料。由于水胶体医用敷料所形成的湿润的愈合环境能辅助上皮细胞从伤口的边缘向创面迁移，加快伤口的上皮化。而暴露在外的神经末梢处于湿润环境中时，可以减轻伤口的疼痛。

第三期的伤口的主要问题是皮肤完整性的破损、组织的缺损、伤口的感染及较多的伤口渗出液。此时期可选用水凝胶系列敷料来进行自体清创，其作用机制是在湿润环境中依靠伤口自身渗出液中的胶原蛋白降解酶来分解坏死物质。但水凝胶类敷料的渗液吸收能力较差，因此要同时选用渗液吸收能力强的医用敷料如藻酸盐类敷料来吸收渗液，有效控制液体渗出，从而延长换药时间，并减少感染的发生。藻酸盐敷料中因含有大量的钙离子，与伤口渗液中的钠离子进行交换后形成胶状物质，可以起到轻微的止血作用。待坏死组织清除干净，感染问题控制后，可选用水胶体类敷料促进肉芽及上皮组织生长。

第四期的伤口的主要问题是严重的感染、大范围组织的缺损及坏死组织的结痂，可选用抗菌性敷料或负压创面治疗即 NPWT 进行处理和治疗。银离子是一种有效的抗菌物质，可以选用含有银离子的聚氨酯泡沫敷料、藻酸盐敷料、亲水性凝胶敷料等抗菌敷料。当敷料接触伤口渗出液时，敷料中的银离子会被渗出液中的钠离子置换而释放到伤口上。银离子会阻碍细菌细胞壁蛋白的合成，阻止细胞核 DNA 的分裂及破坏细菌的呼吸能量链的合成，最终使细菌的细胞壁破裂而死亡，从而达到抑菌作用。根据伤口的具体情况选择需要吸收渗液的银离子敷料或者能自溶清创的银离子敷料，来达到使四期伤口向三期伤口转化的目的。

伤口的处理和敷料的选择必须经过完整的初步评估、制订方案、处理、再评估、修改方案等一系列循环往复的过程。没有任何一种敷料适用于所有伤口或者伤口的所有时期，所以必须根据伤口的实际情况、伤口愈合的阶段及患者的整体情况等方面来选择高效合适的敷料。

### 三、伤口的愈合过程及机制

伤口愈合是一个复杂且精细的过程，是一系列不同类型细胞、蛋白激酶和生长因子等形成交互作用的结果，它们彼此之间相互协调共同完成伤口修复。正常的伤口愈合由止血期、炎症期、增生期和重塑期所组成，参与皮肤伤口愈合的细胞主要包括各类炎性细胞和组织修复细胞，前者包括中性粒细胞、巨噬细胞和成纤维细胞，后者主要包括血管内皮细胞、表皮细胞和成纤维细胞。同时创面局部生成的各类细胞因子是刺激细胞分裂的生物活性多肽，在伤口愈合过程中有着重要意义。根据其来源和作用方面可分为转化生长因子（transforming growth factor，TGF－β）、血小板源性生长因子（platelet derived growth factor，PDGF）、成纤维细胞生长因子（fibroblast growth factor，FGF）、表皮生长因子（epidermal growth factor，EGF）、肿瘤坏死因子（tumor necrosis factor，TNF）、角蛋白细胞生长因子(keratinocyte growth factor，KGF)、白介素-1 (interleukin-1，IL-1)等，详见表8-2。

表8-2　常见部分生长因子来源及功能

| 生 长 因 子 | 来　源 | 功　能 |
|---|---|---|
| 表皮生长因子(EGF) | 颌下腺、十二指肠 | 促进表皮与上皮细胞生长 |
| 促红细胞生长素(EPO) | 肾 | 调节成红细胞发育 |
| 血小板来源生长因子(PDGF) | 血小板 | 促进间质及胶质细胞生长 |
| 转化生长因子β(TGF-β) | 肾、血小板 | 对某些细胞有促进抑制作用 |
| 成纤维细胞生长因子(FGF) | 来源广泛 | 对成纤维细胞、骨细胞、软骨细胞、血管内皮等多种细胞有促进作用 |
| 角蛋白细胞生长因子(KGF) | 间充质细胞 | 参与皮肤、组织和器官的发育 |

### (一)伤口愈合的生理过程

**1. 止血和炎症反应阶段**

(1)血凝块的形成：皮肤创伤过程中，若血管受到损伤会使得血液流出。血液凝结后形成血凝块，暂时覆盖在伤口上，达到初步止血作用，并为细胞迁移运动提供必需的基质。血凝块由胶原纤维包埋血小板组成，并含有少量纤维连接蛋白(纤黏蛋白)，更重要的是血小板的α-颗粒释放大量的细胞因子和生长因子，可以趋化白细胞、成纤维细胞和角朊细胞迁移到伤口周围，刺激伤口收缩，调控细胞的增殖、分化和基质的合成。

(2)炎症反应：止血后，伤口会产生炎症反应，是创面愈合的始动环节。从血小板释放出来的生长因子吸引中性粒细胞、巨噬细胞和淋巴细胞等炎症细胞按一定的时间迁移到创面局部部位。巨噬细胞在清除坏死细胞、细菌和异物的同时，还能分化出多种生长因子，趋化修复细胞、刺激成纤维细胞的有丝分裂和新生血管的形成，促进肉芽的形成，被称为创面愈合的"调控细胞"，在伤口愈合过程中扮演着重要角色。

在巨噬细胞清除坏死组织、细菌和异物的同时，皮肤内毛细血管会发生扩张，大量的水分进入创面形成水疱。这种水疱中含有大量的血浆成分，会改变皮肤的局部渗透压，已形成的水疱不断吸收更多的水分，体积不断增大，成为伤口渗出液的主要来源。

**2. 细胞增殖分化阶段**　随着炎症反应的进行，巨噬细胞释放出多种生长因子，促使伤口愈合进入细胞增殖分化阶段。细胞增殖包括两个关键的过程，即血管发生和成纤维细胞的增殖。

(1)血管发生：血管发生开始于伤口形成后的几天，由于浅表组织内氧张力降低，炎症反应过程中细胞产生大量的乳酸，刺激巨噬细胞分泌血管生成因子，促进血管内皮细胞和间皮细胞的形成和趋化。内皮细胞在巨噬细胞和血小板刺激下在创面形成毛细血管芽，大量的毛细血管芽相互融合形成毛细血管床，内皮细胞在毛细血管产生的纤维蛋白溶酶原激活物和胶原酶的作用下向周围血管较少的组织生长和侵入，并进一步形成毛细血管芽和毛细血管床。毛细血管和伤口深层的血管连接后，红细胞和血浆就开始流入新生的毛细血管中，毛细血管床逐渐相互连接形成毛细血管网，这些新生的毛细血管网和纤维组织结合构成肉芽组织。

(2)成纤维细胞增生：大约伤后2天，靠近伤口的结缔组织迁移至伤口处增殖分化成成纤维细胞。初始产生的成纤维细胞在血小板、巨噬细胞产生的生长因子及乳酸和抗坏血酸盐的共同作用下，成纤维细胞发生有丝分裂，合成胶原纤维，成纤维细胞在纤维结合蛋白的辅助作用下沿着伤口血液凝固后形成的纤维蛋白支架和残留的胶原纤维向伤口移动，成纤维细胞在伤口中的分布受到细胞间接触抑制作用的影响，从而形成均匀分布的成纤维细胞层。

(3)上皮形成：内皮细胞和成纤维细胞增殖形成的肉芽组织只有经过上皮化才能使伤口完全愈合。上皮损伤后，伤口邻近的基底细胞增殖，与基底膜分离，并向伤口表面迁移，在血小板和巨噬细胞释放的表皮细胞生长因子的作用下形成单细胞层，然后经过有丝分裂形成多层上皮细胞，上皮重新形成的速率和质量取决于皮肤缺损的状况、营养和氧气的供给、剩余基底细胞的数量及伤口周围的环境。新生的表皮层内没有钉突导致皮肤极易撕脱和坏死，对脱水也十分敏感，新生表皮层允许水蒸气和氧气通过，并起到表面屏障作用，大大改善伤口愈合情况。上皮化过程和机制的发现和提出为大量的生物膜和人造皮肤的生产提供依据。

**3. 细胞成熟和组织重塑阶段**　当创面被覆盖

上一层新的表皮细胞后,皮肤的阻碍屏障作用使得创面液体渗出现象停止,创面的愈合进入重塑阶段。这时创面中的胶原纤维开始重组,皮肤的强度得以提高。

(1)胶原的合成:在伤口的高乳酸环境下成纤维细胞在生长因子的刺激下合成胶原,胶原纤维由胶原蛋白单体组成,该单体由成纤维细胞合成的三条 α 肽链组成。胶原的合成以第 1~2 周最快,随着愈合时间的推移,胶原合成速率降低,而沉积速率增加,当伤口愈合到第 3~4 周时,胶原的沉淀达到最多。胶原纤维经过反复的溶解和沉积使薄弱区域的胶原变得稳固,从而增加皮肤的抗张强度。伤口愈合开始后 2 周,伤口的抗张强度为 10% 以下,3~4 周时达 25%,数月后恢复到 70%~80%。

(2)伤口收缩:伤口收缩现象存在于开放性伤口愈合过程中,伤口创缘在成纤维细胞和肌成纤维细胞收缩成分的推动作用下向中心移动而关闭的过程。伤口收缩的时间持续时间比较长,从几周到几个月不等。

(3)伤口改建:伤口改建包括以下几个方面。① 胶原纤维交联增加,皮肤抗张强度提高。② 胶原酶分解多余的胶原纤维。③ 伤口位置皮肤组织的新陈代谢需求降低,伤口内丰富的毛细血管网退化。④ 间质的蛋白多糖和水分减少。伤口改建开始时间比较晚而持续时间较长,一般在皮肤损伤后 3 周开始,持续数月甚至数年。

**(二)伤口愈合过程中各类细胞对其愈合的作用**

参与皮肤伤口愈合的细胞主要包括各类炎性细胞和组织修复细胞,前者包括中性粒细胞、巨噬细胞和成纤维细胞,后者主要包括血管内皮细胞、表皮细胞和成纤维细胞。成纤维细胞是构成肉芽组织的主要成分之一,也是合成和分泌胶原、纤维连接蛋白和透明质酸等细胞外基质的主要细胞,其也可通过分泌多种细胞因子来参与创伤愈合,伤口愈合最后过程是组织改建,包括旧胶原的降解和新胶原的重排和沉积,这是由基质金属蛋白酶(matrix metalloproteinases,MMPs)及其组织抑制剂(tissue inhibitor of metalloproteinases,TIMPs)共同参与调控的,而成纤维细胞是 MMPs 和 TIMPs 的主要分泌细胞,因此成纤维细胞是伤口愈合中非常重要的组织修复细胞。血管内皮细胞在创伤愈合过程中亦有重要作用,创伤形成后的肉芽组织的主要成分是成纤维细胞和毛细血管,新生的毛细血管是有邻近的毛细血管内皮细胞分裂增生演变而来。创伤后 8 小时左右,伤口边缘的内皮细胞由精致型转变为迁移型,其细肌丝可出现十分明显的、连续的变化,由最初的随机性排列逐渐变为平行排列,然后是垂直朝向伤口边缘,这与随后的细胞迁移有关,此过程受碱性成纤维细胞生长因子(basic fibroblast growth factor,bFGF)调控。肥大细胞颗粒内含有多种酶类,其胞质内可合成一系列生物活性物质,它在介导高敏性反应中发挥作用,但近来有研究表明其在伤口的愈合过程中也具有一定作用。巨噬细胞是创面愈合过程中重要的细胞成分之一,也是主要的细胞因子来源,它通过分泌细胞因子调控创伤愈合过程。Jude 等研究发现,创伤伤口的延迟愈合与局部细胞因子产生受阻有关,尤其是糖尿病及饮食所致的高脂血症可影响巨噬细胞表型和功能,并导致巨噬细胞产生细胞因子出现异常,最终使创伤愈合过程受抑制。

**(三)伤口愈合过程中各类细胞生长因子对其愈合的作用**

细胞因子是刺激细胞分裂的生物活性多肽,在伤口愈合过程中有着重要意义。根据其来源和作用方面可分为 TGF-β、FGF、PDGF、TNF、IL-1 和 γ-IFN 等。这些生长因子在伤口愈合过程中可产生趋化作用、合成分泌作用及增殖分化作用。同时这些生长因子与细胞因子又是重要的信号传导物,是细胞周期正常调控的一部分。

1. **转化生长因子-β** 它由血小板、成纤维细胞、巨噬细胞和白细胞等产生,是多功能的基础抗炎细胞因子。在创面愈合过程中 TGF-β 含量与胶原的合成、伤口愈合时间、伤口愈合组织的张力大小及疤痕的密度有一定的联系。在创伤后的炎症前期其含量有所增加。当 TGF-β 水平暂时下降,胶原沉积相对减少,这是引起伤口裂开的主要因素之一。伤口中高水平的 TGF-β 会导致伤口愈合后形成较大疤痕,有学者通过实验表明伤口中 TGF-β 呈现高水平的患者,其伤口愈合后疤痕较粗大;但也有学者持反对意见,他们认为伤口组织中产生过量的 TGF-β 并没有使伤口疤痕变大。TGF-β 功能是通过刺激 I 型胶原和控制 α 平滑肌肌动蛋白（ASMA）的表达而完成的。进一步研究发现 TGF-β 对伤口张力大的组织具有高度的反应性，且与患者的年龄和伤口缺血程度有关。

2. 成纤维细胞生长因子　由成纤维细胞、内皮细胞、平滑肌细胞等产生，其功能主要是促进微血管内皮细胞的增殖，从而加速新生血管的形成。FGF 主要通过旁分泌的方式来发挥其作用，且对早期生长因子（IL-1）的必要刺激，而后者在内皮修复的过程中具有重要影响。有报道在创面应用 FGF 其愈合时间明显缩短，愈合质量明显提高。现在市场成品外用重组人碱性 FGF，外用后可修复慢性创面，其机制主要是增加伤口中的胶原含量，从而提高修复组织的机械力。FGF 参与组织修复的全过程，包括调控炎症反应过程，主要是诱导毛细血管的增生，加速上皮和肉芽组织的生长，对伤口的愈合有显著促进作用。

3. 血小板来源生长因子　由成纤维细胞、平滑肌细胞和内皮细胞产生，是一种焦硫酸盐骨连接的复合物。其可由重组 DNA 技术来生产，是美国食品和药品管理局批准用于治疗慢性伤口的唯一生长因子。目前主要认为 PDGF 通过增加细胞的移动增殖及增加细胞机制来促使肉芽组织的快速形成而促进伤口愈合，且在创面的成纤维细胞和角质细胞内有 PDGF-mRNA 的表达。采用重组人 PDGF（rhPDGF）治愈 1 例颈部放疗后导致的伤口 12 年顽固性不愈合的病例。该患者经 rhPDGF 治疗 6 个月后，其创面形成足够的新鲜肉芽组织，再通过游离植皮术获得成功。在其他慢性伤口的治疗中使用 PDGF 治疗也有较多研究，其与血管内皮生长因子有 24% 的同源氨基酸，因此也具有增加肉芽组织形成的作用。

4. 金属蛋白酶对伤口愈合和结构重塑的影响　基质金属蛋白酶主要由结缔组织分泌，是一类 $Zn^{2+}$ 依赖的肽键内切酶，参与细胞外基质的降解，其活性受金属蛋白酶组织抑制因子的抑制，两者在伤口愈合过程中均具有重要意义。有学者研究，MMP-1 和 TIMP-1 在创面愈合过程中有表达，说明其在伤口愈合和组织重塑过程中均有明显的影响。TIMP1 可特异性抑制 MMP-1 的活性，以防止组织的过度分解。实验表明 MMP-1 在伤口愈合过程中的作用是：① 加速创面上皮化的进程。② 表达于毛细血管内皮细胞，促进伤口微循环的快速建立。③ 表达于成纤维细胞内，有利于细胞的迁移、降解不稳定的基质成分，对伤口局部组织的重建具有一定作用。④ 在巨噬细胞中表达有利于清除坏死和损伤严重的组织，对肉芽组织和疤痕组织的形成和改建有一定作用。

## 四、伤口愈合的评价

建立客观准确评价伤口创面愈合的指标，目的在于要客观准确地评价伤口创面治疗中各种药物和治疗方案的效果，以便于根据伤口愈合情况制定或修改治疗方案，更好地促进临床上伤口的治疗及实验研究。伤口愈合情况可以通过以下物理、化学及医学角度进行评价。

1. 创面愈合率　创面愈合率是评价创面愈合的直接指标之一。创面愈合率的计算通用公式为：愈合率＝（原始创面面积－未愈合创面面积）/原始创面面积×100%。创面面积的测量方法经历了复杂到简单的发展历史。Nagelschmidt 等采用先将创面边缘描绘在透明薄膜上，并以此为模板，将质地均匀的硬纸板剪成同样大小，将硬纸板称重，以硬纸板的重量间接地表示创面面积的大小，按照公式计算出创面愈合率。此方法操作麻烦且存在较大的误差，后临床医护人员采用标准透明方格胶片来直接测量创面的面积，减少替换过程中产生的误差。随着计算机图像处理技术的发展，现多采用计算机，根据各种图像分析软件进行创面愈合率的测定和计算。

2. 创面愈合时间　创面愈合时间是指创面完全上皮化所需要的时间，是评价创面愈合的传统指标之一。该指标的评价和测试依靠的是肉眼的观察，所以误差会比较大。

3. 组织病理学分析　用组织学方法观察创面愈合情况也是传统的方法之一。以往采用组织切片 HE 染色，通过光学显微镜，观察上皮再生和分布情况，但这些方法缺乏明确统一的标准。Eldad 等将组织切片 HE 染色后，按照组织学标准定量评价，光学显微镜下观察项目包括：表皮结构、表皮-真皮邻接处和微水疱、胶原束和皮肤结构、表皮再生和粒细胞浸润数量，并对每个观察项目进行评分，评价标准见表 8-3。

表 8-3 组织病理学评价标准

| 观 察 项 目 | 评 分 标 准 | | |
|---|---|---|---|
| | 0 | 1 | 2 |
| 表皮结构 | 完全破坏或缺乏 | 部分坏死且存在溃疡症状 | 正常 |
| 表皮真皮邻接处和微水疱 | <25%表皮对真皮附着,有微水疱 | 25%～75%表皮对真皮附着,无水疱 | 正常 |
| 胶原束和皮肤结构 | 无定型真皮胶原皮肤结构被破坏 | 水肿、胶原紊乱,真皮部分坏死 | 正常 |
| 表皮再生 | <25% | 25%～75% | >75% |
| 粒细胞浸润数量 | >16 | 6～15 | <5 |

4. 羟脯氨酸含量测定 胶原是机体非常重要的结构蛋白之一,是创面基质的构成单元。胶原通常依靠在结缔组织中并为伤口愈合提供稳定性,在伤口愈合过程中具有特殊性。胶原是极少数含有羟脯氨酸的蛋白质之一,因此,通过测定创面羟脯氨酸的含量反映创面胶原的含量,从而评价创面愈合的能力。张远贵等首先用氯胺 T 氧化法测定组织中羟脯氨酸的含量来作为胶原存在和代谢的指标,但结果误差比较大,无法准确表征伤口的愈合情况。Meltem 针对该方法的缺点做了改进,简化了操作步骤,减少了测量误差,提高了测试结果的准确性。

5. 巨噬细胞定量分析 巨噬细胞在调控创面修复过程中扮演着重要的角色,被称为"调控细胞",因此对巨噬细胞的数量进行测量分析是伤口愈合情况的重要指标。Dipietro 等采用组织学方法进行巨噬细胞的定量分析,即用 3,3-二氨基联苯胺和 Gill's 苏木精重复染色,然后在光学显微镜下,借助视觉表格,随机统计每张组织切片中巨噬细胞的数量。也可以通过免疫组织化学的方法进行测量,即用 CD68+单抗标记来统计巨噬细胞的数量。

6. 细胞增殖情况 创面愈合依赖于上皮再生,此过程由来自创缘和创面皮肤附件的表皮细胞通过创面表层的增殖和迁移来完成,创面修复还需要角质细胞、毛囊表皮细胞、成纤维细胞和血管内皮细胞的大量增殖。Cribbs 等通过免疫组织化学的方法检测 5-溴-2-脱氧尿苷来统计创缘角质细胞和毛囊表皮细胞的数量;Nissen 等用比色测定法定量分析,得出血管内皮细胞的比例。

7. 细胞 DNA 含量和细胞周期分析 细胞 DNA 含量和细胞周期可以反映细胞分裂增殖的能力。细胞在分裂增殖前,首先进行 DNA 的合成,即进入细胞周期的 S 期;DNA 合成后,再进入细胞周期的 G2+M 期,因此测定细胞 DNA 含量和对细胞周期比例进行分析,可以反映细胞的分裂增殖能力。1972 年美国斯坦福大学和 Becton Dickison 公司合作,研制出第一台流式细胞仪,从而使细胞 DNA 含量和细胞周期分析变得简单、快速。

8. 白介素-1,白介素-6 和肿瘤坏死因子水平 创面愈合期间细胞因子对调控细胞的黏附、运动、增殖和细胞外基质蛋白的合成起到了比较重要的调控作用。Pejnovic 等采用 D10s 来测定白介素 L-1 的水平;白介素 L-6 依赖性鼠杂交瘤细胞系 B9 来测定 L-6 的水平,用鼠成纤维细胞系 L-929 测定肿瘤坏死因子 TNF 的水平来评价伤口愈合的情况。

9. 角质细胞胶原酶-1 含量的测定 皮肤创面的有效修复过程中存在一系列立体的、短暂的调控活动,其中细胞外基质微分子的有效蛋白水解和降解对组织的重塑、促进新生血管形成和促进上皮再生期细胞的有效迁移是必需的。基质金属蛋白酶按照有效降解细胞外基质成分的能力而组成一个锌依赖性的酶家族,其中包括胶原酶-1。创面基底层角质细胞恒定地释放胶原酶-1,随着伤口愈合过程的推进,胶原酶-1 的产生速率和数量会发生快速的变化,并在愈合期间持续存在,直至完全上皮化后才停止。因此,Pilcher 等通过 ELISA 法测定创面胶原酶-1 含量的高低,来评价创面愈合能力。

10. 成纤维细胞生长因子受体-1 水平 成纤维细胞生长因子即 FGF 无论在体内还是在体外,对创面愈合中几乎所有类型的细胞都刺激其增殖。尽管 FGF 的受体也见于表皮细胞并促进其分裂增殖,参与其再上皮化过程,但它主要的靶细胞却仍然是与肉芽组织生长密切相关的成纤维细胞和血管内皮细胞。Takenaka 等在创面愈合过程中,应用免疫组织化学和 Westernblot 测定的方法,来检测创面成纤维细胞生长因子受体 FGFR-1 的表达,通过其水平的高低来反映 FGF 的水平,从而评价创面愈合的能力。

### 五、影响伤口愈合的因素

#### (一)局部因素

1. **伤口感染**    正常人类机体含有约 $10^{14}$ 个微生物,其中绝大部分都无致病性,当局部皮肤破溃局部抵抗力下降后,其某些致病性强的细菌将会引起局部感染,所有慢性伤口均有细菌的感染而引起伤口的延迟愈合。感染性创面一般渗出物较多,引起伤口延迟愈合。同时感染区中性粒细胞吞噬细菌后,释放的蛋白酶和氧自由基破坏局部组织,使胶原的溶解超过其沉积,进一步延缓创面的愈合。

2. **缺氧、低灌流量**    良好的局部血液循环不仅能保证伤口修复时所需要的氧和营养,而且有利于坏死物质的吸收和运输,控制局部的感染。有研究发现伤口胶原含量、伤口创面强度与组织氧含量及组织灌注量呈正相关。

3. **伤口的面积及深度**    创面皮肤缺损较大的伤口,如外科常见的Ⅱ度以上的烫伤、颈部痈、背部痈等切开引流后的大块皮瓣坏死,如果皮肤缺损过大,常规的伤口换药难以使创面愈合,必要时需采用点状植皮技术才能保证伤口的愈合。

4. **局部张力和压力**    伤口的局部张力和压力直接影响局部血流灌注及肉芽组织的生长,1952年 Raffel 首次将负压封闭引流术(vacuum sealing drainage)应用于皮瓣移植术后各种并发症,利用这一原理,获得良好治疗效果。限制早期活动也有利于减轻局部的张力,有利于骨、神经、血管、肌腱的修复。

5. **异物残留**    异物残留是伤口不愈的一大原因,换药时应详细了解病史,并仔细评估伤口,伤口内异物和坏死组织的彻底清创是伤口换药操作中要特别注意的,也是伤口得以愈合的重要前提。

6. **其他因素**    固定体位对于骨、神经、血管和肌腱的修复具有重要意义。邻近关节的伤口过早活动容易加重伤口炎症过程中的渗出反应,加重伤口局部肿胀影响局部组织的供血,且新生的肉芽组织非常脆弱,易受牵扯损伤而出血,影响成纤维细胞的分化和疤痕组织的形成。

#### (二)全身因素

1. **全身营养状态**    胶原代谢是机体蛋白质代谢的一部分,营养不良所致机体负氮平衡必然影响胶原合成,延缓伤口愈合。伤口愈合所需的主要营养物质如下。① 蛋白质:一般来说创伤后蛋白质代谢主要表现为蛋白质的丢失,尿氮排出量增多,出现负氮平衡,主要是创伤后全身组织处于分解状态,并可持续相当长时间,造成机体蛋白质的缺失。而蛋白质的丢失可减慢新微血管的形成、纤维细胞增殖和胶原合成,也可影响细胞吞噬作用,延缓创面的修复过程。② 糖类:糖类是机体细胞的能量主要来源之一,在伤口愈合的迟滞期,白细胞的抗炎和吞噬活性是伤口纤维组织形成的前提条件。③ 脂肪:脂肪是构成细胞膜的基本成分之一,严重创伤后大量能量的需求主要由储存的脂肪细胞供应。④ 维生素:维生素是机体为维持正常的生理功能而必须从食物中获取的一类微量有机物质,在人体生长、代谢、发育过程中发挥着重要的作用。其可通过对溶酶体膜作用提高炎症反应,增加创面的巨噬细胞、单核细胞及淋巴细胞等炎症细胞的数量,调节胶原酶活性,有利于胶原合成成熟、上皮再生和血管的形成。一般认为影响伤口修复的维生素主要是 B 族和 C 族,由于创伤后机体代谢增加,B 族维生素消耗增多,尤其是禁食患者,更容易缺乏而影响伤口的愈合。维生素 C 缺乏时,伤口愈合及局部抗菌能力均明显下降。且另有学者通过实验进一步证实口服大剂量维生素 C 使伤口Ⅱ期愈合率明显高于常规组。维生素 E 的作用目前尚不明确,它的抗氧化特性可保护伤口免受粒细胞释放的氧自由基损伤,但大剂量明显延缓伤口的愈合,故维生素 E 可用于修正疤痕的形成,其副作用要比激素副作用小。

2. **微量元素**    与伤口愈合有密切关系的微量元素主要有锌、铜、铁等,其中锌所具有的功能最多。锌极易与血浆中的一些低分子量化合物结合,经肾滤过而丢失,当合并蛋白尿时,锌便随之丢失。且锌又作为 DNA 聚合酶和 RNA 聚合酶的辅酶成分,与细胞分裂和蛋白质的合成有着密切关系。锌含量不足时,机体成纤维细胞增生数减少,胶原含量降低,因此在创伤愈合过程中,补锌有十分重要的意义,这可能是通过维持胸腺功能和 T 细胞反应,提高机体免疫功能,减少炎性细胞浸润而间接发挥作用。另外锌作为一种味觉素分子,补锌有助于增加食欲,加强营养状态。锌亦参与某些与消化吸收有关的酶的合成与激活,故补锌增加机体对摄入营养的生物利用率,促进伤口的愈合。除了锌以外,铜、铁、锰、碘等微量元素均参与机体蛋白质的合成。因此患者摄食减少、微量元素摄入不足情况下,如不能及时补充所需要的微量元素的情况下,往往会导致伤口愈合速度减缓。

3. 疾病因素　糖尿病患者高血糖状态可抑制中性粒细胞功能,创面炎症反应减弱,直接导致创面纤维母细胞生长和胶原合成减少。同时糖尿病患者创面皮肤乳头层的透明质酸也较正常减少,而胶原酶含量却相对增加,影响伤口愈合组织张力强度和胶原聚集。另外糖尿病患者组织血流灌注低下、组织缺氧,伤口感染的危险性增加。尿毒症患者伤口难以愈合,其主要原因可能在于全身性营养不良,伤口低血容量和局部组织氧含量不足。此外高脂血症也能使伤口中成纤维细胞合成胶原功能有所降低。其相关原因可能是成纤维细胞胞质中的脂滴占有一定空间,且不能直接利用,影响了内质网的正常功能。且当巨噬细胞吞噬了脂质成为泡沫细胞时,其分泌促成纤维细胞生长因子功能减退,间接影响了胶原的正常合成。

4. 药物因素　抗炎药对愈合过程不利,这可能抑制了愈合过程中的炎症期,但其对伤口影响呈严格剂量依赖性,常规剂量一般无此作用。化疗药物可降低骨髓中的细胞成分,使炎性细胞和血小板等数量降低,相关生长因子不足,使伤口的愈合过程延缓。大剂量使用糖皮质激素可抑制脯氨酸羟化酶和赖氨酸羟化酶活性,增强胶原酶活性,并抑制巨噬细胞的功能,使转化生长因子减少,影响伤口的愈合。

5. 心理精神因素　社会职业的不稳定、精神情绪焦虑等因素,通过对神经内分泌功能的影响,亦会影响伤口的愈合过程。有报道表明烧伤后抑郁的情绪是种持久的负性情绪,致使肿瘤坏死因子水平居高不下,延缓创面的愈合。心理紧张组伤口愈合时间多于对照组,两组差异具有统计学意义。此外心理紧张组妇女的 IL - 1β 明显低于对照组。

6. 其他因素

① 年龄因素:随着年龄增长,组织中成纤维细胞的细胞周期明显延长,致使伤口愈合延缓。免疫功能低下、肥胖和服药多等均会推迟伤口的愈合。② 肥胖患者脂肪肥厚,术后切口处易发生脂肪液化,影响伤口的愈合。③ 放射线的照射:射线会损伤小血管,造成闭塞性动脉内膜炎,且直接损伤各类细胞,致使伤口愈合延迟,创伤早期高剂量照射能显著延缓伤口的愈合强度,术后 2 周后放疗则相对比较安全。④ 吸烟会导致患者血液循环中一氧化碳含量增加,而一氧化碳与血红蛋白的结合会导致氧容量的降低,并影响氧的释放,导致伤口局部组织缺氧,因此吸烟也可延缓伤口的愈合。

# 第二节　医用敷料的概述与发展

## 一、医用敷料在伤口愈合中的作用

医用敷料是用于对各类创口表面进行临时覆盖的医用材料。18 世纪以前,人们主要凭个人经验处理伤口。18 世纪末主要应用暴露疗法或薄层透气敷料遮挡的干燥愈合理论处理伤口。目前,伤口的处理需用敷料来加速伤口止血、保护创面、防止细菌感染等,创造适宜的伤口愈合环境,如图 8 - 2 所示。随着老年群体多发的糖尿病足、难愈性溃疡和褥疮等慢性伤口护理需求缺口的进一步增加和创伤愈合的进一步研究,伤口护理产品呈现越来越大的市场需求,医用敷料市场仍具有较强增长动力。

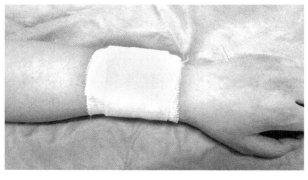

图 8 - 2　经典棉纱布换药

理想的创伤敷料应具备以下功能。① 能与创面紧贴和具有良好的亲和性,并能均匀、紧密贴于创面上。② 能防止体液和水分的丢失。③ 抵御细菌等入侵,防止感染,去除或控制伤口产生臭味。④ 能吸收创面的渗出液,且不会造成敷料与创面之间的积液。⑤ 缓解疼痛。⑥ 保持、促进肉芽和上皮组织正常生长,促使创面愈合,减轻疤痕。⑦ 柔软,不变形并具有一定的机械强度。⑧ 具有透气、保湿,生物相容性好。

值得注意的是对任何特定的伤口来说,伤口愈合的不同阶段,创面对敷料的要求也不同。黑色干燥型的创面,坏死组织阻止氧气进入伤口和二氧化碳从伤口上挥发,治疗过程必须使坏死组织从伤口上分离出去,对敷料的主要要求是能向伤口提供水分或保持伤口表面的潮湿。对于溃疡、烧伤和褥疮等类型伤口,愈合之前的先决条件是去除伤口上的腐痂,所以这类伤口上的敷料必须具备很强的吸湿性,并能向伤口提供很好的保护作用。伤口愈合的最后一个阶段是伤口的表皮化,此时伤口已基本愈合,其表面开始被一层新的表皮细胞所覆盖,已不再产生渗出液,此时新形成的表皮很容易被损伤,所以这类敷料既要保护伤口,又不可过分与伤口黏在一起,起到物理性的保护作用,并同时允许气体的交换。感染性伤口一般产生很多的渗出液和异味,其敷料要求具有吸收渗出液体、控制气味和细菌繁殖的作用。

## 二、传统敷料与伤口修复和组织再生

传统认为尽量维持创面的干燥是伤口愈合的基础,因此在对伤口的处理一般通过棉质纱布的使用来维持创面的干燥,但该纱布属于惰性敷料,无法调整创面湿度,无保湿作用,而干燥的创面易使敷料粘于伤口上的新鲜肉芽组织和神经末梢,更换敷料时,易损伤新生的上皮组织,增加患者的痛苦,影响了创面的愈合。其与组织粘连的主要原因是敷料吸附大量渗液并干燥,粘连创面局部组织,更换敷料时可引起患者的疼痛,使新生上皮脱落。总的来说传统敷料主要提供保护作用,通过吸收伤口渗出液来保持局部干燥和预防病菌的侵入。目前,传统医用敷料成本低,原料来源广泛,质地柔软,有较强吸收能力,可防止创面渗出液的集聚,对创面

具有一定的保护作用,目前仍占整个医用敷料市场的 50% 以上,是最具有影响力、临床应用时间最长和市场占有率最大的敷料。但目前对于医用敷料的分类尚没有明确的定义和方法。将传统敷料主要分成棉质纱布、植物类敷料和凡士林纱布等。

### (一)棉质纱布

棉纱布是一种传统的敷料,因其对创面的愈合过程中检测细胞生长无明显的作用,故又称为惰性敷料,如图 8-3 所示。由于棉纱布制作简单,价格便宜,并具备一定的保护创面和吸收创面渗出液能力,目前在临床上应用十分广泛。但敷料表面粗糙、干燥,易摩擦创面造成二次损伤,而且新生肉芽组织易长入敷料的网眼中,更换敷料时引起疼痛并损伤创面。

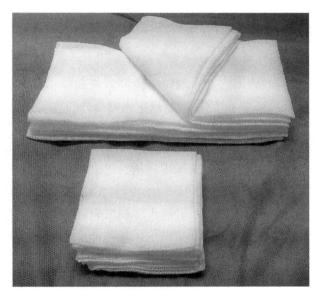

图 8-3　棉纱布

### (二)植物类敷料

植物类敷料以植物纤维、植物蛋白、淀粉为原料,经脱脂加工而成。除了经典棉纱布以外,还包括改进型棉质敷料(防粘连敷料、抑菌敷料等)、藻酸盐纤维敷料、大豆蛋白水凝胶敷料和淀粉止血颗粒等,如图 8-4 所示。这些敷料具有吸水性、防止粘连、止血和抑菌等特点,至今仍在各类伤口护理中广泛使用。这类敷料主要通过浸渍、涂层和化学或物理改性等方法来提升性能。

### (三)动物类敷料

动物类敷料主要用于烧伤和皮肤移植的治疗。

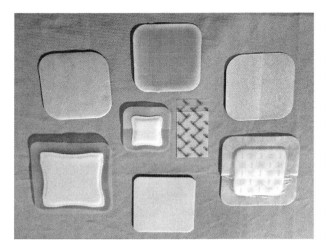

图 8-4 各类新型医用伤口敷料

覆盖创面最理想的方法是自体皮的移植,但超大面积烧伤的患者自体皮源常有不足。有学者研究用动物异种皮来取代自体皮移植,其中应用鼠、兔、猫等动物的结果令人失望,猪皮的移植取得了成功。猪皮与人体皮在显微镜观察其结构不太一样,但在黏附性、胶原含量和编织结构等方面却很相似,能较好地贴附于伤口表面,减少体内水分的蒸发和控制感染的作用,并且由于异种覆盖物会激发免疫排斥机制,有利于创面的灭菌,但猪皮力学性能差,容易分层,影响后期自体皮移植。近来,有报道将鱼皮取代猪皮来进行烧伤的治疗,鱼皮主要由表皮和真皮层构成,无皮下脂肪和结缔组织,也无哺乳动物的毛囊和汗腺,而毛囊和汗腺又是细菌通道,因此鱼皮覆盖伤口能达到更严密的封闭作用。

### (四)凡士林纱布

凡士林是石蜡渣油、优质蜡膏掺和润滑油料,采用蜡油稠化技术路线,主要由渣油蜡膏和润滑油料混合而成,必要时添加少量聚烯烃等调节产品的拉伸性和其他使用性能,是重要的医药、日用化工、

精细化工原料及精密仪器的润滑剂,如图 8-5 所示。其生产主要包括酸-白土法、三氯化铝法和加氢法三种工艺。从生产技术和产品质量上比较,加氢精制是目前凡士林生产的最先进的技术,通过加氢法来生产凡士林其特点是效率高、质量好、成本低、能耗小和无三废污染等。凡士林纱布是一种传统的干性敷料,制作简单,能在一定程度上保护创面,具有一定的吸湿性和透气性,但其成分对创面具有一定的刺激作用。凡士林吸收性差,对于创面渗出液较多的患者来说不易接受。

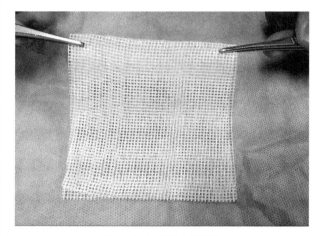

图 8-5 医用凡士林纱布

### 三、湿性伤口愈合疗法的研究进展

伤口的愈合是机体组织对损伤刺激的生理反应,一般由止血期、炎症期、增生期和重塑期所组成。长期以来对伤口的处理都遵循干性愈合理论,即尽量维持创面的干燥,然而随着对伤口愈合机制的进一步研究,干性愈合理论越来越展现出其局限性,湿性愈合理论则表现出对伤口愈合的相对合理性,如图 8-6 所示。

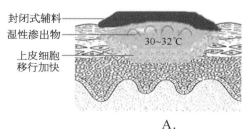
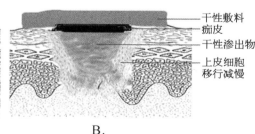

图 8-6 湿性与干性愈合环境对比

A. 湿性愈合环境;B. 干性愈合环境

### （一）干性愈合理论

18世纪以前，伤口的护理主要依靠经验，多使用自然物品（包括蜂蜜、蜘蛛网、植物提取物、苔藓等）用于创面止血、吸收渗出液，有促进伤口愈合的作用。19世纪，微生物学家Pasteur使用干性敷料覆盖伤口，保持伤口干燥，避免细菌感染，成为主要的伤口护理方法，开创了干性愈合的先河。该愈合理论认为伤口的愈合需要干燥的愈合环境，需要氧气的加入，可以供细胞生长的各种生化反应所需，保持伤口局部的干燥，促进伤口的结痂，最终达到伤口的愈合，因而透气的敷料才能使伤口获得足够氧气，以供细胞生长的各种生化反应所需。然而在实际的临床试验中发现干性愈合环境并不能促进伤口的愈合，美国霍普金斯大学的学者也报告指出以干燥方式来护理伤口一直是伤口处理的一个误区。认为干性愈合环境不仅容易使伤口脱水、结痂，不利于上皮细胞的爬行，从而使生物活性物质丢失，不能有效隔绝细菌的侵入，无法保持伤口的温度与湿度，造成愈合速率缓慢。

### （二）湿性愈合理论

1958年，有学者发现有水疱完整的创面比水疱破裂的创面愈合速度快。1963年，英国人Winter首先通过动物实验发现伤口表面处于潮湿的环境下的愈合速率是干燥环境下的2倍。潮湿环境加快了表皮细胞从健康的皮肤向伤口的移动，从而加快了伤口的愈合速度。随后提出了伤口湿性愈合学说，并发表了具有突破性的研究，指出水疱如果不予刺破，其能促进上皮细胞的移动，有利于伤口的愈合。人体实验也发现密封湿润伤口使表皮再生速率提高约40%，证实湿性愈合的科学性。后续越来越多的学者均试验证明了潮湿的环境能迅速缩小创面，加快肉芽组织的形成，加速伤口的再上皮化，更能促进伤口的愈合，因为湿性环境在伤口愈合过程中能提供细胞适宜的生长环境。2000年8月，美国FDA在行业指南中特别强调，保持创面湿润环境是标准的伤口处理方法。在过去的40多年中，大量实验研究证实运用湿性愈合理论来处理慢性伤口可缓解疼痛和避免干痂的形成，大大缩短伤口愈合的时间，减少护理人工工作量，显著提高临床经济效益。湿性环境愈合理论的临床应用在我国医疗界尚存争议，有人认为封闭伤

口会使伤口化脓，更易感染，因此坚持暴露疗法和干燥疗法。但也有人提出湿性疗法较干燥疗法能更快地促进伤口愈合。当前更多人采用折中的办法：半暴露疗法。当然，不同的伤口应遵循不同的伤口处理原则，采取不同的处理方式。

### （三）湿性疗法促进伤口愈合机制

伤口湿润环境愈合理论的提出为湿性疗法提供了理论依据，且收到良好临床效果，目前认为湿性愈合环境促进伤口的愈合主要通过以下几种途径：

1. 有利于坏死组织的溶解　坏死组织的清除是伤口愈合的第一步，湿性环境下，坏死组织被水合而释放出组织细胞自身的纤维蛋白溶酶及其他蛋白溶解酶，这些蛋白溶解酶水解坏死组织，有利于坏死组织的吸收达到清创效果，下肢静脉溃疡时，小血管周围常形成纤维鞘，阻碍血液与组织间的营养成分交换，而纤维蛋白溶酶则可溶解该纤维鞘，使血液与组织间的营养交换恢复正常。

2. 维持伤口局部的低氧环境　研究证明相对低氧环境下，成纤维细胞生长速率最快，并刺激巨噬细胞释放多种生长因子，加速血管的形成，从而加速肉芽组织的形成，缩短伤口愈合时间，而伤口低氧微环境需要创面闭合性敷料的覆盖。

3. 有利于细胞增殖分化和移行　细胞增殖分化及酶活性的发挥都需要水作为介质，而湿润的环境能保持细胞核酶的活性，加快细胞分裂，这些将有助于伤口的愈合，同时湿润的环境更能促进细胞的移行。

4. 保留渗出液内的活性物质并促进活性物质的释放　伤口渗出液中含有多种生长因子如血小板衍生生长因子等，这些生长因子对伤口的愈合过程起着重要的调节作用，其不仅能刺激成纤维细胞增长，也是巨噬细胞、中性粒细胞和平滑肌细胞的化学趋化剂。

5. 降低感染的机会　由于闭合性敷料所固有的特点，其对外界环境的微生物具有阻隔作用。实验研究表明湿性愈合环境伤口感染率只有2.6%，相对于传统的干性伤口处理方法，其感染率明显下降。

6. 不会形成干痂　创面由于保持了湿润，避免了伤口渗出液的过度蒸发而形成干痂，当伤口更换敷料时不会产生二次机械性损伤，有利于伤口的愈合。同时湿润的环境，使伤口的神经末梢不会直

接暴露于空气中而感到疼痛,降低患者的痛觉,从而间接促进伤口的愈合。

### (四)新型医用敷料的优势

近几年来,随着现代科学技术的迅猛发展,新型医用敷料的研究也取得了大力进展。各种新型敷料不断涌现,性能也越来越优良。主要体现在新型医用敷料能有效去除伤口脓液和有毒成分,使伤口保持高湿性状态、气体交换(即氧气的进入和二氧化碳的排出)和温暖的环境,防止微生物侵入伤口,且可以无痛地从伤口上剥离。推动新型医用敷料发展的主要因素,是医疗界对伤口愈合理论过程的充分理解和材料技术的不断发展。自 20 世纪 70 年代湿性愈合观念逐渐被广泛接受,1974 年便诞生了全球第一块商业密闭性敷料——安舒妥,20 世纪 80 年代生产出第一代保湿水胶体敷料,20 世纪 90 年代产生了多种不同作用的适用于不同阶段的伤口敷料,2000 年后更新型、功能更齐全的密闭性敷料逐渐成为创面敷料的主流。迄今为止,英国、美国等国家的新型医用敷料正层出不穷。

密闭性敷料的基本功能包括:① 大量吸收伤口渗出液和脓血。② 保持伤口的高湿状态,维持微环境处在湿润、温暖的状态。③ 保持气体的交换,为伤口愈合提供足够的氧气并排除细胞代谢过程中产生的二氧化碳,并维持伤口环境的氧梯度,促进各种生长因子的产生和伤口的愈合。④ 屏障保护作用,防止外界细菌微生物、化学物质和微粒等有害物质的侵入。⑤ 有多种密闭性敷料含有抗菌成分,如壳聚糖敷料和含银离子的医用敷料等。密闭性敷料可以加速创面的上皮化、肉芽形成、纤维素和坏死物质的降解,抑制细菌的繁殖和扩散,明显提高了伤口愈合的质量。

密闭性敷料的多功能使其在临床上的使用范围很广,包括:早期的烧伤创面、供皮区创面、慢性难愈合创面、褥疮、急性创伤创面和创口等。临床实践表明:密闭性敷料是实现湿润创面愈合理论最理想的敷料之一,实现了创面的美容和功能修复相结合,但伤口愈合过程的复杂性决定了没有一种敷料能够适应所有创面愈合的需要,而每一种敷料均有其独到之处,在临床应用中应根据伤口的类型和愈合阶段有针对性地选择最适合的敷料,以适应不同特点创面的治疗需要。与传统敷料相比,新型敷料主要通过以下几点来加速伤口的愈合进程。

1. 有利于坏死组织和纤维蛋白溶解  新型敷料覆盖的创面,一方面能释放并激活组织内源性胶原酶,产生酶学清创作用;另一方面,所构成的新型敷料的水胶体本身也可溶解纤维蛋白。同时被溶解的纤维蛋白本身反过来又可作为炎性细胞的趋化因子,促进生长因子分泌加速伤口的愈合。Metzger 等通过实验研究证实保湿敷料与创面周围正常皮肤紧密贴合造成的局部低氧、微酸和湿润微环境可抑制创面细菌生长,促进成纤维细胞生长,刺激毛细血管形成及内源性胶原酶释放和激活,特别是蛋白酶和尿激酶,使创面坏死组织溶解,从而达到清创的目的。

2. 能创造低氧环境与促进毛细血管生成  与传统观念相反,最近的研究发现创面相对低氧环境是毛细血管生长的强刺激源,从而增加局部组织的血供。离体实验表明,组织培养基中的成纤维细胞在氧分压较低时生长状态最理想,且表皮细胞在高氧分压时其生长受抑制。同时体内试验证实,创面愈合边缘与中心部位之间的氧浓度梯度能刺激毛细血管向氧浓度较低的伤口中心生长。新型敷料利用相对密封和保湿的原理,维持伤口创面的低氧浓度,且不受外界环境的变化的影响。免疫组化和血流测定等实验证实,采用新型敷料治疗过的创面,其创面表面的毛细血管生成速率快,局部组织血流灌注明显增加。

3. 促进多种生长因子的释放并上调其活性  创面微环境的改善还可吸引大量细胞和炎症细胞,这些细胞可分泌多种生长因子,如成纤维细胞生长因子、血管内皮细胞生长因子、表皮细胞生长因子和血小板衍生生长因子等。其主要机制如下:通过酶学清创作用所产生的纤维蛋白降解产物对肥大细胞和巨噬细胞等进行趋化、激活,使其在伤口创面释放生长因子。同时伤口的湿润微环境有利于维持细胞活力,使各类生长因子及其受体和靶细胞之间的作用更加协调。

4. 缓解疼痛与换药时二次损伤  换药时创面疼痛及对修复创面的再次损伤是传统敷料的一大弊端,主要是由敷料纤维与创面新生组织、渗出物等粘连所致。而新型敷料在创面能减少敷料与组织的粘连,防止创面神经末梢的死亡和外露,减轻疼痛与换药室的再损伤。2000 年 8 月美国食品与药物管理局(FDA)在新颁布的创面医疗用品(外用药和敷料)的行业指南中特别强调,保持创面的湿润环境是标准的处理方法,促使了保湿敷料的发展。目前各类新型保湿敷料已在临床上层出不穷。

### 四、海藻酸盐基敷料历史回顾及现代发展

#### (一)历史回顾

早在古罗马时期就有人用海藻来治疗伤口。近代以来,英国的水手就发现从海中捞起的棕色藻类植物具有止血和促进伤口愈合的功效,并将称之为"水手草"。1881年,有学者首先对这种棕色海藻中的提取物进行研究,发现该棕色提取物具有浓缩溶液、形成凝胶成膜的能力。第二次世界大战之后,海藻酸盐敷料产品最初作为创面的止血工具,主要用于外科手术伤口,随后又用于事故和急诊部门。随着研究的深入,逐渐被应用于伤口的愈合,其良好的生物相容性和可降解特性,无毒副作用,以及优异的吸水性、凝胶性、易去除性和透氧性,被广泛应用于化学、生物、医药等领域。1983年第一例海藻酸盐敷料产品首次投入市场,30年来其相关产品在临床应用逐渐增多。

#### (二)现代发展

近几年来,海藻酸盐敷料以其独特的优势得到快速发展,已成为国际先进医用敷料之一。目前海藻酸盐产品的制造超过200种。国家食品药品监督管理局网站上检索结果显示,截至2014年6月,CFDA批准的尚在有效期内的国产海藻酸盐敷料产品文号共18项,其中Ⅱ类创面敷料产品17项,Ⅲ类敷料产品1项。进口的医用海藻酸盐敷料产品文号共13项,Ⅱ类创面敷料产品2项,Ⅲ类敷料为11项。在国家知识产权局网站"专利检索"引擎下,以关键词"海藻酸"进行检索,结果发现,截至2014年3月7日,海藻酸相关的专利达376项(其中发明专利358项,实用新型专利15项,外观设计专利3项),内容涉及药品、生物材料、化工等多个领域。其中生物医用领域的相关专利内容多与药物缓释载体、细胞固定载体、创伤愈合及组织工程支架等相关,近年来新申请的专利主要偏向于医用海藻酸基生物材料应用等方面。另外我国海洋资源丰富,海藻酸盐的产量居世界前列,将其开发为海藻酸盐纤维并制备成医用敷料,有丰富的物质基

础和广阔的应用前景。

### 五、海藻酸盐基敷料概述

海藻酸盐是一类从褐藻中提取出的天然线性多糖,已有多家研究证实海藻酸盐敷料可吸收大量伤口渗出液,在伤口表面形成一层网状凝胶,提供创面潮湿的愈合环境,是目前新型的医用敷料之一。与普通纱布、纱条、海绵敷料相比,海藻酸盐敷料有诸多优点(表8-4)。其制备的海藻酸纤维以其高吸湿性、整体易去除性、高透氧性、生物相容性、生物降解可吸收性及环保的生产工艺等优异特性在医疗行业作为医用纱布、敷料等得到广泛应用。同时海藻酸盐敷料的应用可有效减少创面修复时间,减少伤口感染,患者可在家庭换药,有效缓解了伤口护理需求的缺口。

表8-4　海藻酸盐敷料与普通纱布、纱条、海绵敷料比较

| 项　目 | 普通纱布、纱条、海绵敷料 | 海藻酸盐敷料 |
| --- | --- | --- |
| 吸水性 | 弱 | 强 |
| 浸润性 | 浸润健康组织 | 垂直吸收,避免浸渍 |
| 止血时间 | 长 | 短(2~3分钟) |
| 促进伤口愈合 | 一般 | 使创面湿润,促进愈合 |
| 抗感染 | 无 | 有 |
| 与创面粘连 | 有 | 无 |
| 换药二次损伤 | 取出后有继发出血,疼痛 | 无,移除无疼痛 |
| 安全降解 | 不确定 | 可降解,环保性能好 |
| 用量 | 多,更换频繁,费时且患者疼痛 | 少,顺应性好 |

#### (一)基本构成和结构

海藻酸盐类敷料由一定比例的海藻酸盐和水混合搅拌后经湿法纺丝得到的海藻酸盐纤维并通过无纺工艺制成的无纺布或毛束条。其基本结构是由海藻酸和各类阳离子结合而成,其海藻酸是最丰富的海洋生物多糖,是世界上仅次于纤维素的生物高分子聚合物,海藻酸主要存在于海藻的细胞壁和细胞间质,在褐藻中的含量最为丰富。公牛藻(*Durvillaea*)、泡叶藻(*Ascophyllum*)、马尾藻(*Sargassum*)、巨藻(*Macrocystis*)和喇叭藻(*Turbinaria ornata*)等褐藻纲是海藻酸主要的商业来源。海藻酸是由两种结构

单元[β-D甘露糖醛酸(M段)和它的C5位立体异构体α-L古洛糖醛酸(G段)]以三种方式(MM段、GG段和MG段)通过α(1-4)糖苷键无规则地连接而成的一种无支链的线性共聚物,如图8-7所示。

其中G段表现一定刚性,是分子稳定及分子交联的主要结构基础,可捕获二价金属阳离子形成经典的"egg-box"(蛋盒)结构(图8-8),是海藻酸基材料交联、接枝和衍生化的主要结构基础;M段则表现为一定柔韧性,由于空间位阻作用较难与离子螯合或难以维持稳定的交联结构,是海藻酸表现

一定免疫调节作用及抗肿瘤活性的结构基础。

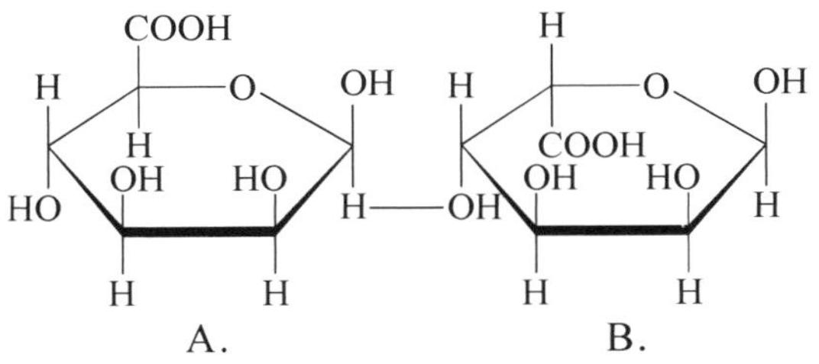

图8-7 组成海藻酸两种结构单元的分子结构式

A. β-D甘露糖醛酸　B. α-L古洛糖醛酸

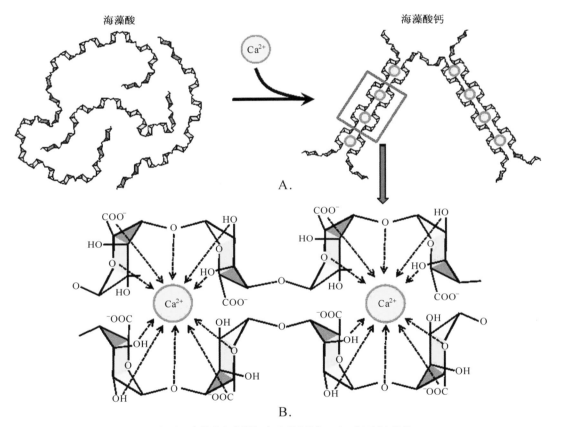

图8-8 海藻酸与金属阳离子形成的"egg-box"(蛋盒)结构

海藻酸的成分仅由β-D甘露糖醛酸组成为M组;α-L古洛糖醛酸为G组;β-D甘露糖醛酸和α-L古洛糖醛酸共同形成MG组。不同的海藻酸由不同比例的M,G及MG组形成,这便构成了海藻酸盐生物材料多种临床应用的分子结构基础,且不同季节不同生物的海藻酸也会导致各组成分的变异。海藻酸的M/G组成(M/G比)的不同将会影响伤口凝胶的形成,检测五种不同的海藻酸样品发现M/G比变化在42%～63.6%,分子量在

12 000～180 000。富含M(尤其含有高含量海藻酸钠)将会在伤口形成厚、软的凝胶来吸收伤口渗出液并膨胀,由此可推断富含M海藻酸吸收伤口物质,如细菌、蛋白水解酶、毒素等一系列影响伤口愈合的物质;富含G(尤其是海藻酸钙)吸收伤口渗出液后体积无明显变化。自然界中海藻酸盐种类繁多,除了M/G比及分布外,分子量是影响海藻酸盐敷料功能的另一主要因素,一般而言分子量较高其机械强度越高、凝胶化越快,但相应较高的剪

切力也会损伤负载的细胞,因此可通过控制分子量的大小及分布来调节海藻酸盐生物材料的内聚力及凝胶强度,从而满足临床的不同应用需求。在自然状态下其分子量主要取决于生长的海域和采集季节的差别。最常见的是钠盐,其分子量在 $7 \times 10^4 \sim 1.5 \times 10^5$。同时作为一种天然生物材料,不同来源(地域、种属等)、不同工艺制备的海藻酸盐其分子量、M/G 比等并不相同,杂质(蛋白、核酸、细菌、热原等)、残留物均不尽相同,相应地,其力学性能和生物学功能也有很大差异。海藻酸也是一些细菌的胞外多糖,细菌海藻酸主要由 D-甘露糖醛酸的 2 和(或)3 碳上带有 O-乙酰基的聚甘露糖醛酸组成。1966 年,有学者首次确认了革兰氏铜绿假单胞菌(*Pseudomonas aeruginosa*)能合成海藻酸并将其作为胞外多糖分泌到细胞外基质的现象。除此之外具有代表性还有棕色固氮菌(*Azotobacter vinelandii*)。细菌海藻酸对细菌菌体具有附着和保护等作用,如黏液状铜绿假单胞菌产生的海藻酸能使其附着在气管的上皮细胞和呼吸系统的黏蛋白上,避免细菌不被吞噬细胞吞噬及抗生素破坏。此外海藻酸的糖醛基、羟基等均可通过化学、物理或生物学手段修饰,制备联氨化、部分氧化或在糖主链上接枝其他的活性基团,从而制备更多具备特定结构和功能的海藻酸盐衍生物材料。

**(二)海藻酸敷料的生产**

早在 1944 年,有学者就对海藻酸纤维的生产工艺进行了详细的报道,且通过对海藻酸钙进行离子交换,多种金属阳离子可以置换原始的钙离子,从而制备成海藻酸银、海藻酸铁、海藻酸铜等不同的海藻酸纤维。1980 年初,考陶尔兹(Courtaulds)公司成功地将海藻酸纤维作为一种医用纱布引入"湿性疗法"市场,应用于渗出液较多的伤口。之后另一家英国公司开发出海藻酸钙钠纤维,即在该产品的生产过程中引入钠离子,赋予该产品在未进行离子交换之前就具备较高的吸湿性。随后 1990 年现代生物材料公司研制了一系列以海藻酸纤维为主体的新型医用敷料,他们在海藻酸中引入羧甲基纤维素钠、芦荟和维生素等多种对创面的愈合有益的材料,从而进一步改善产品的性能。目前海藻酸纤维一般采用湿法纺丝,制备过程主要是将可溶性海藻酸盐(钠盐、钾盐等)溶于水形成黏稠溶液,过滤后通过喷丝孔挤入含有高价金属离子(多数为钙离子)的凝固浴中,形成固态海藻酸钙纤维丝,经过拉伸、水洗、干燥、卷曲形成纤维,再经分离、梳理和铺层制成连续的非织造布,有时可经过针刺使纤维互相交联,增加强力,然后将非织造布切割成所需尺寸,最后检验、消毒和包装。也有学者报道其工艺流程:干或湿性海藻经碾碎、水洗除杂、强碱水萃取、澄清得粗海藻酸盐溶液,经氯化钙沉淀后得有色的海藻酸钙,经脱色、脱味后经酸处理,除去可溶性杂质得海藻酸沉淀,与碳酸钠作用后得海藻酸钠,再经干燥、粉碎、过筛即得海藻酸钠粉末。

**(三)海藻酸盐敷料的产品规格**

根据作用机制、患者使用部位的不同,海藻酸盐敷料可分为表面用海藻酸盐敷料和海藻酸盐敷料伤口填充物两种主要产品形式。

1. 表面用海藻酸盐敷料　由非织造布工艺制成,覆盖于伤口表面,一般应用于开放性表浅伤口;其主要规格见表 8-5。

2. 海藻酸盐敷料伤口填充物　即把非织造布切割成狭长的条状而制成,或在"梳棉"工艺后把纤维加工成毛条,经切割包装而成最终产品,该类型敷料主要用于填充伤口内表面,适用于孔洞式伤口,如鼻腔等腔道的止血与修复。其主要规格见表 8-5。

表 8-5　海藻酸钙敷料规格型号划分

| 型　号 | 规　格 |
| --- | --- |
| 表面用海藻酸盐敷料 | 5 cm×5 cm,5 cm×10 cm,7.5 cm×12.5 cm,10 cm×10 cm,10 cm×20 cm,20 cm×20 cm,20 cm×30 cm,30 cm×30 cm |
| 海藻酸盐敷料伤口填充物 | 1 g/15 cm,1 g/30 cm,2 g/30 cm |

注:国际上通用的有以上几种规格,但在临床上可依据创面大小而改变。

**(四)海藻酸盐敷料种类**

海藻酸是由 β-1,4-D-甘露糖醛酸和 α-1,4-L-古洛糖醛酸组成的二元线性聚合物,海藻酸纤维可用于制备新型敷料,其能在创面形成凝胶,建立有利于伤口愈合的湿润微环境,但单纯的海藻酸敷料促进伤口愈合能力有限,为了增其功能多样性,往往加入其他促进伤口愈合活性的高分子单位,将海藻酸与其结合起来,增加促进伤口愈合能

力,目前临床上常用的主要包括海藻酸钠、海藻酸钙、海藻酸银等多种敷料。现将临床上主要应用的海藻酸盐敷料总结如下:

1. 海藻酸钠敷料　海藻酸钠是一种天然多糖,是由海藻中直接提取的天然多糖,其钠盐是应用较多的海藻酸盐,其分子量约为 $7 \times 10^4 \sim 1.5 \times 10^5$。单纯的海藻酸钠是白色或淡黄色粉末,几乎无臭无味,能溶于水。1881 年由英国化学家 Stanford 首先从褐色海藻中的海藻酸盐提取物进行科学研究。因发现海藻酸钠具有亲水性强等特性,吸收水分后很容易与一些二价阳离子结合形成厚实的水凝胶,此特性有利于伤口创面的护理,被制备成伤口敷料,应用于各类伤口。

2. 海藻酸钙敷料　海藻酸钙敷料主要为海藻酸和钙离子的混合物,也是一种类似纤维素的不能溶解的多糖,其原料是从海藻酸中的玫瑰糖醛酸和甘露糖醛酸,其含量比是 2:1,该种比例的玫瑰糖醛酸的呈细带锯齿状的链条,其分子链上有大量的羟基和羧基,在制作敷料时用氯化钙溶液作为交联剂,可形成交联的海藻酸钙聚合物,含水量高。引入钙离子,使敷料良好生物相容性、低细胞毒性、相对较低价格。单纯的海藻酸钙是白色至浅黄色、无臭无味、溶于水而不溶于有机溶剂的粉末状固体,具有亲水悬浮胶体性质,因而具备制取纤维的条件。海藻酸钙纤维中的钙离子同血液中的钠离子进行离子交换反应,促进钙离子进入伤口表面,激活凝血途径,加速伤口的止血。吸收伤口的渗出液后膨胀,并逐渐转换成一种浓厚的水凝胶覆盖于创面上,这种结构使其有效吸收伤口的渗出液同时将其锁定在凝胶内,避免了渗出液渗漏及浸渍伤口皮肤的风险,并形成一种湿润微环境,有效促进伤口的愈合。

3. 海藻酸银敷料　海藻酸银敷料具有迅速杀菌作用,同时能快速吸收并处理伤口渗出液,形成凝胶,保持伤口湿润,发挥自溶清创作用,促进肉芽组织的生长,建立湿性伤口愈合环境,加速伤口的愈合。

4. 含壳聚糖海藻酸敷料　壳聚糖是从虾蟹壳等提取的一种天然多糖,能被生物体降解并完全吸收,壳聚糖具有生物相容性好,并具有抑制细菌活性、促进凝血、高吸水性、免疫调节和可降解等优异功能。已有实验证明壳聚糖可抑制修复过程中有细胞毒性的 NO 生成,具有抗炎、镇痛等功效,通过

促进 TGF 和 IGF 的产生,促进凝血和创面的愈合,且具有改善细胞功能和促进新生血管形成的作用。此外壳聚糖是自然界中唯一存在的一种阳离子碱性多糖,能与红细胞表面的阴离子作用,产生红细胞的聚集,促进创面红色血栓的形成。同时,壳聚糖的氨基还具有吸附脂质能力,而红细胞膜上的脂质比重较大,通过氨基与细胞膜上的脂质吸附,促进其聚集,达到止血目的。壳聚糖还可促进血小板中 PDGF - AB 和 TGF - β 的表达,从而有利于血小板的黏附和聚集。另外实验研究表明水解后的壳聚糖处理海藻酸钠纤维能加固纤维的结构,提高纤维的拉伸性能,同时发现壳聚糖-海藻酸钠纤维具有一定的抗菌性能,能够缓慢释放抗菌物质。其复合物因具有良好生物相容性、生物可降解特性,在生物材料等领域显示出广阔的应用前景。近几年来利用壳聚糖-海藻酸盐复合物制备纤维敷料,已经取得可喜成果。

5. 含明胶壳聚糖海藻酸敷料的其他类型敷料　明胶是动物皮、骨等结缔组织中的胶原经部分水解和热变性而得到的大分子蛋白质,具有良好透水透气性、可降解性、生物相容性等特性。另外明胶还可活化巨噬细胞,促进生长因子的释放,刺激细胞的增殖,有利于保持细胞的活力,因此被普遍认为是具有潜力的环境友好型生物材料。海藻酸-明胶共混纤维生物相容性好,黏附性强,具有促进伤口愈合和止血的功能,作为医用纱布、创面敷料时可为创面提供密闭的环境,有效隔绝了外界微生物的侵入,同时该微环境潴留的伤口渗出液中含有的巨噬细胞可增强局部杀菌能力。同时该共混纤维还具有较好的药物缓释作用,可与局部抗菌药物组合制成基因工程敷料用于感染创面,也可结合各类活性生长因子或细胞制成基因工程敷料用于顽固性溃疡和烧伤创面。海藻酸-明胶共混纤维因具有高吸湿性常被用于面部创面敷料、鼻内镜手术后黏膜创面敷料和儿科填充物等来吸收渗出液、减少黏膜水肿、抑制细菌生长等。

壳聚糖和海藻酸是众所周知能有效促进伤口愈合的材料。壳聚糖是自然阳离子聚合物,具有生物可再生性、可降解特性、良好生物相容性、生物功能性和无毒性,且能增加炎症细胞、巨噬细胞和成纤维细胞的功能,从而促进伤口的愈合。将该材料

与海藻酸以化学键形式结合形成的新的多聚体具有良好生物相容性、可降解特性,且该聚合物所形成的聚合物是良好的药物载体,在伤口局部能持续释放药物保持 20 天,对伤口的愈合具有促进作用。

6. 其他类型敷料

(1)海藻酸锌敷料:海藻酸纤维交联锌离子形成的海藻酸锌敷料也被用于伤口的护理,锌离子可能增加局部的免疫调节能力和抗菌效果,也增加角质细胞的迁移和内源性生长因子的水平,另外对于合并缺锌的患者来说,海藻酸锌还可补充机体的锌元素含量。

(2)胶原海藻酸:1988 年有学者将胶原蛋白结合海藻酸盐敷料对浸泡和术后伤口渗出液变化较大的伤口有明显优势,使伤口愈合时间由 36 天减少至 24 天,明显缩短伤口的愈合时间。

可见通过加入其他各类不同促进伤口愈合活性高分子单位制备而成的各种功能性敷料,不但改善了海藻酸盐敷料应用上的不足,同时赋予其更多功能。另外海藻酸盐敷料还可与其他动物性纤维等多种材料以不同方法制备更多衍生化功能性敷料,从而形成具有高技术附加值的海藻酸盐敷料产品系列,以满足不同临床需求,具有巨大开发潜力。

# 第三节　海藻酸盐基敷料的性能

## 一、高吸水性

海藻酸盐敷料含有海藻酸盐纤维,该纤维是亲水性高分子聚合物,有非常强的吸水性,可以吸收超出自身重量 20 倍的渗液。吸水性常用吸收重量来表示,即一定面积的纸样,使其一面与水接触一定时间后所增加的重量,以 g/g 表示。在伤口敷料引流中,渗出液将会被吸入敷料中的纤维的结构之间,富含 M 段海藻酸敷料能吸收能力达到 16.7 g/g,而富含 G 段海藻酸敷料也达到 14.2 g/g。也有学者报道以膨胀率来反映敷料的吸水性,海藻酸纤维的吸湿性可通过纤维在溶液中的溶胀率来表示,即将 0.2 g 该纤维放入 100 ml 的蒸馏水或生理盐水(0.9% 的 NaCl)中,1 小时后通过离心脱水将纤维表面的水分除去,最后测定纤维的重量($W_1$),该湿纤维在 105 ℃条件下干燥至恒重后测定的其重量($W_2$),得到 $W_1/W_2$ 的比例即为纤维的溶胀率。两种纤维在水中的溶胀率相似,在生理盐水中的溶胀率有较大区别。高 M 海藻酸纤维由于容易跟钠离子发生离子交换从而使大量的水分进入纤维而形成胶体。高 G 海藻酸纤维也可通过离子交换而形成胶体,但是这种纤维的溶胀率远较高 M 纤维差。其机制主要是当纱布和伤口渗出液接触时,海藻酸钙纤维与机体中的钠离子进行离子交换,不溶于水的海藻酸钙慢慢地转换成水溶的海藻酸钠,从而使大量水分进入纤维内部从而形成一种水凝胶体,给予该敷料极高的吸湿性、容易去除等优良性能。正因为有此能力,使敷料在伤口上使用时间延长,减少更换次数和护理时间,降低护理费用。

## 二、易去除性

传统伤口包扎中使用的纱布属于惰性敷料,无法调整创面湿度,无保湿作用,而干燥的创面易使敷料粘于伤口上的新鲜肉芽组织和神经末梢,更换敷料时,易损伤新生的上皮组织,增加患者的痛苦,影响了创面的愈合。因此易去除性是评价敷料的重要指标之一,海藻酸盐敷料即具有良好的易去除性,同时海藻酸盐纤维是一种生物可降解的纤维,更换敷料时,一些残留于伤口上的纤维无须去除,少量的纤维可以被软组织缓慢吸收,这是海藻酸敷料良好易去除性的另一重要原因。另外有学者认为高 M 海藻酸盐敷料可以用温热的盐水溶液淋洗去除,高 G 海藻酸盐敷料在治愈过程中,膨化较小,可以整片拿掉,这对伤口新生的娇嫩组织有保护作用。

## 三、高透氧性

透氧性亦是伤口敷料的主要评价指标之一,良好的透氧性为伤口营造疏松透气的环境,避免厌氧菌的繁殖,有利于伤口的愈合。海藻酸纤维吸湿后形成亲水性凝胶,与亲水基团结合的"自由水"成为氧气传递的通道,氧气通过吸附-扩散-解吸的原理从外界环境进入伤口内环境,有利于伤口愈合。而纤维的高 G 段是纤维的大分子骨架连接点,水凝胶的硬性部分(氧气可通过的微孔),避免了伤口的缺氧状况。在具备高透氧性的同时具有保湿保温的效果,有助于伤口湿润微环境的维持,促进伤口的愈合。

## 四、凝胶阻塞性质

海藻酸盐敷料与伤口渗出液接触时,纤维吸湿后膨化,大量的渗出液保持在处于凝胶状的纤维中。此外,单个纤维的膨化,减少了纤维之间的细孔,液体的扩散被停止。海藻酸盐敷料所具有的"凝胶阻塞"性质,限制了伤口渗出液的扩散。水凝胶由亲水性高分子聚合物和水交联形成的三维立体网状结构,其分子结构类似于机体内高分子组织结构,具有良好生物相容性,常被作为进入人体的载体。水凝胶的理化特性主要依赖于交联的类型和交联的程度,另外与分子量的大小和聚合物的化学组成有密切联系。目前认为只有 G 段海藻酸参与分子间与离子(钙离子等)交联形成水凝胶,因此海藻酸盐 M/G 比、G 段长度及分子量是敷料性能和形成凝胶的关键因素。增加 G 段长度和分子量可有效增加海藻酸凝胶的力学性能。目前主要通过以下几种交联路径来形成水凝胶:

### (一)离子交联

最常见是通过将海藻酸溶液和含有离子溶液进行交联,如二价阳离子钙离子等。该二价阳离子与海藻酸中的古洛糖醛酸结构特异性的结合,同时该古洛糖醛酸与相邻的古洛糖醛酸连接形成"蛋盒"状的交联模型,最终形成水凝胶结构。但该交联所形成的水凝胶在生理情况下缺乏有效的稳定性,因为当水凝胶中的二价阳离子与局部组织中的单价阳离子发生离子交换,进而释放出二价阳离子,导致水凝胶的溶解。另外钙离子的释放后会激活凝血机制,促进伤口血小板和红细胞的聚集,加速止血。

### (二)共价交联

在组织工程学方面共价交联被广泛应用于提升水凝胶理化特性的过程中。共价交联形成的水凝胶容易丢失水分,导致压力减小,水凝胶结构变性。为了提升海藻酸水凝胶的理化特性,有学者将海藻酸和各类不同分子量的聚乙二醇进行共价交联,结果

发现随着交联系数和聚乙二醇含量的不断升高,其水凝胶的弹性指数也不断攀升。当水凝胶中聚乙二醇含量下降时,其水凝胶弹性指数亦下降,同时说明海藻酸水凝胶的理化特性与交联密度具有重要意义。

### (三)温度敏感凝胶体

温度敏感性凝胶体在药物载体中有着广泛应用,其可随着周围组织温度的改变而调节自身膨胀率,导致相应剂量药物从凝胶体的释放。

### (四)细胞交联

目前除了通过物理化学等方法来交联形成水凝胶,尚有报道一些细胞亦能形成凝胶体,当海藻酸与细胞的黏附配体结合,此时细胞可在无任何化学交联物质的存在下将连接相邻聚合物链形成长距离、可逆性的网状系统。

## 五、生物降解性

海藻酸盐纤维是一种生物可降解的纤维,更换敷料时,一些残留于伤口上的纤维无须去除,少量的纤维可以被软组织缓慢吸收,大大减轻患者的痛苦。另外,其良好生物相容性使其在作为手术线时可不经二次拆线,减少了患者的痛苦。海藻酸盐形成的水凝胶溶化后,其平均分子量较大仍高于肾脏的滤孔,不能经肾脏排出体外。

1987 年,有学者提出海藻酸的降解机制,在海藻酸裂解酶处理下通过 β 消去反应裂解海藻酸的糖苷键,同时在 C—4 和 C—5 之间形成双键,降解成寡糖结构。按底物的特异性,可将海藻酸裂解酶分为三种:第一种是聚甘露糖醛酸裂解酶 [poly(β-D-mannuronate) lyase],其对 polyM 具有特异性;第二种为聚古洛糖醛酸裂解酶 [poly(α-L-guluronate) lyase],对 polyG 具有特异性;第三种是对 polyM 和 polyG 两种底物均具有活性的聚古洛糖醛酸和聚甘露糖醛酸裂解酶。按照氨基酸序列的相似性,可将海藻酸裂解酶分为七个多糖裂解酶家族,即 5,6,7,14,15,17 和 18 家族。根据作用方式又可将其分为内切海藻酸裂解酶和外切海藻酸裂解酶。海藻酸裂解酶来源广泛,主要有三大类:第一类主要是微生物,如细菌、真菌等;第二类主要是海洋软体动物和棘皮动物,如海参、海螺和鲍鱼等;第三类主要是植物类,以巨藻、泡叶藻和海带等。水凝胶的降解率和其氧化程

度、周围环境的 pH 和温度有着密切关系。另外海藻酸的分子量的分布会影响水凝胶的降解率和理化特性。部分氧化的海藻酸通过离子或共价交联形成低分子或高分子凝胶体。且随着低分子海藻酸的增加，其降解速率增快，与交联方式无关。

### 六、生物相容性

目前尽管关于海藻酸盐的生物相容性研究已进行了大量体内和体外实验，但关于海藻酸盐成分的影响仍在较大争议。其中主要是不同实验研究中海藻酸浓度存在差异。例如有报道称高含量的 M 段海藻酸具有免疫原性且能诱导局部组织相对于高含量的 G 段海藻酸 10 倍的细胞因子产生。然而也有学者报道在海藻酸敷料周围未发现明显免疫应答反应，称材料周围发现的免疫应答反应有可能是海藻酸中的残留杂质引起。有学者将海藻酸敷料埋入大鼠皮下组织通过组织学观察来评估该材料的组织相容性，分别于术后第 1 天、7 天、28 天和 84 天取材，镜下见海藻酸在 3 个月观察期内出现明显降解，植入早期其周围炎症反应轻微，无明显异物反应，具有良好生物相容性。因海藻酸主要来自天然海中藻类，各类杂质包括重金属、内毒素、蛋白质及多酚类化合物，均可能存在于各类海藻酸盐混合物中。有实验报道经过多步提纯过程生成的海藻酸盐植入动物皮下组织后并未引起局部组织的明显异物反应。同样高纯度的海藻酸皮下注射大鼠皮下组织，未发现明显炎症反应。

### 七、低细胞毒性

通常敷料在使用过程中会与创面组织直接接触，如毒性物质会导致局部组织细胞的损伤和死亡，而且长期持续的毒性物质接触将会导致局部的炎症，影响敷料的治疗效果。为避免类似不良反应，该敷料在应用于人体之前，必须对其生物安全性进行评价。1998 年有学者将成纤维细胞（L929）进行海藻酸的体外细胞毒性实验，发现海藻酸对成纤维细胞的增殖无明显影响，具有良好细胞相容性。随后将海藻酸和棉纱布分别植入猪背部皮下组织，并于术后第 18 天取材行组织学观察，结果与对照组相比，海藻酸组愈合时间较对照组缩短，植入部位周围组织的异物反应较对照组明显减轻。

### 八、其他性能

① 抑菌特性：有学者报道海藻酸具有一定的抑菌特性，其主要机制是通过引流的方式进行。具体为当渗出液被吸入敷料内后，海藻酸纤维膨胀，包含在渗出液中的细菌等微生物将会一道被吸入伤口中的引流液中，这将减少伤口细菌等微生物的吸收，有助于抑制细菌的扩散。② 缓解疼痛：海藻酸敷料可有助于缓解患者伤口创面的疼痛，其机制目前尚不明确，可能与海藻酸盐敷料在伤口表面建立湿润微环境，维持神经末梢的湿润等有关，进而可为患者缓解伤口的疼痛。③ 良好的药物载体：有学者将海藻酸敷料作为载体将基质细胞衍生因子-1（stromal cell-derived factor-1，SDF-1）释放于伤口创面，此方法不仅能发挥海藻酸盐敷料的独特优势，维持了伤口的湿润环境，而且还能将基质细胞衍生因子-1 的功效发挥极致，综合各自优势有效加速伤口的愈合时间，促进伤口的愈合率和减少疤痕的形成。

## 第四节　海藻酸钙敷料的基础研究

### 一、体外实验

#### （一）细胞毒性实验

敷料在使用过程中与创面组织直接接触，若有细胞毒性会导致局部组织细胞的损伤和死亡，而且长期持续的毒性物质接触将会导致局部的炎症，影响敷料的治疗效果。为避免类似不良反应，该敷料在应用于人体之前，必须对其生物安全性进行评价，材料的安全性前提是具备良好生物相容性，其中细胞相容性是其重要组成部分之一。目前评估细胞相容性的选择越来越多地依据细胞毒性实验，也是生物材料安全性评价中第一阶段的筛选试验，是生物相容性重要组成部分,因其具有操作简便、迅速、高灵敏性等优点而被作为评价生物材料毒性的首选指标。具体是在离体状况下模拟生物体生长环境,检测材料或其浸提液对细胞生长及增殖的影响,相对于体内试验而言,体外实验已经成为评价生物材料相容性的一种简便、安全、敏感且节省费用和时间等优点受到公认。细胞毒性等级由细胞相对增殖率(Relative growth rate, RGR)来判定,具体为:0级和1级无细胞毒性;2级为轻度细胞毒性;3级和4级为中度细胞毒性;5级为明显细胞毒性。详见表8-6。

本课题组进行了海藻酸钙敷料的体外细胞毒性实验研究,具体将浓度0,50%和100%海藻酸钙敷料浸提液与L-929细胞共培养,分别于培养0,12小时,24小时和48小时测量其吸光度。细胞接种后吸光度逐渐增大,且其增加趋势越来越明显,从整体上来说,50%浓度浸提液的OD值略低于浓度为0的对照组,高于浓度为100%的实验组。其详细结果见表8-7。

初检实验结果中各浓度组结果经方差分析结果显示,12小时后各浓度组OD值均存在差异,具有统计学意义。由此推断对细胞增殖无影响的浓度存在于0～50%之间。故进一步进行浓度分别为0,10%,20%,30%,40%和50%海藻酸钙敷料浸提液与L-929细胞共培养的精检实验,分别于培养0,12小时,24小时和48小时测量其吸光度。其详细结果见表8-8。

表8-6 细胞增殖率与细胞毒性等级的对应关系

| 相对增殖率 RGR(%) | ≥100 | 75～99 | 50～74 | 25～49 | 1～24 | ≤0 |
|---|---|---|---|---|---|---|
| 细胞毒性等级 | 0级 | 1级 | 2级 | 3级 | 4级 | 5级 |

表8-7 MTT法对各组浓度海藻酸钙敷料的细胞毒性实验的初检结果

| 浸提液浓度(%) | 时间(小时) | 每孔测定的OD值 | | | 均　值 | 标准差 |
|---|---|---|---|---|---|---|
| 0 | 0 | 0.235 | 0.233 | 0.239 | 0.236 | 0.003 1 |
| | 12 | 0.312 | 0.316 | 0.310 | 0.313 | 0.003 1 |
| | 24 | 0.463 | 0.462 | 0.458 | 0.461 | 0.002 6 |
| | 48 | 0.655 | 0.653 | 0.654 | 0.654 | 0.001 0 |
| 50 | 0 | 0.233 | 0.239 | 0.236 | 0.236 | 0.003 0 |
| | 12 | 0.301 | 0.299 | 0.298 | 0.299 | 0.001 5 |
| | 24 | 0.430 | 0.432 | 0.433 | 0.432 | 0.001 5 |
| | 48 | 0.609 | 0.608 | 0.606 | 0.607 | 0.002 1 |
| 100 | 0 | 0.238 | 0.235 | 0.237 | 0.237 | 0.001 5 |
| | 12 | 0.285 | 0.283 | 0.287 | 0.285 | 0.002 0 |
| | 24 | 0.400 | 0.397 | 0.395 | 0.397 | 0.002 5 |
| | 48 | 0.570 | 0.554 | 0.558 | 0.561 | 0.008 3 |

表8-8 MTT法对各组浓度海藻酸钙敷料的细胞毒性实验的精检结果

| 浸提液浓度(%) | 0 | 12小时 | 24小时 | 48小时 |
|---|---|---|---|---|
| 0 | 0.245±0.003 2 | 0.310±0.003 8 | 0.451±0.002 0 | 0.757±0.003 2 |
| 10 | 0.246±0.002 0 | 0.311±0.004 5 | 0.449±0.004 9 | 0.753±0.004 0 |
| 20 | 0.244±0.002 5 | 0.309±0.003 6 | 0.450±0.003 0 | 0.721±0.001 5* |
| 30 | 0.244±0.002 5 | 0.308±0.004 0 | 0.432±0.003 1* | 0.637±0.003 8* |
| 40 | 0.243±0.002 1 | 0.297±0.003 2* | 0.394±0.004 5* | 0.593±0.003 5* |
| 50 | 0.246±0.002 5 | 0.280±0.002 1* | 0.355±0.004 0* | 0.571±0.003 1* |

注:以0为对照组,* 为 $P<0.05$。

根据以上各组 OD 值,绘制各组 OD 值柱状图(图 8-9)。

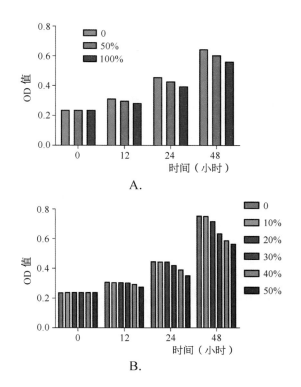

图 8-9 L-929 细胞在不同浓度的海藻酸钙敷料浸提液中的 OD 值

A. 初检结果;B. 精检结果

本实验初检结果发现各组细胞接种后 OD 值逐渐增大,均出现较高相对细胞增殖率,且其增加趋势越来越明显,表明增殖的细胞数量在不断增加,未出现明显的细胞抑制作用。同时 50%浓度浸提液的 OD 值略低于浓度为 0 的对照组,高于浓度为 100%的实验组。随后计算出的相对 RGR,除了 24 小时和 48 小时 100%浓度浸提液平均增殖率 86.2%和 85.8%,其余均为 90%以上。其毒性分级结果显示:0 小时 50%和 100%浸提液以及 24 小时和 48 小时 0 浓度浸提液对成纤维细胞毒性为 0 级,其余组细胞增殖率均保持在 80%以上,细胞毒性分级均为 1 级,因此认为海藻酸钙敷料无毒性。精检 MTT 试验结果表明 24 小时内,相对浸提液浓度低于 20%海藻酸盐敷料浸提液对成纤维细胞的生长无影响,浓度高于 30%的浸提液对成纤维细胞的生长有影响。48 小时其浓度低于 10%材料浸提液对成纤维细胞的生长

无影响,浓度高于 20%的材料浸提液对成纤维细胞的生长有影响。总体上各浓度对细胞增殖均无明显影响,对细胞无毒性作用,具有良好细胞形容性。

**(二)细胞凋亡实验**

细胞凋亡即细胞程序性死亡,是由基因控制的细胞自主性死亡现象,其形态学方面的变化主要包括 DNA 断裂、染色质浓缩、细胞皱缩和凋亡小体的形成等,最后被邻近的上皮细胞和巨噬细胞等吞噬。在分子水平,细胞的凋亡是细胞内发生的一系列有序连锁反应。在其凋亡过程中,会激活部分 DNA 内切酶,这些 DNA 内切酶会切断核小体间的基因组 DNA。基因组 DNA 断裂时,暴露的 3′-OH 可以在末端脱氧核苷酸转移酶(terminal deoxynucleotidyl transferase,TdT)的催化下连接荧光素(FITC)标记的 dUTP(fluorescein-dUTP),从而可以通过荧光显微镜或流式细胞仪进行检测,这就是 TUNEL 法检测细胞凋亡的原理。该技术具有高灵敏度、可辨别凋亡细胞类型、了解凋亡细胞内相关基因和蛋白信息等主要优点。自 1992 年 Gavriel 等提出 TUNEL 法以来,TUNEL 染色法作为一种检测细胞凋亡的免疫组化技术已被广泛应用于各单位基础研究。笔者实验将成纤维细胞(L-929 细胞)与海藻酸钙材料共培养 72 小时作为实验组,另设空白培养液作为对照组,采用 TUNEL 法对细胞死亡类型进行检测,并在正置荧光显微镜下观察细胞凋亡情况,并计算凋亡率。结果显示两组均出现凋亡细胞,且随培养时间呈现持续升高趋势,实验组凋亡检出率与对照组相比无明显差异,两组成纤维细胞数目随培养时间的延长持续增高,但无明显细胞抑制作用。结果表明该海藻酸钙敷料未诱导细胞的凋亡,具有良好的生物相容性(图 8-10)。

**二、体内实验**

**(一)海藻酸钙敷料对伤口面积愈合率的影响**

为了探讨海藻酸钙敷料对大鼠伤口愈合率的影响。本课题组通过制作大鼠背部皮肤缺损模型,在伤口局部应用海藻酸钙敷料作为实验组,经典棉纱布作为对照组。于造模后 0 天、3 天、7 天和 14 天进行伤口的拍照,并使用 Image-ProPlus(IPP)

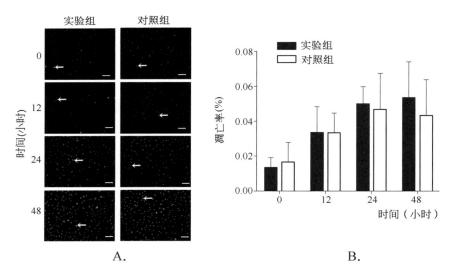

**图 8‑10　两组不同时间点成纤维细胞经 TUNEL 染色后于正置荧光显微镜观察结果（×200）**

A. 两组成纤维细胞培养 0、12 小时、24 小时和 48 小时细胞凋亡情况，白色箭头所指细胞为
凋亡细胞；B. 两组成纤维细胞不同时间点细胞凋亡结果柱形图

Plus Version4.5.1 图像分析软件测量大鼠的伤口面积。造模当天各组大鼠伤口面积无差异，在术后 3 天时，实验组大鼠伤口面积较对照组明显减小，7 天时这种差异更加明显（图 8‑11）。其结果经方差分析后发现，在术后各时间点实验组与对照组伤口面积愈合率均存在明显差异（P＜0.05）（图 8‑11），初步说明海藻酸钙促进伤口的愈合。

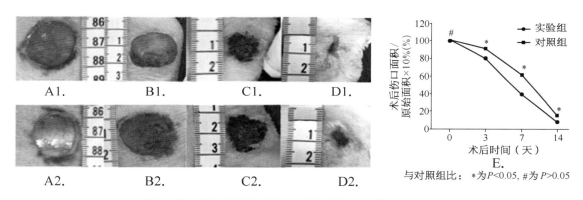

**图 8‑11　术后 0 天、3 天、7 天和 14 天时两组大鼠伤口面积变化**

A1. 实验组术前；B1. 实验组术后 3 天；C1. 实验组术后 7 天；D1. 实验组术后 14 天；A2. 对照组术前；B2. 对照组术后 3 天；C2. 对照组术后 7 天；D2. 对照组术后 14 天；E. 两组大鼠伤口愈合率随时间延长的变化：两组大鼠伤口面积随时间延长的进行性降低，且术后不同时间点实验组均低于对照组

### （二）伤口的组织学观察

为了探讨大鼠伤口愈合过程中海藻酸钙敷料对创面组织的影响，本课题组通过制作大鼠背部皮肤缺损模型，在伤口局部应用海藻酸钙敷料作为实验组，经典棉纱布作为对照组。于术后第 3 天，HE 观察见实验组创面可见大量中性粒细胞，可见伤口新生肉芽组织水肿，肉芽组织厚度为（1 540.0±118.5）μm，并伴有新生血管的形成，其新生肉芽组织血管面积比为（11.8±0.73）%；对照组伤口亦可见大量中性粒细胞的浸润，且巨噬细胞和成纤维细胞数量较少，肉芽组织厚度为（1 504.6±131.8）μm，新生肉芽组织血管面积比为（11.3±0.67）%。7 天时实验组创面中心粒细胞较前减少，肉芽组织水肿较前好转，结构致密，肉芽组织厚度为（933.8±69.1）μm，伴有毛细血管增生和成纤维细胞数量增多，细胞排列整齐，其新生肉芽组织血管面积比为

（15.9±0.96）%；对照组成纤维细胞数量较前增多，新生肉芽组织结构疏松，其排列结构紊乱，肉芽组织厚度为（806.0±98.4）μm，新生肉芽组织血管面积比为（14.6±0.52）%。14天时实验组伤口无明显急性炎症反应表现，新生肉芽组织已基本修复完成，趋于正常组织结构，肉芽组织厚度为（764.0±107.8）μm，其新生肉芽组织血管

面积比为（8.0±0.99）%；对照组伤口仍有炎细胞浸润，少数可见皮下脓腔的形成，肉芽组织厚度为（544.0±89.9）μm，其新生肉芽组织血管面积比为（5.7±0.86）%（图8-12）。结果说明在创面愈合过程中海藻酸钙具有良好生物相容性，且可有效加速创面肉芽组织形成等进程，有效促进了伤口的愈合进程。

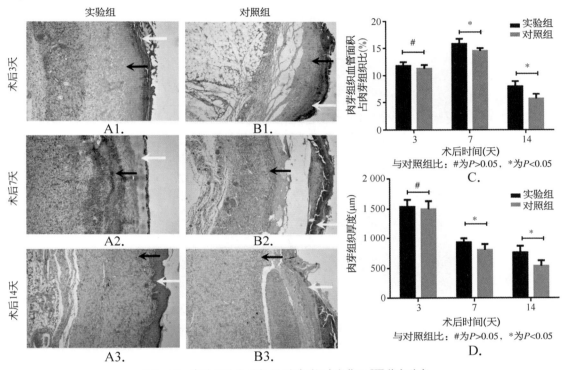

图8-12　术后3天、7天和14天时两组大鼠伤口HE染色改变

A1：实验组术后第3天；A2：实验组术后第7天；A3：实验组术后第14天；B1：对照组术后第3天；B2：对照组术后第7天；B3：对照组术后第14天（黑色箭头：新生肉芽组织；白色箭头：新生表皮）；C. 术后不同时间肉芽组织血管面积占肉芽组织的百分比；D. 术后不同时间肉芽组织生成情况

### （三）增加伤口胶原蛋白含量

胶原纤维是真皮的主要组成部分之一，在伤口愈合过程中占有极其重要的作用，Masson染色是目前较为常见的胶原染色之一。笔者通过Masson染色来观察术后不同时期伤口胶原纤维的形成。结果发现使用海藻酸钙敷料7天时伤口即出现较高含量胶原，结构稀疏，成熟度较低；14天时胶原排列致密整齐，成熟度较高。而对照组7天时仍未见明显胶原蛋白形成，14天时其含量较前增多，且结构稀疏，成熟度较低。说明海藻酸钙在伤口愈合早期过程中可提高局部组织胶原蛋白的含量，在促进伤口的愈合过程中发挥着重要作用（图8-13）。

### （四）免疫组化法检测海藻酸钙对伤口TGF-β、VEGF和IL-6的影响

制备大鼠背部皮肤缺损模型，于伤口局部应用海藻酸钙敷料作为实验组，以及经典棉纱布作为对照组，术后不同时期处死取材，并进行免疫组化法观察伤口组织中TGF-β、VEGF和IL-6含量变化。

1. TGF-β　TGF-β是一类由血小板、巨噬细胞和成纤维细胞等产生的基础抗炎细胞因子，其在创面中含量与胶原的合成、伤口愈合后组织张力大小及疤痕的密度有一定联系。TGF-β促进伤口细胞增殖与分化，促进细胞外基质的合成，也是多种免疫细胞自分泌或旁分泌的调节因子。本实

验中发现随伤口愈合时间延长，两组 TGF-β 阳性表达均明显呈逐渐升高趋势，但相同时间点两组间阳性面积表达率无明显差异，说明术后各时期海藻酸钙未提高创面局部组织 TGF-β 含量水平（图8-14）。从本实验结果来看其伤口加速愈合与伤口局部组织 TGF-β 含量无明显联系。

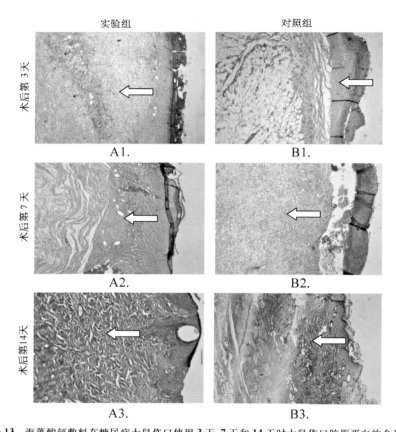

图 8-13　海藻酸钙敷料在糖尿病大鼠伤口使用 **3** 天、**7** 天和 **14** 天时大鼠伤口胶原蛋白的含量情况

A1. 实验组术后第 3 天；A2. 实验组术后第 7 天；A3. 实验组术后第 14 天；B1. 对照组术后第 3 天；B2. 对照组术后第 7 天；B3. 对照组术后第 14 天

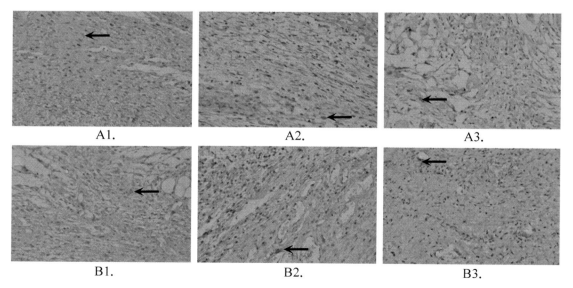

图 8-14　术后 **3** 天、**7** 天和 **14** 天两组伤口 TGF-β 表达情况（免疫组化染色×**200**）

A1：实验组术后 3 天；A2：实验组术后 7 天；A3：实验组术后 14 天；B1：对照组术后 3 天；B2：对照组术后 7 天；B3：对照组术后 14 天（黑色箭头：阳性表达细胞）

如图 8-14 所示,两组 TGF-β 阳性表达均明显呈逐渐升高趋势,但相同时间点两组间阳性面积表达率无明显差异。

2. VEGF 创面的顺利愈合需充足血供的支持,各种促进新生血管形成的相关物质中,VEGF 在促进新生血管形成中发挥着极其重要的作用。VEGF 是一种糖基化分泌性多肽,其可在分子水平调节新生血管的形成,主要包括:内皮细胞增生、细胞移动和趋化作用、产生蛋白酶。本实验结果表明:随伤口愈合时间延长,两组 VEGF 阳性表达均明显呈逐渐升高趋势,但相同时间点两组间阳性面积表达率无明显差异,说明海藻酸钙未提高创面局部组织 VEGF 含量水平(图 8-15,表 8-7)。故海藻酸钙并未通过提升创面局部组织的 VEGF 含量来促进伤口愈合。

如图 8-15 所示,两组 VEGF 阳性表达均明显呈逐渐升高趋势,但相同时间点两组间阳性面积表达率无明显差异。

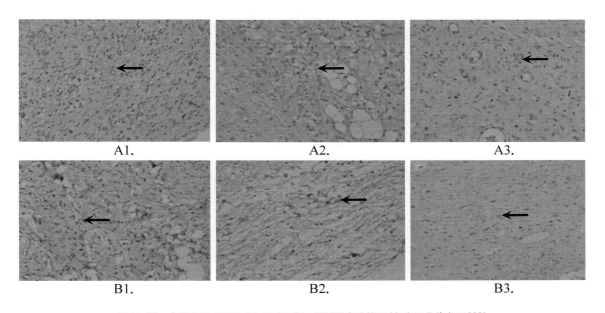

**图 8-15 术后 3 天、7 天和 14 天两组伤口 VEGF 表达情况(免疫组化染色×200)**

A1:实验组术后 3 天;A2:实验组术后 7 天;A3:实验组术后 14 天;B1:对照组术后 3 天;B2:对照组术后 7 天;B3:对照组术后 14 天(黑色箭头:阳性表达细胞)

3. IL-6 术后第 3 天,7 天和 14 天免疫组化结果显示:术后不同时间点实验组 IL-6 阳性表达均低于对照组,以第 7 天最为明显。且术后第 3 和 7 天时两组间阳性面积表达率存在明显差异,术后第 14 天时则无明显差异。说明与对照组相比,在伤口愈合早期海藻酸钙引起创面炎症反应较轻(图 8-16,表 8-7)。

可见术后不同时间点实验组 IL-6 阳性表达均低于对照组,以第 7 天最为明显。

两组大鼠创面术后 3 天,7 天和 14 天时 VEGF、TGF-β 和 IL-6 图像平均阳性面积值(表 8-9)。术后 3 天,7 天和 14 天时实验组 VEGF 和 TGF-β 的表达均较对照组无明显差异($P>$ 0.05);术后 3 天和 7 天时实验组 IL-6 的表达低于对照组($P<0.01$),但术后 14 天时 IL-6 因子两组间无显著性差异。

根据术后 3 天,7 天和 14 天时两组伤口组织 VEGF、TGF-β 和 IL-6 图像平均阳性面积值绘制其曲线图(图 8-17)。从图中可知,VEGF 和 TGF-β 成进行性上升趋势,其两组间含量水平无明显差异;IL-6 呈相对平缓趋势,且在整个观察期内实验组 IL-6 含量均低于对照组。

海藻酸钙可以减轻炎症,加速创面肉芽组织形成,促进伤口的愈合。免疫组化结果提示在伤口创面的加速愈合与创面局部组织 VEGF 和 TGF-β

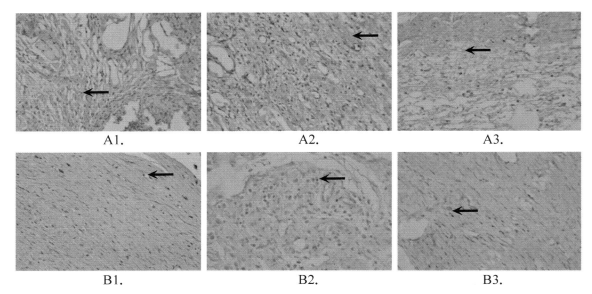

图 8-16 术后 3 天、7 天和 14 天两组伤口 IL-6 表达情况（免疫组化染色×200）

A1：实验组术后 3 天；A2：实验组术后 7 天；A3：实验组术后 14 天；B1：对照组术后 3 天；B2：对照组术后 7 天；B3：对照组术后 14 天（黑色箭头：阳性表达细胞）

表 8-9 两组术后不同时间点 VEGF、TGF-β 和 TGF-β 阳性面积表达率（$\bar{x} \pm s$）

| 组 别 | VEGF | | TGF-β | | IL-6 | |
|---|---|---|---|---|---|---|
| 术后天数（天） | 实验组 | 对照组 | 实验组 | 对照组 | 实验组 | 对照组 |
| 3 | 633.8±17.3 | 621.0±14.6 | 591.0±28.8 | 613.8±24.5 | 627.4±11.6* | 656.2±13.0 |
| 7 | 704.8±23.7 | 727.8±22.1 | 699.2±11.3 | 685.0±29.4 | 617.8±11.0* | 670.2±14.6 |
| 14 | 721.0±18.5 | 728.4±32.3 | 714.0±16.6 | 694.8±11.9 | 633.2±14.9 | 653.0±16.7 |

注：与对照组比较：* $P < 0.01$。

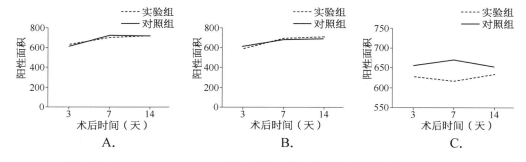

图 8-17 术后 3 天，7 天和 14 天时两组 VEGF、TGF-β 和 IL-6 图像阳性面积值曲线图

A. VEGF 图像阳性面积值曲线图；B. TGF-β 图像阳性面积值曲线图；C. IL-6 图像阳性面积值曲线图

的含量无明显关系，但实验组 IL-6 含量低于对照组，其低含量的 IL-6 可能减轻局部伤口创面炎症反应，使伤口的愈合由炎症期迅速转为增殖期，缩短伤口的愈合时间。

**（五）降低创面 MMP-9 含量**

MMP-9 又称明胶酶 B，亦是皮肤中主要基质金属蛋白酶之一，目前研究认为过量的 MMP-9 的分泌可导致伤口创面异常修复，引起增生性疤痕。笔者将海藻酸钙敷料应用于糖尿病大鼠伤口，结果发现术后不同时期伤口组织中 MMP-9 含量呈进行性降低趋势，且经 t 检验各时间点 MMP-9 含量明显低于对照组（表 8-10，图 8-18）。说明海藻酸钙敷料可有效降低伤口 MMP-9 含量，减轻伤口愈合后疤痕的形成。

表 8-10　术后不同时间海藻酸钙敷料对糖尿病大鼠伤口 MMP-9 含量的影响

| | 术后 3 天 | 术后 7 天 | 术后 14 天 |
|---|---|---|---|
| 对照组 | 0.038 03 ± 0.003 23 | 0.321 55 ± 0.001 59 | 0.030 91 ± 0.001 62 |
| 实验组 | 0.028 37 ± 0.003 50 | 0.026 37 ± 0.001 63 | 0.024 19 ± 0.000 89 |

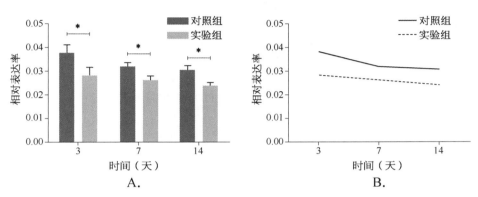

图 8-18　海藻酸钙敷料应用于糖尿病大鼠伤口 3 天、7 天和 14 天时 MMP-9 含量变化
A. 两组间 MMP-9 比较趋势；B. 两组不同时间点 MMP-9 含量变化趋势

# 第五节　海藻酸盐基敷料的临床应用

海藻酸盐敷料在各类外科伤口的适应证主要体现在以下三个方面：① 在创面提供一个潮湿的愈合环境。② 吸收伤口渗出液。③ 促进止血。同时海藻酸盐敷料能缓解伤口的疼痛，并能吸收伤口的蛋白酶，在延迟愈合或者不典型的感染伤口具有较高水平的蛋白酶，影响细胞的增殖和生长因子的产生，海藻酸盐敷料能有效降低这些伤口蛋白酶，加速伤口愈合过程。

1946 年英国皇家军队医生 Blaine 首次将海藻酸盐敷料应用于外科伤口，取得良好效果，并显示出其在组织具有良好组织相容性。自 1970 年后海藻酸盐敷料大规模应用于临床后，迄今有 40 余年历史，目前海藻酸盐敷料正被逐步认可，主要应用于以下渗出伤口包括：糖尿病足溃疡、下肢静脉溃疡、烧伤创面及植皮后供皮区创面、褥疮、外科伤口和其他伤口和创面等。

## 一、糖尿病足溃疡

糖尿病是一组以高血糖为特征的代谢性疾病，也是一种严重威胁人类健康的代谢性疾病，在我国每年约增加 120 万糖尿病患者，其中 2 型糖尿病患者约占 95%。糖尿病时长期存在的高血糖会导致各种器官组织，尤其是眼、肾、心脏、血管及神经慢性损伤和功能障碍。在糖尿病诸多并发症中，糖尿病足溃疡占有很大比例，也是糖尿病患者住院的首要原因。糖尿病足溃疡治疗不积极将会导致截肢，其溃疡是导致糖尿病患者截肢的最主要原因。据调查在美国截肢的患者中 84% 是糖尿病足溃疡。美国创面协会资料报道约 66% 的难愈性创面即使经过 6 个月的治疗仍无明显改善。目前糖尿病足溃疡的难愈性给临床的治疗带来极大困难，成为今日医学研究重点，海藻酸盐敷料在糖尿病足伤口的应用中发挥着重要作用（图 8-19）。

1983 年 Fraser 等首次报道将海藻酸钙敷料应用于糖尿病性伤口，取得良好疗效，并初步发现海藻酸钙敷料在糖尿病性伤口的治疗中具有潜在价值。随后的实验将海藻酸盐敷料应用于 75 例糖尿病足溃疡患者的治疗，结果显示实验组的平均伤口缩小面积和完整愈合例数分别为 80.6% ± 6% 和 48%（24/50）；而对照组分别为 61.1% ± 26% 和

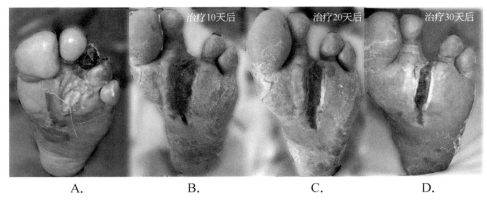

治疗10天后　治疗20天后　治疗30天后

A.　　　　　　B.　　　　　　C.　　　　　　D.

图 8-19　海藻酸盐敷料在糖尿病足溃疡伤口中应用后有助于创面愈合

36%（9/25），认为在伤口表面形成的柔软凝胶，为创面的愈合提供了湿润微环境，相对于对照组而言，海藻酸盐敷料在糖尿病足伤口缩小面积和完整愈合例数方面具有明显优势。在一项海藻酸钙敷料应用于 77 例糖尿病足溃疡患者的临床随机对照研究中，发现治疗 6 周后海藻酸钙组伤口愈合率达42.8%，而凡士林纱布组为 28.5%，再次说明海藻酸盐敷料在糖尿病足的疗效中与经典纱布换药相比，具有明显优势。在长期应用海藻酸盐敷料的糖尿病足患者中，亦无明显不良反应的发生，国外学者将海藻酸钙敷料应用于糖尿病足患者，并进行长达 12 周的观察，结果未见任何不适、并发症的发生。海藻酸银是海藻酸盐类的一种，其在糖尿病足的治疗中有着独特的疗效。在一项海藻酸银和海藻酸钙敷料随机对照研究中，将其分别应用于 130例糖尿病足溃疡患者的治疗，结果海藻酸银敷料组溃疡愈合率达 87.7%，伤口愈合时间平均为 53天，伤口深度平均减少 0.25 cm；而在海藻酸钙组分别为 70.8%，58 天和 0.13 cm，表明在糖尿病足伤口的愈合过程中，海藻酸银更具有优势，其主要原因可能与银离子能有效抑制伤口细菌的繁殖有关。海藻酸盐敷料除了具有吸收伤口渗出液，维持伤口湿润环境，促进伤口愈合外，有报道称适量口服后还具有降低餐后血糖升高的作用，为糖尿病足的治疗提供了稳定的正常血糖水平。创伤愈合时，IL-1 是重要的炎性介质之一，具有致热和介导炎症的作用，主要在细胞免疫激活中发挥调节作用，在糖尿病伤口愈合过程中发挥重要作用。IL-6是由活化的 T 细胞和成纤维细胞产生的细胞因子，调节多种细胞的生长与分化，具有调节免疫应答、急性期反应及造血功能，并在机体的抗感染免疫反应中起重要作用。TNF 主要是由活化的巨噬细胞、NK 细胞及 T 细胞产生的细胞因子，增强中性粒细胞和单核细胞向内皮细胞的黏附，促进炎症细胞向伤口趋化，刺激伤口炎性细胞因子和成纤维细胞增殖。有研究报道富含 M 组的海藻酸盐敷料能刺激糖尿病患者外周血中单核细胞释放 TNF、IL-1、IL-6，为海藻酸盐敷料促进糖尿病足的愈合提供理论基础。

## 二、下肢静脉溃疡

下肢静脉溃疡是指由静脉功能异常引起的下肢皮肤长期慢性溃疡，在下肢溃疡疾病中占70%～80%，也是外科常见的慢性难愈性的创面。这种溃疡长期不能愈合，或愈合后仍反复发作，严重溃疡甚至会癌变或需截肢治疗，严重影响患者的生活质量，其原因主要由静脉腔内高压引起的下肢静脉功能不全（静脉瓣膜的损伤），内皮细胞间隙增宽，纤维蛋白漏出，堆积在毛细血管周围，阻碍毛细血管氧的交换，局部皮下组织出现营养性变化，导致溃疡的发生。有报道静脉性溃疡短则数周，长则 10余年。年龄偏大、伤口时间长和伤口面积的大小是延缓静脉性溃疡伤口愈合的独立高危因素。下肢静脉溃疡伤口的治疗给社会和家庭带来沉重负担。目前在下肢静脉溃疡伤口的治疗中弹力绷带加压包扎是静脉下肢溃疡治疗的基石，因此正确选择与创面直接接触的伤口敷料尤为重要。

海藻酸盐敷料在下肢静脉溃疡伤口也有广泛的应用，如图 8-20 所示。1989 年 Thomas 等首次报道将海藻酸盐敷料应用于 64 例下肢溃疡患者，

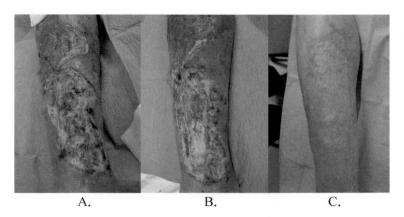

A.　　　　　　　　B.　　　　　　　　C.

**图 8 - 20　海藻酸盐敷料促进下肢静脉溃疡伤口的愈合**

A. 治疗前；B. 治疗 10 天后；C. 治疗 1 个月后

实验组使用海藻酸盐敷料,对照组则使用凡士林纱布。结果发现实验组伤口愈合率达到 31%,伤口好转率高达 73%;而对照组仅 4%患者伤口愈合,伤口好转率则为 43%。随后有学者报道利用 3 级压力弹力袜联合经典换药方法来治疗 40 位下肢静脉溃疡患者,使用海藻酸盐敷料换药的患者中,6 例患者痊愈,70%患者病情好转(溃疡面积较前缩小 40%以上);而在使用传统方法换药的患者中 2 例患者痊愈,45%患者有好转。且在治疗过程中,使用海藻酸患者疼痛较对照组明显减轻。国内有学者报道将海藻酸钙敷料应用于 19 例下肢静脉溃疡患者,发现所有患者伤口 6 周内全部愈合,再次说明海藻酸盐敷料在下肢静脉溃疡伤口的治疗中能有效缩短伤口愈合时间,对于伤口的愈合具有明显促进作用。

在下肢静脉溃疡的伤口的治疗中,不同品牌的海藻酸盐敷料效果也存在较大差异。据报道,将 Tegagen 和 Sorbsan 品牌的海藻酸盐敷料应用于 20 位下肢溃疡患者,发现前者品牌的海藻酸盐敷料 6 周伤口有效率为 33.7%,后者为 29.6%,并具有统计学意义,故从该实验结果来看 Tegagen 品牌的海藻酸盐敷料相对于 Sorbsan 具有较好的伤口愈合结果。然而近来,对于海藻酸盐敷料促进下肢静脉伤口的愈合也有学者持反对意见,通过将海藻酸盐敷料应用于下肢静脉溃疡患者,发现海藻酸盐敷料下肢静脉溃疡愈合时间约 56.6 天,而对照组(普通亲水性敷料)为 41.8 天,认为海藻酸敷料并未缩短下肢静脉溃疡伤口的愈合时间,在促进下肢静脉溃疡伤口的愈合方面并未达到预想效果,其远期效果有待于后期进一步研究。

### 三、烧伤创面及植皮后供皮区创面

由热力所引起的组织损伤称为烧伤,从烧伤的发病机制来看,烧伤是具有一定的温度、通过一定的时间由外界因素导致皮肤或者皮下组织的损害。烧伤不仅包括烧伤和烫伤,还包括化学烧伤、电击伤等,且它的病情程度主要是与受伤的面积、深度有关。烧伤后创面的愈合是组织连续修复的过程,其基础是炎性细胞、成纤维细胞和内皮细胞等组织修复细胞的一系列活动,这些活动受到全身和局部因素的影响。与一般创伤而言,烧伤创面的修复时间长,愈合困难,所受的影响因素也较多,包括创面的湿润微环境、温度和 pH 等均会对创面的愈合造成影响。同时烧伤创面多为耐药细菌感染,细菌繁殖快,创面渗出液和伤口坏死组织是细菌良好的生存条件。及时清洁创面渗出液、坏死组织是阻止细菌繁殖的有效手段。因此烧伤创面的治疗关键在于控制创面的感染,为创面愈合提供适宜的微环境从而促进细胞再生修复。

海藻酸盐敷料具有优良的止血效果和吸收大量伤口渗出液优势,可减缓细菌的繁殖速率,降低伤口的感染率。因此其在烧伤创面的应用具有较大价值,如图 8 - 21 所示。海藻酸盐敷料首次应用于烧伤供皮区创面,发现海藻酸盐敷料具有良好的止血效果,其吸收能力是普通纱布 3 倍左右,且清创后 5 分钟内伤口出血量是普通纱布的一半。随后有学者将其进行了海藻酸盐敷料应用于 155 例烧伤患者植皮后供皮区创面的长期研究,其中实验组 130 例患者伤口行海藻酸盐敷料治疗,对照组 25 例患者创面使用凡士林纱布处理,结果实验组伤口愈合时间为(7±0.71)天,而对照组为(10.75±1.6)天,且在治疗过程中患者的舒适情况和伤口愈合情况明显优于对照组。最近进行一项海藻酸盐与聚氨酯薄膜敷料在 38 例皮肤移植后患者供皮区伤口的随机对照研究,发现术后第 1 天实验组疼痛较对照组明显减轻,术后第 5 天无明显差异且在整个观察期内未出现伤口渗漏,是良好的引流敷料。然而以上观点并非获得临床上的一致同意,有学者认为海藻酸促进伤口的愈合方面上并无明显优势,但患者花费较对照组少,患者更容易接受。

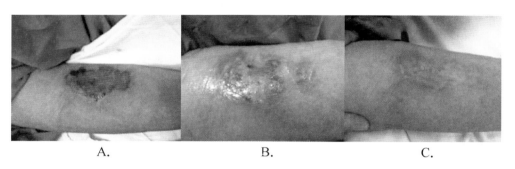

A.       B.       C.

图 8-21 海藻酸盐敷料促进烫伤伤口的愈合

A. 治疗前;B. 治疗 1 周后;C. 治疗 2 周后

在烧伤创面的治疗海藻酸盐敷料也具有一定促进伤口愈合的作用。据研究表明将海藻酸盐敷料应用于手部二度烧伤的患者,在伤口皮肤移植后能有效止血,且有效防止术后创面暴露结构(关节、肌腱)的干燥,在创面形成适合伤口愈合的湿润微环境,促进伤口的愈合,缩短创面愈合时间。且有国外学者报道将海藻酸银敷料应用局部烧伤患者,结果发现实验组伤口愈合时间为(7±3)天;而对照组为(14±4)天,海藻酸银敷料能明显缩短烫伤患者伤口愈合时间,加速创面的愈合。在特大面积烧伤的伤口的愈合过程中,海藻酸盐敷料也具有明显效果。1991 年就有学者首次报道将海藻酸盐敷料应用于 7 岁全身大面积烧伤的患儿,在植皮部位不足的部位应用海藻酸盐敷料覆盖,术后 10 天行成皮岛,术后 28 天达全面覆盖。因此海藻酸盐敷料在烧伤伤口创面和植皮后供皮区创面的愈合过程中具有明显的促进愈合作用。

**四、褥疮**

褥疮(即压疮、压力性溃疡)因身体局部组织长期受压,导致局部组织水肿、血液循环障碍,皮肤和皮下组织缺乏营养而失去正常的功能,形成血液阻塞的坏死状态,最终引起皮肤及软组织的坏死,给临床上的治疗带来极大困难。多见于昏迷、尿失禁、营养缺乏、长期卧床等不能自主翻身的病重患者。好发部位主要是经常受压的突出部位,如枕后部、肩胛骨突出处、骶尾骨、股骨大粗隆处和足跟等处,其处理不当会导致创面的扩大,甚至可能导致患者的死亡。褥疮的治疗方法因其认识的改变而存在差异,一般来说褥疮患者的局部创面换药对整个伤口的愈合有着密切联系,过去普遍认为创面的干爽清洁是促进伤口的愈合,一般来说主要以经典纱布来进行伤口的换药,但其疗效较差。目前则认为在无菌条件下湿润的微环境有利于创面上皮细胞的形成,促进肉芽组织的生长和创面的愈合,海藻酸盐敷料不仅能吸收伤口大量渗出液,还形成创面的湿润微环境。1991 年 Fowler 等首次报道将海藻酸盐敷料应用于褥疮的治疗,治疗时间从 1 周到 3 个月不等,均取得良好疗效。随后有学者将海藻酸盐敷料应用于 92 例褥疮的治疗,结果发现实验组有 74% 患者伤口面积至少缩小 40%,平均时间为 4 周;而在对照组患者占 42%,平均缩小时间超过 8 周。两组患者平均每周缩小面积分别为(2.39±3.54)cm² (实验组)和(0.27±3.21)cm² (对照组),有效缩短褥疮患者伤口愈合的进程,减少患者住院时间,如图 8-22 所示。

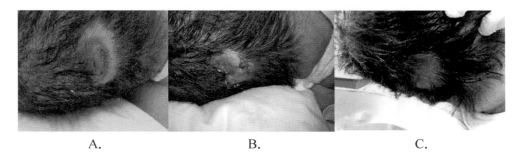

A.          B.          C.

图 8-22 海藻酸盐敷料促进患者头部褥疮伤口的愈合

A. 治疗前；B. 治疗 10 天后；C. 治疗半月后

然而在海藻酸盐敷料促进褥疮伤口愈合效果的临床上观察并非保持统一意见，认为在褥疮患者应用过程中并未加速伤口的愈合过程。有学者通过将海藻酸银敷料应用于 20 例背部褥疮的患者，对照组为磺胺嘧啶锌银，结果发现与对照组相比，在褥疮伤口面积大小和褥疮愈合评分上并无明显区别，即海藻酸银敷料相对于实验组而言，并未加速褥疮患者伤口的愈合进程。但实验组住院期间费用较对照组低，故从最终结果观察来看，海藻酸盐敷料对于褥疮患者伤口的愈合具有一定优势作用。

## 五、外科伤口

早期海藻酸盐敷料主要作为止血剂被用于临床，1948 年有学者首次报道将海藻酸应用于外科手术伤口的止血实验，并取得良好止血效果。随后的研究报道海藻酸钙在外科伤口的应用，不仅发现海藻酸钙是良好的伤口止血剂，而且具有良好生物相容性未引起任何不良反应。在一项海藻酸钙应用于上鼻甲修复术后鼻腔的研究中，在海藻酸钙敷料应用于伤口后 36～48 小时内均达到止血目的，且在敷料取出后无再次出血的发生，说明海藻酸具有明显止血效果。但也有学者持反对意见，在一项研究 6 只兔脾出血模型时，发现海藻酸组的出血时间 $(5.33 \pm 0.49)$min，而壳聚糖组为 $(2.83 \pm 0.17)$min，认为海藻酸的止血效果不及壳聚糖。

作为外科伤口的引流敷料，海藻酸也具有一定优势，有学者将海藻酸盐纤维作为填充物应用于 29 例术后外科伤口，引起的疼痛较轻，且认为能减少伤口细菌数目。随后在一项将海藻酸钙应用 16 例脓液切除后浓腔患者的研究中，对照组 18 例患者则使用经盐水浸泡过的纱布，结果发现海藻酸引

起的疼痛较对照组明显减轻 $(P<0.01)$，且较对照组更容易去除 $(P<0.01)$。学者 Ingram 等也将海藻酸钙和经典凡士林纱布应用于 50 例痔切除术后患者，进行随机对照试验，结果也同意以上观点。但也有学者持反对意见，有报道，在治疗 36 例腹部裂开伤口的患者比较三种不同的敷料，普通的海藻酸盐敷料、次氯酸盐浸泡纱布和混合敷料（增加半渗透膜），这三种敷料在伤口愈合过程中的愈合率无明显差异，故认为海藻酸盐敷料在外科伤口中并未促进伤口的愈合。

## 六、其他伤口

在一项海藻酸应用于真菌感染和放射线损伤创面的研究中，发现富含 M 段海藻酸敷料在治疗感染性伤口具有明显优势，缩短伤口的愈合时间，有效促进伤口的愈合。也有报道将海藻酸钠或海藻酸钙敷料成功应用于因中毒性表皮坏死性松解症引起的大片皮肤缺损的治疗，也收到良好效果。

另外术后组织和器官之间的纤维非正常结合常会导致组织的粘连，且组织粘连常会引起严重的疼痛、器官的功能障碍和再次手术的困难，将会导致医疗费用的增加。为了降低术后组织粘连的形成，大量化学药剂被用于临床，但收益不容乐观，单纯应用该化学药剂未能有效缓解粘连的形成。近年来有发现在预防术后腹腔粘连方面海藻酸也具有较好效果，在一项大鼠模型动物实验发现，海藻酸膜预防术后腹腔的粘连，其机制可能在伤口愈合的过程中起着润滑剂的作用。随后发现在各类海藻酸盐敷料中，非交联海藻酸生物膜具有良好抑制导致术后组织粘连的形成，而交联海藻酸则效果差，因此在预防术后组织粘连形成的过程中尽量选

取非交联海藻酸生物膜。

总的来说，海藻酸盐敷料在各类外科伤口具有广泛的应用，且收到良好的治疗效果，得到临床工作者和患者的一致好评。其主要作用机制是海藻酸盐敷料吸收各类外科伤口渗液中的钠盐接触后，即转化为一种凝胶状物质，在创伤早期有利于创面止血，且其纤维能吸收大量创面坏死物和渗出液，提供伤口相对清洁微环境，且透氧性优异。黏稠凝胶体又给创面提供了湿润透气的愈合环境，使胶原蛋白生长旺盛。凝胶体不会粘连创面组织，因此更换敷料时不会损伤创面刚形成的肉芽组织。且预后疤痕轻微，非常适宜于用来塞入和覆盖各类外科伤口，它的出现及临床应用为患者带来了福音，在糖尿病足溃疡、下肢静脉溃疡、烧伤创面及植皮后供皮区创面、褥疮、外科伤口和其他伤口和创面等方面得到了广泛的临床应用。

# 第六节　银离子海藻酸盐基敷料的临床应用

## 一、银离子海藻酸盐基敷料概述

银是已知的最古老的抗微生物试剂之一，很久以前就作为一种抗菌剂，1884 年就有报道将 1% 的硝酸银溶液应用于防止婴幼儿眼睛的感染。因银离子具有广泛的抗菌谱（需氧菌、厌氧菌、革兰阳性菌和革兰阴性菌等），且具有较高抑菌性、低成纤维细胞毒性和较强的抗炎等优异特性。其抗菌机制可能与在潮湿环境下释放的银离子能使细菌的 DNA 凝固、变性有关，从而有效抑制细菌数量的增长。且银离子在抑制革兰阴性菌、革兰阳性菌活性的同时，不易产生耐受性。同时银离子对肝脏毒性较低，具有较高安全特性，无其他明显不良特性，很少出现严重的不良反应。海藻酸是从海藻中提取的水溶性多聚糖，因具有良好生物相容性和无细胞毒性，被作为细胞载体广泛应用于临床，以海藻酸为载体将银离子与其结合而形成的海藻酸银抗菌敷料在临床的广泛应用，大大减少了伤口细菌数量，降低临床伤口感染的发生率，显著促进伤口的愈合。

银离子藻酸盐抗菌敷料是一类新型治疗外科创面的抗菌敷料，抗菌材料不仅防止创面感染，为创面提供最佳愈合环境，同时还具有安全、吸液多、不良反应少和使用方便等特点。具体来说银离子藻酸盐敷料具有良好的耐受性，很少出现严重的不良反应，具有卓越的吸收伤口渗出液能力，减轻伤口周围组织的水肿，并能够持续有效地释放银离子，有效抑制细菌的繁殖速率，且保持伤口湿润的愈合环境。银离子藻酸盐敷料在伤口治疗中的作用主要依赖于银离子独有的抗菌能力，其可通过不同的机制对细菌产生杀伤作用，因此病原体很难对银离子产生耐药性。另外据研究发现银离子作为一种广谱抗菌物质，只有处于可溶性形式时，才具有其生物学效应。银的可溶性形式主要包括 $Ag^+$ 或 $AgO$，$Ag^+$ 是银的离子形式，主要存在于磺胺嘧啶银、硝酸银及其他形式的银化合物中。而 $AgO$ 指不带电荷的金属银，本身并不具有抗菌活性，但在银的纳米晶体里，通过与 $Ag^+$ 形成特殊 $Ag^+$/$AgO$ 化合物而产生作用，$Ag^+$ 可以强烈吸引细菌体中蛋白酶上的巯基（—SH），迅速与其结合在一起，使蛋白酶丧失活性，导致细菌的死亡，当细菌被 $Ag^+$ 杀死后，其又从裂解的细菌体游离出来，再与其他细菌接触，周而复始地进行上述过程，这也是银离子杀菌持久性的原因之一。据测定，水中的 $Ag^+$ 浓度为 $0.01$ mg/L 时，就能完全杀死水中的大肠杆菌，且能维持长达 90 天内不繁衍出新的菌落，因此含银离子敷料可长期有效地抑制细菌的繁殖速率。另一项研究表明银离子可以通过干扰微生物呼吸链中的细胞色素，阻断其呼吸链反应，从而导致细菌体死亡。除上述原因外银离子还能与微生物中的 RNA 和 DNA 相结合，抑制微生物细胞内正常的复制、转录、翻译的执行，从而对包括对细菌、病毒、真菌及原生动物在内的各种微生物发挥强大的杀伤作用。

目前可持续释放银离子的含银医用敷料已成功地应用于伤口护理中，并取得很好的效果。在临床上,含银离子医用敷料的主要功能是在伤口上释放出银离子和避免了创面细菌的侵入。且银离子与敷料相结合还能显著延长作用时间,从而减少患者的换药次数,减少患者的负担。此外,一些含有银离子的产品能吸收伤口产生的带细菌的渗出液,而渗出液被吸入敷料后能进一步促进银离子的释放,起到持续的抗菌作用。研究结果显示,银离子可在减少伤口感染的同时强化伤口的上皮化过程,且通过基质金属蛋白酶的作用起到消炎的作用。临床上使用的磺胺嘧啶银和硝酸银后都可看到促进伤口的上皮化现象。银离子可引发伤口周边上皮细胞和真皮中胶原细胞所含金属硫蛋白(MT-1和MT-2)的活性。金属硫蛋白中的半胱氨酸含量高,分子量低,有促进有丝分裂的作用。它们也有利于皮肤组织抵抗汞、镉等金属的毒性。且在动物实验结果中发现,使用含银敷料后皮肤中的锌含量有所提高,锌金属酶的含量也有所提高,这使上皮细胞的数量增加,因而加速了皮肤的上皮化。在观察经过 0.01%~1.0%硝酸银处理后的皮肤发现,皮肤局部组织中的钙离子含量有所提高,也在一定程度上促进了伤口的上皮化,促进了伤口的愈合进程。

不同种类的伤口与银离子的释放量也有不同的要求。烧伤患者的伤口易受感染,因此在烧伤伤口上使用的含高浓度银离子敷料,在创面上可以维持较高浓度的银;在一些感染程度较低的伤口(如烧伤供皮区的伤口)使用浓度较低的银离子敷料效果较好。最近研究结果表明银离子的释放与敷料内银离子的含量和敷料从伤口上所吸收的渗出液量有着密切联系。在高吸湿性的医用敷料中,细菌和伤口渗出液一起被吸进敷料,创面与敷料之间含有少量渗出液,故从敷料上释放少量的银离子即可达到抑菌的效果,也在一定程度上保护了伤口和人体,所以含银医用敷料可以安全地使用在各类急性伤口和慢性伤口上,控制伤口上细菌的增殖,促进伤口的愈合。一般来说临床上释放银离子的主要产品主要有 3 种类型:① 含银量高且释放速率快的产品,适用于渗出液多细菌感染严重的伤口。② 银离子的释放速率缓慢,但是可以持续释放类产品,这类材料的主要功能体现在载体材料上,如聚氨酯泡沫能控制伤口产生的渗出液,水凝胶能维持伤口的湿润微环境。③ 含银量低的产品,被用

在低感染的伤口上隔离外来细菌的侵入。

## 二、银离子海藻酸盐基敷料的临床应用

1987 年 Thomas 首次将银离子加入伤口敷料并进行实验研究,并取得良好实验效果。目前市场上有各类含有银离子的敷料,常见的主要有藻酸银敷料和磺胺嘧啶银乳膏(silver sulfadiazine cream, SSD)等,其均在各类伤口中广泛的应用。但磺胺嘧啶银乳膏为相对速效作用,作用时间较短,需每日最少更换一次,消耗时间且操作烦琐。近来将含有银离子和银离子化合物与各类水凝胶或海绵等敷料相结合而形成的新型敷料被应用于越来越多的伤口,这些敷料不仅使用方便,而且能提供创面一定银离子浓度,有明显的杀菌作用,其持续释放的银离子能显著延长作用时间,从而减少患者的换药次数,减少患者的负担,有效解决了磺胺嘧啶银乳膏等含银离子敷料的不足。海藻酸银敷料是该类新型敷料主要成员之一,目前已在临床上广泛应用,现将其主要临床应用总结如下:

(一)急性伤口

1. 烧伤

(1)部分烧伤伤口:有学者将海藻酸银敷料应用于 70 例部分烧伤伤口,对照组为磺胺嘧啶银乳膏,结果发现海藻酸银敷料组伤口愈合时间明显短于对照组,大大减少临床护理时间,实验过程中发现实验组疼痛较对照组相比明显缓解,明显提高患者的生存质量。

(2)烫伤伤口(浅、深二度):有学者将纳米银敷料应用于 191 例烧伤患者伤口(浅、深二度),对照组选用磺胺嘧啶银乳膏和凡士林纱布。结果显示纳米银敷料和磺胺嘧啶银乳膏均能减少感染伤口创面的大小,而在凡士林纱布组伤口愈合则较缓;然而进一步研究浅二度烧伤创面治疗过程中发现,相对于纳米银敷料和磺胺嘧啶银乳膏组,凡士林纱布组伤口愈合时间更短,故认为在深二度和感染较严重的烧伤创面其银离子敷料具有较好的治疗效果,但在烧伤较轻且无明显感染创面其促进伤口愈合效果较差。

(3)烧伤植皮后供皮区:银离子敷料在烧伤植皮后供皮区创面的治疗也有一定效果,有报道将银离子敷料应用于 20 例烧伤植皮后供皮区的治

疗,对照组选用 5%通用氨苯磺胺烧伤敷料,结果发现两组敷料对于供皮区创面愈合时间和其并发症相比无明显差异,但银离子敷料患者住院期间费用明显低于对照组。

2. 外科创伤伤口

(1)结肠直肠外科伤口:有学者将银尼龙敷料应用于 110 例结肠和直肠术后的患者,对照组使用经典棉纱布,结果提示银尼龙敷料可显著降低术后伤口的感染率。同样有报道在 160 例结肠和直肠术后应用银离子纤维敷料治疗 7 天,结果也发现银离子纤维敷料可显著降低伤口的感染率。

(2)潜毛窦炎:潜毛窦又称藏毛窦,是骶尾部臀间裂的软组织内生长的一种慢性窦道或囊肿,内藏毛发。可表现为骶尾部急性脓肿,穿破后形成慢性窦道,或暂时愈合,终又穿破,如此可反复发作。

将银离子纤维敷料应用于 43 例前毛窦炎患者,对照组应用海绵敷料,结果显示实验组伤口愈合时间和所需敷料的数量较对照组明显减低。

(3)开放性手术和创伤伤口:将银离子纤维敷料应用于 67 例开放性手术和创伤伤口,对照组为聚维酮碘。发现使用 2 周后在疼痛、舒适度和伤口引流方面,银离子纤维敷料明显优于对照组,且实验组伤口愈合率也明显高于对照组。

(二)慢性伤口

1. 下肢静脉溃疡伴感染 下肢静脉溃疡是外科常见的慢性难愈性的创面,这种溃疡长期不能愈合,或愈合后仍反复发作,严重溃疡甚至会癌变或需截肢来治疗,严重影响患者的生活质量。海藻酸银敷料的良好吸水性和优异的抑菌特性在下肢静脉溃疡伤口的治疗中发挥着重要作用,如图 8‐23 所示。

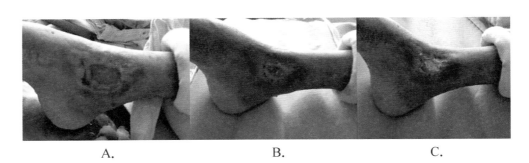

A.　　　　　　　B.　　　　　　　C.

图 8‐23　海藻酸银敷料促进患者下肢静脉溃疡伤口的愈合

A. 治疗前;B. 治疗 10 天后;C. 治疗 15 天后

有报道将含银离子的海藻酸敷料和未含银离子海藻酸敷料随机应用于 36 例慢性下肢静脉溃疡和褥疮患者并进行为期 4 周的观察,目的是控制感染,加速伤口的愈合,结果发现与对照组相比,实验组伤口创面表现较强抗菌能力,其伤口局部的疼痛、红疹和伤口渗出液明显较对照组轻。银离子海绵敷料应用于 42 例下肢静脉溃疡伴感染的患者,对照组使用单纯不含银离子海绵敷料,治疗 9 周后,实验组中 81%患者伤口已完全愈合,而对照组为 48%,其伤口愈合率明显高于对照组。同样,还有学者将含银离子纤维敷料应用于 102 例下肢慢性静脉溃疡并伴有感染患者,亦收到良好治疗效果,其对照组应用不含银离子纤维敷料,治疗 8 周后,实验组伤口缩小面积速率明显优于对照组,其伤口感染率也明显低于对照组。在一项

129 例下肢静脉溃疡患者随机对照的研究中,将含有银离子的泡棉敷料和亲水无银离子泡棉敷料,结果发现 4 周后实验组伤口的面积相对于对照组明显减小。

2. 褥疮 将银离子纤维敷料应用于 40 例 3 级或 4 级褥疮患者,对照组使用磺胺嘧啶银乳膏,治疗 8 周后,实验组伤口愈合率明显高于对照组,且实验组平均费用要低于对照组。

3. 糖尿病足溃疡伤口 将银离子纤维敷料应用于 134 例糖尿病足溃疡患者,对照组使用不含银离子敷料,治疗 8 周后,实验组患者溃疡深度愈合变浅明显快于对照组,实验组整体治疗效果均优于对照组,伤口愈合平均时间明显缩短于对照组,另外在抗生素的配合使用下,其抑菌效果更佳,如图 8‐24 所示。

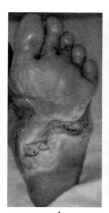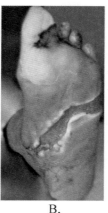

图 8 - 24　海藻酸银敷料促进糖尿病足溃疡伤口的愈合

A. 治疗前；B. 治疗 2 周后

4. 其他类伤口　在与海藻酸钙的一项研究中，99 例局部感染的慢性溃疡伤口患者，结果相对于对照组，伤口愈合率明显增加，伤口严重评分也显著改善。

海藻酸盐与银离子结合制备而成的海藻酸银敷料具有良好的吸收伤口渗出液能力，能够持续释放银离子保持伤口湿润的愈合环境，维持有效杀菌作用。银离子海藻酸盐敷料不仅具有良好的渗出液吸收性，且良好的杀菌效果。海藻酸银敷料在吸收伤口渗出液时会将银离子释放出来。海藻酸敷料中银离子的加入能增加敷料的抗菌活性和提升对弹性蛋白酶、基质金属蛋白酶 - 2 和促炎细胞因子（TNF - α、IL - 8 等）的亲和力，同时也能增加抗氧化能力。国内有学者报道比较了含银离子海藻酸盐敷料与传统海藻酸盐敷料对难愈性褥疮治疗的效果，结果发现前者控制褥疮局部感染效果更显著，还能促进创面快速愈合。因此认为藻酸盐类敷料与银离子结合可有效促进伤口愈合进程。

### 三、关于银离子敷料的争议

需要注意的是近来关于银离子在伤口敷料的使用存在一些争议，主要包括治疗安全性的考虑，甚至某些程度上限制了银离子敷料的使用。

1. 长期使用银离子敷料是否会导致银中毒　银离子敷料的长期使用可引起局部皮肤色泽改变，包括褪色或色素沉着。这对身体健康无明显影响，因为这些局部皮肤颜色的变化不是真正的系统性银中毒。后者是一种银质沉着的罕见病，会让患者的皮肤和巩膜逐渐变成微弱的蓝色，从而导致周围神经病、癫痫发作及血液、心、肝和肾等脏器毒性。目前尚无确凿证据表明银离子敷料引起真正的银中毒。

2. 银离子敷料是否延缓伤口的愈合　有文献报道一些含银敷料对成纤维细胞和角质形成细胞具有毒性，在动物伤口愈合模型中，影响其新生肉芽组织的形成和再上皮化的进程。相反，还有文献报道银离子敷料无明显毒性，且认为银离子对于伤口的愈合具有促进作用。考虑各方观点的不一致，其在细胞毒性方面有待于进一步研究。但目前认为银离子类敷料的主要目的是减轻伤口局部的负担，治疗局部感染和防止感染的全身扩散，因此认为银离子敷料在感染伤口具有明显优势，在清洁或感染较轻的伤口其治疗效果欠佳。

3. 细菌是否对银离子产生耐受性　目前对银离子产生耐受性的普遍性不明确，但其耐受性发生率极低。银离子拥有多重抑制细菌活性机制，这可大大降低细菌对银离子耐受性产生的机会。

4. 银离子敷料是否适用于儿童　银离子敷料在儿童患者的使用过程中需谨慎，且使用时间最好不超过 2 周。

5. 银离子敷料是否有害于环境　有报道认为银离子释放会导致周围环境的破坏，其实不然，伤口敷料中银离子的含量很少，仅占全球银离子消费的 0.000 8%，其在临床上的使用不足以给环境带来巨大破坏。

## 第七节　负压引流敷料的临床应用

自从有了外科，就有了外科引流。即将脏器组织腔隙或体腔内容物引出体外的方法，其主要作用是排出体内不适当蓄积的炎性渗出液、消化液、血液和坏死组织，促使脓腔或手术视野"死腔"缩小或闭合。

## 一、引流种类

1. 纱条引流 顾名思义指将无菌纱条做成引流物放入浅部伤口或切开的脓腔内,一端留在体外使脓液排出,是外科最常用的引流条,主要靠纱条棉纤维的虹吸作用将伤口渗出液吸入纱条内,是典型主动引流过程。主要适用于开放式、感染伤口。优点:安装简便,适用性广。其缺点主要是引流效果不高,对组织有刺激,容易与组织形成粘连,有引起感染的可能。

2. 胶片引流 又称橡胶皮片引流,由橡胶薄片(如橡胶手套)剪裁而成,是外科另一常用的引流物,主要是在引流过程中构造一个里外相通的裂隙,利用自然压力差或胶片皱褶间隙经由相对光滑的胶片表面将积血、积液排出体外防止渗血引起血肿,效果良好,主要用于浅部手术,如甲状腺、乳腺和其他浅表伤口。但其引流量较小,引流液流经伤口全层,放置时间超过 72 小时易引起伤口的反应,甚至感染。

3. 半管引流 将普通橡胶、硅胶、塑料管剖开剪半,形成"半管",实为沟状,其断面呈弧形使引流条与切口组织间留有一定的间隙,有利于液体的流出,同胶片引流类似,主要用于浅部手术,如腹壁、甲状腺和其他浅表伤口。但其引流量较胶片多,引流液流经伤口全层,放置时间过长可引起伤口感染的可能。

4. 胶管引流 将一端提前剪好若干小孔的乳胶管插入深部创腔或体腔(如尿道、腹腔)内,另一端穿出体表,可引出深部创腔或体腔内的积液。因为有了管腔,引流量有了很大的提高,使用时应根据对引流量的预计选用不同管径的管子,必要时多根成排放置。因在引流过程中渗出液与行径中的伤口无接触,对伤口愈合的影响很小,且引流质量高,对组织无刺激,方便对创腔冲洗。但其安装

过程较复杂,约 7~14 天后将会形成包裹性窦道。

5. 灌注引流 最初用于治疗急性骨髓炎,也是慢性骨髓炎病灶清除术后的基本治疗方法。其作用是在伤口闭合条件下,将骨腔中的炎性渗出物和积血持续引流出来,并可连续注入抗生素,提高局部灭菌药物浓度,以控制治疗骨髓炎,使伤口一期愈合。目前常用于腹腔冲洗、脓肿腔冲洗引流,可灌注生理盐水及其他适当的杀菌剂。

6. 双套管引流 双套管是一种可持续冲洗的负压引流装置,是一种主动引流,包括负压引流及冲洗两个部分,其中负压引流部分又分为外套管及内吸管两部分,外套管带有多个侧孔用于引流液体,前端为封闭的盲端减少组织损伤。主要用于术后发生的腹腔感染和肠瘘等。

7. 全闭式负压吸引疗法 是用泡沫型敷料(如聚乙烯乙醇水化海藻盐)覆盖、填塞创面,再将全密封的生物半透膜材料覆盖封闭整个创面和腔隙,并给予持续的负压吸引,使整个与材料相接触的创面处于全封闭负压引流状态,使外伤后感染坏死形成的创面得以全方位的引流,取代了传统的点状引流。这种新型引流技术的设计思维独特、合理,实用性强,是对传统外科引流方法和引流物的重大改进,能显著加快感染腔隙的闭合和感染创面的愈合,大幅度减少抗生素的使用,有效防止院内交叉感染的发生,缩短住院时间,减轻患者痛苦,减少工作人员工作量,详见下述内容。

## 二、全封闭负压疗法概述

负压引流疗法(negative pressure wounds therapy,NPWT)是近年来发展起来的用于治疗创面的一种革命性的创伤治疗方法,其治疗效果有赖于封闭负压引流技术和泡沫型创面敷料的有效结合,如图 8-25 所示。1952 年,Raffel 首次将封

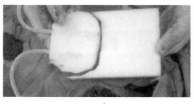 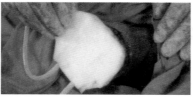 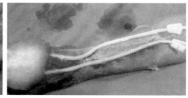

A.                    B.                    C.

图 8-25 封闭负压吸引技术(NPWT)

闭负压引流技术应用于皮瓣移植术后各种并发症的预防,并取得成功。1992 年德国 Ulm 大学创伤外科 Fleischman 博士首创负压封闭引流技术,用于治疗四肢软组织创面感染。基于以上两项技术,伤口负压治疗成为一种处理创面的新方法,两者均应用了封闭负压吸引的原理。

两者均有类似吸盘的装置,用高分子泡沫型合成敷料作为负压引流管和创面之间的中介,再用粘贴材料密封泡沫型合成敷料作为负压引流管和创面之间的中介,再用粘贴材料密封创面及泡沫,封闭负压辅助闭合术的泡沫内空隙较封闭负压引流术大,封闭负压吸引的管道在粘贴材料上,而封闭负压引流术则是将管道包埋于医用泡沫材料内。封闭负压引流术敷料呈海绵状,组织相容性好,无免疫活性,并具有极好的吸附性和透水性,容易剪裁,依据创面具有一定的可塑性。负压经过引流管传递到高分子泡沫型合成敷料,均匀分布在泡沫材料的表面,由于泡沫型敷料具有可塑性,负压可传到整个粘贴材料覆盖的创面下,形成创面的整体引流。对于较泡沫内空隙大的、质地不太硬的块状物可被负压作用下分割成颗粒状,从而能够顺利通过泡沫型敷料的空隙进入引流管,保障了引流的有效性。对于质地过大或者过硬可能堵塞引流管的引流物,被泡沫型敷料阻碍附着于泡沫型敷料的表面与创面之间,只能通过去除或更换引流时去除。通过泡沫型敷料将负压均匀分布于创面,可防止因负压引流时局部组织被吸住而导致的缺血、坏死、穿孔等。近年来,国外的研究结果表明负压引流可促进急、慢性创面愈合,在皮肤和软组织缺损的四肢创伤的治疗中起了重要作用。负压封闭引流技术主要是通过医用高分子泡沫材料作为负压引流管和创面的中介,全创面进行负压引流,同时引流物被海绵微孔分割后再吸入引流管,避免了传统的引流管与创面直接的、有限的接触而导致的引流不畅及易堵塞的缺点。目前的研究证明,该疗法能够加速创面部位的血液循环,显著促进新生血管进入创面,刺激肉芽组织的生长,充分引流,减轻组织水肿,减少污染,抑制细菌生长,能够直接加快创面愈合,或为手术修复创造条件。是一种高效、简单、经济,促进创面愈合的纯物理疗法。创作负压引流套装,采用高分子医用海绵作为负压引流管和创面间

的中介,创面用生物半透性膜封闭,在负压吸引机作用下形成一个密闭的引流系统。负压治疗时,负压能将创面的渗出物及时的吸引掉,且可以 3～10 天换一次药,具有创面愈合快、感染率低、更换敷料次数少、抗菌药物使用少、降低医药费用等特点,能使急性创伤的愈合时间加快 60% 以上,慢性创面的愈合速率加快 2～3 倍,减少医药费用 38%。

## 三、NPWT 法修复创面的机制

负压引流治疗方法是一种用于治疗创伤创面的新技术,最初用于治疗躯干、四肢的软组织感染创面,应用效果肯定,并逐渐被推广到其他问题创面的处理中。负压引流治疗方法促进创面愈合机制主要为以下几个方面:

1. 创面湿润微环境有利于创面愈合　负压引流敷料是一种保湿敷料,应用于创面后可以提供伤口愈合的有利环境。① 将具在生物活性的伤口渗出液保存于创面,以防止裸露的表皮或深层组织干燥,防止细胞的坏死和组织脱水。② 使表皮细胞在创口表面快速而无阻碍地迁移。③ 促进自然产生的细胞因子及生长因子与靶细胞的相互作用,从而发挥伤口收缩及再上皮化的作用。④ 加速血管再生和肉芽组织形成。⑤ 降低局部 pH。⑥ 加速坏死组织及纤维蛋白(如毛细血管外周纤维蛋白套)的降解。⑦ 可以减轻疼痛从而缓解疼痛所致的血管痉挛。因此相对于传统的创面包扎治疗方法,这种湿性环境还可降低组织感染发生的作用。

2. 增加创面局部血流　负压可引起微循环流速和血管口径的变化,其机制可能为:① 负压作用局部与周围组织表面的压力差促进创面血流灌注。② 负压环境下组织压力下降,血管透壁压升高引起微血管扩张,并促进毛细血管床的开放。③ 血管壁的伸展刺激和血流速度的增大可以影响血管内皮细胞的形态、结构和功能,促进其分泌一些血管活性因子,如一氧化氮、环磷酸鸟苷(cyclic guanosine monophosphate,cGMP)等,进一步扩张微血管。有研究报道用激光多普勒血流仪检测猪全层皮肤新鲜缺损创面血流量,结果发现,持续负压下局部组织血流量迅速增加,峰值最大可达到基线血流的 4 倍。还有学者以兔背急性全层皮肤缺损创面为模型,研究负压引流技术对创面微形态

及超微结构的影响,结果证实,负压引流技术能显著提高创缘毛细血管数目,引起创面毛细血管管径的增大,血流加快,促进毛细血管和内皮细胞恢复正常的形态和结构,并刺激毛细血管出芽和内皮细胞增生,恢复基膜完整性,缩小内皮细胞的间隙,从而增加创面组织的血流量。

3. 对创面的炎性渗出液充分引流并显著减轻创周水肿 创面及其周围软组织间隙水肿后,压迫了局部的微循环系统,导致血液供应差,影响创面修复中必需的氧和营养物质的代谢,局部产生的毒性物质和代谢产物不能及时有效清除将会加重创面组织周围的水肿,形成不良循环,创面局部肿胀导致的血循环障碍不利于创面的愈合。研究发现水肿的控制与创面的愈合率直接相关,负压吸引能消除水肿,促进肉芽组织生长。有学者将负压封闭吸引敷料应用于兔耳急性创面实验研究,封闭负压引流组创周组织含水量在 2 天、4 天、6 天和 8 天均明显低于对照组,血管壁通透性也低于对照组,且具有统计学意义。负压引流敷料不仅减轻创面周围组织的水肿,还能降低血管壁的通透性。有报道称将负压引流敷料引用于大腿前外侧筋膜皮瓣移植术后静脉充血,3 天后静脉充血消失。组织间隙中的积液受到外界的压力差作用,直接引流至创面的表面,并排出体外。

4. 负压引流敷料控制创面的感染 有学者将负压引流敷料治疗爆炸伤感染创面实验观察,治疗 3 天后感染创面的细菌数迅速下降,从 $1 \times 10^7$ CFU/g 下降至 $(0.245 \sim 1.914) \times 10^5$ CFU/g,治疗 6 天后细菌数量仅为 $(0.120 \sim 0.514) \times 10^5$ CFU/g。说明高负压引流能有效降低局部创面的细菌数量,使细菌失去生存的营养基础。封闭负压所致的低氧或相对缺氧的微酸环境能抑制创面细菌的生长。血液循环的加速也为创面提供了吞噬细胞和抗体成分,有利于发挥血液系统的防御能力和免疫监视的作用。其原因可能如下。① 高效负压引流及时清除创面积液、积血、坏死组织和细菌病原体。② 长期暴露的创面中细菌菌株会发生变化,早期创面中细菌以革兰阳性菌为主,其受周围环境密切相关,随创面暴露时间延长,创面中细菌逐渐发展以革兰阴性菌为主。另外,随着创面暴露时间的延长,耐药菌株越易产生。③ 在高压作用

下,细菌受到强大的向外侧牵引力,因而不易向组织深层浸润扩散,有利于抑制感染局限。④ 负压引流敷料可提供一个相对密封的系统,这可改变创面中细菌生存环境。其维持的低氧、低压环境减慢需氧菌增殖速率,预防感染的发生。研究结果显示,与平原相比,在高原环境细菌增殖速率明显降低,负压引流敷料的特殊环境与高原的低氧和低压环境具有一致性,因此创面感染的细菌临界数也要较正常环境高时才出现创面的感染。表明负压引流敷料在创面中细菌的指数增殖期对细菌增殖抑制作用显著,加速细菌增殖进入稳定期,而对早期创面的细菌抑制作用并不显著,其发生机制尚不清楚。⑤ 负压引流的半透性贴膜是透明薄膜,可方便观察肢体皮肤颜色变化和肢体运动及皮肤感觉功能检查。且敷料不需要每天更换,仅需 5～7 天更换一次,大大减少医护人员的工作量。

5. 负压引流技术可促进修复细胞增殖并加速创面肉芽组织生长 负压吸引的机械力方向与创面组织的愈合方向一致,有利于创面的肉芽生长,临床中伤口的缝合也利用了机械作用促进创面的愈合原理。有学者通过研究肌成纤维细胞在受拉力作用的皮肤与未受拉力皮肤的差异,发现机械性应力可促进组织细胞增殖。Western 对牵拉组与非牵拉组 48 小时的增殖细胞核抗原的表达进行检测,牵拉组可见阳性表达而对照组结果呈阴性,单次 40% 持续牵拉可引起细胞增殖细胞核抗原表达,应力可促进细胞增殖。研究表面外界机械应力作用创面可激活细胞信号转导,促进细胞增殖。当细胞受到 5%～20% 的应力时,不仅提高细胞增殖,还能改变细胞内化学分子。负压引流敷料可保持创面湿润状态,这有利于细胞分化、增殖、迁移。创面的微湿环境可刺激巨噬细胞释放多种细胞因子,促进成纤维生长因子、表皮生长因子合成,调节细胞有丝分裂、增殖。

6. 其他促进创面愈合的因素 目前负压引流技术对酶类、细胞因子及原癌基因影响的研究,使负压引流技术对创面愈合的机制进入微观世界。① 负压引流技术使创面金属蛋白酶类表达下降,减少了创面胶原降解,促进创面的愈合。有研究报道通过慢性创面的研究认为负压技术通过抑制基

质金属蛋白酶 MMP－1，MMP－2，MMP－13 的 mRNA 表达进而抑制 MMP－1，MMP－2，MMP－13 的蛋白合成，抑制胶原和明胶的降解，促进慢性创面的愈合。且利用酶谱分析的方法观察各时段的渗出液对可溶性Ⅲ型胶原的降解情况，认为在慢性创面渗出液中胶原酶应主要是 MMP－1 型，慢性创面渗出液中胶原酶活性增高，负压引流技术的应用可降低胶原酶的活性，阻止胶原酶的大量降解，有利于创面的愈合。② 通过影响表皮细胞生长因子表达促进伤口的愈合。通过研究封闭负压引流技术在大鼠创面愈合中对周围神经末梢分泌的 P 物质、降钙素相关基因肽的影响，探求促进创面愈合的方法，认为负压引流技术通过增强 P 物质和降钙素相关基因肽的表达，影响内源性表皮生长因子和其 mRNA 的表达，具有明显的促进创面愈合的作用。③ 有研究用免疫组化法检测猪急性皮肤缺损创面和人慢性创面原癌基因 c-myc、c-jun 和 Bcl－2 表达变化，研究封闭负压引流技术对启动创面愈合过程和减少细胞凋亡的作用，伤后即刻 c-myc、c-jun 和 Bcl－2 表达量减少，经过封闭负压引流治疗后其含量迅速增高，但表达至峰值后迅速下降。在经过封闭负压引流治疗后创面原癌基因 c-myc、c-jun 和 Bcl－2 表达始终高于对照组。

### 四、应用负压封闭引流注意事项

（1）应用负压封闭引流前必须彻底清创及彻底止血是保证手术成败的关键。不能以引流代替清创，因坏死组织容易成为细菌繁殖的培养基，溶解酶及各种细菌毒素等均影响伤口的正常愈合，彻底的清创是至关重要的。

（2）有效的负压吸引是负压封闭引流技术治疗的关键原因之一，敷料的封闭技术极其重要，术中半透膜密闭创面时要严密，根据创面形状设计负压封闭引流敷料，保证敷料与创面充分接触，不留死腔，并尽可能避免直接接触较大的神经和血管。由于持续负压封闭引流技术的关键是负压的持续存在，持续的负压才能保证创面的修复，因此，为了维持术后有效的负压，应注意观察敷料是否塌陷、引流管是否变形，引流管的通畅至关重要。当引流管堵塞时，泡沫会膨胀变软浮起，分泌物从创面渗出，应马上冲洗和更换薄膜。当接回负压引流通畅时，泡沫收缩变硬，引流管有液体引出。

（3）创面散在时，或者在负压引流半透膜覆盖的范围内有较小的独立创面时，如不能一期闭合，不宜直接用半透膜覆盖于创面，因术后创面术后会有渗出，直接将半透膜覆盖于创面，起不到任何引流效果，反而阻碍了渗出液的及时引流，可将敷料裁剪为小块后覆盖于创面上。其负压值一般介于 50～80 kPa，具体大小目前国内外的标准尚不一致，调节负压需以患者能耐受的疼痛和创面引流的有效为前提，并根据患者的年龄和创面的实际情况进行适当的调节。

### 五、优点

（1）治疗时间明显缩短，减轻患者痛苦，并减轻工作量。患者免除换药之苦，医生免换药之劳。

（2）有效地避免了交叉感染。封闭负压引流治疗在一个密闭的系统内进行，负压引流使引流区的渗出液和坏死组织被及时清除，使引流区内达零积聚。且封闭负压引流能有效防止创面污染，充分引流和刺激创面肉芽组织快速和良好生长。加快感染创面愈合，减少抗生素的应用。

（3）高效、全方位、零积聚，保证引流效果。促进创面血运采用持续负压吸引的方法，变被动引流为持续主动吸引，不留任何腔隙，其压力的高低基本符合生理条件的要求，故不影响血运。更重要的是持续负压吸引促进了创面组织的体液向引流管方向不断流动，为创面的血运提供了有效的、持续的、辅助的动力。

（4）避免了死腔的形成和缩小创面。封闭负压引流在引出渗出液的同时使引流腔壁内陷，随着医用泡沫材料的渐次退出，腔壁紧密贴合，有效地预防了残余脓肿及死腔的形成。对于浅表创面，可起到靠拢组织，缩小创面，减小植皮面积的效果。

### 六、负压引流敷料批文情况

国内生产二类负压引流企业和国外生产三类负压引流材料主要有以下生产厂家，详见表 8－11。

表 8-11 负压引流敷料批文情况

| 生产企业 | 注 册 号 | 产品名称 | 产品性能及结构组成 | 产品适用范围 |
|---|---|---|---|---|
| 广州养和生物科技有限公司 | 粤食药监械（准）字2012 第 2640490 号 | 一次性使用负压引流敷料 | 主要由具有多侧孔的引流导管和敷料组成 | 供创面治疗引流时一次性使用 |
| 广州润虹医药科技有限公司 | 粤食药监械（准）字2012 第 2640465 号 | 一次性负压引流护创材料 | 单管、双管、三管、四管、五管由具有多侧孔的引流导管和敷料组成 | 用于持续负压封闭引流操作，适用于各种皮肤、软组织创面 |
| 广东泓志生物科技有限公司 | 粤食药监械（准）字2011 第 2640262 号（更） | 一次性使用负压引流护创材料 | 由具多侧孔的聚氯乙烯引流管和聚乙烯醇发泡海绵组成 | 与半透膜配套使用，用于负压封闭引流操作，适用于各种皮肤、软组织创面 |
| 汕头泓志生物科技有限公司 | 粤食药监械（准）字2011 第 2640262 号 | 一次性使用负压引流护创材料 | 由具多侧孔的聚氯乙烯引流管和聚乙烯醇发泡海绵组成 | 与半透膜配套使用，用于负压封闭引流操作，适用于各种皮肤、软组织创面 |
| 重庆富沃思医疗器械有限公司 | 渝食药监械（准）字2013 第 2640095 号 | 一次性使用负压引流护创材料 | 该产品由具多侧孔的聚氯乙烯引流管和聚乙烯醇发泡海绵组成 | 适用于皮肤，软组织创面的护理、引流 |
| 中淮生物科技（亳州）有限公司 | 皖食药监械（准）字2011 第 2640132 号 | 一次性使用负压引流护创包 | 该产品由创面敷料（聚乙烯醇泡沫）、接头、伤口愈合快示格胶贴及带多侧孔的引流管组成。该产品应无菌 | 主要用于负压封闭引流操作，适用于各种皮肤、软组织创面 |
| 扬州昊普生物科技有限公司 | 苏食药监械（准）字2012 第 2660928 号 | 负压引流护创系统（商品名：速愈皮） | 负压引流护创系统由护创敷料、负压引流管、选配件（医用贴膜、连接接头、连接管、止流夹、护帽）组成 | 适用于急性创面、慢性难愈合创面及外科手术后渗出液较多的创面引流 |
| 南京双威生物医学科技有限公司 | 苏食药监械（准）字2012 第 2660407 号 | 创面封闭式负压引流套装 | 创面封闭式负压引流套装由创面敷料（内置的引流管和冲洗管）、外接引流管路（选配件，至少一件）和医用贴膜（选配件，至少一件）三大组件组成 | 适用于各种皮肤、软组织创面 |
| 常州华森医疗器械有限公司 | 苏食药监械（准）字2012 第 2640634 号 | 一次性使用负压引流套装 | 一次性使用负压引流套装由医用 PVA 海绵、吸盘、医用贴膜、选配件（引流瓶、连接头、连接管路）等组成 | 适用于皮肤、软组织创面的负压封闭引流 |
| 苏州爱得科技发展有限公司 | 苏食药监械（准）字2011 第 2661009 号 | 一次性使用负压引流护创材料包 | 一次性使用负压引流护创材料包由创面敷料、负压引流管、生物半透性粘贴薄膜组成 | 用于急性创面、慢性难愈合创面及外科手术后渗出液较多的创面的引流 |
| 辽阳鼎泰升医疗设备有限公司 | 辽食药监械（准）字2011 第 2640075 号 | 一次性使用负压引流护创材料 | A 型护创材料由海绵、引流管组成 | 本产品为皮肤、软组织创面进行负压引流的材料 |
| 辽阳鼎泰升医疗设备有限公司 | 辽食药监械（准）字2010 第 2640111 号 | 一次性使用负压引流护创材料 | 结构及组成：本产品由经过单面硅化处理的定型纸、聚氨酯薄膜背衬和丙烯酸酯胶粘剂组成 | 用于覆盖保护伤口及将器械固定在皮肤上 |
| 武汉维斯第医用科技股份有限公司 | 鄂食药监械（准）字2012 第 2640968 号（更） | 一次性使用负压引流护创材料 | 性能结构：医用 PVA 泡沫检验液与空白对照液 PH 之差≤3；吸水倍数≥5 倍；保持 60 kPa 的负压 60 秒，引流管、连接管无明显变形；医用 PVA 泡沫、引流管、连接管应耐弯曲 | 本产品主要用于负压封闭引流操作，适用于各种皮肤、软组织创面 |
| KCI USA, Inc. | 国食药监械（进）字2013 第 3662182 号 | 封闭创伤负压引流耗材 | 本产品包括敷料组合包装、积液罐。敷料组合包装包括敷料、黏性密封薄膜、密封垫和管路、尺子。产品经 γ 射线灭菌，灭菌有效期为 2 年 | 本品可用于慢性、急性、外伤性、亚急性及裂开伤口、烧伤、溃疡 |
| BioAlpha Inc. | 国食药监械（进）字2012 第 3640815 号 | 伤口负压引流敷料包（商品名：酷乐维） | 该产品是进行伤口负压引流治疗的敷料包。与伤口直接接触的泡沫敷料及与人体皮肤表面接触的透明粘贴膜均为聚氨酯材质。产品组件还包括：与抽吸设备连接的吸头、引流管、连接器和夹子 | 本产品适用于吸收伤口渗出液，保护伤口，防止伤口感染 |

## 七、负压引流敷料在临床各类伤口的应用情况

负压引流敷料现可较多应用于不同创面,包括难愈性创面,如糖尿病足溃疡、骨髓炎、烧伤创面、骨筋膜室综合征、褥疮、淋巴水肿等。

1. 治疗慢性创面及糖尿病足溃疡  糖尿病足患者足部溃疡的机制非常复杂,其难愈合、病程长、多有其他并发症,进展较非糖尿病足溃疡快,预后差,花费也巨大。对于较表浅的糖尿病溃疡伤口,负压引流敷料可发挥相似作用,由于糖尿病足溃疡的特点,还有一些感染较重、创面较深或需要清除坏死组织的一些患者,需要先进行局部清创,再行二期闭合,对此类溃疡,负压引流敷料可置于清创后的创面,充分引流,加速肉芽的生长。作为糖尿病溃疡伤口的局部治疗的一种新方法,在治疗复杂的糖尿病足溃疡中是安全有效的,能加快创面愈合和减少截肢的发生,明显缩短溃疡愈合时间,减少感染机会和换药次数及减轻水肿和缩短住院时间、节省医疗费用等。

负压引流敷料在糖尿病足溃疡应用之初,在糖尿病足溃疡治疗中应用的依据主要是临床经验、个案报道、小群组研究,缺乏有力的随机对照研究,一些研究样本量小或主要针对病因学来分析负压引流敷料。

有报道将负压引流敷料应用于糖尿病足溃疡,以愈合天数和溃疡面积改变为研究终点,结果显示负压引流敷料组伤口的平均愈合时间为 22.8 天,对照组为 42.8 天,创面完全愈合或二期愈合或手术闭合。有学者研究经跖骨截肢术的 162 例糖尿病患者负压引流敷料和现代湿性创面治疗的比较。通过经皮氧分压或足趾压力测定($\geqslant 30$ mmHg)证实足部有充足的血运。经过或不经过二期手术,大部分患者达到 100% 上皮形成,达到完全愈合的天数,负压引流组少于对照组,负压引流组 2 例需要进一步手术或截肢,而对照组为 9 例。对照组踝上截肢为 5 例,而负压引流组没有。还有学者的一项多中心随机对照研究中,342 例糖尿病足溃疡患者用负压引流治疗和改进的湿性创面治疗分组治疗。11 天后,负压引流治疗组完全愈合 73 例,而对照组为 48 例。100% 愈合的天数负压引流组早于对照组,实验组二次手术明显少于对照组,家庭护理的天数与总治疗天数比实验组为 89.5%,对照组为 95.3%。两组 6 个月内相关并发症如感染、蜂窝织炎和骨髓炎发生情况没有明显区别。

2. 骨髓炎  有学者对 41 例胸骨骨髓炎患者进行彻底清创,利用负压引流敷料治疗后胸大肌肌皮瓣、腹直肌肌瓣等肌皮瓣转移,大部分取得良好的治疗效果。另有患者对 13 例胸骨骨髓炎患者通过负压封闭吸引,并辅助胸大肌肌皮瓣转移手术治疗,结果 13 例患者伤口均完全愈合。

3. 褥疮  有报道对 39 例深部褥疮(创面深达骨质或韧带,有坏死组织覆盖)患者进行清创后并予以负压引流治疗,1 个月后褥疮创面即达清洁,后期所有褥疮均通过肌皮瓣转移手术或其他治疗方法治愈。

4. 伴有大面积组织缺损的骨折  有学者对 17 例下肢开放性骨折患者,通过外固定支架固定骨折后,继续用持续负压引流技术治疗伤口,待创面肉芽生长良好后植皮或移植皮瓣封闭创面,取得良好的治疗效果。

5. 骨筋膜室综合征  在"5·12"汶川大地震期间,对 6 例下肢挤压后骨筋膜室综合征患者行切开后持续负压引流治疗,且与传统经典换药治疗方法对照,结果发现在疼痛、感觉、肿胀、血供、感染例数及伤口愈合时间等各项指标上,负压引流治疗方法均明显优于对照组。

6. 高能量投射物导致的软组织损伤  有学者对枪击伤进行负压引流治疗,结果发现负压引流治疗的应用可避免一期扩创即能达到有效引流的目的,减轻了创面周围组织的水肿,同时能有效控制伤口的感染,促进肉芽组织的生长,缩小创面深部腔隙,大大降低了二期手术难度。有学者将负压引流治疗方法成功应用于 8 头健康成年猪后肢人为制造的枪伤,并设置传统治疗为对照组。在伤后 5 小时、24 小时、48 小时和 72 小时对弹道进行核磁共振成像检查,且于伤后 0、12 小时、24 小时、48 小时和 72 小时对创面进行细菌技术分析发现:负压引流技术明显促进弹道健康肉芽组织的生长,减轻创面周围组织溶解的发生、创面组织周围水肿程度、炎性细胞浸润程度及细菌生长情况,因此缩短创面愈合时间。

7. 深度烧伤　在一项研究中,对 2009～2010 年间 22 例下肢烧伤后 3 小时内入院的患者(成人烧伤总面积＞10%,深二度＞1%)进行负压引流治疗疗效观察,以设立严格的对照标准为原则,将每例患者的创面分为负压引流治疗组织和磺胺嘧啶银治疗组。主要从创面的水分蒸发量、水肿程度、细菌生长状态、疼痛程度、创面愈合时间及愈合质量进行比较,结果发现深二度烧伤创面早期应用负压引流治疗,虽不能加快伤口的愈合,但能促进伤口愈合质量。

8. 四肢淋巴水肿　有学者应用抽吸法治疗四肢淋巴水肿 35 例,在肢体的肿胀部位做多个小切口,插入吸引管,在负压 0.8～0.9 个标准大气压(1 atm＝101.325 kPa)下降淤积的淋巴液和增生的脂肪组织吸出,术后配合压迫疗法,随访 3～6 个月,发现肢体明显缩小,质地变软,受到良好临床效果。另外还有学者报道高负压吸引治疗乳突根治术后中耳炎和负压吸疱自体表层移植治疗白癜风,均取得良好效果。

9. 皮肤脱套伤(撕脱伤)　皮肤脱套伤,又称撕脱伤,指发生于车轮或器传动带等产生的外力作用致皮肤和皮下组织从深筋膜深面或浅面强行剥脱,同时伴有不同程度的软组织碾锉损伤。对于皮肤脱套伤的处理传统治疗办法是采用原位回植加压包扎,效果不理想,创面大面积的渗出引起伤口的感染和皮肤的坏死等并发症。负压引流方法的使用可有效解决上述问题,负压吸引治疗可及时吸引出皮下积血渗出液,有利于回植皮肤的存活,降低创面组织的感染率。且负压引流治疗能够提供创面干燥和低氧分压的环境,能够促进多种细胞因子如 IL－10、TGF 等,能够影响成纤维细胞的增殖、细胞外基质合成和释放,促进伤口的愈合。

# 第八节　海藻酸盐基系列敷料的临床需求及未来

## 一、海藻酸盐基系列敷料的临床需求

### (一)海藻酸盐系列敷料的适应证和注意事项

海藻酸盐系列敷料主要包括海藻酸钠、海藻酸钙、海藻酸银、含壳聚糖海藻酸、含明胶壳聚糖海藻酸敷料等多种类型敷料,可应用于骨科、普外科和胸外科等多个科室。其应用范围非常广泛。

1. 适应证　处理渗出液和局部止血;糖尿病足溃疡伤口、下肢静脉(动脉)溃疡伤口;烧伤供皮区创面及难愈性烧伤创面;有中-重度渗出液以及有腔隙的伤口,如褥疮伤口;肛肠科肛瘘术后创面渗液、渗血。

2. 注意事项　海藻酸盐敷料(填充条)不适用于自身生理不能控制、必须借助外科手术止血的伤口;不适用于干性创面;每贴海藻酸盐敷料覆盖伤口的时间最长不能超过 7 天。

### (二)临床需求

1. 临床对生产敷料的要求　随着人口老龄化程度的加剧,与老年人密切相关的溃疡、褥疮等慢性伤口的护理日益受到关注。创面愈合是创伤后机体功能康复的前提,因此加快创面愈合研究尤为重要,其中对创面敷料的研制是研究的热点之一。传统敷料由于不具备治疗、修复等功能,在临床中应用范围受到局限。新型敷料也称为活性或革命性敷料,自 1962 年 Winter 博士在动物(猪)的实验中获得,发现在密闭湿润环境下伤口的愈合速率比暴露于空气中干燥创面要快 1 倍,从而奠定了采用新型医用敷料的处理创面的理论基础。直到 20 世纪 80 年代才诞生了第一代的保湿水胶体敷料,20 世纪 90 年代随着材料技术的发展,产生了多种根据伤口的不同阶段有不同作用的敷料。海藻酸盐系列敷料是天然海藻中提炼出的海藻酸,是一种类纤维素的不溶解多糖,在制作过程中被转成一种钙盐,在与创面渗出液接触时,能通过离子间交换,使不溶解性海藻酸钙变为可溶性海藻酸钠,并释放出钙,具有极强的吸收性,能吸收相当于自身重量 20 倍的液体,这保证了伤口湿性愈合环境,延长换药时间,同时使伤口内的坏死组织自溶,海藻酸盐中的钙离子在伤口表面形成一层网状凝胶有助于促进止血。随着海藻酸盐系列敷料在临床上的应用，缩短了创面修复的时间，降低伤口感染率，提高伤口创面的治愈率，减轻患者的痛苦，相应地节省患者医疗费用，尤其是对慢性溃疡患者可在家庭自行换药，增加了患者的顺应性。

目前海藻酸盐系列敷料可应用于骨科、普外科和胸外科等多个科室。其应用范围非常广泛，据不完全统计，就以下肢静脉溃疡患者来讲，其人群总发病率为 0.4%～1.3%，在进行局部伤口换药时，其敷料的使用量方面具有巨大市场应用潜力。

2. 敷料的生产现状　我国人口基数庞大，因此医用敷料市场容量也很大，但目前国内的医用敷料市场上，众多企业仍处于低水平竞争阶段，产业升级、技术发展迟缓，传统医用敷料占主导地位，现代敷料尚处于市场初级阶段。据统计，2002 年以来，我国医疗卫生用纺织品的用量保持在 10% 以上的年增长率，其主要产品是传统医用敷料。传统医用敷料技术门槛不高，国内生产企业众多，且大部分为规模很小的地区性小企业。2009 年 5 月统计的数据显示，我国医用敷料行业内小型企业占90% 以上，然而其总销售收入仅占全行业的 53%。这说明一方面不足 10% 的企业掌握着 47% 的市场份额，市场呈现一定程度的集中；另一方面众多小

企业的存在在一定程度上也促进规模较大的企业寻找新的业务增长点，有些企业在巩固传统敷料市场优势的同时，加强技术和产品的创新，开拓现代新型敷料市场，争取在新型医用敷料市场中占得先机。

近年来，包括海藻酸盐系列等在类的各类新型敷料在各类伤口有出色的促进伤口愈合效果，代表医用敷料和卫生材料的发展方向。我国医用敷料制造业也在规模上高速发展——由 2005 年的106.73 亿元增长至 2009 年的 352.89 亿元。但是目前国内涉足海藻酸钙敷料的企业较少，行业研发能力较弱，产品仍停留在棉制敷料或无纺布敷料等初级产品阶段。根据米内网-医疗器械注册批文数据库显示，此类批文大多为外企所有。详见表 8 - 12。自 2011 年以来，随着政府刺激内需政策效应的逐渐显现及国际经济形势的好转，海藻酸盐系列敷料下游行业进入新一轮景气周期，从而带来海藻酸盐系列敷料市场需求的膨胀，海藻酸盐系列敷料行业的销售回升明显，供求关系得到改善，行业盈利能力稳步提升。同时在国家"十二五"规划和产业结构调整的大方针下，海藻酸盐系列敷料面临巨大的市场投资机遇，行业有望迎来新的发展契机。

表 8 - 12　海藻酸钙敷料的批文情况

| 名　　称 | 商品名 | 生 产 企 业 | 批准年份 | 执 行 标 准 |
|---|---|---|---|---|
| 德湿康藻酸钙伤口敷料 | 德湿康 | 德国保赫曼 | 2004 | YZB/GEM 1850 |
| 施贵宝藻酸钙钠盐敷料 | | 百时美施贵宝 Convatec | 2004 | YZB/USA3200 - 64 |
| 藻酸钙止血贴 | | 美国 TZ | 2007 | YZB/USA 3208 - 2005 |
| 藻酸钙敷贴及塞条 | Suprasorb A | 德国 Lohmann & Rauscher | 2006 | YZB/GEM 2454 - 2005 |
| 藻酸盐敷料 | 优赛 | 法国优格 | 2006 | YZB/FRC 0302 - 2006 |
| 海藻酸钙医用敷料 | | 上海川本 | 2007<br>2008 | YZB/国 0886 - 2005<br>YZB/国 0661 - 2008 |
| 藻酸盐敷料 | | 苏州维康 | 2010 | YZB/苏 0083 - 2010 |
| 藻酸盐敷料 | | 广州科济 | 2010 | YZB/粤 0530 - 2009 |

对比国际未来新型医用敷料的发展趋势和国内现代医学对新型医用敷料的未来需求，主要集中于以下发展方向。① 材料的高效性、产品的高效能、使用的高效率。② 功能组合科学、多功能、高附加值，是未来医用敷料的功能发展方向。③ 能

保持创面接触面的湿度，能控制和充分吸收伤口渗出液、气体和水蒸气合适的穿透率，能阻隔各类病原体的侵入，营造适合组织生长的良好环境，促进伤口组织的生长，抑菌效果好，能提供热隔离和传导，储存方便，使用方便，效果快捷，患者舒适感好，

更换容易,安全无毒无害无刺激等。

## 二、当前海藻酸盐基敷料研发的不足之处及未来发展

海藻酸盐敷料是从海藻酸中提炼的柔软无纺织纤维,由天然海藻酸盐纤维组成。可有效缩短创面修复的时间,降低伤口感染率、提高伤口治愈率并减轻患者的痛苦,不仅节省患者医疗费用,且慢性溃疡患者可在家庭换药,更增加了患者的顺应性,对伤口的护理取得了良好的疗效。另外海藻酸盐敷料作为一种先进的生物创面敷料已有多年的应用历史,其良好的理化性能和生物性能已获得临床的普遍认可,但随着其新用途、新技术的不断涌现,相应的应用基础研究需加强,以便为临床应用提供数据支撑和应用指导。目前关于海藻酸及其相应的应用基础研究匮乏,仍需加强,为临床应用提供技术支持和方向指导。应加强对现有海藻酸产品的功能进行完善,以便生产出更有利于伤口的护理产品。

### (一)海藻酸盐敷料的来源和加工控制尚无规范平台和统一标准

目前我国有多家海藻酸原料的生产厂家,但尚无医用级原料生产平台,缺乏系统的原料来源可追溯性控制和工艺控制,产品质量不高,批次间差异较大,难以满足临床需求。今后应对我国现有的多家海藻酸原料的生产厂家进行审查规范,统一标准。并建立医用级原料生产平台,加强对原料来源的可追溯性控制和工艺控制的监管,以便生产出均一和高质量的海藻酸盐敷料产品,满足临床需求。

### (二)海藻酸盐敷料结构与功能关系的尚不明确

结构决定功能,不同分子量及分布、不同 M/G 比的海藻酸盐敷料功能也不一样。不同分子量区间的医用海藻酸盐敷料表现何种力学性能和生物学功能,其更适用于哪种临床需要,至今仍不明确。不同 M/G 比的医用海藻酸盐敷料有何功能差异,不同分子量、M/G 比的医用海藻酸盐敷料对不同细胞行为的影响有何不同、其机制是什么,目前尚未明确。今后工作需加强对不同分子量及分布、不同 M/G 比的海藻酸盐敷料的结构和功能的基础

研究。主要包括:不同分子量以及不同 M/G 比的医用海藻酸盐敷料表现何种力学性能和生物学功能,以及对不同细胞行为影响机制的研究。试图阐明海藻酸分子的结构和功能之间的相互关系,并进行系统的功能和机制研究,为全面、客观、合理认识和应用该材料提供科学依据。

### (三)海藻酸盐敷料降解机制不明确

医用海藻酸盐敷料具有可降解特性,其降解规律与分子量、M/G 比等多种因素相关,其代谢途径是什么,结果如何,有哪些影响因素,目前尚缺乏系统的应用基础研究。今后工作应继续完善海藻酸盐敷料的体内和体外降解的系统基础实验研究,初步探索其降解规律与分子量、M/G 比等多种因素相关。推断其代谢途径,并总结影响降解的因素,为后续的进一步研究做好理论基础。

### (四)海藻酸盐敷料种类单一,各类新型海藻酸盐敷料有待于进一步研发

目前促进伤口愈合的海藻酸盐敷料种类仍较单一,其功能有待于进一步强化。解决该问题需加强海藻酸盐敷料新产品的设计和合成,该过程需利用组织工程学技术,并加入更多各类蛋白和促进伤口愈合等活性因子和敷料结合,提升海藻酸产品的优良特性,将来更多的应用将会选择使用海藻酸为载体,还有海藻酸将结合更多各类的活性分子,如抗菌复合物、人类生长因子、酶等,进一步提升海藻酸敷料的功能。使其具有更强的抑菌效果、更有效地促进伤口愈合机制和有利于伤口的更快愈合。

### (五)面对海藻酸盐敷料新用途和新技术的涌现,其基础研究尚需加强

医用海藻酸盐敷料作为伤口修复材料已有多年的应用历史,尽管安全性和有效性均得到临床证实,但随着其新用途、新技术的不断涌现,相应的基础研究尚需加强,以便为临床的应用提供技术支持和方向指导。

### (六)相对传统敷料,海藻酸盐敷料价格偏高

海藻酸盐敷料属于医疗耗材,患者对价格较为敏感,与传统敷料比较而言价格偏高。可通过各种技术创新,增加生产效率,降低海藻酸盐敷料产品成本,多挖掘一些性价比高的海藻酸盐系列敷料,伤口敷料要经济实惠、价格合理才能让广大患者接受。而当前进口海藻酸盐系列敷料一般 200～300

元,核算仅连续使用 1 个月需 6 000~9 000 元,这对于普通老百姓来说是很难承受的,所以还需生产企业将敷料进行技术革新,降低成本。

（七）完善海藻酸盐敷料评价标准

医用海藻酸生物材料在临床上应用多年,绝大部分为伤口敷料类产品,但相关产品行业标准的完善相对滞后,尤其是针对海藻酸盐敷料的新产品缺乏科学的评价标准。

（赵珺　汪涛　王帅帅）

## ◇ 参 ◇ 考 ◇ 文 ◇ 献 ◇

[1] 顾其胜,王帅帅,王庆生,等.海藻酸盐敷料应用现状与研究进展[J].中国修复重建外科杂志,2014,28(2):255-258.

[2] 顾其胜,周则红,关心.医用海藻酸盐产品标准与质量控制[J].中国修复重建外科杂志,2013,27(6):760-764.

[3] 顾其胜,朱彬.海藻酸盐基生物医用材料[J].中国组织工程研究与临床康复,2007,11(26):5194-5198.

[4] 刘芳,赵珺,赵俊功,等.糖尿病下肢动脉病变的影响因素分析[J].中国现代普通外科进展.2009,12(12):1058-1061.

[5] 邵明哲,张健,赵珺,等.浅谈糖尿病足的一站式治疗[J].医药专论,2012,33(5):257-260.

[6] 位晓娟,奚延斐,顾其胜.医用海藻酸基生物材料的研究进展[J].中国修复重建外科杂志,2013,27(8):1015-1020.

[7] 余丕军,王露萍,莫秀梅,等.蛋白质-多糖复合纳米纤维膜用于皮肤缺损修复实验研究[J].中国医学工程,2010,18(4):1-9.

[8] 张健,赵珺,梅家才,等.糖尿病足的外科一站式治疗[J].中国血管外科杂志.2011,3(2):101-103.

[9] 张健,赵珺,梅家才,等.糖尿病足的外科治疗体会[J].中国普外基础与临床杂志.2010,17(7):664-667.

[10] Admakin AL, Maksiuta VA, Nigmatulin MG, et al. Experience with application of gel and alginate wound covering in treatment of burns[J]. Vestnik Khirurgii Imeni I. I. Grekova, 2012, 171(6):62-64.

[11] Beele H, Meuleneire F, Nahuys M, et al. A prospective randomised open label study to evaluate the potential of a new silver alginate/carboxymethylcellulose antimicrobial wound dressing to promote wound healing[J]. Internal Wound Journal, 2010, 7(4):262-270.

[12] Beele H, Meuleneire F, Nahuys M, et al. A prospective randomized open label study to evaluate the potential of a new silver alginate/

carboxymethylcellulose antimicrobial wound dressing to promote wound healing[J]. Internal Wound Journal, 2010(7):262-270.

[13] Bolognia JL, Jorizzo JL, Rapini RP. 皮肤病学[M].朱学骏,王宝玺,孙建方,等译.北京:北京大学医学出版社,2011.

[14] Cho WJ, Oh SH, Lee JH. Alginate film as a novel post-surgical tissue adhesion barrier[J]. Journal of Biomaterials Science-Polymer Edition, 2010, 21(6):701-713.

[15] Chuangsuwanich A, Chortrakarnkij P, Kangwanpoom J. Cost-effectiveness analysis in comparing alginate silver dressing with silver zinc sulfadiazine cream in the treatment of pressure ulcers[J]. Archives of Plastic Surgery, 2013, 40(5):589-596.

[16] Coşkun G, Karaca E, Ozyurtlu M, et al. Histological evaluation of wound healing performance of electrospun poly (vinyl alcohol)/sodium alginate as wound dressing in vivo[J]. Biomedical Materials Engineering, 2014, 24(2):1527-1536.

[17] Ding X, Shi L, Liu C, et al. A randomized comparison study of aquacel Ag and alginate silver as skin graft donor site dressings[J]. Burns, 2013, 39(8):1547-1550.

[18] Higgins L, Wasiak J, Spinks A, et al. Split-thickness skin graft donor site management: a randomized controlled trial comparing polyurethane with calcium alginate dressings[J]. Internal Wound Journal, 2012, 9(2):126-131.

[19] Hooper SJ, Percival SL, Hill KE, et al. The visualisation and speed of kill of wound isolates on a silver alginate dressing [J]. Internal Wound Journal, 2012, 9(6):633-642.

[20] Jayakumar R, Prabaharan M, Sudheesh KP, et al. Biomaterials based on chitin and chitosan in wound dressing applications[J]. Biotechnology advances, 2011,29(3):322-337.

[21] Kaiser D, Hafner J, Mayer D, et al. Alginate dressing and polyurethane film versus paraffin

gauze in the treatment of split-thickness skin graft donor sites: a randomized controlled pilot study [J]. Advance in Skin & Wound Care, 2013, 26(2): 67 - 73.

[22] Kaiser D, Hafner J, Mayer D, et al. Alginate dressing and polyurethane film versus paraffin gauze in the treatment of split-thickness skin graft donor sites: a randomized controlled pilot study [J]. Advances in Skin & Wound Care, 2013, 26 (2): 67 - 73.

[23] Kee EG, Kimble RM, Cuttle L, et al. Comparison of three different dressings for partial thickness burns in children: study protocol for a randomized controlled trial[J]. Trials, 2013, 25 (14): 403 - 417.

[24] Lauchli S, Hafner J, Ostheeren S, et al. Management of split-thickness skin graft donor sites: a randomized controlled trial of calcium alginate versus polyurethane film dressing [J]. Dermatology, 2013, 227(4): 361 - 366.

[25] Lee KY, Mooney DJ. Alginate: properties and biomedical applications[J]. Progress in Polymer Science, 2012, 37(1): 106 - 126.

[26] Leung V, Hartwell R, Elizei SS, et al. Postelectrospinning modifications for alginate nanofiber-based wound dressings [J]. Journal of Biomedical Materials Research part B Applied Biomaterials, 2014, 102(3): 508 - 815.

[27] Maged SS. Negative pressure wound therapy (NPWT) using on-shelf products for treatment of post-traumatic wounds: a case series[J]. Medicine Journal Cairo University, 2012, 80(2): 87 - 93.

[28] Meng X, Tian F, Yang J, et al. Chitosan and alginate polyelectrolyte complex membranes and their properties for wound dressing application[J]. Journal of Materials Science-materials in Medicine, 2010, 21(5): 1751 - 1759.

[29] Moura LI, Dias AM, Leal EC, et al. Chitosan-based dressings loaded with neurotensin-an efficient strategy to improve early diabetic wound healing [J]. Acta Biomater, 2014, 10(2): 843 - 857.

[30] Murakami K, Aoki H, Nakamura S, et al. Hydrogel blends of chitin/chitosan, fucoidan and alginate as healing-impaired wound dressings[J]. Biomaterials, 2010, 31: 83 - 90.

[31] Opasanon S, Muangman P, Namviriyachote N.

Clinical effectiveness of alginate silver dressing in outpatient management of partial-thickness burns [J]. Internal Wound Journal, 2010, 7 (6): 467 - 471.

[32] Rabbany SY, Pastore J, Yamamoto M, et al. Continuous delivery of stromal cell-derived factor - 1 from alginate scaffolds accelerates wound healing [J]. Cell Transplant, 2010, 19(4): 399 - 408.

[33] Roy D, Cambre JN, Sumerlin BS. Future perspectives and recent advances in stimuli - responsive materials [J]. Progress in Polymer Science, 2010, 35: 278 - 301.

[34] Storm-Versloot MN, Vos CG, Ubbink DT, et al. Topical silver for preventing wound infection[J]. Cochrane Database of Systematic Reviews, 2010, 17(3): 64 - 78.

[35] Sweeney IR, Miraftab M, Collyer G. A critical review of modern and emerging absorbent dressings used to treat exuding wounds[J]. Internal Wound Journal, 2012, 9(6): 601 - 612.

[36] Valle MF, Maruthur NM, Wilson LM, et al. Comparative effectiveness of advanced wound dressings for patients with chronic venous leg ulcers: A systematic review[J]. Wound Repair and Regeneration, 2014, 22(2): 193 - 204.

[37] Venkatrajah B, Malathy VV, Elayarajah B, et al. Synthesis of carboxymethyl chitosan and coating on wound dressing gauze for wound healing [J]. Pakistan Journal of Biological Sciences, 2013, 16 (22): 1438 - 1448.

[38] Verbelen J, Hoeksema H, Heyneman A, et al. Aquacel(Ⓡ) Ag dressing versus Acticoat™ dressing in partial thickness burns: A prospective, randomized, controlled study in 100 patients. Part 1: Burn wound healing[J]. Burns, 2014, 40(3): 416 - 427.

[39] White R, Kingsley A. Silver dressings the light of recent clinical research: what can be concluded? [J] Wounds UK, 2010, 6(2): 157 - 158.

[40] White R. Silver-containing dressings: availability concerns[J]. Ostomy Wound Manage, 2010, 56: 6 - 7.

[41] Zhao XH, Huebsch N, Mooney DJ, et al. Stress-relaxation behavior in gels with ionic and covalent crosslinks[J]. Journal of Applied Physics, 2010, 107: 1 - 5.

# 第九章
# 海藻酸盐基凝胶在心力衰竭
# 治疗中的应用

　　心脏疾病是临床常见的循环系统疾病,世界卫生组织的全球非传染性疾病现状报告指出,心血管病、癌症、呼吸系统疾病及糖尿病是目前最主要的健康杀手。随着生命周期的延长及生活结构的调整,心脏疾病的发病率越来越高。国家心血管病中心发布的《中国心血管病报告2012》中指出:我国心血管病导致的死亡率占41%,居各种疾病之首,是临床主要死亡诱因,且呈逐年上升态势;截至2012年,我国的心血管病患者已有2.9亿,约每5个成年人中便有1个患者,其中高血压患者约2.66亿,卒中患者约700万,心肌梗死患者约250万,心力衰竭约450万,肺源性心脏病约500万,风湿性心脏病约250万,先天性心脏病约200万。但值得注意的是,上述许多心血管疾病的发展最终均可导致心力衰竭的发生。而作为一种恶性累进的疾病,心力衰竭的发病率高(群体发病率约为1.5%~2%,65岁以上群体的发病率高达6%~10%),但5年存活率与恶性肿瘤相当,即使治疗手段发展日新月异,其最终的解决手段仍是死亡或进行心脏移植。对于心力衰竭的治疗,目前主要通过药物干扰、植入器械辅助治疗以减轻其症状,但预后效果不佳且难以从根本上解决临床问题,已经成为迫切需要解决的重大公共卫生问题。

　　再生医学的发展业已为临床治疗提供了崭新的思路,若能利用再生医学手段开发一种新型治疗手段或器械,不仅可以用于心力衰竭的辅助治疗,而且可以在一定程度上原位诱导心肌再生,则有望从根本上解决心力衰竭提供一条新途径,因此基于再生医学理论开发新的心力衰竭治疗手段成为新的发展方向。原位组织工程策略是目前正在兴起的治疗技术,动物实验和数学模型已证实该技术可有效改善心脏功能和结构,阻止甚至逆转心力衰竭的恶性累进,解决困扰传统医学多年的难题。海藻酸盐材料作为医疗制品用于临床已有多年历史,安全性已得到充分证实,但应用领域至今仍集中于伤口敷料、牙科印模材料及少量的肿瘤栓塞材料。海藻酸盐材料作为原位组织工程材料用于心力衰竭的治疗是国际聚焦的新热点、新趋势,已有两家国外产品进入临床实验阶段,但我国在此领域的研发仍为空白,亟须引起科研团队及企业的重视,从新技术兴起之初紧追国际前沿并形成我国自有的技术创新力和国际竞争力,是我国医疗行业持续、健康发展的唯一出路和取胜之道。

# 第一节　心力衰竭的研究及治疗概述

## 一、临床流行病学概况

心力衰竭又称心功能不全（heart failure，HF），是指在适量静脉回流的情况下，心脏不能排出足够血量致周围组织灌注不足和肺循环及（或）体循环静脉淤血，从而出现的一系列症状和体征。2009年美国心脏病学会（ACC）-美国心脏协会（AHA）成人心力衰竭指南给出的定义是"心力衰竭是由于心脏结构性或功能性疾病使心室充盈和射血能力受损而导致的一组复杂的临床病症"。心力衰竭是一种不断进展的疾病，一旦出现心力衰竭，大部分患者就步入一个进行性恶化的过程，属于危重急症，死亡率高。此外，值得注意的是，心肌梗死是引起心力衰竭的重要原因之一，是心肌细胞缺血、坏死的一种严重疾病，坏死的心肌细胞不能再生修复，梗死区域逐渐纤维化，从而引起心肌舒缩障碍，即心力衰竭。心肌梗死和心力衰竭导致心功能降低的基本原因都是心肌缺氧缺血而引起的心肌细胞死亡，因此，两者在临床上的治疗术式和方案多有共通之处。

成人的心肌细胞在体内缺乏足够的再生能力，因此心力衰竭、心肌梗死一旦发生后，心肌细胞因缺血、缺氧而死亡或凋亡，发生局限性或弥漫性坏死、纤维化，丧失了收缩性能，从而诱发心力衰竭甚至心源性休克。传统的治疗手段只能延迟或减缓患者的痛苦，但无法根治。此外，年轻群体也会因感染或遗传等因素发生心肌病和NYHAⅢ、Ⅳ期的心力衰竭。不同年龄段或不同种族的心力衰竭患者，绝大部分有左室心肌功能损伤症状，生活质量受损。我国的心力衰竭患者约有1 500万，且随着老龄化问题的日益突出，心力衰竭发病率呈逐年递增趋势。美国大约有500万的心力衰竭患者，并且每年增加40万~70万新患者，随着生命周期的延长及人口老龄化程度的加深，至2020年患者量有可能突破1 000万。在过去几十年中，由于心力衰竭导致的死亡数增加了6倍，正在成为21世纪的重要公共卫生问题。尽管心力衰竭的治疗药物及治疗手段取得了很大进步，但死亡例数却一直稳步增加。据报道，美国仅2010年死于心力衰竭的患者便达40万，每年用于心力衰竭治疗的费用近29亿美金。因此，如何通过有效的干预手段减少心力衰竭患者痛苦并降低其死亡率，已经成为迫切需要解决的重大公共卫生问题。

## 二、诱因

心力衰竭是一种发展性疾病，多种诱因均可导致心力衰竭，但仅仅50%的心力衰竭患者能确诊其病因。然而，经验显示，一半以上的心力衰竭主要由冠状动脉疾病（CAD）引起。其余不患CAD的心力衰竭患者一般均患有高血压或瓣膜疾病。抛开病因不谈，绝大部分心力衰竭患者均呈现左室心肌功能损伤症状。慢性或急性诱因均可导致心肌损伤，引起心脏重塑且伴随心脏左心室的持续恶性重构，从而导致心力衰竭的持续性发展。心力衰竭累进及心脏重塑的一个最主要的表现便是左室几何形态和结构的改变，心室扩张、肥大，球形膨大。这种病态的心脏重塑的持续发展会加剧心力衰竭临床病症的恶化，患者的运动能力降低，水肿加剧并引起肺水肿及其他器官的系统病变。心力衰竭的症状如体重减轻、易疲劳、虚弱、厌食、恶心、夜尿等严重影响日常生活。中度心力衰竭（NYHAⅢ）期物理活动便显著受限，患者只能静坐或卧；重度心力衰竭期（NYHAⅣ）患者基本丧失活动功能。心力衰竭患者的生存预期较低，1年内平均死亡率达35%~40%（从5%~75%不等），即使采用最佳的治疗方案，作为一种累进性疾病，心力衰竭患者的5年期死亡率大于50%。

多种临床常见疾病均可导致心力衰竭，如心瓣膜疾病、冠状动脉硬化、高血压、内分泌疾患、细菌毒素、急性肺梗死、肺气肿或其他慢性肺脏疾患等均可引起心脏病从而诱发心力衰竭。上述各种诱因造成的初始心肌损伤可引起心肌梗死、左心室肥厚和重构、左心功能减退等，并进一步发展至心力衰竭的症状和体征，最终因顽固难治性心力衰竭而死亡。选择 1973 年 7 月至 2002 年 12 月确诊的老年慢性心力衰竭住院患者 2 656 例进行回顾性分析显示：心力衰竭伴糖尿病、高血压、脑血管病、心房颤动及左束支传导阻滞有增加趋势。对 2001 年 1 月至 2002 年 1 月入住香港大学玛丽医院的 1 074 例年龄≥60 岁的老年充血性心力衰竭患者的研究显示：女性患者人数几乎是男性患者的 2 倍；年龄≥65 岁者占 95.5%，而≥80 岁者占 50.6%，由于可见年龄是慢性心力衰竭最主要的发病危险因素，随着年龄增加，慢性心力衰竭的发病率和患病率均增加。

### 三、发病机制

心肌重构是心力衰竭发生和进展的主要机制。一般认为,肾素-血管紧张素-醛固酮系统和交感神经系统的过度兴奋导致一系列神经内分泌因子的激活,这一过程原本是机体对初始心肌损伤的一种代偿性机制,旨在维持循环和重要器官的血液灌注,但这两个系统的长期过度兴奋及神经内分泌因子的慢性激活,可促进心肌重构,加重心肌损伤和心功能恶化,又反过来刺激这两个系统和激活神经内分泌因子,形成恶性循环。因此,心力衰竭一旦发生,即使无新的心肌损伤、临床病情稳定,仍会因心肌重构而进行性向前发展,直至达到终末期心力衰竭。随着心肌扩张,心室半径（R）增加,心脏细胞需要的室壁应力（σ）增大以维持正常射血所需要的压力（LVP）。因此,泵出同等量的血液,已扩张的心脏需要能量远高于正常心脏。慢性心力衰竭中心室半径增大,使得心肌细胞所承受的收缩期室壁应力增加,心肌氧耗量（$MVO_2$）增加,而 $MVO_2$ 的增加进一步加剧心力衰竭的发展。室壁应力增加还导致左室的持续重塑,使得业已受损的心肌细胞损伤加剧,因而心脏功能继续恶化。由此可见,左室扩张是致使心力衰竭累进和恶化的主要因素,而心脏收缩功能障碍则仅仅是 DCM 中由于心室壁应力增加、心室扩张、疾病恶化而导致的副作用而已。由于心室扩张而非收缩功能障碍,是决定心力衰竭严重程度的主要相关因素,因此,左室尺寸通常作为判断心力衰竭分期的强烈信号,而如何减轻或阻止左室恶性扩张也成为治疗心力衰竭的重要治疗标的。

通常认为,心力衰竭发生发展的基本机制是心肌舒缩功能障碍,其主要细胞学和分子生物学机制包括如下方面：

（一）**心肌丧失和构型重建（重塑）**

所谓构型重建（又称重塑,remodeling）就广义而言即包括心肌细胞大小、数量和分布的改建,又包括胶原间质的多少、类型和分布的改建,同时还包括心肌实质和间质两者的比例改建,任何形式的改建都会引起心脏舒缩障碍乃至心力衰竭的发生。

1. 心肌丧失　心肌丧失包括细胞的死亡和功能丧失两种含义。心肌缺血、中毒和炎症等原因可诱导心肌细胞死亡或凋亡,发生局限性或弥漫性坏死、纤维化,丧失了收缩性能,从而诱发心力衰竭甚至心源性休克。

心肌细胞功能丧失是指心肌细胞未死亡,尚具有收缩储备功能。主要见于心肌顿抑和心肌冬眠。心力衰竭发生后,心室扩张室壁变薄,血流改变。细胞水平上表现为肌原纤维减少,心肌细胞萎缩,胶原含量增加,心肌纤维化,心肌收缩蛋白大量破坏。心肌收缩蛋白减少的程度与心肌收缩性的降低程度成正相关。

2. 间质改建（重塑）　由心肌成纤维细胞产生分泌的胶原蛋白（主要是Ⅰ型和Ⅲ型,两者的比为 7∶1）组成的胶原网络,不但对心肌细胞起着支架和固定的保护作用,而且对保证心肌的协调舒缩功能活动及血液供应起着不可忽视的作用。间质改建表现为破坏性和增生性两种改变。破坏性改建主要见于急性心肌缺血和扩张型心肌病。增生性改建多见于心脏压力负荷过度导致的心肌肥大及容量负荷过度的晚期时,随着心肌的肥大,其胶原网络的密度也过度增加,使心肌的僵硬度增高,影响心肌的舒张功能。总之,无论是胶原网络的破坏或增生性改建,均可通过不同机制导致心肌的舒张和(或)收缩功能障碍,从而引起心力衰竭的发生和发展。

3. 心肌舒缩协调性的改建　心脏舒缩协调性和(或)程序性发生了改建,则可降低其射血量甚至引起心力衰竭。最常见的心脏收缩不协调性有：① 收缩减弱。② 无收缩。③ 收缩性膨出。④ 心肌收缩的不同步性。近来发现心脏的舒张也出现与收缩类似的不协调性。

## （二）细胞能量"饥饿"和信息传递系统障碍

1. 心肌细胞能量"饥饿" 心脏是一个高活力、高能量消耗的器官，无论心肌舒张或收缩都需要充足的能量供应，当心肌能量供不应求出现心肌能量"饥饿"状态时，则会导致心肌的舒缩障碍，从而发生心力衰竭。在心肌收缩过程中，无论在推动 $Ca^{2+}$ 的运转上或者在粗细肌丝的滑行上，都必须有充分的能量供应和利用，否则，即使收缩蛋白正常，也将导致收缩性能的减弱。当原发性心肌病变心肌缺血或梗死及心脏负荷过度等病变时，可发生心肌能量代谢障碍，都可引起心肌收缩减弱。

2. 心肌受体-信息传递系统障碍 心肌受体-信息传递系统尤其是 β 肾上腺受体-G 蛋白-腺苷环化酶系统对心肌的变力和变时调控具有重要作用。当本系统激活时，可使细胞内环磷腺苷（cAMP）水平升高，后者再通过 cAMP 依赖性蛋白激酶的磷酸化作用，一方面使细胞膜 $Ca^{2+}$ 通道开放促进 $Ca^{2+}$ 的内流，加强心肌的收缩功能，另一方面又可通过磷酸接纳蛋白的磷酸化，促进肌质网对 $Ca^{2+}$ 的摄取，而加强心肌的舒张；同时还能加速窦房结的冲动发放，使心率加快等。故当本调控系统发生障碍时，则可导致心脏的舒缩功能减弱或异常。

3. 基因结构和表达异常 近年来，由于分子生物学理论和技术的进展，愈来愈多的事实证明许多心血管疾病及心力衰竭的发生、发展与基因结构和表达异常有密切关系。一般认为，心脏负荷过度和（或）内分泌激素所致的基因结构和表达异常是心力衰竭发生的分子学基础。

## 四、临床分期

一般地说，心力衰竭的发展是不可逆行为，其分期包括Ⅰ级（患者患有心脏病，日常活动量不受限制，一般活动不引起疲乏、心悸、呼吸困难或心绞痛）、Ⅱ级（心脏病患者的体力活动受到轻度的限制，休息时无自觉症状，但平时一般活动可出现疲乏、心悸、呼吸困难或心绞痛，休息时即感觉好转，为心力衰竭Ⅰ度）、Ⅲ级（心脏病患者体力活动明显受限，休息时一般没有症状，小于平时一般活动即引起上述的症状，为心力衰竭Ⅱ度）及Ⅳ级（心脏病患者体力活动完全受限，休息状态下也出现心力衰竭或心绞痛症状，任何体力活动都会使症状加重，为心力衰竭Ⅲ度）。

## 五、临床治疗现状

据不完全统计，在美国迄今约有 570 万心力衰竭患者，且随着生活方式的改变及生命周期的延长，至 2020 年心力衰竭患者可能高达 1 200 万。仅在 2009 年，美国便约有 110 万新增心力衰竭患者入院治疗，300 多万患者被初步诊断患有心力衰竭疾病，约 67 万患者因患心力衰竭而急诊入院，2010 年死于心力衰竭的患者便达 40 万，每年用于心力衰竭治疗的费用近 30 亿美金。

在我国，心血管疾病多年来都是危及生命的头号健康杀手，由其造成的死亡例数远高于肿瘤和其他疾病。近年来，心血管病发病的危险因素持续增长，发病率和死亡率居高不下，已成为重要公共卫生问题。对我国 10 省市 20 个城区和农村调查（南方五省市包括：江苏、湖北、福建、广西、四川；北方五省市包括：北京、吉林、陕西、青海、山东），涉及人口数为 15 518 人，其中男性和女性比例相当，城市和农村人口相当。调查结果显示：目前在中国 35～74 岁的人群中，共有 400 万心力衰竭患者。人群中慢性心力衰竭的发病率为 0.9%。而其中男性和女性的发病率分别为 0.7% 和 1.0%。我国每年死于心血管病的患者约 350 万，也即每天因心血管病死亡 9 590 人、每 10 秒因心血管病死亡 1 人。在每年死亡人数中，每 5 人中约有 2 人死于心血管病，居各种死因之首。农村居民的心血管病死亡率增加速率远高于城市居民。2012 年中国心血管病报告显示，我国心血管病（冠心病、脑卒中、心力衰竭、高血压）现患人数 2.9 亿，即每 10 个成年人中有 2 个心血管病患者，其中，现患脑卒中至少 700 万，心肌梗死 250 万，心力衰竭 450 万，肺源性心脏病 500 万，风湿性心脏病 250 万，先天性心脏病 200 万。而在 2010 年、2011 年的报告中心血管病的现患人数仅为 2.3 亿，心力衰竭和心肌梗死的患者数分别为 420 万、200 万，其他几种疾病的患者数基本无变化，这显示随着生活方式的变化，我国的心力衰竭和心肌梗死的发病率有所提高。值得注意的是，其他几种主要的血管疾病也均是心力衰竭的主要诱因，是心力衰竭的潜在高发病群体，换言之,心力衰竭的治疗刻不容缓,防治工作也任重道远。

有学者对国内 42 家医院分别在 1980,1990,2000 年 3 个全年段住院病历进行回顾性分析和比较。共 10 714 例心力衰竭患者入选,平均年龄为 $(63.1 \pm 16.1)$ 岁~$(67.8 \pm 16.5)$ 岁,>60 岁以上患者超过 60%;住院期间明显改善率逐渐递增,分别为 15.5%、19.6% 和 22.2%($P<0.001$)。生存率逐渐提高,分别为 33.6 个月,37.1 个月,40.5 个月;死亡率明显递减,为 15.4%、12.3%、6.2%($P<0.001$),但明显高于同期心血管病病死率(3 个年段分别为 8.2%、5.6% 和 2.6%),3 个年段因心力衰竭死亡占心血管病总死亡率没有改变,分别为 39.9%、37.7%、41.1%。心力衰竭死亡原因依次为:泵衰竭(59%)、心律失常(13%)、猝死(13%),其他死因约占 14%。

2011 年中国心血管病报告显示,2010 年中国心血管病患者出院总人次为 1 110.69 万次,以缺血性心脏病患者(380.25 万次,其中急性心肌梗死 27.18 万次)和脑梗死(318.43 万次)患者为主,其比重分别为 33.96% 和 28.44%。就治疗费用而言,2010 年中国心血管疾病中急性心肌梗死的住院总费用约为 42.87 亿元,次均住院费用为 15 773.5 元,保持稳定的逐年增长速率。对中国 100 张床位以上医院药品总购药额统计显示,2010 年全国总购药额为 3 127.96 亿元,其中心血管药品总购药额达 386.74 亿元,上述数字既显示了此类疾病造成的医疗卫生压力,也揭示了相关疾病治疗药物及医疗器械的巨大市场容量和需求。

药物治疗是心力衰竭的标准理疗策略,但即便使用最理想的治疗药物,左室功能仍会持续衰减导致临床指征持续恶化,不能控制 HF 的恶化及症状的加剧。除药物治疗外,心力衰竭患者只能选择有限的几种理疗方式包括心脏移植、左心室辅助装置、双心室起搏器等。然而,由于上述临床干预手段均有多种局限,如供体来源、多种临床并发症以及治疗成本昂贵等,难以普及推广。近几年,心力衰竭临床治疗逐渐从重视治疗转变为重视预防,由于心力衰竭的不可阻断或逆转性,在预防上强调早期预防、早期干预。在Ⅰ、Ⅱ阶段采取积极措施减缓其向下一个阶段转化,一旦进入Ⅲ期,则预后质量较差,存活周期缩短,5 年死亡率几乎与恶性乳腺癌或肺癌相当。一般地说,随着心力衰竭的恶性累进,心脏移植是心力衰竭治疗必然的最终治疗手段。

目前,临床常规心力衰竭治疗的主要手段包括:

**(一)药物治疗**

是心力衰竭最常用、最普遍的治疗手段,多为肾素-血管紧张素-醛固酮系统和交感神经系统的阻断剂,防止其过度兴奋导致的心肌重构。常用药物可分为如下几类:

1. **血管紧张素转换酶(ACE)抑制剂** 常用的 ACE 包括短效的卡托普利和长效的依那普利、利诺普利和西那扎普利等,其主要作用为抑制血管紧张素转化酶活性,使其血管紧张素Ⅰ(ATⅠ)不能转化为血管紧张素Ⅱ(ATⅡ),从而降低血液中 ATⅡ 浓度。ACEⅠ从 1979 年陆续用来治疗慢性心力衰竭,尤其是对洋地黄、利尿剂治疗效果不佳者。美国和欧洲的心力衰竭治疗指南一致认为,心力衰竭患者包括纽约心脏病协会(NYHA)Ⅰ级、无症状性心力衰竭[左心射血分数(LVEF)<35%~40%],均需应用 ACE 抑制剂,除非有禁忌证或不能耐受,而且需无限期,终生应用。

2. **利尿剂** 心力衰竭的主要表现之一是体内钠潴留及组织水肿,利尿剂可增加尿钠排泄、减轻液体潴留、降低静脉压及改善心肌功能和运动耐量,适用于所有有症状的心力衰竭患者,必须与 ACE 抑制剂合用,一般亦需无限期使用。NYHA Ⅰ级、无症状心力衰竭患者不必应用,以免血容量降低致心排血量减少而激活神经内分泌。

3. **洋地黄** 洋地黄类药物可抑制细胞的钠钾泵活性,增加 $Na^+$ 外流和 $Ca^{2+}$ 内流,激动收缩蛋白从而增加心肌收缩力。一般认为,洋地黄类药物的正性收缩能作用与剂量呈线性关系,但超过作用阈值后可引起毒性反应。该类药物适用于所有有症状的心力衰竭患者,必须与 ACE 抑制剂合用,一般需无限期使用。NYHA Ⅰ级、无症状心力衰竭患者不必应用,以免血容量降低致心输出量减少而激活神经内分泌。

4. **β-受体阻滞剂** 拮抗神经内分泌的过度激活和肾素-血管紧张素-醛固酮系统的过度活跃已

成为治疗心力衰竭的关键因素之一。β-受体阻滞剂可通过阻断交感-肾上腺素系统，有效防止和延缓心肌重塑的发展，是慢性心力衰竭治疗的常规用药。临床试验结果表明，β-受体阻滞剂治疗 4～12 个月后，能降低心室肌重构和容量、改善心室形状，延缓心肌重构。该类药物不产生耐受性，是正性肌力药中唯一能保持 LVEF 持续增加的药物，因此 ACC/AHA 指南中认为所有左室功能不良患者若无禁忌证，均应使用 β-受体阻滞剂。

5. 醛固酮受体拮抗剂　心力衰竭发生后醛固酮合成分泌增加，且与其严重程度成正比，长期效应可加重心肌缺血，尤其对心肌细胞外基质有严重负面作用。醛固酮受体拮抗剂可减轻心室重构、改善左室功能，对慢性心力衰竭防治有益。多国已将醛固酮受体拮抗剂列为慢性心力衰竭治疗药物之一，用于 NYHAⅢ～Ⅳ级的中、重度心力衰竭及急性心肌梗死后合并心力衰竭且 LVEF＜40% 的患者。然而，该受体拮抗剂不能用于"抢救"急性心力衰竭患者，症状改善常在治疗 2～3 个月后才出现，能减少疾病进展的危险。

6. 心肌能量优化剂　随着心肌缺血程度的加重，脂肪酸糖酵解逐渐成为心肌供能主要途径，但随着乳酸堆积增加，心肌收缩功能受损程度加剧。心肌能量优化剂主要通过抑制脂肪酸摄取和氧化，增加葡萄糖的氧化代谢，延长缺血心肌坏死进程，减少缺血后再灌注损伤从而促进心功能恢复。常用药物有盐酸曲美他嗪片、注射用复合辅酶、注射用磷酸肌酸钠、注射用环磷腺苷葡胺、左卡尼汀注射液、辅酶 Q10 等。值得强调的是，药物使用最好在心肌缺血局部有较丰富血供的情况下，如劳力性心绞痛和心肌缺血再灌注；若心肌处于严重的低灌注甚至无灌注时，能力优化剂治疗难以奏效。

7. 血管紧张素Ⅱ受体阻滞剂　2006 年中国学者调查了 17 个地区（11 个省、3 个直辖市和 3 个自治区）2 066 所基层医院（2 级及以下），总结了基层医院慢性心力衰竭治疗用药的情况，发现了一些问题，如地高辛剂量＞0.25 mg/d 的使用比率仍高达 10%，β-受体阻滞剂使用率为 40%，靶剂量的使用率只有 1%；血管紧张素转换酶抑制剂（ACEⅠ）使用率为 80%，靶剂量的使用率只有 2%。

## （二）心脏再同步化治疗（CRT）

近 30% 的晚期心力衰竭患者伴有心脏电传导异常，这些电传导异常反过来又引起心脏机械功能的异常，进而加重心力衰竭。而 CRT 在传统右心房、右心室双心腔起搏的基础上增加心室起搏，按照一定的房室间期和室间间期顺序发放刺激，从而实现正常的心房、心室电激动传导，以改善心力衰竭患者心脏不协调运动，恢复房室、左右心室和左室室内运动的同步性。无疑，CRT 已成为当下心力衰竭非药物治疗的一线选择。一系列大规模临床实验已经证实了 CRT 在改善心力衰竭患者症状、降低住院率和死亡率方面的卓越疗效。然而，CRT 并不是对所有心力衰竭都有效。1999 年，我国开始使用双心室起搏器治疗心力衰竭，2002～2007 年，CRT 的植入量每年平均增长 30% 以上，2007 年基于 193 家医院的调查研究显示 CRT 的总植入量为 541 台，其中男性患者 401 例（74.12%），年龄在 20～90（60±12）岁之间。

## （三）埋藏式心脏复律除颤器（ICD）治疗

是优于药物的有效治疗方法，可明显降低心源性猝死的发生率。心力衰竭发生心源性死亡的原因主要是进行性心力衰竭和（或）心源性猝死（sudden cardiac death，SCD），与心律失常相关的 SCD 占心力衰竭患者死亡的 30%～50%，对于轻、中度心力衰竭患者，猝死占总死亡的 50% 以上。因此，对于慢性心力衰竭的治疗，仅仅降低心功能低下引起的死亡是不全面的，对猝死（特别是伴有心律失常的猝死）的防治尤其重要。一系列多中心临床实验证明，ICD 是优于药物的有效治疗方法，可以明显降低 SCD 发生率，在 SCD 的一级、二级预防治疗中均起着重要的作用。早在 2009 年美国心脏病学学会-美国心脏协会（ACC/AHA）《成人心力衰竭诊断和治疗指南》就已推荐并强调使用 ICD 作为 SCD 的一级预防来降低心力衰竭的总死亡率。临床实验证实，与常规药物治疗相比，ICD 可减少 31% 的死亡危险性。2009 年美国心脏病学学会-美国心脏协会指南建议："对于非缺血性扩张型心肌病和心肌梗死后至少 40 天、左心室射血分数≤35%、NTHAⅡ-Ⅲ级患者，在优化药物治疗下处于较好生活状态且预期生存＞1 年时，可应用 ICD 作为一级预防，以降低心脏性猝死发生率和全因病死率。"

### （四）左室辅助装置（LVAD）治疗

是心力衰竭终末期治疗的方案之一，LVAD装置是一种将血液由静脉系统或心脏引出，直接泵入动脉系统，部分或全部代替心室做功的人工机械装置。心脏辅助装置主要用于以下情况：① 心功能恢复前的辅助治疗，即心源性休克、心脏直视手术后不能脱离体外循环或术后发生低心排综合征的患者。② 慢性心力衰竭患者移植前的过渡治疗。③ 终末替代治疗。对于无法接受心脏移植、NYHA 心功能为Ⅳ级的严重心力衰竭终末期患者，LVAD 作为替代治疗可以明显改善患者的临床症状，提高生存率，效果优于目前的常规药物治疗。2010 年《欧洲心力衰竭器械治疗应用指南》中已将 LVAD 写入心力衰竭治疗的推荐方案，认为其用于终末期心力衰竭治疗可减缓症状，有效提高患者生活质量，具有较好的临床应用潜力。但由于其临床应用时间较短，仍需积累大量临床病例以提供更为充分的循证医学证据。1996 年，国内植入第一例静脉 ICD，截至 2005 年，全国植入 ICD 共186 台，对国内 31 家医院统计 2005 年 1 月至 2006年 12 月植入 ICD 的患者的适应证分析显示其中符合 2002 年 ACC/AHA/NASPE 指南的 ICD 植入Ⅰ类适应证（二级预防）121 例（85.2%），符合一级预防适应证的仅 15 例（10.6%），至 2009 年，我国 ICD 的植入量达 1 316 台，更换 116 台。

### （五）心脏移植

可作为终末期心力衰竭的一种治疗方式，也是心力衰竭发展到最后的必然最终治疗手段，主要适用于无其他可选择治疗方法的重度心力衰竭患者，一般认为心脏移植可为终末期心力衰竭患者带来 1～10 年的生存时间，但供体来源有限且排异反应严重等局限严重限制了这一治疗手段的推广。

### （六）尚待进一步研究的新疗法

近年来，随着对于心力衰竭治疗研究的不断深入和临床技术的不断提高，许多新技术、新术式陆续诞生，但鉴于迄今的研究病例规模较小，仍需进行大规模多中心的前瞻性临床研究。例如：

1. 心脏收缩调节治疗（cardiac contractility modulation，CCM） CCM 又称不应期刺激术，是在心室 1 次正常除极（QRS 波）后的有效不应期内发放具有一定能量的脉冲刺激，该刺激并不起搏心脏，而能提高心肌收缩力，进而治疗心力衰竭。这是近年来研究的器械治疗顽固性心力衰竭的方法。对于 QRS 波时限正常（<120 毫秒）的心力衰竭患者，研究表明，可选择于心力衰竭心肌的绝对不应期给予电刺激，以调节或加强心肌收缩。2011年发表的研究结论为 CRT 疗效不佳的心力衰竭患者 CCM 治疗能显著改善心力衰竭患者运动耐力和生活质量，在改善心脏收缩功能时，无明显致心律失常作用，不增加全因死亡率和住院率。目前的研究病例数规模较小，有待进一步多中心前瞻性的临床研究。

2. 迷走神经刺激治疗（vagus nerve stimulation，VNS） 一项研究结果显示，刺激迷走神经可以有效改善心力衰竭患者心功能和生活质量，为心力衰竭治疗提供了一种新的治疗方法。研究入选 32 例NYHA 分级为Ⅱ～Ⅳ级的患者，入选患者平均LVEF 为 22.5%。所有患者均应用 CardioFIt™迷走神经刺激系统。此装置埋藏在皮下，通过一个心内电极感受患者心率，在 R 波后 70 毫秒通过一个 C 形电极向右颈迷走神经发放心律同步电脉冲，以增强副交感神经的输出活性。研究终点为应用此装置后患者 1 年的安全性和有效性。研究发现：患者平均 LVEF 显著升高（由 22.5% 升至34%），半数患者心功能改善，6 分钟步行距离显著增加，生活质量也有显著提高。1 年随访中此方法安全，患者易于耐受。此方法无疑为临床治疗心力衰竭提供了一条新思路，但还需更大规模的临床研究来证实。

3. 脊髓刺激治疗（spinal cord stimulation，SCS） 既往的临床实践中，SCS 是以脉冲电流刺激脊髓背部，治疗顽固性神经痛、难治性心绞痛和外周血管疾病所致的缺血性疼痛等。SCS 治疗心力衰竭可能的途径为：心肌血流量调节，心内神经系统的调节，针对肾上腺素能途径释放神经肽，抑制疼痛信号的传递等。在缺血性心力衰竭猪的模型中，长期间歇性或持续 SCS 可改善左室收缩功能。此外，与对照组相比，心力衰竭后的犬经过SCS 治疗后，心脏收缩功能明显改善，室性心律失常事件明显减少。Siller 等对 4 例心功能Ⅲ～Ⅳ

级的心肌缺血患者实施 SCS 治疗,随访 3 个月,患者 6 分钟步行距离有所改善,但 LVEF 无变化。为进一步探明 SCS 在治疗心力衰竭方面的疗效,

欧洲启动了一项新的多中心随机研究,相信结果的出台将推动 SCS 对心力衰竭的作用机制与临床疗效的研究,使之成为安全、可靠、有效的方法。

# 第二节　新型心力衰竭治疗手段开发的必要性和可行性

心力衰竭的发病率高,死亡率高,且随着全球范围老龄化的加剧及环境、社会竞争、生活节奏等的加快,心力衰竭的发病率有所提升,近些年更有年轻化的趋势,严重影响了人们的健康状况和生活质量,是危及生命安全的几大临床难题之一,给社会公共卫生事业和医疗事业造成了巨大的压力。心力衰竭的恶性累进及心脏重塑的一个最主要表现是左心室几何形态和结构的改变,如心室扩张、肥大、球形膨大,而左心室的扩张则进一步加剧患者临床症状的恶化。药物治疗是目前标准治疗策略,但无法遏制左心室功能的持续衰减及临床指征持续恶化。除药物治疗外,现在还有几种治疗方式,包括左心室辅助装置、双心室起搏器及心脏移植。然而,上述临床干预手段均有多种局限,如供体来源有限、多种临床并发症及治疗成本昂贵等,难以普及推广,不仅给患者造成沉重经济压力和身体痛苦,而且难以避免心力衰竭的恶性累进发展直至最终必须进行心脏移植以挽救生命。

作为一种世界性的高发且高死亡率疾病,心力衰竭的治疗业已成为亟待解决的临床难题。传统的治疗手段或器械可以从一定程度上减缓心力衰竭进程或代偿部分受损机能,但预后质量尚需进一步提高,且难以从根本上解决心力衰竭问题。再生医学的发展业已为临床治疗提供了崭新的思路,若能利用再生医学手段开发一种新型治疗手段或器械,不仅可以用于心力衰竭的辅助治疗,而且可以在一定程度上原位诱导心肌再生,则有望为从根本上解决心力衰竭提供一条新途径,因此基于再生医学理论开发新的心力衰竭治疗手段成为新的发展方向。

鉴于传统医学手段存在多种局限,针对由于心肌重塑导致的心脏球形膨大不能有效抑制甚至逆转,因此难以阻止心力衰竭的累进性恶化。近年

来,再生医学和组织工程学理论与医学、工程学等结合、交叉,已经为临床多种疑难病症的有效治疗提供了新途径、新思路,因此,结合新理论、新技术开发新型治疗手段用于心力衰竭治疗极为必要。本章将基于再生医学和组织工程学理论在心力衰竭治疗研究中的前期研究成果,对于设计开发新型海藻酸基生物材料用于心力衰竭治疗的必要性及可行性进行综合分析。

## 一、开发新型治疗手段的必要性

### (一)现代医学在心力衰竭治疗中的困境

1. 现代医学用于心力衰竭治疗的现况　如前所述,现代医学手段用于心力衰竭治疗主要包括药物治疗、ICD 治疗、LVCD 治疗及心脏移植。其中药物治疗是心力衰竭治疗的通用手段,几乎适用于所有心力衰竭临床分期,在 Ⅱ～Ⅳ 期心力衰竭中一般采用药物治疗与其他治疗手段联用的手段以巩固治疗效果;ICD 常用于 Ⅱ 级和部分 Ⅲ 级、Ⅳ 级及室射血分数低于 35% 的心力衰竭患者的治疗,结合药物治疗可有效减少患者死亡率延长生存周期;LVCD 治疗多用于终末期如 Ⅲ 级、Ⅳ 级心力衰竭的治疗,其减缓症状、有效提高患者生活质量的疗效在临床上已有证实,但仍需进行长期大量的临床应用实例以证实其循证医学价值;心脏移植是心力衰竭治疗的最终手段,一般在上述医疗手段均难奏效的情况下适用,但由于供体来源受限及免疫排斥等,仅有极少数患者受惠且需承受高昂的治疗费用。值得注意的是,这些现代医学手段用于心力衰竭治疗虽然可以从一定程度上减缓心力衰竭进程或代偿部分受损机能,改善患者生活质量,但难以从根本上解决心力衰竭患者的心脏球形膨大的恶性累进,最终势必发展到需要进行心脏移植的阶段。

2. 现代医学用于心力衰竭治疗的局限性　此外,传统治疗方式还存在多种局限或隐患。① 药物治疗中,不同种类药物功效不一,患者一般需要同时服用几种药物,甚至一天需要吃 10 片(粒)以上,需定期在医生指导下调整服用,不当服用则可能导致多种副反应甚至引起中毒,此外,许多心力衰竭治疗的药物并不适于长期服用,过量或服用时间过长均可导致多种副反应,而实施了心脏移植术的患者则还需终身服用免疫抑制剂以降低排异反应,这些都势必对人体正常生理机能造成很大负担。② CRT 作为药物治疗的辅助和替代,是慢性心力衰竭治疗史上的又一里程碑,但目前还有许多问题,如适应证的范围是否有待扩展、评价手段的指标是否科学、最佳电极位置和参数如何确定等有待研究和深化,上述问题的解决均需要通过大量循证医学数据分析获得,目前仍任重道远。③ CRT、ICD 和 LVCD 都属于有源器械,植入后起效快、效果佳,但都需定期随访以检查电池能量消耗状况、电极导线功能是否正常,便于及时调整参数,目前上述器械的有效作用时间仍远低于预期产品寿命期,其原因尚不明确。这些器械均不可降解,使用寿命结束时需要二次手术取出,增加了医疗成本和患者痛苦指数;另外一点重要原因是,虽然这些器械的使用改善了心力衰竭临床治疗质量,但其使用风险预测指标尚难以确认,仍需在更大范围的临床应用中不断分析甄别,以便对潜在的、未诊断的疾病状况提供最佳的干预。④ 作为心力衰竭的最终治疗手段,来源受限和免疫排斥始终是心脏移植手术无法避免的两大难题,大大限制了其普遍推广。

综合上述分析,现代医学在心力衰竭的临床预防与治疗中已取得了许多进展,但尚有很多难题悬而待决,例如预后质量尚需进一步提高、难以从根本上阻断甚至逆转心力衰竭进展,急需新思路、新方法、新技术的出现以打破僵局。

**(二)再生医学是临床医学发展的新思路**

再生医学是多种新理论、新思路、新技术、新方法与临床医学碰撞融合后产生的前沿交叉领域,随着越来越多新型前沿技术和学科等的不断融入,已逐渐发展成为传统医学的有力补充和支撑,并有望成为临床医学的发展新方向。

再生医学主要包括组织工程、细胞和细胞因子治疗、基因治疗、微生态治疗,在临床治疗上已形成成功的产品、技术或技术突破。利用再生医学技术构建的人工皮肤、人工骨、人工软骨等产品已经上市并取得很好的临床效果,弥补了传统医学的不足。气管、血管、神经、肌腱等组织的再生修复技术也取得了突破性进展,处于产品转化边缘,利用脱细胞技术制备的全器官如人工肝、肾、心、膀胱等再灌注后也可行使部分生理功能。上述研究成果中可见,再生医学可有力推动新型治疗技术的发生和孵育,成效有目共睹。

**二、再生医学用于新型治疗手段开发的可行性**

**(一)再生医学可为心力衰竭的治疗提供新思路**

再生医学的实质是仿生化修复,是利用再生医学技术和手段协助机体,或诱发机体再生潜能进行自身生理化修复的过程,其突出特点是结构和功能的仿生性修复或重建,这也是传统治疗理念或手段的短板和弱点。心力衰竭不仅表现为心脏功能的恶化也是心室结构的损伤,目前的临床治疗手段难以从根本上阻断或遏制其发展进程,而若采用再生医学手段进行仿生性修复,则有望从根本上解决这一医学难题。许多研究业已证实,再生医学手段用于心力衰竭或急性心肌梗死并发心力衰竭的治疗具有很好的可行性,且方法多样机理各异,可满足不同类型不同分期心力衰竭治疗的需求,因此,利用再生医学技术设计开发新型治疗手段或器械,既可减轻心力衰竭的症状,也可以在一定程度上诱导受损心肌组织的再生修复,减轻甚至逆转心室的病理性重塑,则有望为从根本上解决心力衰竭提供一条新途径。

**(二)再生医学用于心力衰竭治疗的可行性**

随着对心力衰竭病理机制研究的不断深入以及再生医学技术和理论的不断提升和完善,再生医学手段用于心力衰竭治疗的可行性业已得到多方研究证实。鉴于心力衰竭是神经系统调控下一系列心肌功能紊乱、失调、功能损伤及结构重塑的复杂行为,主要表现为左室的尺寸扩张和结构重塑、心肌缺血坏死(死亡)及射血能力持续恶化,上述一系列结构和功能的损伤反馈至神经系统后,引起下一轮代偿性心肌扩张及随之而来的结构和功能进一步恶化,这是心力衰竭恶性累进的主因。从再生医学角度设计心力衰竭的对症治疗方案,可延伸至多个技术领域,包括:

(1)组织工程治疗技术:组织工程技术是指从机体获取少量活组织的功能细胞,与可降解或吸收的三维支架材料按一定比例混合,植入人体内病损部位,最后形成所需要的组织或器官,以达到创伤修复和功能重建的目的。心力衰竭后导致心肌组织缺血性坏死,功能和结构丧失,采用组织工程手段构建心肌组织以替代受损部位或引导受损心肌组织的原位修复再生,则可以有效改善心脏结构及生理功能,延缓甚至逆转心力衰竭的恶性累进。

(2)细胞治疗技术:心力衰竭发生后伴随着心肌细胞的缺血性坏死、数量减少、功能减弱,这是导致左室功能和结构不断重塑的主要诱因之一。采用细胞扩增技术体外获得大量心肌细胞、骨骼肌细胞或干细胞,将其定向移植到受损心肌部位,可增加损伤部位的活细胞数量,局部改善缺血缺氧导致的心肌细胞丢失现象,从而延缓心力衰竭的发展进程。

(3)活性因子治疗技术:将促进血管生成的活性因子定向移植到心肌损伤部位,可促进新生血管的生成,改善局部的供血供氧状况,减少细胞死亡,降低由于细胞损伤导致的纤维堆积和重构。

(4)基因治疗技术:将特定基因转入心肌细胞,改善细胞增殖、死亡、收缩(舒张)、基质(因子)分泌及信号传导等功能,还可与细胞治疗或因子治疗技术相结合,改善心力衰竭导致的心肌细胞死亡、功能损伤等难题。

上述用于心力衰竭的各种再生医学治疗方案正在被多项研究证实并提升完善,虽然尚未形成上市产品用于临床治疗,但已有多项研究处于技术或产品突破边缘,具有巨大市场潜力,已引起多家国际大公司或研究团体的重视。

## 三、再生医学用于心力衰竭治疗领域的研究现状

随着再生医学理论的日趋完善和技术的不断提升,通过再生医学手段治疗心力衰竭的研究已经全面展开,甚至已有部分研究成果成功应用于临床,得到了高于预期的治疗效果,也有一些新技术已通过动物模型证实了其用于心力衰竭治疗的安全性和有效性,并在临床伦理评审后进入临床试验阶段,有望在近几年形成全新的治疗手段开创心力衰竭治疗的新局面。此外,更多的研究仍属于科研探讨性工作,虽然得到令人欣喜的初期成果,但距离临床应用仍有很大距离。虽然已有的各种研究成果针对心力衰竭的发病及发展机制采用多种技术、方法和手段的探讨,百家争鸣各有所长,但万变不离其宗,均系利用再生医学技术从器官、组织、细胞甚至分子层面促进受损心肌组织再生修复,不仅可以缓解症状,而且能改善心脏结构和功能,有望解决传统医学难以回避的难题,从根本上阻断甚至逆转心力衰竭的恶性累进。

目前在研的用于心力衰竭的辅助治疗的再生医学策略主要包括三大类策略:左室束缚策略、体外组织工程策略和体内原位组织工程策略。其中,体内原位组织策略是国际上研究的热点,也是可新技术、新产品突破的前沿,又可分为载细胞生物材料植入术、单纯生物材料植入术及载活性因子生物材料植入术(图9-1,表9-1),其原理主要是通过向因心力衰竭而扩张的左室肌肉组织中植入生物材料(载负、不载负细胞或活性因子),所用生物材料具有良好环境友好性及适宜的生物力学性能,可在体内滞留所需时间后通过生物降解而彻底分解代谢,在协助维持正常心脏形态的同时原位引导组

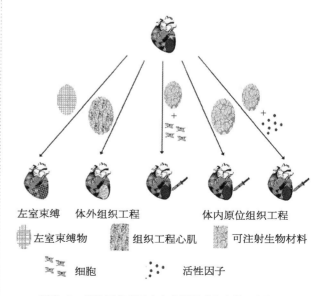

左室束缚　　体外组织工程　　　体内原位组织工程

▦ 左室束缚物　　▦ 组织工程心肌　　▦ 可注射生物材料

✕✕ 细胞　　　　⋮⋮ 活性因子

**图9-1　再生医学用于心力衰竭辅助治疗的三大策略**

织修复,从而长效改善心脏结构和功能,因此,采用体内原位组织工程策略进行心力衰竭的辅助治疗将在本章下一节中做重点阐述。本节中仅将目前用于心力衰竭治疗的再生医学三大策略的研究现状做简要介绍。

左室束缚策略是用高聚物型生物材料制备的网状器械对心室部分进行包绕缠裹,以物理压力束缚法减少心室的扩张,改善心脏结构;体外组织工程策略是体外扩增种子细胞后接种于制备的组织工程支架上,继续培养获得组织工程心肌组织,将该等效物移植到心肌膜表面用于修补受损的心肌组织,协助改善受损部位心肌的结构和功能;体内原位组织工程策略包括载细胞生物材料植入术、单纯生物材料植入术及载活性因子生物材料植入术,将生物材料或载负细胞(活性因子)的生物材料将注射左室心肌壁内,增加左室厚度并原位引导心肌组织修复。

鉴于迄今已有多项研究对再生医学技术用于心力衰竭的治疗进行了探讨,为便于科研工作者对该领域的国际前沿研究现况有更清晰直观的了解,现将三大再生医学策略用于心力衰竭治疗研究的情况汇总(表9-1)。

表9-1 用于心力衰竭治疗的再生医学三大策略研究现状汇总

| 生物材料类别 | 移 植 类 型 |
| --- | --- |
| **左室束缚策略** | |
| 聚丙烯材料 | 单纯材料移植 |
| 聚酯材料 | 单纯材料移植 |
| **体外组织工程策略** | |
| 明胶材料 | 单纯材料移植,或材料与胚胎心肌细胞的复合物移植 |
| 海藻酸材料 | 材料与胚胎心肌细胞的复合物移植 |
| 聚乙交酯-聚丙交酯材料 | 材料与真皮成纤维细胞复合物移植 |
| Ⅰ型胶原及 Matrigel 复合材料 | 材料与新生心肌细胞复合物移植 |
| PTFE、PLA 网、Ⅰ型胶原及 Matrigel 复合材料 | 单纯材料移植,或材料与骨髓间充质祖细胞的复合物移植 |
| Ⅰ型胶原材料 | 单纯材料移植,或材料与胚胎干细胞的复合物移植 |
| PNIPAAM 材料(细胞片层技术) | 新生心肌细胞片层或脂肪间充质干细胞片层移植 |
| **体内原位组织工程策略** | |
| 纤维蛋白材料 | 单纯材料移植,或材料与骨骼肌细胞或骨髓单核细胞或多效蛋白质粒的复合物移植 |
| 胶原蛋白材料 | 单纯材料移植,或材料与骨髓细胞的复合物移植 |
| 海藻酸材料 | 单纯材料移植 |
| Matrigel 材料 | 单纯材料移植,或材料与胚胎干细胞的复合物移植 |
| Ⅰ型胶原及 Matrigel 复合材料 | 单纯材料移植,或材料与新生心肌细胞的复合物移植 |
| 自组装蛋白肽材料 | 单纯材料移植,或材料与新生心肌细胞或血小板源生长因子 BB 的复合物移植 |
| 明胶材料 | 材料与碱性成纤维细胞生长因子复合物移植 |

注:PLA—聚乳酸;PNIPAAM—聚 N-异丙基丙烯酰胺;PTFE—聚四氟乙烯。

## (一)左室束缚策略

该策略主要通过物理束缚加压方式限制心室的扩张,减小心室尺寸、延缓左室的球形膨大进程,不涉及任何生物或化学反应,原理简单清晰,可操作性强,代表性产品如包裹型心脏补片,采用生物相容性良好的高分子材料如聚丙烯材料、聚酯材料等,通过特殊加工手段制成具有良好机械强度的生物补片结构。使用时用缝合方式将生物补片固定在心室外围,对心室部分形成整体的缠绕包裹结构,用于限制或减少由于心力衰竭而导致的左心室外扩程度,从而减少心壁应力、增加射血力。基于该策略研制的心力衰竭治疗的医疗器械已有相关产品上市。

Kelley 等首先报道了采用心室束缚法可减少

心肌梗死后心肌功能的衰减程度,他们将聚丙烯材料制成网状缝合到心肌组织,并定点诱导心肌梗死,发现心室束缚法可以减少心室重塑和心功能衰竭。Bowen 等的实验进一步证实了用聚丙烯材料进行心室束缚可以提高心肌组织的胶原蛋白合成,减少 MMP - 1、MMP - 2 的活性。此外也有基于聚酯类物质制备心室束缚器械的相关报道。

美国 Acorn Cardiovascular 公司基于心室束缚疗法开发出一种心脏支持器械(cardiac support device,CSD),该产品主要由聚酯类编织物构成,可以同时包绕左、右心室并对其进行物理束缚加压,临床应用业已证实该产品可有效减少心室扩张尺寸,降低心肌细胞肥大及间质纤维化程度,增加射血分数。此外,还有许多研究表明,该类器械用于慢性心力衰竭的辅助治疗甚至可以逆转心力衰竭导致的心室重塑过程,但遗憾的是,其具体机制迄今尚不清晰。

截至目前,已有几种"物理束缚"型左室束缚器械用于心力衰竭的治疗,如 CorCap™ 心脏支撑装置(Acorn Cardiovascular)、HeartNet™ 左室支撑系统等(Paracor Medical,Inc.)。这些医疗器械产品均系采用各种高分子材料制备成网状或片状结构,通过对包括左室游离壁在内的左心室实施外部包裹,从而限制其扩张,以尽可能保持左室的椭圆形态,提高心力衰竭期的心脏结构和功能,阻止由于心力衰竭不断发展而引起的左室持续性扩张重构。Grossi 及其团队报道了 RESTOR - MV 的一项随机、多中心的前瞻性临床研究,对功能性二尖瓣闭合不全(FMR)患者采用 Coapsys device 治疗。Coapsys 是一种心室形态改变器械,用于减轻扩张性心肌病患者的 FMR。RESTOR - MV 分析显示,对 FMR 患者同时采用血管重建和心室重塑可提高其生存率,相较于常规手术而言,还可显著减少几种主要的不良反应。Coapsys 组患者的 LV 舒张末期内径($P = 0.021$)显著降低。左室经 Coapsys 重塑后,患者的 2 年生存率比对照组显著提高(87% vs 77%,风险比 0.421,$P = 0.038$),且 2 年生存期内各种并发症,包括死亡、卒中、心肌梗死及阀门再次手术等的发生率均显著低于对照组(85% vs 71%,风险比 0.372,$P = 0.019$),这项研究结果表明,采用左室束缚型器械可协助改善左室

形态,对抑制心室的病理性重塑有一定帮助,有望作为心力衰竭治疗的新策略。

虽然左室束缚策略已成功应用于临床并取得良好治疗效果,但这种方法的安全性和有效性仍需要通过更大范围的临床实例进行科学验证。此外,该类器械用于心力衰竭的辅助治疗尚有许多问题需要一一探究,例如该类束缚器械能否有效缓解由左室扩张导致的室壁应力增加? 是否会引起左室的限制型生理学或结构型生理学病变? 这些问题迄今尚未形成普遍认可的结论。

**(二)体外组织工程策略**

体外组织工程策略是指在体外扩增种子细胞如心肌细胞(干细胞)或其他来源的干细胞,同时选择适宜材料构建组织工程支架,选择足够数量的活性良好的种子细胞接种于组织工程支架上,经一段时间体外培养后形成细胞-支架复合物并移植到发生心力衰竭的左心室心外膜,为损伤部位的结构和功能提供修复作用。在体外组织工程策略中,可用作组织工程支架的材料主要为天然高分子材料(如明胶、胶原蛋白、海藻酸等)、合成高分子材料(如聚乙交酯-聚丙交酯、聚乳酸、聚四氟乙烯等),种子细胞的来源则包括胚胎心肌细胞、新生心肌细胞、真皮成纤维细胞、胚胎干细胞、骨髓间充质干细胞、脂肪间充质干细胞等。

Li 等首次将细胞接种于生物支架上用于心肌瘢痕组织的治疗,他们将心肌细胞接种于明胶支架上经体外培养后植入心肌膜表面,但心脏功能没有显著改善。此后,又有多位学者及其研究团队对于体外培养心肌组织用于移植治疗心力衰竭进行了大量研究,并取得了一定进展。Leor 等建立大鼠心肌梗死模型,将心肌细胞接种于海藻酸支架上培育一段时间后,植入心脏损伤部位,2 个月后海藻酸支架降解,植入窗血管化良好,心脏功能显著改善。Kellar 等将皮肤成纤维细胞接种到聚乙醇酸-聚乳酸织物上,体外培养后移植到心肌梗死模型的左心室心肌壁上,发现心脏的射血分数显著提高。Zimmermann 等进一步改进了此方法,他们将胎鼠的心肌细胞与Ⅰ型胶原蛋白、基质胶及细胞培养液混合后注入特定的模具中形成特定形态,体外培养一段时间后移植到心肌膜的表面,该组织可在体内保持收缩律动长达 8 周,植入物血管化良好,与

周围组织良好配伍,最新报道显示,用此种方法形成的新生心肌纤维可厚达 450 $\mu$m,可显著改善心脏的收缩和舒张功能。此外,日本学者将新生心肌细胞或脂肪间充质干细胞培养于温敏性基质 PNIPAAM 材料上,获取完整的细胞片层移植到受损心肌部位,对心脏功能的改善也有明显的促进作用。

利用体外组织工程策略治疗心力衰竭虽然取得了阶段性的研究进展,但该策略需要经历构建支架、扩增细胞、细胞-支架复合物培育等多项步骤,操作周期长,而且这些步骤均需在体外进行,污染风险较高,影响质量稳定性的不确定性因素多,若进行成果转化存在成本投入、生产周期、质量控制、风险管理等多方面难题,因此产品化的难度较高,迄今仍以实验室水平的科学研究成果居多。

### (三)体内原位组织工程策略

体内原位组织策略用于心力衰竭的治疗是近几年国际上重点研究的前沿技术,又可分为载细胞生物材料植入术、单纯生物材料植入术及载活性因子生物材料植入术。区别于体外组织工程策略的是,在该策略中,所用的生物材料及其他物质均为可注射型,可通过注射器或其他介入传输系统将生物材料或载负细胞(活性因子)的生物材料定点植入左室心肌壁中,所用生物材料具有良好环境友好性及适宜的生物力学性能,可在体内滞留所需时间后通过生物降解而彻底分解代谢,在协助维持正常心脏形态的同时原位引导组织修复,从而长效改善心脏结构和功能。

细胞移植术是最早被关注的用于心力衰竭治疗的原位再生技术,由于心肌细胞为终末分化细胞,成人的心肌细胞几乎无再生能力。而近期研究发现,斑马鱼的心肌受损后,心肌细胞具有一定的再生能力,这为心肌细胞的损伤修复及再生能力提供了新的证据。目前,较为普遍接受的说法是,自体或移植的干细胞可以释放的旁分泌因子可以刺激幼体哺乳动物心脏的信号网络并提高自体心肌细胞的分裂能力,移植间充质细胞还可以促进血管生成从而提高自体细胞的存活率。近期,多个医学中心在动物实验的基础上进行了干细胞移植治疗心力衰竭的探索性临床研究,REPAIR - AMI 实验是迄今最大的多中心随机对照实验,204 例急性

心肌梗死患者在再灌注治疗 3～7 天后,接受经冠状动脉自体骨髓单个核细胞或安慰剂(培养液)治疗。4 个月后,治疗组 LVEF 显著提高。1 年后,细胞治疗组的主要心血管事件(死亡率、再发心肌梗死、任何血管重建事件)明显减少。在这一临床研究中,干细胞治疗慢性心力衰竭的疗效已初步得以证实,但还存在许多悬而未决的问题,包括采用何种干细胞、干细胞的剂量、移植途径、长期疗效、安全性、伦理问题等,尚待多中心、大规模、随机双盲对照的临床实验以明确。许多研究者还曾尝试将心肌细胞、骨骼肌细胞及干细胞等通过静脉、冠脉或直接注射到损伤的心肌部位,但这种单纯性的细胞移植由于在位性不佳、活性损失等,治疗效果并不理想,此外,由于存在致瘤、致癌或致心律失常等风险,政府监管部门及学术界对该技术持审慎态度,因此本书仅在此对单纯的细胞移植术用于心力衰竭治疗做简单介绍,不做深入探讨。

1. 单纯生物材料植入术　心脏的结构失常是心力衰竭治疗的关键难题之一,临床研究业已证实,心室扩张与心力衰竭之间存在密切的因果关系。随着心室扩张,心肌壁应力增加,导致许多蛋白、收缩相关因子合成及基因表达均发生变化,从而进一步加重心室的重塑,左室壁应力增加也被视为左室持续性重塑的独立性预测指标。心力衰竭的严重性由心室扩张导致,而与心肌的收缩功能障碍无关,因此,如何减轻或阻止心室的恶性扩张是心力衰竭治疗亟须解决的重要问题。若一种治疗策略可通过增加心室壁厚、减轻心壁压力及减小左室尺寸以有效减轻左室扩张及重塑,将有望为心力衰竭的治疗提供一种全新的治疗手段。导致心力衰竭累进的主要机制是左室的持续扩张及恶性塑形导致的左室心肌纤维张力和应力的逐渐增加,随着心室半径的逐渐增加,收缩期室壁应力也逐渐增大,其对心肌细胞的作用可用 Laplace's 定律计算:

$$\sigma = LVP \times R/h \qquad (9-1)$$

式中：$\sigma$ 为室壁压力；

　　　$LVP$ 为左室压力；

　　　$R$ 为心室半径；

　　　$h$ 为室壁厚度。

随着心脏的胀大,心室半径(R)增加,心脏细胞需要的室壁应力(σ)增大以维持正常射血所需要的压力(LVP)。因此,泵出同等量的血液,已扩张的心脏需要能量远高于正常心脏。心力衰竭时心室半径增大,使得心肌细胞所承受的收缩期室壁应力增加,心肌氧耗量(MVO₂)增加,而 MVO₂ 的增加进一步加剧心力衰竭的发展。室壁应力增加还导致左室的持续重塑,使得业已受损的心肌细胞损伤加剧,因而心脏功能继续恶化。由此可见,左室扩张是致使心力衰竭累进和恶化的主要因素,而心脏收缩功能障碍则仅仅是扩张型心肌病(dilated cardiomyopathy,DCM)中由于心室壁应力增加、心室扩张、疾病恶化而导致的副作用而已。由于心室扩张、而非收缩功能障碍,是决定心力衰竭严重程度的主要相关因素,因此,左室尺寸通常作为判断心力衰竭分期的强烈信号,而如何减轻或阻止左室恶性扩张也成为治疗心力衰竭的重要治疗标的。

将生物材料注射到左心室肌壁中进行占位填充,不仅可以瞬时增加室壁厚度、稳定心室尺寸、代偿由于球形膨大引起的心室扩张,而且可减少心壁应力从而减少因心肌重构导致的心肌细胞缺血性死亡,从长期效果而言可为心肌细胞提供良好的外环境,协助维持其正常活性及形态结构。已有报道显示,将胶原、生物胶、自组装纳米肽、海藻酸等生物材料注射到室壁中,可以促进创伤愈合,提供心室重塑的质量,增加心脏功能。已有多项研究报道,将无源材料植入心室壁中可以减轻心肌纤维的应力,提高心肌力学性能,阻止心力衰竭恶化。

Yu 等的研究指出,无源材料的植入可减小内径(心室),这是其用于心力衰竭治疗的最主要功能,需强调的是,该研究通过小剂量植入对心室壁进行填充,但即便是植入大剂量的无源材料,其最主要的功能依然是通过减少心室内径增加壁厚从而调节心力衰竭。Wall 等采用计算机三维建模手段,对可注射材料用于心力衰竭治疗的机制进行了模拟和分析,结果显示,材料植入心肌后,对心脏力学的影响与材料的植入量、材料刚性及植入位点相关,其作用方式主要通过减少病理性的室壁应力从而改变心脏的性能指标,这与标志性的心脏泵功能是否提高并不相关。计算机模型研究显示,心肌壁量的 0.5%～5% 微小改变均可减少心壁应力,影

响舒张末期和收缩末期的 pressure-volume 关系从而提高射血分数。如图 9-2 所示为注射不同剂量后左室压力和容积的关系模拟图,在室壁中植入生物材料可改变左室压力和容器,其程度与材料的植入量成正比相关。这一研究结果证实可注射材料植入后可以有效阻止左室扩张及功能衰退的持续恶化。基于上述三维模型分析及相关研究结果,一般认为,可注射性生物材料作为原位组织工程手段用于治疗心力衰竭的设计机制可能为:具有良好生物相容性及适宜力学性能的可注射性生物材料植入左室壁后可增加室壁厚度,减少室壁张力并为左室壁提供力学支撑,从而帮助心脏维持相对良好的形态、尺寸和力学(如左室功能)等,同时还可以阻止左室的持续扩张,通过减小左室尺寸、增加室壁厚度以降低室壁应力和左室压力,增加射血分数和每搏容积,最终减缓甚至逆转心室的扩张(球形膨大),修复甚至恢复心脏的正常生理功能。

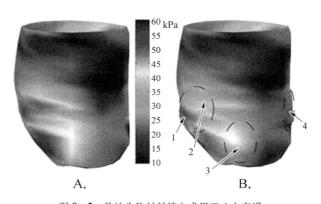

图 9-2 单纯生物材料植入术用于心力衰竭治疗机制的三维数学模型

A. 生物材料植入前心脏各部位心肌壁应力的分布示意图;B 生物材料植入后心脏各部位心肌壁应力的分布示意图(箭头所示的 4 个点分别显示了生物材料植入后心肌壁应力减小的部位)

Christman 等发现,在心肌梗死大鼠模型建立 5 周后,将纤维胶注入心肌中可有效改善心脏功能,Dai 及其团队将胶原蛋白注入心肌梗死大鼠模型的心肌中也发现类似结果,胶原蛋白的植入可增加梗死的厚度,提高左室每搏容积及左室射血分数,这一结果显示,相对惰性的材料如胶原蛋白也可以不通过生物化学作用(如组织新生血管化作用)而改善左室结构和功能。上述研究均证实,通过向左室游离壁中注入高分子生物材料可改善左

室功能。

Natali 等将海藻酸经离子交联后获得低黏度水凝胶（10～50 cp）注入心肌梗死部位，研究可注射型生物材料对心肌梗死并发心力衰竭的治疗效果，并与胎鼠心肌细胞注射组做对比，他们发现，植入 6 周后，海藻酸材料基本降解完毕，其所在位置基本被结缔组织和肌肉成纤维细胞取代；与胎鼠心肌细胞注射组相比，海藻酸注射组心壁厚度显著增加，心肌组织的强度和弹性均得到改善。

Jonathan 等以钙离子交联的 2% 浓度海藻酸用于猪心肌梗死模型的注射治疗，设置生理盐水注射组为对照组，60 天后，对照组的左室舒张区扩张 44%，左室收缩区扩张 45%，左室尺寸增加 35%，而海藻酸注射组的上述指标则有显著改善（$P < 0.01$）。数据统计分析显示，注射 2 ml 海藻酸可使瘢痕厚度增加 53%、前壁厚度增加 34%，海藻酸注射区可完全被肌肉成纤维细胞和胶原取代，同时正常的心肌细胞没有因为海藻酸的注入而受到损伤，无末端栓塞、心律失常等副反应。他们认为注射型海藻酸是一种新型的心力衰竭治疗手段，方便、快捷、有效，可用于心肌梗死后的心脏修复并可阻止由心肌梗死并发心力衰竭的发展。Dai 等将胶原蛋白注射到心肌梗死大鼠模型中，也证实了注入生物材料可有助于心室形态的保持，减少心肌梗死后心室重塑的恶化。

Ifkovits 等制备了透明质酸丙烯酸酯温敏性水凝胶，注射到羊心肌梗死模型中后发现，高取代度的水凝胶可显著减少心肌梗死区域的面积，且心脏输出量和射血分数等心脏功能也有明显改善，而低取代度的水凝胶组则无统计学意义。

上述研究结果均证实了选择适宜的生物材料注射植入受损部位便可有效改善心脏形态和功能。由于该方法单纯通过可注射型生物材料的物理作用改善左室形态、结构和功能，而非通过生物学、生理学或生物化学作用与心肌组织相互作用，降低了对心肌细胞正常信号传导通路的影响风险，而且整个过程中没有引入其他作用物质，便于后期产品开发过程中成本控制、质量控制和风险管理，更利于大规模生产。最新资料显示，已有该类产品进入临床验证阶段，其用于心力衰竭的安全性和有效性在动物实验及临床预实验中均得到证实。

2. 载细胞生物材料植入术　载细胞生物材料植入术实质上是利用可注射性生物材料作为载体将外源性细胞定向定位引入受损心肌组织中，并可为其提供相对良好的增殖环境，增加细胞存留量和在位性，并提高细胞的长效存活率和活性。该技术与体外组织工程策略中植入型细胞-支架复合物的区别是：后者是在细胞、材料在体外先共培养形成一个整体的细胞-材料复合物再植入心肌膜表面，而可注射型细胞-材料混合物则是将细胞、材料在体外混合后共同注射到心肌层中。该技术中，所用的生物材料应为生物友好型材料，不仅可以创造良好的细胞外微环境，而且可以提高细胞的存活率，同时具有良好的结构整合性使其可以与周围正常组织相匹配，从而起到室壁功能改善的作用。

Yu 等将海藻酸接枝 RGD 肽后制备成微球，制备人间充质干细胞（hMSCs）的载体微球，用于心肌梗死后心力衰竭的辅助治疗研究。他们发现，体外实验中，RGD -海藻酸微球包裹的细胞黏附性好，细胞增殖率提高，血管生成因子的表达也显著增加，体内实验结果显示，注射 RGD -海藻酸微球包裹的 hMSCs 可有效保持左室的正常形态，防止心肌梗死后心室重塑的恶化，hMSCs 在位性良好且动脉血管的生成率明显提高。

载细胞生物材料植入术系细胞植入术和单纯生物材料植入术的复合技术，兼具两者的特色和优势，既可代偿由于缺血损伤导致的心肌细胞数量减少、活性降低，又可补偿由于左室扩张引起的左室壁变薄、心室尺寸增加和室壁应力增加，从两方面同时对心力衰竭中左室结构重塑和功能恶化进行改善，具有技术层面的可行性和优越性。但考虑到迄今各国政府对细胞治疗术应用于临床均持保留意见，尚无明确将该方法正式列入临床指南的指导意见或条文，我国 CFDA 目前也没有放开细胞治疗术用于临床的口子，因此，该技术在产品技术审评和文号审评阶段缺乏政策层面的支持和明确引导，在未来几年中难以作为生物医药制品或医疗器械产品推广应用。

3. 载活性因子生物材料植入术　载活性因子生物材料植入术以可注射型生物材料作为抗心力衰竭活性因子的缓释载体植入心肌损伤部位，不仅可以提高活性因子作用窗的定向性，而且可以增加活性因子的稳定性及存留时间。迄今这一领域的报道所用的生物材料载体以自组装多肽材料或明胶材料居多，所用的活性因子多为促新生血管生成类的生长因子，植入体内后选择性改善局部缺血情况减少心肌细胞死亡，主要包括碱性成纤维细胞生长因子、血小板源性生长因子等。

2003 年，Iwakura 等发现，用可注射型明胶微球载负碱性成纤维生长因子注射到心肌缺血部位，可显著促进新生血管生成，改善局部血供和心肌功能。2005 年，Christman 及其课题组的研究也证实，以纤维蛋白胶作为载体，将可编码血管生长因子多功能蛋白的质粒注射到心肌缺血部位后，可有效促进原位血管的再生，减少细胞缺血缺氧坏死。Hsieh 等则制备一种自组装多肽作为载体用于载负血小板源性生长因子——BB，植入体内后可在 14 天内维持活性因子的持续缓释，与单纯地自组装多肽植入组、活性因子植入组相比，这种载因子自组装肽植入组更能显著改善心肌损伤部位的血供情况，减少心肌细胞死亡率并提高心脏功能，损伤部位的面积也随着时间的延长逐渐减小，证实该方法可以阻断甚至逆转心肌缺血的恶化和累进。

载活性因子生物材料植入术可针对缺血损伤部位进行定点血供重建，从而及时有效地保护心肌功能，以生物材料作为活性因子载体可实现长效、稳定、持续的心脏功能改善，避免活性因子局部或短时间内浓度过高、活性不稳定等原因引起的副作用。但该类技术在产品开发过程中还存在难以规避的壁垒，例如活性因子价格不菲造成的产品成本控制问题、活性因子半衰期短且保存问题低造成的生产工艺、运输、产品储存及货架期短等问题、活性

因子适宜作用浓度问题等，此外，CFDA 一般将各种活性因子作为药品注册管理，生物材料则多作为医疗器械管理，两者结合使用则在产品注册审批时应根据药械结合产品审评，无疑将增加产品注册周期和费用，这也是成果转化时不得不注意的问题。

除上述三大策略外，基因疗法作为再生医学手段用于心力衰竭治疗的研究也取得了突破性进展。AHA 2010 年公布了一项对晚期心力衰竭患者所做的 II 期临床研究（CUPID 研究），研究者采用腺相关病毒包装的人 SERCA2a，观察酶替代法治疗晚期心力衰竭的效果。CUPID 研究纳入了 39 例严重但处于稳定期的心力衰竭患者，心功能 III～IV，LVEF ≤ 35%，受试者随机分配至 3 个腺相关病毒 SERCA2a 剂量中的 1 个剂量组或安慰剂组对照，并接受单纯冠状动脉内注射治疗。大剂量组治疗 6 个月和 12 个月后，患者的死亡率、心力衰竭加重、心力衰竭相关的住院率、心脏移植和 LVAD 的需求较安慰剂组显著下降。此外，在腺相关病毒 SERCA2a 治疗后 6 个月，患者运动能力改善，症状缓解并且生活质量提高。CUPID 研究证实了腺相关病毒 SERCA2a 的安全性和可行性，并显示出患者临床转归、症状及心脏功能状态的获益。这预示着可以继续展开更大样本量的临床研究。即便如此，充血性心力衰竭的基因治疗仍存在诸多问题：首先，基因治疗的效果并不能长期维持。其次，人体的免疫系统对外来的基因具有较强的排斥性，给重复治疗带来困难。然而，随着基因表达调控的不断进步，尤其是高特异性的载体和基因表达的不断实现，将为心力衰竭的基因治疗提供良好的前景。

## 第三节　海藻酸盐在心力衰竭治疗中的新应用

在本章第二节中，业已就再生医学用于心力衰竭辅助治疗的几种新策略进行了综述并对其产品转化可行性进行简要分析，作者认为，无论从技术开发、产品转化还是从产品审批、政府监管等方面考量，体内原位组织工程策略中的"单纯生物材料

植入术"临床使用途径清晰、操作简单，更便于产品化的成本控制、质量控制和风险控制，是近几年中最具成果转化潜力心力衰竭治疗新技术，而适宜生物材料的选择是决定性因素。据前所述，已有纤维蛋白、胶原蛋白、Matrigel 及海藻酸等多种材料

被用于该领域的研究,其中,已有几十年临床应用安全史的海藻酸基生物材料表现出优良的有效性和安全性,已经引起国际许多研究团队及生物公司的重视,我国部分团队也开始了相关研究。截至目前,海藻酸盐基生物材料在心力衰竭及心肌梗死并发心力衰竭的治疗中有效性已被初步证实,有望作为一种全新的治疗手段和医疗产品带动整个行业的发展和突破。

### 一、海藻酸盐用于心力衰竭治疗的可行性

海藻酸基生物材料已有多年临床应用历史,具有很好的临床安全性和有效性。作为一种常用的组织工程材料,海藻酸基生物材料具有仿生结构,但由于其具有相对生物惰性,体内降解速率低,对哺乳动物细胞缺乏识别位点,可较好地维持细胞和组织的表型。在近3年中,已相继有近10个Ⅱ类海藻酸盐敷料获得我国各省市CFDA批准,牙科印模、血管栓塞、药物缓释等方面的产品也陆续得到市场准入。更值得注意的是,海藻酸基生物材料在一些亟须解决的临床难题的治疗研究方面显示出良好的临床潜力和市场前景,相关报道已发表在国内外前沿的学术期刊或杂志,引起了临床和基础研究的普遍重视,例如海藻酸基水凝胶心肌注射治疗心力衰竭或心肌梗死的介入治疗心肌坏死,海藻酸基生物材料作为生物黏合剂用于组织黏合或封堵、海藻酸微囊用于细胞、药物、活性因子或基因的靶向导入及释放等。此外,随着理论体系的不断完善和技术的不断提升,海藻酸基生物材料在组织工程和再生医学领域的研究和应用范围也大大拓展。

#### (一)海藻酸盐用于心力衰竭治疗的结构基础

1. 海藻酸盐的分子结构 海藻酸由β-D-甘露糖醛酸(M单元)与α-L-古洛糖醛酸(G单元)借1,4-糖苷键连接而成,其中G单元表现一定刚性,是分子稳定性及分子交联的主要结构基础,可捕捉二价金属离子形成经典的"蛋盒"结构,是海藻酸基材料交联、接枝、衍生化的主要结构基础;M单元则表现一定柔韧性,由于空间位阻作用较难与离子螯合或难以维持稳定的交联结构,是海藻酸表现一定免疫调节作用及抗肿瘤活性的结构基础。不同来源的海藻酸其结构单元也不相同,可能会出现单一的MMM或GGG及MGGGMM的MG混合交替结构,因而其分子中M/G比也不相同,从而表现出不同的构象和生物学特性,这便构成了海藻酸基生物材料多种临床应用的分子结构基础。除M/G比及分布外,分子量是影响海藻酸基生物材料功能的另一主要因素,一般而言分子量越高其机械强度越高、凝胶化越快,但相应较高的剪切力也会损伤载负的细胞,因此可通过控制分子量及其分布调节海藻酸基生物材料的内聚力以及凝胶强度,从而满足不同应用需求。此外,海藻酸的糖醛基、羟基等可通过化学、物理或生物学手段修饰,制备联氨化、部分氧化或在糖主链上接枝其他活性基团,从而获得多种具备特定结构和功能的海藻酸衍生物。

2. 海藻酸盐水凝胶制备的分子基础 可注射型水凝胶是海藻酸盐用于心力衰竭治疗的主要产品形式,其制备方法有多种,主要包括:

(1)离子交联法:离子交联是最常用的海藻酸基水凝胶材料的制备方法。海藻酸盐中的G单元可与二价离子结合,将其固定于椅式构象的G残基间形成"蛋盒"结构,所形成的水凝胶强度与海藻酸盐浓度、分子量、M/G比及二价离子的结合程度密切相关,此外,GGG模块的长度越大,凝胶的机械强度和结构稳定性也随之增强。凝胶化过程的可控性及凝胶率是影响离子交联法制备的海藻酸基水凝胶材料性能的主要因素,一般地,凝胶化速率越缓慢,所得凝胶的结构越均一,力学性能越优异。通过选择适宜二价离子、控制二价离子的释放速率、pH、温度等手段可以获得符合要求的水凝胶材料。例如,向反应体系中添加六偏磷酸钠可以与二价离子竞争结合海藻酸的羧酸位点从而减缓凝胶化速率,或者采用中性条件下微溶或不溶于水溶液的$CaSO_4$或$CaCO_3$为二价离子供体,加入葡萄糖醛几内酯使体系的pH逐渐降低,从而使二价$Ca^{2+}$逐渐释放,从而达到控制凝胶化进程的目的。低温下,二价离子的活性降低,交联速率降低,也可达到交联更有序、强度更优化的目的。此外,离子交联所得的海藻酸基水凝胶材料的力学性能也因所用的海藻酸结构不同而有很大差异,高G单元含量的海藻酸形成的水凝胶材料其力学性能远高于高M含量的海藻酸,因此,应根据不同的需求选择适宜的海藻酸原料用于水凝胶材料的制备。

值得关注的是,离子交联的海藻酸水凝胶材料植入体内后,其中二价离子会与周围体液或组织液中单价离子产生离子交换作用而逐渐释放,从而使得凝胶逐渐解交联,因此这种方法形成的海藻酸基水凝胶在体内难以长期稳定存在。

(2)共价交联法:与离子交联相比,共价交联可显著提高海藻酸基水凝胶的力学性能,该方法已广泛应用于海藻酸基生物材料的改性,在组织工程领域中尤为突出。但用作共价交联剂的分子多为有机分子,对机体具有毒性或刺激作用,因此需同时考虑交联剂的去除或灭活问题,并严格控制交联剂的残留量以保证材料的安全性。

用不同分子量的聚乙二醇二胺(PEG)对海藻酸进行交联,可制备不同机械强度的海藻酸基水凝胶,而且随着交联剂浓度或含量的增加,水凝胶的弹性模量逐渐增加。通过控制交联剂的浓度及使用不同的交联剂分子,可以有效调整海藻酸基水凝胶的力学性能和膨胀性,而交联剂分子的化学性能也会显著影响水凝胶的膨胀率。虽然经共价交联的水凝胶其亲水性通常有所降低,但由于引入的交联剂分子多为亲水性大分子如聚乙二醇二胺(PEG)等,其本身便具有很好的亲水性能,因此可部分代偿由于交联而损失的亲水性能。

多功能共价交联剂的使用可更为有效地对海藻酸基水凝胶的力学性能和降解速率进行严格调控。研究证实,以聚丙烯酰胺-共-酰肼(PAH)为多功能交联剂、以己二酸二酰肼(AAD)为双功能交联剂分别制备海藻酸基水凝胶,前者所得的水凝胶机械强度远高于后者,而且降解速率也明显降低。

光交联是制备海藻酸基水凝胶的另一种共价交联方法,由于其反应条件温和及原位凝胶化等优点,近年来已引起普遍关注。这一方法通常先用甲基丙烯酸甲酯对海藻酸进行接枝修饰,然后在曙红和三乙醇胺存在的条件下经氩离子激光(514 nm)照射30秒,即可原位形成透明度良好的弹性水凝胶,这种方法形成的海藻酸基水凝胶已作为生物胶成功用于角膜穿孔的修补术。常规的光交联方法一般均需采用光敏剂或酸缓释剂,均对机体有潜在毒性,因此其临床应用受到限制。有一种替代方法将 α-苯氧肉桂乙酰氯部分修饰聚丙烯胺后,用于

海藻酸的接枝修饰,330 nm 下该修饰基团可进行二聚化交联反应而不释放任何毒性副产物,可有效满足安全性要求。研究证实,该种方法形成的海藻酸基水凝胶对细胞色素 c 和肌红蛋白均有良好的渗透性,有望作为一种组织工程支架材料用于组织修复。

(3)热交联:热交联法制备的海藻酸基水凝胶具有热敏感性,可根据不同温度变化有效控制药物或因子的释放,因此已广泛应用于药物缓释领域。聚 N-异丙基丙烯酰胺(PNIPAAm)在生理温度附近(32 ℃)可进行可逆性相转变,是制备生物医用温敏性材料最常用的交联剂,"细胞片层"(cell sheet)技术便是利用 PNIPAAm 这一特性体外培养获得完整的细胞片层用于再生修复。通过与亲水性单体如丙烯酸或丙烯酰胺共聚,可对 PNIPAAm 的相转变温度进行调整。研究显示,将海藻酸钠与 NIPAAm 和聚乙烯醇-共-聚几内酯(PEG-co-PCL)大分子经紫外线辐照可原位形成"聚合物半互穿网络"(semi-IPN),在恒定温度下,该凝胶的溶胀性随海藻酸钠浓度的升高而增大,而随着温度的升高,溶胀性则逐渐降低。

(4)细胞交联法:细胞交联法是较为少用的一种交联方式,主要由细胞表面的特定受体与海藻酸基材料上的配体相互识别而形成交联作用,通过这种方式,细胞表面受体可与多种聚合物链相结合,及时在缺乏化学交联剂的条件下也可形成长距离的、可逆性网络结构。业已证实,细胞表面受体可以和 RGD 肽修饰的海藻酸相识别,从而形成有序交联的聚合物网络。而细胞与未经 RGD 肽修饰的海藻酸溶液混匀后,则主要产生细胞-细胞间的相互作用,仅能形成非有序结构。由于细胞交联方法主要通过脆弱且可逆的配体-受体相互作用形成,因此形成的海藻酸基水凝胶为剪切可逆性,而且可重复多次,当外加剪切力时,凝胶结构破坏,但一旦撤去剪切力则一段时间后仍可形成交联网络。这种水凝胶体系在组织工程领域中是一种理想的细胞载体,与细胞混合时可以液体形态顺利注射到目标组织,一旦进入机体后则可原位形成水凝胶以保持植入细胞的在位性。

**(二)海藻酸盐用于心力衰竭治疗的功能基础**

20 世纪 70 年代初期,美国食品和药物管理局

（FDA）已将海藻酸作为"公认安全物质"的食品和药品添加剂并广泛用于药物、化妆品及食品工业，超纯海藻酸具有生物惰性，基本不会引起免疫反应；海藻酸基医疗器械作为伤口敷料、齿科印模、临时性输尿管引流支架及骨移植替代物等产品也已通过 FDA 批准上市，其临床安全性和有效性已经得到充分证实；海藻酸具有良好的生物相容性，基本无细胞毒性、诱变性、溶血性、组织刺激性或致敏性，海藻酸基水凝胶还具有良好的动力学性能和力学性能，具有良好的空间支撑性能和流变性能；由于哺乳动物细胞缺乏与海藻酸识别的位点，未经修饰的海藻酸材料一般不能与细胞相互作用从而引导细胞定向分化，是干细胞或其他体外培养中容易去分化的细胞的优选培养载体或基质。此外，哺乳动物体内缺乏海藻酸降解酶，因此海藻酸在体内的生物降解途径与透明质酸、壳聚糖等天然多糖有所不同，不能被通过生物化学的方式降解，在体内降解时间相对较长，具体途径见第一章。

基于上述功能，海藻酸类材料已被用作药物缓释、栓塞、支架等多个领域：

1. 药物缓释载体　海藻酸盐的微囊化是当前临床解决外源性细胞和药物，提高其疗效的重要途径。褐藻酸钠是一种具有控释功能的辅料，在口服药物中加入褐藻酸钠，由于黏度增大，延长了药物的释放，可减慢吸收，延长疗效，减轻副反应。目前，海藻酸微囊作为细胞、疫苗、蛋白及药物的缓释载体的基础研究业已全面展开，有望用于糖尿病、肝功能障碍、肾衰竭等疾病的临床治疗。此外，作为细胞三维培养支架的海藻酸微囊可以有效保持细胞的生理形态及活性，避免或延缓体外培养细胞的去分化等行为，已经作为实验制剂得到了广泛应用。

2. 栓塞剂　临床上将栓塞物经导管或传递系统靶向传递至病变器官的供应血管内，以达到控制出血、治疗肿瘤和血管性病变及消除患病器官功能的目的，已成为肿瘤治疗的重要手段。海藻酸基生物材料作为栓塞剂用于多种栓塞术已取得良好效果。Oerlemans 等以稀土元素或铁元素为交联剂制备海藻酸微球，发现直径 250 $\mu$m、阳离子含量为 0.72%~0.94% 的微球用于核磁共振扫描（MRI）引导下的肿瘤栓塞治疗具有良好应用潜力。

Forster 等用两种高分子量的海藻酸盐（8 × 105 g/mol，M 含量 59%；4 × 105 g/mol，G 含量 68%）制备微球，用于羊子宫动脉栓塞模型，发现高分子量的海藻酸微球（无论是高 M 还是高 G 含量）具有良好的组织相容性，体内在位性好，3 个月后植入部位仍可清晰观察到微球结构，可作为一种半永久性栓塞剂用于肿瘤或出血栓塞。北京圣医耀公司研发生产的海藻酸微球用于多种实体性肿瘤的介入治疗、出血性病变的栓塞、功能亢进器官的栓塞等，疗效已得到临床证实，在此基础上推出的新一代海藻酸载药缓释系统用于肿瘤的栓塞治疗，也取得了实质性进展。

海藻酸盐栓塞剂生物相容性好，靶向栓塞定位好，栓塞球大小易控且质量稳定，在临床栓塞剂应用中是一种优异的选择，已有多项产品在国内外上市。海藻酸基栓塞剂在原发性肝癌、子宫肿瘤、甲状腺功能亢进、脑、脊髓的神经介入栓塞中已有较好的临床应用。

3. 再生医学及组织工程支架　海藻酸基生物材料具有良好的生物相容性和结构塑形性，在组织工程材料的研究中被广泛应用。已有研究证实，海藻酸基生物材料作为细胞固定化骨架材料可利于细胞增殖，特别是软骨细胞长期体外培养不易退化。近年来，许多学者已采用交联、衍生化修饰以及混合静电纺丝等手段开发出多种海藻酸基生物材料，用于神经、软骨、皮肤、肝、心等再生或修复的研究，并取得了一定进展。

医用海藻酸基生物材料在皮肤组织的创伤修复领域已有广泛应用，市售的海藻酸创伤敷料如 Tegagen™（3M Health Care 公司，美国）、Algicell™（Derma Sciences 公司，美国）、AlgiSite M™（Smith & Nephew 公司，英国）等临床效果已得到证实。在此基础上，近年来许多研究对海藻酸基生物材料进行衍生化或载负因子、细胞、多肽（生物酶）、药物等，用于全层或部分皮肤损伤的修复重建取得了突破性进展。海藻酸基生物材料在血管、软骨、心及神经等组织的再生修复中已逐渐成为研究热点。

4. 止血（修复）　海藻酸是一种天然植物性止血创伤修复材料，用其制作的凝胶膜片或海绵材料，可用来止血、保护创面和治疗烧、烫伤。用海藻酸制成的止血纱布,用于压迫和包扎大动脉出血,几分钟就能有效止血,海藻酸钠敷料与伤口表面接触时,海藻胶纤维中的金属离子($Ca^{2+}$,$Zn^{2+}$ 等)与伤口分泌物中的 $Na^+$ 发生离子交换,形成有助于伤口表面修复的胶体,保持伤口周围湿润,该胶体既能激活人体单核细胞产生免疫因子,又能激活人体巨噬细胞释放抗炎因子,有助于伤口愈合。Groves 和 Lawrence 在研究海藻酸钠纱布在植皮和溃疡伤口应用时,发现海藻胶纱布具有良好的止血效果,而且和其他止血材料相比,海藻酸钠纱布可以在使用后保留在伤口上,这样伤口表面脆弱的结构就不容易受到破坏,有助于伤口的愈合。实验研究也证实,口服海藻酸钠对 γ 射线致小鼠口腔黏膜的损伤有明显保护作用。

海藻酸钠可以制成良好的血浆代用品。当大量失血、大面积烫伤、剧烈呕吐等原因引起血液循环量降低,产生休克的危急状态时,需要输血时,用海藻酸钠制成的羧甲淀粉,用于补充血容量,不但疗效显著,而且还有迅速排除体内毒素的作用。用海藻酸钠制成的注射液(701 注射液,褐藻酸钠注射液,低聚海藻酸钠注射液,Alginon,Glyco - Algin0 等),具有增加血容量、维持血压的作用,可维持手术前后循环的稳定性。

5. 细胞培养系统　海藻酸基生物材料缺乏细胞特异性作用位点,蛋白吸附少,基本不影响体外培养细胞的表型,是一种理想的二维和三维哺乳动物细胞培养体系构建材料。软骨细胞在体外二维培养后易去分化成类纤维细胞,而在海藻酸微球上培养则可以在传 3～5 代后仍保持良好的软骨细胞表型和活性,且三维微球结构为细胞黏附及增殖提供了更多生长空间,便于软骨细胞大量收集和获取,已成为软骨细胞体外培养的常用体系。海藻酸经 RGD 肽修饰后不仅提高了细胞黏附率,而且可有效维持细胞表型,是较理想的细胞培养支架材料,用于成肌细胞、骨(软骨)细胞及 BMSCs 等多种细胞培养均取得很大进展。研究表明,通过调整海藻酸的 M/G 比及 RGD 肽的接枝率,可部分调控成肌细胞的增殖和分化,高 G 含量更利于成肌细胞的生长。

干细胞作为一种理想的组织工程种子细胞来源,是再生医学的研究热点之一。干细胞移植用于

治疗神经系统疾病、肿瘤、糖尿病的研究已取得阶段性突破,但干细胞的表型维持及大量扩增问题是制约其应用的主要难题。以海藻酸钙微胶珠作为载体培养神经干细胞,可用于三维动态培养系统,不仅解决了细胞增殖和收集的问题,而且可避免动态剪切力对神经干细胞的损伤。此外,医用海藻酸基生物支架还可用于 BMSCs、脂肪来源干细胞等多种干细胞的培养。

**(三)海藻酸盐用于心力衰竭治疗的优势**

本章第二节中,已就原位组织工程策略中"单纯生物材料植入术"用于心力衰竭治疗的可行性进行了介绍,前期机制研究及实验验证结果已初步证实该方法用于心力衰竭的治疗可解决传统医学的难题,适宜生物材料的选择是影响其治疗效果的关键因素。海藻酸盐作为原位组织工程材料用于心力衰竭的治疗具有下述优势:

1. 相对生物惰性　从上述结构基础和功能基础的介绍中可以看出,作为最早应用于临床的天然生物材料之一,海藻酸由于缺少哺乳动物细胞特异识别位点,蛋白吸附少,而且不能被哺乳动物体内的生物酶自然降解,具有相对生物惰性。生物惰性是双刃剑,使得海藻酸不具备如壳聚糖、透明质酸等材料活跃的生物活性及生物诱导功能,但同时也可大大延缓海藻酸盐在生物体内的降解进程,使其具有更好的在位性和组织支撑功能,而且还可避免与受体相互作用导致的细胞分化,从而更好地维持细胞表型。

电信号发生和传播是心肌细胞行使正常生理功能的保证,因此,任何植入的材料应不仅对心肌细胞无毒性或遗传毒性作用,而且还应尽量减少对心肌细胞电信号的干扰。目前常用的生物活性材料如透明质酸、壳聚糖、纤维蛋白等虽然具有良好的细胞相容性且刺激细胞生长,但其活跃的生物活性则可能扰乱细胞的电信号传导从而引起心律失常等不良反应,造成临床不良事件甚至增加死亡风险。海藻酸盐的相对惰性则可有效避免此方面风险。此外,由于海藻酸盐在体内的降解进程较慢,在位时间有效延长,可提供较为持久的空间支撑性能,维持心脏塑型。

2. 结构调节的可控性　通过调节海藻酸盐分子中的 M/G 比及 G 单元的分布模式可有效调控

海藻酸盐的理化性能和生物功能,从而实现对所需制备水凝胶的凝胶化时间、力学性能及降解速率等的有效调控。选用高G含量的海藻酸盐制备的水凝胶不仅具有更好的生物学惰性,而且凝胶时间、凝胶强度、压缩性能及降解速率等均大为改善,可与心肌组织的力学性能相匹配。

3. 凝胶化性能 海藻酸盐与多价阳离子可发生迅速而且不可逆的结合反应,形成稳定的水凝胶结构,该凝胶不仅具有良好的空间支撑性能,而且具有良好锁水性。通过离子化交联形成水凝胶,不仅可有效减少有机试剂的引入,降低化学残留风险,而且反应温和、时间可控,用于原位组织工程时几乎不影响植入部位组织的正常功能。

4. 体内降解代谢慢,在位性良好 海藻酸在哺乳动物体内的降解途径较为特殊,不是通过生物酶解方式进行,降解产物中的片段化或颗粒性现象较少,一般不引起显著的非菌性炎症反应。海藻酸盐在体内的降解速率一般低于等同分子量的透明质酸、壳聚糖、胶原蛋白等生物大分子,因此,植入体内后在位时间较长,可提供更为长效的空间支撑作用。

基于前期研究和大量的文献调研,海藻酸基生物材料具有良好的生物学功能,作为生物支架材料具有良好的结构塑形性,生物相容性良好但在体内不能降解,有望作为新型生物医用材料用于心力衰竭辅助治疗。但作为医用材料进行体内植入对海藻酸的纯度、结构、分子量等均提出了极高要求,目前国内生产的海藻酸难以满足要求,此外,对于海藻酸基生物材料能否符合心力衰竭治疗产品的要求、其功能及作用机制等均未见系统、详尽的研究报道,因此尚需进行大量的研究工作对上述问题进行一一探讨。

**(四)用于心力衰竭治疗的海藻酸盐水凝胶制备方法的改良新趋势**

作为特殊的人体器官,心脏承担着供应机体能力的关键作用,具有特殊的结构、功能和生理学特征,对于植入心肌内的生物材料具有特殊的要求,尤其对于安全性方面更为严格。从临床应用方便角度而言,对于水凝胶的机械强度、凝胶化时间均有一定要求。机械强度低利于注射到机体组织,但存留时间短;强度过高则由于内聚力高而不利于注射,但机体存留时间长。凝胶化时间过短,则不便于临床操作注射;时间过长则延长手术时间,增加手术风险。此外,尽管海藻酸基生物材料业已被证实具有优异的组织相容性和生物安全性,但仍需考虑引入的交联剂可能导致的生物毒性及引起心律失常等不良影响。

共价交联法和热交联法制备的海藻酸基水凝胶虽然具有更为优异的机械性能、膨胀率及较长的降解周期,可更长时间留存心肌组织内起到组织充填作用,但是由于涉及的交联剂为有机或化合物分子,均对机体有一定的毒性作用,用于心肌内注射的风险性较高,不是优选方案。此外,为降低产品注册和合理缩短产品研发周期,应尽量减少或不涉及任何细胞或活性因子,因此,细胞交联法也不是优选方案。离子交联法是物理手段制备海藻酸基水凝胶材料,不涉及任何化学试剂或有毒试剂的引入,无须考虑有机物残留问题,便于以后规模化生产的成本控制和风险管理,具有良好的转化可行性。但是,传统的离子交联法制备的凝胶机械强度、凝胶化时间等均存在一定问题,不能满足心力衰竭治疗的要求。

基于上述考量,选择优化的离子交联法制备海藻酸基生物材料水凝胶既可有效保留物理交联的优点,又可增加交联反应的可控性及交联产物的力学性能,更能满足心肌组织植入的要求。优化离子交联法主要包括海藻酸钠体系和交联体系,其中,交联体系摒弃了传统的简单二价金属离子或二价金属离子供体＋缓释剂的方式,而是采用同样具有长链结构的海藻酸基二价离子体系——海藻酸钙作为离子供体,既不影响二价离子对于海藻酸钠分子链的交联作用,其交联剂体系的分子链还可与海藻酸钠分子链形成柔性网络,不仅可增加水凝胶的机械强度和膨胀率,而且可有效控制交联时间和凝胶速率,减缓植入体内后钙离子与单价离子的交换速率,延长体内存留时间。此外,交联体系也可由其他生物材料基钙盐承担,如葡萄糖酸钙,此类体系的共同特征是本身具有聚分子结构基础及钙离子缓释功能,与海藻酸钠体系混合后既可实现离子交联又可借由生物分子链间相互作用形成更稳定的网络结构,从而提高水凝胶的力学性能和结构稳定性(图9-3)。

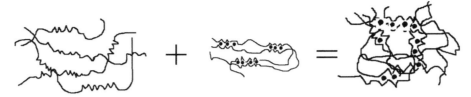

图9-3 优化离子交联法制备海藻酸可注射水凝胶示意图

优化离子交联法所采用的材料及加工方法中不涉及有机试剂或有机化学反应,反应体系温和,条件可控,不存在毒性交联剂或助剂等残留问题。海藻酸钠体系和交联剂体系反应彻底,无交联剂残留问题。所用材料、试剂等均具有良好的生物安全性,大大降低了临床应用的安全性。此外,本方法减少了目前常用的离子交联工艺方法中存在反应过快或过慢导致的反应不均、机械强度低等问题,工艺方法简单可控,大幅度降低了制备过程中风险管理的难度。通过本改良方法制备的可注射型海藻酸基生物材料具有良好的力学性能,亲水性良好,有很强的吸水性和保水性,通过介入手段植入心壁后可形成黏弹性良好的胶体,不仅具有良好的组织充填作用而且能保持较好的组织塑形性,与周围组织相容性良好,能相对长期存在于心肌组织但不引起异物反应,从而保持长期的心壁填充塑形作用,改善心肌功能。

## 二、海藻酸盐用于心力衰竭治疗的研究现状

作为一种世界性高发且高死亡率的疾病,心力衰竭的治疗业已成为亟待解决的临床难题。传统的治疗手段或器械难以满足日益提高的临床需求,因此基于再生医学理论开发新的心力衰竭治疗手段成为新的发展方向。心力衰竭发生后,在组织学上表现为左心室扩展,舒缩力下降。将海藻酸基生物材料注射到左心室特定部位并在体内形成具有一定强度和韧性的凝胶态物质。该凝胶在体内很少或基本不与周围的细胞和组织起化学、生物电学或免疫学反应,而且人体缺乏降解海藻酸的酶,因此,该凝胶可作为生物惰性假体物质长期存在于填充部位。海藻酸基生物材料注射到左心室特定部位后,可增加室壁厚度减少左心室的扩张尺寸,从而降低左心室心肌的张力,减少射血能耗增加射血

量,降低左心室的室壁应力,从而帮助已扩张的左心室重新塑形改善心脏功能。

利用原位组织工程法制备海藻酸基水凝胶材料用于心力衰竭或心肌梗死并发心力衰竭的治疗是近年来的新兴技术,随着研究的不断深入和完善,已逐渐发展成为国际普遍关注的研发和转化的重点技术。虽然该项技术的研究在国外已得到了良好的动物试验结果甚至初期临床试验数据,但迄今为止尚未有类似产品获得FDA认证,仅于2014年有1项海藻酸基产品用于心肌梗死的治疗获得CE认证并成功应用于临床。在中国,此类研究尚处于起步阶段,虽然已有研究团队得到初步研究成果,但仍未形成系统的动物模型评价,临床试验方面更是空白。

**(一)国际研究现状**

将海藻酸盐材料用于心力衰竭治疗的研究在国外开展较早,不仅已形成了许多学术成果,而且已有部分研究完成动物实验进入临床验证阶段。美国研究团队在该领域处于领先地位并在临床治疗方面取得了突破性进展。

1. Algisyl-LVR™ Algisyl-LVR™是美国LoneStar Heart公司开发的一种用于心力衰竭治疗的海藻酸基医疗产品,主要治疗的对象为严重心力衰竭或心力衰竭末期的患者,多为扩张型心肌病,旨在通过改善心脏结构和功能,阻止或逆转心衰的累进过程,从而提供患者的临床症状及生活质量。Algisyl-LVR™注射到心力衰竭后发生扩张的特定心壁部位并可长期存在,该材料植入后不降解、不引起异物反应,可减少心室尺寸并帮助心室重新塑形,前期临床研究业已表明该方法对于心力衰竭治疗具有显著疗效,且长期追踪结果显示可减轻甚至部分逆转心力衰竭的进程,目前该产品正在意大利、德国、荷兰、澳大利亚、中国、美国等区域进行国际多中心临床试验并完成11位患者的安全

性及效能临床实验,已获 FDA 批准进入Ⅱ期临床试验。在国际多中心的临床预实验的结果显示,Algisyl‐LVR™用于重度心力衰竭患者及扩张型心力衰竭患者的治疗均有不俗的临床表现。2014年 5 月,LoneStar Heart 公司宣布,已经完成Algisyl‐LVR™治疗扩张性心衰的对照性、随机临床实验的患者入组,该项研究将在意大利、德国、罗马尼亚、澳大利亚及荷兰的 14 个临床医学中心开展,随访期 2 年,在 2014 年底获得术后 6 个月的临床数据,为下步工作的开展提供支持和证据。2014 年 10 月 1 日,Algisyl‐LVR™产品正式取得CE mark,可用于晚期心力衰竭的治疗,成为该领域首例上市产品。该技术的应用势必掀起心力衰竭治疗的革命,但目前该技术为其独家、独创技术,尚未见其他国家、团队有类似产品上市或进入临床研究阶段。

Algisyl‐LVR™为海藻酸基生物高分子材料,水凝胶由两种组分构成:含非水溶性海藻酸钙颗粒的分散液和海藻酸钠溶液。通过两个注射器将两组分混合后,钙离子在非水溶性的海藻酸钙和水溶性的海藻酸钠中重排,形成新的交联海藻酸基水凝胶用于心肌注射。这一交联过程进行较快,混合 1 小时后可达到稳定。自凝胶化过程可通过多个参数调节如海藻酸钙颗粒的尺寸、海藻酸及钙离子的浓度等。凝胶化时间为特定时间以便于手术操作。凝胶强度随时间的变化可简易检测。由于该水凝胶基本没有生物活性,植入机体后理论上不会引起免疫排斥反应,植入后降解缓慢,可提供长效的在位组织支撑作用。

对心力衰竭患者实施左侧开胸手术后,将Algisyl‐LVR™注射到左心室游离壁的心肌组织中可发生自身凝胶化,阻止左心室的持续扩张,使其保持相对理想的形态从而帮助心室塑形。整个手术操作过程不超过 1 小时,手术操作引入的风险较低,属于临床可接受范畴。该种产品用于心力衰竭的治疗见效快且持续时间长,业已证实,植入 1小时后即可发挥作用,其疗效至少可持续 26 周。Algisyl‐LVR™的功能类似于"假体支架",植入左室壁后可提供力学支撑作用,帮助左室的形态及尺寸的维持,并阻止左室扩张的累进,甚至有迹象表明,该产品的植入可以逆转重度心力衰竭的恶化

进程。在此过程中,Algisyl‐LVR™是通过其力学(物理)效应而非药学、免疫学或其他代谢活动而发挥作用。动物实验业已证实,Algisyl‐LVR™生物相容性良好,作用持久。

(1)临床前研究结果:迄今为止,LoneStar Heart 公司已根据 510k 的要求,建立犬慢性心力衰竭模型,对 Algisyl‐LVR™用于心力衰竭的安全性和有效性进行了系统的临床前研究。动物实验结果显示,Algisyl‐LVR™可有效改善左心室的结构和功能,并可阻止或逆转由慢性心力衰竭导致的心肌重塑,对心力衰竭确有显著的治疗和改善作用,为后期的临床研究奠定了基础。

组织学分析显示,将 Algisyl‐LVR™植入犬心脏心肌壁中,实验组注射位点及其周边组织为典型的异物反应,包裹成分为成熟的胶原蛋白及炎症细胞(中性粒细胞),炎症细胞随时间延长逐渐减少。除注射位点外,其他心肌部位无相关反应,属于机体可耐受范围且随时间延长而逐渐消失。临床表现、体重变化、临床病理指标变化或器官重量变化均无异常,多引线心电图检测证明试验组动物基本无心律失常现象,心功能数据均在正常值范围内,表明材料的植入对犬类正常心脏无不良作用。

采用聚乙烯微球(77~102 $\mu m$)栓塞法诱导犬中度和重度心力衰竭模型,射血分数为 35%、25%(正常射血分数应为 50%左右)显示建模成功。心衰诱导之前,先行血流动力学、血管造影及超声心动图检测,在注射治疗之前对实验组和对照组的动物再行上述检查。术后 2 周、6 周、12 周行血流动力学、血管造影及超声心动图检测,动物处死后行组织切片和组织学评价。两种模型中,实验分组为Algisyl‐LVR™组($n = 6$)和生理盐水对照组($n = 6$),另设一组非处理动物($n = 7$)作为空白组进行对比研究,评价材料植入对左室功能和心室重塑的作用。

中度心力衰竭动物模型中,术后 12 周时,与注射前相比,生理盐水组动物的左室舒张末期容积(LV EDV)和左室收缩末期容积(LV ESV)均显著增加,表明心力衰竭症状持续累进恶化,而Algisyl‐LVR™组的动物 LV ESV 明显降低,表明左室 LV 尺寸有效减小,心肌重塑情况得到部分逆转。同时,12 周时,生理盐水组动物的左室射血

分数（LV EF）等与空白组相比显著降低，而每搏输血量保持不变，说明左室的收缩功能持续恶化。Algisyl‐LVR™组的左室射血量则有显著提高，表明左室功能的恶化得以部分逆转，功能磁共振的结果证实了上述结果。研究发现，术后 2 周便有左室舒张和收缩功能的明显提高，以 LV EDV，LV ESV，LV EF 对术后不同时间点作图以显示术后心脏功能的变化（图 9 ‐ 4）。术后 12 周，对试验组心脏组织切片后行 Masson 三色染色观察，Algisyl‐LVR™植入物被结缔组织薄层包绕，无明显的炎症反应，其纤维化程度等情况与"心肌植入的安全性评价"试验相似且各时间点间无显著差异，水凝胶稳定在位且相容性良好。LV EF 显著增加，上述变化相对对照组均有显著差异。组织形态学检测结果表明，与正常组相比，Algisyl‐LVR™组和对照组的 VFRF 均显著增大，这是由于两者均发生心力衰竭导致，侧面证实动物模型建立成功。与对照组相比，Algisyl‐LVR™的 VFRF 增加相对

较小且呈有降低趋势，但与对照组无显著差异。MCSA 是心肌细胞肥大的重要检测指标，与对照组相比，Algisyl‐LVR™组的 MCSA 显著减小，可能与毛细血管密度的增加及组织氧扩散距离的增加有关。此外，与对照组相比，Algisyl‐LVR™组的左室壁应力、MCSA 及左室肥大均减小。由此可以推断，Algisyl‐LVR™对中度心力衰竭（射血分数约 35%）的动物模型有如下作用：① 减小左室尺寸。② 增加左室收缩功能。③ 部分恢复左室的生理形态。④ 从细胞水平阻止左室重构的恶性累进。最重要的是，术后 2 周便可观察到血流动力学的改善，这一状况可持续到实验结束（3 个月）。Algisyl‐LVR™处理未导致相关的不良事件如死亡，急性心脏代偿或慢性心律失常等。

图 9 ‐ 4 犬中度心力衰竭模型中，向左室心肌壁注射 Algisyl‐LVR™（试验组）和生理盐水（对照组）。术后 2 周、6 周、12 周时，Algisyl‐LVR™的 LV EDV、LV ESV 均减少，而 LV EF 显著增

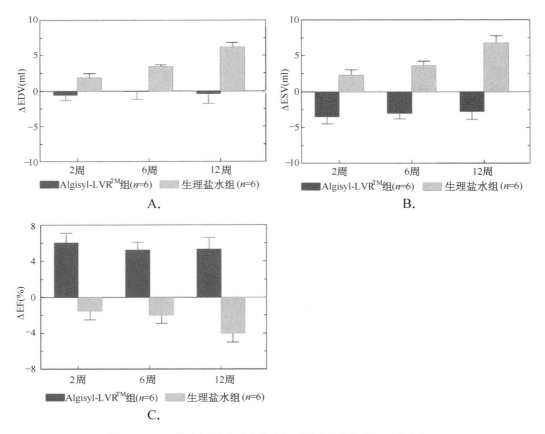

图 9 ‐ 4　处理前后犬左室舒张末期容积、收缩末期容积、射血分数的变化

A. 处理前后左室舒张末期容积的变化；B. 处理前后左室收缩末期容积的变化；C. 处理前后左室射血分数的变化

加，上述变化相对对照组均有显著差异。

重度心力衰竭模型中，整个观察期内无任何急性心脏失代偿现象发生。植入手术时，对照组和实验组均发生急性的瞬间心律失常，但对照组术后10～15分钟内症状消失。左室造影、超声心动图和多普勒对实验组和对照组的心脏功能和血流动力学进行检测，结果显示，与对照组相比，实验组的LV舒张末压显著降低，LV EDV 和 ESV 显著减小，ESSI、EF 和 FAS 则显著增加。术后 3 小时的检测评价 Algisyl‑LVR™ 植入的急性效应，行心脏血流动力学、心脏功能及组织学检测。对照组中，术前和术后的室壁厚度无显著变化，EDV、ESV、ESSI 和 EDSI 也均无显著变化。而 Algisyl‑LVR™组中，术后心室前壁和后壁的舒张末期壁厚及收缩末期壁厚均显著增加，EDV 和 ESV 减小，EF、ESSI 和 EDSI 显著增加，使得左室的球形膨大减少，生理性椭球态部分恢复。同时，Algisyl‑LVR™组的射血分数显著增加，表明心脏功能有明显改善（图 9‑5）。压力‑容积（PV）循环分析显示，与术前相比，Algisyl‑LVR™组术后 3 小时的ESPVR 斜率有增大趋势，而 EDPVR 斜率有减小趋势（图 9‑6），表明左室的收缩和舒张功能均有所提高。上述结果证明，Algisyl‑LVR™ 植入后可即刻改善心脏功能，术后 1～3 小时内左室射血分数便可显著增加，这可能由于 LV ESV 减小所致。对照组中没有观察到上述变化。同时，Algisyl‑LVR™组的左室结构和功能及 ESPVR和 EDPVR 均得到明显改善。PV 循环分析数据显

示，Algisyl‑LVR™植入心肌后不影响心肌的生理收缩，不增加左室的舒张刚度，有效证实了 Algisyl‑LVR™注射到心肌后可快速产生左室重构的改善效应。分别在术前和术后 17 周进行 P‑V 循环分析，Algisyl‑LVR™组的 ESPVR 斜率显著增大（图 9‑7）且具有统计学意义，表明术后 17 周时，左室的舒张度仍保持显著降低，心脏功能明显提高。

术后 17 周的 24 小时动态 ECG 检测结果显示（表 9‑2），对照组的心率高于 Algisyl‑LVR™组，表明对照组左室功能的恶化程度高于 Algisyl‑LVR™组，也即，Algisyl‑LVR™的植入可有效减轻由于心力衰竭导致的左室功能的持续恶化。然而，本研究采用的动物心力衰竭模型有较多心室异位现象，这种频繁的室性早搏在前期研究中也有发生，其原因和应对措施仍需探讨。

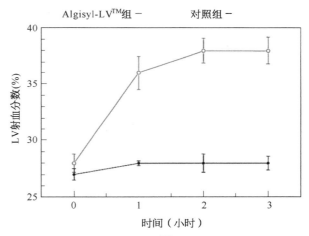

图 9‑5　Algisyl‑LVR™植入动物心力衰竭
模型术后 3 小时的射血分数

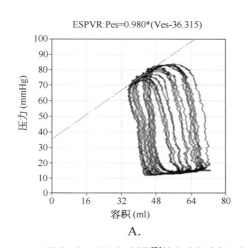

A.

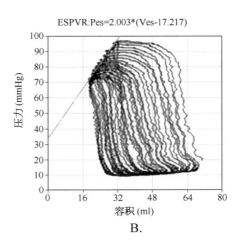

B.

图 9‑6　Algisyl‑LVR™植入动物重度心力衰竭模型术后 3 小时的压力‑容积（PV）循环分析

A. 术前；B. 术后 3 小时

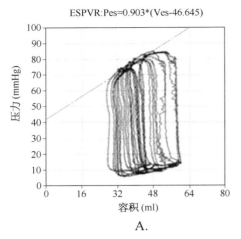
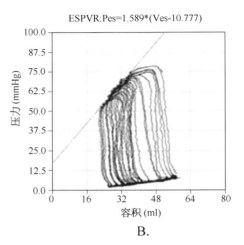

ESPVR:Pes=0.903*(Ves-46.645)

ESPVR:Pes=1.589*(Ves-10.777)

A.

B.

**图 9 - 7  Algisyl - LVR™植入动物重度心力衰竭模型术后 17 周的压力-容积(PV)循环分析**

A. 术前；B. 术后 17 周

表 9 - 2  对照组（$n = 6$）和实验组（$n = 8$）术后 17 周的 24 小时动态 ECG 检测结果

|  | 最低心率<br>（次/min） | 平均心率<br>（次/min） | 最高心率<br>（次/min） | 室性早搏 | 室性二连搏 | 室性三连搏 | 室性心动过速 |
|---|---|---|---|---|---|---|---|
| 对照组 | 47 ± 3 | 84 ± 4 | 185 ± 6 | 34 ± 23 | 7 ± 6 | 2 ± 2 | 1 ± 0 |
| Algisyl - LVR™组 | 48 ± 3 | 80 ± 5 | 165 ± 9 | 339 ± 318 | 24 ± 18 | 1 ± 0 | 0 ± 0 |
| $P$ | 0.80 | 0.60 | 0.11 | 0.43 | 0.45 | 0.44 | 0.11 |

上述结果显示，Algisyl - LVR™用于改善重度心衰不仅具有较好的安全性，而且还可有效提高左室的收缩和舒张功能，改善心脏功能。Algisyl - LVR™可以：① 减少左室尺寸。② 提高左室射血分数。③ 部分恢复左室的生理形态。上述效应可能与 ESPVR 和 EDPVR 的良性改善有关。Algisyl - LVR™注入心肌后，可以增大 ESPVR 斜率，减小 EDPVR 斜率，证实其用于重度心力衰竭切实安全有效，对于左室的舒张刚度无长期负面效应。24 小时心电图追踪检测结果显示，术后 26 周时 Algisyl - LVR™组已无期前收缩性心律失常行为。

对上述动物模型试验中左室扩张及肥大相关蛋白的表达水平进行初步分析，心力衰竭发生后，许多信号因子如 ANP、BNP、p21ras、p38MAPK 等高水平表达，调节心肌细胞的结构和功能使得收缩功能降低、心室扩张、心室结构重塑。Algisyl - LVR™植入左室心肌壁后，可使得上述扩张-收缩相关蛋白及细胞骨架蛋白表达恢复至接近正常水平，从而保持心肌细胞许多关键信号通路处于正常工作状态，维持心脏的生理形态及功能（图9-8）。

此外，Sahhah 等也报道了采用冠状动脉微栓塞法建立犬心力衰竭模型（左室射血分数＜30%），评价 Algisyl - LVR™对重度心力衰竭治疗的有效性。试验共入组 14 只犬，设置生理盐水安慰剂对照组（$n = 6$）和 Algisyl - LVR™组（$n = 8$），开胸手术后行心肌内注射，每只模型动物心脏设置 7 个注射点，点间距离 1.0～1.5 cm，每点注射量 0.25～0.35 ml，共注射约 1.8～2.1 ml。分别于术前和术后 17 周行血流动力学和心事造影检测，对照组的术前和术后 17 周射血分数分别为（27±0.3）% 和（24 ± 1.3）%，没有明显改善；而 Algisyl - LVR™组术后 17 周射血分数则显著增加到（31±0.4）%，表明心脏功能有了明显增强。同时，Algisyl - LVR™组中左室的舒张末期容积和收缩末期容积也大大减小，左室的生理构型相对良好，且左室的舒张刚度没有增加，表明 Algisyl - LVR™与心肌组织的耐受性良好，植入后可有效协助左室构型的保持，从而减少室壁应力，增加室壁厚度，阻断重度心力衰竭动物模型的持续恶化。

在前期的临床前研究中，Algisyl - LVR™用于犬心脏注射的安全性和有效性均已得到证实。

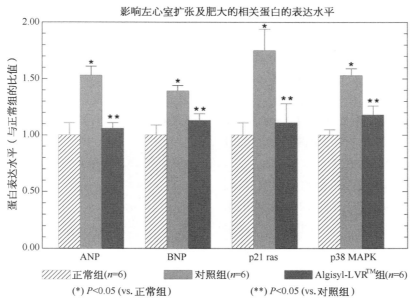

图 9 - 8　Algisyl - LVR™植入犬心衰模型后，对左室扩张及肥大相关蛋白表达水平的影响

有效性研究结果表明，Algisyl - LVR™用于犬的中度到重度心力衰竭模型后，可：① 减小左室尺寸。② 提高左室收缩功能。③ 部分恢复左室的生理形态。④ 从细胞水平降低左室病态重塑的进程。Algisyl - LVR™注入心肌后，血流动力学便有明显改善，这一效应可持续 6 个月，期间无 Algisyl - LVR™相关的死亡、急性心脏功能失代偿或慢性心律失常等事件发生。此外，相关研究也证实，Algisyl - LVR™用于心力衰竭动物模型不会导致死亡、体重减少、临床病理学改变等不良反应，虽然在手术期有短暂的心律失常但很快会消失，植入部位有轻微或中度炎性反应，但属于正常"异物反应"可被机体良好耐受。Algisyl - LVR™植入心肌壁后，可有效增加室壁厚度，减少心室尺寸并提高血管化程度，而且能相对长期存在于心肌组织，保持长效力学支撑作用，改善心脏功能。由此可以推断，Algisyl - LVR™作为治疗心力衰竭的新策略主要基于其力学的空间支撑功能对受损心肌部位的空间结构进行调整，从而减轻(阻断)心肌病理性重构的恶化，与海藻酸基生物材料的药理学、免疫学或生物学活性无关。

临床前安全性研究证实，动物模型对 Algisyl - LVR™均有较好的耐受性，Algisyl - LVR™注射到健康犬的心脏后不会引起死亡、临床事件、体重变化、临床病理学参数变化或器官重量变化。术后，在植入物周围有组织学反应，但 90 天后便处于静止态直至 2 年的观察期结束，这属于典型的异物反应。观察期内最多发的器械相关性不良反应为围手术期的心律失常，发生率为 7.5%，其中绝大部分由于器械的错误使用导致。Algisyl - LVR™植入心肌壁后不仅可以提高左室功能而且风险较低，安全性良好，可进入临床实验研究。

（2）临床研究结果：Algisyl - LVR™的第一期临床试验为开放性、非对照研究，分别在德国的 3 个临床中心和波兰的 1 个临床中心进行，评价使用的安全性、作用的持续性及操作的简便性。截至 2010 年，入组患者共 10 例，年龄 18～75 岁，患扩张型心肌病，NYHA Ⅲ 或 Ⅳ 期，射血指数≤40%，LVEDDi 30～40 mm/m² (LVEDD/BSA)，均在进行冠状动脉搭桥或血管手术的同时进行 Algisyl - LVR™左室心肌壁注射，术前及术后 3 天、8 天、3 个月、6 个月、12 个月、18 个月及 24 个月进行临床观察。通过对不良事件、血液化学、心电图及 24 小时动态监测等手段评价 Algisyl - LVR™的安全性。通过心电图监测心脏尺寸和功能，适用时也可用核磁共振成像监测心脏功能。KCCQ 法和 NYHA 法评价心脏的各个功能(物理)参数。

截至 2012 年的临床研究中，9 例患者(90.0%)至少发生了 1 起不良事件，10 例入组患者共发生

29例临床不良事件（SAEs），其中绝大部分SAEs（69%）为轻度（1级），仅3种（失代偿性心力衰竭、心房颤动和心动过速）为重度（3级）。最常发的SAEs为紊乱性疾病（5例，71%）和感染（3例，43%），均为常规心脏手术中的常见病症，与Algisyl‑LVR™的植入无相关性。仅1例患者发生的3种不良事件（心房扑动、心房颤动和心动过速）可能与Algisyl‑LVR™相关。

心电图数据表明入组患者的射血分数增加（提高25%），左室舒张末期容积（降低12%）和收缩末期容积减小（降低23%）（表9‑3），上述变化在术后3天便可观察到，持续至少3个月。患者的NYHA功能分级也有提高，所有患者均至少提高1级，其中3例患者由NYHAⅣ期改善到Ⅱ期。MRI影像学分析结果显示，Algisyl‑LVR™植入后可显著减小左室尺寸、保持左室构型且增加室壁厚度，从而大大提高射血效率和射血分数（图9‑

9）。此外，患者的KCCQ指数也有明显提高。上述临床数据初步证实了Algisyl‑LVR™用于中度到重度心力衰竭患者的心脏植入可明显改善心脏功能，提高射血分数，减缓左室重塑的恶性累进过程，从而阻断甚至逆转心力衰竭的发展，成功解决了困扰传统治疗手段的瓶颈问题。

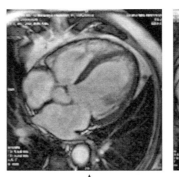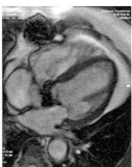

A.               B.

图9‑9 患者植入Algisyl‑LVR™前和术后6个月MRI影像图

A. 术前射血分数32%；B. 术后6个月，射血分数64%

表9‑3 Algisyl‑LVR™用于心力衰竭治疗的临床研究中心电图、KCCQ评分和NYHA分级情况

|  | 术　前 | 术后3天 | 术后8天 | 术后3个月 |
| --- | --- | --- | --- | --- |
| LVEF(%) | 28.7±8.5 | 37.6±11.2 | 36.5±16.0 | 36.0±13.5 |
| LVEDV(ml) | 139.5±20.6 | 122.5±13.9 | 123.5±45.0 | 123.6±18.6 |
| LVESV(ml) | 99.8±25.8 | 79.5±22.8 | 87.2±46.0 | 77.2±29.5 |
| KCCQ评分 | 39.4±28.0 | n/a | 53.4±19.9 | 74.0±25.0 |
| NYHA分级Ⅲ/Ⅳ级的患者数 | 7 | n/a | n/a | 1 |

注：n/a, not applicable, 不适用。

随访期间，患者对Algisyl‑LVR™均有良好的耐受性，证明其用于治疗中度到重度心力衰竭（NYHAⅢ和Ⅳ期）安全可靠。在对患者进行常规心脏手术（动脉搭桥或血管搭桥）过程中进行Algisyl‑LVR™注射，耗时约8～25分钟，不会显著延长手术操作时间，围术期有轻微综合征但均为心脏手术典型事件。迄今为止，无Algisyl‑LVR™相关的死亡事件，所有患者均无须二次手术。入组的10例患者均为典型的心力衰竭患者，心电图评价显示其心率、QRS、RR、PR或QT间隔随时间变化均无明显改变。同样的，临床化学、血流动力学及尿检结果均无改变。绝大多数患者（10例中9例）的心脏功能提高，左室扩张减小。所有患者的心力衰竭症状均有改善，无临床或功能状态

恶化现象（NYHA分级和KCCQ评分）。

2013年，JOVE杂志上正式刊发了Lee等将Algisyl‑LVR™用于症状性心力衰竭患者治疗的临床研究数据，所有入组患者均表现出左室功能的明显改善，左室容积和室壁应力状况也得到持续的良性调整。在这项临床研究中，他们采用核磁共振技术（MRI）和数学模型技术相结合，首次对舒张末期和收缩末期的左室构型进行数字模拟重建，可检测不同区域心肌纤维的应力情况，从而对术前及术后不同时间点的心脏构型及功能的变化进行定量追踪（图9‑10）。MRI检测发现，向心力衰竭患者的左室游离壁中植入Algisyl‑LVR™6个月后，左室室壁明显增厚，舒张末期左室尺寸明显减小（图9‑11），患者心脏功能、射血分数和射血量等均有显著

改善,生命质量得以提升。由此可以证实,Algisyl-LVR™植入左室游离壁后,可有效且持续地增加左室壁厚度、减小左室容积,从而减小室壁应力,阻止甚至逆转由于应力增加而导致的左室持续扩张,帮助心脏维持正常构型和功能。Lee 等于 2013 年在 Cell Transplantation 上公布了 Algisyl-LVR™对心力衰竭患者左室功能及构型恢复的力学研究报告,也认为 Algisyl-LVR™主要通过改善左心室的力学作用调节心脏构型和功能的改善:作为左室壁的充填物,Algisyl-LVR™具有与舒张心肌类似的物理学性能,可与心肌组织良好相容且长期稳定存在,持续增加心肌壁厚度、减小心室尺寸从而降低室壁应力。在此基础上,LoneStar 公司自 2012 年 4 月又启动了另外一项随机、对照性临床研究,评价 Algisyl-LVR™对于重度心力衰竭患者的有效性。此外,基于此的第二代产品也基本研发完成,可经微创介入手段植入心肌中,大大减少了手术风险。

MRI 影像经 RAPIDFORM 软件处理后(图9-10A),形成 IGES 面(图 9-10B),再经 TRUEGRID 软件处理构建有限元网格(图 9-10C),经 LOSER 软件对心肌纤维进行排布分配

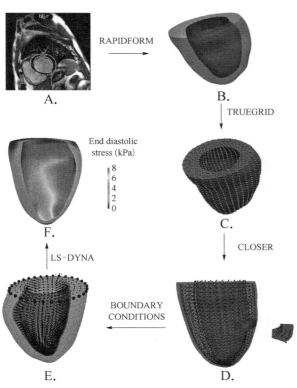

图 9-10 MRI 与数学建模技术相结合构建左室壁应力的量化模型流程图

(图 9-10D),然后引入边界条件(图 9-10E),最后经 LS-DYNA 处理(图 9-10F)得到左室应力的三维数学模型。

如图 9-11 所示,Algisyl-LVR™植入 6 个月后,MRI 检测发现,相较于术前患者左室尺寸明显减小,室壁厚度增加(箭头所指为左心室)。

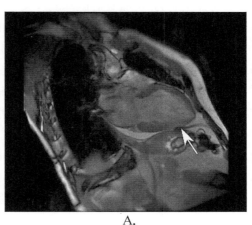

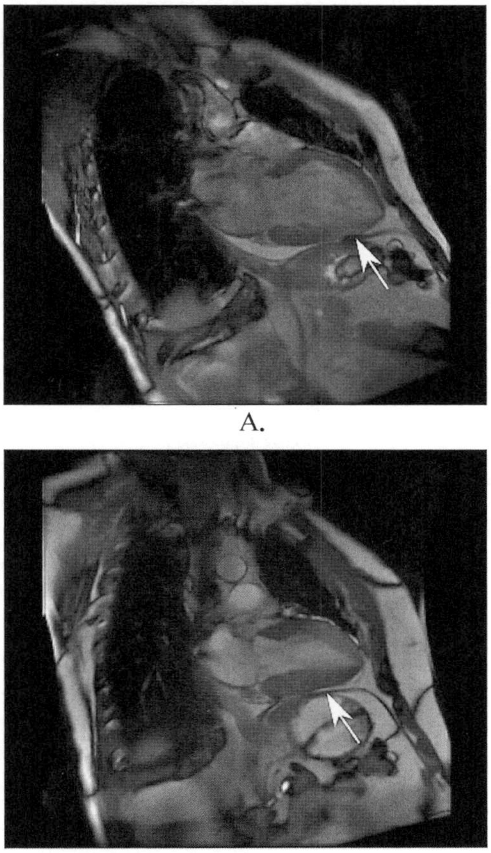

图 9-11 心力衰竭患者左室游离壁中植入 Algisyl-LVR™效果图

A. 术前;B. 术后 6 个月

基于已有的临床研究数据分析,Algisyl-LVR™可有效改善心力衰竭患者的心脏结构和功能,改善临床表征和生活质量,虽然有少量不良事件发生,但经验证认为大多为疾病相关或器械的非正常使用导致,基本为非器械相关性事件。研究数据显示,Algisyl-LVR™可能有短期或中期的中低风险,但无长期后遗症,并可改善心脏功能。Algisyl-LVR™或许不能完全替代心脏移植,但至少可为患者在等待合适供体的漫长期间内提供替代性治疗,但对其疗效及作用途径等尚需进行随

机对照的临床研究及大量的基础研究。

2. IK－5001 急性心肌梗死（AMI）发生后，30%～40%的患者往往伴随着左心室损伤及结构重塑，逐渐发展为充血性心力衰竭。IK－5001 是由 BioLineRx 公司开发的一种可降解心肌基质产品，原名 BL－1040，后由 BioLine 公司技术转让给 Ikaria 公司并更名为"可吸收心肌基质"（又名 IK－5001），主要用于 AMI 并发充血性心力衰竭的治疗，可预防心肌梗死后左心室的重塑，并可提供心肌细胞重建（修复）的支架，已成功申请许多国家的发明专利。IK－5001 为双组分：2%海藻酸钠和 0.6%葡萄糖酸钙，两者等比例混合后用于心肌植入。心肌梗死 3 小时后，便可检测到心肌 $Ca^{2+}$ 浓度的显著增加，21 天后保持较高水平。利用心导管插入术将 IK－5001 注射到高 $Ca^{2+}$ 浓度的心肌梗死区域后，原位形成的水凝胶具有与正常心肌组织相似的抗拉强度，可替代已经损伤降解的细胞外基质，为心肌细胞提供重新分裂及生长的支架和空间，降低室壁应力，从而预防梗死部位扩散。植入 6～8 周后，随着梗死区域功能的恢复及 $Ca^{2+}$ 浓度的降低，IK－5001 可逐渐代谢排出。

在大型动物 AMI 模型中（猪、犬）业已证实，与对照组（生理盐水）相比，IK－5001 可有效降低舒张末期左室容积，稳定射血分数，减少因 AMI 导致的射血分数的持续降低，从而改善心脏功能，降低 AMI 后并发心力衰竭的概率，这种改善作用在术后 6 个月内持续有效（图 9－12）。术后 60 天，动物实施安乐死后，取心脏解剖，AMI 组左室明显扩张、球形膨大、室壁变薄，IK－5001 组的左室室壁基本保持正常厚度，左室结构及形态保持良好（图 9－13），表明 IK－5001 对 AMI 中左室重塑具有长效调整改善效应，协助保持心脏及左室的正常生理结构和形态。

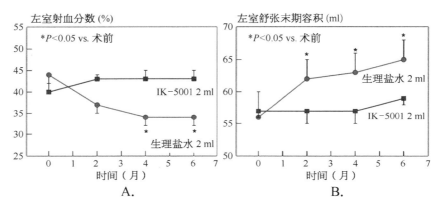

图 9－12 IK－5001（2 ml）对猪左室射血分数及舒张末期左室容量的改善作用（对照组为生理盐水）

A. 左室射血分数变化；B. 舒张末期左室容量变化

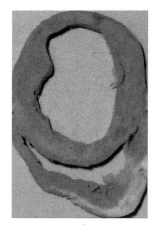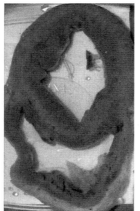

图 9－13 IK－5001 植入猪 AMI 模型后 60 天，心脏结构的常规观察

A. AMI 组；B. IK－5001 组

根据 FDA 及 CE 对于产品上市前的要求，IK－5001 已经完成包括功能评价（体内、体外）、解剖学研究及生命质量复合终点研究等临床前评价，并于 2012 年成功启动 CE mark（预期完成病例 306 例，临床研究编号 BL－1040）和 FDA 认证（预期完成病例约 1 000 例）的申请程序。

在 2010 年完成的开放性、非对照临床预实验中，对 27 例有高度左室重塑风险的心肌梗死患者进行安全性和初步有效性实验，观察指标包括室性心律失常、对症性心力衰竭、肾衰竭、再次心肌梗死或心血管病入院、卒中及死亡等，入组标准为：首次冠状动脉介入手术（PCI）、左室射血分数 20%～

40%或心脏生化标记物(CK)峰值＞2 000 IU 或心肌梗死区域＞25%。将 2 ml IK‑5001 经冠状动脉介入手术注射到心肌梗死区域,术后所有病例至少随访 180 天,最长随访已近 5 年,迄今尚无器械相关的并发症、心律失常、心肌酶升高或闭塞等不良事件发生,患者对 IK‑5001 有良好耐受,超声心动图可检测到左室容量减小,表明 IK‑5001 对左室重塑有改善作用,患者心脏功能也有显著提高。

目前 IK‑5001 正在进行第二阶段的关键性临床研究,为国际多中心临床试验,在包括 9 个国家的 50 多个研究中心同时展开,该项研究共入组 306 例且设置安慰剂对照组,术后随访期为 6 个月,研究终点包括:舒张末期容积、生活质量表、6分钟步行试验。为了获得 FDA 认证,IK‑5001 正在策划一项入组超过 1 000 例患者的大型临床试验研究项目,设置安慰剂对照组且术后随访期延长至 12 个月,该项工作一旦展开,则可为海藻酸材料心肌内注射防止心室扩张导致的功能障碍及恶性膨胀的安全性和有效性提供更为翔实、全面的临床证据,为该项新技术的推广应用奠定坚实基础。

3. 其他研究  Algisyl‑LVR™ 和 IK‑5001作为较为成熟的技术业已进入临床试验阶段,此外,仍有其他许多研究虽然仍属于实验室水平的基础研究,但也为该类技术用于治疗心力衰竭的可行性和有效性提供了有力证据。

2008 年 Natali 等在 Circulation 上发表了一篇文章,总结了他们团队对可注射海藻酸材料对新近(7 天)和陈旧性(60 天)心肌梗死导致的心脏重塑及功能损伤的研究结果。与 IK‑5001 相似,该研究采用 1% 浓度的低黏度海藻酸钠(30 000～50 000)作为骨架材料,0.3% 葡糖酸钙溶液作为交联剂,两者混合后的表观黏度约为 10～50 mPa·s,可顺利通过导入系统植入体内,在高 $Ca^{2+}$ 浓度的梗死心肌区域中发生离子交联成凝胶,起到组织填充和保护作用,且注射部位无心律失常或血栓形成。为了更清晰地追踪海藻酸材料植入体内后的行为,他们用生物素对海藻酸钠进行标记,发现植入 6 周后海藻酸钠材料基本被结缔组织和心肌成纤维细胞替代,注射区域的瘢痕组织厚度明显增加,左室壁增厚且球形膨大得到遏制(图 9‑14),最后海藻酸钠材料经肾脏代谢排出。术后 60 天行超声心动图检测,材料植入组左心室的收缩及舒张性扩张和功能障碍明显得到改善,其效果甚至优于新生心肌细胞移植术。

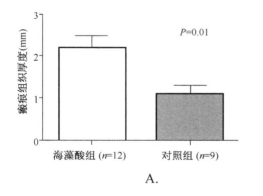

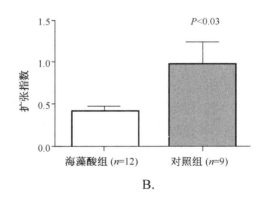

A.                                    B.

**图 9‑14  海藻酸钠材料植入后心肌梗死区域的变化**

A. 梗死区域瘢痕组织厚度增加;B. 左室扩张指数降低

扩张指数＝(LV 腔面积/LV 总面积)/瘢痕组织厚度

Leor 等用瞬间球囊闭塞冠状动脉前降支法建立猪心肌梗死模型,建模成功 4 天后,将含 2% 海藻酸钠和 0.6% D‑葡萄糖酸钙的混合液经冠状动脉注射到梗死的心肌区域,72 小时内没有心律失常、缺血栓塞等现象发生,注射点也无坏死、炎症、纤维化等现象,未观察到远端血栓。超声心动图追踪术后 60 天的结果,发现对照组(生理盐水组)的左室舒张面积、收缩面积及左室尺寸已显著增加,而海藻酸钠基材料植入组则表现为左室构型的改善,其左室尺寸的扩张被阻断甚至逆转(图 9‑15)。

Tsur‑Gang 等报道了一项很有趣的研究。他们为提高海藻酸钠与细胞的黏附性并增加治疗效

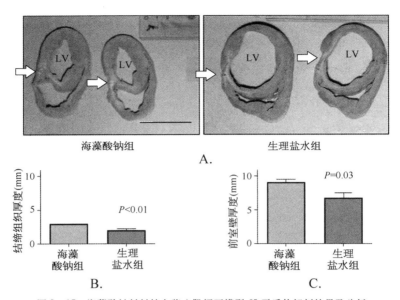

图 9‑15　海藻酸钠材料植入猪心肌梗死模型 60 天后的解剖结果及分析

A. 植入 60 天后心脏横切面图；B. 植入 60 天后心肌结缔组织厚度；C. 植入 60 天后心脏前室壁厚度

果，设计实验用 RGD 肽和 YIGSR 或 RGE（一种非特异肽，对心肌梗死有快速治疗作用）修饰海藻酸钠后得到 RGD/YIGSR‑Alginate 和 RGE‑Alginate，参照 IK‑5001 的制备方法将所得的海藻酸钠衍生物与葡萄糖酸钙混匀分别制备注射用水凝胶，注射到梗死 7 天的心肌部位。术前及术后 60 天行超声心动图检查，发现未经修饰的海藻酸钠水凝胶对左室尺寸、厚度、功能等指标仍有明显改善作用。而出乎意外的是，经多肽修饰后的海藻酸钠基水凝胶 RGD/YIGSR‑Alginate 和 RGE‑Alginate 组的瘢痕组织厚度、左室功能和尺寸等指标比未经修饰的海藻酸钠组均有所降低，表明多肽修饰反而对海藻酸钠材料改善心肌功能的效应有所妨碍（图 9‑16）。更有趣的是，修饰后海藻酸钠组的新生血管数量和密度与未修饰组相比也没有增加迹象，甚至 RGD/YIGSR‑Alginate 还有所降低。这一结果大大出乎实验设计的预期，但也证明了植入材料的化学和物理学性能会显著影响其对心室构型和功能的调节作用，至于是属于正向还是负向调节则需要进行切实有效的实验证实。Tsur‑Gang 等最终推测可能是由于修饰后海藻酸水凝胶的表观黏度增加，使得植入梗死心肌后水凝胶不能顺利从而降低了其治疗效应，但这一推断尚未得到证实。

Yu 等也对海藻酸钠进行 RGD 肽接枝修饰后制备可注射性水凝胶，用于治疗心力衰竭，但所得的试验结果似乎与 Tsur‑Gang 等的报道有所不同。Yu 等对于经 RGD 肽修饰后的海藻酸盐与葡萄糖酸钙形成的水凝胶进行了体内动物试验和体外细胞试验，证实 RGD 肽的引入可显著提高水凝胶材料对人脐带静脉内皮细胞（HUVEC）的黏附和细胞增殖活性。建立大鼠心力衰竭模型后，将两种水凝胶材料植入心肌梗死区域，均可改善心脏功能和构型，而且与对照组相比，两种水凝胶都可以提高梗死区域的微血管密度，但 RGD 修饰后的水凝胶组促进新生血管生成的效果最为明显，由此可以推断，这种 RGD 修饰后的海藻酸钠原位水凝胶可能对于组织微环境的改善有影响，有临床开发潜力和前景。2010 年，Yu 等还在 Biomaterials 杂志上发表了一篇论文，用 RGD 肽修饰的海藻酸微球包裹人间充质干细胞（hMSCs）后用于大鼠心肌梗死模型的修复，体外细胞实验证实修饰后的海藻酸微球对 hMSCs 的黏附性和 FGF2（是促进血管生成的主要信号因子）表达显著增强。分别将 hMSCs、RGD‑海藻酸微球、hMSCs + RGD‑海藻酸微球、PBS（对照组）植入大鼠心肌梗死模型，术后 2 天、5 周、10 周行超声心动图、血管生成及组织学观察。单纯 hMSCs 植入 7 天后已基本难以检出

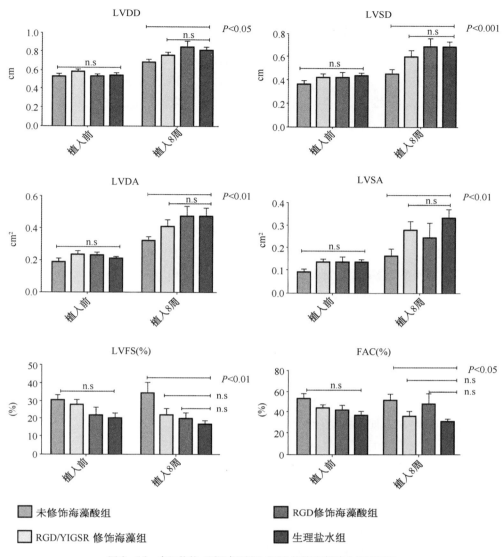

图 9 - 16　未经修饰、RGD/YIGSR、RGD 修饰海藻酸水凝胶以及
生理盐水（对照组）植入对左室影响的对比

留存细胞,而微球包裹后,hMSCs 的滞留时间显著延长,7 天后仍有大量细胞存在。在左室构型和功能方面,单纯 hMSCs 植入组和 PBS 组无改善效果,RGD -海藻酸钠微球组的效果最为显著,甚至优于载细胞组。在新生血管形成方面,hMSCs、RGD -海藻酸微球、hMSCs + RGD -海藻酸微球组的血管生成均显著提高,后两组的效果相近均高于单纯细胞注入组。这一实验中,虽然证实了RGD 肽-海藻酸微球作为细胞载体用于很好的安全性和有效性,但在心肌梗死治疗方面,载细胞微球表现出的对左室功能和构型的改善作用相较于单纯微球植入组而言,并无显著优势,在左室壁增厚等方面甚至效果略差,因此,这种载细胞微球技

术用于治疗心肌梗死导致的左室功能衰退的必要性和可行性仍有待探讨。此外,Yu 等还对比研究了纤维蛋白胶和海藻酸凝胶对于陈旧性缺血心肌病左室功能和构型的作用,前者由纤维蛋白原和凝血酶组成,后者由1.5% 的海藻酸钠（高 M 单元,0.9% 生理盐水配制）和 102 mmol/L CaCl$_2$组成,实验动物为已形成左室动脉瘤的大鼠慢性心肌梗死模型。将上述两种材料植入左室心肌壁中,超声心动图检测左室功能,分别于术后 24 小时和 5 周处死动物,行组织学检查。术后 2 天,两组材料的结果类似,均可有效增加左室厚度和短轴缩短分数、减少左室尺寸;术后 5 周时,纤维蛋白胶组虽然仍基本保持了心肌壁的增厚程度,但对于左室功能

的提高作用已消失,海藻酸凝胶组则对左室的厚度、短轴缩短分数等仍有持续调整作用。究其原因,可能与纤维蛋白胶已基本降解吸收而海藻酸凝胶仍具有良好在位性有关。

Banquet 等发现,成纤维细胞生长因子(FGF2)和肝细胞生长因子(HGF)联用后,体内促血管生成更为有效且持久。他们采用冠状动脉结扎建立大鼠慢性心力衰竭模型,以交联白蛋白–海藻酸微球作为缓释载体载负 FGF2 和 HGF 后植入心肌组织,可有效且持续地促进血管发生和动脉形成,防止心肌肥大和纤维化,从而减少左室的恶性重构、提高心脏功能。

Dahlmann 等将海藻酸、透明质酸部分氧化或联氨化后获得衍生物 Alg–Ald 和 HyA–Ald,并以此为原料制备可注射水凝胶,将体外培养的胎鼠心肌细胞接种至水凝胶支架内部,体外构建组织工程心肌组织。生物反应器中培养 14 天后,荧光显微镜观察显示细胞无黏附、迁移或伸长等,在凝胶内部呈球形规则分布,施加外力作用后可观察到细胞搏动,其行为与生理搏动类似。由此,他们认为这类原位交联的水凝胶支架可用于改善或提高心肌功能,有望作为一种新策略用于损伤心肌组织的修复重建。

Zouein 等综合调研生物材料植入法对于心力衰竭及心肌梗死后的改善左室功能及构型的多项研究,对其进展、机理及前景做了系统分析,调研结果发表于 2012 年的 Congest Heart Fail 杂志上。他们认为,植入材料对左室功能和构型的改善作用可能有如下几方面因素(图 9-17):① 物理支撑功能,材料的植入可有效充填心肌组织,增加其厚度、减少由于扩张而增加的室壁应力,避免由于组织坏死、溶解对心肌组织厚度和强度的胁迫作用。② 促进血管生成,材料具有良好的生物学性能,可刺激血管化发生,且随着材料在体内逐渐降解排出,前体细胞可逐渐浸润到相应区域进行心肌组织的修复。③ 负面因子捕捉功能,植入的材料可有效捕捉坏死或凋亡细胞到三维网状结构中,抑制促炎症相关分子(DAMPs)向周围组织的释放,从而减轻相邻组织细胞的应力,降低由此引起的一系列负面行为,包括心肌细胞的死亡、收缩功能的降低、梗死区域边缘的扩展及心力衰竭的恶化等。因此,

植入材料的许多参数的调整均可能导致左室调整功能的改变,例如材料的分子量、交联度、降解时间、原位凝胶化时间等可能会显著影响水凝胶的物理性能、细胞浸润及血管发生等多种行为。许多动物实验结果业已证实材料植入法可有效改善心力衰竭或心肌梗死后的心脏功能和构型,阻止甚至逆转疾病的发展恶化,需要注意的是动物实验毕竟不能完全模拟临床行为,例如动物模型中仅进行材料植入,而临床患者则在术前、术后都有相当长期的药物使用史,因此情况更为复杂。从另一方面来看,在无辅助药物的前提下,该技术仍取得了药物难以企及的治疗效果,更能有力证明其巨大的临床应用价值和潜力。

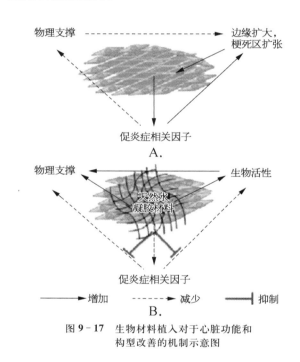

图 9-17 生物材料植入对于心脏功能和构型改善的机制示意图

(二)国内研究现况

我国对于原位组织工程策略用于心力衰竭的治疗研究资料不多,且多处于实验室初步试验阶段,截至目前尚没有成熟的技术进入到临床研究阶段。可喜的是,近年来已有许多国内研究团队、医院逐渐关注到这一新技术,并展开了基础研究和应用研究。

1. 哈尔滨工业大学团队的相关研究现况 田维明等在专利"用于治疗心肌梗死的海藻酸钠–蛋白胶可注射凝胶材料及其制备方法(申请号:201110103709.0)"中,将海藻酸钠部分氧化制备

部分醛基化海藻酸钠,并将其与明胶(胶原溶液)混合,通过化学交联制备一种海藻酸钠-蛋白胶可注射凝胶用于治疗心肌梗死。这种通过化学交联形成的水凝胶保留了海藻酸钠良好的生物相容性,部分氧化使其具有更好的可降解性,该水凝胶具有良好的力学性能和化学稳定性,体内降解时间为6～8周。注射到体内后,可为细胞的存留、迁移和新生血管形成提供基质,从而较易修复梗死的心肌。

扫描电镜观察,该水凝胶为相互连通的多孔结构,利于细胞在其间的生长、增殖和迁移(图9-18)。流变学检测结果表明,水凝胶的存储模量与损耗模量随时间延长而增加,混合后0～30分钟内,损耗模量大于存储模量,材料更多表现为液态;混合30分钟后,存储模量大于损耗模量,材料凝固成胶态用于心肌组织注射具有较好的力学性能(图9-18)。

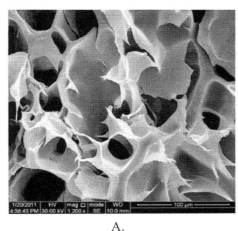
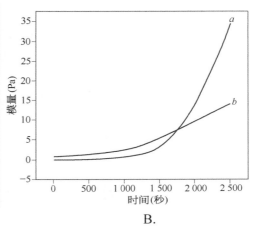

A.　　　　　　　　　　B.

**图9-18　海藻酸钠-蛋白胶可注射凝胶的扫描电镜和流变学性能**
A. 扫描电镜图,凝胶为连通的多孔结构;B. 流变性能,其中 a 线为储能模量,b 线为耗能模量

手术结扎冠状动脉前降支制作大鼠心肌梗死模型,心梗位置主要位于心尖,心电监测发现肢体导联的 ST 段上抬、R 波振幅升高,证实模型制作成功。设置生理盐水注射对照组。将制备的海藻酸钠-蛋白胶水凝胶经心外膜5点(每点20 μl)注射至左室壁苍白和运动减弱区,注射后未见心律失常和栓塞形成。分别于术后2周、4周、6周行超声及左室造影追踪大鼠心功能情况,包括心肌室壁厚度、射血分数等指标。海藻酸钠-蛋白胶水凝胶组大鼠的心肌壁厚度显著增加,左室短轴缩短率增加,每搏输出量提高,左室射血分数也明显增大,表明心脏功能得到改善。

术后6周,采用静脉注射氯化钾溶液使得大鼠心脏停搏并处于舒张期,取心脏样本,固定、包埋后行组织学观察,计算左室膨大指数(代表左室重构的程度,指数越高则重构越严重)和梗死区域血管再生情况。对照组的左室膨大指数均值为1.51,

而水凝胶组的均值则为0.78,证实改水凝胶可显著抑制由于心肌梗死导致的左室重构,协助保持左室构型。对组织切片特异荧光染色后,计算新生血管情况,对照组梗死区域新生血管密度约为90～130 根/mm²,水凝胶组则约为160～175 根/mm²,材料的植入可刺激血管再生。

此外,田维明课题组还探讨了用可注射性明胶纳米微球水凝胶作为缓释体系载负 BIO 和 IGF 因子,对大鼠陈旧性心肌梗死模型中心肌细胞增殖、血管生成、心脏功能修复的影响,也得到了很好的结果,该项目获得了国家自然科学基金委员会(NSFC)-加拿大卫生研究院(CIHR)健康研究合作计划项目(2013)的支持。

2. 北京大学团队的相关研究现况　2013年,北京大学位晓娟等撰文《医用海藻酸基生物材料的研究进展》中,将"心力衰竭治疗"列入最有应用潜力的新进展。同时在奚廷斐、顾其胜教授的带动下，以位晓娟博士为主的研究团队就海藻酸基生物材料用于心力衰竭治疗进行了较为详细的前期研究，基于此项技术形成的发明专利"用于心衰治疗的可注射型海藻酸基生物材料及其制备方法（申请号：201310401817.5)"正在实质审核阶段。

该团队探讨了海藻酸钠及海藻酸钙原料的分子量、M/G 比对于海藻酸钠凝胶的凝胶化时间、力学性能、生物相容性等的影响，并建立体外心肌细胞缺血模型，初步研究了海藻酸钠-海藻酸钙交联凝胶材料对于正常心肌细胞的相容性，以及对细胞损伤模型的损伤修复和损伤保护作用，并采用正常猪心脏左室壁植入实验评价体内安全性，同时也为其有效性研究提供初步证据。该项研究的最终数据仍在整理中，尚未对外正式公布，在本节内容中提供部分研究内容。

在前期研究中，他们发现高 G 单元含量、高分

子量的海藻酸钠形成凝胶的时间、力学性能更为接近临床操作需求，但为操作方便起见，仍需将两者控制在一定范围。据此，他们制备的凝胶可精准控制凝胶化时间集中于 6～8 分钟的范围，满足临床操作且不增加手术风险。环境扫描电镜显示，所形成的水凝胶相中含有均一的颗粒相，推测该种结构的形成可能是海藻酸钙组分中的 $Ca^{2+}$ 与海藻酸钠溶液组分中的 G 单元形成交联的"蛋盒"结构，同时，海藻酸钙与海藻酸钠的高分子链之间也形成了相互缠绕的三维空间结构，有利于提高凝胶的稳定性和力学性能（图 9-19）。差示扫描量热法检测证实了这一推测，海藻酸钠组分与海藻酸钙组分经充分交联水凝胶后，其结晶温度和结晶焓均显著增高，水凝胶样品在近 200 ℃时完全分解，结晶温度为 162.8 ℃，结晶焓为 166.6 J/g，显著高于两种原料的热稳定性（图 9-19）。

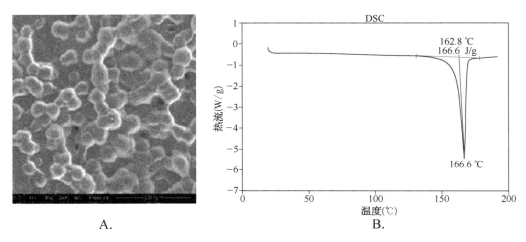

A.　　　　　　　　　　B.

**图 9-19　海藻酸钠-海藻酸钠钙水凝胶的环境扫描电镜结构观察及差示扫描量热法的热稳定性检测结果**

A. 环境扫描电镜结构观察；B. 差示扫描量热法的热稳定性检测结果

间接接触法评价大鼠胚胎心肌细胞株 H9C2（2-1）与该海藻酸钠-海藻酸钠钙水凝胶的相容性，细胞生长良好、胞体清晰、细胞核位于细胞中部，CCK-8 法证实细胞增殖正常，无毒性作用。但有趣的是，通过 $CoCl_2$ 建立细胞缺氧损伤模型后，再用水凝胶浸提液处理受损细胞，其细胞形态、增殖、蛋白合成等行为均比单纯损伤组有一定程度提高。此外，若将损伤因子 $CoCl_2$ 与浸提液同时处理正常的心肌细胞，也得到相似的结果。由此可以推测，虽然海藻酸钠-海藻酸钠钙水凝胶没有明显

促进正常心肌细胞增殖的作用，但是，在缺氧胁迫的环境下，该水凝胶的存在则可以提供类似"胁迫遮挡"或"胁迫屏障"的作用，不仅对已损伤的细胞有一定的损伤修复作用，而且可能有协助正常心肌细胞对抗过氧化氢胁迫的潜能，但对于水凝胶植入体内后是否可以保护正常组织减轻炎性因子或其他胁迫因子的压力，仍需进行体内动物模型实验予以反复验证。

该团队还将制备的海藻酸钠-海藻酸钠钙水凝胶植入正常猪心脏的左室游离壁中。植入 30 天

后,心脏的正常生理功能无损伤,心电图检测显示心脏功能正常,无心律失常或紊乱等不良反应,显示该材料植入后与心肌组织相容性良好,不会影响正常心脏功能和心肌电信号传播,体内植入风险较低。值得注意的是,实验动物的射血分数比正常状态下有一定增加,虽然并不显著,但也提示了即使对于正常心脏,少量材料的植入也可部分提升其射血能力、增强心肌功能,为下一步的有效性试验提供了支持和证据。

### 三、海藻酸盐用于心力衰竭治疗的反思与挑战

许多动物实验业已证实,生物材料植入法对于由心力衰竭或心肌梗死造成的心脏功能和构型损伤的确有显著改善作用,在前期临床研究中也取了令人振奋的进展,随着相关产品 CE mark 及 FDA 进程的推进,该项技术在临床的应用前景日趋明朗。在肯定上述突破性进展的同时,我们也应该针对该类技术或产品做沉静的反思,作为治疗心脏功能衰竭的一项新型技术或产品,在切实应用推广之前,仍需进行大量基础研究和应用研究以更清晰的阐释其机制、作用途径及风险控制等问题,为临床应用的安全性、有效性和挑战性提供数据支持。

(1)迄今,尚难以明确对心脏功能发挥最佳调整作用的最优参数,包括材料性能、植入技术等的不同造成的效果差异。例如,在不同实验中,各种材料向心肌内的注射量从 10 $\mu l$ 到上百 $\mu l$ 不等,势必造成了各实验结果的不对等性;注射位点和数量也是重要的影响因素,多点注射的效果显著优于单点注射;材料注射到梗死边缘比梗死中部区域更有利于促进周围健康组织中细胞向梗死区域浸润、增殖;此外,心内膜注射和心外膜注射也各有优劣,因此,注射技术和功能成像技术的联用是亟须解决的问题,通过功能成像可有效确定注射的适宜位点和最佳部位,提高治疗的准确度和精确度。在材料方面,海藻酸、衍生化海藻酸、纤维蛋白胶、胶原蛋白、透明质酸、壳聚糖及 Matrigel 等都被用于动物模型实验,由于上述材料均为生物高分子,其分子量及其分布、结构单元分布、分子结构、晶型、使用浓度、交联方式等因素均会影响实验结果。已有的对

比性研究中,对于各种材料的研究结果没有普遍认可的结论,甚至有的研究得到相反结果。归根究底,采用生物材料进行心肌充填以改善心脏构型和功能是一种新技术、新思路,由于缺少足量的临床数据支持,其长效风险仍没有切实追踪数据,基础和临床研究都在不断探索、改善、提升中,没有形成科学的、统一的、普遍认可的验证标准或判别依据。

(2)心脏功能和构型损伤程度及类型的复杂性也增加了对已有研究结果评估分析的难度,不同动物、不同建模方式也直接影响研究结果。目前所能检索的研究大部分是针对新近或陈旧性心肌梗死的动物模型研究,但对于梗死时间、程度、详细类型等各研究并不一致,导致其研究结果缺乏对比分析的科学性;材料植入时间也从建模成功后几小时到几周不等,而通常认为在梗死发生后,处理越及时预后效果越好,因此,对于晚期心肌梗死的治疗结果理论上应该更具有研究价值,但迄今针对此方面的研究相对较少;梗死的类型、部位及区域面积等因素也会对材料植入后的治疗效果有所影响;心力衰竭或心肌梗死患者通常还患有其他各种疾病如瓣膜病、糖尿病等,其治疗的复杂性远非目前的动物模型实验可以有效模拟的。基于上述考量,将动物实验结果外推至人体临床,还需将许多因素考虑在内进行科学的复合拟合计算后,才能得到更为合理的分析结果。

(3)植入材料对于心脏功能和构型重塑的路径和机理尚没有定论。一般认为,材料植入心肌后主要通过物理学性能如力学支持、组织充填作用减少左室容积、增加室壁厚度,从而降低左室应力、增加射血分数和射血量。也有研究显示,材料的植入(海藻酸凝胶)可抑制心肌扩张相关因子的表达、促进血管再生和前体细胞浸润,而这些行为究竟是由材料的物理学、化学还是生物学性能导致?这些活性或刺激行为是否会影响心肌细胞电信号的正常发生和传导?多数研究认为,材料在心肌组织中留存的时间越长,其心脏恢复效果越好,但同为海藻酸基凝胶材料,Algisyl - LVR™ 在心肌内 2 年之后仍稳定存在,而 IK - 5001 则 6 周后即被排出,这可能与两者的临床适用证不同有关,但是如何针对不同的临床适应证选择适宜的材料,其标准是什么?这些问题仍难以得到普适性回答。此外,研究

中涉及的植入材料多种多样，其分子结构、力学性能、降解时间、生物学功能等均存在很大差异，即使同种原材料制备的凝胶，其分子量及分布、结构单元排布、交联性质及交联度等多种参数的差异也导致凝胶性能的千差万别，更增加了研究结果外推普适的难度。

综上，海藻酸基凝胶材料用于改善心力衰竭中心脏功能和构型损伤的有效性已经得到动物实验和初期临床研究的证实，随着 CE mark 申请的通过以及 FDA 申请的推进，解决传统医学难以回避的难题，再次证实了再生医学与转化医学在临床实践中的巨大潜力。虽然相关的基础研究最早在 21 世纪初已有报道，但切实走入临床应用仍属首次，势必引起心力衰竭和心肌梗死临床治疗方法的巨

大变革。相较于在政府和企业共同快速推进的临床研究，基础研究虽然起步早但进展慢，仍有许多问题悬而待决。例如，不同材料对于心肌功能改善的作用仍需进行大量对比研究；这种改善作用究竟是仅仅源于左室力学环境的改善，还是由于室壁增厚、应力减小而引起的一系列反应？植入材料本身及其降解行为引发的炎症反应或异物反应对于心脏功能的长效影响是正面还是负面？针对上述许多问题，学者们众说纷纭甚至研究结果相悖。因此，海藻酸基凝胶材料在心力衰竭治疗中的应用虽然曙光已现，但仍任重道远，需要更科学、系统、严谨的科学研究和临床应用予以证实和支持。

（位晓娟　顾其胜　奚廷斐）

◇ 参 ◇ 考 ◇ 文 ◇ 献 ◇

[1] 中国心血管病报告[R].北京：中华人民共和国卫生部心血管病防治研究中心,2012.

[2] Antonio A, Bussani R, Amina MS, et al. Acute myocardial infarction and heart failure: role of apoptosis [J]. The International Journal of Biochemistry & Cell Biology, 2006,38: 1834 - 1840.

[3] ASTM F2064 - 00 (2006) e1 Standard Guide for Characterization and Testing of Alginates as Starting Materials Intended for Use in Biomedical and Tissue-Engineered Medical Products Application.

[4] Augst AD, Kong HJ, Mooney DJ. Alginate hydrogels as biomaterials[J]. Macromol Biosci, 2006(6): 623 - 633.

[5] Augst AD, Kong HJ, Mooney DJ. Alginate hydrogels as biomaterials [J]. Macromolecular Bioscience, 2006(6): 623 - 633.

[6] Christman KL, Lee RJ. Biomaterials for the treatment of myocardial infarction [J]. JACC, 2006,48(5): 907 - 913.

[7] Dai WD, Loren EW, Joan SD, et al. Thickening of the infracted wall by collagen injection improves left ventricular function in rats: a novel approach to preserve cardiac function after myocardial infarction[J]. Journal of the American college of cardiology, 2005, 46: 714 - 719.

[8] Damasceno A, Cotter G, Dzudie A, et al. Heart failure in sub-saharan Africa: time for action[J]. Journal of American College of Cardiology, 2007,

50: 1688 - 1693.

[9] Glenn RG, Ira SC. Cardiac regeration: materials can improve the passive properties of myocardium, but cell therapy must do more[J]. Circulation, 2006, 114: 2575 - 2577.

[10] Henry K, William TA. Heart failure[J]. Lancet, 2009, 373: 941 - 955.

[11] Hung CL, Verman A, Uno H, et al. Longitudinal and circumferential strain rate, left ventricular remodeling, and prognosis after myocardial infarction[J]. Journal of the American College of Cardiology, 2010, 56(22): 1812 - 1822.

[12] Ilsar I, Wang M, Sabbah MS, et al. Acute left ventricular reconstruction with circumferential midventricular intramyocardial injections of alginate hydrogel in dogs with chronic heart failure [J]. Journal of Cardiac Failure, 2010, 16(8): S42 - S43.

[13] Jamie LF, Elena T, Masahito M, et al. Injectable hydrogel properties influence infarct expansion and extent of postinfarction left ventricular remodeling in an ovine model[J]. Proceedings of National Academy of Sciences of the United States of America, 2010,107(25): 11507 - 11512.

[14] JoAnn L, Nacy MA, John PB, et al. Executive summary: HFSA 2010 comprehensive heart failure practice guideline[J]. Journal of cardiac failure, 2010,6(6): 475 - 539.

[15] Jonathan L, Shmuel T, Victor G, et al. Intracornary injection of in situ forming alginate hydrogel reverses left ventricular remodeling after myocardial infarction in swine[J]. Journal of the American college of cardiology, 2009, 54 (11): 1014 - 1023.

[16] Kellar RS, Shepherd BR, Larson DF, et al. Cardiac patch constructed from human fibroblasts attenuates reduction in cardiac function after acute infarct [J]. Tissue Engineering, 2005 (11): 1678 - 1687.

[17] Kristiansen KA, Schirmer BC, Aachmann FL, et al. Novel alginates prepared by independent control of chain stiffness and distribution of G-residues: Structure and gelling properties [J]. Carbohydrate Polymers, 2009, 77(4): 725 - 735.

[18] Kuo CK, Ma PX. Ionically crosslinked alginate hydrogels as scaffolds for tissue engineering: part 1. structure, gelation rate and mechanical properties[J]. Biomaterials, 2001, 22: 511 - 521.

[19] Lam MT, Wu JC. Biomaterial applications in cardiovascular tissue repair and regeneration[J]. Expert Review of Cardiovascular Therapy, 2012, 10(8): 1039 - 1049.

[20] Lee KY, Mooney DJ. Alginate: Properties and biomedical applications[J]. Progress in Polymer Science, 2012, 37(1): 106 - 126.

[21] Lee LC, Zhang ZH, Hinson A, et al. Reduction in left ventricular wall stress and improvement in function in failing heart using Algisyl - LVR[J]. Journal of Visualized Experiments, 2013, 8(74), doi: 10.3791/50096.

[22] Lee RJ, Hinson A, Helgerson S, et al. Polymer-based restoration of left ventricular mechanics[J]. Cell Transplant, 2013, 22(3): 529 - 533.

[23] Leor J, Aboulafia-Etzion S, Dar A, et al. Bioengineered cardiac grafts: a new approach to repair the infarcted myocardium? [J]. Circulation, 2000, 102 Supp13: 1156 - 1161.

[24] Lloyd-Jones D, Adams RJ, Brown TM, et al. Heart disease and stroke statistics - 2010 update: a report from the American Heart Association[J]. Circulation, 2010, 121(7): 948 - 954.

[25] Mihardja SS, Gonzales JA, Gao DW, et al. The effect of a peptide-modified thermo-reversible methylcellulose on wound healing and LV function in a myocardial infarction rodent model [J]. Biomaterials, 2013, 34(35): 8869 - 8877.

[26] Natali L, Liron M, Micha SF, et al. Effect of injectable alginate implant on cardiac remodeling and function after recent and old infarcts in rat[J]. Circulation, 2008, 117: 1388 - 1396.

[27] Nelson DM, Ma Z, Fujimoto KL, et al. Intra-myocardial biomaterial injection therapy in the treatment of heart failure: Materials, outcomes and challenges[J]. Acta Biomaterialia, 2011(7): 1 - 15.

[28] Ruvinov E, Leor J, Cohen S. The promotion of myocardial repair by the sequential delivery of IGF - 1 and HGF from an injectable alginate biomaterial in a model of acute myocardial infarction [J]. Biomaterials, 2011, 32 (2): 565 - 578.

[29] Sabbah HN, Wang M, Gupta RC, et al. Augmentation of left ventricular wall thickness with alginate hydrogel implants improves left ventricular function and prevents progressive remodeling in dogs with chronic heart failure[J]. JACC Heart Fail, 2013, 1(3): 252 - 258.

[30] Silva EA, Kim ES, Kong HJ, et al. Material-based deployment enhances efficacy of endothelial progenitor cells[J]. Proceedings of the National Academy of Sciences of the United States of America, 2008, 105(38): 14347 - 14352.

[31] Tsur-Gang O, Ruvinov E, Landa N, et al. The effects of peptide-based modification of alginate on left ventricular remodeling and function after myocardial infarction[J]. Biomaterials, 2009, 30 (2): 189 - 195.

[32] Venugopal JR, Prabhakaran MP, Mukherjee S, et al. Biomaterial strategies for alleviation of myocardial infarction [J]. Journal of the Royal Society Interface. 2012(9): 1 - 19.

[33] Wall ST, Walker JC, Healy KE, et al. Theoretical impact of the injection of material into the myocardium: a finite element model simulation [J]. Circulation, 2006, 114(24): 2627 - 2635.

[34] Yu J, Christman KL, Chin E, et al. Restoration of left ventricular geometry and improvement of left ventricular function in a rodent model of chronic ischemic cardiomyopathy[J]. The Journal of Thoracic and Cardiovascular Surgery, 2009, 137: 180 - 187.

[35] Yu J, Gu Y, Du KT, et al. The effect of injected RGD modified alginate on angiogenesis and left ventricular function in a chronic rat infarct model

[J]. Biomaterials, 2009, 30(5): 751 - 756.

[36] Yu JS, Du KT, Fang QZ, et al. The use of human mesenchymal stem cells encapsulated in RGD modified alginate microsphere in the repair of myocardial infarction in the rat[J]. Biomaterials, 2010, 31: 7012 - 7020.

[37] Zimmermann WH, Didie M, Wasmeier GH, et al. Cardiac grafting of engineered heart tissue in syngenic rats[J]. Circulation, 2002, 106 Suppl 1: 1151 - 1157.

[38] Zouein FA, Zgheib C, Liechty KW, et al. Post-infarct biomaterials, left ventricular remodeling, and heart failure: Is good good enough? [J]. Congest Heart Fail, 2012, 18: 284 - 290.

# 第十章
# 海藻酸盐的发展动向

本书前面的各章节中已全面论述了海藻酸盐的基本性能及其主要的临床应用。随着近年来人们对该物质研究和认识的不断深入,发现要拓宽其应用范围还需从克服该物质本身存在不足开始进行结构改造并辅以对各种衍生化手段,如化学修饰、交联,与其他有机或无机物构复合成新型复合材料等。为此,本章着重从海藻酸盐的化学改性和修饰,与有机或无机物复合构成复合物及氧化型海藻酸的新用途等三个方面介绍海藻酸盐的发展动向。

## 第一节　海藻酸盐化学修饰及其应用

设计海藻酸盐衍生化反应有三个重要因素:溶解性、反应性和表征方法。① 溶解性:海藻酸盐发生衍生化反应时,需要溶解于水、有机溶剂或者水-有机溶剂混合液中。溶剂不同,用于海藻酸盐改性反应的试剂类型也不同。另外,海藻酸盐在溶剂中的溶解度也直接影响衍生化取代反应的取代度和反应难易度。② 反应性:海藻酸盐分子中,C-2、C-3 位上的- OH 及 C-6 位上的—COOH是参与改性反应的主要基团。利用这两种官能团之间的反应差异可进行选择性改性,而C-2 和 C-3 位的羟基之间反应活性差异不大,进行选择性改性较为困难。此外,还可通过对 M 或G 单元的选择改性控制衍生化反应的进行,主要包括两种控制方式:海藻酸钙凝胶中 G 单元的选择性螯合作用;海藻酸盐在某一溶剂中的部分溶解性。在衍生化反应过程中,应密切关注海藻酸盐与酸、碱和还原试剂的反应,该反应中必然伴随分子链降解反应,导致分子链在短时间内快速缩减。③ 表征方法:以多种不同 M/G 比的海藻酸盐为样品来研究海藻酸盐衍生物的取代结构,必要时需要制备含 M 单元、G 单元或 MG 单元的海藻酸盐衍生物来研究其取代结构。但是,目前市售海藻酸盐缺乏可控序列,不利于结构表征,而海藻酸盐共聚多糖主链的复杂性也决定了需要应用先进的仪器设备和分析技术方能进行准确的结构分析和表征。此外,对于修饰后的衍生物的全面表征也非常必要。

据此,我们通过检索大量文献及相关资料,对海藻酸盐化学修饰方面的改性进行汇总并详细讨论其衍生物的性质及应用,以期为海藻酸盐改性提供清晰且完整的蓝图,确保目标海藻酸盐衍生物的成功合成,同时,对合成方法的适用领域进行分析建议以加深读者对其化学性质的理解。

## 一、海藻酸的乙酰化修饰

细菌生物合成的海藻酸是部分乙酰化海藻酸，该乙酰化反应既可用于控制细菌海藻酸的生物合成（阻止乙酰化单糖的差向异构作用），又可借乙酰化反应体现海藻酸盐的生物功能。因此，在体外对海藻酸盐进行乙酰化反应有助于理解细菌海藻酸盐结构与性质之间关系。海藻酸盐的改性方法最早由 Chemberlain 提出，即在海藻酸羟基上进行乙酰化反应。海藻酸具有很强的氢键相互作用，无水条件下，海藻酸纤维的羟基不会与乙酸酐发生反应，而海藻酸遇水溶胀后其羟基可参与反应。海藻酸盐纤维在冰醋酸中发生溶胀，进而进行溶剂交换（冰醋酸替换水），在苯、无水醋酸和硫酸催化剂等混合液的共同作用下，可制得含 97.3% 双醋酸盐的乙酰化海藻酸盐纤维，但在反应过程中会导致分子链的大幅断裂、分子量的严重降低。

Wassermann 采用气态试剂小分子乙烯酮进行海藻酸乙酰化，可有效避免海藻酸盐与乙酸或乙酸酐、吡啶、强酸等催化剂接触而发生降解。室温下，海藻酸盐在丙酮中完全溶胀，可与乙烯酮发生反应制备海藻酸醋酸盐，所得产物不溶于水也不溶于一般的有机溶剂。海藻酸醋酸盐与氢氧化钠或氢氧化钙发生反应，转化为相应的钠盐或钙盐。海藻酸钠或海藻酸钙也可直接与乙烯酮发生反应，生成 Na-或 Ca-藻酸醋酸盐。在上述反应中，海藻酸盐链上每个单糖单元均可引入一个乙酰基。通过测定黏度可以侧面表征乙酰化反应过程中海藻酸盐分子的降解情况，业已证实，乙酰化可导致海藻酸醋酸盐的分子链快速断裂，迅速降低其黏度，而 Ca-海藻酸醋酸盐的分子链则无大幅度的降解。

Schweiger 采用酸催化酯化技术合成部分或完全乙酰化的海藻酸衍生物，将海藻酸在分散在含高氯酸的乙酸（乙酸酐）混合液中形成悬浊液以促进乙酰化反应。在适宜温度且分子链无明显降解前提下，取代度（DS）值可高达 1.85。较高反应温度条件下，可得到更高取代度（显著高于 1.85），但分子量损失明显。Chemberlain 等的研究也证实了上述结果。通常认为，游离态的无取代且无氢键结合的羟基可与水分子结合，从而导致反应体系溶液黏度的增加，基于此可以推断，反应溶液的黏度降低也意味着两种可能：酸水解或游离羟基被乙酰基取代。在上述反应体系中，反应伊始溶液黏度明显降低直至 DS 值为 0.2 左右，该快速降低现象是酸水解和游离羟基取代共同作用的结果。随着反应继续进行，邻位羟基间的氢键相互作用被破坏，形成海藻酸盐单醋酸酯，而邻位氢键断裂越多可导致游离羟基数量的增加，使得溶液黏度出现突增现象。DS 值为 0.7 时，溶液黏度达到峰值，此后，单醋酸酯继续乙酰化反应，形成双醋酸酯，游离羟基数量减少，溶液黏度降低。由此可见，邻位氢键的形成是导致海藻酸盐羟基反应活性低的重要因素。与海藻酸分子相比，单乙酰化海藻酸盐的羟基反应活性显著增强，动态监测数据显示，DS 值处于 0.7～1.5 时，乙酰化反应速率快速增加，这一现象可能与单乙酰取代物中游离羟基显著增加有关。

Grasdalen 等认为，可利用部分和完全乙酰化海藻酸盐分析离子交联海藻酸盐凝胶的螯合结构。向 DS 值为 2.0 的海藻酸盐双醋酸酯溶液中添加二价离子不会引起凝胶化反应，而且，当 DS 值为 1.4 的海藻酸盐衍生物中含单乙酰酯和双乙酰酯而不含非乙酰化糖单位时，也不能形成凝胶，这表明非乙酰化糖单元的存在是螯合作用发生的必要条件，羟基的存在也是离子交联的关键因素，而羧酸根离子只是导致凝胶化反应的部分原因。基于上述数据可以推断，海藻酸盐螯合结构可能为一个钙离子协同两个羧基和糖基单元上两个邻位羟基形成凝胶结构。事实证明，海藻酸盐中未反应糖醛酸基的含量越高，其成凝胶的倾向性越强，进一步证实了上述螯合结构的合理性。

虽然乙酰化海藻酸盐的合成方法已较为成熟，但因缺乏海藻酸盐主链结构的详细信息，如何对其进行科学准确的结构表征仍是困扰人们的难题。直到 20 世纪 60～80 年代，随着一系列海藻酸盐共聚多糖结构的基础研究论文发表，这一问题才得以解决。早期研究因缺乏先进的结构分析手段和技术，多采用脱乙酰和滴定法测定藻酸盐中乙酰基含量，以此确定藻酸盐醋酸酯的 DS 值。随着技术的发展，许多强有力的检测手段和表征方法得以陆续开发应用，目前已可以利用核磁共振

（NMR）技术深入观察 M、G 糖单元上乙酰化程度的差异及两种糖单元上二位羟基的区域选择性的区别。

Skjåk-Bræk 等首次报道了对海藻酸盐进行乙酰化反应并对主链上乙酰基取代模式进行了详细分析。他们首先在水溶液中制备 Ca-海藻酸盐凝胶微珠，再经溶剂交换将水替换成吡啶，随后将微珠分散于吡啶-无水醋酸混合溶液形成悬浊液并在 38 ℃下进行乙酰化反应。在前 40 分钟内，反应速率较快，其后的 20 小时中反应速率逐渐降低。图 10-1 为其反应机制图。反应结束后，乙酰化 Ca-海藻酸盐微珠经水大量冲洗，除去多余 $Ca^{2+}$，再经透析、冻干处理后得到最终产品。此外，海藻酸也可用于乙酰化反应，但不管何种情况，水的存在都是反应进行的必要因素，DS 值也与含水量有关，含水量约为 20% 时，DS 值达到最大。

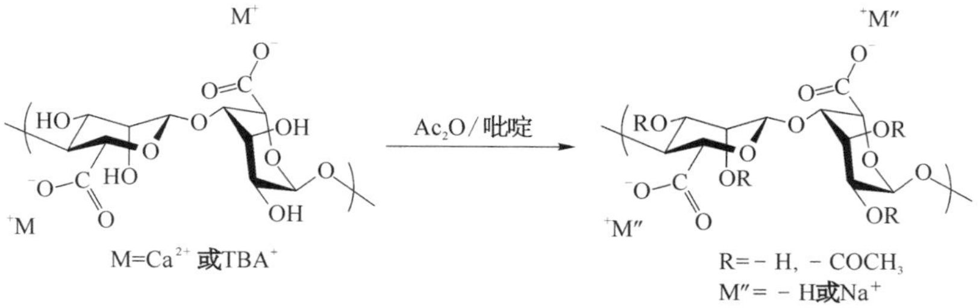

图 10-1 采用吡啶-无水醋酸做乙酰试剂的海藻酸盐乙酰化反应机制图

$^1$H NMR 谱可用于对海藻酸盐醋酸酯衍生物的结构进行表征，由于端基异构效应和高场共振效应重叠，难以正确判定峰值分布，因此，常用 $2.0\times10^{-6}\sim2.2\times10^{-6}$ 处 O-乙酰基峰的裂分来分析取代基结构。为尽可能正确判定峰值分布，有必要获得富含特定序列或模块序列的海藻酸并对其进行乙酰化，对照反应前后新峰的形成以判定其峰值，这也是通用的分析方法。通过对富含 G 或富含 M 单元的乙酰化海藻酸盐的 $^1$H NMR 谱进行对比分析，可以确定 $2.04\times10^{-6}\sim2.06\times10^{-6}$ 处的共振峰为单乙酰化 G 单元的乙酰基特征峰。根据不同 DS 值下海藻酸盐相应峰值强度变化情况，可以判定单乙酰化 G 单元的乙酰化信号峰并与双乙酰 G 单元区分开来，此外，海藻酸盐醋酸酯的 $^1$HNMR 谱上，乙酰化的 GG 片段与 GM 片段其新峰形成也不相同，可将含有不同 MG 片段序列的海藻酸区分开来。M 单元和 G 单元的乙酰化取代难易度并不一致，例如，由极北海带中提取的海藻酸盐中 G 单元含量为 68%，进行乙酰化处理制备两种不同 DS 值的衍生物，在相同 DS 值下 M 单元比 G 单元更易进行取代反应；此外，从极北海带和泡叶藻中分别提取两种不同 G 单元含量的海藻酸盐，经乙酰化处理制备相同的 DS 值的衍生物，其取代反应同样优先发生在 M 单元。由此可见，Skjåk-Bræk 等制备的 Ca-海藻酸盐微珠与吡啶-无水醋酸反应后，更有可能优先在 M 单元上进行选择性乙酰化反应。在报道中，Skjåk-Bræk 等还研究了乙酰化对海藻酸盐性质的影响。分子量测定结果显示，乙酰化过程中并无明显的分子量降低现象。离子浓度为 0.1 mol/L 时，海藻酸主链上引入乙酰基可导致显著的链延长现象，即使少量乙酰基的引入也可影响高分子链构象，例如，Ca-海藻酸盐凝胶形成后，乙酰化作用仍可严重削弱 $Ca^{2+}$ 的交联以诱导分子链构象的重排，从而降低凝胶强度。在 Ca-海藻酸盐微珠干燥和再溶胀过程中，随着 DS 值从 0 提高到 0.65，其溶胀度可增加 500 倍，其主要原因是随着乙酰基的引入有序的氢键相互作用被破坏，分子链上游离离子数增加引起阳极渗透压增强所导致。低 DS 值时乙酰化反应多发生在 M 单元，G 单元相对完整但凝胶的弹性模量大幅度降低，因此，保持 G 单元和 M 单元的未取代状态对于保证 $Ca^{2+}$ 键合的交联质量均极为重要。

也有报道将 TBA-海藻酸盐均匀分散于双组分有机溶剂体系中进行乙酰化反应，TBA-海藻酸盐在含 TBAF 的 DMSO 溶液中可完全溶解，缺少 TBAF 时则仅发生部分溶解形成不均匀混合物，该现象已经 $^1$H NMR 和动态光散射（DLS）得到证实。除 DSMO 外，TBA-海藻酸盐也可在 TBAF

存在的前提下完全溶解与其他偶极非质子溶剂如DMF、DMAc 和 DMI 溶液中。在上述任一溶剂体系中,海藻酸盐与吡啶-无水醋酸试剂均可发生部分乙酰化反应,产物 DS 值介于 0.74 与 0.85 间。脱水条件下进行乙酰化,反应所得产物的最大 DS 值可达 1.0,该反应过程中还可原位合成 TBAF;反应过程中二次加入无水醋酸也可得到 DS 1.0 的产物,但无论如何改变反应条件,产物的 DS 值都难以显著超过 1.0,这种 DS 值限制效应可能由单糖环的电子效应导致,未反应的 TBA-海藻酸盐中糖醛酸环的 C-5 位上有一个吸电子取代基,在乙酰化过程中其中一个羟基首先发生反应形成单乙酰衍生物,此时单乙酰化海藻酸糖醛酸环上具有两个吸电子基团:一个是 C-5 位上的羧基;另一个是乙酰基。由于上述两个吸电子基团的存在,第二个羟基的反应活性明显降低,因此,以吡啶-酸酐做乙酰化试剂时,产物的 DS 值最大仅为 1.0。对于DS 1.0 限值还存在另一种解释:单糖单元的立体化学。M 单元中 2-OH 是轴向键,可通过 1,3-双轴干涉与 C-4 上的质子相互作用,从而促进 3-OH 位上取代的发生;而 G 单元 3-OH 是轴向键,可经 1,3-双轴干涉与 C-5 上的质子相互作用,易发生 2-OH 位上的取代,也即,立体化学决定了每种糖单元上两个羟基仅有之一参与反应,其 DS 值最大值必然为 1.0。然而,上述解释仅是推理假设,迄今尚未取得直接的实验数据证实。此外,还可采用丙酸酐和吡啶进行海藻酸盐的丙酰化衍生反应,所得产物 DS 值为 0.31。

为更深入地分析海藻酸盐乙酰化反应的选择性,可采用不同 M/G 比的海藻酸盐来进行系统研究。在均相反应条件下将不同 M/G 比的海藻酸盐进行乙酰化反应,所得产物的 DS 值均为 0.8 左右,由此推断 M、G 单元均参与乙酰化,产物的 DS 值对 M/G 比无选择性。[1]H NMR 峰值分析则显示,M 单元上的 2-OH 和 3-OH 在均相条件下都参与乙酰化反应,但因[1]H NMR 谱中信号严重重叠,难以确定 G 单元上 2-OH 和 3-OH 间是否存在区域选择性。

在无 TBAF 的 DSMO 溶液中也即在部分非均相条件下,进行 TBA-海藻酸盐乙酰化反应,产物的 DS 值因 M/G 比而异,因而更具多样性。

[1]HNMR 谱结果显示,非均相 TBA-海藻酸盐乙酰化反应产物在 $5.08 \times 10^{-6}$ 和 $4.47 \times 10^{-6}$ 处各有一峰,而在均相反应产物中则没有出现相应峰。[1]H NMR 图谱上,$5.08 \times 10^{-6}$ 处的峰是海藻酸盐的 GGG、MGG 或 GGM 片段中 G 单元的 H-1 特征峰,而 $4.47 \times 10^{-6}$ 处的峰则为 GGG 片段中 G 单元的 H-5 信号峰,上述两处特征峰的出现表明 GGG 片段仍未参与反应,也意味着乙酰化反应主要选择性发生在 M 单元。均相与非均相反应产物的 DS 值差异可能与 TBA-海藻酸盐在 DMSO 溶液中的部分溶解有关,其原理可能是 M 单元与 DMSO 亲和性较高使得乙酰化反应倾向于在 M 单元上选择性进行,而在 DSMO/TBAF 溶液中,海藻酸盐完全溶解,分子链充分伸展,G 单元、M 单元和 MG 单元与反应试剂接触的概率相同,因此各单元上的乙酰化反应呈均衡性而未表现选择性。

许多研究证实,高 pH 时海藻酸可经 β-消除发生降解。吡啶是一种弱碱,而 TBAF 中的氟化物则是一种强碱,均可导致海藻酸降解,因此反应过程中伴随着明显的链降解反应导致分子量和溶液黏度的降低。Pawar 等用初始聚合度(DP)为144 的海藻酸进行乙酰化反应,15 分钟后 DP 下降至 66,且在接下来 2 小时内继续降低,光散射法也证实随着反应的进行产物的排阻色谱发生右移,表明分子量逐渐降低。为避免乙酰化反应中分子量的过度损失,应适当减少反应时间、降低反应温度。

**二、海藻酸的磷酸化修饰**

Coleman 等探讨了磷酸化海藻酸盐衍生物的制备方法,并评价其诱导羟基磷灰石成核及生长的能力,反应方程式如图 10-2 所示。在该研究中,海藻酸分散于 DMF 中制备悬浊液后,以尿素-磷酸作为磷酸化试剂进行衍生反应,当海藻酸盐∶磷酸∶尿素比为 1∶20∶70 时可达最大 DS 值 0.26,但由于反应在非均相条件下进行,该最大 DS 值通常较难实现。磷酸是强酸,可导致海藻酸盐分子量降低,试验结果证实磷酸化反应中海藻酸盐的 Mw 降为原来的 25%～50%。

结合一维[1]H 和[31]P 谱、[1]H-[1]H 化学位移相关谱、$^1H-^{31}P$ 异核多键相关谱、$^1H-^{31}P$ 异核多量子相关谱-全相关谱和 $^1H-^{13}C$ 异核单量子相关谱对 NMR 谱图的峰值分布进行分析,可研究海藻酸分子的四个取代位上（G 和 M 单元上 2-OH 和 3-OH）磷酸化反应的区域选择性。结果显示:M 单元上 3-OH 为平伏态,反应活性较高,比轴向态的 2-OH 更易发生磷酸化取代,因此的 3-OH 的磷酸化取代度高于 2-OH。NMR 技术还可用于分析 G 单元的取代反应,但由于 G 单元的 $^1H-^{31}P-$ HMQC-TOCSY 试验的相关性弱于 M 单元,其 3-OH 和 2-OH 间上磷酸化取代的区域选择性难以准确判断。由于磷酸化反应可导致海藻酸分子量显著降低,且磷酸化的引入导致分子构象变化,$Ca^{2+}$ 存在条件下磷酸化海藻酸不能形成交联凝胶。然而,若将磷酸化海藻酸盐与未反应的海藻酸盐混合,则仍可形成 $Ca^{2+}$ 交联凝胶,且该凝胶可更有效地拮抗钙离子析出,究其原因可能是磷酸基可参与螯合反应使凝胶结构更加稳定。

## 三、海藻酸的硫酸化修饰

酶促法或化学法制备的藻酸双酯钠均具有血液相容性和抗凝性,肝素便是一种应用最为广泛的天然硫酸化多糖,那么,海藻酸硫酸酯是否也具有类似的抗凝血性呢? 为此,许多研究团队进行了大量研究。Yumin 等首次报道了海藻酸硫酸酯的制备方法,他们以氯磺酸为反应剂与海藻酸在甲酰胺溶液进行硫酸化反应,元素分析法检测证实产物的硫酸化取代度约为 1.41（DS = 1.41）,反应式如图 10-3 所示。采用活化部分凝血酶时间（APTT）、凝血酶时间（TT）和凝血酶原时间（PT）可表征海藻酸硫酸酯的抗凝血活性。APTT 检测结果显示,海藻酸硫酸酯抗凝血活性的与肝素相仿,但 PT 检测结果则显示硫酸酯的抗凝活性非常低,鉴于 APTT 值与内源性凝血途径相关而 PT 与外源性凝血途径相关,可以推断海藻酸硫酸酯对内源性凝血途径有显著影响作用。

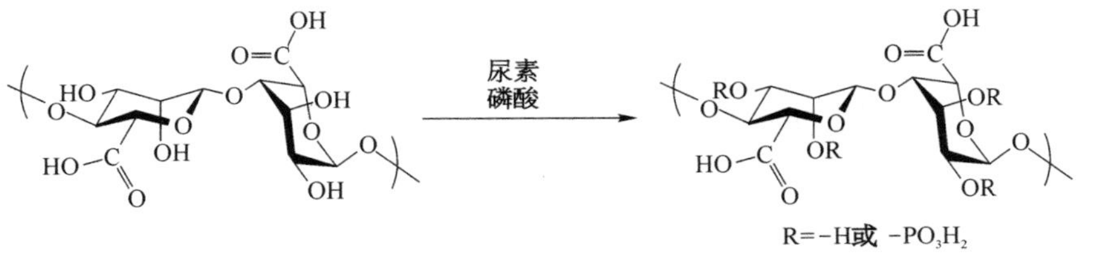

图 10-2　海藻酸盐磷酸化机制图

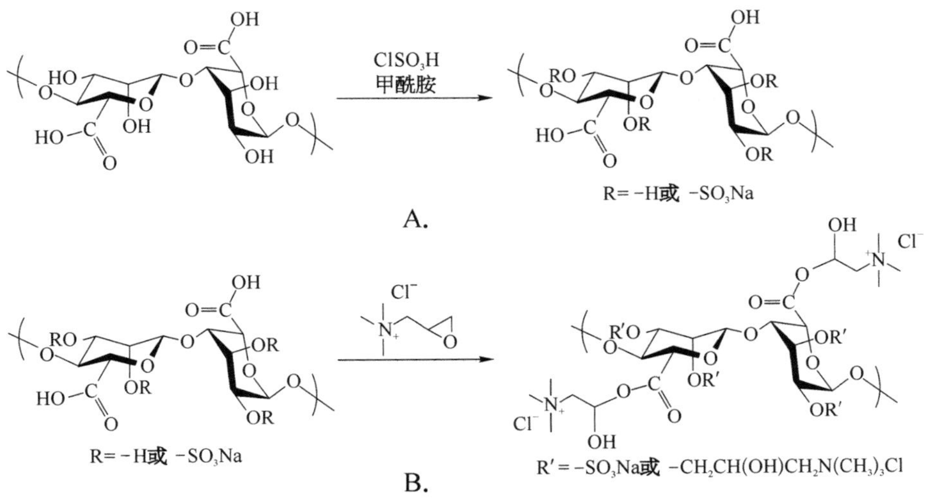

图 10-3　海藻酸硫酸酯的制备反应机制图

A. 氯磺酸作为硫酸化试剂介导的海藻酸盐硫酸化反应机制;B. 采用 2,3-环氧丙基三甲基氯化物的海藻酸盐硫酸酯的碱化反应

Rami 等则采用 SO₃-吡啶体系在 DMF 溶液中制备海藻酸硫酸酯,其反应机制如图 10-4 所示:海藻酸与四丁基溴化铵发生离子交换,生成稳定的海藻酸四丁基铵盐;将所得产物溶于含 SO₃-吡啶的 DMF 溶液中,室温反应 1 小时;丙酮沉淀,得到不透明溶液;用乙醇-NaOH 溶液中和上述不透明溶液,得到沉淀物;去除上清,将沉淀物溶于水,经透析、冻干,即可得到最终产品——海藻酸硫酸酯。该方法制备的海藻酸硫酸酯取代度约为 0.8,而取代度达 2.6 时,海藻酸硫酸酯与 CaCl₂ 反应不能形成凝胶,其原因可能是硫酸分子的强静电力可抑制离子交联反应的进行,此外,硫酸基团的引入产生空间位阻效应也可阻碍离子交联的发生。Rami 等还以上述硫酸化海藻水凝胶为支架,探讨其对牛软骨细胞行为的影响,结果显示,改性后的海藻酸硫酸酯水凝胶更有利于软骨细胞增殖,还可增加软骨细胞的 RhoA 活性。他们认为,海藻酸硫酸酯水凝胶可提供仿生型三维微环境,便于保持细胞表型并促进软骨细胞增殖,这也是组织工程技术修复软骨缺损的一项重要进步。

值得注意的是,尽管硫酸化海藻酸衍生物具有优异的生物学活性,但过度硫酸化也会引入许多负面因素,需对反应条件进行控制以防止过度硫酸化的发生。2,3-环氧丙基三甲基氯化铵可与海藻酸硫酸酯反应引入季铵盐侧基以降低其抗凝血性(图 10-4B),而通过控制添加环氧试剂的物质的量可调控引入季铵盐侧基的数量,从而达到调节海藻酸硫酸酯活性强度的目的。此外,未硫酸化的羟基和羧基均可与环氧化合物反应生成季铵盐化合物,进一步增加了对季铵盐侧基的引入。作为在硫酸化反应的必需试剂,氯磺酸可导致分子量的降低,而环氧类试剂的加入对分子量基本无影响,因此这种控制过硫酸化的过程不会增加分子量的损失。业已证实,季铵盐基侧基的引入可有效降低海藻酸硫酸酯的抗凝血活性,降低程度与侧基数量呈正相关。

Cohen 等报道了用碳二亚胺做偶联剂合成海藻酸硫酸酯的方法。硫酸化过程采用 DCC-硫酸试剂体系,以确保在羧基不参与反应的前提下选择性实现羟基的硫酸化(图 10-5),该反应过程中会生成标志性的中间产物——DCC-H₂SO₄ 加合物,它可与羟基亲核试剂取代反应,¹³C NMR 分析显示,硫酸化反应对 C-1、C-6 特征峰无影响,而 C-2、C-3 特征峰发生右移,表明硫酸基已引入到一个或两个羟基位上。由于反应体系中存在强酸试剂,硫酸化过程中分子量持续降低,平均分子量从 100 000 降到 10 000,M/G 比始终保持不变。Cohen 等还对比研究了硫酸化前后海藻酸与肝素结合蛋白、非结合蛋白的结合作用,发现海藻酸硫酸酯与肝素结合性蛋白质结合紧密,而未改性海藻酸则无结合作用;就非肝素结合蛋白而言,硫酸化前后的海藻酸与其均无亲和性。此外,由于生长因子与肝素或硫酸乙酰肝素发生特异性结合后,可有效防止改性和蛋白水解降解,Cohen 等还探讨了海藻酸硫酸酯对生长因子的保护及缓释功能。他们以 Ca²⁺ 为交联剂,分别制备海藻酸微球、海藻酸-海藻酸硫酸酯复合微球,与前者相比,海藻酸-海藻酸硫酸酯微球可更为长效、持续地实现 bFGF 生长因子的缓释,以便于体内应用时促血管生成活性的增强和维持。

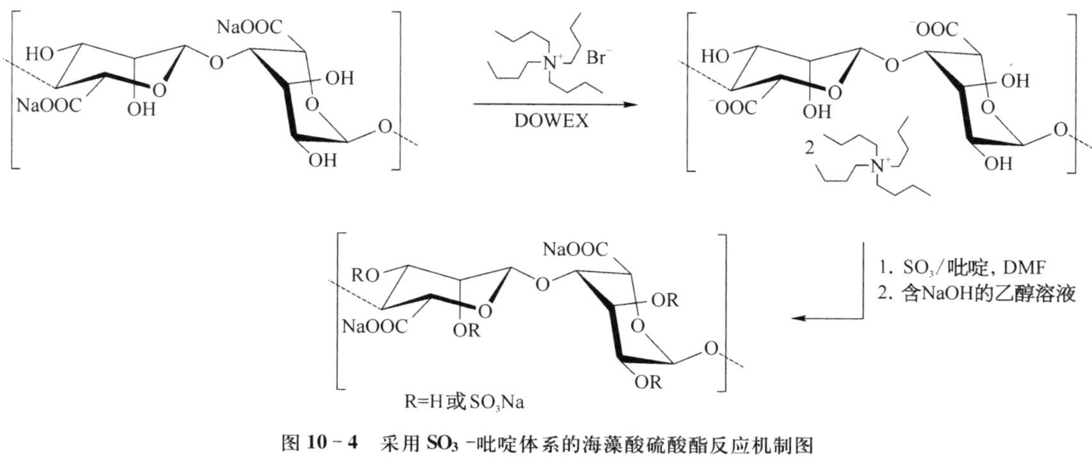

R=H 或 SO₃Na

图 10-4 采用 SO₃-吡啶体系的海藻酸硫酸酯反应机制图

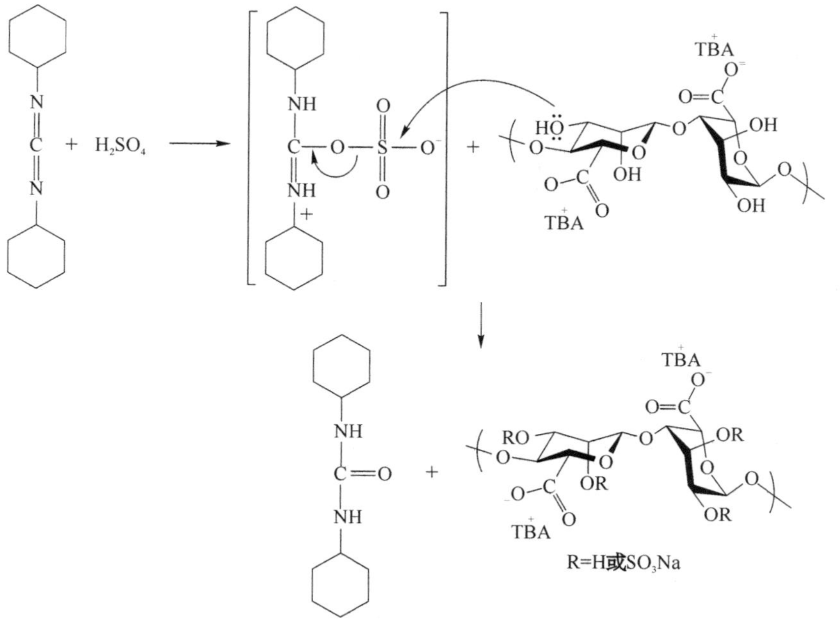

图 10‑5 采用 DCC‑硫酸的藻酸盐硫酸化反应机制图

常用的硫酸化试剂如硫酸、氯磺酸、硫酰氯、三氧化硫和氨磺酸等均可引起海藻酸分子链的断裂。Fan 等采用亚硫酸钠和亚硝酸钠反应制备了一种新型硫酸化试剂，该硫酸化试剂用于海藻酸的硫酸化可有效避免传统试剂造成分子量降低的弊端，用于硫酸化反应时先将调节该试剂 pH 期望值，再加入海藻酸钠进行反应(图 10‑6)。研究结果显示，pH 9.0，温度 40 ℃，硫酸化试剂：糖醛酸＝2：1 为最佳反应条件，该条件下产物的最大取代度可达

1.87。

虽然上述多种方法均可用于海藻酸硫酸酯的制备，但目前仍缺乏对取代位点进行有效控制的方法。硫酸化多糖的许多生物功能都与硫酸化模式和序列结构相关，因此，通过控制海藻酸主链的硫酸化取代模式可有效调控海藻酸硫酸酯的结构与功能。此外，取代度、分子量和浓度也可影响硫酸酯化海藻酸盐衍生物的抗凝血活性，在开发相应生物医用制品时需合理控制上述参数。

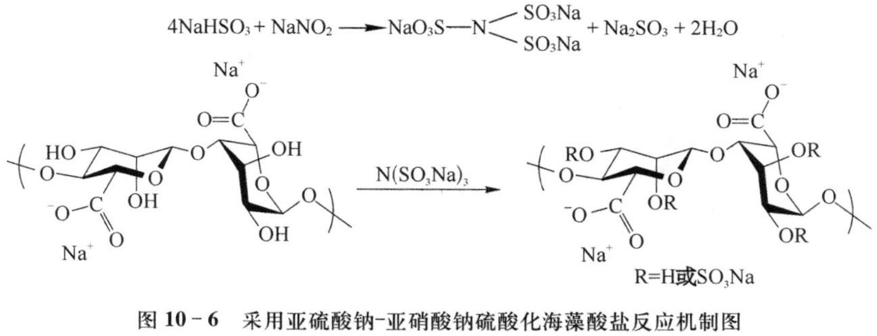

图 10‑6 采用亚硫酸钠‑亚硝酸钠硫酸化海藻酸盐反应机制图

## 四、海藻酸的疏水修饰

海藻酸含两个亲水性羟基，为亲水性多糖，pH≥5 时糖醛基团也会形成羧基离子，增强其亲水性。所谓海藻酸疏水修饰，主要是通过化学修饰手段引入特定基团，使得海藻酸的亲水性转化为两

亲性或疏水性。最直接的方法是通过共价交联引入疏水基，如长烷基链、芳香基，此时海藻酸分子内存在两种竞争性作用力：带电羧基间的静电斥力和由疏水基团间的疏水作用力，当分子内的静电斥力占主导时，更倾向于形成高分子量的海藻酸衍生物聚集体，但在 BzlO‑TEG‑NH‑Alg 中，分子

内的静电斥力可与疏水相互作用抵消，从而阻断分子聚集体的形成。相反，葡聚糖分子不带电荷，其疏水化衍生物 BzlO - TEG - NH - Dex 分子内以静电斥力为主，则可形成大量高分子聚合物。

除分子内部作用外，疏水性海藻酸分子间也存在相互作用。Hubert 等对海藻酸的羧基进行酯化取代制备 30% 酯化度的海藻酸盐丙烯乙二醇酯（PGA，$DS_{PG}$ 为 0.3），将所得 PGA 分散于 DMF 中形成悬浊液后，与十二烷基发生亲核取代，生成海藻酸酯衍生物（PGA - $C_{12}$，$DS_{Amide}$ 为 0.09，图 10 - 7）。研究发现，PGA 和 PGA - $C_{12}$ 溶液的黏度均随浓度增加而增大，但同等浓度下 PGA - $C_{12}$ 的溶液黏度大幅度上升，该现象可能系疏水性十二烷基链间链缠结和分子间作用力共同作用所致。疏水性修饰后，PGA - $C_{12}$ 分子间的相互作用可导致物理交联域的形成，业已证实，疏水修饰的羟乙基纤维素（HMHEC）衍生物可由单分子间疏水作用介导大分子三维网络结构的形成。而由于缺乏分子间相互作用及物理交联域，PGA 溶液黏度的上升则仅由分子链缠结引起，避免了黏度突增现象。高盐浓度也可屏蔽分子间的静电斥力，促进分子链卷曲从而增加溶液黏度，PGA - $C_{12}$ 分子间除由高离子强度导致的静电斥力屏蔽外，疏水性也因离子强度增加而增强，进一步提高了溶液黏度的增长幅度，因此，高盐浓度下 PGA - $C_{12}$ 溶液的黏度增幅

大幅度高于 PGA。此外，疏水性还可随 PGA - $C_{12}$ 浓度的增加而进一步提高，但 PGA 浓度的增加并不影响其疏水性。

已有许多研究报道合成了含不同长度烷基侧链的海藻酸酯衍生物，如 PCA - $C_8$，PGA - $C_{14}$ 和 PGA - $C_{12}$ 等，烷基链越长，衍生物的疏水性越强。PGA、PGA - $C_{12}$ 和 PGA - $C_{14}$ 衍生物的半稀释溶液流变学性能研究结果显示，与 PGA 相比，烷基化修饰后的衍生物流变学性能发生明显变化，但在高剪切作用下，长烷基链的分子间疏水作用被可逆性破坏。

Hubert 等还尝试以海藻酸钠为原料合成疏水化海藻酸酯衍生物，首先，将海藻酸钠转化为海藻酸后与 TBA 氢氧化物发生中和反应制得 TBA - 海藻酸盐，再将其溶于 DSMO 溶液中，通过亲和取代反应将十二烷基链共价交联到分子主链的羧基上（图 10 - 8），再经透析纯化并冻干处理即可得到十二烷基海藻酸酯衍生物（Alg - $C_{12}$），气相色谱分析显示该方法制备的疏水化海藻酸酯衍生物其取代度为 0.12。在所述的 Alg - $C_{12}$ 分子中，十二烷基侧链被包裹于分子束中以避免其暴露于吸附界面上，而海藻酸主链上的电荷相互作用也使得分子链不能短距离内折叠从而限制疏水基团定位于分子表面，因此，十二烷基侧链的引入并未引起海藻酸分子表面张力的变化。

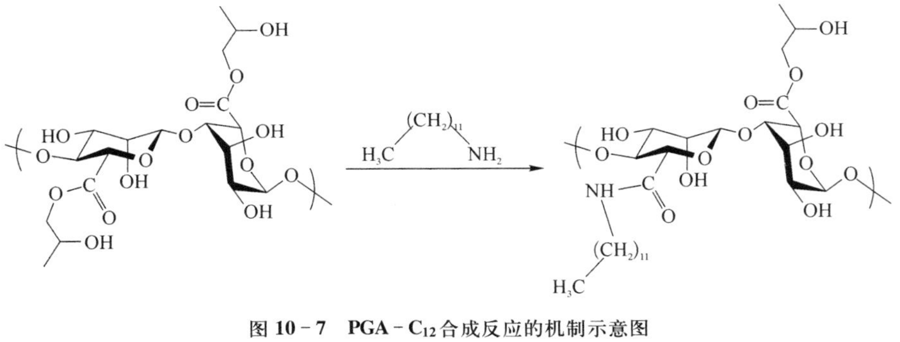

图 10 - 7　PGA - $C_{12}$ 合成反应的机制示意图

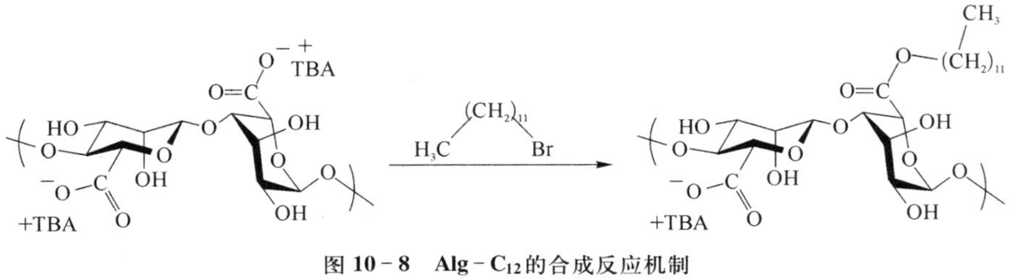

图 10 - 8　Alg - $C_{12}$ 的合成反应机制

虽然 Alg－C$_{12}$ 没有表现出吸附增强的性能，但在海藻酸钠中加入阳离子表面活性剂如十二烷基三甲基溴化铵（DTAB）则能改善表面吸附性，该表面活性剂具有十二烷基疏水化尾端和阳离子基端基，可与海藻酸分子上的负电荷相互作用，因此，在 Alg－C$_{12}$ 中十二烷基疏水链与海藻酸分子链发生共价交联，而在 Na－Alg 和 DTAB 混合液中疏水链则以离子键与主链结合。其中，后者的电子键合作用并不稳定，使得暴露的十二烷基链在空气-水界面上发生自由重排，而前者的疏水链则由于已发生稳定的共价交联无法进行疏水重排，因此，在相同十二烷基链浓度下，后者的表面吸附性要比前者高近 1 000 倍。Dellacherie 等也对疏水修饰海藻酸在水溶液中的物理-化学性质进行了研究，再次证实衍生物的疏水性可随烷基链长度增加而提高。

Leonard 等采用分散凝胶法制备了疏水改性海藻酸微球，并首次采用外加分散剪力以减少 Alg－C$_{12}$ 溶液初始黏度较高对反应进程的负面影响。向 Alg－C$_{12}$ 溶液添加 NaCl 后可诱导分散凝胶反应，形成凝胶颗粒，该颗粒溶液中具有良好的稳定性，凝胶化完成后离心法收集凝胶颗粒。在分散凝胶化过程中，加入少量的 CaCl$_2$ 可通过离子交联增强凝胶颗粒的网络结构，而控制不同剪应力则可有效调控备的凝胶颗粒尺寸。增加反应初始溶液的浓度可小幅增加凝胶颗粒尺寸，此外，高取代度低 NaCl 浓度或低取代度高 NaCl 浓度条件下，均可获得尺寸较小的凝胶颗粒。分别以 Alg－Ca 凝胶微球和上述 Alg－C$_{12}$ 凝胶微球包封牛血清蛋白（BSA），前者在柠檬酸溶液中溶液中浸泡几小时内便有 BSA 释放，而 Alg－C$_{12}$ 微球组则在 5 天内都没有 BSA 释出，其原因可能是 Alg－Ca 凝胶微球在螯合剂柠檬酸的作用下发生 Na$^+$－Ca$^{2+}$ 置换导致去凝胶化，BSA 得以快速释放，而 Alg－C$_{12}$ 分子的疏水相互作用非常稳定，

使得凝胶颗粒在柠檬酸溶液中可保持稳定结构，因而浸提介质中无 BSA 检出。

杨继生等以 EDC 为偶联剂制备海藻酸酯衍生物。反应过程中，海藻酸的羧基与脂肪族醇（辛醇，十二醇或者鲸蜡醇）形成酯键以合成制备海藻酸酯（Alg－C$_n$），由于在亲水性海藻酸分子链上引入疏水性烷基链，所得海藻酸酯具有两亲性，该海藻酸酯可在水中发生自组装行为成聚集球体。疏水性烷基链越长，其疏水性越强、临界胶束浓度以及自组装胶束尺寸越低，分子间越易聚集。该类海藻酸酯球体可作为蛋白质药物或疏水性药物的载体用于药物传递体系，但尚需更进一步的研究证实。

Nyström 等用 1-乙基 3-（3-二甲基胺丙基）碳二亚胺盐酸（EDC－HCl）将正辛胺与主链羧基耦合以制备疏水性海藻酸酯（Alg－CONH－C$_8$，图 10-9），[1]H NMR、甲基（源自 C$_8$ 链）端基质子比及元素分析法均证实，该方法所得衍生物的取代度为 0.30。然而，该研究中没有涉及海藻酸 M/G 比及序列排布方式等因素对衍生化反应的影响。图 10-10 为碳二亚胺介导的羧基与氨基偶联作用机制示意图。

β-环糊精（β-CD）可显著影响 Alg－CONH－C$_8$ 链的长度，相应地，在 β-CD 条件下 Alg－CONH－C$_8$ 的疏水性表现出可逆性。采用小角中子散射法（SANS）可计算高分子的两个关键物理参数：持久长度（L）和相对长度（ξ），其中，持久长度可衡量聚合物分子链的刚性，而相对长度则体现为由热变化所致的聚合物浓度波动的平均空间范围。加入 β-CD 后，Alg－CONH－C$_8$ 分子中的疏水 C$_8$ 链可与 β-CD 形成截锥结构，降低疏水相互作用而增加静电斥力，使得分子链局部伸展，L 值增加；同时，疏水性作用的降低又可引起凝胶网络结构的重组从而形成缺乏连接位点的均相体系，ξ 值降低，反应机制如图 10-11 所示。

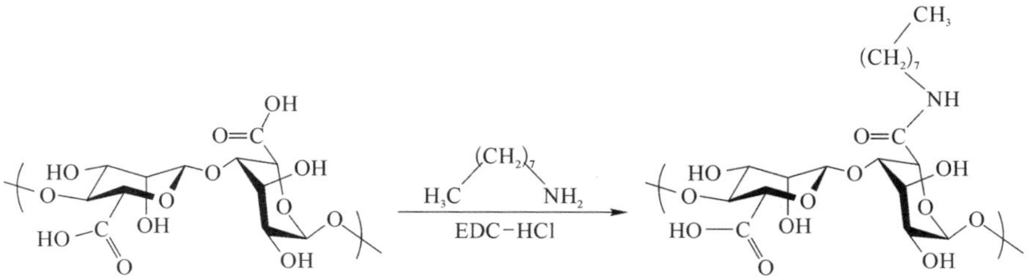

**图 10-9　Alg－CONH－C$_8$ 的合成反应机制**

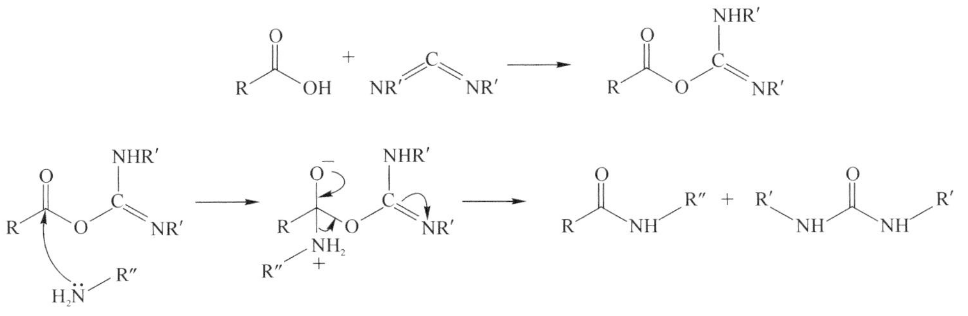

图 10 - 10 碳二亚胺介导的羧基与氨基的偶联机制

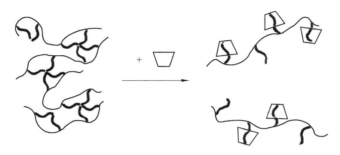

图 10 - 11 β - CD 与 Alg - CONH - C₈ 的疏水 C₈ 链形成截锥结构降低疏水性的示意图

Nyström 等也报道了利用 Alg - CONH - C₈ 与羟丙基-β-环糊精（HP-β-CD）或聚β-环糊精（poly-β-CD）进行酯化反应制备疏水性海藻酸衍生物的方法，他们发现，向 Alg - CONH - C₈ 溶液中加入 HP-β-CD 可介导疏水基团截锥结构的形成，降低疏水相互作用从而引起溶液黏度的降低，降低程度与加入 poly-β-CD 和 Alg - CONH - C₈ 的浓度有关。

**五、海藻酸吸附细胞信号分子**

海藻酸可为生物体如活细胞提供适宜的物理和化学微环境，是一种重要的生物工程材料。为增强海藻酸基材料与细胞之间的相互作用，可利用细胞特异性配体或者细胞外信号分子对海藻酸进行功能改性，不仅可提高材料与细胞的黏附性，还可控制细胞生长、分化等行为。作为生物材料，海藻酸具有多种优异性能如良好的亲水性、生物相容性、无免疫性等，且其温和凝胶性又可为细胞、药物及其他生物因子的包封及缓释提供理想载体，但细胞黏附性较低的特点在某种程度上限制了其在生物制品领域的应用，因此，采用细胞信号分子进行化学功能化改性势在必行。

Skjåk - Bræk 等将半乳糖基共价结合到海藻酸盐主链上增强肝细胞识别性。生理条件下肝细胞可正常执行多种代谢功能，但体外条件下细胞存活时间短、功能丧失快，若能将肝细胞与支架材料相结合则可为细胞生长提供力学支撑和免疫保护性，防止细胞功能丧失及死亡。海藻酸具有独特的凝胶化性能，作为一种优秀的细胞外基质材料可给体外培养的肝细胞提供适宜的微环境以延长其存活时间。肝细胞膜表面具有去唾液酸糖蛋白受体（ASGPR），可特异性识别并结合含β-半乳糖残基的糖蛋白。合成的半乳糖改性海藻酸盐具备离子交联凝胶化性能，又可与肝细胞特异识别，用于体外细胞培养既可提高肝细胞的包封率又可增强材料与细胞的黏附性，试验显示，这些半乳糖化海藻酸衍生物均具有良好的细胞相容性。半乳糖基的引入导致可用羧基数量减少，对凝胶微粒粒径有一定影响，其可能的原因是，改性后，半乳糖侧链的存在破坏了凝胶构象的有序性，使得连接位点作用力减弱，水合作用增强，微球体积增大。半乳糖基还可通过干扰凝胶化过程中分子链的折叠增加凝胶尺寸。凝胶微珠干燥和复水处理也会影响其溶胀的动力学和热力学性质，复水过程中，凝胶体积增大有利于取代度的增加,而取代度增大也会降低衍生物与 $Ca^{2+}$ 的亲和性,弱化离子交联作用从而增加凝胶颗粒尺寸。该项研究中,Skjåk-Bræk 等采用水溶性碳二亚胺溶液为交联剂、EDC/N-羟基丁二酰亚胺(NHS)为偶联剂,对海藻酸的羧基与 1-氨基-1-脱氧-β-D-半乳糖(Gal-1-NH$_2$)进行交联反应(图 10-12),除了第一步形成的中间产物 O-酰基尿素衍生物转化为具有活化氨基的 sulfo-NHS 酯外,该工艺的机制与图 10-11 所示的机制相似。pH=4.5 条件下,以 1.5 倍 Gal-1-NH$_2$:单糖物质的量比进行反应,最大取代度为 0.36。对比分析聚 MM 序列海藻酸、聚 GG 序列海藻酸、MG 交替海藻酸及其相应的半乳糖基取代衍生物的 $^1$H NMR 谱,可准确识别半乳糖基在海藻酸分子主链上的取代位和取代峰。半乳糖改性之后,端基区出现三个新峰:峰 A 为 G 单元的 H-1 质子半乳糖化特征峰,峰 B 为 MG 交替序列中邻近 G 单元的 M 单元上 H-1 质子半乳糖化特征峰,而峰 C 则是双键 GG 二分体发生半乳糖基化形成的非端基质子特征峰。峰 A、B、C 的面积分别对应半乳糖化 G 单元分数、MG 交替序列中半乳糖化 M 单元分数及半乳糖化 GG 单元分数,通过峰 A 和峰 C 面积差值可计算 MG 交替序列中半乳糖化 G 单元分数,由于 $4.60 \times 10^{-6} \sim 4.80 \times 10^{-6}$ 间有峰值叠,因此难以计算 MM 序列的半乳糖化 M 单元分数。在上述结果中,海藻酸的取代位仅发生在主链羧基。倘若除羧基外的两个羟基发生半乳糖化取代反应,则 NMR 谱图的复杂性将大大增加,而如何对取代反应本质进行有效解析则成为目前亟须解决的难题。海藻酸的半乳糖化取代反应会形成不同取代度的衍生物,一般地说,取代度较低时,衍生化反应多选择性发生于 G 单元;

随着取代度的增加,M 单元逐渐参与取代应,此外,MG 交替序列中 G 单元的反应活性高于 GG 序列中 G 单元的活性。

Donati 等通过测定衍生物的特性黏度、回旋半径和手性-光学性质研究半乳糖基的引入对海藻酸盐分子链构象的影响,认为该取代反应可导致多种复杂的构象变化。在海藻酸分子链引入大量配基如半乳糖基等可改变分子链上有效的构象空间。此外,相比 MG 交替序列中的 G 单元取代,GG 序列中 G 单元取代后分子链构象的延伸度更低,因此,当 MG 交替序列中的 G 单元发生取代时,取代度低,流体力学半径也降低,而随着取代度增加,GG 序列中的 G 单元参与取代反应,流体力学性能也随之提高。

M 单元和 G 单元同时发生半乳糖基取代,可导致海藻酸衍生物凝胶力学性能的降低。Skjåk-Bræk 等将化学法和生物酶法相结合进行半乳糖化取代反应,可以实现选择性的 M 单元的半乳糖化,由于所得衍生物的 G 单元没有参与半乳糖化取代,其离子交联凝胶的力学性能也得以稳定保留。反应机制可能是:海藻酸中的聚 MM 序列(无 G 单元)先发生半乳糖化反应,形成的中间产物再依次经两种不同差向异构酶 AlgE4、AlgE6 的作用进行酶促反应生成 G 单元,而经过这种酶促反应形成的 G 单元均未被半乳糖基取代,因此衍生物的凝胶化性能可保持稳定。上述两种酶均可催化未半乳糖化的 M 单元发生差向异构反应转化为 G 单元,其中,AlgE4 酶可选择性引入交替 MG 序列,而 AlgE6 酶则是在半乳糖化聚 MM 序列上引入 G 单元。采用 $^1$H NMR 谱对上述反应中海藻酸分子链上的半乳糖取代方式进行分析并计算取代度,结果证明,仅聚 MM 序列的 M 单元发生半乳

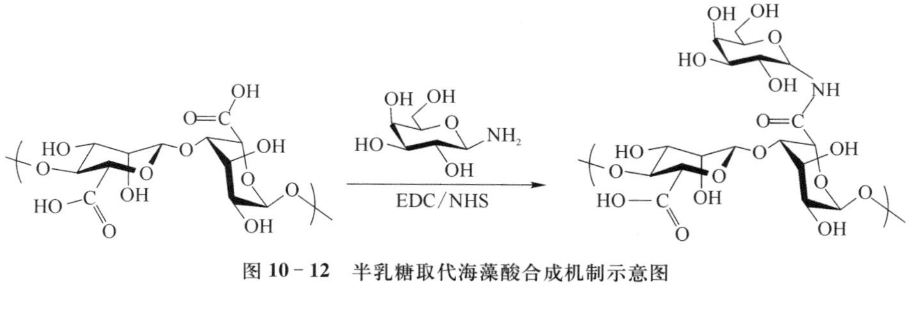

图 10-12　半乳糖取代海藻酸合成机制示意图

糖化反应时,衍生化产物的取代度为 0.12。随着交替 MG 序列的引入,$5.07 \times 10^{-6}$ 处出现新的特征峰为新引入 G 单元的端基质子的特征峰,通过计算该峰的峰面积可推断 $F_G$ 值约为 0.33。聚 MM 序列中,半乳糖化的 M 单元不会在生物酶作用下发生异构反应,而其邻位上的未取代 M 单元则可经酶促反应差向异构转变为 G 单元。生物酶的活性可由两种差向异构反应中 $F_G$ 的实验值与理论最大值的比值来表征,结果显示,第一步(AlgE4)差向异构反应中的酶活性为 86%,而第二步(AlgE6)差向异构反应中的酶活性则下降到21%。为了探讨半乳糖基的存在对差向异构反应的影响,研究人员还合成了一种特殊的半乳糖化聚甘露糖醛酸,该分子中,半乳糖单元与甘露糖醛酸残基之间存在连接基团。他们以 EDC/NHS 为偶联剂,将 M 单元的羧基与 p-氨基苯-β-D-半乳糖皮蒽(pNH₂PhβGal)进行耦合,这种刚性的连接基团不会显著影响非取代 M 单元的差向异构反应,形成的酰胺键不受 AlgE4、AlgE6 酶促反应的影响。对该半乳糖化海藻酸衍生物的凝胶化性能进行研究,发现当 G 单元仅来源于交替 MG 序列时,其凝胶化反应主要基于分子链间相互作用形成;而当 G 单元的来源为交替 MG 序列和聚 GG 序列时,则可形成"蛋盒"结构而导致凝胶化。M 和 G 单元均发生半乳糖基取代的海藻酸衍生物,G 单元上半乳糖基体积较大,形成的空间阻隔效应阻碍分子链间的相互作用。而仅对 M 单元进行选择性半乳糖基化的海藻酸衍生物中,可通过顺畅的分子链间相互作用促进凝胶化速率且提高凝胶强度,该凝胶在生理盐水中的稳定性更强。

Akaike 等提出了用乳糖酸内酯、乙二胺制备半乳糖化海藻酸的策略(图 10-13),先将乳糖酸脱水制备乳糖酸内酯,再与过量的乙二胺反应形成单胺封端的乳糖酸内酯(L-NH₂),随后 L-NH₂ 中的自由伯氨基与海藻酸的羧基经 EDC/NHS 发生耦合作用,所得半乳糖化海藻酸盐(GA)的取代度为 0.26。用聚苯乙烯(PS)分别对 GA 及未衍生化处理的海藻酸进行表面涂层修饰后,对比研究其对肝细胞的黏附性,前者肝细胞附着率为 55%,而后者仅为 3%,而且 GA 上半乳糖基密度越高肝细胞附着量越多,这表明半乳糖化修饰可显著增强海藻酸盐对肝细胞的附着性,聚-N-p-乙烯苄基-D-酰胺内酯(PVLA)竞争性实验也证实半乳糖基与肝细胞表面受体具有特异性相互作用。钙离子交联形成的 GA 凝胶微球也可作为支架用于肝细胞的体外培养,支架材料中三维细胞聚集体的形成对维持细胞稳定性和功能活性至关重要,在 GA 凝胶中,80% 以上的肝细胞均可聚集形成均匀分布的多细胞聚集体,而未衍生化处理的海藻酸钙凝胶中,则不会发生肝细胞聚集的现象,此外,添加表皮生长因子(EGF)和胰岛素也可促进细胞聚集体的增大。肝细胞是锚定敏感性细胞,即其体内和体外的功能活性均受细胞锚定性和聚集性的调控,因此,GA 凝胶可有提高所包封的肝细胞功能,并改善凝胶中细胞的存活率。

Mooney 等以 EDC/NHS 做偶联剂介导细胞黏附肽(GRGDY)与海藻酸盐的羧基发生键合制备含功能性氨基肽的海藻酸衍生物(图 10-14),并对比研究修饰前、后对小鼠骨骼肌成肌细胞 C2C12 的黏附性。C2C12 细胞接种 GRGDY-海藻酸凝胶后,可在其表面进行黏附并伸展,而衍生化的海藻酸表面则没有细胞附着。GRGDY-海藻酸凝胶中,GRGDY 肽可特异性介导细胞黏附,接种 24 小时内并没有细胞增殖或细胞数增加,接种 3 天时细胞数量略有增长并达上限,随后由于发生细胞融合成为多核微纤丝(骨骼肌细胞分化途径的一个重要步骤),导致细胞数量降低。Mooney 等还发现,GRGDY 密度和 M/G 比均可影响 C2C12 细胞的增殖和分化。G 单元含量的增加不但可显著促进细胞增殖,还可促进成肌细胞融合,肌酸激酶基因(MCK)活性也随之升高。GRGDY 密度的增大可有效促进细胞增殖和黏附,增加细胞数量。

樊李红等采用 EDC/NHS 为交联剂制备胶原蛋白肽接枝海藻酸钠(SA-COP)衍生物,其中,胶原蛋白肽以酰胺键接枝聚合到海藻酸钠主链上。反应步骤如下。① 海藻酸钠与 EDC 反应生成不稳定的中间产物。② 中间产物与 NHS 反应生成稳定的 NHS 酯。③ 稳定的 NHS 与胶原蛋白肽反应合成 SA-COP。EDC/NHS 的主要作用是活化海藻酸钠的羧酸基团,使海藻酸钠与胶原蛋白更好地结合。制备的海藻酸衍生物可有效促进细胞生

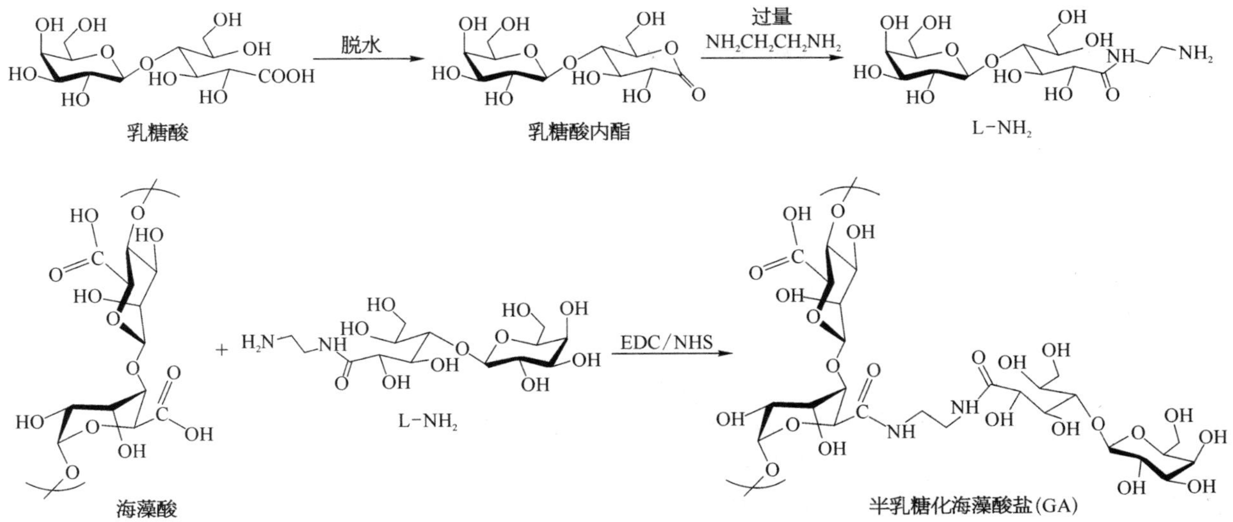

图 10-13  采用乳糖酸内酯合成半乳糖化海藻酸盐的反应机制图

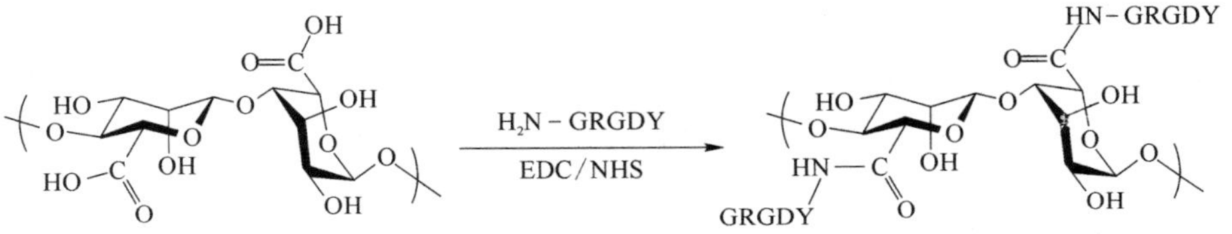

图 10-14  海藻酸与 GRGDY 的反应机制图

长,且其取代度和浓度均可影响细胞存活率,在制药和食品加工领域极具前景。

## 六、海藻酸盐的共价交联反应

二价阳离子存在时,海藻酸盐可发生离子交联形成凝胶,在织物印染、纸张涂层、伤口敷料、食物添加剂和生物技术领等域均有应用,但该凝胶在体内稳定性差,生理盐水环境中可与一价离子进行离子交换导致凝胶结构不稳定甚至破裂。通过化学共价交联对海藻酸进行改性,所得凝胶可形成更加稳定且强健的网络结构,改善力学性能。

Cascone 等报道了以化学交联法制备亲和色谱和离子交换色谱用海藻酸微珠的方法。离子交换色谱中,所用的离子交换介质需有有效的电荷基团,如海藻酸的羧基,而 Ca-交联海藻盐凝胶中的羧基参与生离子交联,不能用作离子交换介质。化学交联中,交联反应发生在海藻酸羟基而非羧基上,由于保留了未被占用的羧基位,可以作为交换介质用于离子交换色谱。将 Ca-交联海藻酸微珠与环氧氯丙烷在氢氧化钠溶液中发生反应,再经构

橡酸钠多级处理除去钙离子,可制备化学交联海藻酸微珠,该方法同样适用于化学交联淀粉或纤维素多糖网络的制备。图 10-15 为环氧氯丙烷交联海藻酸盐的反应机制。所得的交联海藻酸盐微珠在 pH 1～13、温度 0～100 ℃ 范围内均可稳定存在,在高离子强度介质和极性溶剂中也可保持稳定。此外,与 Ca-交联海藻酸凝胶相比,这种共价交联海藻酸的力学性能和耐化学性均得到大幅提高。

Skjåk-Bræk 等将环氧氯丙烷经碱催化与海藻酸钠发生共价交联后制备超溶胀性衍生化材料。将 Ca-海藻酸凝胶珠分散于水溶液中与 96% 的乙醇进行溶剂交换,再加入环氧氯丙烷和氢氧化钠进行化学交联,该方法制备的化学交联凝胶珠未发生质量损失,其复水溶胀体积为干态的 100 倍。非离子性溶质如葡萄糖和甘油不会影响复水溶胀体积,离子溶质如氯化钠和 Na-半乳糖醛酸则可轻度减小溶胀体积,但离子溶质的存在则可使得超溶胀合成材料(如交联聚丙烯酸)溶胀度大幅降低,由此可见,这种化学交联海藻酸超溶胀材料的稳定性大大高于常见的高分子合成材料。Skjåk-Bræk 等还

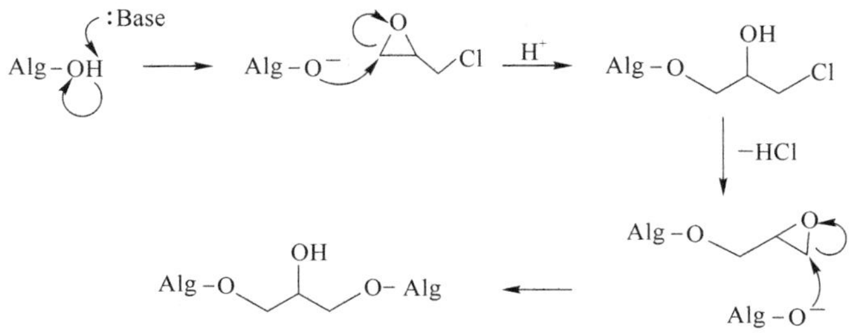

图 10 - 15　环氧氯丙烷交联海藻酸盐的反应机制图

研究了一价和二价离子存在时该交联海藻酸盐微珠的溶胀行为。微珠在水中溶胀,其内部的离子浓度通常高于外部离子浓度。在一价离子溶液中,微珠内、外部的离子浓度差较小,且随着外部盐浓度的增加微珠体积明显减小;在二价(交联)离子如 $Ca^{2+}$、$Sr^{2+}$ 和 $Ba^{2+}$ 溶液中,由于共价交联的海藻酸盐仍保留了二价离子结合活性,微珠的羧基可与溶液中的二价离子发生离子键合使得凝胶强度增加,而特性溶胀曲线上表现出延滞现象。随着外部溶液 pH 的降低,微珠体积也随之减小,海藻酸盐羧基在 pH 较低时可发生质子化,降低微珠内、外部的离子浓度差,引起凝胶收缩。乙醇的存在也可影响凝胶珠的复水体积,待乙醇浓度超过特定值后,凝胶可由大量"溶解"状态转化为紧凑"固体"状态,产生类沉淀作用,导致凝胶复水体积大幅度降低。

Yeom 等认为,共价交联的海藻酸钠薄膜可用于渗透蒸发分离。海藻酸盐可与水结合形成亲水性膜结构,作为性能优良的膜材料可用于乙醇-水混合物的脱水。过度的亲水性可降低膜材料的稳定性和选择性,因此可通过共价交联改性调节海藻酸盐的亲水性、增强其膜材料的性能。海藻酸盐分子中,C-2 和 C-3 位上顺式取向的邻位羟基可与戊二醛进行缩醛反应,形成交联海藻酸网络结构。图 10 - 16A 为酸催化乙醛形成机制示意图,图 10 - 16B 为戊二醛交联海藻酸盐的反应机制示意图。海藻酸钠膜流延成形并干燥后,在含盐酸的丙酮溶液中与戊二醛发生交联反应,可通过调节戊二醛的浓度调控海藻酸盐膜的交联程度。采用不同乙醇/水比的溶液作为外部溶液,测定共价交联后海藻酸膜和未共价交联海藻酸膜的溶胀性,发现后者的含水率高于前者,而前者的乙醇吸收率高于后者。

已有许多报道在戊二醛交联海藻酸中加入无机化合物(如沸石、硅钨酸、含铝的介孔氧化硅和分子筛等)用于渗透蒸发分离。Ko 等用戊二醛交联海藻酸盐制备高吸水性纤维出,用于一次性尿布和卫生棉。二价离子如钙离子交联的海藻酸盐中连接位点分布紧凑,吸水性较低,而戊二醛交联的海藻酸中,交联位点长度可调性便于吸收更多的液体。生理盐水吸收实验结果表明,随着戊二醛浓度增加,海藻酸交联度增加,交联衍生物的吸水性降低,而未交联或部分交联藻酸盐分子也可逐渐溶解进入溶液中导致凝胶质量减少、吸水性降低。此外,海藻酸盐中离子基团的数量可影响吸水性能,去质子化的海藻酸基更易形成亲水环境以增加其吸水性。与生理盐水相比,人工尿液中含 $Ca^{2+}$,可与共价交联的海藻酸盐再发生离子交联,因此在人工尿液中,共价交联海藻酸材料强度增加且质量损失减小,表现出更为优异的吸水膨胀性。

海藻酸盐具有良好的亲水性兼有大量的手性中心,可用于异构体的有效分离。Jegal 等便将戊二醛交联海藻酸钠膜用水溶性 α-氨基酸光学异构体的分离,如 D-色氨酸和 L-色氨酸混合物。交联度和溶胀度均可影响交联海藻酸盐膜对光学异构体的分离效率,溶胀行为会导致分子间距离增大、手性空间增加,倘若手性空间过大,则异构体可直接通过分离膜而不与手性环境相互作用,分离效率大大降低。

Riyajan 等将戊二醛交联海藻酸盐凝胶用于印楝素-A(Aza-A)的缓释。杀虫性印楝素 Aza-A 具有高度不稳定性,光照条件下可发生降解或异构化反应。交联海藻酸盐微囊用于 Aza-A 的包封可有效防止降解,提高稳定性。Aza-A 的包封率与微囊的交联时间有关,交联时间越长包封率越

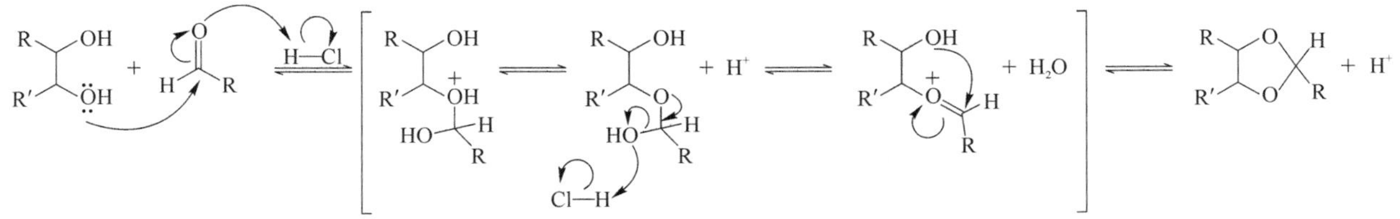

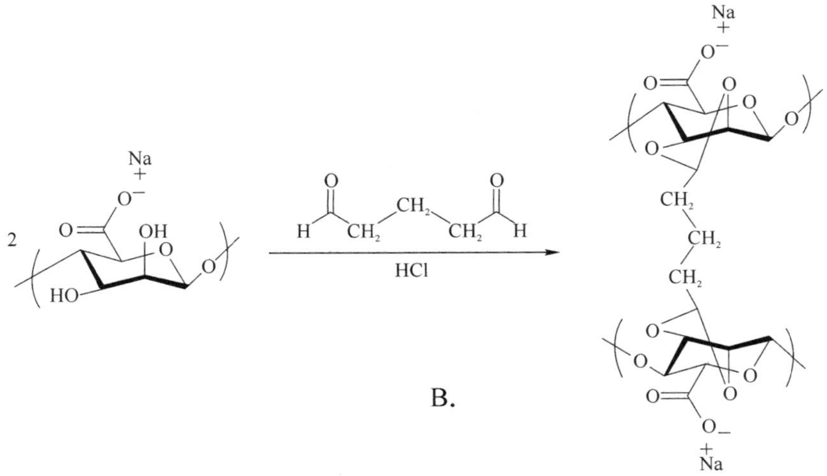

图 10‑16 酸性条件下醛基介导的羟基交联反应机制示意图

A. 酸催化邻位羟基的缩醛反应机制示意图；B. 戊二醛共价交联海藻酸钠反应机制示意图

低，对 Aza‑A 释放的控制性越高，而交联时间短的微珠溶胀更快、Aza‑A 释放更快。试验结果显示，交联时间为 10 分钟、20 分钟和 30 分钟时，包封的 Aza‑A 可分别在 5 小时、10 小时和 25 小时内完全释放。

Neufeld 等通过平衡溶胀法研究了戊二醛交联海藻酸盐的反应动力学，并建立平衡溶胀模型计算凝胶的平均孔径。研究发现，交联反应速率与海藻酸盐 M/G 组成和序列无关，但与海藻酸盐浓度成零级反应，即 M 和 G 单元均有同等概率与戊二醛发生反应，而海藻酸盐溶液的初始浓度则直接影响反应速率。分子量大小也会影响反应速率，随着海藻酸盐分子量的增加，分子链的流动性降低，羟基与戊二醛的接触概率提高，反应速率随之提高。此外，反应速率对于戊二醛浓度为二级反应；对于酸催化剂浓度则为一级反应。酸催化缩醛反应的活化能较高，因此温度的降低也会减慢交联网络结构的形成速率。

Neufeld 等报道了具有 pH 响应性的海藻酸盐凝胶的制备方法，该凝胶网络具有热力学可控性。

控制海藻酸交联反应达到平衡状态可制备所述的热力学凝胶，海藻酸盐初始浓度越高，羟基浓度越高，与交联剂的接触概率越大，达到凝胶平衡时间越小。助溶剂的加入也可影响反应动力学，水溶性的有机溶剂作为助溶剂的使用浓度可达 10% ～ 20% 而不引起沉淀反应；偶极非质子助溶剂（如丙酮、二氧己环和 DSMO）有助于提高戊二醛的溶解性，促进缩醛反应速率；偶极质子助溶剂（如 1‑丙醇、乙醇和甲醇）中的醇基可竞争性与戊二醛交联，降低缩醛反应速率。研究者将制备的凝胶浸入不同 pH 梯度溶液中，通过测量相应的动态溶胀反应以分析 pH 响应性。pH 7.8 时，海藻酸主链的羧基去质子化，亲水性与静电斥力增加，凝胶网络结构膨胀表现为溶胀态。pH 1.2 时，羧基质子化产生电荷中和、溶解性降低，水分子从网络结构中排出进而导致分子链重排、凝胶收缩。

Barbucci 等以酰胺键共价交联制备海藻酸盐水凝胶，该水凝胶可用于椎间盘（IVD）损伤性疾病的治疗。髓核（NP）是 IVD 的重要组成部分，为典型的 Ⅱ 型胶原基质，由软骨细胞和蛋白聚糖（如多功能蛋白聚糖、透明质酸等)构成,这种结构可被酶快速降解造成多种疾病。人体中缺乏海藻酸降解酶,因此许多研究探讨了藻酸盐水凝胶作为 NP 替代物的可行性。将海藻酸钠转化成 TBA-海藻酸盐后溶于 DMF 中,用 2-氯代-N-甲基吡啶碘化物(CMPI)活化海藻酸主链羧基,再在三乙胺催化剂作用下与活化的二胺交联,制备所述的交联海藻酸凝胶。图 10-17A 为以 CMPI 为活化剂合成海藻酸盐氨基衍生物的反应示意图,图 10-17B 则是羧基活化的海藻酸与活性二胺交联反应的示意图,该反应中,通过控制 CMPI 的量可调节取代度。水分吸收和水合动力学结果显示,该海藻酸盐水凝胶溶胀率可达 250%,而 NP 的溶胀率则为 200%。流变学研究显示,该凝胶的模量值与 NP 非常相似,且在 1 270 Pa 下表现出可逆的溶胶-凝胶反应,便于注射使用。此外,该水凝胶基质可促进软骨细胞可增殖并维持其生成Ⅱ型胶原的能力,作为 NP 替代物具有良好的可行性。

Johnson 等采用水溶性碳二亚胺合成交联海藻酸盐水凝胶,将海藻酸钠膜经干燥后在含偶联剂碳二亚胺的乙醇-水混合液中溶胀,介导羧基与羟基之间反应形成共价交联,由于海藻酸钠膜在乙醇浓度极低条件下可溶解于反应混合液中,而偶联剂碳二亚胺在含水量极低条件下仍不溶于反应混合

液,因此,该工艺的关键是获得最佳水/乙醇比例。反应 pH 可显著影响膜的溶胀性,羧基在低 pH 条件下发生质子化,便于碳二亚胺的介导耦合反应的进行。交联度还可随碳二亚胺浓度的增加而增加,浓度超过 60 mmol/L 则达恒定交联度。

## 七、海藻酸盐的接枝共聚反应

接枝共聚是对海藻酸盐进行物理和化学改性的有力手段。在海藻酸主链上接枝合成高分子聚物不仅增加疏水性,大分子基团的空间阻隔效应还可阻碍海藻酸大分子的快速溶解和降解,从而实现包封于其中的活性分子的持续释放。Trivedi 等以硝酸铈胺(CAN)做引发剂,将聚丙烯腈(PAN)、聚丙烯酸甲酯(PMA)或聚甲基丙烯酸甲酯(PMMA)接枝到海藻酸主链上制备三种接枝衍生物,萃取法分离反应副产物-单体均聚物。三种不同丙烯酸单体的接枝效率依次为:AN>MA>MMA,单体均聚物形成率则恰好相反,依次为:MMA>MA>AN。在另外一项研究中,Trivedi 等采用另一种氧化还原引发体系即 Fenton's 试剂制备聚合物接枝海藻酸,在反应中,海藻酸盐主链上的氢原子被转移,Alg-O-H 键断裂形成 Alg-O· 自由基,同时更多的环 C-H 键断裂,失去氢原子,形成以碳为中心的自由基。需要注意的是,海藻酸盐与其他多糖

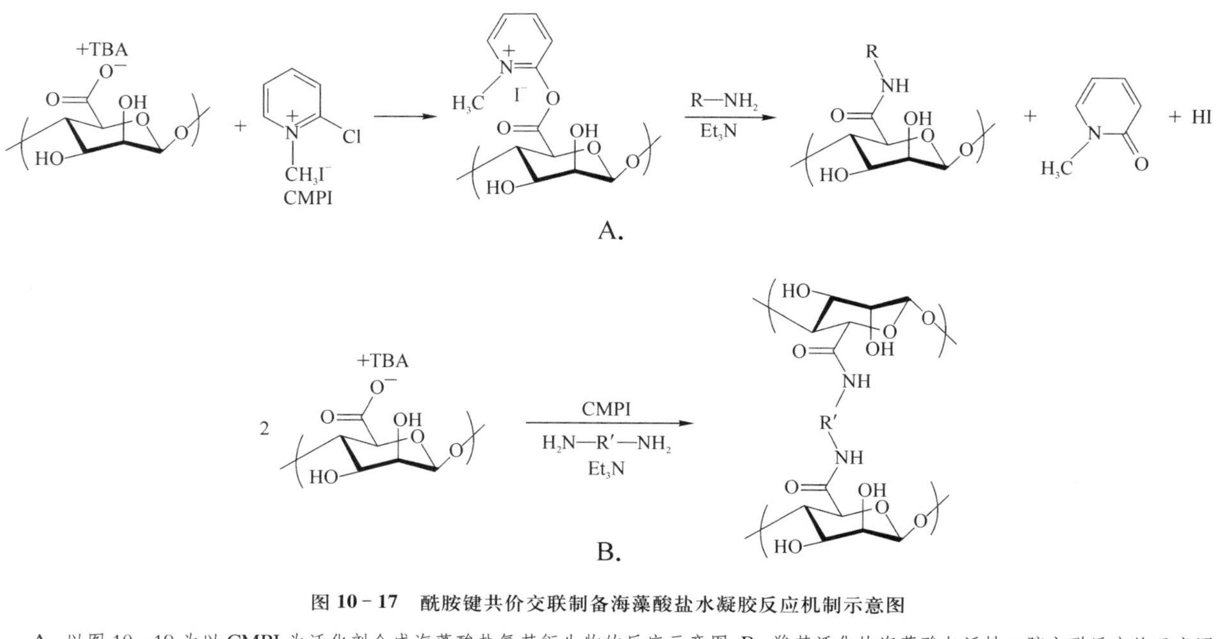

图 10-17 酰胺键共价交联制备海藻酸盐水凝胶反应机制示意图

A. 以图 10-19 为以 CMPI 为活化剂合成海藻酸盐氨基衍生物的反应示意图;B. 羧基活化的海藻酸与活性二胺交联反应的示意图

的糖单元上,所有 C—H 键都因存在含氧官能团而不稳定,因此接枝反应都开始发生在单糖碳原子上。

Singh 等采用铈引发体系介导聚丙烯酰胺(PAAm)接枝到海藻酸盐主链上,与用 CAN 进行 AN、MA 或 MMA 等自由基接枝反应相比,采用丙烯酰胺(AAm)的优势是自由基仅在海藻酸盐主链上生成,因而接枝产物具有唯一性,不会形成 PAAm 均聚物。目前,PAAm 接枝海藻酸盐(PAAm-g-Alg)已作为市售絮凝剂使用,其性能优于目前市售的其他絮凝剂,且长链 PAAm 接枝的海藻酸絮凝作用由于短链 PAAm 接枝的海藻酸盐。在受控条件下,KOH 可以引起 PAAm-g-Alg 的氨基水解而不造成海藻酸盐降解,而水解的 PAAm-g-Alg 的絮凝和增稠作用也优于其他市售凝聚剂。

Sa 等报道了一种具有互穿网络结构(IPN)的海藻酸盐基缓释片剂的制备方法。在该方法中,一种聚合物在另一种聚合物存在的前提下发生交联即可形成 IPNs,这种网络结构比单一交联的聚合物刚性更强。Sa 等将海藻酸钠与 PAAm-g-Alg 混合后,再经钙离子交联制备海藻酸基 IPN,并研究该 IPNs 对地尔硫䓬-盐酸(DTZ,水溶性药物)的缓释作用。DTZ 是一类钙通道阻滞剂,广泛用于心绞痛、心律不齐和高血压的治疗。试验结果表明,随着 PAAm-g-Alg 与海藻酸钠比例的增加,凝胶黏度升高而溶胀率降低,DTZ 的释放率逐渐降低。

Kadokawa 等采用酶化学法将直链淀粉接枝

海藻酸盐微珠,使得微珠更易于分解。低聚麦芽糖在磷酸化酶催化下可聚合生成直链淀粉,因此,在该方法中首先合成氨基低聚麦芽糖,再以 EDC/NHS 为偶联剂接枝到海藻酸主链上,最后经磷酸化酶催化低聚麦芽糖侧链的聚合(图 10-18),生成直链淀粉接枝的海藻酸盐(Amylose-g-Alg)。将该 Amylose-g-Alg 经钙离子交联形成凝胶微珠,用于荧光素(一类染色剂)的缓释,采用 β-淀粉酶接触法检测染色剂的缓释,结果表明,直链淀粉的接枝可影响钙离子交联凝胶的形成,接枝长链直链淀粉的海藻酸不能形成凝胶。β-淀粉酶处理可导致凝胶微珠破裂,染色剂释放。

Lee 等将聚 N-异丙基丙烯酰胺(PNIPAAm)与海藻酸盐主链接枝制备温度-pH 响应水凝胶。众所周知,PNIPAAm 水凝胶具有良好的温敏性,而海藻酸盐主链上含羧基具有 pH 敏感性,将 PNIPAAm 接枝到海藻酸盐制备的衍生物则可兼具温敏性和 pH 敏感性。他们首先合成端基为氨基的 PNIPAAm(PNIPAAm-NH₂),再以 EDC/NHS 做偶联剂与海藻酸盐主链的羧基耦合生成 PNIPAAm-g-Alg 衍生物。钙离子交联后,PNIPAAm-g-Alg 凝胶化行为呈明显的温度相关性,30~35 ℃时,凝胶的溶胀率显著降低,而未接枝的海藻酸盐凝胶化则没有温度依赖性;随着 pH 的升高,海藻酸主链上羧基的离子化增加导致分子链伸展,凝胶溶胀率增加,表现出明显的 pH 敏感性。

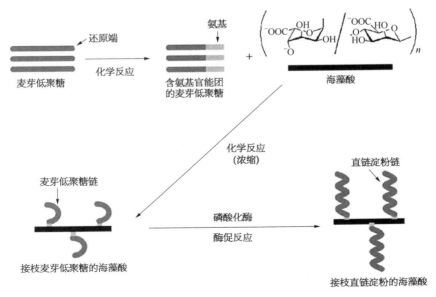

图 10-18　直链淀粉接枝海藻酸盐的合成机制

聚（N－乙烯吡咯烷酮）可在溶液中与多种分子可逆性键合，并具有良好的生物相容性和低细胞毒性。Mastafa 等采用微波辐照法制备聚乙烯吡咯吡咯烷酮（NaAlg－PVP）接枝海藻酸钠微珠，形成的微珠近似球形且表面粗糙多孔，具有良好的 pH 敏感性。将布洛芬（IB）以戊二醛交联的方式包封于 NaAlg－g－PVP 微珠中，研究在不同 pH 溶液中 IB 的释放性，结果显示，pH＝7.4 时 IB 的释放性最高。IB 释放量还可随着药物/聚合物比和交联度的增加而降低，随 NaAlg 接枝率的升高而升高，作为缓释载体其缓释功能具有良好的可控性，可作为 pH 敏感性药物输送体系用于生物医用领域。

# 第二节　海藻酸盐基复合材料的制备与应用

复合材料是由两种或两种以上异质、异性、异形的材料复合形成的新型材料。复合材料可经设计，即通过对原材料的选择、各组分分布设计和工艺条件的保证等，使原组分材料优点互补而呈现更为出色的综合性能。

## 一、生物医用复合材料的基本概念

### （一）生物医用复合材料的定义

生物医用复合材料是由两种或两种以上不同材料复合而成的生物医用材料，主要用于人体组织的修复、替换和人工器官的制造。长期的临床实践业已证实：传统的生物医用金属材料和高分子材料由于与人体组织的亲和性存在许多问题，在人体内长期植入后，金属材料在人体微环境的侵蚀下溶出金属离子，高分子材料则发生残余单体及各种添加剂的溶出，都会对人体组织造成一定危害。陶瓷材料由于本身的脆性较强，应用也颇受到限制。换言之，单一的医用材料并不能很好地满足复杂的临床应用要求，而若将不同性质的材料优化复制备复合材料，不仅可兼具各组分材料的优点，而且可以表现出单组分材料不具备的综合性质。

复合材料一般由基本材料和增强材料组成。医用高分子材料、金属和陶瓷材料都可以既作为医用复合材料的基材，又可作为增强体或填料。

### （二）生物医用复合材料的特征

通常情况下，生物医用复合材料是根据临床应用要求，把两种或两种以上的高分子材料、无机非金属材料或金属材料组合在一起，制成一类性能互补的新型材料。复合材料的性质取决于组分材料的性质、含量和它们之间的界面，由于基材与增强体的多样性，它们相互复合可形成的生物医用复合材料的种类也很多，每一种都有其独特的性质。生物医用复合材料的研究主要集中于增进材料的韧性、防止断裂形变或改善其生物学性能等方面。与其他材料相比，生物医用复合材料具有以下特点：① 比强度、比模量高，这是高分子生物医用复合材料的突出优点。② 抗疲劳性能好。③ 抗生理腐蚀性好，相对于单纯金属材料其优越更为突出。④ 力学相容性能好，特别是作为骨科植入材料与人体骨的弹性形变匹配性增强。

### （三）复合材料的界面和界面设计

1. 复合材料的界面　复合材料是由两种或两种以上不同物理、化学性质的材料以微观或宏观的形式复合而组成的多相材料。复合材料的界面是复合材料中增强体与基体接触构成的界面。它是一层具有一定厚度（纳米以上）、结构随基体和增强体而异、与基体有明显差别的新相——界面相，是增强体与基体相连接的"纽带"，也是应力与其他信息传递的桥梁。

随着人们对界面研究的不断深入，发现界面效应不仅与增强体及基体两相材料之间的润湿、吸附、相容等热力学问题有关，与两相材料本身的结构、形态及物理、化学性质有关，与界面形成过程中所诱导发生的界面附加应力有关，还与复合材料成型加工过程中两相材料的相互作用和界面反应程度有着密切的关系。复合材料的界面结构极为复杂，所以在对材料进行复合时，应围绕增强体表面性质、形态、表面改性及表征，以及增强体与基体的相互作用、界面反应、界面表征等方面来研究界面的微观结构、性能与复合材料综合性能的关系，从而优化设计复合材料的界面。

2. 复合材料的界面优化设计　界面是复合材料极为重要的微结构,其结构与性能直接影响复合材料的性质。因此,在考虑复合材料的复合条件时,首先要对复合材料的界面性能做出评价。

(1)界面的浸润性:增强体与基体材料的润湿与否,是制备性能良好的复合材料的必要条件。界面不完整会导致界面应力集中及传递载荷能力的降低,从而影响复合材料的力学性能,因此,基体对增强材料应充分浸润,使界面不出现空隙或缺陷。通过改变复合材料增强体或基体的表面张力,即对其进行表面处理,可以改变体系的润湿情况。

(2)界面结合强度:界面结合强度不仅与界面的形成过程有关,还取决于界面结合形式。界面结合形式有物理的机械结合和化学结合两种。增强体与基体之间形成的界面结合直接影响应力从基体传递到增强材料的效果,从而影响复合材料的宏观力学性能。

(3)界面稳定性:复合材料界面的稳定性对于非降解吸收的生物医用复合材料尤为重要。复合材料植入人体后,其界面应在生理体液、生理活动等环境中保持长期稳定,若在使用或加工过程中由于复合材料界面发生变化而导致性能下降或引起生物组织反应,则其安全性和有效性受到严重挑战。

(4)界面的残余应力:增强材料与基体之间由于热导率、热膨胀系数、弹性模量、泊松比等均不同,在复合材料的成型加工过程中易在界面处形成热应力。倘若这种热应力在成型加工过程中得不到松弛,将作为界面残余应力而得以保留。界面残余应力的存在会导致界面传递应力的能力下降,最终导致复合材料力学性能的下降,而且还影响到材料的生物学性能,使材料性能变劣、变形开裂,在生理环境下的腐蚀加强。

(5)界面内应力和应力集中:复合材料在受到外加载荷时,产生的应力在复合材料中是不均匀的,界面某些结合较强的部位常常聚集比平均应力高得多的应力。界面的应力集中首先会引起应力集中点的破坏,形成新的裂纹,并引起新的应力集中,从而使界面传递应力的能力下降。另外,当以结晶性热塑性聚合物为基体时,在成型加工过程中

容易造成纤维与基体间结构的不均匀性,并出现内应力,从而影响复合材料的力学性能。

总之,复合材料在成型加工过程中,界面的形成、作用及破坏是一个极复杂的问题。在进行复合材料设计时应该考虑经济性、可操作性和有效性,对各种材料有针对性地进行界面优化设计。

**(四)生物医用复合材料的分类**

生物医用复合材料的种类繁多,分类方法也有多种。根据复合材料的性质,可分为无机-无机复合材料、无机-金属复合材料、无机-有机高分子复合材料、天然-天然高分子复合材料、无机-天然高分子复合材料、有机-有机高分子复合材料等。

1. 无机-无机复合材料　目前常见的生物无机医用复合材料主要有:生物陶瓷与生物陶瓷复合材料(羟基磷灰石-磷酸三钙复合材料、羟基磷灰石-氧化锆复合材料、磷酸三钙-氧化锆复合材料等)、生物陶瓷与生物玻璃复合材料(羟基磷灰石-生物活性玻璃复合材料、羟基磷灰石-生物玻璃层状复合材料、磷酸三钙-羟基磷灰石-生物玻璃复合材料等)、生物活性涂层无机复合材料(生物活性玻璃涂层氧化铝复合材料、生物玻璃陶瓷涂层氧化锆复合材料等)。

2. 无机-金属复合材料　从广义上讲,生物无机与金属生物医用复合材料是一种陶瓷与金属复合材料,它是一种或多种陶瓷相与金属或合金组成的多相复合材料。作为生物医用材料应用的陶瓷-金属复合材料主要包括金属基无机涂层材料,包括氧化物陶瓷涂层、非氧化物陶瓷涂层、生物玻璃和生物玻璃陶瓷涂层、碳质涂层、羟基磷灰石涂层等。

3. 无机-有机高分子复合材料　目前常见的生物医用无机与有机高分子复合材料主要包括:生物活性陶瓷-生物高分子复合材料(羟基磷灰石-聚乳酸复合材料、羟基磷灰石-聚乙烯复合材料、羟基磷灰石-聚甲基丙烯酸甲酯复合材料、磷酸三钙-聚乳酸复合材料等)、生物玻璃-生物高分子复合材料(生物玻璃增强聚乙烯复合材料等)及碳纤维增强复合材料等。

4. 天然-天然高分子复合材料　生物医用天然与天然高分子复合材料主要包括:胶原蛋白-壳聚糖、胶原蛋白-透明质酸、胶原蛋白-硫酸软骨素、壳聚糖-胶原蛋白-糖胺聚糖、透明质酸-海藻酸、明

胶-海藻酸、壳聚糖-海藻酸等。这类复合材料主要用于人工皮肤、软骨修复、周围神经缺损修复、软组织修复及组织工程细胞培养支架。

5. 无机-天然高分子复合材料　目前常见的生物医用无机-高分子复合材料主要是生物活性陶瓷-天然生物高分子复合材料（羟基磷灰石-胶原复合材料、透明质酸-羟基磷灰石-胶原蛋白复合材料、羟基磷灰石-纤维蛋白黏合剂复合材料、磷酸钙-海藻酸、羟基磷灰石-海藻酸等）。

6. 有机-有机高分子复合材料　生物医用有机与有机高分子复合材料主要包括：聚羟基乙酸和聚乳酸共聚物（PLGA）与聚乙烯醇复合材料、聚己内酯和聚甲基丙烯酸甲酯复合材料、聚丙烯酰基羟乙基淀粉与 PLGA 复合材料等。

### （五）海藻酸复合材料

海藻酸是一种具有良好生物相容性和生物可降解性的生物材料，已被广泛应用于临床。但单一的海藻酸由于其结构和性能上的局限，在医学领域的拓展应用有较大局限。为拓宽其应用范围至人体各组织器官的修复，许多研究者将其与明胶、聚赖氨酸、多肽、壳聚糖、透明质酸、乳酸、氯化钡、羟基磷灰石、磷酸钙等复合以提高其性能，并已取得了很大的临床应用价值。

## 二、海藻酸盐-蛋白类复合材料

海藻酸-蛋白类复合材料包括海藻酸盐-多聚赖氨酸复合材料、海藻酸盐-多肽复合材料和海藻酸盐-白蛋白复合材料等。本节主要介绍大家普遍关注且应用较多的海藻酸盐-明胶复合材料。

海藻酸盐-明胶水凝胶由三维高分子网络和溶胀剂组成，形态介于固体和液体之间，其网络的交联结构使其在溶胀剂中只能溶胀而不能溶解。在该高分子网络结构中含有亲水基团或亲水单元，可在水环境中与水分子结合而形成水凝胶，这种结构使得亲水的小分子可在一定的范围内在水凝胶中进行渗透扩散，具有优异的生物膜特性。一般认为，水凝胶具有很好的生物相容性，其主要原因在于高分子聚合物能够大量吸收水分，吸收的水分遍布于网络结构中使材料具备一种流体性质，这种特殊的性质与存在大量水性液体的机体组织极为相似，凝胶物质的湿性表面与机体组织具有良好的亲

和力，大大降低了刺激性。水凝胶的溶胀过程是两种相反趋势的平衡过程：溶剂力图深入到网络体中使其膨胀，导致三维分子网络结构伸展，而交联点之间分子链的伸展则降低了物质的熵值，使其网络结构具有很好的弹性，造成分子网络结构收缩。当这两种相反的趋向力相互抵消时，凝胶就达到了溶胀平衡。近年来的研究表明，智能凝胶（刺激响应型凝胶）在外界环境如温度、溶液 pH 和溶剂组成等发生微小变化或受到光、电场、磁场、压力或某些特殊物质刺激时，会通过自身体积、形状、相、渗透压或光学、力学等性质的变化对此做出敏感响应。

水凝胶的形成主要有物理交联和化学交联两种途径。其中，物理交联水凝胶主要依靠次价键的作用比如分子缠结和离子、氢键、疏水等相互作用而形成网络结构，化学交联型凝胶是运用传统的合成方法或是光聚合、辐射聚合等技术，引发共聚或缩聚反应形成共价键，从而形成共价键的网络结构。化学交联产生的水凝胶结构比较稳定、强度高、可控性较好，但是化学交联中其他参与反应物质可能影响细胞的生长，随着科技的不断进步，通过对各项参数的优化及严格的控制可以降低化学交联对细胞的负面影响作用。

明胶是一种两性聚电解质，在其高分子链上带有羧基和氨基两种基团。当溶液 pH 大于其等电点（pH＝4.9）时，明胶中的羧基解离，此时明胶水凝胶为聚阴离子凝胶；当溶液 pH 小于其等电点时，明胶中羧基的解离受到抑制，而其中的氨基质子化，此时明胶以聚阳离子形式存在。海藻酸钠是弱的聚酸，其古洛糖醛酸单元 $pK_a＝3.5$，甘露糖醛酸单元 $pK_a＝4.0$。在中性氯化钠的溶液中，明胶以聚阴离子形式存在，海藻酸钠分子链上的羧基基本上全部解离并以 $COO^-$ 的形式存在。由于海藻酸钠和明胶均为天然高分子聚电解质，而网络中含有可离子化的基团是高分子聚合物材料具有刺激相应行为的重要条件，许多学者将海藻酸钠和明胶共混制备刺激响应型智能凝胶。

国内学者刘根起等将海藻酸钠和明胶水溶液共混，利用戊二醛作为交联剂使明胶交联，利用明胶聚合物网络和海藻酸钠高分子链间的相互作用及物理缠结制成了海藻酸钠-明胶半互穿聚合物网

络膜,以期制备一种新型的电刺激响应型智能凝胶,且达到两种材料生理功能的协同增效及材料理化性能的改善。试验结果显示该膜在电解质溶液中于非接触直流电场作用下具有良好的电刺激响应行为,海藻酸钠的引入大大提高了明胶的吸水率和明胶水凝胶膜的弯曲速率和最大弯曲偏转量。该半互穿网络水凝胶膜的电刺激响应行为可通过外加电场强度和膜中海藻酸钠含量来控制。在循环电场作用下其电刺激响应行为具有良好的可逆性和重现性。

天津大学尹玉姬等把高碘酸钠氧化后的海藻酸钠和乙二胺改性后的明胶共价交联形成一种新型的海藻酸盐-明胶水凝胶。经高碘酸钠氧化后的海藻酸钠中的糖醛酸结构单元中邻位二醇的C—C键断裂形成醛基,氧化过程还可使分子链断裂造成氧化海藻酸钠的分子量降低,从而增加了材料的降解。改性后的明胶在室温下的黏度降低,水溶性得到改善,在常温下可形成均相溶液。氧化海藻酸钠与改性明胶在常温下反应形成席夫碱结构的共价交联水凝胶,从而降低醛基的潜在生理毒性。

智能药物释放系统是当药物所在环境如温度、pH、光、电场、磁场或一定的化学环境发生变化时,体系能够做出相应的反应、以一定形式释放药物的系统。智能释放系统一般以能够对环境的刺激比较敏感的胶体材料作为载体。聚合物互穿网络在智能释放领域被认为是首选材料。奥美拉唑是一种抑制胃酸分泌的消化类药物,可以制成口服胶囊或针剂,微溶于水,易溶于碱性溶液,在低的pH的溶液中很快分解,因此,它在人体内的吸收特性与药物剂量相关。此类药物还可抑制胃酸分泌,增加胃肠道感染的可能性。若利用智能药物释放体系对环境敏感的特殊释放性能将此类药物进行包埋,不仅可以改善药物在体内的突释性提高药物的生物利用度,减小药物的毒副作用改善用药后的耐久性。周英辉等利用明胶-海藻酸钠聚合物交联互穿网络作为基材,以戊二醛和氯化钙溶液为交联剂,对质子泵抑制剂药物奥美拉唑进行包埋,制备了pH敏感型微胶囊药物制剂,并测定了不同交联时间及pH环境下的释放规律。研究结果表明,此制剂在酸性环境中持续缓释且释放百分率较小,而在碱性环境中则为突释型制剂。此类包埋体系适用

于在酸性环境(如胃)中需要保护药效、防止药物失活而在碱性环境(如小肠)中发挥药效的药物制剂。

明胶是通过将纤维状的不溶性胶原蛋白进行控制水解得到的,胶原蛋白在自然界广泛存在,是皮肤、骨骼和结缔组织的主要组成成分。胶原是一种由独特氨基酸序列所组成的蛋白质,其典型特征是含有高浓度的氨基酸如甘氨酸、脯氨酸和羟脯氨酸。胶原分子结构含有重复的甘氨酸-X-Y三态序列,其中X和Y通常是指脯氨酸和羟脯氨酸,这些序列使明胶形成三螺旋结构并能形成凝胶。变性的胶原即明胶没有抗原性,已应用于医学领域作为血浆膨胀剂、伤口敷料、黏合剂及外科手术用的呼吸衬垫,还表现出了巨噬细胞激活作用和优异的止血性能。海藻酸是一种具有良好亲水性、生物相容性的材料,也已应用于医学领域如作为伤口敷料、干细胞支架及外科和牙科的印模材料。Choi等通过用水溶性的1-乙基-3-(3-二甲基氨丙基)碳二亚胺交联制备了明胶-海藻酸可吸收海绵,并通过吸收能力、体外药物释放和胶原酶降解实验及体内动物实验以探讨这种明胶-海藻酸海绵作为伤口敷料的适用性。结果显示,明胶-海藻酸海绵为均匀的多孔结构,孔径为$10\sim100\ \mu m$,其海绵形态取决于明胶-海藻酸钠的比例而不是交联度。海绵在30秒内开始吸水,1分钟达到饱和,吸水率为$25\sim35$倍。随着复合海绵中海藻酸含量的增加,孔隙率增加、吸水增加,而提高交联度可使吸水率下降。37℃,将复合海绵在含胶原酶的生理缓冲液中进行降解,3天内均可表现出优秀的抗酶解作用,且交联度越高质量损失速度越小。用于磺胺嘧啶银或硫酸庆大霉素的缓释,该复合海绵的药物缓释作用可持续4天以上,释放速率取决于药物与海绵的相互作用。Wistar大鼠体内动物实验显示,在全层皮肤缺损模型中,含有磺胺嘧啶银的明胶-海藻酸伤口愈合效果远胜于凡士林纱布。

海藻酸-明胶共混纤维的生物相容性好,黏附性强,具有促进伤口愈合和止血功能,具有较好的药物及生长缓释作用,可与抗菌药物或壳聚糖组合制成抗菌敷料用于感染创面,也可与活性生长因子或活性细胞制成用于溃疡及烧伤创面的敷料。此外,海藻酸-明胶共混纤维无菌、无毒、无热原,还是非常理想的功能性敷料。

## 三、海藻酸盐-聚糖类复合材料

海藻酸能与许多聚糖类材料复合,如海藻酸-透明质酸复合材料,海藻酸-乳糖复合材料和海藻酸-壳聚糖复合材料等。本节重点介绍目前研究与应用比较广泛且大家都十分关注的海藻酸-壳聚糖复合材料。

海藻酸钠的性质在本书第一章已有详尽的论述,在此着重介绍壳聚糖的相关性能。首先解释几个基本概念,壳聚糖和甲壳素系同一物质,其分子结构基本一致,即氨基葡萄糖和乙酰氨基葡萄糖单位借糖苷键反复交替连接而成的线性匀聚糖。自然界中没有 100% 的甲壳素,即使甲壳素分子绝大多数糖单位中含有乙酰基(通常认为乙酰度为 85% 以上),但仍有 15% 以内的脱乙酰基氨基葡萄糖单位存在。同样,提纯制备的壳聚糖制品也很难做到 100% 的壳聚糖,其分子上亦含有一定比例的乙酰基。因此,壳聚糖和甲壳素的区别主要在于其 C—2 位上乙酰基的含量,通常用脱乙酰度(deacetylation degree,DD)表示,当 DD 超过一定限值时即为壳聚糖,反之为甲壳素。甲壳素化学名称通常为聚-(1-4)-2-乙酰氨基-2-脱氧-β-D-葡萄糖,壳聚糖为聚-(1-4)-2-氨基-2-脱氧-β-D-葡萄糖。壳聚糖的另一个重要结构特征是其分子链的长短,通常用分子量(molecular weight,MW)表示。上述两个指数的变化和差异是壳聚糖性能多样性的基础,因此,对壳聚糖制品进行研究及应用分析时,必须采用业已验证确认的检测方法对其 DD 和 MW 进行表征。DD 和 MW 的检测方法很多,但各方法之间甚至同一方法在实施过程中均存在一定差异,因此检测结果常不能进行平行比较或统计分析,导致壳聚糖制品的标准制定和质控困难,若能采取统一的标准化测定方法予以表征,则可为其产业化和标准化提供技术支持和理论依据。作为一种生物医用材料,影响壳聚糖性能的结构参数主要有 DD、MW、分散性和结晶度,而 DD 和 MW 为最重要的结构参数。在一定 DD 情况下,不同 MW 的壳聚糖其性能并不相同;在确定 MW 的前提下,不同 DD 的壳聚糖其性能差异更大甚至完全相反。因此,在表述壳聚糖某一性能时,应注明此性能表现的前提条件,即相应的 DD

和 MW 值。其次,除了物质本身的结构和性质外,还需验证并确定壳聚糖的纯度,杂质不仅严重影响壳聚糖的性能,还是风险控制的关键。壳聚糖产品杂质主要有两大类:一类是壳聚糖本身伴随的杂质,另一类是生产过程中添入的杂质。前者可通过紫外吸收、不溶物检测、浑浊度、蛋白质及其他有机物含量或光谱学手段等检测予以分析,后者则主要通过工艺中应用的化学试剂、加工助剂或交联剂,建立相关物质残留、灭菌剂残留等检测项目进行控制。在高纯度的前提下,不仅显示产品可操作性和可靠性,而且实验数据也十分可信。

### (一)海藻酸盐与壳聚糖复合纤维

在海藻酸盐与壳聚糖衍生物制成共混纤维的基础研究方面,武汉大学杜予民教授的课题组做了大量的工作。他们先将海藻酸钠溶解于水配制成一定浓度的溶液,同样再把壳聚糖衍生物解于水配制成一定浓度的溶液,然后把这两种溶液分别以多种比例混合,以 $CaCl_2$ 溶液为凝固液制备了海藻酸盐和壳聚糖衍生物共混纤维,并对该共混纤维进行了结构表征和性能测试。结果显示,共混纤维的红外光谱上出现了各自特征图峰的波数位移,这就为海藻酸盐与壳聚糖衍生物之间所形成的分子间氢键峰谱和钙离子使海藻酸与壳聚糖衍生物之间发生交联所形成钙桥的峰谱提供了合理解释的依据。同样,在 X 射线衍射谱中属于壳聚糖衍生物的 10° 的特征衍射峰在共混纤维中消失,而另一个 20° 特征衍射峰也在共混纤维中急剧减弱,表明由于海藻酸盐与壳聚糖衍生物间强烈的相互作用以及钙离子的交联破坏了原壳聚糖衍生物的结晶结构。扫描电镜可清楚观察到海藻酸盐与壳聚糖衍生物共混纤维质地均匀,未见相分离,尤其是在共混纤维表面出现了海藻酸盐纤维特有的纵向条纹,充分表明这两种成分的共混有着良好的兼容性。吸水率测试结果显示,海藻酸盐与壳聚糖衍生物以不同比例混合制成的共混纤维中,随着壳聚糖衍生物含量的增加,其共混纤维的吸水率呈明显上升趋势,当壳聚糖衍生物仅占 10% 时共混纤维的吸水率为 130%,当壳聚糖衍生物占 30% 时吸水率上升至 200%,而当壳聚糖衍生物达到 50% 时吸水率为 315%,当壳聚糖衍生物达到 70% 时共混纤维的吸水率可高达 398%,至此,共混纤维的吸水率提高了近 4 倍。换言之,随着壳聚糖衍生物添加量逐步增加,其共混纤维的性能逐渐突出表现为吸湿和保湿能力很强的壳聚糖衍生物的性能。力学性能测试结果显示,共混纤维的抗张强度随壳聚糖衍生物添加量达到特定值(30%)时到达峰值,对于共混纤维干性抗张强度而言,壳聚糖衍生物达 30% 时达到抗张强度的峰值为 13.8 cN/tex,比纯海藻酸盐纤维提高了 35.3%,超过 30% 后随着壳聚糖衍生物添加比例的增加抗张强度下降;湿性抗张强度则随着壳聚糖衍生物含量的增加呈逐步下降趋势,当壳聚糖衍生物添加比例达 70% 时,湿性抗张强度从纯海藻酸盐纤维的 2.51 cN/tex 下降至 1.26 cN/tex,几乎降低了 1 倍。在断裂伸长率方面,当壳聚糖衍生物添加量为 10% 时复合纤维的干性便达到最大值,纯海藻酸盐纤维增长 23.1%,随后随着壳聚糖衍生物添加量的增加而逐步下降。湿性断裂伸长率同湿性抗张强度类似,随着壳聚糖衍生物添加量的增加逐步下降。以上工作,杜予民课题组已申请了相关专利,读者可查阅其发表的论文和专利。

### (二)海藻酸盐与壳聚糖复合微囊

在海藻酸钠和壳聚糖及其衍生物制成各种微囊和微胶囊并探索其在生物医学与临床医学中的应用方面,中国科学院大连化学物理研究所马小军教授领导的科研团队做了大量工作。海藻酸钠与壳聚糖借其静电作用,即利用海藻酸的负电荷与壳聚糖的正电荷聚电解质之间的静电效应而建立的络合技术现已被广泛用在微囊和微胶囊制备中,下面简单介绍几种常用的技术。

1. 液滴成型凝胶化技术 传统的液滴成型凝胶化技术就是将海藻酸钠溶液直接滴入氯化钙溶液中形成海藻酸钙凝胶珠。该凝胶珠的球形度好坏,尺寸及其均匀度等直接受针头的直径和海藻酸钠溶液的不同浓度所形成的黏度影响。后来研究人员不断对该传统的液滴成型凝胶化技术做了许多改进,出现了静电液滴成型凝胶化技术和微喷嘴陈列成型技术等。静电液滴成型凝胶化技术中引入了静电磁场以降低传统成型技术中的不利因素,如由海藻酸钠溶液的黏稠度不同产生的与针孔内壁的黏滞阻力不同,以及液滴表面张力不同等,在电场力的作用下可制备均匀且尺寸可控的凝胶珠。

微喷嘴陈列成型技术是采用新型装置将光蚀刻技术与两步深度反应离子蚀刻技术相结合在硅板上制备出凝胶珠的一种新方法,其特点是海藻酸钠黏性溶液呈现层流动性,在其液滴成型凝胶珠时因稳定的剪切力使得海藻酸钙凝胶珠呈单分散分布,形成的凝胶珠尺寸可控,若在硅板上的微喷嘴增加至 100 多个,其生产能力将大幅提高,也即,可通过增大硅板面积或者多个硅板平行就能使该生产能力提升至数百乃至上千倍,达到规模化生产的要求。

2. 乳化成型凝胶化技术 乳化成型凝胶化技术是先将海藻酸钠和难溶钙形成混悬液,再分散到油相中形成油包水型乳化液,加入酸导致难溶钙盐中钙离子发生解离,解离后的钙离子在乳化液滴内与海藻酸钠作用生成海藻酸钙凝胶珠。由于钙离子是来自液滴内部难溶钙的解离,故该方法又被称为内部凝胶化法。该技术经一次乳化即可成功制备出球形度好、表面光滑且尺寸可控的海藻酸钙凝胶珠,不仅克服了传统的液滴成型凝胶化技术的尺寸不均等问题,而且有实现规模化生产方面的潜力。另一种膜乳化技术则具有制备条件温和、能耗低等特点,制备的液滴单分散性和稳定性好,适和规模化生产,该方法是将海藻酸钠与钙盐颗粒悬浮液在压力作用下借具有一定孔径的膜管分散进入到油相中,与含有表面活性剂的油相形成油包水型乳化液,加入酸引发其凝胶化反应生成海藻酸钙凝胶珠,膜乳化技术也可与上述内部凝胶化相结合得到膜乳化-内部凝胶化技术。

3. 聚电质层层自组装技术 近年来开发的聚电质层层自组装技术其实质仍是聚电压络合原理,即在已知的模板上将正负电荷聚电解质通过静电作用层层交替组装在模板表面构成纳米厚度的有序多层膜,然后通过溶解或熔融处理除去其模板以获得层层自组装的中空微胶囊,这种中空微胶囊通常用于药物的控释。曾有许多学者在布洛芬或吲哚美辛之类物质的微晶表面采用聚电解质层层自组装技术制备多层膜,首先沉积海藻酸钠层后其表面电荷为 -41 V/M,再沉积壳聚糖层使其表面电荷转变为 +20 V/M,表明聚电解质膜层业已形成。例如,Ye 等以三聚氰胺甲醛微粒作为模板,借海藻酸钠和壳聚糖采用层层自组装形成了聚电解质膜,然后把此膜置盐酸溶液中溶解,去除了三聚氰胺甲醛微粒内核后,得到了海藻酸钠和壳聚糖自组装形成的中空微胶囊,该微胶囊再重新分散在含胰岛素的溶液中,利用囊内第一层海藻酸钠形成负电复合物所具有的静电引力使胰岛素在低 pH 下由囊外向囊内不断扩散而形成载药包裹,大大提高了载药率。

在上述任一种方法中,影响海藻酸钠-壳聚糖微囊性能的因素主要是壳聚糖的几个基本性质,即分子量、浓度和 pH 等。高分子量的壳聚糖很难进入海藻酸钙凝胶网络,成膜反应在海藻酸钙凝胶珠的表面,形成的膜比较薄且抗膨胀能力较弱;而分子量小的壳聚糖很容易进入海藻酸钙凝胶网络,与海藻酸钠分子反应程度增加,生成的膜厚且抗膨胀能力较强。实验结果表明,用高分子量壳聚糖制备的微囊膜薄接近透明且十分脆弱,甚至在自身重力作用下会发生破碎,反之,低分子量壳聚糖所形成的微囊膜厚、弹性强、球形规整且囊边缘光滑,成膜速率也高于高分子量壳聚糖。随着壳聚糖溶液的浓度增加,其在海藻酸钙凝胶珠中的扩散和反应程度也随之相应增加,研究证实,壳聚糖浓度不仅对微囊膜强度和溶胀度有直接的作用,而且对微胶囊的包埋率和载药量也有很大的影响。壳聚糖的 pH 直接影响海藻酸和壳聚糖两种高分子的电荷分布和分子结构,当溶液 pH 与壳聚糖的 $pK_a = 6.3$ 接近时,壳聚糖分子几乎不带电,电荷密度极低,但扩散系数较高。若微胶囊要求强度高,则壳聚糖 pH 的最佳水平为 6.0,但用于包埋细胞却要求 pH 接近中性或其他适合细胞生长的条件,因此,需要将成膜厚薄、囊膜膨胀性、通透性及各种不同细胞对外环境的要求统筹综合考虑。

微囊化技术作为免疫隔离工具可避免免疫排斥现象的发生,推动组织细胞移植研究的开展。已有研究成功地进行了海藻酸钠-聚赖氨酸微胶囊包埋猪的胰岛腹腔移植用于治疗自发性糖尿病猴,用海藻酸铵-聚赖氨酸微胶囊包埋牛嗜铬细胞用于灵长类动物脑内移植治疗帕金森病也取得了理想的效果,但聚赖氨酸价格昂贵,临床应用成本较高。近年来,许多研究者制备了壳聚糖-海藻酸钠微胶囊,用作药物控释载体、细胞培养微反应器、基因运载工具和人工器官及分离介质等。① 药物控释载体:蛋白、多肽等生化物质的微囊化是一个正在兴

起且极具前景的控释方法。微囊化还可以增加药物稳定性,降低药物在体内的不良反应,延长药物疗效。可通过控制壳聚糖的分子量、pH、浓度、离子强度等因素来制备具有不同控释效果的微胶囊。例如,4 ℃水中微囊化的血红蛋白在 30 天内仅释放 10%;pH 7.4 条件下微囊化的胰岛素在 24 小时释放 78.8%;在 pH 7.4 的缓冲溶液中微囊化的硝化呋喃托英 6 小时释放 70%～80%。因此,通过优化各种制备微胶囊的参数,微囊化的血红蛋白可以作为红细胞的理想替代物,微囊化的胰岛素可以作为一种治疗糖尿病的缓释口服药物,微囊化硝化呋喃托英可以作为一种治疗泌尿系统感染的缓释口服药物。② 细胞培养微反应器:Kim 等用壳聚糖-海藻酸钠微胶囊包埋杂交瘤细胞取得了很好的实验结果。微囊化培养的细胞密度高于悬浮培养细胞密度 2 个数量级,微胶囊化生产的单抗浓度是悬浮培养的 20 倍,因而利于分离产物和提高产物的纯度。但是,由于氧扩散阻力的存在,固定化细胞密度随微胶囊的尺寸增加而相应降低。雄鹰等用改性后的壳聚糖代替聚赖氨酸制备了包埋人卵巢癌细胞的海藻酸钠-壳聚糖微胶囊,然后注入小鼠腹腔,观察移植后的微囊化细胞在宿主腹腔内存活及增殖情况,结果显示,包埋人卵巢癌细胞的海藻酸钠-壳聚糖微胶囊移植后,在小鼠腹腔内保持了原有的形状和结构,囊内的细胞正常生存并保持增值功能。可以推断壳聚糖作为微胶囊的材料,具有良好的生物相容性和机械强度,有望代替价格昂贵的聚赖氨酸制备微胶囊,作为免疫隔离工具在组织细胞移植技术的发展中发挥重要作用。③ 基因运载工具和人工器官:Alexakis 等将包埋有小牛胸腺 DNA 的壳聚糖-海藻酸钠微胶囊通过管饲法注入小鼠体内,经检测小鼠粪便发现微胶囊通过小鼠消化系统回收,这表明壳聚糖-海藻酸钠微胶囊具有一定的强度,可以作为 DNA 的保护屏障。孙多先、李涛等通过壳聚糖-海藻酸钠微胶囊对肝细胞进行包埋,微囊化肝细胞在 RPMI - 1640 培养液中 17 天内仍能保持活性,能合成并释放低分子量的蛋白质。④ 分离介质:传统亲和性和色谱分离技术中存在着传质阻力大、选择性和配体利用效率低等缺点,微胶囊技术为解决上述问题提供了一个新思想。Daugulis 等将葡萄糖用壳聚糖-海藻

酸钠微胶囊进行固定化,并进行了从牛血清中分离牛血清白蛋白的尝试。Li 等也利用类似的方法将牛血清白蛋白从其盐溶液中进行分离,实验结果显示壳聚糖-海藻酸盐微胶囊具有很强的吸收能力,有效地增加了配体的利用效率。壳聚糖-海藻酸钠微胶囊的研究已经取得了一定进展,但仍面临着一个突出的难题,即如何在保持生物活性物质活性的同时改善微胶囊的通透性并提高其强度,也即如何提高微胶囊在某些环境中的稳定性。

### (三)海藻酸盐与壳聚糖复合支架

海藻酸盐与壳聚糖复合能制备成组织工程支架,载负骨形成蛋白-2、间充质干细胞等活性因子或细胞后,可用于肌腱和韧带的组织工程、用于椎间盘的组织工程和用于骨再生的组织工程。在此仅简述海藻酸盐与壳聚糖复合支架的制备、性能与应用。

1. 复合支架的制备　海藻酸盐与壳聚糖复合支架的最为简单的制备方法如下:海藻酸钠在蒸馏水中充分溶解制备 3%($w/v$)浓度的溶液、壳聚糖粉在 2%醋酸溶液中充分溶解制备 1%($w/v$)浓度的溶液,将壳聚糖醋酸溶液缓缓加入海藻酸钠溶液中,充分搅拌均匀后置培养皿内冷冻干燥,冻干复合物支架再浸入 10%浓度的氯化钙溶液中,以无水乙醇浸透,然后用蒸馏水充分洗涤后再冷冻干燥便可获得海藻酸盐与壳聚糖复合组织工程支架。

2. 复合支架的表征　海藻酸盐其特征性吸收光谱解析中,1 623 cm$^{-1}$处为羧基 C-OO$^{-}$峰,3 446 cm$^{-1}$处为羟基-OH 峰,1 418 cm$^{-1}$处可见羧基的对称性伸缩频率,在 1 098～1 026 cm$^{-1}$处则显不对称伸缩频率。壳聚糖的特征光谱中,3 433 cm$^{-1}$处为-OH 和 N-H 的弹性振动峰,2 855 cm$^{-1}$处为 C-H 伸展峰,1 640 cm$^{-1}$(酰胺Ⅰ)、1 575 cm$^{-1}$(胺上的 N-H 结合)和 1 029 cm$^{-1}$处(C-O 伸缩频率的骨架振动)也各有特征峰。当两者结合成复合物时,红外光谱发生相应变化,在 1 613 cm$^{-1}$处可见强峰,是海藻酸分子上羧基与壳聚糖分子上氨基结合重叠的特征峰,这是两者静电相互作用后所形成的一种聚电介质复合物。同时,在 3 433～3 420 cm$^{-1}$处观察到-OH 低伸缩频率,揭示在海藻酸-壳聚糖之间存在分子间氢键。乙醇

液体置换法测得该海藻酸盐与壳聚糖复合支架的孔隙率用为 94.5%,对细胞接种、迁移和生长都十分有利。在 PBS 溶液中测定支架的膨胀性以评估支架的吸水和保水能力,结果表明,该复合物支架吸水能高达 30 倍以上,保水性也高达 10 倍。用 MTT 法测定该海藻酸盐与壳聚糖复合支架和人成骨细胞(MG—63)的相容性,结果显示,该复合物支架生物相容性好且无细胞毒性。

杂化人工肝支持系统是近 30 年来发展起来的治疗肝功能衰竭的一种很有前景的方法,但如何提高反应器内肝细胞密度并维持其生理活性是关键,也是进一步发展人工肝所面临的主要任务之一。肝细胞在体内是生长在一个由各种细胞外基质构成的三维交联网络中,在体外这种贴壁依赖的细胞则需要附着在材料上才能生长和代谢。李结良等从改善材料的化学结构和几何形态角度考虑,模拟体内的三维环境,通过冷冻干燥壳聚糖凝胶制备多孔结构支架,然后经冷冻干燥的多孔支架用海藻酸钠水化后,会在孔表面形成一层复合物,以此制备海藻酸钠-壳聚糖复合支架,并研究了原代肝细胞在壳聚糖及其复合支架上细胞密度并维持良好的生长状态。在细胞接种密度相同的情况下,复合支架上肝细胞的代谢活性明显优于壳聚糖支架上的细胞,这可能是因为海藻酸盐是一种有效促进细胞聚集因子,可促进肝细胞聚集形成类组织的三维结构。

当因烧伤和溃疡等造成大面积皮肤损伤时,需要应用伤口敷料或人工皮肤进行治疗。伤口敷料或人工皮肤能阻止病毒侵入伤床,有效维持伤口的润湿度,吸收伤口渗出液,并具有良好的生物相容性。在商品化的伤口敷料和人工皮肤中,多数是由天然生物高分子制备的,例如,常用的 Kaltoslat 便为海藻酸钠钙纤维的无纺布,具有优良的吸收作用和止血功能。甲壳素纤维的无纺布用于烧伤治疗,在临床中表现出良好效果。在人工皮肤和细胞组织工程发展的基础上,皮肤组织工程的研究也逐渐活跃。在以往的皮肤组织工程中,通常采用聚异丙交酯或胶原作为生物降解支架材料,但前者易引起无菌性炎症,后者在细胞培养过程中因过快降解而导致收缩。为了克服上述不足,马建标等采用能够促进皮肤愈合并可生物降解的壳聚糖为基本材料,

与海藻酸钠形成离子复合物,再采用浇铸-冷冻干燥技术制备成可生物降解的多孔海绵支架材料。研究发现,加入海藻酸钠可增加海绵的吸水性和保水性,并有助于在海绵中形成大孔结构,将复合海绵在pH7.4的磷酸盐缓冲液中用溶菌酶进行体外降解,复合海绵的降解速率比单纯的壳聚糖海绵稍快。在复合海绵中培养人胎儿皮肤成纤维细胞,发现细胞在复合材料海绵中的生长增殖优于单纯的壳聚糖海绵,而且复合材料海绵不会像单纯胶原海绵那样在细胞培养过程中发生降解收缩,因此,壳聚糖-海藻酸钠复合材料有望成为较理想的皮肤组织工程支架。

**（四）海藻酸盐与壳聚糖复合微球**

制备海藻酸盐与壳聚糖复合微球的方法有很多,其中乳化-固化法是最常用的方法。海藻酸盐为阴离子聚合物,可用复凝聚法与阳离子聚合物壳聚糖制备复合微球。由于海藻酸盐与壳聚糖复合微球具有一定的生物降解性、较好的生物相容性和生物黏附性,在临床医学中有广泛的应用。表10-1简单介绍近年来海藻酸盐微球和与壳聚糖复合微球载上各种药物或生物因子在人体临床中的应用。

表 10-1　海藻酸盐微球-壳聚糖复合微球载上各种药物或生物因子在人体临床中的应用

| 药物（类别）<br>聚合物使用 | 聚合物使用 | 制 备 方 法 | 目的（结果） | 作者（年份） |
|---|---|---|---|---|
| 头孢氨苄（抗生素） | 海藻酸钠瓜尔豆胶 | 离子凝胶化技术 | 黏膜黏着剂聚合物瓜尔胶与海藻酸钠结合后能提供延长胃潴留并能均匀地涂布在胃黏膜 | Shivhareu D，Tijare PM 2013 |
| 乙酰氯芬酸（非甾体抗炎药） | 海藻酸钠 | 离子凝胶化技术 | 减少给药频率,防止胃出血 | Madhu smruti khandai 2010 |
| 氯沙坦（抗高血压药） | 乙羟纤维素,海藻酸钠 | 溶剂蒸发,W/O乳液,溶剂蒸发法 | 溶剂蒸发法,产量最高 | Ghoshprasantk rout 2009 |
| 氯沙坦钾（抗高血压药） | 壳聚糖,海藻酸钠 | 乳化溶剂蒸发法 | 通过提高聚合物浓度增加氯沙坦钾微球的平滑度 | Kavitha K 2012 |
| 硝苯地平（抗高血压药） | 海藻酸钠与羟丙基甲基纤维素、羧乙烯聚合物 | 离子凝胶化技术 | 良好的缓释效果 | Vradha N 2012 |
| 抗病毒药物（抗生素） | 海藻酸钠与羟丙基甲基纤维素的混合物 | 离子凝胶化技术 | 增加药物的胃潴留时间 | Harsoliya MS 2012 |

海藻酸是一种生物相容性良好的天然多糖,在体外和体内均可支持软骨细胞的增殖。壳聚糖是一种具有良好生物相容性和生物可降解的天然聚合物,可促进伤口愈合和骨的形成。虽然两者的注射型材料用于组织工程已取得阶段性进展,但它们的复合材料对细胞分化和功能的影响还不清楚。Park等研究了用壳聚糖-海藻酸凝胶作为间质干细胞（MSCs）和重组人骨形态发生蛋白2（BMP-2）的载体,探索其作为可注射型材料产生新骨的可能性。结果显示,复合材料注射入小鼠体内能刺激新骨的形成,并且新骨呈小梁状,表明壳聚糖-海藻酸凝胶/MSCs/BMP-2复合材料有望作为新的注射型材料用于临床促进新骨产生。

pH敏感型水凝胶最早是由Tanaka等在研究陈化后的丙烯酰胺凝胶的溶胀比时发现的。pH敏感性水凝胶的大分子骨架中通常含有可离子化基团,如磺酸基团、羧酸基团等酸性基团和伯胺、季胺等碱性基团。由于这些基团可以随着溶液的pH变化而产生不同的离子化程度,从而使凝胶显示pH敏感性。海藻酸钠与多价阳离子（如钙离子）接触时具有瞬时凝胶化的特点,因此,可以在温和条件下对药物（小分子药物、多肽、蛋白质类药物）进行包埋。而壳聚糖所具有的独特的阳离子特性使其与聚阴离子如海藻酸钠发生静电相互作用,这一特性可制备出壳聚糖-海藻酸钠复合水凝胶。金仙华等制备了pH敏感型壳聚糖-海藻酸钠复合水凝胶，并研究了其在人工胃的 pH 环境（pH1.4）和人工肠道 pH 环境（pH7.4）的溶胀动力学。结果显示，壳聚糖-海藻酸钠复合水凝胶颗粒在 pH1.4 的盐酸缓冲液中溶胀很小，而在 pH7.4 的磷酸盐缓冲液中溶胀较大。卢凤奇等利用壳聚糖-海藻酸盐复合材料的 pH 敏感性特点，研制了一种新型的壳聚糖-海藻酸盐微囊，并研究它对尼莫地平药物的缓释性能。结果表明，壳聚糖-海藻酸盐微囊对包封的药物尼莫地平具有缓释作用，微囊中壳聚糖含量越高，其对尼莫地平的缓释作用越强，而且在 pH1.4 缓冲液中的缓释作用明显大于在 pH7.4 的缓冲液中。这一研究结果表明，壳聚糖-海藻酸钠微囊可作为对胃刺激性较大的药物缓释载体。汤小东等研究了多柔比星海藻酸钠-壳聚糖微囊对兔 VX2 肢体肉瘤模型的化疗栓塞作用，结果显示多柔比星海藻酸钠-壳聚糖微囊通过栓塞肿瘤供血动脉，局部释放化疗药物，可提高兔 VX2 肢体肉瘤模型的化疗效果。付颖丽等以大肠杆菌 DH5α 为模型体系，研究了大肠杆菌 DH5α 用海藻酸钠-壳聚糖微胶囊进行固定化培养，实验发现，大肠杆菌在微胶囊内可以保持存活，并能进行正常的生长和代谢。大肠杆菌在进行微囊化培养时，稳定性较悬浮培养及传统的凝胶固定化培养显著延长，长期培养时囊内大肠杆菌的密度变化不大。这种现象使传染目的基因的大肠杆菌 DH5α 反复培养，并提高细胞对目的产物的表达能力。动物实验结果表明，海藻酸钠-壳聚糖微胶囊具有良好的生物相容性和亲黏膜性，海藻酸钠-壳聚糖微囊化的大肠杆菌能在动物小肠内较长时间停留，证明了利用微囊化胞内基因工程产物作为口服药物的可能性。胡波等在温和条件下制备了壳聚糖-海藻酸钙复合水凝胶颗粒，并研究其在胃的 pH 环境（pH1.4）和肠道 pH 环境（pH7.4）的溶胀动力学，利用该凝胶的特性制备酮洛芬微囊，测定其在人工胃液和人工肠液中的缓释效果。结果显示，壳聚糖-海藻酸钙凝胶颗粒 pH1.4 的盐酸缓冲液中溶胀度较小，而在 pH7.4 的磷酸盐缓冲液中溶胀度很大，用它制备的酮洛芬微囊具有明显的缓释效果。

### 四、海藻酸盐-生物无机复合材料

生物无机与有机高分子复合材料的出现和发展是生命科学与材料科学研究进展的必然产物，也是人工器官和人工修复材料、骨填充材料开发和应用的必然要求。众所周知，几乎所有的生物体组织都是由两种或两种以上的材料构成。例如人体的骨骼、牙齿可看作由胶原蛋白、多糖基质等天然高分子构成的连续相和弥散于基质中的羟基磷灰石晶粒复合而成的复合材料，其组成与比例的变化，不仅改变其力学性能，也能改变其生物功能。生物无机与有机高分子复合材料，其特点是利用高弹性模量的生物无机材料增强高分子的刚性，并赋予其生物活性，同时利用高分子材料的可塑性增进无机材料的韧性。生物无机与高分子复合材料主要是模拟自然骨的结构和组成，根据材料植入部位或置换要求进行设计，合理调配高分子材料的种类和制备方法，从而满足临床应用要求。海藻酸-生物无机复合材料有：海藻酸-氯化钡复合材料、海藻酸-磷酸肽钙复合材料、海藻酸-磷酸钙复合材料、海藻酸-壳聚糖-氯化钙复合材料。本节着重介绍目前大家普遍关注的海藻酸-羟基磷灰石复合材料。

骨瘤、损伤和其他退变性疾病都需要填充骨骼的缺损。大部分骨组织工程方法依赖于使用临床支架，它能在植入前接种细胞，或设计成植入后能从周围组织中引导骨形成。由于骨组织本身就是由有机和无机成分组成的复合材料，陶瓷粒子和聚合物基质复合也被广发研究仿生骨组织，其中陶瓷材料以羟基磷灰石和磷酸三钙最普通，聚合物基质有合成的和天然的，后者主要是胶原、壳聚糖、明胶和海藻酸等。羟基磷灰石是哺乳动物体内硬组织的主要无机成分。人工合成的羟基磷灰石具有优良的生物相容性，能与骨组织紧密接触，具有良好的骨传导性，但脆性大，骨诱导作用弱。从仿生学角度出发，将羟基磷灰石与高分子材料如胶原、透明质酸、壳聚糖、海藻酸等复合可能是获得理想骨修复和骨置换材料的一条重要途径。

Kokubo 等通过将海藻酸钠水溶液挤入氯化钙水溶液中来制备海藻酸钙纤维。这种纤维用饱和的氢氧化钙水溶液处理不同时间并检测在模拟体液中的磷灰石形成能力。用氢氧化钙水溶液处理超过 5 天的海藻酸钙纤维在模拟体液中能在其表面形成磷灰石，并且磷灰石形成的能力随着氢氧化钙处理时间增加而增强，从而导致纤维表面的磷灰石的成核和生长加速。生成的磷灰石-海藻酸纤维复合材料有希望用作柔韧的生物活性骨修复材料。

Lin 等通过相分离制备了海藻酸-羟基磷灰石复合材料支架,羟基磷灰石与海藻酸凝胶溶液结合提高支架的力学和细胞黏附性能,这种支架具有很好的相互连接的多孔结构,平均孔径 150 $\mu m$,孔隙率超过82%。在 $-40$ ℃和含50%的羟基磷灰石的条件下制备的支架具有最佳的力学性能,且通过调整制备过程中的淬火温度可以控制支架的形态,而通过沉浸在 1.0 mol/L 的氯化钙溶液中进行预处理则可减慢材料支架扩散。将鼠骨肉瘤 UMR106 细胞(一种成骨细胞的细胞系)接种在复合材料支架中,结果显示,在 75:25 和 50:50 的海藻酸:羟基磷灰石复合材料支架上的细胞黏附效果显著优于纯的海藻酸支架,有望应用于组织工程领域。

通过控制生长因子来控制细胞分化的方向和速度是骨组织工程的优化方法之一。Arnold 等研究了生长因子,如因子 XⅢ、TGF - β1 和 b - FGF 对在由纤维蛋白-海藻酸-羟基磷灰石复合材料组成的三维载体基质(珠)上培养的猪骨膜细胞的增殖和成骨分化的影响。将不同浓度的因子 XⅢ、TGF - β1 和 b - FGF 加入单层培养介质和纤维蛋白珠中,单层培养介质以细胞计数为基础进行评价,并检测 DNA、骨钙素、骨蛋白和胶原含量及碱性磷酸酶的活性,对珠进行显微观察和免疫组织学评价。在单层培养介质中,TGF - β1 和 b - FGF 能加速细胞增殖,因子 XⅢ 能导致碱性磷酸酶活性显著提高,而 TGF - β1 和 b - FGF 降低其活性。b - FGF 能明显增加骨钙素含量。而骨蛋白含量在加入生长因子后没有产生任何变化。在单层培养期间,TGF - β1 的使用明显增加珠中早期的胶原含量。不同生长因子的使用是开发体外优化细胞生长和导向骨膜细胞成骨分化的新方法。

生物无机-高分子复合材料如果能兼具药物输送系统的作用,则其有效性能大大提高。在过去几年内,研究者主要集中于开发改进的注射型材料以替换骨缺损填充材料,减少患者的不适。大部分注射型材料是由糊剂、凝胶或液体组成的,在受到某些刺激时能做出反应进行原位凝固;也有微米和纳米粒子,但在注射前必须悬浮在自体血液或其他合适的载体中。各种可注射型材料,包括陶瓷和聚合物,已被开发用于各种矫形外科。

珊瑚羟基磷灰石颗粒-壳聚糖复合材料微球已被研究可作为庆大霉素的释放载体,并显示了良好的药物缓释作用。Sivakumar 等采用分散聚合技术和吸附方法结合庆大霉素制备生物活性陶瓷珊瑚羟基磷灰石[$Ca_{10}(PO_4)_6(OH)_2$]颗粒和生物可降解的聚合物海藻酸钠的复合材料微球。傅立叶红外光谱清楚地显示在复合材料微球中存在海藻酸钠的每个酸基、磷酸和羟基。扫描电镜和光学电镜显示复合材料微球呈球形,且是多孔结构的,平均粒径为 15 $\mu m$。复合材料中庆大霉素的体外累计释放曲线显示为 0 级释放曲线。

羟基磷灰石-胶原复合材料已得到了广泛、深入的研究和开发。最近,羟基磷灰石-胶原纳米复合材料与骨改型过程的结合已得到了发展。鉴于复合材料的骨组织反应明显符合骨组织工程的要求,新型的羟基磷灰石-胶原-海藻酸复合材料作为羟基磷灰石-胶原植入物的一种新型衍生物,已被制备以扩大羟基磷灰石-胶原复合材料的应用范围。Zhang 等采用生物仿生合成的纳米羟基磷灰石和 Ca - 交联的海藻酸制备了多孔的纳米羟基磷灰石-胶原-海藻酸复合材料。复合材料的力学性能有显著改善,大大超过纳米羟基磷灰石材料。力学实验结果也显示,复合材料的压缩模量和屈服强度与复合材料中 Ca - 交联的海藻酸的百分比成正比。在纳米羟基磷灰石-胶原-海藻酸复合材料上进行成纤维细胞和成骨细胞共同培养的体外初步生物相容性实验显示复合材料具有极好的生物相容性。因此,这种复合材料有望成为骨组织工程的支架材料。Stotome 等使用异位骨形成模型也研究了羟基磷灰石-胶原-海藻酸作为骨填充材料在鼠股骨中应用及作为骨形态发生蛋白(BMP)的载体的能力。在整个试验期间观察了骨中材料周围的活性骨形成和组织侵入材料的情况,并用单一的海藻酸和多孔羟基磷灰石作为对照。此外,他们还研究了羟基磷灰石-胶原-海藻酸作为人重组骨形态发生蛋白 2(rh - BMP2)载体的可行性。含有 rh - BMP2（100 $\mu g/ml$、15 $\mu g/ml$）的羟基磷灰石-胶原-海藻酸复合材料在植入 5 周后,在整个植入物周围都有骨的形成,而材料没有明显变形,然而,在挤压的胶原海绵部分仅仅观察到骨的形成。

羟基磷灰石的合成方法有离子缓释法、模板法、共沉积法、化学沉积法、水热合成法、溶胶-凝胶法、微乳液法、双乳液法等。水热法是比较成熟的制备羟基磷灰石的方法,产物结晶度较高。通过改变水热条件,如氯化钙和磷酸二氢钠的浓度、水热温度、水热时间、模板剂量、反应 pH,均会对羟基磷灰石的最终形貌产生很大的影响。Neira 等用水热法合成出六角棱柱状、长片状羟基磷灰石,Viswanath 等合成出短棒状羟基磷灰石,杨贤燕等制备出刺球、薄片状羟基磷灰石,张惠刚等合成出花状羟基磷灰石。四川大学国家生物医学材料工程技术研究中心王彦明等采用了以氯化钙和二水合磷酸二氢钠为 Ca 源和 P 源、以尿素的受热分解调整 pH、以海藻酸钠为模板,水热合成出不同形貌的羟基磷灰石,进行了一系列改变海藻酸钠的质量分数和溶液初始 pH 的水热合成实验,收集水热产物并对其进行了 X 射线衍射(XRD)、傅立叶变换红外光谱(FT-IR)和扫描电子显微镜(SEM)物相和形貌表征。结果表明:海藻酸钠明显抑制羟基磷灰石的结晶,且溶液初始 pH 和海藻酸钠的浓度均对产物的形貌有影响。实验结果显示:随着海藻酸钠质量分数的上升,合成羟基磷灰石晶体的长宽比逐渐降低;随着初始 pH 的上升,合成的羟基磷灰石的长宽比逐渐升高。初始 pH 较低时合成的叶状羟基磷灰石的大小分布比较集中。

暨南大学周长忍团队报道了利用海藻酸钠-纳米羟基磷灰石构建可降解原位成型水凝胶,体系的凝胶化时间 10～15 分钟,材料具有多孔结构,孔径 20～300 μm,孔内及孔壁上有大量羟基磷灰石晶体连续均匀分布。体内植入试验证明该水凝胶材料可实现原位成型且具有良好的细胞相容性和组织相容性。他们采用原位释放法将纳米羟基磷灰石与氧化海藻酸钠复合制备可降解的原位成型水凝胶,并在体系中复合骨形态发生蛋白(BMP),进行体内植入试验。不仅对可注射型海藻酸钠-纳米羟基磷灰石水凝胶的构建进行了表征,如海藻酸钠-纳米羟基磷灰石水凝胶的力学强度,海藻酸钠-纳米羟基磷灰石的凝胶化时间和动态黏弹性和凝胶形貌观察,还进行体内植入试验,结果表明:通过原位释放法将氧化海藻酸钠与纳米羟基磷灰石复合构建的可降解原位成型水凝胶是通过引入醛基实现海藻酸盐在体内环境的降解,同时醛基可为材料引入新的活性细胞结合位点,提高生物相容性。采用过量的纳米羟基磷灰石作为钙离子来源,对水凝胶起到增强和保持力学强度的作用,同时增加了可注射体系的骨传导性。在该水凝胶体系中可复合 BMP 等生长因子和药物等,为细胞的增殖和组织修复提供更加有利的条件。

苏州大学明津法和左保齐申请了发明专利"一种海藻酸盐-羟基磷灰石水凝胶材料及其制备方法"(申请号:201310677689.7)。该专利公开了一种海藻酸盐-羟基磷灰石水凝胶材料及其制备方法,包括如下步骤:① 海藻酸溶液的制备。② 海藻酸盐凝胶的制备。③ 将海藻酸盐放入磷酸盐中,调节溶液 pH,经过陈化,水洗,冷冻干燥,获得海藻酸盐-羟基磷灰石水凝胶材料。发明所述方法操作简便,制得的水凝胶具有适宜的机械强度和韧性,并且具有良好的生物相容性,可广泛用于组织工程修复支架材料。

# 第三节　氧化海藻酸盐的制备与应用

由褐藻中提取的海藻酸盐生物相容性好,细胞毒性低且价格优良,广泛应用于食品、生物医药等领域。海藻酸盐是一种高分子多糖,其海藻酸钠的糖醛酸单元具有顺二醇结构,即海藻酸盐单体单元上具有两个相邻的羟基,当其与强氧化剂(如高碘酸钠)发生反应时,其顺二醇结构中的 C—C 键被氧化,生成两个醛基。

海藻酸钠经高碘酸盐氧化改性,生成一种具有双醛结构的氧化海藻酸钠(OAlg)。由于其具有双醛基结构,对氨基和酰肼具有极高的反应活性,具有类似甲醛、戊二醛等物质的交联性能,生物相容性良好且对人体无毒、无害,是一种新型生物高分子交联剂,用于蛋白质、多肽、特异氨基酸序列等生物活性物质交联反应中,在食品、生物医药等领域中已有多种应用。

**一、氧化海藻酸盐的制备**

目前,制备氧化海藻酸钠的方法多采用高碘酸盐做强氧化剂部分或完全氧化海藻酸钠。高碘酸盐制备氧化海藻酸钠的反应机制如图 10-19 所示,高碘酸盐与海藻酸钠的糖醛酸单元的 C-2 和 C-3 位上的羟基发生氧化反应生成两个醛基,即:海藻酸钠的甘露糖醛酸残基顺式二醇结构 C—C 键断裂,椅式构象发生变化,分子结构也由环状结构向开链结构转变。

其制备方法为:取 1 g 海藻酸钠配成质量分数为 1% 的水溶液,用 1 ml 的 0.25 mol/L 高碘酸钠溶液避光室温下氧化 24 小时后,加入 0.2 ml 与高碘酸钠等物质的量浓度的乙二醇终止氧化反应 15 分钟。加入 0.30 g NaCl 充分混合后加入 200 ml 无水乙醇使其沉淀析出。抽滤,用去离子水溶解产物,再用乙醇析出、抽滤,如此反复 3 次后冷冻干燥。调整高碘酸钠和海藻酸钠结构单元的比例 $[m(NaIO_4)/m(mono)]$ 或改变氧化温度,通过以上步骤获得不同氧化度的多醛基海藻酸钠。

控制海藻酸钠水凝胶降解的一个方法即为对海藻酸钠进行部分氧化。氧化后其分子量降低,且远低于原来海藻酸钠的分子量。更有甚者,氧化后的海藻酸钠失去了原有的黏性,可更好的控制海藻酸钠的降解。

**二、氧化海藻酸盐的表征**

**(一)氧化海藻酸钠的结构表征**

海藻酸钠 2,3 位上的顺二醇结构,在强氧化剂高碘酸钠作用下,C—C 键断裂并与 $IO_4^-$ 形成张力较小的环状络合物,最终形成二醛结构。对其进行红外波谱分析知,被高碘酸钠氧化后所得产物在 2 925 cm$^{-1}$ 处出现一峰,同时在 2 950 cm$^{-1}$ 处出现一肩峰,这是氧化海藻酸钠醛基的 C—H 键伸缩振动峰。在 1 732 cm$^{-1}$ 处出现了隶属于醛基的醛羰基对称振动吸收峰,这均为表征海藻酸钠已被强氧化剂高碘酸钠氧化的特征峰。而且在 3 445 cm$^{-1}$ 处与 526 cm$^{-1}$ 处的峰值增强,这是由—C—C═O 的面内弯曲振动造成的,这些峰的变化均表明海藻酸钠在氧化后形成了醛基。

采用 $^1H$ NMR 技术对氧化海藻酸钠结构进行表征,发现其 M/G 比为 0.47,而 GG 单元中 G 的含量占 0.67。用 $^{13}C$ NMR 也可证实以上结论。海藻酸钠被氧化后,其 M 和 G 单元上 H-1 和 H-5 信号峰发生变化。此外,在 $5.15 \times 10^{-6}$ 和 $5.4 \times 10^{-6}$ 处出现两种新的信号峰,为氧化改性之后所出现的醛基与相邻羟基反应生成的半醛基结构引起的。

如图 10-20 所示,对照图 10-20A 和图 10-20B 的 $^{13}C$ NMR 波谱发现,氧化度为 19% 的氧化海藻酸钠,其 G-1 的信号峰要小于 M-1,这说明氧化反应优先发生在 G 单元。然而 NMR 波谱并不能定量测定海藻酸钠的氧化度。随着海藻酸钠氧化度的增加,在 $90 \times 10^{-6} \sim 95 \times 10^{-6}$ 区间内出现新的信号峰,这是醛基反应所形成的半醛基上碳形成的信号峰。

**(二)氧化度的测定**

氧化度定义为氧化的糖醛酸单元占总体海藻酸钠糖醛酸单元的摩尔分数。

据文献报道,目前测定氧化海藻酸盐氧化度的测定具有两种方法:一种是碘量法,通过测量高碘酸钠的消耗量来确定氧化海藻酸钠的氧化度;而另一种则是通过盐酸羟胺-电位滴定法,测定氧化海藻酸钠中醛基的含量来确定其氧化度。

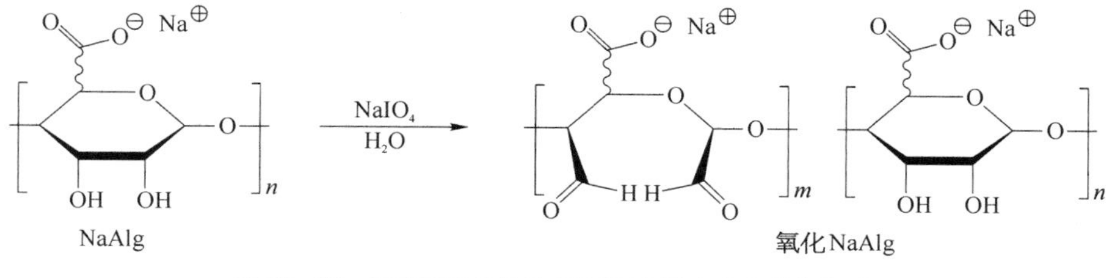

图 10-19　海藻酸钠氧化反应过程(主链上形成醛基基团)

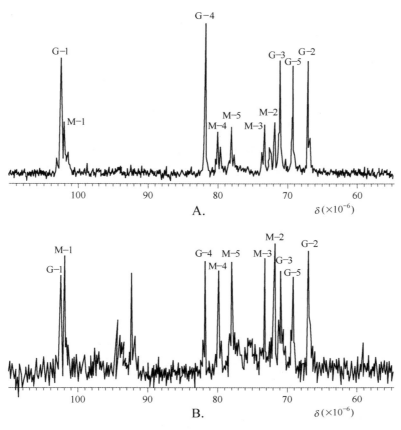

图 10-20 氧化反应前后海藻酸分子的$^{13}$C NMR 波谱图

A. 海藻酸钠的$^{13}$C NMR 波谱;B. 氧化度为 19% 的氧化海藻酸钠的$^{13}$C NMR 波谱

碘量法测定氧化度:将一定量碘化钠溶于 pH = 7.0 的磷酸盐缓冲溶液(PBS)中配成质量分数为 20% 的混合液。将 α-淀粉糊精溶于 pH = 7.0 的 PBS 中制备质量分数为 10% 的溶液作为指示剂。将上述两种溶液等体积混合,并迅速与正进行氧化的海藻酸钠溶液反应。海藻酸钠溶液中未消耗的高碘酸钠与碘化钠发生氧化还原反应,释放出的碘与淀粉指示剂发生显色反应而呈红棕色,用酶标仪在 480 nm 波长处测定吸光度。通过标准曲线确定剩余过碘酸钠的量,差减法计算过碘酸钠消耗量,按式 10-1 计算海藻酸钠的氧化度:

$$氧化度(\%) = \frac{198 \times N}{m_0} \times 100\% \quad (10-1)$$

式中:$N$ 为高碘酸钠消耗量(mol);

    $m_0$ 为样品质量(g);

    198 为海藻酸钠单元分子量(g/mol)。

盐酸羟胺-电位滴定法测定其氧化度:将盐酸羟胺干燥至恒重,取 8.69 g 加入 75 ml 蒸馏水中溶解成均匀溶液,再加入 3 ml 0.05% 甲基橙水溶液,混合均匀,并采用蒸馏水稀释至 500 ml。将 0.1 g 氧化海藻酸钠,加入到 25 ml 0.25 mol/L 的盐酸羟胺-甲基橙溶液中,搅拌形成均匀溶液,待其反应 2 小时之后,采用 0.1 mol/L 标准 NaOH 水溶液为滴定剂,采用电位滴定法测定溶液中所释放的 HCl 的量。根据消耗 NaOH 的量来计算醛基的量。采用式 10-2 进行计算:

$$\Delta V \times 0.001 \times n_{NaOH} = n_{CHO} \quad (10-2)$$

式中:$\Delta V$ 为滴定时所消耗的 NaOH 的体积(ml);

    $n_{NaOH}$ 为 NaOH 的摩尔浓度(mol/L);

    $n_{CHO}$ 为氧化海藻酸钠醛基的物质的量(mol)。

在此基础上进一步利用式 10-3 计算氧化海藻酸钠的氧化度:被氧化的海藻酸钠单体单元与总的单体单元物质的量比。

$$氧化度 = \frac{n_{CHO}/2}{w_{SA}/198.11} \times 100\% \quad (10-3)$$

式中：198.11 为海藻酸钠单体单元的摩尔质量（g/mol）；

$w_{SA}$ 为海藻酸钠的质量（g）。

**（三）降解性**

将氧化海藻酸钠溶于 pH = 7.4 的 PBS 缓冲溶液中制备浓度为 0.2% 的溶液，并置于 37 ℃ 的恒温槽中。每隔一定时间，采用乌式黏度计测定溶液的黏度，采用式 10-4 计算氧化海藻酸钠的降解率：

$$降解率（\%）= \frac{M_t}{M_0} \qquad (10-4)$$

式中：$M_t$ 为时间间隔 $t$ 时氧化海藻酸钠的黏均分子量；

$M_0$ 为起始氧化海藻酸钠的黏均分子量。

黏均分子量的测定方法按 Smidahod 等在 1968 年所提出的方法进行计算。

氧化海藻酸钠的降解性因氧化度的增加而增加。这是因为海藻酸钠经过高碘酸钠氧化后糖醛酸残基顺二醇结构的 C—C 键断裂形成两个醛基，从环状结构变成开链结构；氧化海藻酸钠上的醛基与邻近未反应的海藻酸钠的羟基反应，形成六元环半缩醛，而这种变化有可能造成海藻酸钠分子链中 β-糖苷键发生自由旋转，形成不稳定的易水解化学键，最后其分子行为类似于易水解的缩醛结构。氧化海藻酸钠的氧化度越高，其中不稳定的化学键数量也就越多，其降解速率也随之增加。高 G 氧化海藻酸的降解曲线显示，其分子量在模拟生理条件下（pH = 7 的 PBS，37 ℃）显著下降，100 小时基本达到平衡（最终分子量约为 $4 \times 10^4$ g/mol），表明氧化海藻酸钠降解速率较快，约 4 天后几乎完全降解，与基本未降解的海藻酸钠形成显著对比。

**（四）成胶性**

Gao 等采用 $CaCO_3$ 和 D-葡萄糖-δ-内酯（GDL）混合液作为钙离子源，通过钙离子交联方式制备氧化海藻酸钠水凝胶。其制备方法为：将足量的 $CaCO_3$ 加入到氧化海藻酸钠溶液中，混合涡旋搅拌 1 分钟左右，使其充分混合。随之将 GDL 加入到上述步骤所形成的悬浊液中，涡旋搅拌 1 分钟左右，溶液开始成胶。将混合液倒入培养皿中，在 0 ℃ 下放置 48 小时，如此即可制备得到氧化海藻酸钙水凝胶。

氧化海藻酸钠的压缩强度要小于纯海藻酸钠水凝胶，而且在过度氧化之后不能形成凝胶，这是因为海藻酸钠分子链中只有 G 单元参与离子交联反应，同时只有一定长度相邻 G 单元连接的嵌段才能形成"蛋盒"结构的离子桥。而经高碘酸钠氧化后，G 单元中的 C-2 和 C-3 间 C—C 键断裂，环状结构变为开链结构，被氧化的 G 单元将不能参与离子交联结构的形成。而当大量 G 单元被氧化时，海藻酸盐水凝胶交联度降低，成胶性下降，当氧化度过高时，交联度太低，以至于氧化海藻酸钠不能形成水凝胶。同时氧化海藻酸钠的降解速率大于海藻酸钠，且氧化度越高，降解速率越快，这可能也是过氧化海藻酸钠不能成胶的原因之一。

**（五）黏均相对分子量的测定**

氧化海藻酸钠通过分子链上糖苷键的断裂而降解。因此通过每隔一定时间测定其分子量可表征其降解过程。海藻酸钠溶液中碱金属的离子强度在 0.1~1.0 范围内，溶液的特性黏度与黏均相对分子量 $M_\eta$ 之间满足式 11-5：

$$[\eta]（100 \text{ L/g}）= 2.0 \times 10^{-5} M_\eta \qquad (11-5)$$

本文采用水溶液特性黏度法按上式计算其黏均分子量。特性黏度由乌式黏度计进行测定。

氧化海藻酸钠的黏均分子量由其质量分数为 0.2% 的 0.1 mol/L 的 NaCl 溶液在 30 ℃ 下测定相对黏度计算出的。用 pH = 7.4 的 PBS 配成 0.1 mol/L 的 NaCl 溶液为溶剂，将待降解氧化海藻酸钠配成质量分数为 0.2% 的溶液，保存在 37 ℃ 的恒温箱中，每隔一定时间用乌式黏度计测定其相对黏度，算出黏均相对分子量。

当氧化剂加入反应一定时间后，海藻酸钠的相对分子量会急剧下降，在 10 000 左右浮动。这是因为海藻酸钠的氧化过程伴随着分子量的变化。高碘酸盐氧化造成海藻酸钠分子链的降解主要有两种机制：一种速率快，是直接由羟基自由基引起的；一种速率较慢，是由低浓度的羟基造成的。对于前者引起的分子量降解主要是由于海藻酸钠链中存在一些不常见的单体引起的。这种自由羟基的产生是因为海藻酸钠中存在的苯酚杂质被氧化而出现的,而脂肪醇如丙醇会阻碍这种自由基的出现从而降低海藻酸钠分子量降低的概率。

### 三、氧化海藻酸盐的应用

#### (一)氧化海藻酸钠水凝胶

有文献报道采用氧化海藻酸钠与 $Ca^{2+}$ 交联制备水凝胶。当海藻酸钠被过度氧化时,不仅不能形成水凝胶,而且具有明显的细胞毒性,并不能应用于医学领域。生物医学中一般均采用低、中等氧化度的氧化海藻酸钠,因为其具有良好的生物相容性、快速的生物降解性,而过度氧化的海藻酸钠分子量降低、不利于其功能基团作用的发挥。

研究报道,氧化海藻酸盐作为运载载体用于软骨细胞和生长因子的输送与传递,与未改性海藻酸盐相比,可促进细胞浸润和皮下给药体系的形成。另外,氧化海藻酸盐水凝胶可负载血管内皮生长因子,在小鼠后肢缺血性实验中降低其组织损失。近来,辐照氧化海藻酸盐水凝胶被用来运载脂肪干细胞,用以促进新型皮下脂肪组织的形成。Kamal 等采用 0.1 mol 的氯化钙溶液作钙离子源,制备氧化海藻酸盐水凝胶,作为可注射水凝胶用于体内药物传递系统,可促进体内类软骨组织的形成。而 Lauren 等将辐照氧化海藻酸盐水凝胶作为骨成形蛋白-2(BMP-2)的经皮给药体系,发现辐照氧化海藻酸盐运载 BMP-2,可导致骨缺损实验中骨密度暂时增加,而且相对于辐照海藻酸盐来说,辐照氧化海藻酸盐水凝胶在体内 12 周后更加分散,尽管未完全降解,但经 12 周的治疗骨再生效果良好。

#### (二)交联剂

对海藻酸钠进行氧化改性,适度氧化的海藻酸钠不但保留了良好的生物相容性,增加了其生物稳定性,还引入了活性基团,从而成为一种新型的低毒生物交联剂。张旭等采用氧化海藻酸钠为交联剂,制备聚磷酸钙-壳聚糖(CPP/CS)交联复合材料,并利用冷冻干燥法制备载药微球复合体系。该种方法所制备的载药微球复合体系,可以观察到微球均匀分布在复合体系中,并与之紧密的结合,明显改善载药微球的缓释效果。

冀虎等制备(半)互穿网络结构的氧化海藻酸-明胶水凝胶。目前海藻酸钙-明胶复合材料通常采用甲醛或戊二醛作为交联剂,但这两类交联剂对细胞具有一定的毒性,导致海藻酸钙-明胶复合材料无法广泛应用于医学领域。而氧化海藻酸盐-明胶复合材料中的氧化海藻酸盐本身就是生物相容性良好、生物降解可控的天然交联剂,将之与明胶反应制备(半)互穿网络结构的复合材料,其热稳定性与海藻酸钙-明胶复合材料类似,生物相容性验证结果表明,该水凝胶有望作为伤口敷料应用于医学领域。也有人将共价交联的氧化海藻酸盐-明胶水凝胶注射进入小鼠心脏中,用于治疗心肌梗死等病症。

#### (三)复合材料

据报道,已有多人研究氧化海藻酸钠与其他天然材料,如明胶、壳聚糖等通过接枝或共价交联的方式进行复合;也有人研究其与合成高分子反应制备复合材料,用于组织工程,伤口敷料及药物传递等领域。

Manju 等将氧化海藻酸钠与明胶在硼砂存在的条件下,通过交联作用制备得到氧化海藻酸钠-明胶水凝胶。虽然氧化海藻酸盐与明胶在不添加任何交联剂时就可进行交联反应,但有硼砂存在时,两者反应更加迅速。所制备得到的氧化海藻酸钠-明胶水凝胶具有良好的生物相容性,生物降解性及生物可再吸收性,可用作聚对苯二甲酸乙二醇酯(PET)接枝血管假体的涂覆材料。Zeng 等采用氧化海藻酸盐和明胶混合制备水凝胶,用作伤口敷料。由于两者均为生物相容性良好的天然材料,两者混合所得水凝胶可促进成纤维细胞的增殖与迁移,改变炎症细胞因子和趋化因子的表达,利用细胞因子、趋化因子和生长因子调控细胞行为,促进伤口愈合,适用于糖尿病慢性伤口的治疗。

Liu 等采用氧化海藻酸钠-N-丁二酰壳聚糖水凝胶作为骨组织工程领域中的支架材料,并用 RGD 进行改性。氧化海藻酸钠中含有两个醛基,可将 RGD 固定在氧化海藻酸铵主链上,随后与 N-丁二酰壳聚糖发生席夫碱反应形成水凝胶。RGD-改性水凝胶可增强细胞黏附性,促进细胞增殖,也可促进内皮细胞与成骨细胞的分化,是骨组织工程领域中支架材料的最佳选择。而 Wang 等则采用骨髓间质干细胞进一步验证此类材料作为支架材料的可行性。Chen 等在不添加任何化学交联剂的情况下,仅以氧化海藻酸盐与半乳糖基化壳聚糖经席夫碱反应制备共价交联复合材料，作为一类极具潜在应用价值的支架材料用于肝组织工程领域。

Liu 等将聚（2－二甲氨基）乙烯甲基丙烯酸酯（PDMAEMA）与氧化海藻酸钠（OAlg）接枝以研究牛血清蛋白（BSA）的体外控释行为。PDMAEMA 是一种水溶性高聚物，它具有含支链的叔氨基，并且存在 LCST 行为。虽然海藻酸钠在水中不会降解，但部分氧化海藻酸盐在水中降解明显。PDMAEMA 链与海藻酸盐链接枝，所得产物采用 pH 和离子强度来控制其水凝胶的平衡溶胀率。当介质的 pH＞3.0 时，羧基发生离子化作用，与 PDMAEMA 阳离子形成聚电解质配合物，平衡溶胀率降低。离子强度增加（NaCl 浓度）导致溶胀率增加，这是因为聚电解质配合物分解所导致的，而之后由于 Na－Ca 离子交换，网络结构受到破坏，溶胀率降低。

（顾其胜　位晓娟　贾波　肖吉敏）

## ◇ 参 ◇ 考 ◇ 文 ◇ 献 ◇

[1] 崔莉，贾军芳，熊子豪，等.羧甲基壳聚糖-海藻酸钠半互穿网络水凝胶的制备及性能研究[J].高分子学报，2014(3)：361－368.

[2] 何淑兰，张敏，耿占杰，等. 部分氧化海藻酸钠的制备与性能[J]. 应用化学，2005,22(9)：1007－1011.

[3] 冀虎，刘云，赵瑾朝，等. 氧化海藻酸钠交联海藻酸钙-明胶(半)互穿网络的制备及热稳定性研究[J]. 功能材料，2014,4(45)：4130－4133.

[4] 姜恒丽，崔元璐，齐学洁，等. 海藻酸钠-壳聚糖微胶囊载体在组织工程研究中的应用[J],中国组织工程研究，2014,18(3)：412－419.

[5] 李金友，李彤，于美丽，等. 氧化海藻酸钠应用于体外循环管路[J].中国组织工程研究，2013,17(34)：6159－6165.

[6] 王琴梅，廖燕红，滕伟，等. 盐酸羟胺-电位滴定法测定氧化海藻酸铵上的醛基浓度[J]. 分析实验室，2008,27：83－84.

[7] 王琴梅，张亦霞，李卓萍，等,多醛基海藻酸钠交联剂的制备及性能[J].应用化学，2010，27（2）：155－158.

[8] 王琴梅，张亦霞，李卓萍，等. 多醛基海藻酸钠交联剂的制备与性能[J].应用化学，2010,27（2）：155－157.

[9] 张旭，顾志鹏，徐源廷，等. 氧化海藻酸钠交联壳聚糖载药复合体系的制备及其药物缓释初步研究[J]. 功能材料，2011,5(42)：894－896.

[10] Bai XP，Fang R，Zhang S，et al. Self-crosslinkable hydrogels composed of partially oxidized alginate and gelatin for myocardial infarction repair[J]. Journal of Bioactive and Compatible Polymers，2013，28(2)：126－140.

[11] Bouhadir KH，Lee KY，Alsberg E，et al. Degradation of partially oxidized alginate and its potential application for tissue engineering[J].

Biotechnology Progress，2001，17：945－950.

[12] Chen F，Tian M，Zhang DM，et al. Preparation and characterization of oxidized alginate covalently cross-linked galactosylated chitosan scaffold for liver tissue engineering[J]. Materials Science and Engineering C，2012,32：310－320.

[13] Elmowafy E，Osman R，EL－Hameed A EA，et al. Stable colloidal chitosan/alginate nanocomplexes：fabrication，formulation optimization and repaglinide loading[J]. International Journal of Pharmacy and Pharmaceutical Sciences，2014，6(2)：520－525.

[14] Gao CM，Liu MZ，Chen J，et al. Preparation and controlled degradation of oxidized sodium alginate hydrogel[J]. Polymer Degradation and Stability，2009，94：1405－1410.

[15] Gomez CG，Rinaudo M，Villar MA. Oxidation of sodium alginate and characterization of the oxidized derivatives[J]. Carbohydrate Polymers，2007，67：296－304.

[16] Jeon O，Alt SD，Ahmed MS，et al. The effect of oxidation on the degradation of photocrosslinkable alginate hydrogels[J]. Biomaterials，2012，33(13)：3503－3514.

[17] Jeon O，Samorezov EJ，Alsberg E. Single and dual crosslinked oxidized methacrylated alginate/PEG hydrogels for bioadhesive applications[J]. Acta Biomaterialia，2014(10)：47－55.

[18] Liu X，Peng WZ，Wang YY，et al. Synthesis of an RGD－grafted oxidized sodium alginate-N-succinyl chitosan hydrogel and an in vitro study of endothelial and osteogenic differentiation[J]. Journal of Materials Chemistry B，2013(1)：4484－4492.

[19] Murtaza G，Waseem A，Rehman N，et al.

Alginate microparticles for biodelivery: A review [J]. African Journal of Pharmacy and Pharmacology, 2011; 5(25): 2726 - 2737.

[20] Priddy BL, Chaudhuri O, Stevens HY, et al. Oxidized alginate hydrogels for bone morphogenetic protein - 2 delivery in long bone defects [J]. ActaBiomaterialia, 2014,10(10): 4390 - 4399.

[21] Rottensteiner U, Sarker B, Heusinger D, et al. In vitro and in vivo biocompatibility of alginate dialdehyde/gelatin hydrogels with and without nanoscaled bioactive glass for bone tissue engineering applications[J]. Materials, 2014(7): 1957 - 1974.

[22] Rottensteiner U, Sarker B, Heusinger D, et al. In vitro and in vivo Biocompatibility of Alginate Dialdehyde/Gelatin Hydrogels with and without Nanoscaled Bioactive Glass for Bone Tissue Engineering Applications[J]. Materials, 2014(7): 1957 - 1974.

[23] Sadeghi M, Shafiei F, Mohammadinasab E, et al. Crosslinking of graft coPolymerization alginate with acrylic acid for releasing drugs [J]. International Journal of Biosciences, 2014, 4(6): 185 - 189.

[24] Semalty A, Adhikari L, Pandey M. Development and evaluation of alginate microspheres of paracetamol: effect of different concentrations of crosslinking agent and coating[J]. International Research Journal for Inventions in Pharmaceutical Sciences, 2014, 2(1): 28 - 32.

[25] Tamader Y. Rammah A. Alginate microencapsulation of stem cells as alternative source to the limited supply of donor tissue[J]. Biomedical Research, 2014, 25(2): 276 - 280.

[26] Venkatesan J, Bhatnagar I, Kim SK. Chitosan-alginate biocomposite containing fucoidan for bone tissue engineering. Marine Drugs, 2014(12): 300 - 316.

[27] Wang YY, Peng WZ, Liu X, et al. Study of bilineage differentiation of human-bone-marrow-derived mesenchymal stem cells in oxidized sodium alginate/N-succinyl chitosan hydrogels and synergistic effects of RGD modification and low-intensity pulsed ultrasound[J]. Acta Biomaterialia, 2014(10): 2518 - 2528.

[28] Zeng Q, Chen WL. The functional behavior of a macrophage/fibroblast co-culture model derived from normal and diabetic mice with a marine gelatin-oxidized alginate hydrogel [J]. Biomaterials, 2010,31: 5772 - 5781.